第16版

威廉姆斯
基础营养与膳食治疗

Williams' Basic Nutrition and Diet Therapy

主编　Staci Nix, MS, RDN
　　　Assistant Professor (Lecturer)
　　　Department of Nutrition and Integrative Physiology
　　　Adjunct Faculty, College of Nursing and School of Medicine
　　　University of Utah
　　　Salt Lake City, Utah

主译　江　波　陈　伟

人民卫生出版社
·北京·

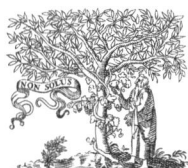

ELSEVIER

Elsevier (Singapore) Pte Ltd.

3 Killiney Road

#08-01 Winsland House I

Singapore 239519

Tel.: (65) 6349-0200

Fax: (65) 6733-1817

第16版

威廉姆斯
基础营养与膳食治疗

Williams' Basic Nutrition and Diet Therapy

主编　Staci Nix

主译　江　波　陈　伟

译者（按姓氏笔画排序）

王　宇	中国人民解放军东部战区总医院	陈春霞	首都医科大学附属北京世纪坛医院
任晓梅	陕西中医药大学	苑林宏	首都医科大学
向　菲	贵阳市第二人民医院	范　丽	中国人民解放军陆军第九五八医院
江　波	首都医科大学附属北京天坛医院		
孙燕佩	山东大学齐鲁医院（青岛）	郑锦锋	中国人民解放军东部战区总医院
李　杰	广东省人民医院（广东省医学科学院）	单毓娟	温州医科大学
李　然	哈尔滨医科大学附属第二医院	赵　艳	哈尔滨医科大学
李雨泽	黑龙江省医院	侯绍英	哈尔滨医科大学
李素云	中国医学科学院肿瘤医院	饶志勇	四川大学华西医院
李增宁	河北医科大学第一医院	贾平平	首都医科大学附属北京世纪坛医院
李磐基（Parker Jim Li）	上海交通大学医学院		
吴　昊	山东大学	翁　敏	昆明医科大学第一附属医院
余焕玲	首都医科大学	郭　欣	山东大学
张　鑫	大连医科大学附属第一医院	黄晓莉	山东大学齐鲁医院
张片红	浙江大学医学院附属第二医院	曹英娟	山东大学齐鲁医院
张增利	苏州大学	梁明玥	河北医科大学第一医院
陈　伟	北京协和医院	游　倩	四川大学华西医院

人民卫生出版社

·北　京·

图书在版编目（CIP）数据

威廉姆斯基础营养与膳食治疗 /（美）斯塔西·尼克斯（Staci Nix）主编；江波，陈伟主译. -- 北京 ：人民卫生出版社，2025. 7. -- ISBN 978-7-117-37841-3

Ⅰ. R459.3

中国国家版本馆 CIP 数据核字第 2025LC1150 号

人卫智网	www.ipmph.com	医学教育、学术、考试、健康， 购书智慧智能综合服务平台
人卫官网	www.pmph.com	人卫官方资讯发布平台

图字:01-2022-3189 号

威廉姆斯基础营养与膳食治疗
Weilianmusi Jichu Yingyang Yu Shanshi Zhiliao

主　　译:江 波　陈 伟
出版发行:人民卫生出版社（中继线 010-59780011）
地　　址:北京市朝阳区潘家园南里 19 号
邮　　编:100021
E - mail: pmph @ pmph.com
购书热线:010-59787592　010-59787584　010-65264830
印　　刷:廊坊一二〇六印刷厂
经　　销:新华书店
开　　本:889×1194　1/16　　印张:29
字　　数:1137 千字
版　　次:2025 年 7 月第 1 版
印　　次:2025 年 7 月第 1 次印刷
标准书号:ISBN 978-7-117-37841-3
定　　价:180.00 元

打击盗版举报电话: 010-59787491　E-mail: WQ @ pmph.com
质量问题联系电话:010-59787234　E-mail: zhiliang @ pmph.com
数字融合服务电话:4001118166　E-mail: zengzhi @ pmph.com

编　　者

Theresa Dvorak, MS, RDN, CSSD, ATC
Assistant Professor (Lecturer)
Department of Nutrition and Integrative Physiology
University of Utah
Salt Lake City, Utah

Dana Gershenoff, MS, RDN, CDCES
Program Manager, Diabetes Professional Services
International Diabetes Center
Minneapolis, Minnesota

Melody Kienholz, BS, RDN, CSR
Renal Dietitian
Intermountain Medical Center Dialysis
Murray, Utah

Hailey Morris, MS, RDN
Graduate Student
University of Utah
Salt Lake city, Utah

Stacie Wing-Gaia, PhD, RDN, CSSD
Assistant Professor
Department of Exercise and Nutrition Sciences
Weber State University
Ogden, Utah

Kary Woodruff, PhD, RDN, CSSD
Assistant Professor (Lecturer)
Director of Clinical Experiences, Coordinated Master's
　Program
Department of Nutrition and Integrative Physiology
University of Utah
Salt Lake City, Utah

Jean Zancanella, MS, RDN
Associate Director, Coordinated Master's Program
Department of Nutrition and Integrative Physiology
University of Utah
Salt Lake City, Utah

ATC,注册运动训练师;CDCES,注册糖尿病护理和教育专家;CSR,肾脏营养专家委员会认证;CSSD,运动营养学专家委员会认证;RDN,注册营养师。

审 阅 者

Kim Clevenger, EdD, MSN, RN, BC
Associate Professor of Nursing
Nursing
Morehead State University
Morehead, Kentucky

Kimberley Kelly, DNP, MSN, BSN, RN
School Director & VN Program Director The Vocational
    Nursing Institute Inc.
President of The Vocational Nursing Institute Inc.
CEO Compliance Review Services Inc.
Nursing Education Administration
The Vocational Nursing Institute, Inc.
Houston, Texas

Sandra A. Ranck, MSN, RN
Auburn Career Center
Concord Township, Ohio

Elizabeth A. Summers, MSN, CNE, RN
Coordinator of Practical Nursing Program
Cass Career Center
Harrisonville, Missouri

中文版序一

在人类对健康的永恒追求中，营养科学始终扮演着基石般的角色。从古至今，饮食与健康的关联性被无数文明所探索，而现代营养学的发展更是将这一领域推向了科学与实践紧密结合的新高度。*Williams' Basic Nutrition and Diet Therapy* 自问世以来，始终是全球营养学领域的经典之作，其系统性与权威性使其成为医学、营养学、公共卫生等领域的必读教材。如今，其第 16 版中文版《威廉姆斯基础营养与膳食治疗》的出版，无疑为中国读者架起了一座连接国际前沿营养科学与本土健康需求的桥梁。

本书是一部与时俱进的营养学百科全书，延续了威廉姆斯系列一贯的严谨与全面，以四大板块构建起营养学的完整知识体系。第一部分"营养学基本原理导论"，从宏观与微观角度解析人体所需的六大营养素——碳水化合物、脂肪、蛋白质、维生素、矿物质与水，并深入探讨其消化、吸收与代谢的生理机制。第二部分"生命周期营养"，以动态的生命周期为轴线描述不同年龄的营养需求。第三部分"社区营养与卫生保健"，将视角从个体拓展至群体，直面全球化时代的公共健康挑战。第四部分"临床营养"，以"营养诊疗流程"为核心，系统构建从评估、诊断到干预的标准化路径，并结合具体疾病场景，将理论转化为临床决策的实用工具。

本书的独特价值，不仅在于其全面扎实的科学根基，更在于其对"人"的深刻关照，实现科学性与人文性的交融。例如，第 14 章深入探讨饮食禁忌对营养摄入的影响，并分析快餐文化如何重塑现代人的饮食行为，呼吁在尊重文化多样性的同时引导健康选择。第 22 章针对胃肠道术后患者的早期肠内营养介入等细节，彰显以患者为中心的精准营养理念。

中国正面临营养转型的双重挑战：一方面，传统营养不良问题尚未完全消除；另一方面，肥胖、糖尿病、心血管疾病等慢性病发病率逐年攀升。本书的出版恰逢其时。国内现有营养学教材多侧重基础理论或临床片段，而本书以"全生命周期-全健康链条-全场景应用"的三维框架，为医护、营养师、公共卫生工作者提供系统性知识图谱。书中大量引用美国和世界卫生组织的相关指南和标准，为中国读者引入国际证据，同时启发本土研究设计。在"健康中国 2030"战略背景下，本书能为专业人士提供重要参考。

《威廉姆斯基础营养与膳食治疗》不仅是一本教材，更是一份行动宣言。它告诉我们：对个体，每一口食物都是与细胞的对话，饮食选择是健康主权的最直接表达；对行业，营养师与医生、厨师、政策制定者的协同，将催生"良养是良医"的新型健康产业。

展望未来，随着精准医学、人工智能与营养学的交叉渗透，个体化营养干预将成为主流。期待本书读者能以此为阶梯，深入探索营养科学的奥秘，共同推动"良养是良医，以营养促健康"的文明进程。

杨月欣

中国疾病预防控制中心营养与健康所　教授

中国营养学会　理事长

亚洲营养学会联合会　主席

2025 年

中文版序二

随着生活方式的转变和疾病谱的变化,营养学在促进健康、预防疾病以及疾病治疗中扮演着越来越重要的角色。营养学是一门古老而又年轻的学科。说它古老,因为人类自古以来就在探索食物与健康之间的关系;说它年轻,现代营养学开始于18世纪中叶,随着科学技术的不断进步,对营养学的认识日益深入,新的理论、新的方法和新的应用不断涌现。从基础的营养素研究到复杂的人体代谢过程,从个体的营养需求到群体的营养干预,营养学的内涵和外延都在不断拓展。*Williams' Basic Nutrition and Diet Therapy* 这本书从营养学基础的基本概念和原理,到不同生命周期阶段的营养需求,再到社区营养和临床营养治疗的原则和指南,为读者构建了一个完整的营养学知识体系。它不仅为营养学专业的学生提供了系统的基础理论知识,也为临床营养师、医疗保健专业人员以及广大健康爱好者提供了实用的指导和参考。

营养学基础部分介绍了各种营养素的分类、生理功能、缺乏和过量的危害、食物来源、参考摄入量及消化吸收代谢过程。这些知识是理解营养与健康关系的基石,可以更好地了解食物中的营养成分如何在人体内发挥作用,以及如何通过合理膳食来满足身体的营养需求。生命周期营养部分从孕期的营养需求到婴儿期的喂养,从儿童期和青少年期的生长发育到成年期的健康维护,再到老年期的营养保健,详细阐述了不同生命阶段的营养特点和需求,结合实际案例说明如何在不同生命周期阶段制订合理的饮食计划。在当今社会,健康问题不仅仅是个人的问题,更是社会的问题。社区营养涉及营养教育、公共健康政策、食品安全、食品供应等多个方面,通过在社区层面开展营养干预活动,可以有效地提高公众的健康水平,预防和控制慢性疾病的发生发展。临床营养则是本书的核心内容之一,在现代医学中,营养治疗已经成为疾病综合治疗的重要组成部分。无论是心血管疾病、糖尿病、肾脏疾病还是癌症等慢性疾病,合理的营养支持都可以在疾病的预防、治疗和康复过程中发挥重要作用。书中针对各种常见疾病提供了详细的营养治疗方案,包括饮食治疗原则、食物选择、营养补充等方面的内容。这些方案都是基于最新的研究成果和临床实践总结而来,具有很高的科学性和实用性。通过学习这部分内容,读者可以了解到营养在疾病治疗中的独特价值,以及如何通过饮食来改善患者的健康状况。

在阅读这本书的过程中,相信读者会感受到营养学的魅力和力量。营养学不仅仅是一门科学,更是一种生活的艺术。通过合理膳食,我们可以预防疾病、促进健康、提高生活质量。希望这本书能够激发读者对营养学的兴趣和热爱,让更多的人关注营养、重视营养,将营养学的知识应用到日常生活中,为自己、家人和社会创造一个更加健康、美好的未来。

黄国伟

天津医科大学

2025 年

原 著 前 言

营养学是一个动态、不断发展和变化的学科,至今仍在不断发展壮大。在其中,主要有三大因素发挥着作用。第一,一些激动人心的研究不断推动着营养学科的迅速发展。科学领域中任何新的发现都会挑战一些传统观念,并促进新理念的发展。如今,营养学科研人员和营养工作者已将关注的重心从治疗疾病,转移至通过改善营养和健康的生活方式预防疾病和提高生活质量上。而这也正是专家们制定现行膳食参考摄入量所遵循的意义所在。第二,迅速增长的人口多样化丰富了我们的膳食模式,也带来了各种医疗保健的机会和需求。第三,公众愈发意识到并关注健康促进和营养学的作用。患者们愈发积极主动地参与到自身的健康管理中,供给机体充足且均衡的营养是极其重要的组成部分。

这一新版本继续反映了营养科学和循证指南的最新进展,其指导原则是我们和出版商对材料完整性的承诺。我们应如今时代的需求编写此书,更新内容以反映最新的科研成果,并满足学生、教师和基层医疗保健从业人员的期望和不断变化的需求。

受众

本书适用于学生、护士、营养师等,也适用于医疗保健相关的其他人员。

概念方法

本书旨在介绍营养学的基本科学原理及其在以人为本保健中的应用。与之前的版本一样,在介绍新概念时我们尽力详细解释。此外,我们也一直关注如下问题:①对营养这门学科的介绍将继续引导读者乐学其中,并激发其对个人感兴趣的领域进一步阅读;②保健人员将对营养学相关新闻和日益多样化的客户和患者所提出的营养新闻和问题保持警惕;③与营养领域专业人士接触和交流将有助于建立一个强大的团队来解决所有患者保健中的临床营养问题。

结构安排

为了与之前的格式保持一致,我们更新了内容,以反映当前的最佳做法和循证指南。

在第一篇"营养学基本原理导论"中,第 1 章重点介绍了卫生保健和健康促进、疾病预防以降低风险和社区卫生保健服务体系,并强调团队保健和患者自我保健的积极作用。*Healthy People 2030*《美国居民膳食指南 2020 —2025》

(*Dietary Guidelines for Americans*,*2020–2025*)和 MyPlate 指南配有说明和插图。我们在第一篇和本书其他章节中介绍了膳食营养素参考摄入量(DRI),在第一篇的其他章节中根据最新研究更新了常量元素、微量元素和能量相关内容。

在第二篇"全生命周期营养"中,第 10、11 和 12 章反映了目前在不同生命阶段人类生长发育的需要。我们充实了适宜增重指南以满足孕期和哺乳期的代谢需要。第 11 章强调在婴儿期、儿童期和青少年期生长发育的营养需求以及健康饮食习惯的建立。第 12 章着重介绍老年人群应保持健康的生活方式以减少疾病风险并维持健康。本书中的统计数据均来自本书出版时最新发布的数据。

在第三篇"社区营养与卫生保健"中,我们重点介绍社区营养的同时,也强调了体重管理和身体活动,因为它们关系到卫生保健的获益及降低风险。第 13 章涵盖并说明了营养不良和恶性循环的复杂问题。在不断变化的市场中,食源性疾病的凸显加剧了人们对食品安全的担忧。第 14 章重点介绍了美国多民族文化饮食模式和各种宗教饮食习俗。一位在食品文化方面颇有研究的教育家对本章的编写和更新作出了巨大贡献。在第 15 章中,一位体重管理专家撰写了肥胖与遗传学方面的新信息以及减重替代方法的使用。一位运动营养师更新了第 16 章,其中讨论了体育运动、运动饮料的普及以及水分充足、营养良好对运动员显而易见的好处。

在第四篇"临床营养"中,我们对各章节进行了更新,以反映当前的医学营养治疗以及营养教育和管理的方法。与之前的版本一样,药物-营养素相互作用的文本框阐述了营养素和药物之间的相互作用。该部分的具体内容包括营养支持、胃肠道疾病、心脏病、糖尿病、肾脏疾病、外科手术、癌症和艾滋病的发展。一位糖尿病护理和教育专家加入我们并更新了第 20 章糖尿病患者营养的相关内容。同样,一位肾病营养师对第 21 章肾病营养干预的相关内容进行了更新。除此以外,还有一位医学营养治疗专家对第 22 章营养支持的内容进行了更新。

内容和特点

格式和设计 章节格式增加了本书的吸引力。章节概念、概述、插图、表格、文本框、定义、标题和小标题都使本书的内容更易于阅读和理解。

学习补充 我们开发了学习辅助工具,在教学过程中帮助学生和教师。

插图 插图帮助学生和从业人员更好地理解概念和临床实践。

内容主线 主要包括：内容提要、关键术语、案例研究、参考文献、词汇表、文化思考、扩展阅读、药物-营养素相互作用和临床应用。这些共同特点有助于促进和训练读者必须掌握的技能。

学习辅助工具

此版本有着特殊的意义，因为全书使用了众多的学习辅助工具。

每一部分开篇 我们将主题分为4个主要部分连续介绍，以展示本书对营养和健康整体把握的"蓝图"。

章节开场白 为了吸引读者快速进入主题学习，每一章节的开头都有一个简短的本章基本概念列表和一个简要的章节概述，为引导读者进入主题"搭建舞台"。

章节标题 在每一章中，用特殊的字体或颜色编辑素材来表示主标题和副标题，便于读者阅读和了解关键思想。

文本框 包括扩展阅读、文化思考、药物-营养素相互作用和临床应用，引导读者在某一主题上深入思考，或为读者提供案例研究进行分析。这些文本框通过进一步的探索或应用增强了对概念的理解。

案例研究 在案例研究中，我们提供案例分析，让读者专注于患者保健的相关问题。每个案例都附有案例分析问题。读者可以在自己的临床保健任务中灵活运用这些案例，满足类似的患者保健需求。

饮食治疗指南 在临床营养章节，医学营养治疗指南为患者的保健和教育提供了实践性帮助。

术语定义 介绍了对读者理解和在患者保健应用中十分重要的关键术语，在正文中阐述了这些术语的定义。

总结 简要地总结回顾了本章重点，帮助读者明了本章

节在全书整体"蓝图"中的作用。随后，读者可以根据需要回到本章节任一部分进行温习，并明确细节。

复习题 我们在每一章末尾提供了选择题形式的自测题，方便读者测试其对本章基本知识的掌握情况。此外，每一章都有案例研究场景及问题。

参考文献 参考文献提供了全文每一章节所使用的资源，如果读者想深入探究某一感兴趣的主题，可以去查阅。

致谢

在本书编写和更新的全过程中，我十分感谢 Elsevier 各部门工作人员们友善的指导和帮助。特别感谢高级内容策略师 Sandy Clark、高级内容开发经理 Lisa P. Newton、高级项目经理 Richard Barber 和 Rachel McMullen 以及设计总监 Renee Duenow，正是你们的专业精神、坚韧不拔和勤劳不辍才让这本书得以印刷出版。你们的真知灼见是隐藏在书后的真正力量。

感谢 Sue Rodwell Williams，正是她的辛勤工作和奉献精神开启了这一系列为卫生保健专业人员设计的营养学教材，感谢 Elsevier 对本书多个版本的大力支持。他们在产品和读者间架起一座沟通的桥梁，让读者们得以满怀期望地从书中获取新知并乐在其中，而这也正是本书各版本获得成功的关键。各个领域的专家们为本书的孕期营养、哺乳期营养、儿童营养、食品文化、体重管理、运动营养、营养支持、糖尿病营养、肾病营养等章节提供了宝贵的专业知识，大大提高了本书的参考价值。此外，感谢那些为本版提供建设性意见的审稿人，你们的参与让本版变得更为严谨缜密。

最后，感谢我的丈夫、家人和朋友们，感谢你们对我和本版的温情以待，正是有你们的大力支持我才能走到今天。

Staci Nix

目 录

第三篇　社区营养与卫生保健

第1章
食物、营养与健康

内容提要

- 最佳的个人营养和社区营养是促进健康与预防疾病的主要组成部分。
- 食物中的营养物质对我们的健康至关重要。
- 我们利用营养指南制订符合个人需求的均衡饮食。

我们生活在一个环境、食物供应、人口科学知识瞬息万变的世界。在不同的环境中，我们的身体、情绪反应和健康目标决定了我们的营养需求。从个人层面到社区层面，对食品、营养和保健的研究重点是**健康促进**。促进健康和预防疾病的首要内容是合理膳食。营养学研究对我们健康具有重要的意义。

健康促进

基本定义

营养和饮食学

营养是指人体摄入食物及利用食物的过程。**营养科学**是研究生命各个方面（如生长、活动、繁殖和组织维持）营养需求的科学知识体系。**营养学**是应用营养科学手段促进人类健康和治疗疾病的学科。医疗保健团队的营养学权威专家是**注册营养师（Registered Dietitian Nutritionist，RDN）**（也称为临床营养专家或公共卫生营养师）。注册营养师为患者提供营养保健服务。

健康

整个生命过程的良好健康状态需要高质量营养的保障。简单来说，**健康**的定义是没有疾病。然而，生活经验表明，健康的定义要复杂得多。健康应满足人体基本需求（例如身体、精神、心理和社会福祉等方面的需求）。这种定义方法将个体视为一个整体，将身体内部与外部环境联系起来。健康需要同时平衡休闲和工作，生活方式的选择、健康意识和个人的需求。健康一词意味着一种积极的状态，激励人们追求更高水平的生命质量。在这种状态下，营养起着主要作用。

国家健康目标

促进健康有助于减少对疾病负担、疾病治疗和卫生保健系统医疗费用上涨。整体健康促进以促进个人健康为重点，帮助个人和家庭建立并维持健康生活方式。这一健康理念在美国卫生与公众服务部发布的"*Healthy People*"系列中得到了很好的表达。*Healthy People 2030* 系列涵盖了广泛的总体目标、特定主题的具体目标以及期望所有人终生健康的美好愿景（图 1.1）[1]。

Healthy People 2030

任务

评估、促进和加强国家健康水平，为改善全体人民的健康作出贡献。

主要目标

- 实现健康的生活，避免可预防的疾病、残疾、伤害和过早死亡。
- 消除健康差距，实现健康公平，普及健康知识，改善所有人的健康水平。
- 创造良好的社会、物质和经济环境，促进全人类健康。
- 促进健康的发展、健康的行为，使健康贯穿于生命的每一个阶段。
- 动员多个部门的领导层、关键代表和民众采取行动，制定政策，促进全人类健康。

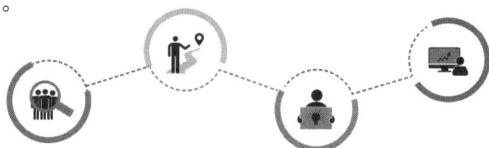

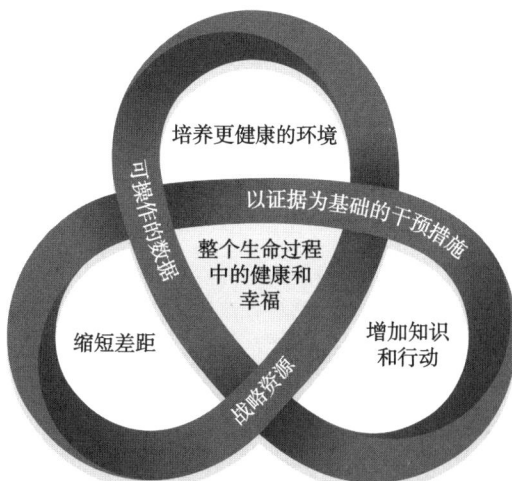

图 1.1 美国卫生和公共服务部（2019）"*Healthy People 2030*"框架

健康促进:积极参与促进幸福的行为或计划。

营养:摄取、吸收和利用营养物质来维持身体组织功能和提供能量过程的总和,是生命和健康的基础。

营养科学:在研究实践中发展起来的一门涉及国际营养、临床营养和社区营养的学科。

营养学:关于管理饮食、利用食物、制订营养计划的科学。

注册营养师(RDN):通过了饮食注册委员会(Commission on Dietetic Registration,CDR)管理的注册考试,获得学士学位或研究生课程认证的专业营养师(各个国家政策可能有不同)。RDN和RD(注册营养师)证书受法律保护,只能由授权从业人员使用。在大多数州,"营养师"一词不受法律保护或许可。

健康:不仅仅是免于疾病或残疾,而且在身体、精神和社会适应方面都处于良好的状态。

🔵 药物-营养素相互作用

传统医学是"治愈"疾病,通常包括利用药物、手术或其他措施减轻症状。本文将重点讨论药物与饮食中营养物质相互作用的可能性。

严格遵守用药规定至关重要。不当使用某些药物会产生潜在的危险副作用,如心律不齐、高血压、头晕、手脚刺痛等。此外,一些药物可能会与食物或膳食补充剂中的营养素发生相互作用,从而产生药物-营养素相互作用。食物在胃中可能影响药物的吸收,从而潜在地影响药物的作用。在服用某些药物的同时摄入含有维生素和矿物质的膳食补充剂可能会带来潜在的风险。了解营养素何时会影响药物的功能以及如何配合饮食对制订完整的医疗计划至关重要。在这本书的以下章节中,寻找药物-营养素相互作用框,了解一些常见的药物-营养素相互作用方式。

报告的一个重要的主题是鼓励选择健康食品,体重控制以及营养健康教育。*Healthy People 2030* 的主题、目标、干预措施、资源和美国国家数据可在其网站上查阅。《营养与健康饮食》的目标包括以下内容。

- 提倡健康的食物。
- 改善和提高工作场所的营养状况。
- 改善全国人口体重情况,使其达到健康水平。
- 减少食品不安全事件的发生。
- 提高食品质量和营养素消费水平。
- 减少铁缺乏。

Healthy People 目标被确定为影响国家整体健康的高度优先问题,其中的一小部分被列为主要健康指标。主要健康指标中有几个指标属于营养和健康饮食范畴。最近的项目审查发现这些营养相关的主要健康指标没有显著改善。简而言之,肥胖症的增加和蔬菜消费量的下降仍然是所有年龄段的健康问题[2]。*Healthy People 2030* 咨询委员会正在探索创造性的手段,促进国家、州、地方各级机构之间的合作,包括公共、私营和非营利部门,最终实现健康国家的目标[3]。

传统保健方法和预防保健方法

预防性保健办法明确了现有的危险因素,并鼓励积极改变生活方式,以便在疾病发展之前减少这些危险因素。另外,传统的卫生保健方法试图在疾病症状出现后进行治疗(见"药物-营养素相互作用"图)。与预防保健方法相比,传统保健方法对于终身健康的价值要小得多。主要的慢性疾病(如心脏病、癌症、糖尿病)往往早在出现明显症状之前就已经发生。

均衡饮食的重要性

营养良好的标志

医疗保健专业人员通常使用一些客观指标评估营养状况,如外观(如眼睛和头发的健康状况)、人体测量(如体重、身体成分)和生化标志物(如血脂水平、铁状态)。与营养不良的人相比,营养良好的人抵抗力强并更易从疾病中恢复过来。对于当前人口和预期寿命不断增长的现状,良好的人群营养状况尤为重要。2019 年美国生命统计报告显示,美国男性的预期寿命为 76.1 岁,女性为 81.1 岁,比前两年略有下降[4]。

食品与健康

食物是生活的必需品。我们的生活状况和食物选择将决定(或限制)我们的身体能否获得足够营养成分。营养素可以按多种不同的方式进行分类,如**必需营养素**和**非必需营养素;产能营养素**和**不产能营养素;**水溶性和脂溶性营养素。以下,我们将简要介绍人类营养中的 6 种必需营养素,它们是:

碳水化合物	蛋白质
脂肪	维生素
矿物质	水

医疗保健团队的核心从业人员(如医生、营养师、护士)需明确食物在维持身体健康和促进疾病康复中的重要作用。评估病人的营养状况并确定其营养需求是制订个性化医疗保健计划的主要内容。

营养素的功能

为了维持机体的生命活动,食物中的营养素必须在机体中发挥以下 3 个基本功能:提供能量、构建组织和参加新陈代谢。

新陈代谢是指机体维持生命活动所进行的所有过程。营养素及其代谢产物之间的密切关系是营养素相互作用的基本原理。其中涉及两个概念,首先,每种营养素都具有许多特定的代谢功能,包括主要作用和辅助作用;其次,没有一种营养素是单独起作用的。以下章节详细地解释了营养素之间相互作用的原理。尽管科学家可能会出于研究目的分离营养素，但它们在机体中并不是独立存在的，营养素在机体中以相互作用的方式维持正常功能。

能量来源

我们以**千卡路里**（简称千卡或 kcal）为单位来衡量食物能量。在 6 种必需营养素中，有 3 种产生能量的营养素，包括碳水化合物、脂肪和蛋白质。酒精是饮食中唯一一种能产生能量的非营养素，它能够提供每克 7kcal 的能量。

碳水化合物

膳食碳水化合物（如淀粉、糖）是机体最主要、最基本的能源。碳水化合物以**糖原**形式为机体的快速供能（见第 2 章）。1g 碳水化合物能够产生 4kcal 能量。均衡营养膳食中，碳水化合物应提供 45%~65% 的能量。

脂肪

动物和植物来源的膳食脂肪为机体提供并储存能量。脂肪储存能量的方式更高效，1g 脂肪能产生 9kcal 的能量。在均衡营养膳食中，脂肪应提供约 20%~35% 的能量。其中，大约三分之二的能量应该由植物来源的单不饱和脂肪酸和多不饱和脂肪酸提供，饱和脂肪提供的能量不应超过 10%（见第 3 章）。

必需营养素：指人体生长发育必需，且体内不能合成或合成不足的营养素。

非必需营养素：可以在体内由其他食物成分转换生成，不一定需要从食物中直接获得的营养素。因此，在饮食中定期摄入这种营养素不是必需的。

产能营养素：一种必需的营养物质，能够在体内产生能量的营养素，包括碳水化合物、脂肪和蛋白质。

非产能营养素：一种不会在体内产生能量的营养物质，包括维生素、矿物质和水。

新陈代谢：是指机体内发生所有化学变化的总称，这些化学变化能产生维持自身功能的能量；各种反应的产物称为代谢物。

卡：卡路里（calorie），是能量的计量单位，单独用卡（cal）来表示；用于营养科学和新陈代谢研究的卡路里是千卡（kacl）。千卡也叫做大卡，等于 1 000cal，亦即 1kg 水温度升高 1℃所需的能量。

糖原：一种多糖，是碳水化合物在体内的主要储存形式，主要储存在肝脏和肌肉组织中。

蛋白质

理想情况下，身体不会使用蛋白质作为能量。相反，机体会为其他关键功能贮存蛋白质，如酶和激素的产生等。然而，如果碳水化合物和脂肪的能量供应不足，身体可能会从膳食或组织蛋白质中获取所需能量。当用于能量消耗时，每克蛋白质产生 4kcal 的能量。均衡营养膳食中，蛋白质应提供 10%~35% 的能量（见第 4 章）。

因此，每种产能营养素的推荐摄入量占总能量的百分比如下：

- 碳水化合物：45%~65%
- 脂肪：20%~35%
- 蛋白质：10%~35%

图 1.2 说明了作为整个饮食部分的每种常量营养素摄入的可接受能量范围。由于个人需求不同，因此没有针对任何常量营养素的明确规定。如果饮食中一种宏量营养素提供的能量较低，那么其他一种或两种宏量营养素提供的能量将增加。

组织构建

蛋白质

蛋白质的主要功能是构建组织。**氨基酸**是构建和修复身体细胞、组织及器官所必需蛋白质的基本组成部分。组织构建是一个持续动态的过程，可维持身体结构和细胞正常功能。

其他营养素

其他几种营养素有助于组织的构建和维护，以下部分提供了一些示例。

维生素和矿物质 维生素和矿物质参与人体新陈代谢的必需营养素。在组织构建中常用维生素 C 参与胶原蛋白形成进行举例。胶原蛋白存在于软骨、骨基质、皮肤和肌腱等纤维组织中。两种主要矿物质——钙和磷——参与构成和维持骨组织。另一个例子是矿物质——铁，它参与构成红细胞中的氧载体——血红蛋白。第 7 章和第 8 章详细介绍了其他几种维生素和矿物质的功能，包括组织构建。

脂肪酸 脂肪酸是脂质的组成部分，参与合成所有细胞

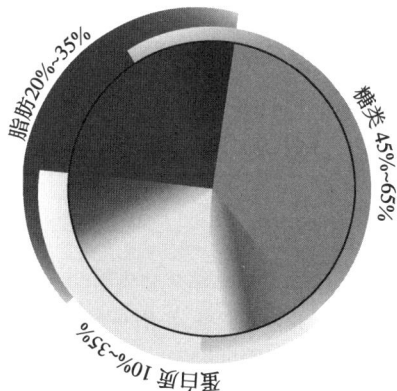

图 1.2 每种产能营养素的推荐摄入量占总能量摄入的百分比

膜中所必需的**磷脂**。此外,脂肪酸以**脂蛋白**的形式运输脂溶性营养素。

监管和控制

身体中提供能量和构建组织所必需的多种营养素的化学过程都经过精密调节和控制,整个过程保持动态平衡。其中一些调节功能涉及必需营养素,以下是几个示例。

维生素

许多维生素作为辅酶因子发挥作用,辅酶因子与酶在新陈代谢过程中控制化学反应。大多数 B 族维生素都是如此。换句话说,身体必须有充足的 B 族维生素供应,才能从产能营养素的代谢中获得能量[以三磷酸腺苷(ATP)的形式](见第 7 章)。

矿物质

许多矿物质在细胞代谢中也可作为辅酶因子与酶一起发挥作用。例如,钴是维生素 B_{12}(钴胺素)的核心成分。钴与维生素 B_{12} 在血红素合成中共同发挥作用,从而形成血红蛋白。

水和纤维

水和纤维也起到调节剂的作用。事实上,水是生命活动的根本,水是所有新陈代谢过程的必要基础,占成人体重的 50%~70%。膳食纤维通过调节胃肠道蠕动,影响营养物质的吸收。

> **氨基酸**:是组成蛋白质的基本含氮单位;消化后,氨基酸可用于合成机体所需的蛋白质。
>
> **磷脂**:参与构成细胞膜磷脂双分子层,由两个脂肪酸和一个磷酸基团的甘油主链组成。
>
> **脂蛋白**:脂肪和蛋白质组成的化学复合物,是血浆中脂质的主要载体;其密度随着所携带的脂肪和蛋白质负荷的大小而变化(即蛋白质密度越低,脂肪负荷越高);与水溶性蛋白质的结合帮助非水溶性物质在血液循环中运输。

营养状况

最适营养

最适营养的实现需要多样化和均衡的饮食。为了预防疾病以及保持必要的营养储备,我们需要平衡每一种必需营养素的摄入。

营养不良

营养不良是由不适当或不充分的饮食引起的一种不健康的状况。营养缺乏和营养过剩都是营养不良的表现形式。饮食调查显示,大部分美国人的饮食是次优的。他们饮食中水果、蔬菜、乳制品或乳制品替代品的摄入量低于推荐摄入量[2]。同时一些不良的成分,如饱和脂肪酸、添加糖、酒精和钠的平均摄入量远高于推荐摄入量[5]。这并不一定意味着所有美国人都营养不良。这一调查反映了他们不良的饮食选择和不合理的营养摄入。或许有些人在部分营养素摄入不足的状态下仍能保持健康。但是,平均而言,必需营养素持续摄入不足的人比摄入最适营养的人身体免疫力更有可能下降并更易生病。而这一点对幼儿和老年人尤其重要[6]。这些营养缺乏的人的工作能力、认知能力和免疫系统功能都是受限的。他们缺乏足够的营养储备来满足疾病带来的额外生理和代谢需求,也很难维持妊娠期间胎儿的发育或儿童时期的正常生长[7]。这种状态可能由许多情况导致,比如不良的饮食习惯,持续紧张的环境,食物的缺乏以及一些疾病状态。

营养缺乏

营养缺乏是营养不良的一个分类,当一个人的营养储备耗尽,营养和能量的摄入不能满足日常营养需求或突然增加的代谢压力时,就会发生营养缺乏。许多营养不良的状况是由贫穷和疾病导致的。这些状况影响人体的健康,特别是最脆弱的人群:孕妇、婴儿、儿童和老年人。虽然美国是世界上最富有的国家之一,但仍普遍存在饥饿和营养缺乏的现象。这表明粮食安全问题涉及城市发展问题、经济政策,以及更普遍的与贫困相关的问题(见文化思考"粮食安全问题")。

住院患者也常发生营养不良。例如,发生急性外伤和慢性疾病时,人体会有额外的营养需求,而日常的营养素和能量摄入常常不能满足这些需要。尽管医院有专门的健康管理团队提供营养支持,但这种现象仍然很普遍。回想一下你曾在医院见过的病人:你觉得他们想吃饭吗? 人们因恶劣的健康状况入院,疾病和伤痛常常令我们胃口不振甚至厌食。因此,营养不良、住院时间长和不利的临床结果互相依赖并互相影响[8-10]。

营养过剩

有些人长期摄入过量的能量,处于营养过剩的状态。营养过剩也是营养不良的一种,特别是摄入过量卡路里导致体重过高而对身体产生损害的情况(病态肥胖,见第 15 章)。当人们持续摄入过量的膳食补剂时,常常会发生维生素和矿物质中毒,这是营养过剩的另一种表现形式(见第 7 和 8 章)。

粮食安全问题

粮食安全问题是指营养均衡的食物供应有限或无保障。每年 1 500 万美国家庭（占美国家庭总数的 11.8%）面临粮食安全问题。与没有孩子的家庭相比，有孩子的家庭的粮食安全问题率明显更高（分别为 15.7% 和 10%）。在报道的有粮食安全问题的家庭中，饥饿是一个长期问题（即每年持续 8 个月或更长时间）。饥饿和营养不良的状况普遍发生在贫穷水平（定义为四口之家年收入为 24 858 美元）及以下的人群中。在以单身母亲为首的家庭以及非裔美国人和西班牙裔家庭中，粮食安全问题的发生率极高[1]。

"Feeding America" 是美国最大的紧急食品供应商组织，它"向饥饿的家庭提供食品，保障他们的食品供给，向公众宣传饥饿问题，并倡导保护人们不受饥饿影响的政策"[2]。最近，*Hunger in America* 报道，美国每年有 1 200 万儿童接受紧急食品服务。此外，约 5% 的 "Feeding America" 受助者上了大学或完成了 2 年大学学位，5.7% 完成了 4 年大学学位或更高水平的教育。大学校园中也存在粮食安全问题以及饥饿问题："Feeding America" 的受助者中有 10% 是目前以兼职或全职学生身份接受高等教育的成年人[2]。

儿童营养不良会导致生长发育不良、发生感染以及患病的风险增加，这往往会影响他们的智力发展并导致身体、心理和社会家庭关系失调，也对健康状况（包括心理健康）和生活质量有显著的负面影响[3]。与有食物保障的大学生相比，没有食物保障的大学生患抑郁症的比例更高，学习成绩更差[4,5]。

除了 "Feeding America" 提供的服务外，还有各种联邦和非联邦计划可以解决各个群体的饥饿问题，如补充营养援助计划（SNAP）、妇女、婴儿和儿童特别补充营养计划（WIC）和国家学校午餐计划（NSLP）。美国农业部的食品和营养服务在其网站上提供了有关这类项目的详细信息。

参考文献

1. Coleman-Jensen, A., et al. (2018). *Household food security in the United States in 2017* (ERR-256). U.S. Department of Agriculture and Economic Research Service.
2. Weinfield, N., et al. (2014). *Hunger in America 2014 national report*. Chicago: Feeding America.
3. Chung, H. K., et al. (2016). Household food insecurity is associated with adverse mental health indicators and lower quality of life among Koreans: Results from the Korea National Health and Nutrition Examination Survey 2012-2013. *Nutrients*, 8(12).
4. Payne-Sturges, D. C., et al. (2018). Student hunger on campus: Food insecurity among college students and implications for academic institutions. *American Journal of Health Promotion*, 32(2), 349–354.
5. Wattick, R. A., Hagedorn, R. L., & Olfert, M. D. (2018). Relationship between diet and mental health in a young adult Appalachian college population. *Nutrients*, 10(8).

为了促进健康进行营养和食物引导

营养标准

世界上的大部分发达国家都已建立营养参考标准。这些标准可作为基本营养素摄入水平的参考，以满足大部分健康人群的营养需求。虽然这些标准在许多国家是相似的，但由于科学家和实践者使用这些标准的目的不同，这些标准也有所不同。在美国，这些标准称为**膳食营养素参考摄入量**（DRI）。

美国标准：膳食参考摄入量

自 1941 年以来，**推荐膳食营养素供给量**（RDA）是制定必需营养素最低摄入的权威，用来预防营养缺乏的发生。美国 RDA 标准首次发布于第二次世界大战期间，作为国防计划和获取食品供应的指南，并为良好营养目标提供标准。美国国家科学院根据需要和最新的科学知识修订和更新这些标准。

公众对营养需求的认识和研究已经从预防缺乏症转移到维持最佳健康状态。第二次世界大战结束后，营养缺乏成为影响国民健康的一个主要问题。然而，现如今大多数人并不存在营养缺乏的问题。由于强化食品的诞生，平衡的饮食中很少存在明显的营养不足。这种改变促成了 DRI 项目。这个项目主要研究维持最佳健康状态所需的必需营养素的数量。例如，最初的目标是找出需要多少维生素 C 来预防坏血病。而目前的营养需要量代表了每种营养物质摄入的理想量，可以最大限度地提高每种营养物质的健康效益（即一个人应该摄入的维生素 C 的最佳量，达到这个量可获得该营养物质的所有健康效益）。对于某些营养物质，这种关注重点的转变在推荐量上产生了显著差异；而对其他营养物质来说，理想摄入量并没有改变。

DRI 的创建涉及美国和加拿大的杰出科学家，他们被分为 6 个功能小组（框 1.1）。他们研究了数千项关于营养物质对健康的益处以及摄入过多对身体的危害。负责制定这些标准的营养科学家组成了医学研究所的食品与营养委员会。DRI 历时数年，共出版了 6 卷[11-16]。它们按照科学或公共政策的要求进行更新（如 2019 年钠和钾 DRI 的更新）[17]。

DRI 包括针对不同性别和每个年龄段的建议，以及针对

框 1.1　美国国家科学院医学研究所膳食参考摄入量制定小组

1. 钙、维生素 D、磷、镁和氟化物
2. 叶酸和其他 B 族维生素
3. 抗氧化剂
4. 营养素
5. 微量元素
6. 电解质和水

妊娠和哺乳期的建议(见附录 B)。可耐受摄入量上限(UL)首次确定了安全营养摄入的上限。DRI 包括以下四类相互关联的营养建议(图 1.3):

1. 平均需要量(EAR)。EAR 是一个特定人群对一种营养物质的平均饮食需求。

2. 推荐膳食营养素供给量(RDA),只有当有足够的科学证据证明某一特定营养素存在时,才会建立 RDA。它设置在 EAR 以上两个标准差,以满足特定人群中几乎所有健康个体(即 97.5%)的需求。个人应该以 RDA 为指导,以达到最佳营养摄入。

3. 适宜摄入量(AI)。当没有足够的科学证据来建立RDA 时,AI 可以作为指南。个人摄入量的目标可以同时使用 RDA 和 AI。

4. 可耐受最高摄入量(UL)。这个指标不是推荐的摄入量。相反,它设定了不会对绝大部分健康个体造成不利影响的最大摄入量。对于大多数营养物质,UL 指的是每日从食物、强化食品和营养补充剂中摄入的总和。

其他标准

从历史上看,加拿大和欧洲的标准与美国的标准类似。考虑到可获得的食品的质量等因素,在欠发达国家,可以参照粮食及农业组织和世界卫生组织制定的标准。尽管如此,所有标准都提供了一个指导方针,用以帮助卫生保健服务人员通过合理的营养指导达到为各个人群保持健康和预防疾病的目的。

食物指南和建议

为了解释和应用营养标准,卫生保健提供者需要实用的食物指南,用于对个人和家庭进行营养教育和食物规划。这些工具包括美国农业部的"**MyPlate**"系统和《美国居民膳食指南 2020—2025》。

MyPlate

MyPlate 食物引导系统(图 1.4)为公众提供了一个免费的营养教育工具。这一饮食指南的目标是促进膳食多样性、保持合适的营养素比例、保持适度的进餐、逐步改善健康和进行适量的身体活动[18]。我们鼓励参与者通过公共网站创建个人资料并输入他们的年龄、性别、体重、身高和活动水平来定制自己的计划。该系统将针对每个食物组的卡路里水平提供具体的建议量。此外,ChooseMyPlate 网站为参与者提供了营养资讯和各种各样适用所有年龄段的教育工具,例如:

- 营养话题的小贴士
- 服务规模信息
- 预算内的健康饮食
- 食谱和菜单
- 食品安全和食品浪费信息

《美国居民膳食指南》

自 20 世纪 60 年代开始,公众对饥饿和营养问题的担忧日益加剧,随后参议院对美国饥饿和营养问题进行了调查,由此制定了《美国居民膳食指南 2020—2025》。这些指南主要针对解决人口老龄化和食品环境变化中的慢性健康问题。专家小组每 5 年更新一次指南。本出版物包含了由美国农业部和美国卫生与公众服务部联合发布的关于饮食与健康的科学证据的全面评估报告[19]。

图 1.5 显示了《美国居民膳食指南 2020—2025》的建议。目前的指南推广的关于饮食和生活方式的选择能够降低慢性疾病风险。因为人们对食物的需求和偏好存在很大差异,所以任何指导方针都不能保证全体人口的健康。指南的目的是帮助评估并改善大众的饮食习惯。目前的 DRI、MyPlate指南和《美国居民膳食指南 2020—2025》一致,并得到了科学文献的支持。它们为健康饮食提供了大体上的指南。

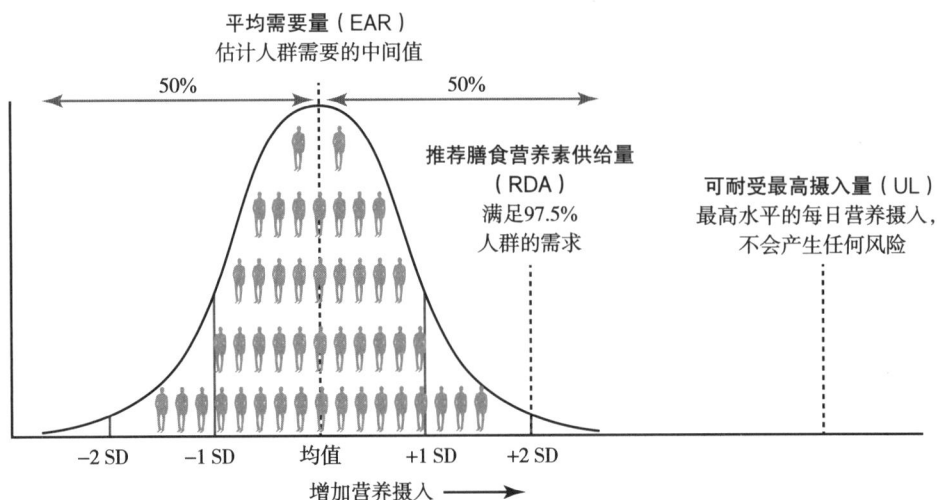

图 1.3 用钟形曲线表示 DRI 标准中估计平均需要量(EAR)、推荐膳食营养素供给量(RDA)和可耐受高摄入量(UL)之间的相互关系。注意,RDA 满足几乎所有健康个体的需求。SD,标准差

选择MyPlate
10条建议，让你的餐盘更丰富

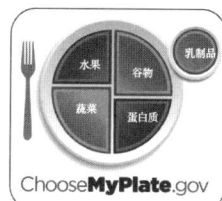

ChooseMyPlate.gov

为健康的生活方式选择食物可以很简单，只需采用以下10条建议。
使用此列表中的建议来平衡你的卡路里的摄入，选择需要经常摄取的食物，减少需要少摄取的食物。

1 平衡卡路里
确定自己一天需要摄入多少卡路里，将此作为管理体重的第一步。适量的体力活动也有助于机体的能量消耗。

2 享受你的食物，但要少吃
在摄取食物时充分享用食物。吃得太快或当自己的注意力在其他地方时，可能会导致摄入过多的卡路里。在餐前、餐中和餐后注意自身饥饿感和饱腹感，并利用它们来确定何时进食和何时有饱腹感。

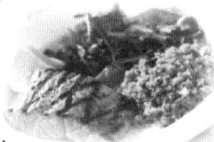

3 避免过量
使用较小的盘子、碗和玻璃杯。在进食前将食物分装好。外出就餐时，选择份量较小的食物、与他人共享一道菜或将部分食物带回家。

4 经常吃的食物
多吃蔬菜、水果、全谷物以及无脂或含1%脂肪的牛奶和乳制品。这些食物含有维持健康所需的营养物质，包括钾、钙、维生素D和纤维素，我们应将其作为主要的膳食和零食。

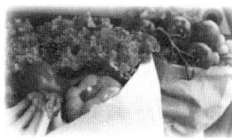

5 水果和蔬菜应占餐盘的1/2
选择红色、橙色和深绿色的蔬菜，如西红柿、红薯、花椰菜以及其他蔬菜。将水果作为主菜或配菜的一部分添加到膳食中。

6 选择无脂或低脂（1%）牛奶
它们具有与全脂牛奶等量的钙和其他基本营养物质，但能量较低，饱和脂肪较少。

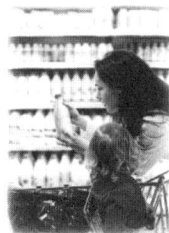

7 全谷物应占谷物摄入量的1/2
要摄取更多的全谷物，用全谷物产品代替精制产品，例如用全麦面包代替白面包，用糙米代替白米。

8 应少食用的食物
少食用蛋糕、饼干、冰激凌、糖果、甜饮料、比萨饼、肥肉、排骨、香肠、熏肉和热狗等含高脂肪、添加糖和盐的食物。

9 比较食品中的钠含量
使用营养信息标签来选择低钠的食物，如汤、面包和冷冻餐。选择标有"低钠""减钠"或"不加盐"的罐装食品。

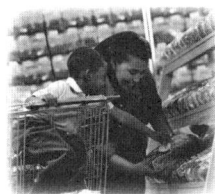

10 用水代替含糖饮料
通过喝水或不加糖的饮料来减少卡路里的摄入。苏打水、能量饮料和运动饮料是美国食品中添加糖和卡路里的主要来源。

USDA
Center for Nutrition
Policy and Promotion

图 1.4　MyPlate 食物指导系统建议。(From the Center for Nutrition Policy and Promotion.［n.d.］. Choose MyPlate mini-poster. U.S. Department of Agriculture. Retrieved September 16, 2018.)

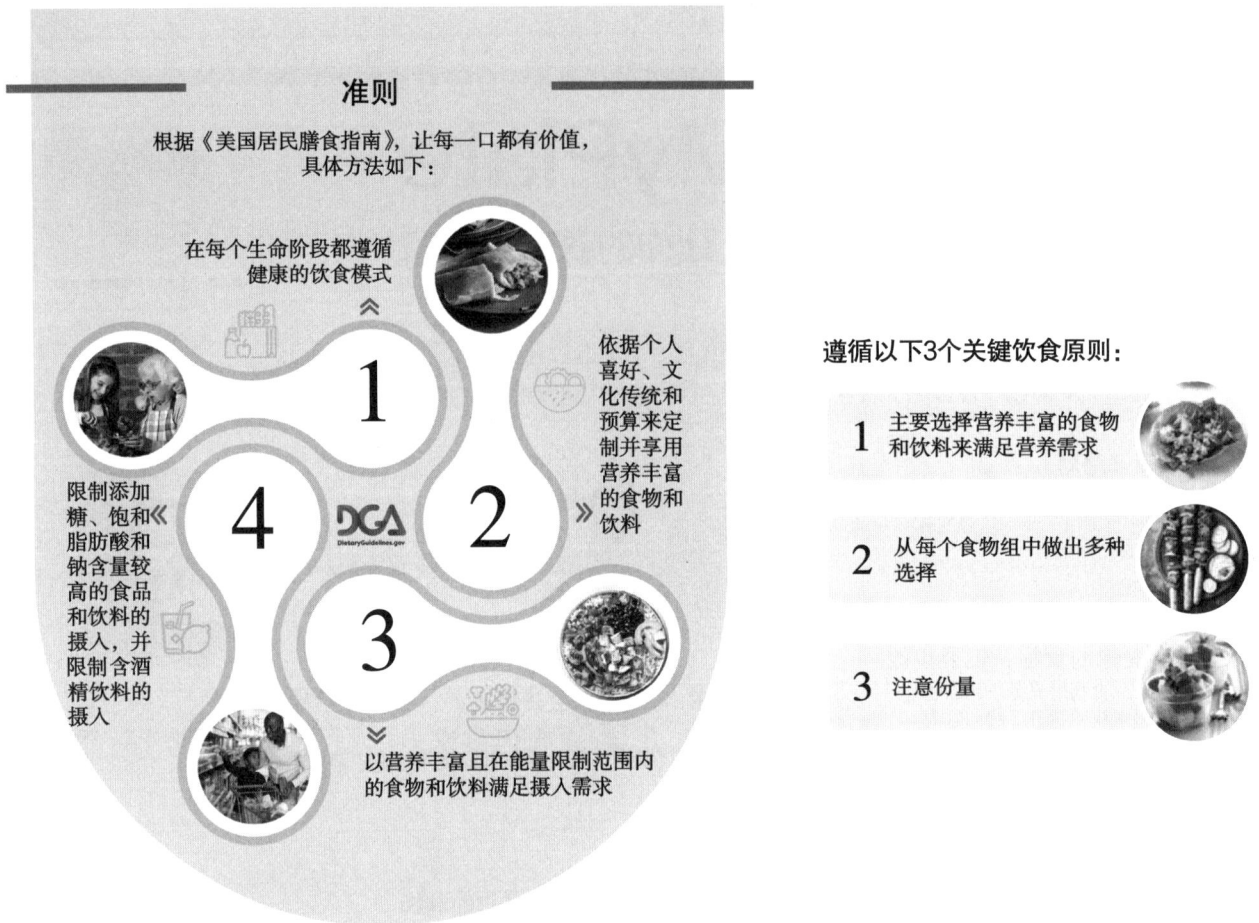

图 1.5　《美国居民膳食指南 2020—2025》摘要。(From the U.S. Department of Agriculture and U.S. Department of Health and Human Services. [2020, December]. Dietary guidelines for Americans, 2020-2025 [9th ed.].)

> **膳食营养素参考摄入量**(DRI)：*指不同性别和每个年龄组的健康个体营养素摄入的参考值。*
>
> **推荐膳食营养素供给量**(RDA)：*指足以满足某一特定人口群体中几乎所有健康个体的营养需求的平均每日膳食摄入量。*
>
> **Myplate**：*是一种可视的模式，将基本的 5 类食物——谷物、蔬菜、水果、奶制品和蛋白质——排列在盘子上，以表明每天的食物选择的比例。*

其他建议

美国癌症协会、美国心脏协会和美国糖尿病协会等组织也有专门的膳食指南。在大多数情况下，《美国居民膳食指南 2020—2025》为各种特定疾病群体提供了饮食模式。虽然这些指南之间存在一定的重复，但这些专门的膳食指南更加重视预防某种特定的慢性疾病，如心脏病、癌症和糖尿病等。

个性化需求

以人为中心的关怀

无论使用哪种类型的膳食指南或建议，医疗保健专业人员都必须记住，饮食模式因个人需求、口味、习惯、生活状况、经济状况和能量需求不同而不同。不考虑个人喜好的膳食计划是无意义的。享受食物是生活的基本乐趣之一。因此，在为自己或患者进行饮食改变时必须认识到这一点。根据膳食指南初步确定可供选择的健康食品，坚持以人为中心的原则，在这些健康食品中选择更具体、更合适的食品来满足患者需求。

变化的食品环境

近几十年来，食品环境一直在迅速变化。美国人的饮食习惯似乎在某些方面有所改变。一方面，人们对快速、加工和包装食品的依赖性增强。另一方面，美国人确实认识到食物与健康之间的关系，他们比以往任何时候都更挑剔吃什么。无论食品环境如何变化，有一件事永远不会过时，那就是食品时尚和流行饮食的出现。医疗保健专业人员可以通过采取以人为中心这一策略解决此类问题，并确保根据膳食营养素参考摄入量(dietary reference intakes,DRI)满足人们一般饮食需求。遵循时尚饮食是个人偏好。如果医疗保健专业人士忽视这种偏好,转而支持千篇一律的饮食计划,他们更有可能引起患者的抵触,而不能做出任何有益的改进。

章节回顾

总结

- 合理饮食和关键营养素的摄入对生命和健康至关重要。
- 面对不断变化的世界,通过降低导致健康风险来促进健康和预防疾病已成为一个重要方式。
- 食物中的营养素发挥作用对于实现均衡饮食具有重要意义。营养素的功能包括提供能量、构成组织和调节代谢过程。
- 营养不良包括营养过剩和营养缺乏两种状态。
- 提供个性化健康饮食建议的膳食指南包括 DRI、MyPlate 和《美国居民膳食指南 2020—2025》。
- 在制定个性化膳食指南时,需要关注个体差异。

复习题

答案见附录 A。

1. *Healthy People 2030* 的终极愿景是 _____。
   a. 一个所有人都能充分享受健康和福利的社会
   b. 一个不用忍受疾病折磨的社会
   c. 一个当地资源可满足所有食物需求的社会
   d. 一个以植物性饮食为主的社会

2. 营养相互作用涉及以下哪两个概念 _____。
   a. 营养素具有特定的代谢功能且共同作用以维持身体正常功能
   b. 营养素具有特定的代谢功能并单独作用以维持身体正常功能
   c. 营养素通常在健康的身体中具有独立的功能,但在疾病状态下相互作用以促进恢复
   d. 特定的营养素具有相似的代谢功能且可以相互替代

3. 膳食蛋白质最重要和最独特的作用是 _____。
   a. 提供能量
   b. 构建组织
   c. 提供必需脂肪酸
   d. 作为辅酶的功能

4. 营养不良的形式包括 _____。
   a. 仅营养过剩
   b. 仅营养缺乏
   c. 仅与贫困程度条件性相关
   d. 营养过剩和营养缺乏

5. DRI 作为一个有重要意义的膳食指南,通过推荐 _____,为所有人提供改善饮食和生活方式的建议。
   a. 根据年龄和性别,每种营养素的理想摄入量
   b. 无论年龄和性别,每种营养素的最低摄入量
   c. 无论年龄和性别,每种营养素的适宜摄入量
   d. 防止营养素缺乏病的每种营养素的最低摄入量

案例分析题

答案见附录 A。

一名 45 岁的女性(身高约 163cm,体重约 61kg),喜欢跑步和举重,但她在 3 个月前脚部受伤。由于无法锻炼,她主要摄入水果和蔬菜,且拒绝面包、米饭和意大利面等谷物摄入,以避免体重增加。本月第二次感冒后,她的食欲有所下降,经常每天摄入少量食物。她表示自己的能量水平非常低,并且自受伤以来一直感到疲惫。

1. 从下面的选项中,选择所有可能表明就诊者营养不良的症状和体征 _____。
   a. 经常生病
   b. 高水果蔬菜摄入量
   c. 长期损伤
   d. 疲劳
   e. 从饮食中去掉一大类食物
   f. 全天经常性少食

2. 从以下选项中选出缺失信息最有可能的选项 _____。
   从食物摄入中去除大部分谷物,她的饮食可能无法提供足够的 __1__。这可能会让她感到疲劳,因为这些营养物质在 __2__ 中发挥重要作用。

选项 1	选项 2
B 族维生素	提供卡路里
维生素 C	骨骼发育
含磷物质	胶原合成
钙	视觉功能
维生素 A	能量代谢

3. 从下面的列表中,选择所有适合于该女士个人营养需求的膳食参考摄入量类别 _____。
   a. 平均需求量
   b. 《美国居民膳食指南》推荐
   c. 每日允许摄入量
   d. 适宜摄入量
   e. MyPlate 膳食指南
   f. 可耐受最高摄入量
   g. 每日摄入量

4. 从下面的列表中,选择营养咨询师可以向该患者推荐的所有相关的膳食模式 _____。
   a. MyPlate 膳食指南
   b. 《美国居民膳食指南》
   c. 健康人倡议

　　d. 膳食参考摄入量

　　e. 估计平均需求量

5. 选择可接受的常量营养素分布范围,确定她摄入2 000cal 的饮食所需要的每种营养素的克数,分别填入表中相应位置。

选择	碳水化合物	蛋白质	脂肪
45~78g			
225~325g			
50~175g			
900~1 300g			
200~700g			
400~700g			

6. 在一次随访中,患者说明了以下列出的饮食习惯变化。

对于所有符合 MyPlate 膳食指南建议的更改,将×填在"有效"一栏下。对于所有不符合 MyPlate 膳食指南建议的改变,将×填于"无效"一栏下。

膳食改变	有效	无效
调整 1/2 的谷物为全谷物		
调整 1/4 的餐盘为水果和蔬菜		
喝全脂牛奶		
用水代替甜茶		
用大盘子进餐		
在餐桌上进餐,以减少干扰		
选择含钠的罐头蔬菜		

（吴昊 译,张增利　翁敏 审校）

第 2 章
碳水化合物

内容提要

- 碳水化合物是重要的能量来源,其具有应用广泛、成本相对较低、存储功能良好的特点。
- 碳水化合物含有不同种类的糖单位,从而为身体提供快速的能量和营养素需要。
- 膳食纤维是一种难以消化的碳水化合物,具有维持胃肠道内稳态环境的重要功能。

如第 1 章所述,食物中的关键营养素可以维持生命并促进健康。不同营养素为身体提供了生存的 3 个基本要素:①能量;②维持机体结构和功能的原料;③调节机体代谢的物质。营养素的这 3 个基本功能是密切相关的,没有任何一种营养素能够单独起作用。本章专门研究身体的主要能量来源:碳水化合物。碳水化合物在食物供应中含量丰富,对均衡饮食具有重要作用。客观了解碳水化合物在体内的代谢过程后,可以更好地理解其生理功能,对于其摄入和应用有更为正确的判断。

碳水化合物的性质

与能量的关系

基本能量来源

生物体的生存需要能量。所有的能源系统都必须有一个基本的燃料供应。在地球的能量系统中,来自太阳的大量能量使植物通过**光合作用**将太阳能转化为淀粉。这种复杂的碳水化合物,是植物中储存的燃料形式。人体可以通过消化和代谢迅速分解植物中的碳水化合物,产生我们的主要能量来源,这就是简单的碳水化合物葡萄糖。

在本文中,我们将把能量与卡路里(cal)、千卡(kacl)互换使用(参见第 1 章中对千卡的定义)。

我们的身体需要能量来维持生存。非自愿行为(如心脏和肺功能)和自愿行为(如行走、说话)都需要能量,而这些能量来自我们所摄入的食物。

> **光合作用**是指含有叶绿素的植物利用二氧化碳和水反应产生碳水化合物的过程,太阳光被用作能量,叶绿素是一种催化剂。

能源系统

一个成功的能源系统,无论是有机体还是机器,都必须通过以下 3 方面来从燃料中获取能量:

1. 将粗燃料转化为可以使用的再生燃料。
2. 将再生燃料运送到需要的地方。
3. 在相应地方利用燃料转化为系统所需的能量。

身体做这 3 项工作比任何一个人造机器都更为有效。它消化含有复杂碳水化合物的食物,如淀粉(一种粗燃料),从而释放出简单的碳水化合物,如葡萄糖(一种再生燃料)。然后,身体进一步吸收并通过血液循环,将再生的燃料葡萄糖输送到需要它的细胞中。我们的细胞通过其特定而复杂的途径进行葡萄糖代谢利用。最终,细胞代谢过程以三磷酸腺苷(ATP)的形式释放能量。我们将碳水化合物归类为快速产能物质,因为人体可以快速消化、吸收并利用我们所摄入的碳水化合物来产生能量。

饮食的重要性

在世界各地的饮食中均可发现大量的碳水化合物。第一,碳水化合物分布广泛且易于种植,例如谷物、豆类、蔬菜、水果等。在一些饮食中,碳水化合物来源的食物几乎构成整个膳食结构。第二,与许多其他食品相比,碳水化合物的成本相对较低,是人体能量最经济的来源。第三,碳水化合物易于储存。现代加工和包装可以延长碳水化合物产品的保质期,允许其长期储存而不变质,例如大米、玉米、小麦等。

粗粮和谷物不仅营养丰富,而且对整体的饮食质量和多种关键营养素(如膳食纤维、叶酸、铁)的摄入都有重要影响[1,2]。此外,多摄入粗粮还可降低某些慢性病的患病风险[3]。因此,*Healthy People 2030* 的目标之一是增加所有人(≥2 岁)饮食中全谷物的摄入量[4]。同样,《美国居民膳食指南 2020—2025》鼓励全谷物的含量至少占谷物摄入的一半[5]。然而,美国目前的饮食趋势是,大约 44% 的碳水化合物是以糖而不是复杂碳水化合物的形式摄入的[6]。

碳水化合物分类

碳水化合物是由碳(C)、氢(H)、氧(O)3 种元素组成的一大类化合物。术语 saccharide 是从拉丁语 *saccharum* 过渡而来,意思是"糖"。碳水化合物的分类由其结构中糖单位的数量决定:单糖有一个糖单位,双糖有两个糖单位,多糖有多个糖单位。单糖和双糖为**简单碳水化合物**。多糖为**复杂碳水化合物**。例如,淀粉是由多个螺旋和分支链组成的树状结构构成。每个分支链由 24~30 个糖单位(葡萄糖)组成。在消化过程中,糖单位逐个释放,随着时间的推移提供稳定的能量。表 2.1 总结了这几类碳水化合物,并说明了它们的基本结构。

单糖

单糖共 3 种,分别是葡萄糖、果糖和半乳糖。单糖是所有碳水化合物的基础,不能被水解。它们从肠道吸收入血释放能量,以维持机体各项功能,或转运到肝脏作为**糖原**储存起来供以后使用。

葡萄糖 葡萄糖是人体代谢中最基本的单糖,是碳水化合物在血液中循环的形式,也是细胞的主要能量来源。葡萄糖的甜度不高。除了在玉米糖浆或一些加工食品中,我们通常不会在日常饮食中遇到葡萄糖。机体的葡萄糖供给主要来自对淀粉的消化。

果糖 水果和蜂蜜中含有大量的果糖,两者是果糖的主要食物来源。人们有时会将蜂蜜错误地归类为糖替代品,但由于它是一种糖,因此我们不能认为它是替代品。

水果中果糖的含量取决于水果的成熟度。当水果成熟时,它储存的一些淀粉会变成糖。果糖是单糖中最甜的糖。高果糖谷物糖浆是通过将玉米淀粉中的葡萄糖转化为果糖而制成,大量用于加工食品、罐装和冷冻水果以及软饮料中。这些糖浆是廉价的甜味剂,是美国居民糖摄入过高的重要原因。在 20 世纪 70 年代末和 80 年代初,高果糖谷物糖浆的人均消费量急剧增加,到 1999 年达到每人每天 11 茶匙。尽管近年来的报告显示高果糖谷物糖浆的摄入量有所下降,但

总体上高能量甜味剂的摄入量仍然过高。图 2.1 显示了美国人饮食中的总甜味剂用量,以及高果糖谷物糖浆含量。请注意,高果糖谷物糖浆只是美国饮食中常用的典型甜味剂之一。

> **Saccharide**:糖的化学名称;可能以单糖(葡萄糖、果糖、半乳糖)形式出现,也可能以双糖(蔗糖、乳糖、麦芽糖)形式出现,也可能以多糖(淀粉、膳食纤维、糖原)形式出现。
>
> **简单碳水化合物**:具有一个或两个糖单位组成的碳水化合物,单糖由一个糖单位组成,而双糖由两个糖单位组成。
>
> **复杂碳水化合物**:由多个糖单位组成的碳水化合物,主要包括淀粉和膳食纤维。
>
> **糖原**:在动物组织中发现的一种复杂碳水化合物,由多个糖单位连接在一起组成。

半乳糖是乳糖消化的产物,在饮食中通常不以游离单糖的形式存在。

双糖

双糖由两个糖单元连接在一起组成。主要的 3 种双糖是蔗糖、乳糖和麦芽糖。

蔗糖=葡萄糖+果糖

乳糖=葡萄糖+半乳糖

麦芽糖=葡萄糖+葡萄糖

蔗糖 当人们在饮食中提到糖时,通常是指蔗糖。它的两个糖单位是葡萄糖和果糖。制造商从甘蔗或甜菜中获得

表 2.1 碳水化合物分类总结

化学分类名称	分类成员	来源
单糖(简单碳水化合物)	葡萄糖(右旋糖)	玉米糖浆(加工食品中常用)
	果糖	水果、蜂蜜
	半乳糖	乳糖(牛奶、奶制品)
二糖(简单碳水化合物)	蔗糖	食糖(甘蔗、甜菜)
	乳糖	牛奶、奶制品
	麦芽糖	糖蜜 淀粉消化,中间体 食品中的甜味剂
多糖(复杂碳水化合物)	淀粉	谷物和谷物产品(谷物、面包、饼干、烘焙食品) 大米、玉米、碾碎 豆类 土豆和其他蔬菜
	糖原	动物组织中碳水化合物的储存形式(非膳食来源)

人均高能量甜味剂使用量

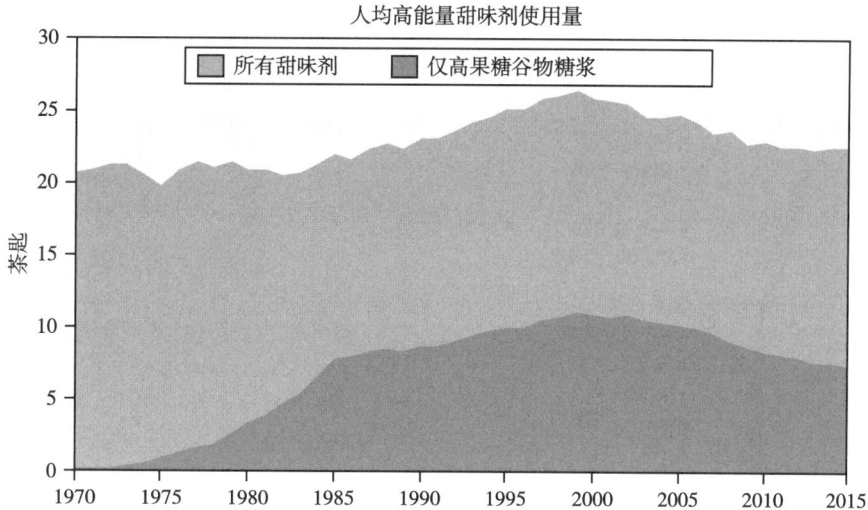

图 2.1　美国每人每天摄入的所有高能量甜味剂和高果糖谷物糖浆。(Data from U.S. Department of Agriculture and Economic Research Service.[8] [2019]. *Caloric sweeteners：Per capita availability adjusted for loss.*)

蔗糖,最后以砂糖、糖粉或红糖的形式使用。糖蜜是工业产糖过程的副产物,也是蔗糖的一种。

乳糖　乳腺在乳汁中形成的双糖,称为乳糖。它的两个糖单位是葡萄糖和半乳糖。乳糖是唯一一种植物中不产生的糖,其溶解度和甜度均低于蔗糖。牛奶含有约 4.8% 的乳糖,人乳含有约 7% 的乳糖。因为乳糖可促进钙的吸收,故喝牛奶有利于钙的补充。

麦芽糖　是淀粉消化的中间产物,由两分子的葡萄糖构成。我们在自然的食物中没有发现麦芽糖,麦芽糖是淀粉消化过程的中间产物。淀粉由葡萄糖聚合而成。因此,淀粉在胃肠道被消化分解为麦芽糖。食品生产厂家在各种加工食品中添加合成麦芽糖。

多糖

多糖是由许多糖单元组成的复杂碳水化合物。人体营养中重要的多糖包括淀粉、糖原和膳食纤维。

淀粉

淀粉是饮食中最重要的多糖。谷物、豆类、其他蔬菜以及一些水果均含有多糖。由于淀粉结构复杂,消化分解缓慢,故可为机体持续提供能量。对淀粉的烹饪加工可以改善其风味,也能软化和破坏淀粉细胞,从而使淀粉更易被消化。由于包裹淀粉颗粒的结构具有凝胶状的性质,淀粉在蒸煮后变稠,如同果胶质地。

膳食参考摄入量(DRIs,见第 1 章)建议,均衡膳食中以复杂碳水化合物为主要供能物质,占比为 45%~65%[8]。对于以淀粉为主要粮食的国家而言,碳水化合物在饮食中所占比例更高。淀粉的主要食物来源(图 2.2)有谷物类,如谷类、面食、饼干、面包和其他谷物烘焙食品;豆类,如豆子和豌豆;土豆、大米、玉米和小麦面粉以及其他蔬菜,尤其是根类

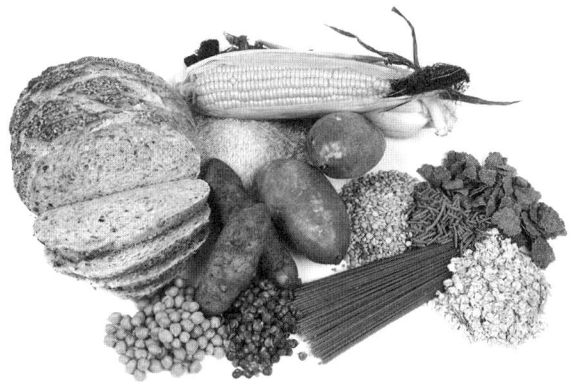

图 2.2　复杂碳水化合物食品。(Copyright iStock Photo；Credit：robynmac.)

蔬菜。

"全谷物"食品是指保留完整外层麸皮、内层胚芽和胚乳制成的面粉、面包或谷物制品等。全谷物食品保留了谷类中的营养成分(如纤维素、蛋白质、维生素和矿物质)(图 2.3)。精制谷物是指在研磨加工过程中去除一个或多个基本结构的谷物。强化谷物由添加了营养素的加工谷物制成。有关强化食品的更多详细信息,请参阅扩展阅读"强化食品"。

糖原

糖原是体内的一种重要碳水化合物,与食物中的多糖相对应。糖原存在于肝脏和肌肉中,能够持续代谢而被利用(即分解成葡萄糖以满足急需时的能量需求),这对于身体代谢和能量平衡至关重要。组织中糖原的少量储存有助于维持短期禁食期间(例如睡眠)的正常血糖水平,并为肌肉活动提供即时燃料。这些储备还可以防止细胞代谢功能低下和

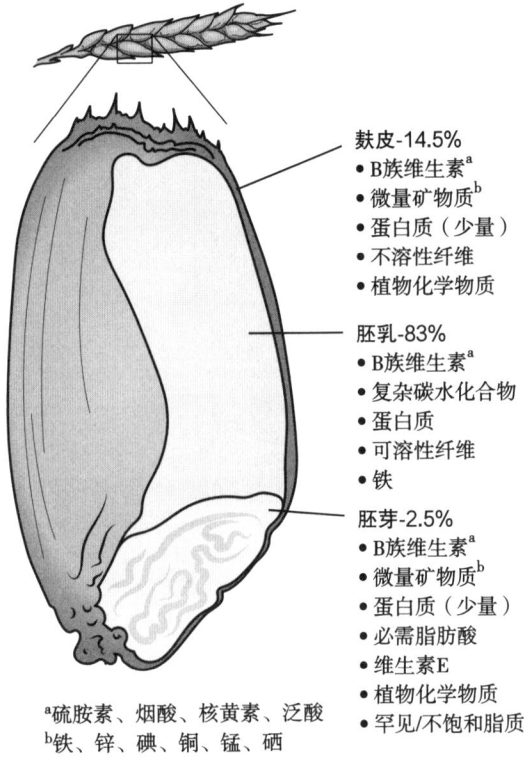

麸皮-14.5%
- B族维生素[a]
- 微量矿物质[b]
- 蛋白质（少量）
- 不溶性纤维
- 植物化学物质

胚乳-83%
- B族维生素[a]
- 复杂碳水化合物
- 蛋白质
- 可溶性纤维
- 铁

胚芽-2.5%
- B族维生素[a]
- 微量矿物质[b]
- 蛋白质（少量）
- 必需脂肪酸
- 维生素E
- 植物化学物质
- 罕见/不饱和脂质

[a]硫胺素、烟酸、核黄素、泛酸
[b]铁、锌、碘、铜、锰、硒

图2.3　显示麸皮层、胚乳和胚芽的小麦仁。（Courtesy Eileen Draper.）

细胞损伤。第 20 章详细介绍了与糖原分解有关的血糖调节过程。

膳食纤维

由于人类缺乏消化膳食纤维所需的酶，所以膳食纤维不像其他碳水化合物那样具有直接能量价值。然而，它们这种难以被消化的特性使其成为重要的膳食财富。高纤维食物，如全谷物、蔬菜、水果和豆类，能增加饱腹感，是天然的营养密集型食物。经常食用富含植物纤维的食物可降低慢性病风险[3,9-11]。膳食纤维可分为可溶性膳食纤维和不可溶性膳食纤维（表 2.2）。纤维素、木质素和大多数半纤维素不溶于水，其余膳食纤维（即大多果胶、β-葡聚糖、树胶、黏胶）可溶于水。膳食纤维的推荐摄入量与其水溶性和特殊功能有关。例如，某些可溶性纤维能够在胃肠道中结合胆汁酸，改善血脂水平[12,13]。不可发酵的不可溶性纤维中的大颗粒可通过增加大肠中水和黏液的分泌预防便秘[14]。然而，表 2.2 显示，许多可溶性和不可溶性膳食纤维存在功能上的重叠，许多高纤维食品同时包含这两种纤维。相比于过度关注谷物、水果和蔬菜中膳食纤维的具体形式，在饮食中添加多种高膳食纤维食物显得更重要。接下来的章节将介绍 3 种最常见的膳食纤维。

纤维素

纤维素是植物细胞壁的主要成分，并且是最丰富的膳食纤维。粪便成分中大部分是纤维素。纤维素促进肠道蠕动，

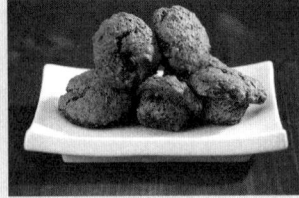

精炼加工全谷物时，部分营养成分会流失。食品生产厂家为了弥补加工过程中损失的部分营养素，在谷物中添加一些维生素和矿物质。虽然强化食品中的一些关键营养素的添加量高于全谷物（如叶酸），但其他流失的营养素并未得到补充。

精炼加工过程中流失的营养素

未添加的营养素	添加的营养素
蛋白质	核黄素
纤维	烟酸
维生素 B_6	硫胺素
胆碱	叶酸
维生素 B_{12}	铁
维生素 A	
维生素 E	
维生素 K	
钙	
镁	
磷	
钾	
锌	
铜	
锰	
硒	

总而言之，强化精制谷物虽然能弥补一部分流失的营养素，但其营养价值通常低于全谷物。

向天然食品中添加其所缺乏的营养成分的食品称之为强化食品（如钙强化橙汁）。许多强化谷物，如即食早餐谷物，添加了全谷物缺乏的维生素和矿物质（如维生素 C）。

帮助软化粪便并促进排泄。纤维素的主要来源是种子、谷物外壳、蔬菜的茎和叶。植物中的磷以植酸的形式储存。由于缺乏必要的酶（植酸酶），植酸在人体内不能被消化。植酸是重要矿物质的强螯合物（见药物-营养素相互作用"植酸和矿物质吸收"）。

木质素　是唯一的非碳水化合物膳食纤维，是某些植物的木质部分。它结合植物中的纤维素，从而增加植物细胞壁的强度和硬度。亚麻和芝麻是特别好的木质素的膳食来源。这种膳食纤维独特的抗氧化特性使其具有额外的健康效益，可作为氧化应激的保护剂[15]。

表 2.2 木质素分类总结

膳食纤维分类	来源	功能
不可溶性纤维		
纤维素	植物的主要细胞壁成分(茎和蔬菜的叶子;外层有覆盖物的种子,如在全谷物中的种子)	保持水分;降低结肠腔内压
半纤维素	细胞壁植物原料(麸皮,全谷物)	保持水分并增加粪便体积;减小结肠压力;结合胆汁酸,从而降低血清胆固醇水平
木质素	植物的木质部分:西蓝花茎;水果与可食用的种子,如草莓和亚麻籽	抗氧化;结合胆汁酸,从而降低血清胆固醇水平;结合矿物质
可溶性纤维		
藻类多糖	藻类,海藻	用作食品的增稠剂
β-葡聚糖	燕麦和大麦麸皮	结合胆汁酸,从而降低血清胆固醇水平
树胶	燕麦,豆类,瓜尔豆,大麦	减少胃排空;减慢消化,肠道运输时间和葡萄糖吸收
黏液	亚麻籽壳、亚麻籽	储存水分
果胶	植物果实	结合胆汁酸,从而降低血清胆固醇水平;结合矿物质

药物-营养素相互作用

植酸和矿物质的吸收

食物中的一些天然化合物可以结合矿物质,从而使其无法被吸收。植酸属于这类化合物。豆类、麦麸和种子都含有植酸,它们同样也是铁的良好来源。然而,由于植酸的存在,只有 2% 的可吸收铁能被人体利用。

食用高植酸食物并且含铁丰富食物(如肉类、家禽)摄入不足时,可能会加剧铁缺乏。这种情况多存在于以谷物和豆类为主食的发展中国家。缺铁性贫血是当今世界最严重的健康问题之一,给发展中国家带来了巨大经济和社会负担[1]。

虽然在美国缺铁性贫血不如在发展中国家普遍,但在美国孕妇和绝经期妇女群体中仍是一个严重的问题。如果贫血情况非常严重,医生可能会开铁补充剂处方。患者补充铁的同时摄入含有大量植酸的食物会抑制铁的吸收。

植酸可与其他与铁电荷类似的矿物质结合,包括钙、镁和锌。医生会给骨量丢失的人(如绝经后妇女)或饮食中钙摄入不足的人(如青少年、老年人)开钙补充剂处方。如果患者与含植酸食物一起服用钙补充剂,钙可能无法被吸收。医生建议患者服用铁或钙补充剂时,通常建议他们服用不含植酸的食物,以最大限度地提高矿物质的生物利用度,从而减少药物与营养素的相互作用。

参考文献

1. Kassebaum, N. J. (2016). The global burden of anemia. *Hematol Oncol Clin North Am, 30*(2), 247–308.

非纤维素多糖 半纤维素、果胶、树胶、黏液和藻类物质是非纤维素多糖。它们吸收水分,可以增加体积,从而减缓胃内食物的排空(增加饱腹感),结合肠道中的胆汁酸,并为正常肌肉动作提供空间来压迫结肠,防止痉挛。非纤维素多糖还为肠道微生物群提供可发酵的材料。

酶:是体内产生的蛋白质,在特定的化学反应中消化或改变营养物质。其本身在此过程中不发生改变。胃肠道分泌物中的消化酶对食品进行消化,使其分解成更简单的化合物。酶通常以所催化的物质(即底物)命名,例如,蔗糖酶是蔗糖的特定酶,将蔗糖分解转化为葡萄糖和果糖。

螯合剂:与金属结合,可以形成金属络合物。
肠道菌群:在胃肠道中发现的肠道微生物群。

膳食摄入量 一般来说,食物组合提供所需的膳食纤维包括全谷物、豆类、蔬菜和水果,应尽可能多地保留果皮。表 2.3 提供了常见食物中碳水化合物和膳食纤维的含量。全谷物中的复合碳水化合物与纤维在其表面组成了一个天然的"包装"。此外,全谷物含有丰富的维生素和矿物质。

许多卫生组织建议增加复合碳水化合物的摄入,特别是膳食纤维[5,8,9]。慢性病(例如,高血压、糖尿病、肥胖)常见的危险因素是纤维素摄入不足。摄入纤维素少的个体易患慢性病[10,12,16-18]。在全球健康研究中,膳食纤维的保护作用将一直是研究热点。

食品研究所和医学营养委员会表明,我们不应该通过添加浓缩纤维补充剂来实现理想的纤维摄入,而应食用富含高纤维的食物。19~50 岁女性和男性的每日纤维推荐摄入量分别为 25g/d 和 38g/d[8]。摄入的要求为,每天摄入全谷物、豆类、蔬菜、水果、种子和坚果。但是大部分美国人缺乏这些食物的摄入。实际上只有 13% 的美国成年人(≥18 岁)达到了每天推荐的水果摄入量。

表 2.3 食物的碳水化合物含量、膳食纤维和能量

食物来源	食用量	碳水化合物/g	食用纤维/g	总能量/ kcal
浓缩糖果				
糖				
白砂糖	1 茶匙	4.2	0	16
糖粉	1 茶匙	2.49	0	10
枫糖	1 茶匙	2.73	0	11
蜂蜜	1 汤匙	17.3	0	64
糖浆				
高果糖玉米糖浆	1 汤匙	14.44	0	53
枫糖浆	1 汤匙	13.42	0	52
果酱与蜜饯	1 汤匙	13.77	0.2	56
碳酸饮料	12 盎司	35.18	0	136
糖果				
彩虹糖	1 包(1.8 盎司)	46.42	0	205
水果口香糖	1 包(2.07 盎司)	48.72	0	241
Twizzlers 水果糖	8 盎司/包的 4 片	35.88	0	158
焙烤食品				
布朗尼蛋糕	1 盎司	18.12	0.5	115
黄油曲奇	1 块(1 盎司)	19.53	0.2	132
甜甜圈	1 块(直径 3 英寸)	22.86	0.7	192
水果				
带皮苹果	1 块(直径 3 英寸)	25.13	4.4	95
无糖杏干	1/2 杯	27.69	3.2	106
香蕉	1 根(7½~7⅞ 英寸长)	26.95	3.1	105
樱桃	15 个	19.69	2.6	77
橘子	1 个(直径 2⅞ 英寸)	17.56	3.1	69
凤梨	1 片(直径 3½ 英寸,厚 ¾ 英寸)	11.02	1.2	42
草莓	10 个(直径 1¼ 英寸)	9.22	2.4	38
蔬菜				
煮熟的芦笋	1/2 杯	3.7	1.8	20
煮熟的腰豆	1/2 杯	20.18	5.7	112
煮熟的西蓝花	1/2 杯	5.6	2.6	27
胡萝卜	1/2 杯,未加工,切碎	6.13	1.8	26
煮熟的甜玉米	1/2 杯,切碎	15.63	1.8	72
煮熟的四季豆	1/2 杯	4.92	2	22
生菜	1 杯	1	0.5	5
烘烤的带皮土豆	1 块(直径 2¼~3¼ 英寸)	36.59	3.8	161
烘烤的红薯	1 块(直径 2 英寸,长 5 英寸)	23.61	3.8	103
煮熟的西葫芦	1/2 杯(切片)	3.41	1	17
西红柿	1/2 块(直径 2¾ 英寸)	2.39	0.7	11
奶制品				
牛奶				
脱脂牛奶	1 杯	12.15	0	83
低脂牛奶	1 杯	13.5	0	138
全奶	1 杯	11.03	0	146

续表

食物来源	食用量	碳水化合物/g	食用纤维/g	总能量/ kcal
奶酪				
切达干酪	0.5 杯,切碎	0.72	0	228
茅屋奶酪(2% 乳脂)	0.5 杯	4.14	0	97
谷物制品				
面包				
全麦面包	1 片	14.34	1.2	78
白面包	1 片	12.60	0.7	66
黑麦面包	1 片	15.46	1.9	83
干谷物				
玉米片	1 杯	22.20	0.3	101
膨化米	1 杯	12.57	0.2	56
切碎的小麦	1 杯	39.89	6.1	172
熟制谷物				
水煮玉米粉、玉米	1 杯	37.93	2.1	182
水煮燕麦片	1 杯	28.08	4.0	166
水煮小麦	1 杯	33.15	3.9	150
咸饼干	5 片	11.03	0.4	62
煮熟的意大利面	1 杯	39.07	6.7	176
米				
棕色米	0.5 杯,煮熟	22.39	1.8	108
白色米	0.5 杯,煮熟	26.59	0.3	121

1 盎司=28.35 克;1 英寸=2.45 厘米。

Data from the Nutrient Data Laboratory. (n.d.). *USDA National Nutrient Database for Standard Reference*. U.S. Department of Agriculture, Agricultural Research Service. Retrieved September 22, 2018.

不到 9% 的成年人每日蔬菜摄入量达到了推荐摄入量,不到 8% 的成年人每日全谷物摄入量达到推荐摄入量[19,20]。这说明美国人的日常饮食中能提供必要膳食纤维的食物非常少。据调查,美国成年人的平均膳食纤维摄入量为 17.3g/d[6]。这个量比推荐的膳食纤维摄入量低得多,不利于人体健康。

专业卫生人员可以通过指导和鼓励公众使用营养成分标签来评估自己的膳食纤维摄入量。食品标签上列出了每份食物中的膳食纤维总量。制造商也可以在营养成分标签上标明食物中所含纤维的类型(即可溶性或不溶性)。

从营养学的角度来看,大量摄入同一种食物不利于身体健康。突然摄入较多的膳食纤维会导致肠胃分泌大量气体,引起腹胀和便秘。膳食纤维的摄入量应逐渐增加(同时增加水的摄入量)。此外,过量的膳食纤维会结合一部分的矿物质(螯合作用),从而导致矿物质在胃肠道中吸收减少。膳食纤维通过螯合作用结合胆汁酸有益于人体健康,但如果膳食纤维摄入量大大超过了推荐量,那么就会降低矿物质吸收,造成营养的缺损。接下来请阅读案例研究"碳水化合物和纤维"。

其他甜味剂

糖醇(sugar alcohols)和甜味剂替代品常用于代替普通的糖。营养性甜味剂含有较多的能量,在食品中会增加能量的摄入(如糖醇),非营养性甜味剂或甜味剂替代品则具有较少的能量。

营养性甜味剂　山梨糖醇(sorbitol)、甘露醇和木糖醇分别是蔗糖、甘露糖和木糖的醇形式。糖醇可提供 2~3kcal/g 的能量,而其他碳水化合物则会提供 4kcal/g 的能量。最常见的糖醇是山梨糖醇。它作为蔗糖的替代品被广泛应用于各种食物、糖果、口香糖和饮料中。葡萄糖和糖醇都会在小肠中被吸收。然而,糖醇的吸收速度较慢,并且不会像葡萄糖那样迅速增加血糖水平。因此,食品制造商会在一些产品中使用糖醇,这些产品适用于需要控制血糖水平的人群(如糖尿病患者)。使用糖醇代替糖的另一个好处是降低了龋齿的风险,因为口腔细菌不能将醇类作为能量来源。在食品中过量摄入糖醇可能会导致消化缓慢,也可能引起渗出性腹泻。

非营养性甜味剂　制造商生产非营养性甜味剂并应用

案例研究
碳水化合物和纤维

答案见附录 A。

38 岁男性,有肥胖、糖尿病史,总胆固醇水平和血糖水平较高(240mg/dl、120mg/dl)。他来找注册营养师(RDN)寻求饮食建议。营养师收集并分析了该患者一天的饮食。分析表明,他一天共摄入了 1 850 卡路里的能量,260g 碳水化合物和 19g 纤维。

1. 圈出下列最有可能提高患者血糖的方案。

早餐:甜麦片(2 杯),脱脂牛奶(1.25 杯),香蕉(1 个中等大小),黑咖啡(8 盎司)(1 盎司=28.35 克)

午餐:火鸡三明治(2 片白面包,3 盎司火鸡,番茄,生菜);椒盐脆饼(1 杯);胡萝卜(0.5 杯);甜茶(16 盎司)

晚餐:鸡胸肉(4 盎司),土豆泥配黄油(0.75 杯),青豆(0.5 杯),晚餐面包卷,苏打水(12 盎司)

2. 从选项列表中选择最合适的选项填入空中。

根据膳食指南,从碳水化合物中摄入的能量占总能量的百分比_____正常范围,并且需要在饮食中_____总纤维来满足推荐摄入量。

选项	
在……/之内	减少
超出	低于
增加	

分析了患者的饮食后,营养师认为该患者应控制葡萄糖摄入,并降低胆固醇的摄入量。

3. 从选项列表中选择最合适的选项填入空中

在分析了患者的饮食后,营养师发现大量摄入含有_____糖的_____碳水化合物最有可能导致血糖水平升高。

选项	
精炼	不易消化
单一	未加工
合成	自然

4. 使用×来标记表中的食物,确定该食物对患者是否适用,包括适当、禁忌、无关紧要 3 种类型。

食物类型	适当	禁忌	无关紧要
奶油面包			
鸡胸肉			
苏打			
麦片			
椒盐脆饼			
脱脂牛奶			
黄油土豆泥			
香蕉			
黑咖啡			

诊所对患者进行了随访调查,要求患者改善饮食,选择复合型碳水化合物,每天摄入 50g 膳食纤维,持续一个月。经过评估,该患者现在的血糖已降低至正常范围内(90mg/dl)并且总胆固醇水平得到改善(200mg/dl)。

5. 从选项列表中选择最有可能的选项填在横线上。

了解了患者的情况后,营养师告诉该患者大量摄入__1__会导致肠胃不适,并且可能影响他的__2__水平,因为它能形成凝胶从而吸收__3__。

选项 1	选项 2	选项 3
铁	胆固醇	脂肪
纤维	铁	酶
碳水化合物	葡萄糖	胆汁盐

6. 对于每项评估,用×表示干预措施是否有效(有助于达到预期结果)、无效(对实现预期结果没有帮助)或无关(不影响预期结果)。

评估结果	有效的	无效的	不相关的
血糖 87mg/dl			
总胆固醇 159mg/dl			
肠道蠕动减少			
每天胃痛			
每天走 1.6km			
衣服不再合身			
皮肤上的痤疮减少			

于食品中。非营养性甜味剂不提供能量,所以它们可以只增加甜味而不影响总能量摄入。人们经常将这些甜味剂与"减重食品"联系起来。在美国获准使用的人造甜味剂包括安赛蜜、爱德万甜、阿斯巴甜、罗汉果(罗汉果提取物)、纽甜、糖精、甜菊糖和三氯蔗糖[21]。非营养性甜味剂的甜度远远高于蔗糖。因此在达到相同甜度时,非营养性甜味剂使用量远小于蔗糖使用量。表 2.4 总结了营养性甜味剂和非营养性甜味剂的种类及其相对于蔗糖的甜度值。

表 2.4　糖和人造甜味剂的甜度

种类	相对于蔗糖的甜度值
营养性甜味剂	
D-塔格糖	75~92
葡萄糖	74
赤藓糖醇	60~80
异麦芽酮糖醇	45~65
异麦芽酮糖	50
乳糖醇	30~40
麦芽糖醇	90
甘露醇	50~70
山梨糖醇	50~70
蔗糖	100
海藻糖	45
木糖醇	100
非营养性甜味剂(在美国已批准使用)[a] 以及相关商品名称	
安赛蜜 Sweet One,Sunett	200
爱德万甜	20 000
阿斯巴甜 NutraSweet,Equal,Sugar Twin	200
罗汉果提取物 Nectresse,Monk Fruit in the Raw,PureLo	100~250
纽甜 Newtame	7 000~13 000
糖精 Sweet and Low Sweet Twin,Sweet'N Low Necta Sweet	200~700
甜菊糖(Stevia rebaudiana)Truvia,PureVia,Enliten	200~400
三氯蔗糖 Splenda	600

[a] 某些人造甜味剂会提供少量能量。例如,一包 Splenda 提供 3kcal 能量,一包 Equal 提供 4kcal 能量。与蔗糖相比,人造甜味剂的甜度相对较高,只需很少的人造甜味剂就能达到与蔗糖相同的甜度,因此所提供的能量极低。

Modified from Fitch, C., et al. (2012). Position of the Academy of Nutrition and Dietetics: Use of nutritive and nonnutritive sweeteners. *J Acad Nutr Diet*, 112 (5), 739-758; and U.S. Food and Drug Administration. (2018). *Additional information about high-intensity sweeteners permitted for use in food in the United States.*

碳水化合物的功能

基本能量供应

碳水化合物的主要功能是为人体提供能量。碳水化合物在体内的能量速率为 4kcal/g;因此,碳水化合物的能量系数为 4。全身的细胞新陈代谢需要随时可用的能量来源,而碳水化合物可以提供这种能量。脂肪也是一种能量来源,但人体只需要相对少量的膳食脂肪来提供必需脂肪酸(见第 3 章)。

储备能量供应

人体中的碳水化合物(包括储存的糖原和血糖)总量很小。健康、营养良好的成年人在肝脏中储存约 100g 糖原,约占肝脏重量的 8%。骨骼肌中平均可储存 300~400g 糖原,占肌肉重量的 1%~2%。在不补充能量的情况下,肌肉中可用的葡萄糖总量足以在 66% 的最大能力下进行 1~2 小时的有氧运动。因此,我们必须全天定时进食碳水化合物食物,以维持一定血糖,防止组织蛋白质分解,并满足能量需求。

肝脏中的糖原主要维持血糖水平,保护细胞免受代谢功能衰退的影响。持续的碳水化合物供应对中枢神经系统的正常运作至关重要。大脑没有储存的葡萄糖供应;因此,它依赖于每分钟从血液中补充葡萄糖。持续和严重的低血糖引起的休克可能会导致脑损伤,以及导致昏迷或死亡。

代谢调节剂

碳水化合物帮助调节蛋白质和脂肪的代谢。如果膳食中碳水化合物可以满足能量需求,机体就不会利用蛋白质产能。碳水化合物对蛋白质的节约作用保证蛋白质可以充分用于生长和修补组织。其他常量营养素不能替代这些关键功能。同样,当有足够的碳水化合物提供能量时,机体不用分解脂肪来提供大量能量。酮是细胞中脂肪不完全氧化的产物,而脂肪的快速分解可能导致酮的产生。酸中毒或酮症会扰乱机体正常的酸碱平衡,严重的情况下可能导致细胞损伤。抗生酮作用是碳水化合物的另一种保护作用。

碳水化合物的食物来源

淀粉

淀粉是平衡膳食中最重要的碳水化合物。营养丰富的淀粉,如大米、小麦、玉米、豆类和马铃薯等是膳食纤维和其他必需营养素的重要来源(见表 2.3)。

糖

"在健康的饮食中,我们应该避免所有的'糖'",这一说法过于绝对化。毕竟,水果中提供的碳水化合物是一种双糖(简单碳水化合物)。这种类型的糖与果糖中"添加糖"之间的区别在于水果还可提供膳食纤维、水、维生素和矿物质。饮食(如甜食、甜点、糖果、苏打水饮料)中过量的添加糖带来的问题是消耗了大量的"空卡路里",而减少了其他必需营养素的摄入。与大多数事情一样,适度是关键。

请参阅扩展阅读"碳水化合物并发症",简要讨论了大众媒体中报道的营养学中两个有争议的话题:血糖生成指数和"净化碳水化合物"。

碳水化合物并发症

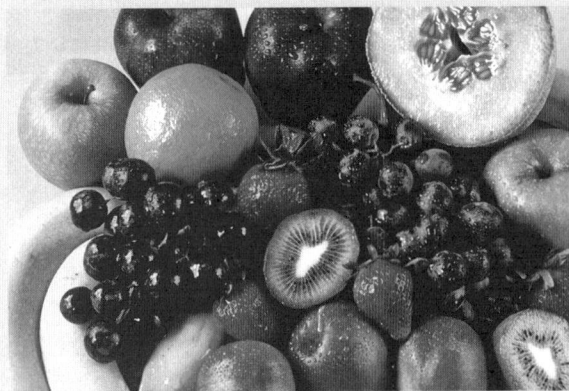

血糖生成指数

血糖生成指数(GI)由多伦多大学的研究人员在20世纪80年代初提出,被认为是控制血糖水平的理想工具,特别是对于糖尿病患者。但是,GI的使用一直存在争议。

使用方法

GI根据摄入特定量(50g)食物后,2小时内血糖水平上升的速度与标准食物(白面包或葡萄糖等)相比对食物进行排名。在进食后2小时内产生较高血糖峰值的食物可以获得更高的GI排名。因此,低GI食物不会促达高血糖峰值,并且是有利的。此外,低GI食物通常膳食纤维含量较高。

GI使用的复杂性

该工具引起争议的主要原因是其高可变性。食物的GI在以下方面差异很大:

- 人与人之间
- 食物的进食量
- 一天中进食的时间
- 食物单独食用或与其他食物一起食用
- 取决于食物的成熟度、品种、使用的烹饪方法、加工程度和原产地

此外,食物的GI并不表示食物营养的含量。例如冰激凌比菠萝的GI值更低。

持续使用的潜在好处

最近发表的一项meta分析发现,低GI饮食的2型糖尿病患者长期血糖得到改善(通过糖化血红蛋白A1c测量)[1]。但其他相关研究与之不一致。健康饮食注重营养丰富食物的摄取,如水果,蔬菜和全谷物。这些食物与标准美国食品相比有更低的GI值。专业卫生人员普遍认为,在健康饮食的前提下,适当补充低GI饮食可以改善某些个体的整体饮食质量[2]。

净化碳水化合物

食品制造商利用低碳水化合物饮食热潮,提出了一类碳水化合物称为"净化碳水化合物"。美国食品药品管理局对营养成分标签提供的所有信息进行监管,包括总碳水化合物,膳食纤维和糖醇,不承认或不批准"净化碳水化合物"类别。

"净化碳水化合物"出现在人们恐惧碳水化合物饮食的高峰期。因为膳食纤维和糖醇的GI值较低,食品制造商推断,他们可以简单地从食品中的总碳水化合物中减去这些碳水化合物。例如,一种食物可能含有30g总碳水化合物,减去18g糖醇和3g膳食纤维,剩余9g"净化碳水化合物"。制造商也把这些称为"良性碳水化合物"或"活性碳水化合物"。

"净化碳水化合物"理论的问题

- 糖醇含有卡路里,可以提高血液中的糖含量。
- 食物中过量使用糖醇的安全性尚未明确,但这种类型的标签鼓励制造商增加山梨醇等产品的使用,使"净化碳水化合物"含量更低。
- 过量摄入糖醇会导致腹泻。
- 零"净化碳水化合物"不能掩盖食物中仍然含有卡路里的事实。

全面健康饮食没有成功的捷径。高碳水化合物食物(如水果、蔬菜、谷物和豆类)的摄取不足,会导致必需营养素和膳食纤维缺乏。对于体重管理而言,"卡路里摄入必须等于卡路里消耗"的公式是无可替代的。总卡路里数量比"净化碳水化合物"的质量更重要。

参考文献

1. Ojo, O., et al. (2018). The effect of dietary glycaemic index on glycaemia in patients with type 2 diabetes: A systematic review and meta-analysis of randomized controlled trials. *Nutrients*, 10(3).
2. Augustin, L. S., et al. (2015). Glycemic index, glycemic load and glycemic response: An international scientific consensus summit from the International Carbohydrate Quality Consortium (ICQC). *Nutr Metab Cardiovasc Dis*, 25(3), 795–815.

碳水化合物的消化

口腔

碳水化合物从口腔开始,并通过连续的胃肠道进行消化。两种作用类型可以完成消化:①肌肉运动:机械地将食物破碎成更小颗粒;②化学过程:特定的酶将营养物质分解成更小的可利用的代谢物质。咀嚼,将食物破碎成细小的颗粒,并将其与唾液混合。在此过程中,腮腺分泌唾液淀粉酶(也称为唾液素)。唾液淀粉酶作用于淀粉,将其分解成**糊精**和双糖(主要是麦芽糖)。单糖的吸收不需要进一步消化。

胃

胃部肌肉收缩继续完成机械消化过程,进一步将食物颗粒与胃分泌物混合,这种作用被称为蠕动。胃不分泌碳水化合物特异性酶。胃分泌物中的盐酸可以抑制唾液淀粉

酶发挥作用。在食物与酸性胃分泌物完全混合之前,超过 20%~30% 的淀粉可能已经裂解成麦芽糖。食物在肌肉运动下继续混合,移动到胃的下部,形成厚厚的奶油状食糜,准备通过幽门瓣膜进入十二指肠进行受控地排空,随即进入小肠。

小肠

小肠纵向地蠕动,混合和移动食糜继续帮助消化。小肠中含有胰腺和肠道分泌的碳水化合物特异性酶,对碳水化合物进行完全的化学消化。

胰腺分泌物

胰腺分泌物通过胆总管进入十二指肠。这些分泌物包括淀粉裂解酶——胰腺淀粉酶,使淀粉分解成双糖和单糖。

肠道分泌物

来自肠道**刷状缘**(即微绒毛)的酶含有 3 种双糖酶:蔗糖酶、乳糖酶和麦芽糖酶。这些酶作用于它们各自的双糖,使单糖(葡萄糖、半乳糖和果糖)直接吸收到**门静脉**血液循环中。

> **糊精**:淀粉分解的中间产物。
> **刷状缘**:是肠道内壁位于微绒毛上的细胞;微绒毛是黏膜细胞上的微小毛状突起,有助于增加肠道消化和吸收营养物质的表面积。
> **门静脉**:肝脏的入口;例如,门脉循环是指血液从肠道进入肝脏,携带肝脏代谢的营养物质,然后流入人体的主要体循环,将代谢产物输送到体细胞的过程。

乳糖不耐受,是由乳糖酶活性不足,无法将乳糖分解成单糖引起的。表现为腹胀、胀气、腹痛和腹泻。婴儿期乳糖酶的先天性缺乏是罕见的。后天性乳糖酶的缺乏使全世界约 65% 的人受到影响,在某些国家和种族群体中患病率更高(参见文化思考"种族和乳糖不耐受")[22]。

图 2.4 对胃肠道消化碳水化合物的过程进行了总结。第 5 章涵盖了所有产能物质(即碳水化合物、脂肪和蛋白质)的吸收和代谢过程。

碳水化合物的膳食建议

膳食参考摄入量

膳食参考摄入量(DRI)包括总卡路里或能量需求的每种产能营养素的可接受常量营养素摄入量范围。DRI 建议总能量摄入的 45%~65% 来自碳水化合物。这相当于 2 000kacl/d 的饮食中含有 225~325g 碳水化合物。如前所述,19~50 岁女性的膳食纤维推荐摄入量为 25g/d,19~50 岁男性的膳食纤维推荐摄入量为 38g/d。50 岁以上成人的 DRI 略低(女性 21g/d,男性 30g/d)[8]。我们可以通过选择全谷物、豆类、蔬菜、水果等碳水化合物食物来满足推荐摄入量。此外,DRI 建议添加糖的摄入量应小于总能量摄入的 25%。参见临床

应用"你的碳水化合物膳食参考摄入量是多少?"来计算你的个人碳水化合物推荐摄入量。

《美国居民膳食指南》

《美国居民膳食指南》是促进健康的循证指南(见图 1.5)。针对富含碳水化合物的食物提出以下建议[5]:
- 所有谷物中至少有一半为全谷物。
- 增加蔬菜和水果的摄入量。尽可能从不同亚组中选择摄入——深绿色、红色和橙色的蔬果;豆类、豌豆和扁豆;淀粉类;以及其他蔬菜。
- 多选择营养密集型的食物,少选择含有添加糖的食物和饮料。
- 从 2 岁开始,通过添加糖摄入的卡路里每天少于 10%。对于 2 岁以下的人,避免含有添加糖类的食物和饮料的摄入。

MyPlate

MyPlate 是针对特定年龄、性别、身高、体重和不同体力活动的人提供建议的食物指导系统(见第 1 章,图 1.4)[23]。MyPlate 是一个免费的资源,它能提供碳水化合物以及膳食纤维、全谷物、水果、蔬菜和添加糖的饮食来源和摄入量的建议。

口腔
机械消化将食物破碎成更小的碎片，淀粉酶开始化学消化：

$$淀粉 \xrightarrow{淀粉酶} 麦芽糖，糊精$$

胃
胃酸和酶阻止淀粉酶的作用

小肠
肠道酶和胰淀粉酶继续分解简单碳水化合物。刷状缘细胞分泌特殊的双糖水解酶：

$$麦芽糖 \xrightarrow{麦芽糖酶} 葡萄糖+葡萄糖$$
$$蔗糖 \xrightarrow{蔗糖酶} 果糖+葡萄糖$$
$$乳糖 \xrightarrow{乳糖酶} 半乳糖+葡萄糖$$

然后单糖被吸收，并通过门静脉血液循环进入肝脏

大肠
膳食纤维继续通过消化道进入大肠。细菌在这里消化一些膳食纤维；其余的排出体外

肝脏
肝脏调节进入血液的葡萄糖量，以响应胰腺激素

（图中标注）唾液腺　口腔　舌头　咽　食管　胆囊　肝脏　胃　胰腺　胆总管　幽门　大肠　小肠　回盲瓣　直肠　肛门

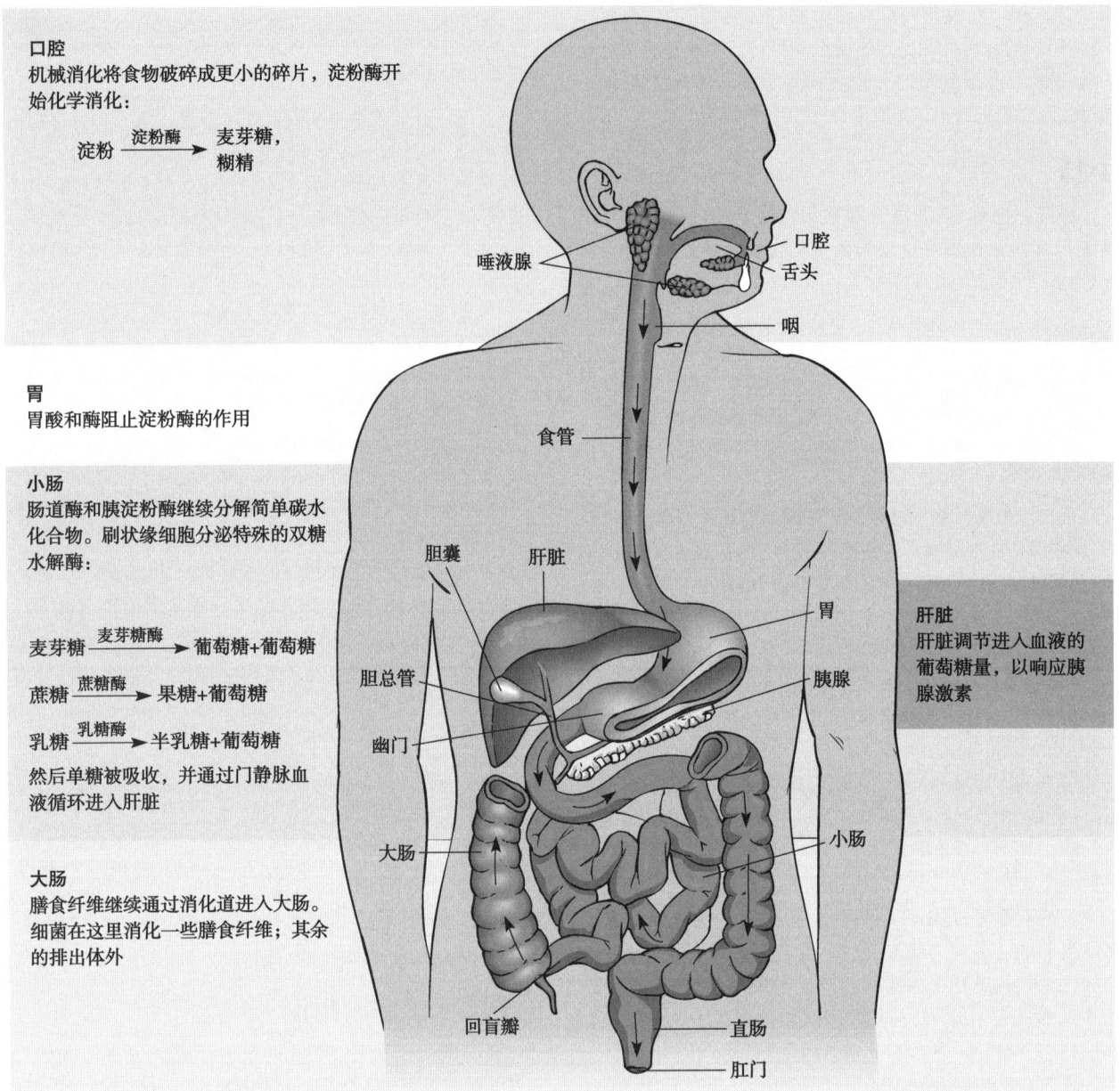

图 2.4　碳水化合物消化的总结。（Courtesy Rolin Graphics）

⬡ **临床应用**

你的碳水化合物膳食参考摄入量是多少？

首先需要知道每天消耗的总卡路里，然后根据当前的膳食参考摄入量（DRI），计算每日摄入的推荐卡路里和碳水化合物克数。

第1步：记录一天内吃的所有食物。可以使用相关工具（如 USDA's Food Data Central）进行查找，计算每天的摄食量。这是总能量摄入。

（第6章讨论了关于体重和活动需求的总能量摄入评估。）

总能量摄入=_____kcal

第2步：将总能量摄入乘以 45%（0.45）和 65%（0.65），

这是从碳水化合物（CHO）中获得的能量。

_____kcal×0.45=_____kcal

_____kcal×0.65=_____kcal

例如：

2 200kcal×0.45=990kcal

2 200kcal×0.65=1 430kcal

因此，该示例中 CHO 的总千卡能量推荐范围为 990~1 430kcal/d。

第3步：根据这些建议，确定需要多少克的碳水化合物。

每克 CHO 含有 4kcal 能量;因此,将推荐的 CHO 千卡能量范围(根据步骤 2 确定)除以 4。

来自 CHO 的_____kcal/d÷4=_____g/d

示例:CHO 的 990~1 430kcal/d÷4=247.5~357.5g/d。

因此,四舍五入至最接近的整数后,该示例中 CHO 总克数的推荐范围为 248~358g/d。

第 4 步:根据 DRIs,添加糖可以产生的最大总能量是多少?添加糖是指生产商在生产过程中向食品和饮料中添加的糖类。美国饮食中添加糖大多数来自糖果、软饮料、果汁饮料、糕点和其他甜食。

将总能量摄入量乘以 25%(0.25),是从添加糖中获得的最大千卡能量。

_____kcal×0.25=_____kcal

示例:

2 200kcal×0.25=550kcal,因此,该示例中添加糖的总能量最大值为 550kcal/d。

第 5 步:通过将添加糖的最大的总能量(kcal/d)除以 4,确定添加糖的克数。

来自添加糖的_____kcal/d÷4=_____g/d

示例:

来自添加糖的 550kcal/d÷4=137.5g/d。因此,137.5g 是本示例中推荐的添加糖每日限度。

注:饮食中不需要添加糖。上述计算所得添加糖每日限度只是最大摄入量的参考。美国人的饮食指南进一步建议将添加糖限制在饮食中总能量的 10% 以下。

章节回顾

总结

- 世界上大多数人口的主要能量来源是富含碳水化合物的植物性食物。在大多数情况下,这些食物产品易储存,并且成本相对较低。
- 碳水化合物提供能量的两种基本类型:简单和复杂碳水化合物。简单碳水化合物是单糖和双糖。简单的碳水化合物易于消化和吸收,能快速提供能量。复杂碳水化合物(即多糖)由许多连接在一起的糖单位组成,它们分解缓慢,可以长时间内持续地提供能量。
- 膳食纤维是一种复杂的碳水化合物,不被人类消化。它作为植物的主要结构部分,在饮食中占一定的比例,有时会影响营养吸收,但也具有健康保护作用。
- 碳水化合物消化是从口腔开始的,唾液淀粉酶的初始作用是将淀粉消化成较小的单位。胃中不存在淀粉酶,但会通过肌肉作用将食物混合,并将其移动到小肠,在小肠胰淀粉酶的作用下继续消化。在蔗糖酶、乳糖酶和麦芽糖酶的作用下,淀粉和双糖最终在小肠消化完成,并产生葡萄糖、果糖和半乳糖。这些单糖被吸收入门静脉,再通过血液循环到肝脏。

复习题

答案见附录 A。

1. John 打算在他的饮食中增加膳食纤维。推荐的食物选择是_____。
   - a. 苹果片夹心全谷物烤面包
   - b. 蓝莓酥
   - c. 热狗
   - d. 低脂薯片奶昔

2. 一位患者向护士询问精制谷物的例子。护士可举例说明以下精制谷物:_____。
   - a. 爆米花和切好的燕麦

   - b. 胡萝卜和芹菜
   - c. 巧克力饼干和咸饼干
   - d. 帕尔玛干酪和哈密瓜

3. 最近,Jeremy 的初级保健医生诊断他患有乳糖不耐受。他来到诊所,主诉胀气和腹胀。饮食调查显示最可能的原因是_____。
   - a. 烤鸡配欧芹
   - b. 巧克力冰淇淋
   - c. 烤马铃薯配黄油
   - d. 干果混合物

4. Anna 每天需要 2 100cal。她每天适宜的碳水化合物能量是_____。
   - a. 210~525cal
   - b. 420~735cal
   - c. 765~1 105cal
   - d. 945~1 365cal

5. 以下哪种食品最有可能提供最快的供能?
   - a. 麦麸松饼
   - b. 橙汁
   - c. 饼干
   - d. 2% 牛奶

案例分析题

答案见附录 A。

一名 20 岁的大学足球运动员(身高 172.72cm,体重 63.5kg),主诉全天疲乏、精神不振。她努力完成锻炼,但她的教练对她的表现感到失望。她想要尽可能地减少她的体脂。她进行了 24 小时膳食回顾:

早餐:鸡蛋(2 个)与奶酪、菠菜(¼ 杯)和全脂牛奶(8 盎司)

午餐:鸡胸(6 盎司)配西蓝花(½ 杯),奶酪

零食:胡萝卜(½ 杯)与牧场调料和奶酪

晚餐:鲑鱼(8 盎司)、花椰菜米饭(¾ 杯)、芦笋(½ 杯)

1. 从中确定该患者饮食相关的营养问题。
   - a. 缺乏富含碳水化合物的食物
   - b. 缺乏富含蛋白质的食物

c. 缺乏富含脂肪的食物

d. 缺乏水果

e. 缺乏谷物

f. 碳水化合物过多

2. 从提供的选项列表中选择最可能的选项,补充以下这段话中缺失的信息。

患者可能没有维持__1__。不能为__2__储存提供能量,会导致疲劳和__3__分解代谢。

选项1	选项2	选项3
高血糖	脂肪	肌肉
正常血糖	糖原	骨骼
低血糖	蛋白质	矿物

3. 为满足该患者2 400kcal/d的卡路里需求,根据可接受的宏量营养素分布范围,选出正确的碳水化合物量。

a. 160~223g/d

b. 125~173g/d

c. 280~360g/d

d. 480~390g/d

e. 270~390g/d

4. 从下面的列表中,选出一个适合该患者在锻炼前食用的,含有复杂碳水化合物的膳食。

a. 培根鸡蛋和牛奶

b. 奶酪和鸡蛋煎蛋卷

c. 草莓牛奶麦片和熟鸡蛋

d. 冰肉桂卷

e. 花生酱吐司、香蕉片和牛奶

5. 对于每次评估,使用×表示干预措施是否有效(有助于满足预期结果)、无效(无助于满足预期结果)或无关(与预期结果无关)。

评估结果	有效	无效
全天感觉精力充沛		
通过减少计划外的休息来完成锻炼		
恐惧食物,如面条和米饭		
餐后感觉满意		
排便不规律		
每天摄入200g碳水化合物		

(吴昊 译,张增利 翁敏 审校)

第 3 章
脂　　肪

3

内容提要

- 膳食脂肪是身体必不可少的能量来源和组织构成原料。
- 动物性和植物性食物提供的脂肪形式不同，进而以不同的方式作用于机体健康。

- 过多的膳食脂肪摄入，尤其是在饮食不平衡的情况下，是影响机体健康的一个风险因素。

几十年来，人们对健康问题的普遍认识以及因食物选择不当而导致的慢性病风险影响了饮食的选择。了解更多关于"有益心脏健康"脂肪的知识，有助于公众识别有益的膳食脂肪来源，并选择丰富合理的饮食。

本章从多个方面介绍脂肪这种具有高能量密度，且赋予食物美味的人体必需营养素。此外，我们还将回顾脂肪的类型，以及膳食脂肪摄入或体脂过量对健康的影响。

脂肪的性质

膳食脂肪的重要性

脂肪是人体能量系统的高密度燃料来源，与以糖原形式储存的碳水化合物相比，大量的能量以脂肪的形式储存在相对狭小的空间中。因此，脂肪可补充碳水化合物（主要燃料）作为额外的能量来源。在食物中，脂肪以固体脂或液体油的形式存在。脂肪不溶于水，且质地油腻。

脂肪的结构和种类

脂肪和脂肪相关化合物统称为脂类（lipids），来自希腊单词 lipos，意思是"脂肪"。一些与脂肪有关的化合物（如糖脂）

和身体健康状况（如高脂血症）都含有脂质一词。

脂类的元素组成与碳水化合物一致，都是由碳、氢和氧 3 种元素组成。大多数膳食脂肪都是以甘油酯的形式存在，其结构为脂肪酸连接在甘油上。无论是来源于动物还是植物，大多数天然脂肪都有 3 种脂肪酸附着在甘油基上，因此得名甘油三酯（图 3.1）。

脂肪酸分为短链、中链和长链。这些链包含碳原子，一端是甲基端（—CH3）（也可称为 ω 端），另一端是羧基端（—COOH）。短链脂肪酸含 2~4 个碳原子，中链脂肪酸含 6~10 个碳原子，长链脂肪酸含 12 个以上的碳原子。也可依据其他重要特征对脂肪酸进行分类，如饱和度或人体必需性。体内其他类型的脂肪为复合物，如脂蛋白和磷脂。以下部分将简要介绍每一种脂类。

饱和脂肪酸

饱和，指的是物体包含了它能够容纳的所有物质（图 3.2A）。例如，饱和的海绵容纳了它能容纳的所有水。同样，脂肪酸的饱和或不饱和取决于碳链上的每个可用位置是否被氢离子填满。因此，饱和脂肪酸质密而重（即在室温下为固体）。如果甘油三酯中的大部分脂肪酸都是饱和的，我们就称其为饱和脂肪。饱和脂肪多来源于动物性食物。图 3.3

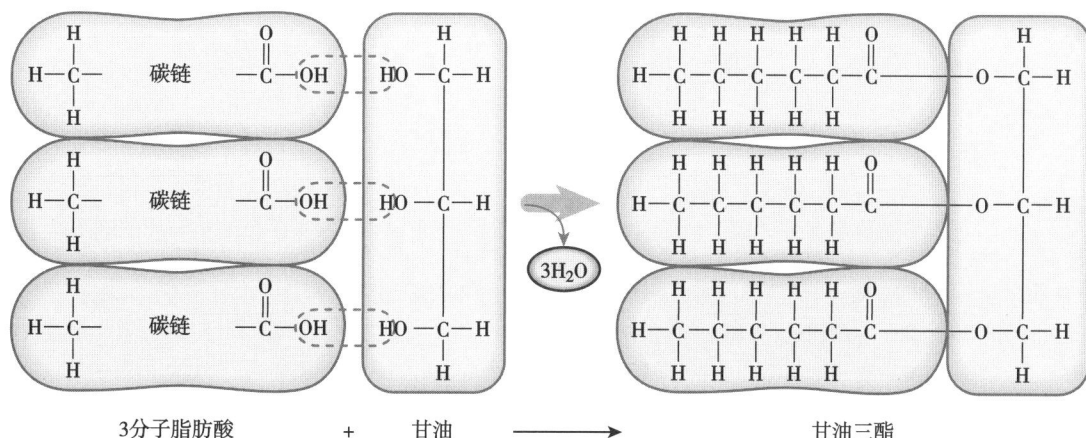

图 3.1　甘油三酯包含三个脂肪酸与一个甘油分子结合

25

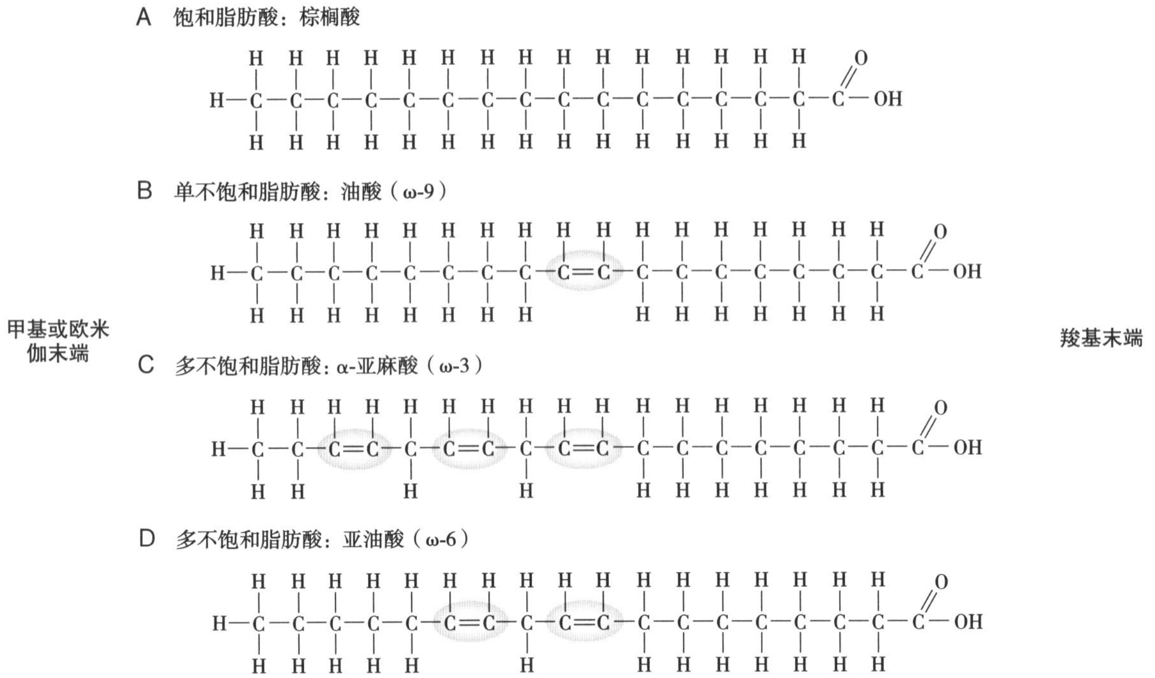

A　饱和脂肪酸：棕榈酸

B　单不饱和脂肪酸：油酸（ω-9）

甲基或欧米伽末端

羧基末端

C　多不饱和脂肪酸：α-亚麻酸（ω-3）

D　多不饱和脂肪酸：亚油酸（ω-6）

图 3.2　脂肪酸的种类（A）饱和棕榈酸;(B)单不饱和油酸(一种 ω-9 脂肪酸);(C)多不饱和 α-亚麻酸(一种 ω-3 脂肪酸);(D)多不饱和亚油酸(一种 ω-6 脂肪酸)。(Modified from Grodner, M., Escott-Stump, S., & Dorner, S. [2016]. *Nutritional foundations and clinical applications: A nursing approach* [6th ed.]. St. Louis: Mosby.)

显示了含有饱和脂肪的各种食物,包括肉类、奶制品和蛋类。

> **脂类**:具有脂肪性质的一类有机化学物质;脂类包括脂、油、蜡和其他与脂肪相关的化合物,如胆固醇。
>
> **糖脂**:与碳水化合物结合的脂类。
>
> **高脂血症**:血液中的脂质水平高。
>
> **甘油酯**:具有脂肪结构的一类化学物质;脂肪由甘油与 1 种、2 种或 3 种脂肪酸结合而成,分别形成甘油单酯、甘油二酯或甘油三酯;甘油酯是脂肪组织的主要成分,存在于动植物的油脂中。
>
> **脂肪酸**:是脂肪的主要结构成分。
>
> **甘油三酯**:是体内或食物中脂肪的化学名称;3 个脂肪酸连接在 1 个甘油基团上。
>
> **饱和**:被填满的状态;脂肪酸上所有可用碳键都被氢离子填充,从而使脂肪在室温下更坚固;这种固体膳食脂肪通常来自动物。

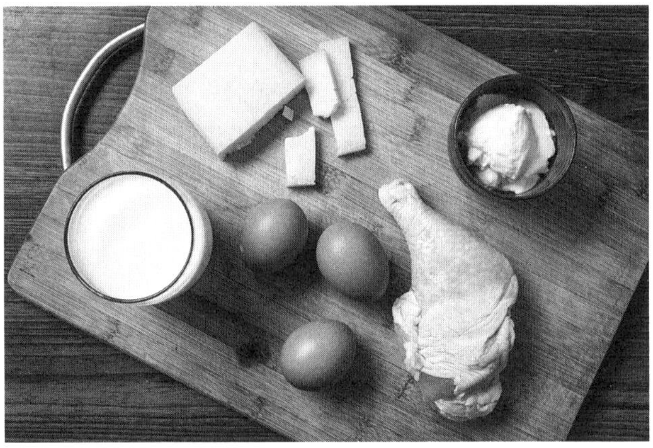

图 3.3　饱和脂肪的食物来源。(Copyright iStock Photo; Credit: dutourdumonde)

不饱和脂肪酸

　　碳链没有完全被氢填满的脂肪酸是不饱和脂肪酸。因此,它的重量和密度相对更小(即在室温下为液体)。如果甘油三酯中的大部分脂肪酸都是不饱和的,我们就称这种脂肪为不饱和脂肪。如果脂肪酸中有一个不饱和位点(即碳原子之间有一个双键),就称为单不饱和脂肪(见图 3.2B)。含有单不饱和脂肪的食物包括植物油中的橄榄、菜籽油、花生、坚果,如澳洲坚果、榛子、杏仁和山核桃,以及鳄梨。如果脂肪

酸有两个或两个以上的不饱和位点(即碳原子之间有一个以上的双键),这种脂肪就被称为多不饱和脂肪(见图 3.2C 和 D)。红花籽油、葵花籽油、玉米油和大豆油等植物油中含有多不饱和脂肪。来自植物和鱼类的脂肪大多为不饱和脂肪(图 3.4)。然而,值得注意的是热带油,如棕榈油和椰子油,尽管它们来源于植物,但其中主要含有饱和脂肪。

　　不饱和脂肪酸上 ω 端(即甲基端)第一个双键的位置决定了脂肪的另一种分类形式。例如,当第一个双键出现在从甲基端开始数的第 3 个碳原子上时,我们称之为 ω-3 脂肪酸(见图 3.2C)。当第一个双键出现在甲基端的第 6 个碳原子上时,我们称之为 ω-6 脂肪酸(见图 3.2D)。

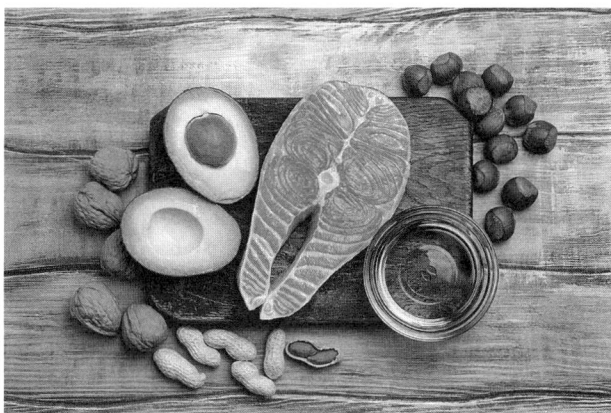

图 3.4　不饱和脂肪的食物来源。(Copyright iStock Photo；Credit：JulijaDmitrijeva)

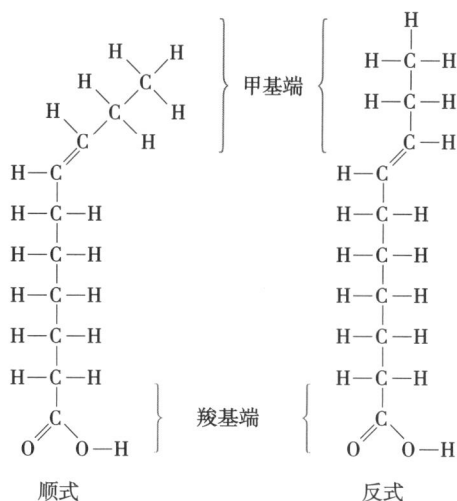

图 3.5　顺式和反式脂肪酸

必需脂肪酸　我们根据一种营养素在饮食中的必要性对其使用术语"必需"或"非必需"。如果满足下列任一情况，该营养素就是必需的：①缺乏该营养素将导致一种特定的缺乏症；②身体不能自己产生足量的该营养素，必须从饮食中获取。当脂肪供能比例≤10% 时，机体会缺乏必需脂肪酸。已知必需脂肪酸是多不饱和脂肪酸亚油酸和 α-亚麻酸。这两种必需脂肪酸对组织强度、胆固醇代谢、肌肉张力、凝血和心脏活动都有重要作用。与所有必需营养素一样，必需脂肪酸必须来自我们所摄入的食物。充足的必需脂肪酸供给，是人体合成饱和脂肪酸、单不饱和脂肪酸与其他多不饱和脂肪酸，以及胆固醇等的先决条件。因此，膳食参考摄入量(DRI)的设置仅针对两种必需脂肪酸。

ω-3 脂肪酸和 α-亚麻酸这两个术语是不可互换的，但其经常被混为一谈。与之相同，ω-6 脂肪酸和亚油酸也经常被混淆。除了 α-亚麻酸外，ω-3 脂肪酸脂还包括其他一些脂肪酸，如二十碳五烯酸和二十二碳六烯酸。因此，用 ω-3 脂肪酸来表示特定的必需脂肪酸 α-亚麻酸是不准确的。同理，ω-6 脂肪酸和亚油酸也是如此。

反式脂肪酸　自然形成的不饱和脂肪酸分子在碳双键的原子链上有一个弯曲，我们称这种形式为"顺式"，意思是"同一侧"，因为碳双键周围的两个氢原子都在键的同一侧。为了生产出更坚固、更耐储存的脂肪，食品加工者将植物油进行部分氢化，在此过程中，正常的弯曲会发生变化，使双键上的氢原子移动到键的两侧，我们称这种形式为"反式"，意思是"相反的一面"，它通常是氢化反应的结果。图 3.5 显示了顺式和反式脂肪酸的结构，其主要区别在于氢原子相对于双键的位置。

以前的人造黄油、零食、快餐和许多其他食品中的商业氢化脂肪都含有大量的反式脂肪。反式脂肪不是人体必需营养物质，且会引起许多与全因死亡和心血管疾病(CVD)有关的不良健康结局发生[2-4]。已有大量证据表明反式脂肪对人体健康的不良影响，因此美国食品药品管理局(FDA)规定，部分氢化油(人类食品中反式脂肪的主要来源)为不安全产品，自 2018 年 6 月起，停止供应该类产品。

为了保证在新规颁布前已生产的含有部分氢化油食品的出售，一些食品公司可以延长供应期限，但最长延长期限为 2 年，且这些食品公司不得再生产其他任何含有反式脂肪的产品。

健康人群倡议、医学研究所和《美国居民膳食指南》的膳食建议是尽量避免在饮食中使用反式脂肪[1,6-8]。

脂蛋白

脂蛋白是血液中脂质运输的主要载体，是甘油三酯、蛋白质(载脂蛋白)、磷脂、胆固醇和其他脂溶性物质(如脂溶性维生素)的组合。因为脂肪不溶于水，而血液中主要成分为水，所以脂肪不能在血液中自由流动。人体通过将小颗粒的脂肪包裹在一层亲水蛋白质上，以便其可以随血液循环自由流动，进而运输到全身的细胞中，并提供所需的营养素。脂蛋白中脂和蛋白质的相对含量决定了它的密度。蛋白质含量越高，脂蛋白密度越高，反之，蛋白质含量越低，脂蛋白密度越低(图 3.6)。低密度脂蛋白(LDL)将脂肪和胆固醇运输到细胞。高密度脂蛋白(HDL)将体内游离胆固醇带回肝脏进行代谢。血液中的脂蛋白水平预示着血脂紊乱和潜在的血管疾病动脉粥样硬化的发生风险。详见第 19 章。

磷脂

磷脂是甘油三酯中一个脂肪酸被磷酸基团取代而产生的衍生物。磷酸基分子具有疏水和亲水的双重性质，我们称其为两亲分子，其亲水级的头部面向水环境，疏水极的尾部面向油脂并与之结合。磷脂是细胞膜的主要成分，具有膜流动性。

卵磷脂　卵磷脂是由肝脏产生的一种主要磷脂，作为脂质双分子层的组成部分参与细胞膜的构成。卵磷脂的两亲性使其成为脂肪和胆固醇在体内运输的理想载体。因为卵磷脂参与细胞膜的构成，因此大多数动物性食物中均含有，尤其是肝脏和鸡蛋中含量较高。

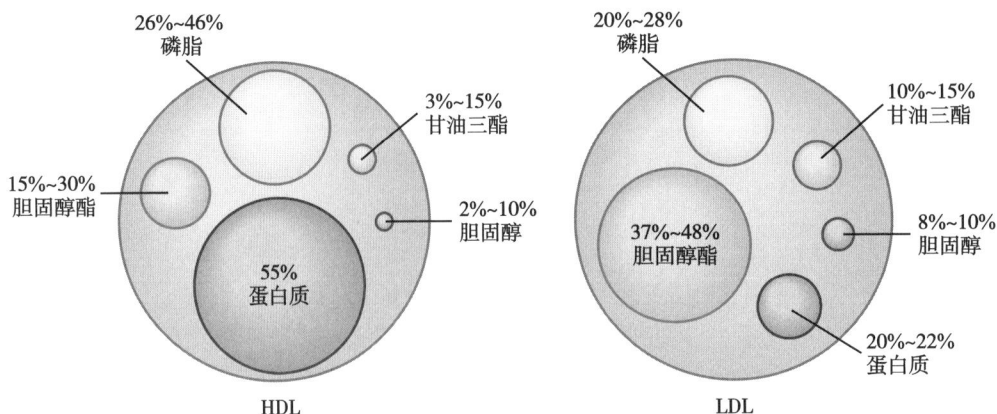

图 3.6　高密度脂蛋白(HDL)和低密度脂蛋白(LDL)的组成

类花生酸　类花生酸是一种信号传导激素,参与调节机体多种功能(如炎症反应、凝血、血压调节)和中枢神经系统的信号传递。类花生酸由磷脂降解产生的脂肪酸合成,分为4类:①前列腺素;②前列环素;③血栓素;④白三烯。

固醇

固醇是类固醇的一个亚类,也具有两亲性。植物甾醇和动物固醇分别来源于植物和动物,在体内发挥细胞膜流动和信号传递等多种重要作用。胆固醇是最重要的动物固醇。

> **亚油酸:**一种必需脂肪酸,其组成包含18个碳原子和2个双键。第一个双键位于欧米伽端的第6个碳上,因此属于ω-6脂肪酸,可通过植物油获取。
>
> **α-亚麻酸:**一种必需脂肪酸,其组成包含18个碳原子和3个双键。第一个双键位于欧米伽端的第3个碳上,因此属于ω-3脂肪酸,可通过大豆油,菜籽油和亚麻籽油获取。
>
> **胆固醇:**一类只能在动物组织中合成的固醇,是胆汁的正常组成成分和胆结石的主要成分;在人体内,胆固醇主要在肝脏合成;在膳食中,胆固醇来源于动物性食物。
>
> **亲水性:**对水有较大的亲和力。
>
> **疏水性:**与水相互排斥。

胆固醇　胆固醇天然存在于动物性食物中,对细胞膜至关重要。作为多种激素的前体物质,胆固醇在机体新陈代谢过程中发挥重要作用。美国成年人胆固醇的主要食物来源是肉、蛋、烘焙食品和牛奶。为了确保体内始终有维持生命所需的少量胆固醇,肝脏,肾上腺皮质、皮肤、肠道、睾丸和卵巢等组织可以合成少量内源性胆固醇,因此不依赖外源性膳食胆固醇的摄取,故无需制定胆固醇的DRI值。与DRI一致,《美国居民膳食指南2020—2025》建议,通过选择瘦肉减少外源性胆固醇的摄入,同时也可以减少饱和脂肪的摄入[1,8]。膳食胆固醇摄入量只是决定个体血清胆固醇水平(心血管疾病的风险因素)的影响因素之一,但是,从长期效应来看,低密度脂蛋白胆固醇即使微量增加也会增加心血管疾病的风险[10-12]。因此,摄入含有足量纤维的均衡饮食,同时减少膳食胆固醇、饱和脂肪和反式脂肪摄入,可以降低与血清胆固醇水平相关的心血管疾病的总体风险。

脂肪的功能

食物中的脂肪

能量

除了碳水化合物外,脂肪也是细胞能量的来源。身体可以有效地将宏量营养素摄入产生的多余能量以脂肪形式储存在体内备用。脂肪的能量密度较高,其能量系数为9kcal/g,而碳水化合物为4kcal/g。

必需营养素

膳食脂肪能够为人体提供亚油酸和α-亚麻酸两种必需脂肪酸。足量的必需脂肪酸摄入可以保证机体自身合成其他脂肪和胆固醇。此外,高脂肪的食物通常是脂溶性维生素的良好来源(见第7章),而膳食脂肪有助于脂溶性维生素的吸收。

风味和满意度

食物中的脂肪可以使食物更加美味,且与碳水化合物和蛋白质相比,脂肪因消化速度较慢而更具饱腹感。这种饱腹感还源于脂肪赋予食物更饱满的质地和体积,以及较慢的胃部排空速度。使用低脂或无脂饮食减重时,机体会因缺乏饱腹感而较难适应和坚持。

脂肪替代品

脂肪替代品因为不被吸收几乎不提供能量,可用于改善低脂或无脂食品的风味和质地,同时减少膳食脂肪总摄入量。美国食品药品管理局指出目前市场上的脂肪替代品是安全的。然而,长期使用脂肪替代品的优缺点还没有定论。脂肪替代品种类繁多,比较常见两种分别是通过重塑乳清或蛋清的蛋白质制成的 Simplesse(CP Kelco,Atlanta,GA),以及以难以消化的蔗糖形式存在的 Olean(Olestra,Procter & Gamble,Cincinnati,OH)。

身体内的脂肪

脂肪组织

脂肪组织遍布全身,是体内脂肪的主要储存场所,其构成的网状脂肪垫起到支撑和保护重要器官的作用,皮下脂肪在体温调节过程中发挥重要作用。

细胞膜结构

细胞膜结构脂肪形成细胞膜的脂肪中心,从而形成选择性渗透的脂质双分子层。蛋白质嵌入脂质双分子层,形成各种营养素进出细胞的通道。此外,包围神经元的保护性髓鞘大部分由脂肪组成。

脂肪的食物来源

脂肪酸组成

食物中含有一种或另一种脂肪,并据此对食物进行分类。而实际上大多数食物都含有多种不同类型脂肪。例如,我们通常认为橄榄油是一种"有益于心脏健康"的单不饱和脂肪。其实只是橄榄油中单不饱和脂肪酸比例较高(占脂肪酸的 74%),其中还含有 15% 的饱和脂肪酸和 11% 的多不饱和脂肪酸。以牛肉脂肪为例来看,牛肉中 52% 的脂肪酸是饱和的,但单不饱和脂肪酸比例亦高达 44%,此外,还含有 4% 的多不饱和脂肪酸。营养学中很少有东西是含有所有营养素或什么营养素也没有的。因此,本章内容中脂肪的分类依据为食物中的主要脂肪。

动物脂肪

饱和脂肪和胆固醇的主要食物来源为动物性食物,其中最集中的来源为肉类脂肪(如培根、香肠)、乳制品脂肪(如奶油、冰激凌、黄油、奶酪)和蛋黄。

> **动物脂肪:**储存在脂肪组织细胞中的脂肪。

热带油,如椰子油和棕榈油是例外,它们虽然属于植物性脂肪,但主要成分是饱和脂肪酸,例如在椰子油中饱和脂肪比例高达 91%。美国人的饮食传统上以肉类和其他动物源性食物为特色。美国农业部报告称,来源于动物性食物的脂肪(如肉、家禽、鱼、蛋、乳制品)占饮食中总脂肪的 38%,饱和脂肪的 54%,胆固醇的 95%。部分动物性食物中也含有少量不饱和脂肪,如一份 170g 的红鲑鱼提供 3.2g 单不饱和脂肪、2.3g 多不饱和脂肪,和 1.6g 饱和脂肪。

虽然动物性食物提供饱和脂肪和胆固醇,但并非所有类型的动物性食物全部如此。与心脏病、脑卒中和 2 型糖尿病等慢性疾病风险升高相关的两个重要饮食因素是过多加工肉类的摄入和海鲜中 ω-3 脂肪的缺乏[15-17]。然而,以精瘦禽肉和鱼类为主要蛋白质和脂肪来源的饮食则不会增加慢性非传染性疾病的发病风险。因此,一项有助于降低慢性疾病总体风险的饮食建议是,选择精瘦、非加工肉制品和海鲜产品来代替高饱和脂肪或加工产品。

植物脂肪

植物性食物主要供应单不饱和脂肪和多不饱和脂肪,包括必需脂肪酸。植物油,如红花油、玉米油、棉籽油、大豆油、花生油、橄榄油等(见图 3.4)是不饱和脂肪的优质食物来源。然而,如前所述,椰子油和棕榈油例外,它们主要提供饱和脂肪,而加工食品经常使用椰子油和棕榈油。

膳食脂肪的物理特性

出于实际应用,我们可以把膳食脂肪分为可见脂肪和隐性脂肪。

可见脂肪

可见脂肪指的黄油、人造黄油、单独的奶油、色拉油和调料、猪油、起酥油、肥肉(如培根、香肠、咸猪肉)和肉当中的明显可见的脂肪。在饮食中,肉眼可见的脂肪比隐性脂肪更容易控制。

隐性脂肪

想要控制膳食脂肪的人必须了解肉眼不可见隐性脂肪的食物来源。隐性脂肪可存在于奶酪、均质牛奶中的奶油、坚果、种子、橄榄、牛油果和瘦肉等之中。隐性脂肪无法从食物中去除。即使我们去掉了肉中所有可见的脂肪(例如家禽的皮和瘦肉部分的明显脂肪),肌肉纤维周围仍有大约 25% 的隐性脂肪存在。

表 3.1 按脂肪种类列出常见的食物中各类脂肪含量。

食品标签信息

FDA 食品标签法规对营养成分表中脂肪相关内容的强制和自愿(斜体部分)标识规定如下(图 3.7):

- 总脂肪
- 饱和脂肪
- 反式脂肪
- *多不饱和脂肪酸*
- *不饱和脂肪酸*
- 胆固醇

美国食品药品管理局(FDA)通过了一系列健康声称说明多种膳食成分与降低特定疾病风险相关。21 项经批准的涉及膳食脂肪的健康声称包括:

- 低脂饮食可以降低某些癌症的发病风险。
- 低饱和脂肪和胆固醇的饮食可以降低冠心病的发生风险。

表 3.1　常见食物中的脂肪含量

食物	分量	总脂肪/g	饱和脂肪/g	单不饱和脂肪/g	多不饱和脂肪/g	反式脂肪/g
脂肪类						
黄油	1 汤匙	11.5	7.2	3.3	0.4	0.5
奶油芝士	1 汤匙	3.4	2	0.9	0.2	0.1
人造奶油	1 汤匙	11	2	3	3	3
蛋黄酱	1 汤匙	12	1.5	2.5	7	0
意大利沙拉酱	2 汤匙	6.2	0.9	1.7	3.2	微量
面包和谷类						
小麦粉百吉饼	98g	1.5	0	0.3	0.9	0
蓝莓松饼	113g	18.2	3.2	5.5	9.2	0.2
熟意粉	半杯	0.6	0.1	0.08	0.2	0
熟白米饭	半杯	0.2	0.06	0.07	0.06	0
奶类						
切达奶酪	2 盎司	18.9	10.7	5.3	0.5	0.6
菲达奶酪	2 盎司	12.2	7.5	2.6	0.3	0
香草冰激凌	半杯	7.3	4.5	2	0.3	0
低脂奶	1 杯	2.4	1.5	0.7	0.1	0
脱脂奶	1 杯	0.4	0.3	0.1	0	0
全脂奶	1 杯	8	4.6	2	0.5	0
香草冻酸奶	半杯	4	0.5	1.2	0.2	微量
全脂普通酸奶	6 盎司	5.5	3.6	1.5	0.2	0
蛋、鱼、肉、坚果类						
绞碎的熟牛肉	3 盎司	12.4	4.8	5.4	0.4	0
肋眼牛排(瘦肉)	3 盎司	9	3.6	4.1	0.5	0.4
博洛尼亚牛肉和猪肉	3 盎司	24.6	9.3	10.5	1.1	0
熟鸡肉,含鸡胸肉和鸡皮	3 盎司	6.6	1.9	2.6	1.4	0
熟鸭肉,含肉和皮	3 盎司	24	8.2	11	3.1	0
鸡蛋	1 个	6.7	2	2.7	1.5	0.4
杏仁	1 盎司	14	1	9	3.5	微量
核桃	1 盎司	18.5	1.7	2.5	13.4	0
熟金枪鱼	3 盎司	0.5	0.17	0.1	0.15	微量
其他类						
丹麦芝士糕点	71g	15.5	4.8	8	1.8	0
炸薯条	117g	17.2	2.7	7	6.3	0.1

蔬菜水果:脂肪含量极少。

1 盎司=28.35 克。

Agricultural Research Service. (2018). *USDA Food Composition Databases*. U.S. Department of Agriculture. Retrieved May 15, 2019.

营养成分表

每个包装中含8份

1份为	2/3杯（55g）

每份
卡路里为　230

每日标准需要量百分比*

总脂肪 8g	10%
饱和脂肪 1g	5%
反式脂肪 0g	
胆固醇 0mg	0%
钠 160mg	7%
总碳水化合物 37g	13%
膳食纤维 4g	14%
总糖 12g	
含添加糖 10g	20%
蛋白质 3g	
维生素D 2μg	10%
钙 260mg	20%
铁 8mg	45%
山梨酸钾 235mg	6%

* 每日标准需要量百分比表示一份食物中所含的营养素占每日需要量的百分比。一般的营养建议是每天2 000kcal。

图 3.7　营养成分表示例。(From U.S. Food and Drug Administration. [2018]. *Changes to the Nutrition Facts label*. U.S. Department of Health and Human Services. Retrieved October 10, 2018.)

脂肪的消化

与其他宏量营养素一样,脂肪通过机械和化学消化后被分解成甘油和脂肪酸(图 3.8)。

口腔

含有脂肪的食物进入口腔之后,在舌后部味蕾分泌的舌脂肪酶的作用下进行初步分解。舌脂肪酶只对婴儿期的脂肪消化很重要。对于成年人来说,口腔主要是对食物通过咀嚼和润湿进行机械磨碎后进入胃内。

胃

脂肪在胃里几乎不进行化学消化。随着平滑肌运动脂肪与其他胃内容物继续混合。然而,胃除了少量胃脂肪酶(三酪氨酸酶)外不分泌其他脂肪消化酶,胃脂肪酶用于分解乳化后的乳脂。初级胃酶主要作用于食物混合物中的蛋白质。同时,胃内食物的机械运动为脂肪在小肠中的主要酶特异性分解做准备。

小肠

小肠是脂肪消化的主要场所,因为其中有脂肪化学分解

所必需的物质,包括自胆囊的乳化剂和两种来自胰腺和小肠的特定作用酶。

胆汁

肝脏产生大量较稀的胆汁,然后在胆囊中浓缩和储存,并在脂肪消化过程中发挥作用。进入十二指肠的脂肪会刺激肠壁腺体分泌胆囊收缩素,进而胆囊收缩,胆囊口打开,胆汁通过胆管进入消化道。胆汁在脂肪消化过程中发挥乳化剂的作用。通过乳化:①脂肪被分割成小颗粒,从而大大增加了酶作用的总表面积;②降低精细分散和悬浮的脂肪颗粒的表面张力,从而使酶更容易渗透。胆汁还为主要胰脂肪酶的作用提供了必要的碱性条件。

胰脂肪酶和肠脂肪酶

进入小肠的胰液中含有分别作用于甘油三酯和胆固醇的酶。胰脂肪酶每次从甘油三酯的甘油基中分离出一个脂肪酸,首先把甘油三酯分解为一个游离脂肪酸和双甘油酯,双甘油酯进而分解为一个脂肪酸和单甘油酯(图 3.9)。该分解过程的难度会逐级增加。从单甘油酯中分解出最后的脂肪酸是一个非常缓慢的过程,只有不到三分之一的脂肪能够完全分解。脂肪消化吸收的最终产物是脂肪酸、单甘油酯和甘油。

胆固醇酯酶作用于胆固醇酯而不是游离胆固醇,将胆固醇酯分解形成游离胆固醇和脂肪酸,为其进入乳管(淋巴管)并最终进入血液做准备(见第 5 章)。小肠液中含有卵磷脂酶,用于分解卵磷脂。少量残留的脂肪可进入大肠通过粪便排出体外。

图 3.8 展示了脂肪在消化系统的一个消化过程。

吸收

脂肪在胃肠道细胞和血液的吸收比其他宏量营养素更为复杂。由于血液中大部分是水,而甘油三酯不溶于水,因此脂肪不能直接进入血液。在小肠内,胆盐包裹单甘油酯和脂肪酸形成胶团,胶团中间是非水溶性的脂肪颗粒(如脂肪酸、单甘油酯),而亲水的部分是向外的,这种结构使得脂质消化产物可以运输到小肠黏膜刷状缘。脂肪进入肠道就会被肠上皮细胞吸收进入肠肝循环,即脂肪经胆汁被门静脉吸收并转运到肝脏再利用的过程。一些用于降低血液胆固醇水平的药物通过将胆汁酸从这个循环过程中去除来发挥作用(参见药物-营养素相互作用"消胆胺和胆汁")。

单甘油酯和脂肪酸以胶团形式进入肠细胞,重新合成甘油三酯,与胆固醇、磷脂和蛋白质结合形成乳糜微粒(图 3.10)进入循环。乳糜微粒通过乳糜管进入淋巴循环系统,进而吸收入血。图 3.11 总结了脂肪胶团和乳糜微粒形成的过程。

口腔
食物在口腔内被机械性咀嚼为成小块。并在舌脂肪酶作用下进行少量消化。

胃
脂肪随胃的蠕动与水和胃酸混合在一起，乳脂在胃脂肪酶作用下水解。

小肠
胆汁储存在胆囊中，通过胆管进入小肠乳化脂肪，增大脂肪表面积便于胰脂肪酶发挥作用：乳化的甘油三酯在胰脂肪酶的作用下分解为脂肪酸、单甘油酯和甘油。脂肪酸、单甘油酯和胆汁混合形成胶团后吸收。

黏膜细胞
重组甘油三酯与胆固醇、磷脂和蛋白质结合形成乳糜微粒进而吸收进入淋巴系统。

大肠
有些脂肪不能完全消化；没有消化的部分以粪便的形式排出体外。

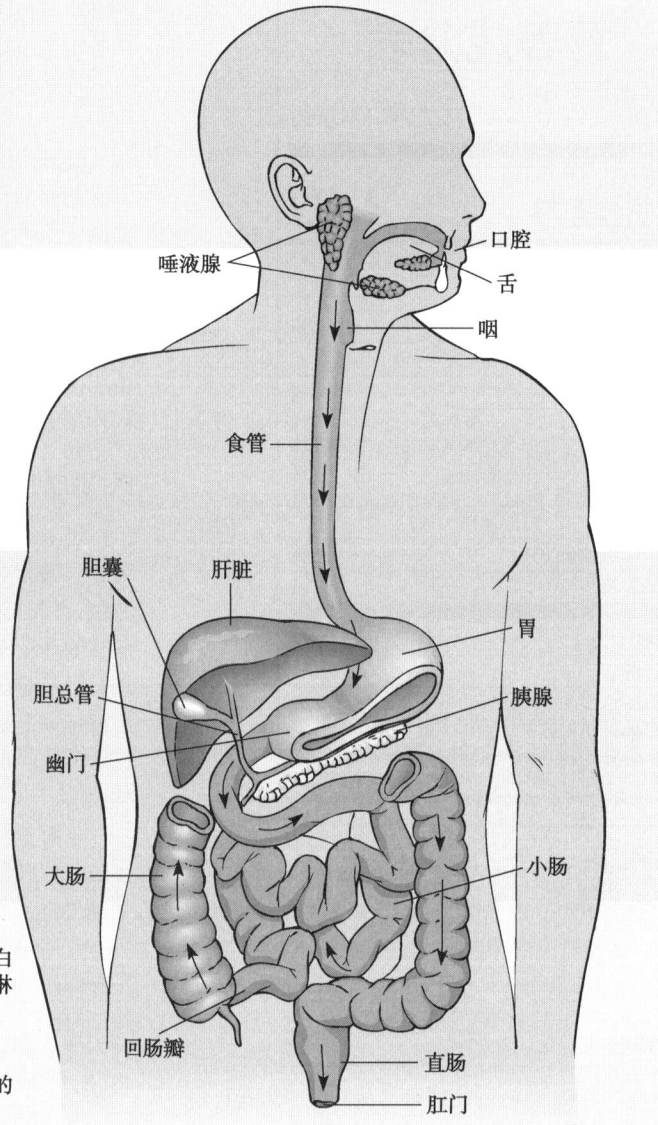

唾液腺　口腔　舌　咽　食管　胆囊　肝脏　胃　胆总管　胰腺　幽门　大肠　小肠　回肠瓣　直肠　肛门

图 3.8　脂肪的消化。（Courtesy Rolin Graphics）

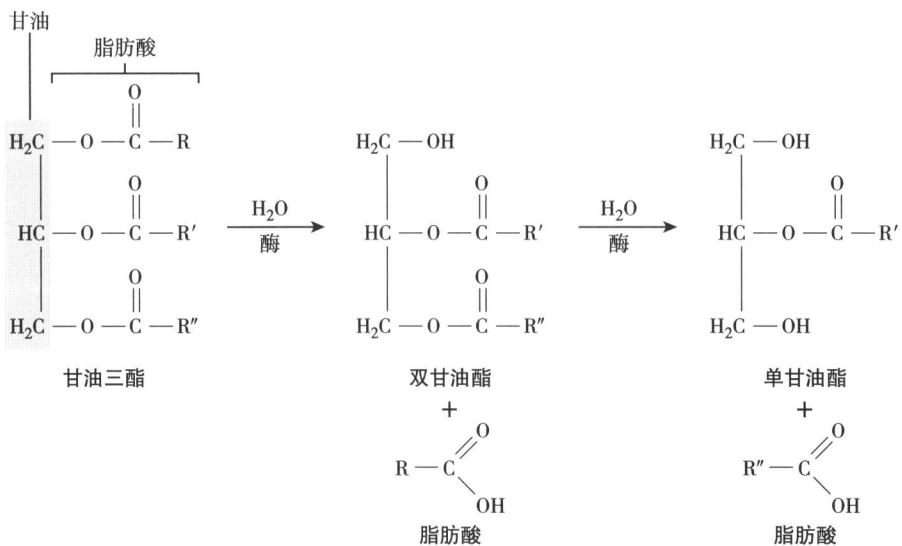

甘油　脂肪酸
甘油三酯　双甘油酯　单甘油酯
H_2O 酶　H_2O 酶
脂肪酸

图 3.9　甘油三酯酶分解为双甘油酯、单甘油酯和游离脂肪酸

考来烯胺和胆汁

　　肝脏产生胆汁,胆汁主要由胆汁酸、胆盐、胆固醇和磷脂组成。肝脏将胆固醇从循环分离出来,并利用胆固醇合成胆汁。胆囊将胆汁释放进入小肠并乳化脂肪,然后机体将胆汁、脂肪和脂溶性营养物质进行重新吸收。因此机体仅需少量膳食胆固醇就能产生胆汁。

　　考来烯胺是一种降血脂药,它可以在胃肠道中结合胆汁并随粪便排出体外,防止其重新吸收和循环利用,减少了体内的胆汁量。而机体消化脂肪需要胆汁,因此肝脏利用进入血液循环中的胆固醇合成胆汁,进而起到降低心血管疾病风险人群血液胆固醇水平的作用。可溶性纤维降低胆固醇水平的作用机理与此类似(见第 2 章)。

　　胆汁酸隔离剂会减少胆汁以及脂溶性营养物质(如维生素 A、D、E 和 k)的吸收。长期服用胆汁酸隔离剂的患者应了解脂溶性维生素膳食来源,以确保充足的摄入量,避免营养缺乏的发生。

　　胆汁:肝脏产生的脂肪乳化剂,运送至胆囊进行浓缩并存储,在胆囊收缩素作用下进入十二指肠对脂肪进行乳化以便酶的进一步消化。

　　乳化剂:可以把体积较大的脂肪球分割为小而均匀分布的颗粒的物质;乳化过程主要由胆汁酸在肠内完成,通过降低脂肪颗粒的表面张力,将脂肪分解成许多小的脂滴,促进与脂肪消化酶的接触。

　　胶团:由游离脂肪酸、甘油单酯和胆盐组成;疏水性脂肪颗粒位于胶团的内部,而亲水部分朝外,使得脂肪可以被肠黏膜细胞吸收。

　　乳糜微粒:在肠道内形成的,由甘油三酯、胆固醇、磷脂和蛋白质构成的脂蛋白;脂肪通过形成乳糜微粒而吸收进入淋巴循环,进而进入血液循环。

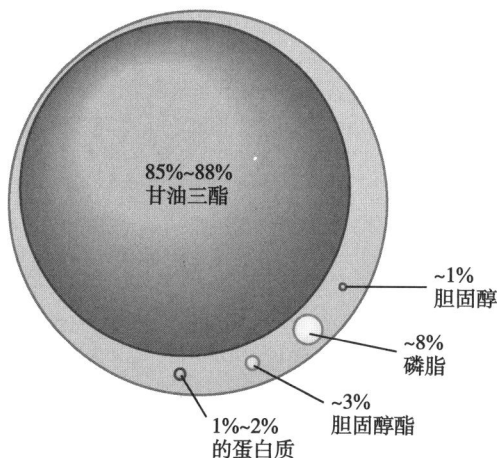

图 3.10　乳糜微粒的构成

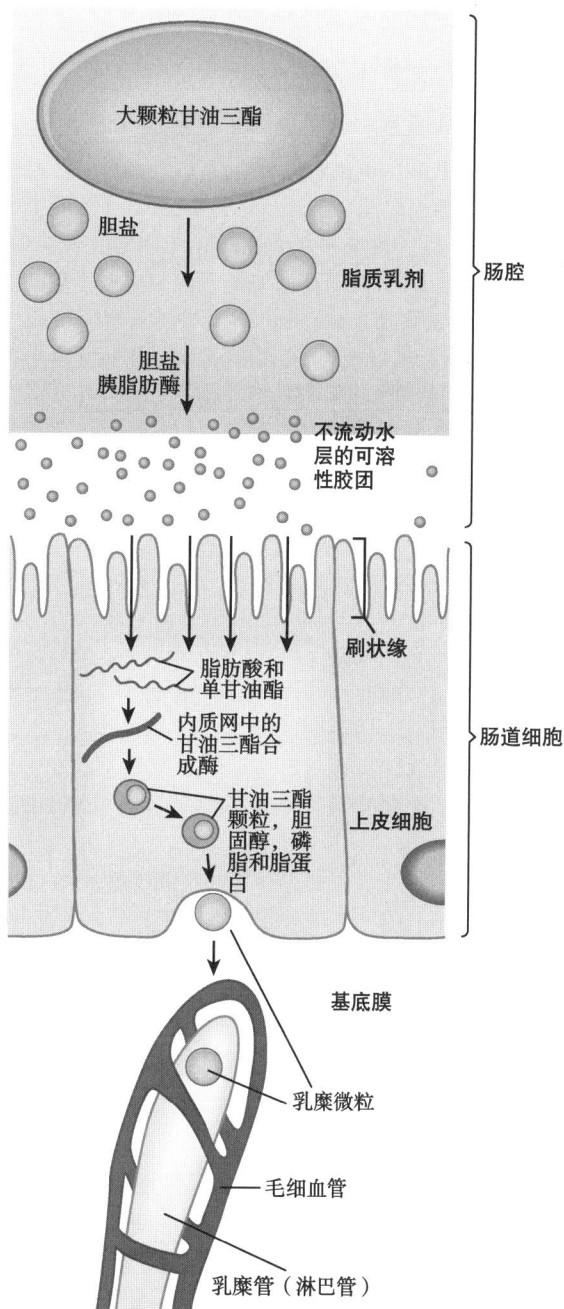

图 3.11　脂肪吸收过程。(From Mahan, L. K., & Escott Stump, S. [2008]. *Krause's food & nutrition therapy* [12th ed.]. St. Louis: Saunders.)

膳食脂肪的建议

膳食脂肪与健康

　　脂肪可以增加食物中的风味,从而提供摄食的愉悦和满足感。传统的美国饮食属于高脂高能量膳食,目前 2 岁以上的人的平均脂肪摄入量占总能量的 36%。

　　如果脂肪对人类健康至关重要,那么人们对膳食脂肪的担忧源于何处呢?

🌍 **文化思考**

脂质代谢的种族差异

由于家庭和环境因素的影响,人们会在生命早期即形成相应的饮食模式与习惯。人与人之间膳食脂肪摄入量的巨大差异,一部分部分缘于文化、习俗和食物供应,此外,生物差异也是一个重要原因。我们从人类基因组了解到生物差异可能会影响机体对营养物质的消化吸收。众所周知,不同民族和种族的人群肥胖的患病率和并发症有所不同,但具体原因仍不确定。

女性通常是肥胖的研究对象。在美国,20 岁及以上女性超重率存在显著的种族差异。目前的超重/肥胖率为[1]:

- 黑人或非洲裔 80.6%
- 西班牙裔或拉丁裔 78.8%
- 墨西哥裔 84.5%

研究者发现,白种人和非洲裔肥胖女性在脂肪组织活性和将甘油三酯储存为皮下脂肪的能力方面存在显著差异[2],进而可能导致代谢紊乱。非洲裔女性表现出脂肪组织中甘油三酯储存能力受损,这与胰岛素抵抗及其他肥胖相关疾病有关[3],不同人群体脂含量有显著差异可能也缘于此。

生物差异随着基因研究的进行而继续展开,在此基础上了解不同个体营养素和长期能量平衡的方式,进而在饮食和生活方式选择方面提供个性化指导。从膳食脂肪到人体脂肪整个过程中仍有大量关于检查和评估的问题有待于进一步研究。

参考文献

1. National Center for Health Statistics. (2018). *Health, United States, 2017: With special feature on mortality*. Hyattsville, MD.
2. White, U. A., et al. (2018). Racial differences in in vivo adipose lipid kinetics in humans. *Journal of Lipid Research*, 59(9), 1738–1744.
3. Allister, C. A., et al. (2015). In vivo 2H2O administration reveals impaired triglyceride storage in adipose tissue of insulin-resistant humans. *Journal of Lipid Research*, 56(2), 435–439.

健康问题

有研究表明,由过量膳食脂肪导致的健康问题仅与某些特定类型的脂肪有关。在评价饮食的健康程度时须考虑整体饮食状况。此外,不同个体脂肪代谢可能不一致。更多内容请参阅前述文化思考"脂质代谢的种族差异"。

脂肪摄入量 过多能量摄入,无论其来源是脂肪、碳水化合物还是蛋白质,只要超过当前所需的能量,多余的能量都会以脂肪形式储存在体内。体内脂肪过多,尤其是腹部脂肪过多,与高全因死亡率和糖尿病、高血压和心脏病等慢性疾病的风险因素有关[23-25]。你每天的饮食中有多少脂肪?参考临床应用"你吃了多少脂肪?"评估你的脂肪摄入量。

脂肪的类型 如前所述,膳食脂肪的类型很重要。我们一直认为动物性食物中过量的胆固醇和饱和脂肪是导致动脉粥样硬化进而引起心脏病(见第 19 章)的主要风险因素。然而,如果我们用 ω-6 多不饱和脂肪酸或碳水化合物替代饮食中的饱和脂肪和反式脂肪,对健康几乎没有益处[26-28]。但如果用 ω-3 多不饱和脂肪或 ω-3 和 ω-6 多不饱和脂肪的组合所取代,对脂质分布则有益,从而对某些心血管病起到保护作用[3,27,29-31]。美国心脏协会在其最近的总统顾问报告中提出,提高不饱和脂肪比例的饮食,如地中海饮食,可以通过降低低密度脂蛋白胆固醇和血液甘油三酯降低心血管疾病和全因死亡的风险。

👁 **临床应用**

你吃了多少脂肪?

准确记录一天内吃的和喝的所有东西。确保其涵盖了所摄入食物中所有的脂肪或沙拉酱、酱汁、蛋黄酱等营养调味料。

第 1 步:计算食物的总能量和每种产能营养素(即碳水化合物,脂肪和蛋白质)的克数,乘以相应的能量系数:

脂肪:_____ g × 9(kcal/g) = _____ kcal

蛋白质:_____ g × 4(kcal/g) = _____ kcal

碳水化合物:_____ g × 4(kcal/g) = _____ kcal

第 2 步:将 3 种产能营养素产生的能量相加,确定总能量。

第 3 步:计算每种营养素的供能比例。

例:(脂肪供给能量÷总能量)×100%=脂肪供能百分比

第 4 步:将实际膳食脂肪供能比例与 DRI 建议(20%~35%)相比较。

反式脂肪酸 反式脂肪酸含量高的饮食会导致 LDL 升高,HDL 降低,动脉粥样硬化指数和内皮功能障碍增加,以及致动脉粥样硬化炎症细胞因子水平升高[2,4,32]。如前所述,FDA 最近将反式脂肪酸从公认安全的(GRAS)食品添加剂名单中移除。因此,在任何食品中都不再允许使用部分氢化油(食品中反式脂肪酸的主要来源),从而大大减少了美国反式脂肪的消费量。

必需脂肪酸缺乏 无脂饮食可导致必需脂肪酸缺乏的发生。ω-3 脂肪酸对大脑、中枢神经系统和细胞膜的正常功能尤其必要。必需脂肪酸摄入不足与脱发、皮炎、伤口愈合受损、免疫力和脑功能受损以及儿童生长迟缓等许多健康问题有关。

健康促进

美国医疗保健领域目前正在开展通过减少与慢性疾病相关的危险因素来促进健康和预防疾病的活动。心脏病仍然是导致死亡的主要原因,因此应减少其发生的危险因素。不良饮食导致的肥胖、糖尿病、血液甘油三酯水平升高和高血压的都属于心脏病的危险因素,卫生保健人员过去只关注了这些危险因素在成年人中的流行情况,现在医生发现其流行在儿童和青少年中越来越多。美国疾病预防控制中心（Centers for Disease Control and Prevention, CDC）报告称，在 6~19 岁的年轻人中，有 21% 的人血脂水平异常。在这些个体中，体重指数（body mass index, BMI）属于肥胖者心血管健康风险的患病率（43.3%）明显高于正常体重儿童（13.8%）[33]。健康的饮食习惯对高危家庭的儿童尤其重要，如在幼年时发现有脂质紊乱和心脏病的家庭。

慢性疾病的其他生活方式相关风险因素包括吸烟、过度压力和缺乏运动，尤其是在中老年人中。维持理想体重需要每日总能量摄入与消耗保持平衡。第 15 章详细介绍了低脂饮食、流行饮食和其他影响体重管理的问题。

膳食参考摄入量

膳食参考摄入量（DRI）建议脂肪供能比例为 20%~35%，饱和脂肪供能小于 10%，膳食胆固醇摄入量不得大于 300mg/d，反式脂肪酸没有设置 DRI 或可耐受最高摄入水平。美国国家科学院建议，在保持营养充足的饮食的同时，将反式脂肪的摄入量控制在尽可能低的水平[1]。脂肪是饮食的重要组成部分，完全不含脂肪的饮食会导致必需脂肪酸的缺乏。

植物油是人体必需脂肪酸的主要来源，两种必需脂肪酸都是多不饱和脂肪酸。亚油酸的 DRI 为男性 17g/d，女性 12g/d。植物油（如亚麻、菜籽油和大豆）和深绿色叶蔬菜是 α-亚麻酸的最佳来源。人们通常摄入的 α-亚麻酸比亚油酸要少得多。α-亚麻酸的推荐摄入量男性和女性分别为 1.6g/d

和 1.1g/d。

《美国居民膳食指南》

《美国居民膳食指南（2020—2025）》根据当前的国家健康目标，为了减少已确定的慢性疾病风险以及预防疾病和促进健康，针对膳食脂肪摄入量提出以下建议：

- 2 岁以上的人群饱和脂肪酸供能比例小于 10%。以不饱和脂肪，特别是多不饱和脂肪取代膳食中的饱和脂肪。
- 与 DRI 一致，该指南建议在营养充足的前提下，反式脂肪和膳食胆固醇的摄入量尽可能低。
- 选择脱脂或低脂牛奶和奶制品。
- 选择瘦肉和蛋白质营养密度高的食物（例如瘦肉、家禽和鸡蛋；海鲜；豆类、豌豆和扁豆；以及坚果、种子和豆制品）。
- 在可能的情况下，使用液体油来替代固体脂肪（如植物油、海鲜和坚果）。

MyPlate

MyPlate 食物指导系统为设计饮食提供了建议，它反映了 DRI 和《美国居民膳食指南》在均衡的饮食前提下对脂肪摄入的建议。在根据年龄、性别、身高、体重和身体活动水平确定个人需要后，通过网站可以免费获得其他膳食建议和资料，例如，关于如何选择优质蛋白质来源，必需的脂肪酸的食物来源，外出就餐建议和食谱样本[6]。

章节回顾

总结

- 脂肪是一种必不可少的营养素，是仅次于碳水化合物的机体重要的能量来源。其功能包括细胞膜的构成原料、保护重要器官、维持体温，构成神经纤维鞘组织。
- 膳食脂肪有多种不同的形式，不同形式对健康的影响作用不同。饱和脂肪和胆固醇主要来自动物性食物。不饱和脂肪最丰富的来源是植物性食物，在均衡饮食前提下用不饱和脂肪取代反式脂肪可能会降低健康风险。
- 食物中甘油三酯和胆固醇的消化吸收需要借助于胆汁和胰脂肪酶。在内皮细胞内，含有脂肪酸和甘油三酯的乳糜微粒通过淋巴系统运输到血液。
- 用不饱和脂肪代替饮食中的饱和脂肪有益于促进健康和预防疾病。

复习题

答案见附录 A。

1. Margaret 一直在网上关注膳食中椰子油对健康的有益作用。椰子油主要含有以下哪种脂肪酸？
 a. 饱和脂肪酸　　　　b. 单不饱和脂肪酸
 c. 多不饱和脂肪酸　　d. 反式脂肪酸
2. 血脂水平升高被称为_____。

 a. 高血糖　　　　b. 高脂血症
 c. 高血压　　　　d. 血钠过多

3. Mary 的医生建议她吃低饱和脂肪的食物，以帮助降低患心脏病的风险。下列哪种食物作为其膳食的一部分？
 a. 用酥油和全椰奶制作的咖喱牛肉
 b. 去皮鸡肉和橄榄油炒蔬菜
 c. 涂有辣椒、黄油和酸奶油的烤土豆
 d. 火鸡香肠和鸡蛋饼干

4. 杰里米总能量摄入为 1 800kcal，其膳食中包含 50g 脂肪，请问脂肪的供能百分比是多少？
 a. 11%　　　　b. 25%
 c. 30%　　　　d. 42%

5. 储存在胆囊的胆汁不是消化酶，它在化学消化过程中起_____的作用。
 a. 碱　　　　b. 酸
 c. 乳化剂　　d. 催化剂

案例分析题

答案见附录 A。

男性，50 岁，身高 178cm，体重 90.7kg，患有高胆固醇血症。喜食红肉、奶酪和快餐，很少食用水果和蔬菜。在医生指导下服用降脂药考来烯胺，数月后发现皮肤非常干燥，视力模糊。

1. 以下哪项可能是导致该患者高胆固醇血症的饮食因素。

  a. 从红肉中摄入大量的 ω-3 脂肪酸

  b. 从肉类及奶类等食物中摄入大量饱和脂肪

  c. 从鱼类等食物中摄取 ω-3 脂肪酸较少

  d. 从椰子油和棕榈油等食物中摄取不饱和脂肪较少

  e. 从橄榄油和坚果等食物中摄入大量饱和脂肪

  f. 从橄榄油和坚果等食物中摄取不饱和脂肪

2. 在以下列表中为_____选择适当的答案。

患者的__1__脂肪摄入量很高，会提高胆固醇水平。这些脂肪一般在室温下是__2__。

1	2
不饱和	固态
多不饱和	挥发性
饱和	液态
必需	凝胶状

3. 在以下列表中为_____选择适当的答案。

病人皮肤干燥和视力模糊的症状可能是饮食和药物所致。考来烯胺与__1__结合，抑制其在结肠的重吸收，从而增加了血液循环中__2__的使用(在肝脏中产生更多的胆汁)，但也会减少__3__的吸收。

1	2	3
胆固醇	脂溶性维生素	食糜
食糜	胆固醇	胆汁
胆汁	食糜	胆固醇
脂溶性维生素	胆汁	脂溶性维生素

4. 以下选项中适合该患者去了解并有助改善他的身体

健康状况的是( )。

  a. 识别不同类型的脂肪及其对身体的影响

  b. 含有维生素 A、D、E 和 K 的食物

  c. 如何遵循生酮饮食

  d. 避免所有类型脂肪的重要性

  e. 关于膳食脂肪的膳食建议

  f. MyPlate 和膳食指南

5. 注册营养师发现该患者的能量需求约为 2 250kcal/d。请依据 DRI 为其推荐合理的总脂肪和饱和脂肪摄入量范围，在相应的推荐值方框中画一个×。

选项	脂肪	饱和脂肪
450~788		
25		
32		
50~88		
38		
225		

6. 该患者依据《美国居民膳食指南 2020—2025》做出了一些膳食改变，请在相应的"有效"或"无效"项目下填入"×"，以评估其学习效果。

膳食变化	有效	无效
35% 的能量来源于饱和脂肪		
选择脱脂奶和奶制品		
食用瘦鸡肉而不是红肉		
用黄油代替橄榄油		
增加水果和蔬菜的摄入量		
食用所有种类的食物		

(任晓梅 译，余焕玲 审校)

内容提要

- 膳食蛋白质提供构建和维持身体组织所必需的氨基酸。
- 与所有必需营养素一样,摄入足够的膳食蛋白质对生命和健康至关重要。

- 组成单一蛋白质的氨基酸的组成决定了该蛋白质的质量及其满足身体需求的能力。

我们体内存在的大量蛋白质使生命成为可能。每个蛋白质都有其独特的结构,用来发挥特定的功能。氨基酸是蛋白质的基本构成单位,人们从食物中获取氨基酸。本章研究食物和人体中的蛋白质的性质,说明蛋白质平衡对生命和健康的重要性以及如何通过合理膳食维持蛋白质平衡。

蛋白质的性质

氨基酸的功能

组成部分

无论是我们身体中还是食物中的蛋白质,都是由氨基酸组成的。氨基酸与氨基酸之间通过肽键连接(图 4.1),每个蛋白质都有独一无二的氨基酸序列。两个氨基酸结合在一起称为二肽,三个氨基酸结合在一起则称为三肽,多肽链的形成可以多达 100 个氨基酸。一个蛋白质可能包含数百个结合在一起的氨基酸。当我们摄入含有蛋白质的食物时,肽键会在消化过程中被破坏,将蛋白质分解为单个氨基酸。不同食物中所含的蛋白质类型是不同的,例如,乳制品含有酪蛋白,蛋清含有白蛋白,小麦制品含有谷蛋白。蛋白质摄入充足时,机体会利用消化吸收后的氨基酸重新合成自身的蛋白质。

为了保持其溶解性,蛋白质链采用折叠形式,以便其可

以根据新陈代谢需要进行折叠和展开。蛋白质是相对较大且复杂的分子,偶尔会在结构上发生突变或畸形。例如,蛋白质折叠错误与阿尔茨海默病、囊性纤维化和其他遗传性疾病有关。

饮食的重要性

"氨基"指的是含有氮的化合物。像碳水化合物和脂肪一样,蛋白质的基本结构也是碳、氢和氧。然而,与碳水化合物和脂肪不同,蛋白质大约含有 16% 的氮,因此蛋白质是饮食中氮的主要来源。此外,一些蛋白质含有少量但有价值的矿物质硫、磷、铁和碘。我们需要通过膳食来获取 9 种必需氨基酸,我们称其为机体不可或缺的氨基酸。

氨基酸的分类

有 20 种氨基酸对生命和健康至关重要。根据人体是否能自身合成将这些氨基酸分为以下几种:饮食中不可或缺的、可有可无的,或在一定条件下不可或缺的(框 4.1)[1]。以前,我们将这些分类分别称为必需氨基酸、非必需氨基酸和条件必需氨基酸,当前,仍然有些人这样称呼它们。

必需氨基酸

人体合成不足或完全不能合成的 9 种氨基酸。我们认为这些氨基酸是不可或缺的。正如"不可或缺"这个词所示,一旦饮食中缺乏这些氨基酸,就会损害人体健康。正常

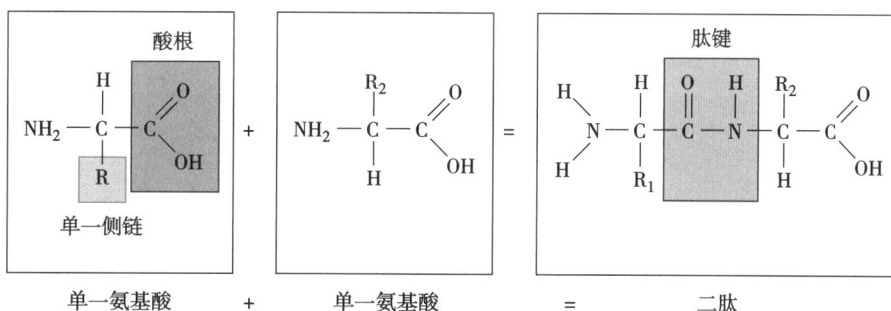

图 4.1 氨基酸的结构。(Modified from Mahan, L. K., & Escott-Stump, S. [2008]. *Krause's food & nutrition therapy* [12th ed.]. Philadelphia: Saunders.)

框 4.1   必需氨基酸、非必需氨基酸、条件必需氨基酸

必需氨基酸	非必需氨基酸	条件必需氨基酸
赖氨酸	丙氨酸	精氨酸
色氨酸	天冬氨酸	半胱氨酸
苯丙氨酸	天冬酰胺	谷氨酰胺
甲硫氨酸	谷氨酸	甘氨酸
苏氨酸	丝氨酸	脯氨酸
异亮氨酸		酪氨酸
亮氨酸		
缬氨酸		
组氨酸		

情况下,身体会合成其余的 11 种氨基酸,以满足整个生命周期的持续代谢需求。

非必需氨基酸

"非必需"这个词容易让人混淆,因为所有的氨基酸在体内都有必要的组织构建和代谢功能。非必需氨基酸指的是在有必要的组成成分和酶存在条件下人体可以利用其他氨基酸合成的五种氨基酸。这些氨基酸是身体健康生活所需要的,但它们在饮食中是可有可无的,即非必需的。

条件必需氨基酸

我们把剩下的 6 种氨基酸归为条件必需氨基酸。正常情况下,人体可以合成这类氨基酸和非必需氨基酸。然而,在某些生理条件下,我们必须在饮食中摄入这类氨基酸。精氨酸、半胱氨酸、谷氨酰胺、甘氨酸、脯氨酸和酪氨酸,在内源性来源不能满足代谢需求即机体因前体物质不足无法合成时,它们就是必不可少的。人体可以用必需氨基酸蛋氨酸来合成半胱氨酸。当食物中缺乏蛋氨酸,且没有足够的前体物质来合成半胱氨酸时,半胱氨酸必须通过食物来获取。因此,在这种条件下,半胱氨酸是必需氨基酸。严重的生理应激压力、疾病和遗传性疾病也可能使氨基酸在一定条件下不可缺少。

苯丙酮尿症(PKU)是一种遗传性疾病,患者缺乏将苯丙氨酸转化为酪氨酸所需的酶。因此,酪氨酸是 PKU 患者的必需氨基酸。此外,由于苯丙氨酸不能转化,血液中的苯丙氨酸水平可能会上升到有害水平,因此 PKU 患者必须遵循特定的苯丙酮尿饮食,避免某些食物的摄入(见药物-营养素相互作用表"阿斯巴甜和苯丙酮尿症")。

平衡

在营养方面,平衡是指在各种情况下在机体维持整个生命周期所必需的物质相对摄入与排出的平衡。维持生命的蛋白质和它所提供的氮是这种平衡的一部分。

蛋白质平衡

分解代谢是指身体将组织蛋白质分解为氨基酸的过程。

💊 药物-营养素相互作用

阿斯巴甜和苯丙酮尿症

阿斯巴甜

阿斯巴甜是一种非营养性甜味剂,不提供任何营养素或能量,由天冬氨酸和苯丙氨酸两种氨基酸组成。合成后,阿斯巴甜的结构更像蛋白质而不是碳水化合物。通过添加甲醇基团,最终使其尝起来是甜的。食品制造商将其当作一种高效甜味剂使用在食品和饮料中,它的甜度大约是蔗糖的 200 倍。因此,只需要少量使用就可以使食物的甜度达到和糖一样的程度。

苯丙酮尿症(PKU)是一种个体缺乏苯丙氨酸羟化酶的疾病。苯丙氨酸羟化酶的缺乏使苯丙氨酸不能代谢而在血液中积聚。血液中高浓度的苯丙氨酸会对脑组织产生毒性,导致智力退化,甚至可能导致死亡。PKU 患者必须遵循严格的饮食习惯,控制苯丙氨酸的摄入,在不超过身体对其的耐受性的前提下保证生长发育的需求。因为阿斯巴甜中含有高浓度的苯丙氨酸,PKU 患者应避免所有含有阿斯巴甜的食物。

含有苯丙氨酸的食品,如阿斯巴甜(NutraSweet 和 Equal 等),其包装上会有对 PKU 患者的警告。

以下是一些常见的含有阿斯巴甜的食物:

- 口香糖
- 无糖汽水
- 冷冻甜点
- 明胶
- 布丁
- 低能量的调味料
- 无糖糖果和饼干
- 酸奶

分解代谢后,机体会根据需要,通过**新陈代谢**的过程重新合成其他蛋白质。为了保持氮平衡,一种叫作**脱氨**的过程会去除氨基酸中含有氮的部分,将其转化为氨,然后在尿液中以尿素的形式排出体外。其余非氮碳主链则由机体根据需要来构建碳水化合物、脂肪或其他种类的氨基酸。蛋白质和氮的周转率在不同组织中根据代谢活动的程度和可利用氨基酸的供应量而不同。

组织更新是一个不断重塑、构建和调整的过程,以保持体内整体蛋白质平衡。有了这个精细的平衡系统,健康的个体就有了一个小型的动态氨基酸池,可以从组织蛋白和膳食蛋白中获得满足代谢需要的氨基酸(图 4.2)。

氮平衡

氮平衡表明了人体组织的维持情况。膳食蛋白质的摄入和利用可以通过食物氮和尿氮来衡量。6.25g 蛋白质消化代谢后会产生 1g 尿氮。因此如果我们每摄入 6.25g 蛋白质,就从尿液中排出 1g 氮,那么身体就处于氮平衡状态。这种平衡是成年人的健康模式。然而,在人生不同阶段、营养不

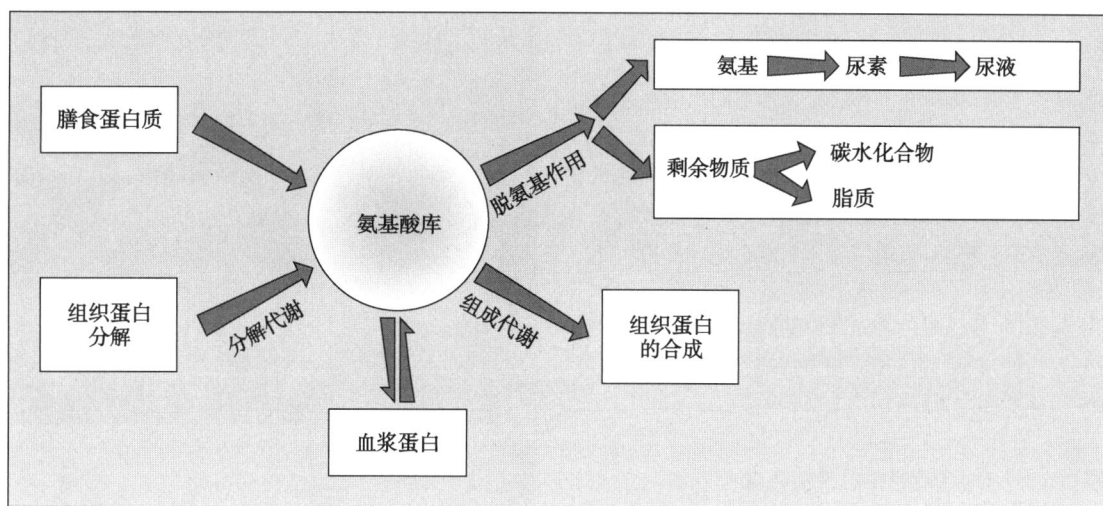

图 4.2　各个来源的蛋白质和氨基酸池之间的平衡

良或疾病状态下,就可能出现正向或负向氮平衡。

> **分解代谢**:把大的物质分解成小的物质的代谢过程。
> **合成代谢**:由较小的部分合成大的物质的代谢过程,与分解代谢相反。
> **脱氨**:从氨基酸中除去含氮的部分(氨基)。

正氮平衡　当人体吸收氮大于排出氮时,就会出现正氮平衡。以蛋白质形式(构建组织)储存的氮多于以蛋白质形式(分解组织)丢失的氮,就是正氮平衡。正氮平衡通常出现在快速生长时期,如婴儿期、儿童期、青春期、妊娠期和哺乳期。疾病或营养不良恢复过程中个体也会出现正氮平衡。正氮平衡条件下,机体使用蛋白质来满足组织构建及其相关代谢活动的需求。

负氮平衡　当人体排出氮大于吸收氮时,就会出现负氮平衡。膳食中蛋白质或总能量供应不足时,机体就会发生负氮平衡。在这种情况下,身体需要分解代谢含有蛋白质组织,以满足其他关键功能。例如在持续的营养不良、疾病和饥饿条件下就可能发生负氮平衡。

夸希奥科病(Kwashiorkor)是一种典型的蛋白质缺乏症,其特征是膳食蛋白质不足,患者体内表现为负氮平衡。即使当碳水化合物和脂肪的能量足够时,负氮平衡也会发生。氮失衡可能在短期内表现得不明显,但最终会导致肌肉组织流失,身体器官和功能损伤,并增加感染的易感性。儿童长期的负氮平衡可能导致生长迟缓和发病,最终导致死亡的发生。

蛋白质的功能

基本组成成分

蛋白质构成人体细胞的基本结构物质。人体干重中占比最大是蛋白质。除骨骼和脂肪组织外,大多数组织的干物质中,体蛋白(如肌肉的瘦肉)约占四分之三。蛋白质是肌肉、内脏器官、大脑、神经、皮肤、头发和指甲的主要构成部分;它还是酶、激素和血浆等调节物质的重要组成成分。人们组织持续不断地修复和更新都需要蛋白质,其主要功能是修复受损组织并构建新组织。

其他的身体功能

除了基本的组织构建功能以外,蛋白质还参与多种与能量、水平衡、新陈代谢和身体防御系统有关的重要身体功能。框 4.2 列出了蛋白质的主要功能。

水和 pH 的平衡

体液位于血管内、细胞内和细胞间的三个部分(见第 9 章)。三部分的体液由蛋白质不能自由渗透的细胞膜区分开来。因为蛋白质具有吸水功能,白蛋白等血浆蛋白通过调节**渗透压**来帮助控制全身的水分平衡。渗透压维持体液在各自区域内正常循环。

正常的血液 pH 在 7.35 至 7.45 之间。然而,整个身体持续的代谢功能会释放酸性和碱性物质,从而影响血液的整体酸碱度。蛋白质羧基和碱基组合独特的结构使其能够充当缓冲剂,在体内释放或吸收过量的酸。如果血液 pH 值过小或过大,血浆蛋白就会变性,进而可能导致死亡。

框 4.2　蛋白质的功能

> 结构性组织构建
> 通过渗透压平衡水分(如白蛋白)
> 缓冲剂,帮助维持 pH 平衡
> 通过酶的作用参与消化和代谢(例如,淀粉酶、脂肪酶、蛋白酶)
> 细胞信号(激素)和运输(例如,血红蛋白和转铁蛋白)
> 免疫(抗体)
> 能量来源(4kcal/g)

代谢和运输

机体各种需要酶、转运分子和激素等参与的代谢功能都依赖于蛋白质。消化酶和细胞酶是参与代谢过程的蛋白质。消化碳水化合物需要的淀粉酶、消化脂肪的脂肪酶和消化蛋白质的蛋白酶在结构上是蛋白质。蛋白质作为一种载体，将营养素运输到全身。例如，脂蛋白是在血液水溶性环境中用于运输脂肪的蛋白质依赖性载体。血红蛋白是红细胞中重要的氧气运输载体，转铁蛋白是血液中的铁运输蛋白。肽类激素（如胰岛素、胰高血糖素）是葡萄糖代谢中起主要作用的蛋白质（在第 20 章进一步讨论）。

> **渗透压**：通过半透膜渗透而产生的压力。

免疫系统

免疫系统的多个方面都依赖于充足的蛋白质供应。淋巴细胞和抗体是机体免疫系统的一部分，有助于抵御疾病和感染。因此，免疫功能受损是蛋白质缺乏的典型症状。

能量系统

如前几章所述，碳水化合物是机体的主要能量来源。膳食和机体储存的脂肪是有效的补充能量来源。在必要时，蛋白质额外燃烧提供能量。蛋白质仅在碳水化合物和脂肪供应不足时供能，属于效率较低的备用能量来源。蛋白质的可用能量系数为 4kcal/g。

蛋白质的食物来源

膳食蛋白质种类

大多数食物都含有多种类型的蛋白质，不同类型的蛋白质相互补充。动物和植物性食物提供包括蛋白质在内的多种营养物质。根据蛋白质的氨基酸组成，我们将其分为完全蛋白和不完全蛋白。

完全蛋白

完全蛋白是九种必需氨基酸齐全，其数量和比例足以满足人体需要的蛋白质。完全蛋白主要来自动物性食物，如鸡蛋、牛奶、奶酪、肉、家禽、鱼等（图 4.3A）。但也有例外，如明胶是一种动物来源的不完全蛋白，而大豆蛋白是一种植物来源的完全蛋白。明胶是一种相对不重要的蛋白质，因为它缺乏三种必需的氨基酸色氨酸、缬氨酸和异亮氨酸，且仅含少量亮氨酸。大豆和豆制品（如豆腐、豆浆）是唯一的植物性完全蛋白来源（图 4.3B）。这就是素食者在饮食中保持蛋白质平衡的原因之一。

不完全蛋白

不完全蛋白是缺少一种或多种不可或缺的氨基酸的

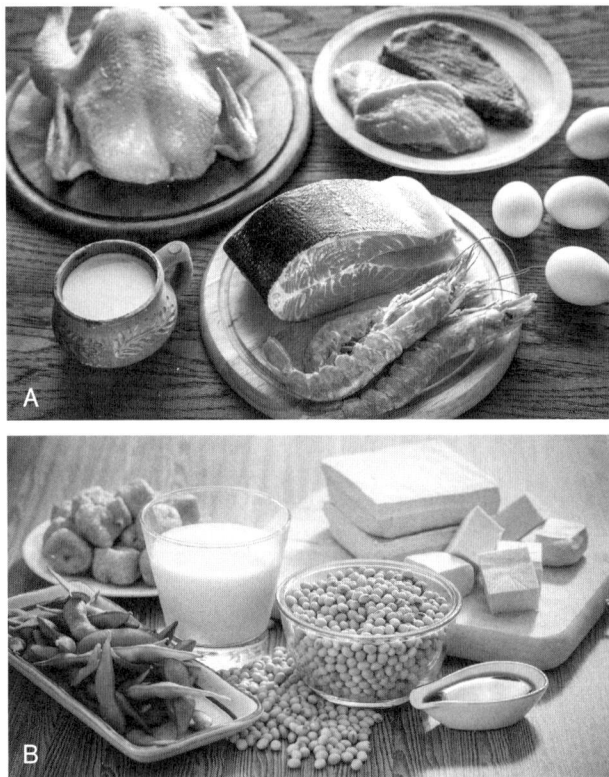

图 4.3 （A）动物食品中完全蛋白的来源。（B）大豆中完全蛋白的来源。（Copyright iStock Photos；A，Credit：AlexPro9500；B，Credit：naito8）

蛋白质。不完全蛋白质常来自植物性食物，如谷物、豆类、坚果、种子，虽然属于不完全蛋白，但在食物中的广泛存在使其在膳食总蛋白的摄入中占到相当的比例。如前所述，唯一的例外是大豆蛋白，它是一种来自植物的完全蛋白质。

素食

素食者的饮食为纯植物性食物或以植物性食物为主。大约 3.3% 的美国成年人（约 800 万）一直坚持素食。人们选择素食的原因包括口味偏好、对环境和动物虐待的担忧、健康动机、宗教信仰和厌恶消费动物产品。另外，世界上的一些地区的人由于缺乏资源和动物产品的供应不得不选择素食。

素食者的饮食类型

素食者的饮食习惯因信仰和需求的差异而不同。一般来说，主要分为以下 4 种类型：

1. 乳素者：这些素食者只接受来自动物的乳制品，与他们基本的植物性食物相补充。使用牛奶和奶制品（如奶酪），搭配多种混合饮食，包括充足的全谷物或营养丰富的谷物、豆类、坚果、种子、水果和蔬菜，以满足能量需求，可提供均衡的饮食。

2. 蛋素者：蛋素食者饮食中唯一的动物性食物是鸡蛋。因为鸡蛋是一个很好的完全蛋白来源，经常吃鸡蛋的人不必过分关注蛋白质的补充(在下一节讨论)。

3. 乳蛋素者:这些素食者遵循的食物模式允许食用乳制品和鸡蛋(图 4.4)。他们的饮食不包括肉类、家禽、猪肉、鱼和海鲜。

4. 纯素食者:纯素食者不食用源自或含有动物制品的食物。他们的食物模式完全由植物食物组成(例如,全谷物或营养丰富的谷物、豆类、坚果、种子、水果、蔬菜)。大豆、豆浆、豆腐和加工过的大豆制品的使用提高了饮食的营养价值。精心规划的饮食和充足的食物摄入可以保证充足的营养。

素食(包括纯素食)可以满足目前对所有必需营养素的建议,包括蛋白质[2]。素食饮食适用于生命的各个阶段,包括孕期、婴儿期、儿童期、青春期和老年期,以及有运动习惯的人[2]。

蛋白质的互补作用

将植物性蛋白质混合摄入可以提供足够的氨基酸,尤其是当扩大种类范围摄入各种谷物、大豆和其他干豆类(例如,豆类和豌豆)时。因为大多数植物蛋白缺乏一种或多种不可或缺的氨基酸,素食者应该选择多种植物食物,以确保能够获得所有的氨基酸。这是通过多种植物性食物混合食用使它们相互补充,提供所有不可或缺的氨基酸的方式(见文化

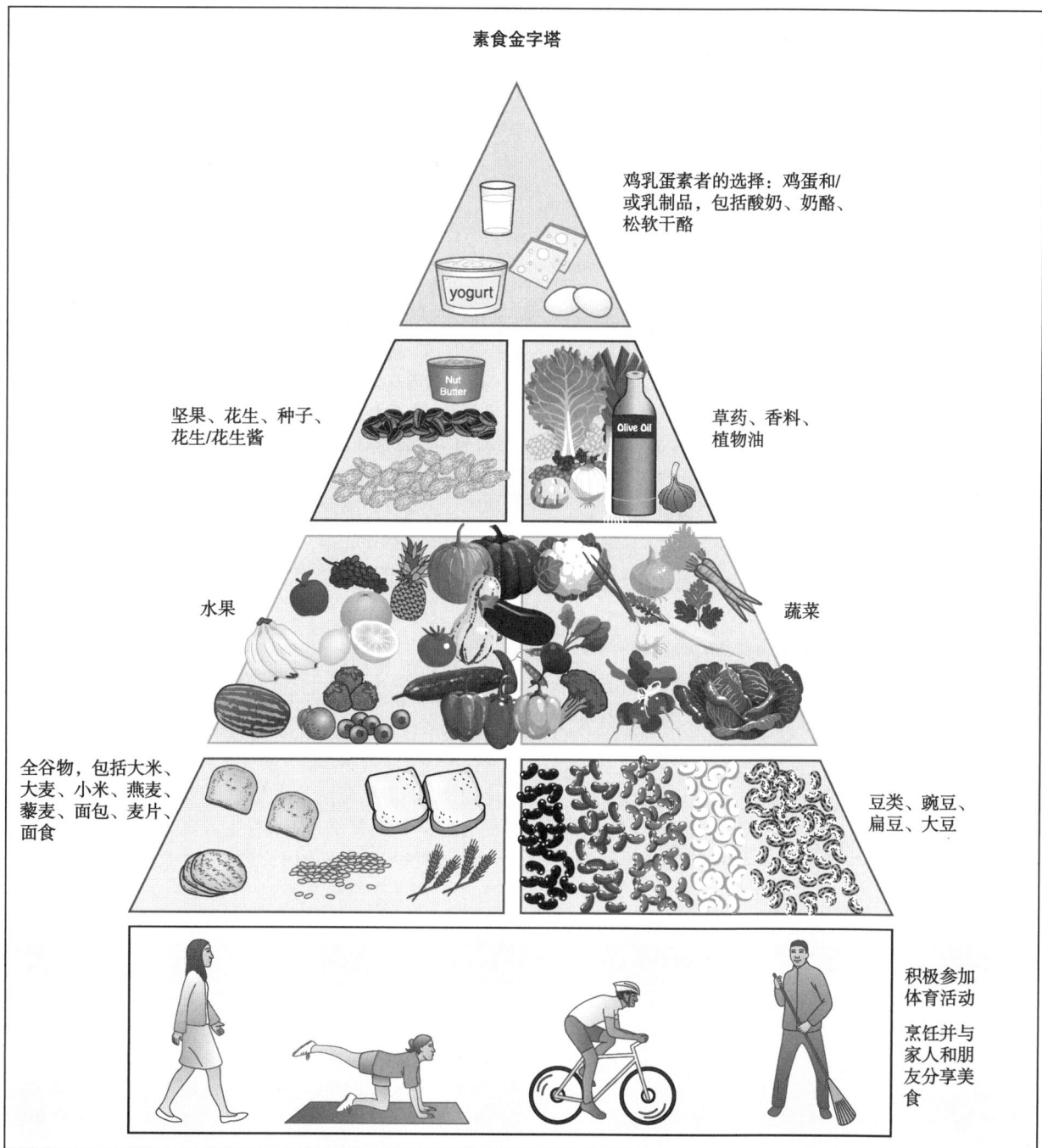

素食金字塔

鸡乳蛋素者的选择：鸡蛋和/或乳制品,包括酸奶、奶酪、松软干酪

坚果、花生、种子、花生/花生酱

草药、香料、植物油

水果

蔬菜

全谷物,包括大米、大麦、小米、燕麦、藜麦、面包、麦片、面食

豆类、豌豆、扁豆、大豆

积极参加体育活动

烹饪并与家人和朋友分享美食

图 4.4　乳蛋素者饮食金字塔

思考"不可或缺的氨基酸和食物蛋白质互补作用")。

🌐 文化思考

不可或缺的氨基酸及食物蛋白质的互补作用

　　由于宗教、传统或经济原因,世界上很大一部分人口遵循各种形式的素食。许多基督复临安息日会教徒遵循乳蛋素食,而印度教和佛教信仰者通常是乳素食。地中海饮食非常强调谷物、意大利面、蔬菜和奶酪,因此牛肉、鸡肉和猪肉等动物产品摄入量很少。在世界其他地区,动物产品的经济负担可能使其消费者望而却步。只要充分了解如何达到完全的蛋白平衡,任何形式的素食都可以是健康的。

　　动物和植物来源的蛋白质都可以满足蛋白质需求。一个经常被提及的与素食有关的问题是如何获得均衡数量的必需氨基酸,使其相互补充,组合成完整的蛋白质。其实完全不必担心,素食者摄入的多种植物性食物,可以提供与杂食性饮食相当的足够高质量蛋白质。

　　食物蛋白质互补作用是通过混合不同种类的食物(如谷物、豆类、乳素食者的乳制品)来平衡所有必需氨基酸的摄入。例如,谷物中苏氨酸含量低,蛋氨酸含量高,而豆类恰恰相反。因此,同时食用谷物和豆类可以克服任何一类中单一氨基酸的缺乏。专家指出,以前提出的每顿饭中有意识地植物蛋白互补是没有必要的,在一天中通过多种食物互补来达到平衡更为重要。以下是蛋白质互补的食物组合示例:

- 谷物和豌豆、豆类或扁豆:糙米和豆类;全麦面包配豌豆或扁豆汤;小麦或玉米饼配豆类;全麦面包上涂花生酱;印度菜,米饭和 dal(一种豆类);中国菜,豆腐和米饭
- 豆类和种子:沙拉三明治;大豆和南瓜或芝麻;中东鹰嘴豆泥(鹰嘴豆和芝麻)或芝麻酱
- 谷物和奶制品(适合乳素食者):全麦意大利面和奶酪;酸奶和杂粮松饼;麦片和牛奶
- 关于素食的循证资源,请参见文本后面的进一步阅读和资源部分。

参考文献

1. Melina, V., Craig, W., & Levin, S. (2016). Position of the Academy of Nutrition and Dietetics: Vegetarian Diets. *J Acad Nutr Diet*, 2016. 116(12): p. 1970–1980.

　　全天均衡的素食模式,加上人体内少量的氨基酸储备,确保了整体的氨基酸平衡。如同对所有人的要求一样,对素食者的基本要求是足量摄入不同种类的食物,以满足正常的营养物质和能量需求[2]。

> **健康饮食指数**:用来衡量饮食质量的标准,用来评估一份食物计划是否符合《美国膳食指南》的关键建议。

对健康的益处和风险

　　素食最显著的益处包括[2,4-17]:

- 如**健康饮食指数**所示,营养素摄入质量更高(例如,较低的饱和脂肪和胆固醇摄入;更高的水果、蔬菜、全谷物、坚果、豆制品和纤维摄入)。
- 有助于超重个体成功减重,并与较低的肥胖率相关。
- 有助于血脂健康(例如,较低的总胆固醇和低密度脂蛋白胆固醇水平)和较低的心血管疾病死亡率,包括缺血性心脏病和高血压。
- 通过减少异常代谢特征降低患代谢综合征的风险。
- 改善血糖,有效管理 2 型糖尿病,降低患 2 型糖尿病的患病风险。
- 降低某些癌症的风险(如胃癌,结直肠癌)。
- 其他,如降低憩室炎、白内障、关节炎和肾结石的风险。

　　在素食中起到疾病预防作用的机制是提供丰富的必需营养素、单不饱和脂肪酸、多不饱和脂肪酸、纤维和抗氧化剂,而与不良健康结局相关的食物成分摄入较少。为了获得素食的益处,个体必须丰富食物种类,均衡饮食。然而,并不是所有的素食者都遵循理想的均衡饮食。因此,素食者不一定获得前述益处。除了对人类健康的益处,营养与饮食学会指出,植物性饮食比动物性饮食更加有助于地球环境健康,因为植物性饮食更环保,使用更少的自然资源,对环境的破坏更小[2]。

　　素食者,特别是纯素食者需要特别关注的主要营养素是铁、碘、钙、维生素 D、维生素 B₁₂ 和 ω-3 脂肪酸[2]。四种不同素食类型总的营养素摄入可能会有很大的差异,而与杂食性饮食中特定的营养素摄入没有区别。研究表明,与素食者相比,因收入水平、超重或种族而处于危险状态的杂食者更关注这些营养素(特别是钙和维生素 D)[18]。表 4.1 概括了素食者关注特殊营养素原因及其解决措施。

表 4.1　素食者的需要关注的营养素

营养	关注点	解决方案
α-亚麻酸(和其他 ω-3 脂肪酸)	很少有植物性食物是 α-亚麻酸的良好来源	经常在饮食中包括 α-亚麻酸的来源,如种子(亚麻、奇亚、大麻)、核桃、菜籽油、豆制品和强化二十二碳六烯酸(DHA)的食品,或服用从微藻中提取的 DHA 补充剂
钙	草酸盐、植酸盐和纤维会减少对菠菜、甜菜,和瑞士甜菜中钙的吸收	经常食用高钙低碘的植物性食物,如卷心菜、西蓝花、纳帕卷心菜、高丽菜、甘蓝、秋葵、萝卜等,以及强化钙的食物,如橙汁、植物奶和豆腐
碘	植物性饮食的碘含量很低,除非使用加碘盐	食用海洋蔬菜或偶尔使用加碘盐

营养	关注点	解决方案
铁	植物性食物含有非血红素铁,与动物性食物中的血红素铁相比,其生物利用率较低。非血红素铁的生物利用率低于动物性食物中的血红素铁,而且对抑制剂很敏感,例如植酸盐和多聚物	摄取高铁植物性食物、维生素 C 和柠檬酸的膳食来源,这能促进铁的吸收。
蛋白质	植物蛋白的质量各不相同;不确定如何获得所有的必需氨基酸	全天摄入各种植物性食物,包括豆制品
维生素 B_{12}	植物性食物中没有维生素 B_{12}	选择强化了 B_{12} 的食物,如豆浆。早餐麦片、营养酵母;或使用对素食者友好的膳食补充剂
维生素 D	除了阳光照射产生的内源性维生素 D 外,这种维生素的主要来源是强化牛乳	选择强化维生素 D 的食物,如豆浆、米浆、橙汁和早餐麦片。如果经常食用强化食品和晒太阳不能满足需要,可以考虑使用素食者友好型膳食补充剂
锌	含有大量植酸的植物性食物会结合锌,阻碍吸收	定期食用坚果、豆制品、锌强化谷物以及浸泡和发芽的豆类、谷物和种子等食物

注:本表中所列营养素并非素食者所缺乏的特定营养素,而是素食者经常有疑问的常见营养素,并为疑似或确定存在此类问题的人们提供了解决措施。

蛋白质的消化过程

口腔

在摄入了含有蛋白质的食物后,消化系统把蛋白质分解为氨基酸。机体摄入的蛋白质首先在口腔内咀嚼成颗粒,食物颗粒与唾液混合,以半固态物质的形式进入胃部。

胃

由于蛋白质体积庞大,复杂结构,因此必须有一系列的酶来消化分解为氨基酸,氨基酸是蛋白质吸收的主要形式。与消化碳水化合物和脂肪的酶不同,蛋白质消化过程中涉及的所有酶(如蛋白酶)均以非活性的**原酶**,称为**酶原**形式在体内储存,机体根据需要激活酶原。蛋白酶不能以活性形式储存,因为生产和储存蛋白酶的细胞和器官由结构蛋白组成,一旦暴露就会被消化。

蛋白质的化学消化始于胃。事实上,胃的主要消化功能是进行蛋白质酶法分解的第一阶段,胃液中的以下三种物质参与这一阶段的消化。

盐酸

复杂的蛋白链在盐酸作用下展开和变性,蛋白链展开使各个肽键(见图 4.1)更容易被酶作用。盐酸还提供了胃酶作用于蛋白质的必要酸介质。

胃蛋白酶

胃壁上的胃黏膜主细胞产生一种叫作胃蛋白酶原的非活性酶原。胃液中的盐酸将胃蛋白酶原转变为具有活性的**胃蛋白酶**。胃蛋白酶切断蛋白质长链氨基酸之间的键,从而将大的蛋白质分解为短链的多肽。如果蛋白质在胃里停留的时间更长,胃蛋白酶就会继续分解,直到只剩下单独的氨基酸。然而,在正常的胃排空时间内,胃蛋白酶只完成第一个分解阶段。

凝乳酶

凝乳酶只在婴儿和儿童时期存在,它对婴儿消化牛奶非常重要。凝乳酶和钙作用于牛奶中的酪蛋白,形成凝乳。凝乳酶通过将牛奶凝结成更坚硬的凝乳,防止食物过快地从婴儿的胃进入小肠。

原酶:一种无活性的前体(即可以用来制造其他物质的前体物质),通过酸、其他酶或其他方法转化为活性酶。

酶原:是一种无活性的酶前体。

胃蛋白酶:蛋白质特异的主要胃酶,能够把大的蛋白质分子分解成短链多肽;需要胃盐酸来对其进行激活。

凝乳酶:人类婴儿和幼小动物(如小牛)的胃液中的凝乳酶。凝乳酶不应与肾素相混淆,肾素是由肾脏产生的一种重要的酶,在激活血管紧张素和血管紧张素原转变为血管紧张素 I 的过程中起着重要作用。

小肠

蛋白质消化始于胃的酸性介质,终于小肠的碱性介质。蛋白质在小肠的消化过程中需要胰腺和肠道分泌酶的参与。

胰腺分泌物

胰腺分泌的以下三种酶参与蛋白质的进一步分解,直到被吸收:

1. **胰蛋白酶**:当食物接触到十二指肠的肠细胞时,细胞释放出**肠激酶**,肠激酶激活胰腺分泌的胰蛋白酶原成胰蛋白酶,胰蛋白酶作用于蛋白质和大的多肽片段,将其分解成小的多肽和二肽。

2. **糜蛋白酶**:已经存在于肠道的糜蛋白酶会激活胰腺分泌的糜蛋白酶原成为糜蛋白酶,具有活性的糜蛋白酶发挥类似于胰蛋白酶分解蛋白质的过程。

3. **羧基肽酶**:羧基肽酶作用于肽链末端的羧基,产生短肽和游离氨基酸。胰蛋白酶也是该酶原的激活剂,能够激活胰腺分泌的羧基肽酶原转化为羧基肽酶。

图 4.5 概述了这些蛋白酶的激活顺序。

肠道分泌物

肠壁腺体产生以下两种蛋白质分解酶来参与蛋白质的分解,此阶段主要将二肽、三肽和多肽分解为氨基酸:

1. **氨基肽酶**:这种酶攻击肽链的氨基端,每次释放出一个氨基酸,从而产生多肽和游离氨基酸。

2. **二肽酶**:这是蛋白质分裂系统中的最后一种酶。二肽酶通过破坏剩下的二肽键以释放两个单独的氨基酸。

蛋白质分裂酶的精细协调系统将大而复杂的蛋白质逐步分解成小的肽链,并释放出氨基酸。蛋白质的分解是一项艰巨的整体作用过程,分解产生的氨基酸直接被吸收进入门静脉循环,用于机体组织构建。图 4.6 总结了整个蛋白质消化系统。

> **胰蛋白酶**:由胰腺分泌,一种蛋白质分解酶,为无活性的胰蛋白酶原,由肠激酶(或已经活化的活性胰蛋白酶)激活;在小肠内将蛋白质还原为短链多肽和二肽。
>
> **肠激酶**:在十二指肠产生和分泌的一种酶,分解进入小肠的蛋白质;它激活胰蛋白酶原,使其以胰蛋白酶的活性形式存在。
>
> **胰凝乳酶**:一种由胰腺分泌的蛋白质分解酶,作为非活性的胰凝乳蛋白酶原;在被胰蛋白酶激活后,它在小肠中继续将蛋白质分解为短链多肽和二肽。
>
> **羧基肽酶**:一种特殊的蛋白质分解酶,由胰腺分泌,作为非活性酶原羧基肽酶原;在被胰蛋白酶激活后,它在小肠中发挥作用,切开肽链的羧基端,从而产生链较小的肽和游离氨基酸。
>
> **氨基肽酶**:一种特殊的蛋白质分解酶,由小肠壁上的腺体分泌,切开肽链上的氨基端,从而产生更小的肽链和游离氨基酸。
>
> **二肽酶**:蛋白质分裂系统中的最后一种酶,从二肽键中释放游离氨基酸。

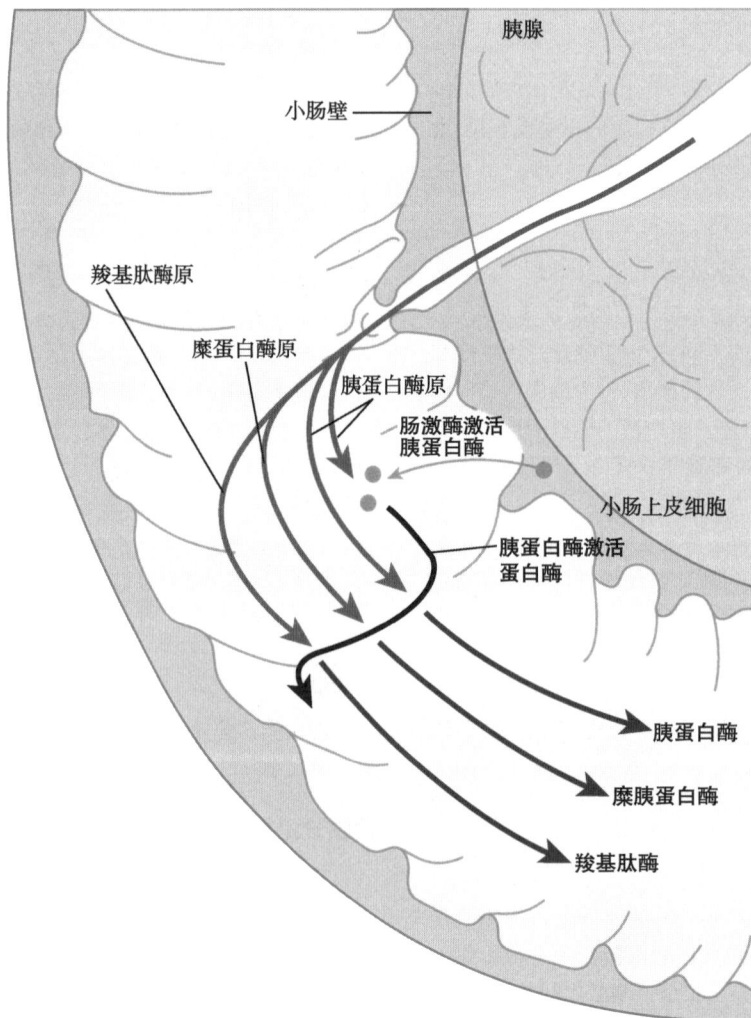

图 4.5   蛋白酶激活概况

口腔
机械破碎产生较小的食物颗粒，与唾液混合

唾液腺

口腔

舌头

咽部

食管

胆囊

肝脏

胃
胃黏膜分泌胃蛋白酶原
胃蛋白酶原被HCl激活为胃蛋白酶：

$$蛋白质 \xrightarrow[\text{HCl}]{\text{胃蛋白酶}} 小分子多肽$$

胃

胰腺

普通胆管

幽门

小肠
胰腺和肠道蛋白酶继续水解：

$$多肽 \xrightarrow[\text{肠道蛋白酶}]{\text{胰腺和}} 二肽氨基酸$$

胰腺酶：胰蛋白酶，糜蛋白酶，羧基肽酶
肠道酶：氨基肽酶，二肽酶

$$肽 \xrightarrow[\text{二肽酶}]{\text{氨基肽酶}} 氨基酸$$

被吸收的氨基酸进入门静脉并到达肝脏

大肠

小肠

回肠瓣

直肠

肛门

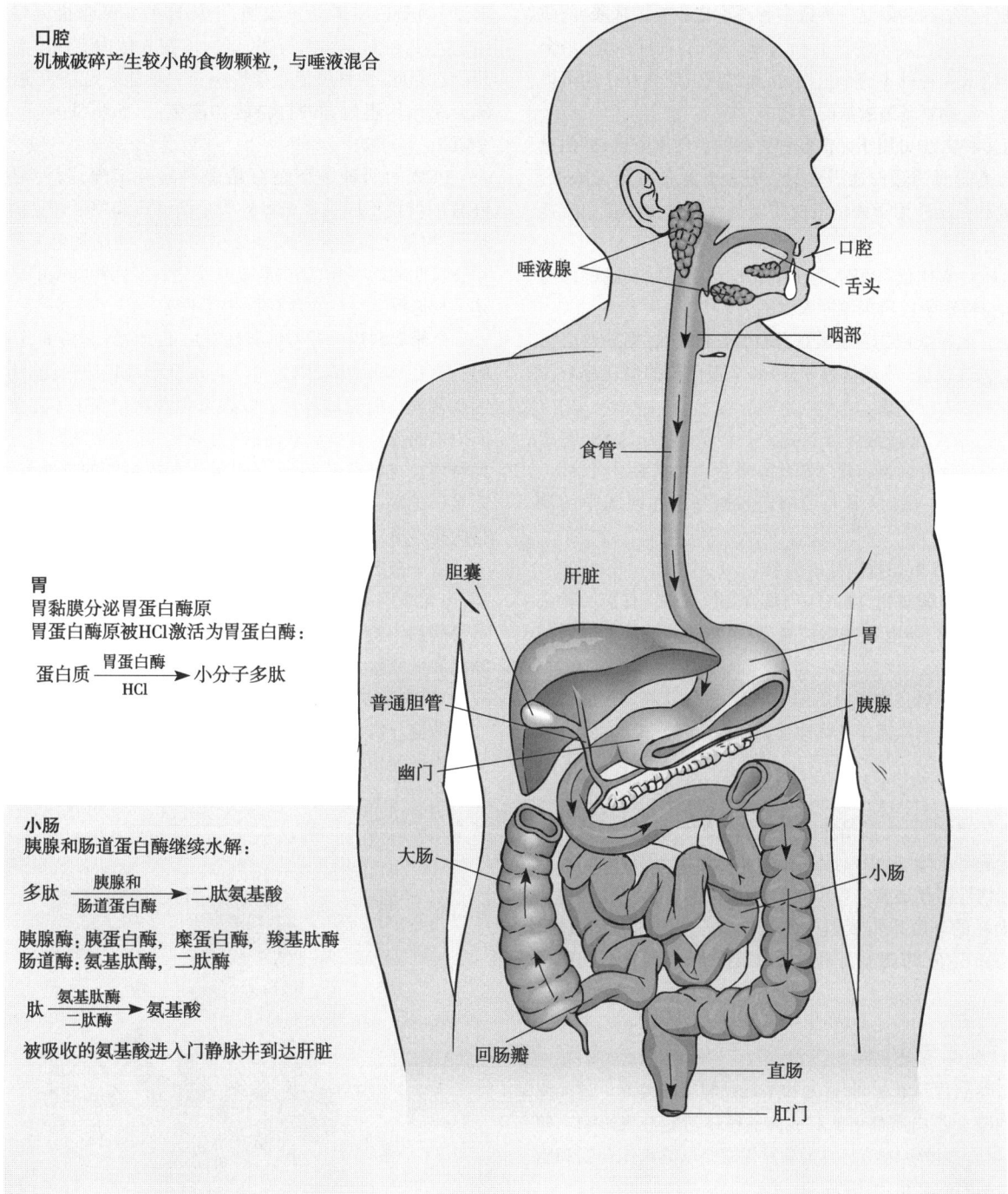

图 4.6　蛋白质消化总结。(Courtesy Rolin Graphics.)

膳食蛋白质的建议

蛋白质需要量的影响因素

影响机体蛋白质需要量的因素有以下三个:(1) 组织生长;(2)膳食蛋白质质量;(3)因疾病或疾病而产生的额外需要。

组织生长

在人类生命周期的快速生长阶段，每单位体重新组织的构建和现有组织的维持相对需要更多的蛋白质。整个生命过程中胎儿期、婴儿期和青春期生长期间最为迅速。童年虽然也是一个持续成长的阶段，但成长的速度比前面三个阶段要慢一些。对于成年人来说，蛋白质的需求量随着组织维持的需要而趋于稳定，但不同个体的需求是不同的。

膳食蛋白质质量

蛋白质的生物利用率及其氨基酸组成显著影响其膳食质量及其在人体营养中的相对价值[19,20]。例如，不完全蛋白即植物性食物因为缺乏一种或多种不可或缺的氨基酸,前质量低于完全蛋白即动物产品和大豆。然而,如前所述,当个体同时摄入互补的不完全蛋白时,通过蛋白质互补作用可以解决单一食物氨基酸短缺的问题。

有多种方法可用于评估各种食物的蛋白质质量,并估计满足人类需要的蛋白质需求量。每种方法各有其优缺点。以下列举了几种用于评估蛋白质质量或用于估计蛋白质需求的方法[21-23]。

- 蛋白质功效比值(PER):基于生长过程中试验动物的体重增加与特定蛋白质来源摄入量的关系。
- 经过消化率修正的氨基酸评分(PD-CAAS):根据所含必需氨基酸的数量(即氨基酸评分)和全蛋白质的消化率对蛋白质来源进行评级。
- 可消化必需氨基酸评分(DIAAS):类似于 PDCAAS,它根据氨基酸评分和蛋白质的消化率对蛋白质来源进行评级。不同的是 DIAAS 法是专门测定各氨基酸在回肠中的消化率。
- 氮平衡:摄入氮与排出氮的关系。
- 指示剂氨基酸氧化(IAAO):当膳食蛋白质缺乏任意一种必需氨基酸时,所有氨基酸被氧化,而非进入氨基酸池后被机体利用。

不管个体对食物蛋白质偏好如何,多样化和均衡的饮食是获得满足健康人需求的优质蛋白质的最佳方式。

疾病

机体患病时,尤其是伴随发热和组织分解时,对蛋白质和能量的需求增加,用以重建组织和满足增加的代谢率的需求。创伤性损伤通常需要广泛的组织重建。手术后,伤口愈合和损耗的恢复均需要额外的蛋白质。广泛的组织破坏,如烧伤和压疮,需要显著增加蛋白质摄入,以便愈合和移植成功。

膳食缺乏或过量

与其他营养素相同,适度和平衡是健康的关键。过多或过少的膳食蛋白质都可能对机体的整体功能造成影响。此外,蛋白质多种生物功能的正常发挥需要以碳水化合物和脂肪供给足够的能量为前提。

蛋白质-能量营养不良

蛋白质-能量营养不良(Protein-energy malnutrition,PEM)或严重急性营养不良(severe acute malnutrition,SAM)可在多种情况下发生。最严重的情况出现在所有食物(不仅仅是富含蛋白质的食物)供应短缺的地区。由于儿童在快速生长和发育期间营养需求很高,因此患营养不良的风险最高。然而,PEM 可以发生在生命周期的任何阶段和任何人身上,老年阶段尤其常见。尽管社会经济一直在发展,但在世界范围内,≥65 岁的老年人、需要家庭护理的人、农民,特别是女性患 PEM 的风险更高[24]。总能量缺乏通常伴随 PEM。感染或疾病期间(如获得性免疫缺陷综合征、癌症、肝功能衰竭)因为蛋白质需要量增加,个体即使总膳食摄入量充足也易发生 PEM。如前所述,蛋白质在人体内有许多重要的功能。因此,饮食缺乏直接影响相关功能。氨基酸缺乏,机体合成结构蛋白(如肌肉)或功能蛋白(如酶、抗体和激素)受阻。

PEM 的两种类型是夸希奥科病和消瘦,两种形式的 PEM 的特性不同。夸希奥科病是两种疾病中更常见的致命疾病,可能由急性蛋白质缺乏引起,而消瘦则是由多种营养物质长期缺乏引起,蛋白质是其中之一。两种类型的结果都是生长迟缓,免疫功能减弱,发育不良。

夸希奥科病　夸希奥科病常见于 18~24 月龄的儿童,他们一直在母乳喂养,因为母亲再次受孕而迅速断奶,使得他们从营养均衡的母乳转向以碳水化合物和少量不完全蛋白质为主的流质饮食(如以谷物为基础的饮食),从而引发夸希奥科病。这种条件下,儿童可能会获得足够的总能量,但缺乏足够的高质量膳食蛋白质。Kwashi-orkor 一词是加纳语,指的是当第二个孩子出生时,第一个孩子患的疾病。

由于缺乏用于维持液体平衡和从肝脏运输脂肪的蛋白质,夸希奥科病表现为全身性水肿和脂肪肝(图 4.7)。夸希奥科病临床表现的确切病因尚不明确。研究表明,除了近期断奶和低质量蛋白质摄入外,显著水肿的发生可能还与氧化应激、感染和创伤性情绪、环境事件等因素有关[25]。

消瘦　消瘦患者外表消瘦,体脂很少甚至没有。消瘦是一种慢性能量和蛋白质缺乏,即消瘦是由饥饿造成的。消瘦患者生长发育不良更为严重。消瘦可见于食物来源不足的各个年龄阶段的个体。

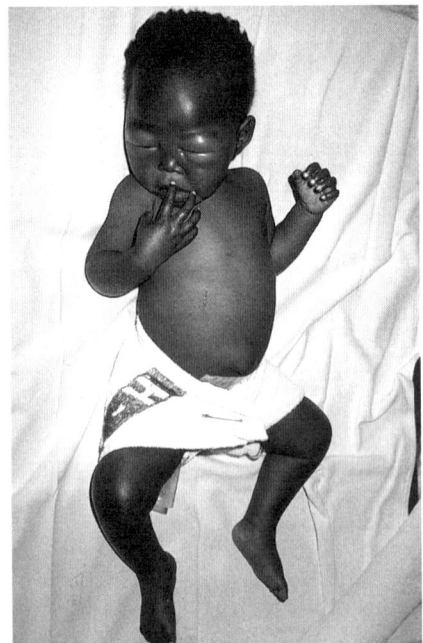

图 4.7　夸希奥科病。婴儿出现全身性水肿,表现为面部、手臂和腿部浮肿。(Reprinted from Kumar, V., Abbas, A. K., Fausto, N., et al. [2007]. *Robbins basic pathology* [8th ed.]. Philadelphia:Saunders.)

额外膳食补充

人体对蛋白质的需求是有限的。一旦个体膳食蛋白摄入量达标,机体就会脱去多余蛋白质的氨基,将其作为脂肪碳链储存或用其供给能量。仅靠摄入过量的蛋白质不会增加肌肉量,只有在足量蛋白质摄入的前提下进行锻炼才可以。过量动物蛋白膳食同时也会伴随高饱和脂肪和胆固醇摄入(见第三章)。此外,如果摄入高蛋白食物,相应富含必要的维生素、矿物质和纤维的水果、蔬菜和其他全谷物的摄入会相应减少。

虽然大多数蛋白质和氨基酸补充剂在小剂量的情况下是无害的,但如果饮食均衡,则不必额外补充。服用过量的单一氨基酸膳食补充剂可能是有害的,因为单一氨基酸的补充可能导致机体为了维持总体平衡而排出其他必需氨基酸。越来越多的研究表明,高膳食摄入和循环中的高支链氨基酸水平与胰岛素抵抗和其他心脏代谢疾病的风险增加有关[26-28]。

膳食指南

膳食参考摄入量

推荐膳食摄入量(Recommended Dietary Allowances,RDAs)仍然是蛋白质摄入的参考标准,也是膳食参考摄入量标准的一部分。RDA 的设定是为了满足营养需求。

RDA 的设定是为了满足大多数健康人群的营养需求。严重的身体应激(如疾病、手术)可以增加一个人对蛋白质的需求,超过标准的 RDA。

与碳水化合物和脂肪的推荐摄入量类似,美国国家科学院(National Academy of Sciences)蛋白质的 DRIs 用其供能占摄入总能量的百分比表示。蛋白质供能比例为 10%~35% 时,能够满足大多数儿童和成人对蛋白质的需求。RDA 标准与年龄、性别和体重有关,并考虑了现有氮平衡研究分析。另一种估计蛋白质需求量的方法是利用理想体重计算。使用这种方法,男性和女性的 RDA 设定为每天每千克理想体重 0.8g 优质蛋白质[即 0.8g/(kg·d)];参见临床应用"计算膳食蛋白质参考摄入量"和扩展阅读"膳食蛋白质摄入量与推荐摄入量"]。婴儿、孕妇和哺乳妇女的建议摄入量较高,用以满足生长的代谢需求(见附录 B)。

美国膳食指南

如上所述,标准的美国饮食提供充足的蛋白质,其中大部分通常来自动物产品。过量的动物产品取代了其他营养丰富的水果、蔬菜和全谷物,导致潜在的健康风险。我们应注意食物多样化,避免任意一种食物过量摄入,养成健康的饮食习惯。

《2020—2025 年美国人膳食指南》就富含蛋白质的食物提出了以下建议[29]:

- 选择多种蛋白质来源的食物,包括海鲜、瘦肉和家禽、鸡蛋、豆类和豌豆、大豆制品和无盐坚果和种子。
- 每周至少食用 226.80g 各种来源的甲基汞含量较低的海产品。
- 用营养丰富的食物替代高钠和高饱和脂肪的蛋白质食物。表 4.2 提供了富含蛋白质食物的蛋白质含量比较。

MyPlate

与 MyPlate 中其他的宏量营养素建议一样,鼓励美国人食用种类丰富的食物来满足所有的营养素需求(见图 1.4)[30]。MyPlate 网站提供了选择瘦肉、家禽和鱼类以及植物蛋白来源(如豆类、坚果和种子)的建议。个人只需输入自己的年龄、性别、身高、体重和身体活动水平,就可以获得个性化的"我的餐盘",网站还提供杂食者的食谱样本和素食者的饮食技巧。

表 4.2　富含蛋白质的食物

食物	分量	蛋白质/g
鹅肉,只吃肉,烤制	85.05g	29
小牛肉,腰肉,只吃瘦肉,炖煮	85.05g	28.5
鸡胸肉,只吃肉,烤制	85.05g	26.4
牛肉,上圆牛肉,去除肥肉,烤制	85.05g	25.6
火鸡,鸡胸肉,只吃肉,烤制	85.05g	25.6
猪肉,西冷,去骨,烤制	85.05g	25.2
新鲜黄鳍金枪鱼,干烧	85.05g	24.8
鸡肝,煎制	85.05g	21.9
绞牛肉酱,70% 瘦肉,30% 脂肪,煎制	85.05g	21.7
大西洋鲑鱼,干烧	85.05g	21.6
羊肉,肩部,保留 1/4 英寸的脂肪,烤制	85.05g	20.8
鸭肉,仅有肉,烤制	85.05g	20
金枪鱼罐头,沥干	85.05g	20
新鲜比目鱼,用干火烹制	85.05g	19.2
扇贝,清蒸	85.05g	17.5
黑线鳕,用干火烹制	85.05g	17
豆腐,油炸	85.05g	16
火腿,切片,11% 脂肪	85.05g	14.1
黄豆汉堡,熟的	85.05g	13.3
牡蛎,用湿热烹调	85.05g	9.7
松软干酪,2% 奶脂	85.05g	8.9
牛奶,1% 脂肪	250ml	8.2
扁豆,煮熟的	85.05g	7.7
鹰嘴豆,煮熟的	85.05g	7.5
花生酱,混合均匀的 2 汤匙	15ml	7.1
豆奶 1 杯	250ml	7
奶酪,切达干酪	28.35g	6.8
全蛋,煮全熟的	1 个大鸡蛋	6.3
蓝纹奶酪	28.35g	6
酸奶,原味,脱脂牛奶	85.05g	4.9
芸豆,煮熟的	85.05g	4.1

注:按每份蛋白质含量递减的顺序排列。

计算膳食蛋白质参考摄入量

有两种方法可以计算一个人的蛋白质推荐摄入量。我们将举例介绍这两种计算方法。

利用宏量营养素可接受范围计算膳食参考摄入量:

按膳食参考摄取量建议(总能量的10%~35%)计算每日摄取量为2 200kcal的个体所需的蛋白质,请完成以下计算。

例如:2 200kcal×0.10=220kcal/d,2 200kcal×0.35=770kcal/d

因此,蛋白质的摄入量为220~770kcal/d。现在我们把蛋白质的千卡换算成克,蛋白质用千卡除以能量系数4。

例如:220kcal÷4kcal/g=55g,770kcal÷4kcal/g=192.5g

因此,建议每天摄入55~192.5g的蛋白质,以满足宏量营养素蛋白质可接受范围。

相对于理想体重的建议膳食摄入量[1]:

要计算身高162cm,理想体重为120lb(理想体重计算见第15章)的女性,根据0.8g/kg/d的推荐膳食容许量计算所需的蛋白质,请进行以下计算。

例:首先,将以磅为单位的重量转换为以千克(kg)为单位的重量。

(2.2lb=1kg):120lb÷2.2lb/kg=54.5kg

再将体重(kg)乘以RDA(0.8g/kg/d)。

例如:54.5kg×0.8g/kg/d=43.6g/d蛋白质

因此,一个身高162cm的女性,每天摄入2 200kcal的能量,其中至少10%的能量来自高质量的蛋白质,那么她所摄入的蛋白质将超过每天推荐的43.6g的蛋白质摄入量。

现在,根据你的总能量摄入量和你的体重来计算你自己对蛋白质的膳食需求。你平时的食物摄入量能满足你对蛋白质的需求吗?

参考文献

1. Food and Nutrition Board and Institute of Medicine. (2002). *Dietary reference intakes for energy, carbohydrate, fiber, fat, fatty acids, cholesterol, protein, and amino acids*. Washington, DC: National Academies Press.

膳食蛋白质摄入量与推荐摄入量

美国农业部的《我们在美国吃什么》报告指出,20岁及以上的男性和女性平均每天的蛋白质摄入量分别为97g和69g;2岁以上的美国人平均从蛋白质供给16%的总能量,这完全在10%到35%的DRI范围内[1]。

评估蛋白质质量的新方法(如膳食蛋白质质量章节中讨论的DIAAS和PDCAAS)对目前RDA 0.8g/kg/d的建议提出了挑战。基于这些方法,研究人员得出结论,蛋白质摄入量可以略高一些:0.91g/kg/d可以更好地满足身体需求[2]。

正常人食用普通的美国膳食时,大概率能满足其对膳食蛋白质的需求。例如,一个150lb(68kg)的男性,每日能量需要量为2 440kcal。根据全国平均水平,假设其大约16%的能量来自蛋白质,相当于每天98g蛋白质:

2 440kcal×16%=390kcal÷4kcal/g=98g蛋白质

同样,一个150lb(68kg)的人,即使在0.91g/kg/d的较高推荐量下,也只需要大约62g蛋白质就可以满足他的需求。因此,我们得出结论,对大多数美国人来说,通过补充剂摄入额外的蛋白质是不必要的。即使个体因为代谢应激或快速生长需要额外的蛋白质,也很可能通过食用标准的美国膳食来满足这些需求。

参考文献

1. Agricultural Research Service. (2018). Nutrient intakes from food and beverages: Mean amounts consumed per individual, by gender and age. In *What we eat in America* (NHANES, 2015–2016). U.S. Department of Agriculture.
2. Food and Agriculture Organization of the United Nations. (2013). Dietary protein quality evaluation in human nutrition. Report of an FAO Expert Consultation. *FAO Food and Nutrition Paper, 92,* 1–66.

章节回顾

总结

- 蛋白质为人体提供氨基酸,用于构成机体主要组织。在20种常见的氨基酸中,有9种因为人体不能合成而必须由膳食提供。
- 完全蛋白包含所有的必需氨基酸。完全蛋白食物来源大多为动物性食物。植物性食物大多提供不完全蛋白,即缺乏一种或多种必需氨基酸的蛋白质。唯一的例外是大豆蛋白,它虽然来源于植物,但是一种很好的完全蛋白来源。
- 组织蛋白在组织合成和分解代谢之间不断转换。充足的

膳食蛋白质和氨基酸储备有助于保持总体蛋白质平衡。氮平衡是衡量整体蛋白质平衡的指标。

- 混合饮食包括多种食物,为机体提供来自碳水化合物和脂肪的足够的非蛋白热源的同时,满足平衡的蛋白质和其他营养物质的需求。
- 纯素饮食只含有植物蛋白。其他的素食可能包括乳制品、鸡蛋,有时还有鱼。所有素食者的生活方式都可以提供均衡的营养和多样化的膳食计划。
- 当我们摄入含有蛋白质的食物后,6种蛋白质分解酶会切断肽键,分解为单一氨基酸供人体吸收。

- 生长需要和食物性质在蛋白质质量和能量摄入方面决定了一个人的蛋白质需求。对蛋白质需求的临床影响因素包括发烧、疾病、手术和身体组织的其他创伤。

复习题

答案见附录 A。

1. 与碳水化合物和脂肪相比,氨基酸是独特的,因为它们的结构中存在_____。

  a. 碳　　　　　　　　　b. 氢

  c. 磷　　　　　　　　　d. 氮

2. 下列哪种食物含有完全蛋白质?

  a. 玉米　　　　　　　　b. 鸡蛋

  c. 全麦面包　　　　　　d. 花生

3. 羧基肽酶原和糜蛋白酶原由小肠内的_____酶激活。

  a. 胃蛋白酶　　　　　　b. 氨基肽酶

  c. 胰蛋白酶　　　　　　d. 二肽酶

4. 根据所提供的信息判断以下哪一个人的蛋白质需求量最高?

  a. 16 岁的活跃少年　　　b. 26 岁的久坐律师

  c. 47 岁女飞行员　　　　d. 72 岁的祖父

5. 根据 RDA 可接受的蛋白质宏量营养素范围,一个每天消耗 2 100kcal 的人,饮食中应该包含多少克蛋白质?

  a. 40~58g　　　　　　　b. 53~184g

  c. 105~195g　　　　　　d. 208~320g

案例分析题

答案见附录 A。

9 岁男童,与年龄相比体型较小。父母担心他的成长。一家人均为素食主义者,一直都以素食主义养育该男童。他们还提到男童特别挑食,不吃坚果、干豆和大豆等食物。24 小时饮食记录如下。

早餐:一片吐司加果冻约 237ml 橙汁

午餐:75g 全麦通心粉加番茄酱

零食:一个苹果

晚餐:75g 白米饭加 37.5g 胡萝卜

1. 从以下选项中选择所有与该患者病史相关的营养问题。

  a. 厌食和纯素饮食

  b. 非必需氨基酸摄入不足

  c. 摄入能量不足

  d. 摄入蛋白质不足

  e. 为肌肉生长提供足够氨基酸的饮食

  f. 必需氨基酸摄入不足

2. 从以下选项中为下面__选择最有可能的选项。

从该患者的饮食记录来看,他们并没有将不同__1__的适当组合以确保补充蛋白质的摄入。这种做法很重要,因为大多数素食食品本身就缺乏 9 种__2__氨基酸中的一种或多种。

选项 1	选项 2
全麦	非必需
动物性食物	不必要
植物性食物	必需
以牛奶为原料的食品	条件必需

3. 从以下选项中为下面_____选择最有可能的选项。

患者可能处于_____状态,因为他没有得到所有需要的氨基酸。他可以将不同氨基酸的植物性食物混合食用,以帮助实现_____氮平衡,促进生长。

选项	
新陈代谢	正
分解代谢	负
合成代谢	零
不足	

4. 从以下选项中为该患者选择合理的饮食干预措施,以促进其生长。

  a. 增加总能量来增加氨基酸

  b. 增加植物性蛋白质食物,以增加蛋白质和氨基酸的摄入

  c. 食用含有所有氨基酸的乳制品

  d. 使用蛋白质补充剂,如乳清蛋白

  e. 多吃豆制品

5. 从以下选项中,选择所有适合纯素饮食的蛋白质互补食物组合。

  a. 奶酪全麦意面

  b. 豆类和米饭

  c. 全麦面包上涂花生酱

  d. 酸奶配全麦松饼

  e. 豆腐和米饭

  f. 全麦吐司配葡萄果冻

(任晓梅 译,余焕玲 审校)

第 5 章
消化、吸收和代谢

内容提要

- 机体通过协调机械性消化和化学性消化系统,胃肠道将食物分解成小分子物质,释放出营养成分供生物利用。
- 不同器官的结构和功能通过连续的胃肠道系统完成任务。
- 通过吸收、运输和新陈代谢过程,营养物质将在全身进行分布、利用和储存。

如前几章所述,机体所需的营养物质在未利用之前,被包装成各种的食物形式。因此,天然食物必须被分解成更小的物质来吸收和代谢,以满足身体的需要。前面的章节介绍了大量营养物质的消化:碳水化合物、脂肪和蛋白质。

本章将食物消化和营养吸收的整个过程视为一个连续的整体,包括一系列连续的事件。此外,我们回顾了新陈代谢和独特的身体结构和功能,使这一过程成为可能。

消化

基本原理

机体的细胞不能直接利用摄入的食物,首先需要将食物所包含的营养素区分,然后才能被细胞吸收和利用,以维持生命。这个过程涉及许多步骤,包括**消化**、**吸收**、**运输**和**代谢**。

> **消化**:食物在胃肠道中被分解,以机体能吸收的形式释放营养物质的过程。
> **吸收**:营养物质通过消化道黏膜上皮细胞进入血液的过程。
> **转运**:营养物质通过循环系统从机体的一个部位到另一个部位的流动过程。
> **代谢**:细胞内大量化学变化的总和,最终产生对能量、组织构建和代谢控制至关重要的物质。

图 5.1 显示了胃肠道(GI)和附属器官的不同部分。消化系统完成食物消化和代谢的过程,食物成分通过这个系统,最终被吸收并运送到细胞或作为废物排出体外。

机械性和化学性消化

食物在胃肠道内经过一系列的物理和化学作用后被机体吸收,这些作用包含消化的整个过程。

第 2~4 章介绍了大量营养素在消化过程中发生的物理和化学作用。在微量营养素中,大多数维生素和矿物质几乎不需要消化,少数则(如维生素 A、维生素 B$_{12}$、生物素)需要消化或水解后才能被机体吸收。水不需要消化,且很容易被循环系统吸收。本章探讨这些作用作为一个整体相互依存的过程。第 7~9 章将详细介绍维生素、矿物质和水。

机械性消化:肠胃运动

从口腔开始,胃肠道壁上的肌肉和神经相互协调,为消化提供必要的动力。这种对食物存在的应激反应使系统能够分解摄入的食物,并沿着消化道移动。

肌肉 胃肠道壁的平滑肌层相互作用,产生两种类型的运动:①肌肉舒张或收缩,确保食物持续地通过和控制阀门的作用;②周期性肌肉收缩和舒张,这是一种有节奏的波动,使食物混合并推动它前进。蠕动(peristalsis)是指交替的肌肉收缩和松弛,使内容物向前进入胃肠道。这个词来自希腊语"*peri*",意思是"周围",以及"*stalsis*",意思是"收缩"。

神经 神经调节胃肠道的肌肉运动。壁内神经丛是胃肠道壁的一个复杂神经网,从食管延伸到肛门。这些神经的作用有:①控制肌壁的张力;②调节肌肉交替收缩的频率和强度;③协调肌肉运动。协调过程顺利时,肌肉运动就像交响乐无意识地合并进行,相反就会导致痛苦。第 18 章将讨论胃肠道的这些问题和疾病。

化学性消化:胃肠道分泌物

许多分泌物共同作用完成化学性消化。肠道中的分泌细胞和附属器官产生的成分,用于化学性消化的精确工作。这些细胞或腺体的分泌作用对来自食物、神经冲动或激素诱导的刺激做出反应。分泌物的主要类型如下:

1. 盐酸和缓冲离子:盐酸和缓冲离子形成正确的 pH(即酸或碱的程度),以保证酶的活性。

2. 酶:消化酶是机体产生的蛋白质。它们通过特殊结构将大量的营养素(如甘油三酯)分解成更小的组成成分(如甘油和脂肪酸)。

3. 黏液:黏液润滑和保护胃肠道黏膜组织,并帮助滋润食物。

4. 水和电解质:水和电解质协助消化产物通过胃肠道

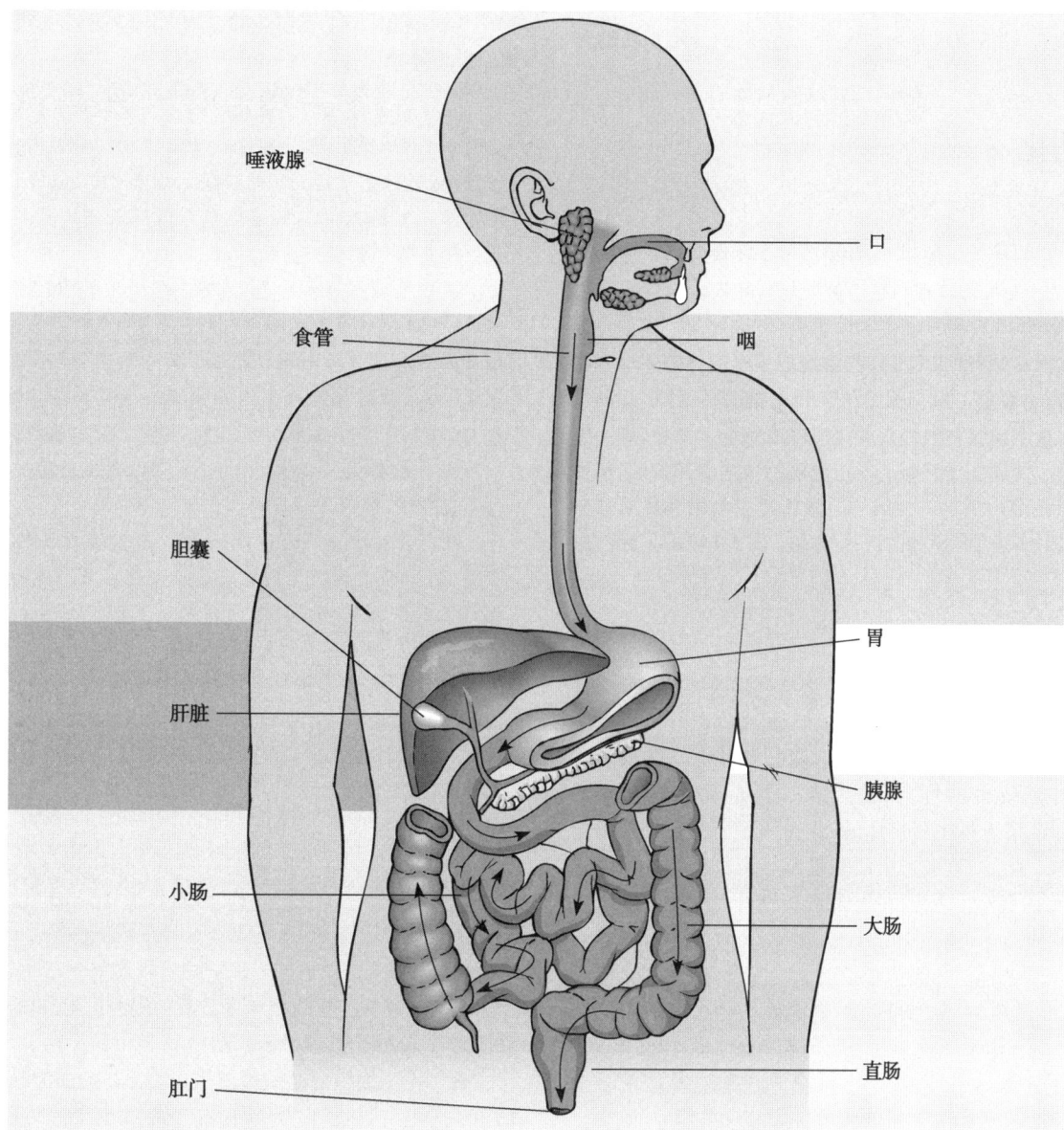

图 5.1 胃肠系统。通过连续的胃肠道系统,多种消化过程释放食物营养素供细胞使用。(Courtesy Rolin Graphics)

进入组织。

5. 胆汁:胆汁将脂肪乳化得更小,以暴露出更多的表面积,从而发挥脂肪分解酶的作用。

口腔和食管的消化

机械性消化

在口腔中,咀嚼(即咬合和研磨)从物理上把食物分解成更小的颗粒。牙齿和口腔的结构特别适合这项工作。在咀嚼完食物后,混合的食物颗粒被吞入食管,这在很大程度上由神经反射控制的自主蠕动波导致。舌根肌肉促进吞咽过程。当机体处于直立状态,重力作用下食物沿着食管下移到胃入口,胃食管括约肌放松,如单向阀打开食物进入。然后

胃食管括约肌再次收缩,将食物保留在胃腔内。如果括约肌不能正常工作,它可能会让含酸的食物从胃倒流回食管,导致胃食管反流的不适感(我们通常称之为"胃灼热")。

胃灼热感被认为源自心脏区域,即胃灼热与心脏有关。食管裂孔疝是胃灼热的另一个常见原因;当胃的一部分向上伸入胸腔(即胸部;见第 18 章)时,就会发生这种情况。

化学性消化

唾液腺分泌的唾液中含有**唾液淀粉酶**(也叫唾液素)。淀粉酶是所有淀粉分解酶的总称。舌后部的小腺体(即冯埃布纳氏腺体)分泌舌脂肪酶。脂肪酶是所有脂肪分解酶的总称。然而,食物在口腔中停留的时间不足以发生化学反应。在婴儿期,舌脂肪酶是消化乳脂的相关酶。唾液腺还分泌一

种黏液物质来润滑和混合食物颗粒,以便吞咽摄入的食物团(即食物块)。黏液腺也排列在食管上,它们的分泌物帮助食物团向胃移动。

胃部消化

机械性消化

在食管的括约肌控制下,食物以单个团块的形式进入胃底(即胃的上部),食管在心脏切迹处与胃相连。胃内肌肉逐渐揉捏、储存、混合并推动食物团缓慢、可控地向前移动。当食物到达胃窦(即胃的下部)时,就变成了半液体的酸性食物混合物,称为**食糜**。幽门瓣是位于胃末端的括约肌,控制胃部血流。这个瓣膜将酸性食糜缓慢释放到十二指肠,即小肠的第一段。缓释剂促进碱性肠道分泌物快速中和食糜,从而避免刺激黏膜内层。一顿饭的能量密度主要由其脂肪成分决定,它影响幽门瓣膜处的胃排空率。图 5.2 显示了胃的主要部分。

化学性消化

胃分泌物包含 3 种促进胃内化学消化的物质:酸、黏液和酶。

酸 胃泌素激素刺激胃壁细胞分泌盐酸。盐酸产生胃酶工作所需的酸度,并激活第一个蛋白酶,胃蛋白酶原。正如在第 4 章中所讲述的,蛋白酶是所有蛋白质裂解酶的总称。此外,胃酸产生的酸性环境有助于多种维生素和矿物质的吸收(见药物-营养素相互作用"营养素吸收酸度")。

唾液淀粉酶:口腔唾液腺分泌的一种淀粉裂解酶,通常称为 ptyalin(源自希腊语单词 ptyalon,意思是"唾沫")。

食糜:胃消化后胃肠道中的半流质食物团。

胃泌素:一种促进胃部运动的激素,刺激胃壁细胞分泌胃酸,并刺激主细胞分泌胃蛋白酶原。

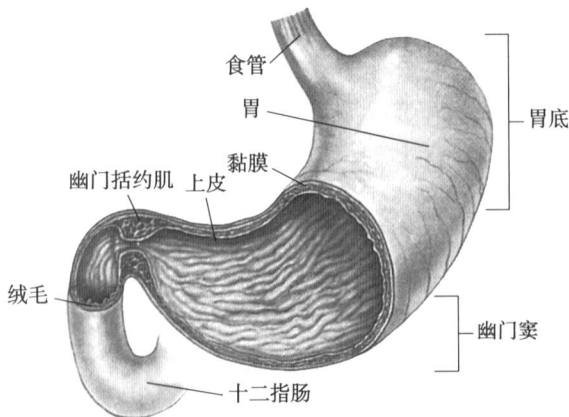

图 5.2 胃。(Reprinted from Raven, P. H., & Johnson, G. B. [1992]. *Biology* [3rd ed.]. New York: McGraw-Hill.)

💊 **药物-营养素相互作用**

营养吸收酸度

人体通过分泌酸性或碱性缓冲剂来控制胃肠道内容物的 pH 值。胃内释放的盐酸降低了 pH,使胃内容物呈酸性;从胰腺分泌到小肠的碳酸氢盐可以中和 pH 值。反馈系统不断地微调胃肠道环境以达到最佳性能,并与激素控制盐酸和碳酸氢盐的释放。

胃中盐酸有许多功能,能够杀死微生物,激活胃蛋白酶原,并启动蛋白质的消化过程。此外,几种维生素和矿物质的后阶段吸收取决于暴露于胃中的酸性环境。具体来说,与盐酸的相互作用进一步提高了胃肠道沿线维生素 B_{12}、钙、铁和镁的生物利用度。因此,胃中盐酸分泌减少可能会降低这些维生素和矿物质的生物利用度,增加细菌负荷[1],影响蛋白质的消化过程。

质子泵抑制剂(PPI)是一类减少胃酸释放的药物。在美国,非处方和处方抑酸剂是一些最常用的药物,人们经常长时间使用它们。虽然我们还不了解长期使用 PPI 导致的微量营养素缺乏的程度,但其临床意义可能是重大的。对于有营养不良风险的个体来说,是一个特别重要的考虑因素。美国胃肠病学协会建议,确保长期 PPI 治疗的患者充分满足他们对这些微量营养素的建议饮食量(RDA),避免并发症[1]。

参考文献

1. Freedberg, D. E., Kim, L. S., & Yang, Y. X. (2017). The risks and benefits of long-term use of proton pump inhibitors: Expert review and best practice advice from the American Gastroenterological Association. *Gastroenterology*, 152(4), 706–715.

黏液 黏液保护胃壁免受盐酸的侵蚀作用,也有助于食物团沿胃肠道结合、混合和移动。

酶 胃主细胞分泌酶原胃蛋白酶原。盐酸激活胃蛋白酶原成为蛋白裂解酶、胃蛋白酶。其他细胞产生少量称为三丁酸甘油酯酶的胃脂肪酶,该酶作用于三丁酸甘油(即乳脂);然而,这是胃中相对较小的活动。各种感觉、情绪、激素和食物刺激使这些分泌物产生神经冲动。胃"反映人的内在"的概念并非没有价值。例如,愤怒和敌意会增加其分泌,而恐惧和抑郁会减少其分泌,抑制血液流动。

小肠消化

到目前为止,食物的消化在很大程度上是机械的,它将含细小食物颗粒和水性分泌物的半流体混合物输送到小肠。因此,化学消化和吸收的主要任务发生在小肠。机械性和化学性消化的最后步骤通过小肠的复杂结构、同步运动和一系列酶完成。

机械性消化

在神经冲动的控制下,小肠的肌肉壁在食物团和激素刺激下产生作用,肠道肌肉促进消化的作用,如下所示:

• 蠕动波缓慢地推动食物团向前移动,有时能在整个肠道上产生长横扫波。

- 局部小肌肉的摆动作用搅动黏膜表面的食糜。
- 环形肌肉交替收缩和舒张进行的分节运动逐渐将食物块切成连续的软块,然后将其与胃肠道分泌物混合。
- 长肌肉沿胃肠道纵向旋转,以螺旋运动滚动食物团,将其混合并露出新的表面进行吸收。
- 绒毛表面运动搅动并混合肠壁上的食糜,从而暴露额外的营养物质以供吸收。

化学性消化

小肠和胃肠道附属器官(即胰腺、肝脏和胆囊)提供许多分泌物质,以完成化学性消化的主要任务。胰腺和肠道分泌宏量营养素的消化酶。

胰酶

1. 碳水化合物:**胰淀粉酶**将淀粉分解为二糖,如麦芽糖和蔗糖。

2. 蛋白质:胰蛋白酶和糜蛋白酶将大分子的蛋白质分解为小分子的多肽片段,最后分解为单个氨基酸。羧肽酶从肽链中去除末端氨基酸。

3. 脂肪:**胰脂肪酶**将甘油三酯分解为单甘酯和游离脂肪酸。

肠道酶

1. 碳水化合物:二糖酶(即麦芽糖酶、乳糖酶和蔗糖酶)将其各自的二糖(即麦芽糖、乳糖和蔗糖)分解为单糖(即葡萄糖、半乳糖和果糖)。

2. 蛋白质:肠激酶激活胰蛋白酶原(从胰腺释放)成为蛋白质裂解酶胰蛋白酶。氨基肽酶从多肽中去除末端氨基酸。二肽酶将二肽水解为其剩余的两个氨基酸。

黏液 肠腺分泌大量黏液。黏液保护黏膜内层免受刺激和侵蚀,而这种刺激和侵蚀主要是由于暴露于进入十二指肠的高酸性胃内容物和下游的活化蛋白酶引起的。

胆汁 胆汁是乳化剂,是脂肪消化和吸收的重要组成部分。肝脏产生胆汁,胆囊储存胆汁,以便脂肪进入肠道时随时可用。

激素 小肠内 pH 大于 8 的碱性环境是胰酶活性所必需的。因此,酸性食糜进入小肠会促进激素**肠促胰液素**的释放。作为回应,胰腺分泌碳酸氢盐来中和食糜。此外,十二指肠黏膜腺体产生的分泌素控制胰酶的释放,减缓胃收缩。

当脂肪存在时,肠黏膜腺体分泌**胆囊收缩素**(CCK)。CCK 促进胰液和胆汁释放以乳化脂肪。十二指肠中的葡萄糖和脂肪刺激小肠的 K 细胞分泌**胃抑制肽**(GIP)。GIP 刺激胰腺分泌胰岛素,为葡萄糖的吸收做准备,并抑制胃分泌和运动。减缓胃肠道收缩和运动的好处是,脂肪消化的漫长

过程需要时间,而小肠的物理膨胀会在整个过程中增加饱腹感。

图 5.3 显示了十二指肠附属器官的排列,十二指肠是小肠的一部分。这些器官组成了胆道系统。肝脏被称为机体的“代谢器官”,因为它对所有的营养物代谢具有多种调节功能(表 5.1)。第 18 章将详细回顾肝脏的代谢功能。

胰淀粉酶:胰腺分泌的一种主要的淀粉裂解酶,在小肠中起作用。

胰脂肪酶:胰腺产生的一种主要的脂肪裂解酶,分泌到小肠以消化脂肪。

肠促胰液素:一种刺激胃和胰腺分泌的激素。分泌素刺激胃主细胞分泌胃蛋白酶原。为了应对十二指肠中的低 pH,分泌素刺激胰腺释放碳酸氢盐,以增加碱性环境中的 pH。

胆囊收缩素(CCK):一种由小肠黏膜上皮分泌的激素,食糜中脂肪和某些氨基酸可刺激其分泌。CCK 抑制胃蠕动,增加胰酶的释放,并刺激胆囊将胆汁分泌至小肠。

胃抑制肽(GIP):一种由十二指肠和空肠的肠细胞分泌的激素,葡萄糖和脂肪可刺激其分泌。GIP 刺激胰腺分泌胰岛素并抑制胃蠕动。

图 5.4 显示了控制消化的各种神经和激素。虽然每一章都提供了消化的小结,但图 5.5 给出了整个消化过程的概述,因此可以将整个过程视为一个连续的整体。

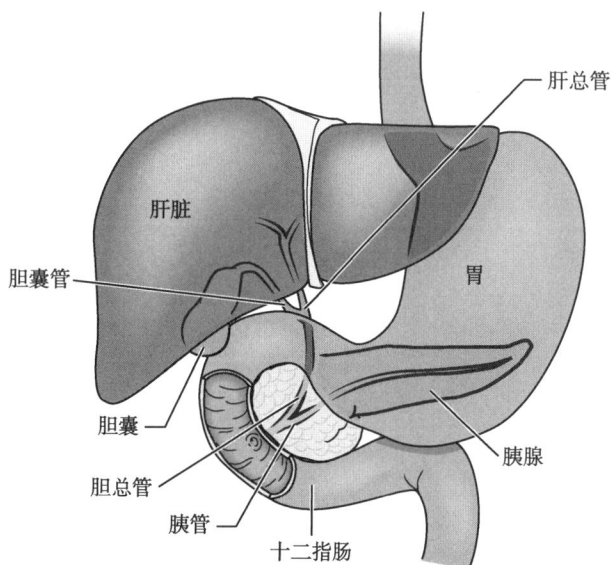

图 5.3 胆道系统器官和胰管

表 5.1　肝脏的功能

主要功能：	关于大量营养素的特定代谢功能
• 胆汁生成 • 蛋白质和凝血因子的合成 • 激素和药物的代谢 • 血糖水平的调节 • 尿素循环：将过量的氨转化为尿素，以清除正常代谢的废物	• 脂肪分解：将脂质分解为脂肪酸和甘油 • 脂肪生成：从脂肪酸和甘油中生成脂质 • 糖酵解：将葡萄糖分解为丙酮酸以进入 Krebs 循环 • 糖异生：将非碳水化合物物质转变为葡萄糖 • 糖酵解：将糖原分解为单个葡萄糖单位 • 糖酵解：将葡萄糖单位合并存储为糖原 • 蛋白质降解：将蛋白质分解为单个氨基酸 • 蛋白质合成：从单个氨基酸构建完整蛋白质

以上并不是肝脏所有功能的详尽列表。

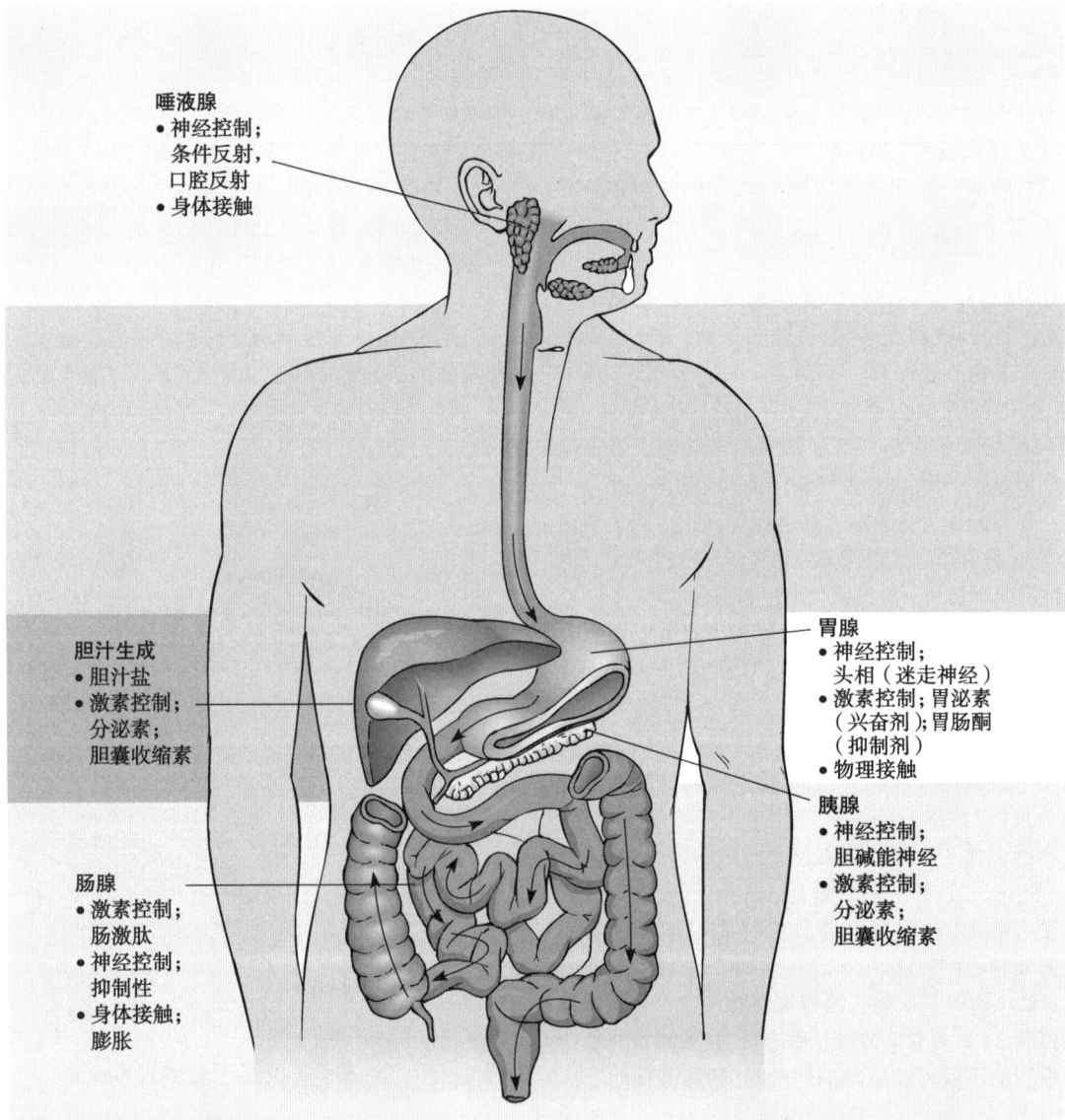

唾液腺
• 神经控制；
条件反射，
口腔反射
• 身体接触

胆汁生成
• 胆汁盐
• 激素控制；
分泌素；
胆囊收缩素

肠腺
• 激素控制；
肠激肽
• 神经控制；
抑制性
• 身体接触；
膨胀

胃腺
• 神经控制；
头相（迷走神经）
• 激素控制；胃泌素
（兴奋剂）；胃肠酮
（抑制剂）
• 物理接触

胰腺
• 神经控制；
胆碱能神经
• 激素控制；
分泌素；
胆囊收缩素

图 5.4　影响胃肠道分泌物的因素总结。（Courtesy Rolin Graphics）

碳水化合物　　　　脂肪　　　　蛋白质

碳水化合物

口

淀粉 $\xrightarrow{\text{唾液淀粉酶}}$ 多糖

物理消化

胃

多糖 $\xrightarrow{\text{胰腺淀粉酶}}$ 二糖

二糖 $\xrightarrow{\text{刷状边缘酶}}$ 单糖

纤维不变

小肠

一些纤维 $\xrightarrow{\text{细菌酶}}$ 气体酸

纤维气体

大肠

脂肪

次要过程：

三氧化钟 $\xrightarrow{\text{舌脂肪酶}}$ 水解脂质

物理消化

次要过程：

黄油脂肪 $\xrightarrow{\text{胃脂肪酶}}$ 水解脂质

物理消化

脂肪 $\xrightarrow{\text{胆汁}}$ 乳化脂质

乳化脂质 $\xrightarrow{\text{胰脂肪酶}}$ 单甘酯甘油脂肪酸 作为胶束吸收

黏膜细胞：形成乳糜微粒 以吸收到淋巴

很少（如果有的话）脂肪随粪便排出

蛋白质

物理消化

蛋白质 $\xrightarrow[\text{HCl}]{\text{胃蛋白酶}}$ 多肽

多肽 $\xrightarrow[\text{肠道蛋白酶}]{\text{胰腺蛋白酶}}$ 二肽和氨基酸

二肽 $\xrightarrow{\text{刷状边缘酶}}$ 氨基酸

几乎没有蛋白质（如果有的话）随粪便排出

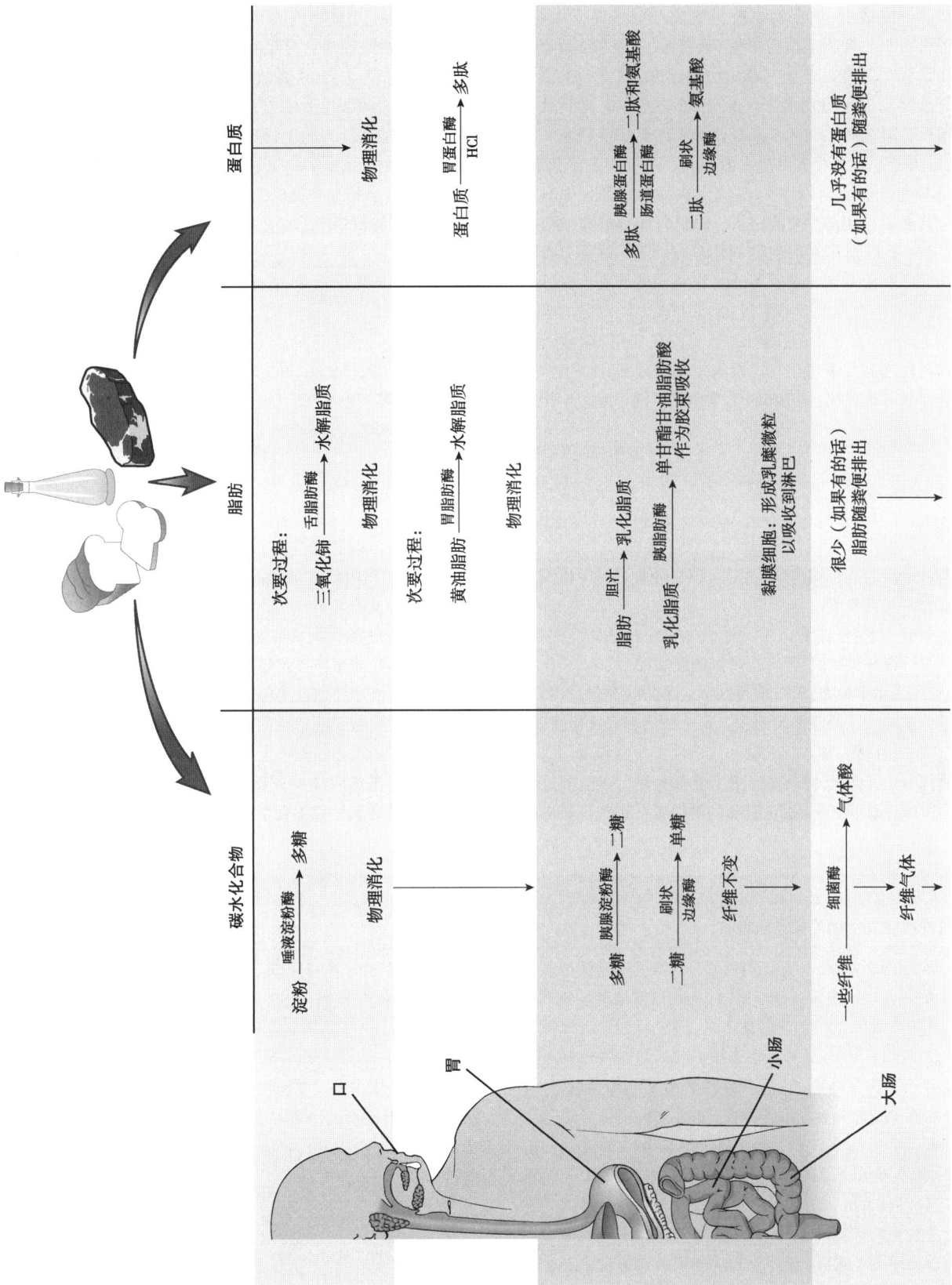

图 5.5　消化过程总结。（Courtesy Rolin Graphics）

吸收和运输

当消化完成后,整个食物被分解成小分子以供吸收。该过程将碳水化合物还原为单糖(葡萄糖、果糖和半乳糖),将脂肪酸和单甘酯从甘油三酯中分离出来,并将单个氨基酸从复杂蛋白质中分离出来。此外,维生素和矿物质被释放。当具备吸收和运输的水基以及必要的电解质和整个流体时,机体就开始吸收食物衍生的物质。对于许多营养素,尤其是某些维生素和矿物质,吸收点成为决定细胞中有多少特定营养素可用的重要看门人。虽然胃肠道能有效吸收营养,但由于不同程度的生物利用度,我们不能完全吸收所消耗的所有营养素。营养素的生物利用度取决于以下因素:①胃肠道中存在的营养素量;②营养素之间对共同吸收部位的竞争;③营养素的存在形式(见临床应用"微量营养素生物利用度和竞争吸收")。所有宏量营养素和微量营养素的膳食摄入量建议(即 DRIs)都考虑了不同程度的生物利用度。

小肠吸收

吸收结构

肠壁表面的 3 个结构(图 5.6)可以在吸收过程中最大限度地吸收必需营养素:

- 黏膜皱襞:就像丘陵和山谷一样,小肠表面堆积成许多皱襞。在检查肠组织时,很容易看到黏膜皱褶。
- 绒毛:在光镜下检查,可以发现细小的手指状突起,这种结构进一步增加了暴露的表面积。每个绒毛都有大量血管,用以接收蛋白质、碳水化合物和水溶性微量营养素。每个绒毛都有一个淋巴管来接收脂溶性营养素。我们把这种淋巴管叫作乳糜,因为富含脂肪的淋巴管在这个位置看起来呈牛乳状。
- 微绒毛:用电子显微镜进一步检查,发现每个微绒毛表面都覆盖着一层较小的突起。每个绒毛上的微绒毛覆盖物为刷毛边缘,因为它看起来像刷子上的毛。

黏膜皱襞、绒毛和微绒毛这 3 种独特的结构结合在一起,使肠内表面积比原来增大近 600 倍。在没有肌肉收缩的情况下,普通成年人的小肠长度约为 6 米。这个器官能够很好地将食物中消化得到的营养物质输送到循环中,供人体细胞内使用。小肠并非低级的"消化道",它是人体内最发达、最精致、最特殊的组织之一。

> 黏膜皱褶:是小肠黏膜里大而可见的皱褶,用于增加吸收表面积。
>
> 绒毛:是膜表面的小突起,覆盖小肠黏膜表面的指状突起,用于进一步增加吸收表面积。
>
> 微绒毛:是一种非常小的毛状突起,它是覆盖小肠表面的所有绒毛,大大增加了总吸收表面积。

吸收过程

许多吸收过程使重要营养素穿过肠内壁并进入身体循环。这些过程包括扩散、能量驱动的主动运输和胞饮作用(图 5.7 和图 5.8):

- 简单扩散是指颗粒从浓度较高的区域移动到浓度较低的区域。不需要蛋白质通道帮助就可穿过黏膜细胞膜,小分子物质就是使用的这种方法。
- 易化扩散类似于简单扩散,但它利用蛋白质通道使载体辅助较大的物质在细胞膜上移动。
- 主动输运是指驱动粒子逆其浓度梯度移动的力。主动传输通常需要某种载体来帮助粒子在膜上传输。例如,葡萄

🏠 **临床应用**

微量营养素生物利用度和竞争吸收

缺铁和缺锌是全世界最常见的两种微量营养素缺乏症(与维生素 A 和碘合并)[1-2]。随后,我们经常使用食物强化剂以及膳食补充剂作为改善摄入的手段。然而,仅仅摄入添加的微量营养素,并不意味着我们可以在体内吸收或利用它们。许多因素可以调节营养素的生物利用度,包括食物中其他营养素和天然化合物的存在。

粮食中有几个因素不利于铁和锌营养素的吸收。例如,粮食中的植酸通过与矿物质结合阻止其吸收,降低了铁、锌和钙的生物利用度[3]。此外,二价阳离子参与整个胃肠道内竞争吸收。例如,铁、铜和锌在吸收过程中竞争与转运分子的结合。因此,任何一种二价金属的高含量都会降低其他二价矿物的生物利用度。

这是否意味着将此类产品纳入饮食是浪费时间?不,一点也不。生物利用度降低与吸收受阻不同。生物利用度的降低只意味着实际吸收的营养成分比例较小。幸运的是,机体效率极高,并不依赖于所消耗的所有营养素的100% 吸收。如果你正在与服用膳食补充剂以纠正营养素缺乏患者沟通,则应认真研究抑制或提高该特定营养素生物利用度的因素。通过这种方式,你可以帮助患者做出理想的选择,比如什么时候服用补充剂,吃什么食物或者避免吃什么食物,以及吃什么食物来帮助稳定营养素的供应。

参考文献

1. Peng, W., & Berry, E. M. (2018). Global nutrition 1990-2015: A shrinking, hungry, and expanding fat world. *PLoS One, 13*(3), e0194821.
2. World Health Organization. (2018). *Malnutrition*. Retrieved May 17, 2019, from www.who.int/news-room/fact-sheets/detail/malnutrition.
3. Moretti, D., et al. (2014). Bioavailability of iron, zinc, folic acid, and vitamin A from fortified maize. *Annals of the New York Academy of Sciences, 1312*, 54–65.

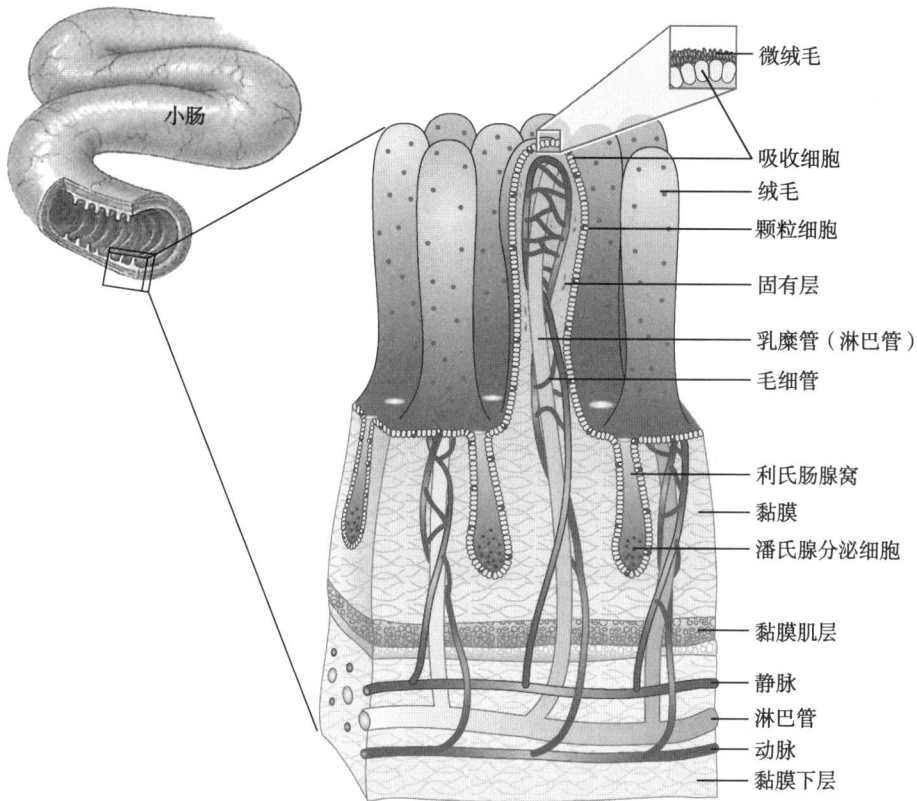

图 5.6 肠壁。人体肠绒毛图,显示其结构和血液和淋巴管。(Reprinted from Mahan, L. K., & Escott-Stump, S. [2008]. *Krause's food & nutrition therapy* [12th ed.]. Philadelphia: Saunders.)

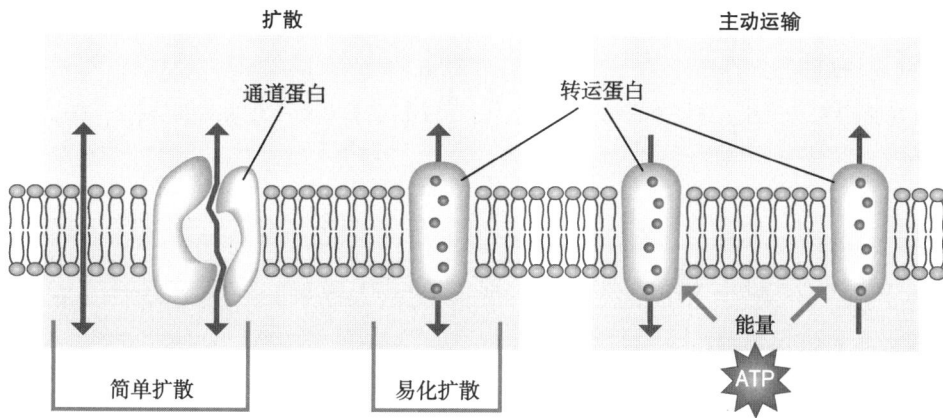

图 5.7 通过细胞膜的转运途径。(Reprinted from Mahan, L. K., & Escott-Stump, S. [2012]. *Krause's food & nutrition therapy* [13th ed.]. Philadelphia: Saunders.)

糖通过钠的帮助主动转运进入细胞被吸收。

• 胞饮作用是指在细胞吞噬之前,较大物质通过附着在细胞膜上而进入细胞内的渗透(见图 5.8)。

大肠吸收

水

大肠主要吸收水分。进入大肠的大部分水在结肠的前半部分被吸收。只有少量(约 100ml)残留在粪便中。

膳食纤维

人类无法消化膳食纤维,因为我们缺乏破坏纤维间 β 键的特定酶。然而,纤维可以大大增加食物重量,有助于形成粪便。肠道气体的形成和通过是正常消化的必需过程,但对某些人来说可能会有问题(见临床应用"有时令人尴尬的消化作用")。

图 5.9 显示了每种营养素的大致吸收位置以及在整个胃肠道吸收营养素的途径(淋巴或血液)。

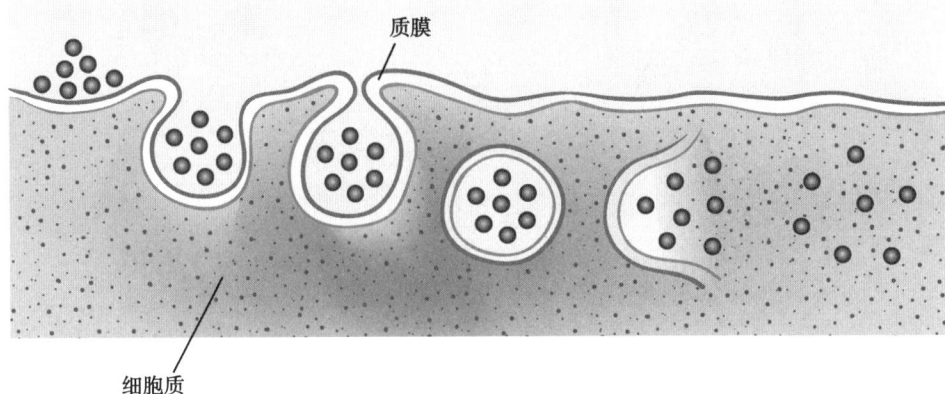

图 5.8 胞饮。细胞吞噬大分子

⬦ **临床应用**

有时令人尴尬的消化作用

在吃了某些食物后，一些人总是抱怨气体造成的不适或尴尬。气体是消化的正常副产品，但当它变得令人痛苦或明显时，可能会造成生理尴尬和社会困境。

正常的成年人每天会释放 0.5~1.75 升的气体。胃肠道中的大部分气体来自吞咽的空气。其余是结肠中细菌的副产物。我们通过嘴巴释放气体，就像打嗝一样，或者通过肛门释放气体，就像胀气一样。有时多余的气体会聚集在胃或肠道中，从而造成尴尬的情况，尽管这通常是无害的。

胃胀气

滞留的气泡可能会在胃内积聚。当一个人吃得太快、用吸管喝水或以其他方式吃饭时吸入额外空气时，就会发生这种情况。打嗝会释放一些气体，但以下提示可能有助于避免不舒服的情况：

- 少饮用碳酸饮料。
- 闭嘴咀嚼。
- 不要在过度紧张时大口吞咽、从罐头或吸管中喝水或进食。

肠道气体

肠道气体在结肠中形成，细菌消化可以发酵残留物，使其分解并产生气体。碳水化合物释放氢、二氧化碳和甲烷，其浓度取决于肠道中细菌的类型和数量。这 3 种产物都是无味气体（尽管有时有噪声）。蛋白质会产生硫化氢和挥发性化合物，如吲哚和臭粪素，为排出的空气增添独特的气味。如若进食可发酵残渣较少的食物，可以改善症状[1]。

然而，这不仅取决于食品的问题，也可能取决于人类个体肠道中细菌的类型和数量。

以下建议可能有助于控制肠胃胀气：

- 减少简单碳水化合物摄入（例如糖）。尤其需要注意牛奶，因为乳糖不耐受可能是导致胀气的罪魁祸首。我们可以饮用其他形式的牛奶，如酸奶或经乳糖酶产品（如 Lactaid）处理的牛奶。
- 在烹饪豆类之前，先进行浸泡，以去除不易消化的糖类，如棉子糖和水苏糖。虽然人类无法消化这些物质，但肠道中的细菌却因此可以饱餐一顿。这个简单的过程消除了这些糖形成气体的主要部分。首先，把洗过的干豆放进一个大锅里；每磅豆子加 4 杯水；把豆子焖煮 2 分钟。然后关火，静置 1 小时。最后，把豆子沥干并冲洗干净，加入 8 杯水，把水烧开，降低温度，最后把豆子放在锅里炖 1~2 个小时直到豆子变软。可以根据季节调整需要。
- 消除已知的影响胀气的食品。这些食品因人而异，但最常见的是豆类（如果它们没有按描述烹饪）、洋葱、卷心菜和高纤维小麦和麸皮制品。

一旦缓解，慢慢地在饮食中添加稍复杂的碳水化合物和高纤维食物。在可以耐受少量后，尝试适度增加。如果没有缓解，咨询医生可以帮助治疗过度活跃的胃肠道。

参考文献

1. Azpiroz, F., et al. (2014). Effect of a low-flatulogenic diet in patients with flatulence and functional digestive symptoms. *Neurogastroenterology and Motility*, 26(6), 779–785.

运输

在从食物中分解和吸收个别营养素后，循环系统将其输送到全身的各个细胞。这种运输需要血管和淋巴系统的共同作用。

血管系统

血管系统由静脉和动脉组成，负责通过血液向全身提供营养、氧气和许多其他生命所必需的重要物质。此外，血管系统将废物（如二氧化碳、氮气）输送至肺部和肾脏进行清除。

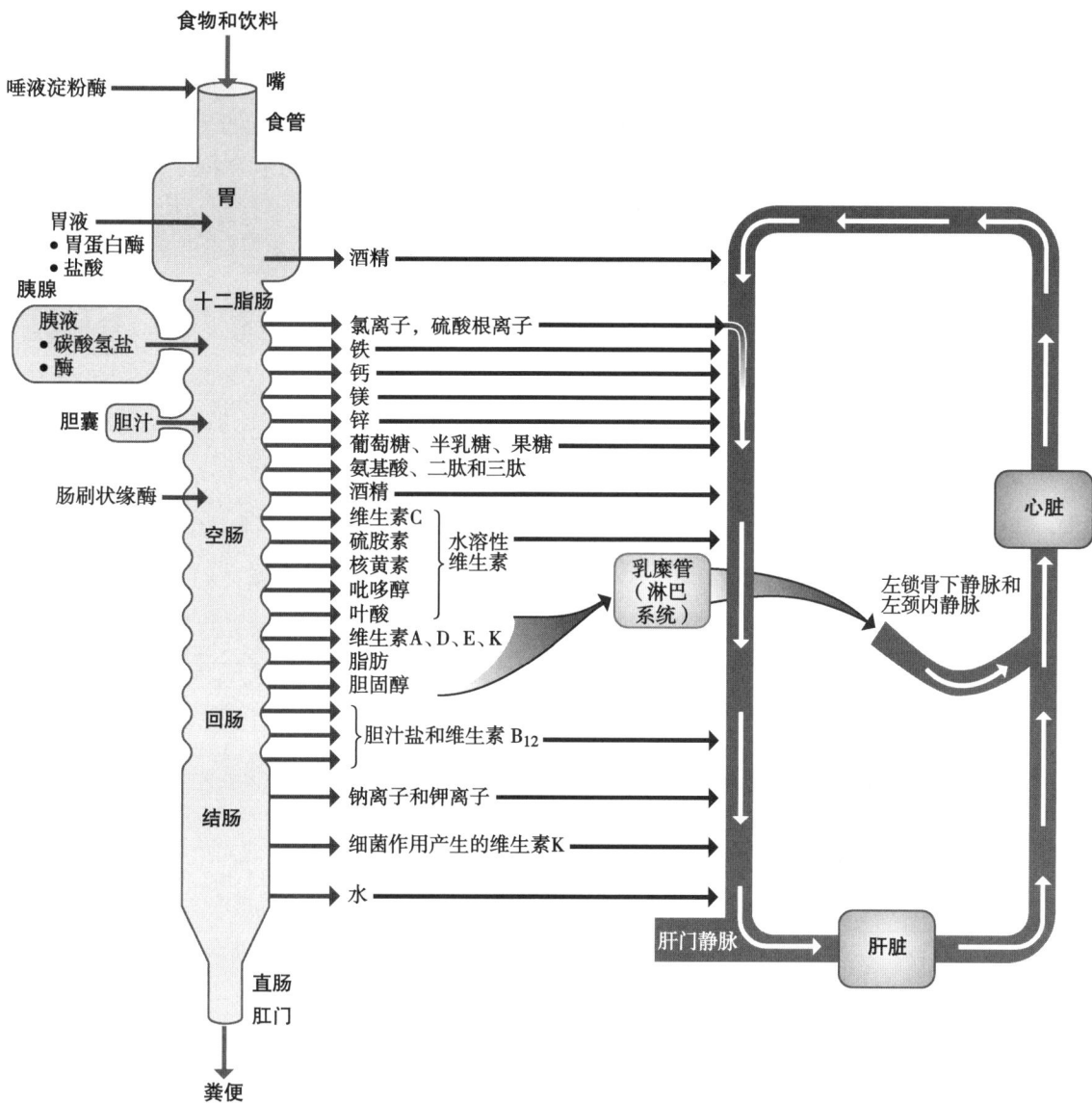

图 5.9　胃肠道中的分泌和吸收部位。(Modified from Mahan, L. K., & Escott-Stump, S. [2008]. *Krause's food & nutrition therapy* [12th ed.]. Philadelphia: Saunders.)

大多数消化产物是水溶性营养素,因此可以直接从肠细胞吸收到血管。营养素首先进入肝脏供**肝细胞**使用,然后分散到全身其他细胞。门静脉循环是从肠道到肝脏的循环部分。

淋巴系统

由于脂肪不溶于水,淋巴系统为脂溶性营养吸收提供了另一条途径。这些脂肪分子首先进入绒毛中的乳管,然后流入身体内较大的淋巴管,最后通过胸导管进入血流。

> **肝细胞:** 肝脏的细胞。

新陈代谢

在此之前,消化过程已经将食物中的营养素分解为各自

的组分(即单糖、氨基酸和脂肪酸),它们已经被吸收到血液或淋巴系统中。然后身体就可以将大量营养素转化为所需的能量或储存起来供日后使用。

此外,微量营养素(即维生素和矿物质)可以被机体自由吸收。微量营养素一旦被吸收,就会被运输分布到全身。

分解代谢和合成代谢

代谢是细胞内为维持生命而发生的化学反应的总和。细胞中的线粒体是所有代谢的中心。代谢的两种类型是分解代谢和合成代谢。分解代谢是将大物质降解成小分子的过程。例如,将储存的糖原分解成葡萄糖是一种分解代谢反应。合成代谢则相反,它是细胞由较小物质构建大物质的过程,例如从单个氨基酸构建复杂蛋白质。

Krebs 循环 [也称为柠檬酸循环和三羧酸(TCA)循环]是细胞线粒体中产生能量的中枢。这里生产的能量并不多。

而是由线粒体将能量转化为机体可以使用的形式。代谢的组合过程(即分解代谢和合成代谢反应)可以确保机体以三磷酸腺苷(ATP)的形式得到快速大量的能量。图5.10是大量营养素分解的简化说明,显示了大量营养素如何进入能量生产的最后一步,之后为细胞提供ATP。

ATP的生成速率根据给定时间的能量需求而加速或减慢。在睡眠期间,能量需求是最小的,但在剧烈的体力活动期间,能量需求会急剧增加。第6章会进一步介绍能量供应和需求。

能量密度

由于碳水化合物的能量为4kacl/g,脂肪的能量为9kacl/g,因此葡萄糖代谢产生的能量(即ATP)低于脂肪的代谢。然而,人体更喜欢使用葡萄糖作为其主要能量来源。人体也可以利用蛋白质作为能源,但这是对蛋白质的低效利用,并且会导致额外的氮浪费。只有当葡萄糖和脂肪酸都缺乏时,机体才会分解蛋白质获取能量。

储存额外能量

如果消耗的食物产生的能量超过了维持有意识的和无意识的运动所需的能量,剩余的能量将被储存起来供以后在体内使用。人体是高级生命体。超过需求的能量或卡路里不会被浪费。多余的葡萄糖可以轻易地转化为糖原储存于肝脏和肌肉中,以便在需要时快速补充能量。糖原合成是将多余的葡萄糖转化为糖原的合成代谢过程。

一旦糖原储备充足,来自碳水化合物、脂肪或蛋白质的额外多余能量将作为脂肪储存在脂肪组织中。脂肪生成是甘油三酯在体内脂肪组织中储存的过程。当能量需求增加时,糖原和储存的脂肪都可以使用。第6章将会进一步讨论能量平衡及其影响因素。

过量的蛋白质摄入不会储存为肌肉,身体根据需要使用

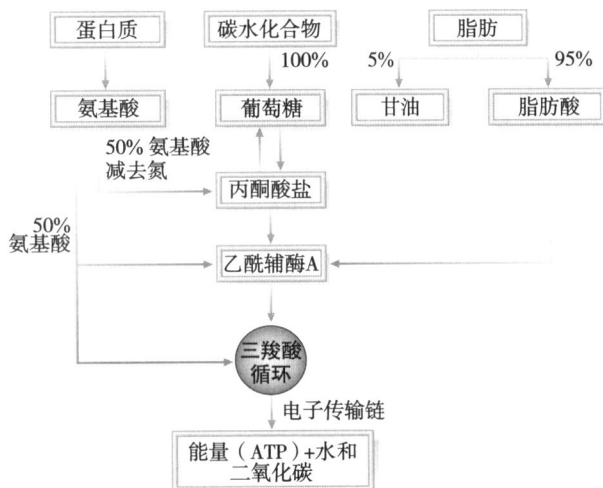

图 5.10　分解代谢途径。(Modified from Peckenpaugh, N. J. [2007]. *Nutrition essentials and diet therapy* [10th ed.]. Philadelphia:Saunders.)

氨基酸来构建功能和结构蛋白质,肝脏会保持一些游离氨基酸以满足身体的快速需求。然而,超出身体需求的蛋白质会被分解。在这个过程中,机体去除氮单元,并将剩余的碳链转化为葡萄糖或脂肪进行储存。糖异生就是指非碳水化合物来源(例如氨基酸)转化为葡萄糖。

虽然酒精不是一种营养物质,但它确实能提供7kacl/g的能量。因此,酒精摄入增加了总的能量供应(有关更多信息,请参阅扩展阅读"酒精呢?")。

🔍 扩展阅读

酒精呢?

酒精能提供能量吗?

当然,酒精可以以卡路里的形式对总能量摄入作出贡献。酒精的能量为7kcal/g。这比碳水化合物和蛋白质的产量都高,碳水化合物和蛋白质的能量均为4kcal/g。

酒精是一种营养素吗?

不是。与碳水化合物、脂肪、蛋白质、维生素、矿物质和水不同,酒精在体内没有任何基本功能。酒精不会储存在体内,但如果大量饮用,代谢的副产物可能会累积到毒害机体的含量。

酒精是如何消化的?

85%~95%的酒精可以在没有任何化学性消化的情况下被吸收。酒精是少数可以从胃直接吸收到循环中的物质之一。胃中食物的存在减缓了酒精吸收到血液中的速度。胃中未被吸收的酒精在小肠中被吸收,并直接送到肝脏进行解毒和代谢。

酒精是如何代谢的?

酒精代谢优先于体内营养物质的代谢,因为它其实是一种毒素。酒精代谢的主要产物是乙醛,它是酒精中毒的罪魁祸首。酒精解毒后,肝脏利用剩余的副产物生成脂肪酸。脂肪生成过程将脂肪酸与甘油结合形成甘油三酯,储存在肝脏中。一次酗酒就会导致脂肪在肝脏中积聚。随着时间的推移,反复酗酒可导致脂肪肝,这是酒精性肝病的第一阶段。

酒精代谢是肝脏的首要任务。血液酒精浓度在每次饮酒后约30~45分钟达到峰值,即360ml啤酒、150ml葡萄酒或45ml 80度蒸馏酒。无论摄入多少,肝脏都只能以一定的速度代谢和清除体内的酒精。当摄入超过代谢率时,酒精及其代谢产物开始在血液中积聚并在全身循环。

性别、年龄、食物摄入、体重和成分、遗传和药物等因素均会影响个体的酒精代谢能力。

消化和代谢障碍

遗传缺陷

某些食物不耐受症来源于遗传病。涉及代谢的遗传病由于控制细胞使用必需营养素的必要酶缺失,从而导致了异

常的营养代谢。虽然有许多遗传性代谢障碍,但在本文中我们将只关注 3 个。分别是苯丙酮尿症(PKU)、半乳糖血症和糖原贮积病。

苯丙酮尿症

苯丙氨酸羟化酶是负责代谢必需氨基酸苯丙氨酸的酶。PKU 是一种罕见的常染色体隐性遗传疾病,由苯丙氨酸羟化酶缺乏引起。如果没有这种可用于苯丙氨酸代谢的酶,苯丙氨酸会在体内累积到有毒水平。虽然这种疾病无法治愈,但可以通过饮食治疗。如果不进行治疗,将导致严重的不可逆脑损伤和中枢神经系统损伤。其他症状包括易怒、多动、影响生长发育、痉挛和精神障碍。

在美国,每 10 000~15 000 名活产婴儿中就有 1 名受 PKU 影响[1]。它的筛查测试始于 20 世纪 60 年代,现在美国所有地区婴儿出生时都是强制测试。简单的血液测试可以识别出受影响的婴儿,从而可以立即开始治疗。通过适当的治疗,PKU 儿童可以正常成长,健康生活。该疗法是一种终生低苯丙氨酸饮食,包括专门为患有 PKU 的个体设计的低蛋白食品补充营养配方(另请参阅第 4 章中的药物-营养素相互作用"阿斯巴甜和苯丙酮尿症")。不幸的是,规定中的饮食有点不那么好吃,所以其终生坚持率较低[2]。成功的管理需要管理团队进行频繁的家庭调查。如今正针对细胞导向治疗和更持久的治疗指南进行更深入的研究[3-7]。

半乳糖血症

半乳糖血症是一种遗传性疾病,由于碳水化合物代谢的酶缺失而引起。半乳糖血症是一种常染色体隐性遗传疾病(类似于 PKU),大约每 30 000~60 000 名活产婴儿中就有一名患有该病[8]。缺失的半乳糖-1-磷酸尿苷转移酶是一种将半乳糖转化为葡萄糖的酶。由于半乳糖来自乳糖的分解,因此受影响的个体必须从饮食中消除所有乳糖来源。如果不治疗,半乳糖血症会导致脑和肝损伤的致命风险。所有州都需要开展新生儿筛查计划,以筛查受影响的婴儿。如果发现后立即开始治疗,可以避免一些并发症,从而避免危及生命的损害。

治疗方法是无半乳糖饮食,为婴儿提供特殊配方和无乳糖食品指南。患有半乳糖血症的人必须终身坚持饮食。尽管进行了严格的治疗,但患者在生活中的某些阶段通常会出现并发症,如认知障碍、言语问题、神经或运动障碍,以及女性的卵巢功能障碍[9]。目前,不存在成功避免所有并发症的全球公认治疗方案。然而,尽管在成功治疗方面存在已知的

认知差距,但专家最近首次提出了诊断、治疗和随访的通用指南[10]。这些指南超出了本文描述的范围,但可以参考本章中的参考文献 10 了解完整的详细信息(请参阅本书后面的参考文献)。

糖原贮积病

糖原贮积病(GSD)是一种罕见的遗传缺陷病,它抑制了糖原的正常代谢途径。在美国,每 10 万名活产婴儿中就有 1 名患有这种疾病。原因是 12 种不同形式的糖原缺乏合成或分解糖原所需的酶。缺失的酶可以区分 GSD 的确切结构和受影响的组织。肝脏是糖原代谢的主要部位。因此,GSD 的肝型(如 von Gierke 病或 1 型糖原病)会影响全身的葡萄糖利用率。肌病型 GSD 抑制横纹肌的正常糖原代谢,比肝型严重。肌病的一个例子是麦卡德尔病(即 V 型糖原增多症)。

GSD 患者饮食治疗的重点是通过均衡的碳水化合物饮食避免低血糖。因为他们不能在禁食期间(例如,隔夜、两餐之间)利用储存的糖原来平衡血糖,所以持续稳定地摄入可被利用的葡萄糖对整个身体的细胞功能至关重要。

其他不耐受或过敏

消化和代谢的其他问题是由食物不耐受或过敏引起的。消化不良的一个例子是乳糖不耐受,这是由于无法消化乳糖造成的。

乳糖不耐受

小肠中任何一种双糖酶(即乳糖酶、蔗糖酶或麦芽糖酶)的缺乏都可能产生广泛的胃肠道问题和腹痛,因为身体无法消化特定糖(见第 2 章)。乳糖不耐受是最常见的,表现为不同程度的不耐受。在这种情况下,乳糖酶无法有效分解乳糖;因此,乳糖在肠道内积聚,导致腹部痉挛和腹泻。乳糖不耐症患者应小心避免摄入牛奶和所有含乳糖的乳制品,以保持无症状。或者,他们可以食用经乳糖酶加工的产品或无乳糖牛奶替代品(例如大豆、杏仁、米浆)处理的牛奶。

过敏

过敏是对无害物质的异常免疫反应。食物过敏不一定是消化或代谢问题,但会影响胃肠道及其正常功能。乳糜泻就是一个例子。乳糜泻是一种对谷蛋白过敏的疾病。反应是胃肠道内部的细胞被破坏。因此,所有营养素的消化都会受到影响。第 18 章更详细地介绍了有关胃肠道疾病和过敏的问题。

章节回顾

总结

- 维持生命的多种代谢任务要求细胞在消化、吸收和运输食物后获得营养。

- 机械性消化包括自发的肌肉活动,该活动包括咀嚼引起的初始机械破坏,以及通过蠕动等运动使食物团沿胃肠道移动的过程。

- 化学性消化即酶作用,将食物逐渐分解变为较小的分子,

然后释放其营养素供吸收。

- 吸收指营养物质从肠道进入肠壁的黏膜的过程。由于肠壁结构高效的作用,它主要发生在小肠。
- 淋巴和血液循环将营养运输至全身。
- 代谢是将食物能量从大量营养素转变为各种形式的身体能量的过程的总和。新陈代谢是合成和代谢的平衡。
  分解代谢反应。
- 代谢遗传性疾病是控制特定营养素代谢的酶缺失而引起的。在每种情况下,治疗饮食都会限制或消除其涉及的有害营养素,或提供无法内源性获得的营养素。

复习题

答案见附录 A。

1. 如果你长时间嚼一片面包,由于_____的作用,它开始尝起来很甜。
   - a. 胃蛋白酶
   - b. 黏液
   - c. 淀粉酶
   - d. 脂肪酶

2. _____是机械消解的一个过程。
   - a. 咀嚼
   - b. 淀粉酶分泌
   - c. 主动传输
   - d. 简单扩散

3. 一名 45 岁的女性正考虑摄入 2.5 倍多于推荐蛋白质量的蛋白质来增强肌肉。以下哪项是合适的回答?
   - a. 鼓励她继续,因为额外的蛋白质会增加肌肉。
   - b. 向她解释过量的蛋白质摄入会被分解,并在需要时用作能量或储存为脂肪。
   - c. 向她解释说,只要她增加能量摄入,额外的蛋白质摄入就会增强肌肉。
   - d. 鼓励她多吃水果和蔬菜,而不是蛋白质来增强肌肉。

4. 23 岁的人由于体温过低和饥饿而入院时,很可能处于_____。
   - a. 分解代谢
   - b. 合成代谢
   - c. 糖生成
   - d. 脂肪生成

5. 经历过小肠手术切除的女性很可能在_____方面有影响。
   - a. 储存胆汁
   - b. 分泌胃蛋白酶
   - c. 消化食物
   - d. 产生食糜

案例分析题

答案见附录 A。

一名 12 岁女性经常出现腹部痉挛、腹胀和腹泻,容易感到疲倦,并报告称头痛复发。她在吃了谷类食品和牛奶后不久就会感到胃痛。

1. 根据所提供的信息,预计她已经患有_____。
   - a. 苯丙酮尿症
   - b. 半乳糖血症
   - c. 乳糖不耐受
   - d. 糖原贮积病
   - e. 格罗恩病

2. 通过从提供的选项列表中进行选择,为以下陈述中缺失的信息选择最可能的选项。

   患者没有产生足够量的肠道__1__,使__2__进入__3__,而不是进行消化和吸收。

选项 1	选项 2	选项 3
半乳糖酶	蔗糖	回肠
脂肪酶	葡萄糖	结肠
麦芽糖	乳糖	十二指肠
乳糖酶	麦芽糖酶	禁食

3. 从下面的列表中,选择所有适当的饮食干预措施来缓解患者的症状。
   - a. 避免食用乳制品
   - b. 食用无乳糖产品
   - c. 食用添加乳糖酶的产品
   - d. 只吃动物性食物,直到症状消退
   - e. 食用无脂乳制品
   - f. 试验低乳糖食品以确定阈值
   - g. 避免所有含有面筋的产品

4. 你正在引导客户如何选择合适的食物。有助于消除客户症状的所有更改,请在"有效"下加一个×。对于所有无效的更改,请在"无效"下加一个×。

食物	有效	无效
无乳糖牛奶		
杏仁奶		
鸡蛋		
奶酪		
牛奶		
酸奶		
豆奶		

(单毓娟 译,李增宁 审校)

第6章
能量平衡

内容提要

- 机体以各种形式利用食物中化学键释放的能量。
- 机体的能量主要用于满足基础代谢的需求。

- 能量摄入与能量消耗的平衡维系着生命与健康。
- 能量代谢失衡可表现为体重过轻或超重。

通过新陈代谢的过程，人体不断地将摄入食物的能量转化为我们工作和生活所需的细胞能量。根据人体能量摄入与消耗的需求，机体要么消耗能量，要么储存能量。本章重点将着眼于描述产能营养素与能量平衡，阐述如何测量、转化和利用能量来满足人体的代谢需求。

人体的能量系统

能量需求

所有有意识或无意识的生命活动都需要消耗能量。因此，生命与健康的维系取决于能量的持续供应。

非自主运动

人体的能量大部分用于机体无意识的活动，包括循环、呼吸、消化、吸收以及许多其他维持生命内部活动的重要过程。人体的非自主运动需要消耗各种形式的能量，例如在许多代谢过程中产生的化学能、在大脑和神经活动中的电能、在肌肉收缩产生的机械能，以及维持体温的热能。

自主运动

自主运动包括人日常生活和体力活动等有自主意识的所有活动。虽然看起来人在一天里有意识的活动消耗的卡路里更多，但通常情况并非如此。

能量测量单位

食物的能量和机体活动消耗的能量通常被称为**卡路里**（calorie）。但在人类营养学中，营养学家为了避免处理含有太多零的数值，会使用千卡（kilocalorie, kcal）作为能量单位。1千卡将把1千克纯水从15℃升高到16℃所需的能量。本章中提到的人体或食物能量始终用千卡作为单位。大多数人没有意识到卡与千卡两个单位之间的差异，经常在日常语言中互换使用这些术语，但在科学文献中不能将卡与千卡混淆。

国际上通用的能量单位是焦耳（joule, J）。将千卡（kcal）换算为千焦（kJ），需要将千卡的数值乘以4.184（例如，200kcal×4.184=836.8kJ）。世界上大多数食品上的营养成分标签所标示的能量单位是千焦而不是千卡。

食物是能量的来源

人体以三磷酸腺苷（adenosine triphosphate, ATP）的形式提供自主运动与非自主运动所需要的能量。ATP是产能食物代谢的终产物（见图5.10）。人体必须有足够的能量供应来平衡能量需求，以维持健康的体重。正如本书前面的章节所述，只有3种宏量营养素可以产生能量——碳水化合物、脂肪和蛋白质。碳水化合物和脂肪是人体能量的主要来源。当没有其他能量来源时，人体才会通过蛋白质来提供能量。

能量系数

每种产能物质在人体内代谢后会生成一定数量的ATP，所产生ATP的量可以定义其各自的能量系数或能量密度（见第5章）。在定义这一概念时，我们使用的术语是物质，而不是产能营养素。那是因为乙醇（即来自发酵谷物和水果类酒精饮料）也可以提供能量，但它不是营养素。这些物质的能量系数为：碳水化合物4kcal/g；脂肪9kcal/g；蛋白质4kcal/g；酒精7kcal/g。

> **卡（calorie, cal）**：能量的非法定计量单位；活动所需的能量是以人体活动产生的能量来衡量的；一种食物的能量值表示为某一特定部分的食物在体内氧化时所产生的千卡数。

能量密度与营养密度

密度是指某一特定物质中成分的浓缩程度。在一个特定物质中，其体积越小、质量越大，密度就越大。因此，能量密度的概念是指特定体积的食物中所含有的能量（即千卡）浓度。在三大类产能营养素中，高脂肪食物的能量密度最高。同样，我们可以根据食物的营养密度来评价食物。具有高营养密度的食物意味着它在特定较小体积下维生素和矿物质含量相对较高。有些食物既富含能量又富含营养素，可以提供大量的卡路里和微量营养素。无能量食物与营养丰富的食物正好相反。每个类别的食物示例如下：

- 能量密集型：黄油、油、炸薯条、炸肉（例如炸鸡）、冰淇淋

- 营养密集型：蔬菜、水果、豆类、全谷物、瘦肉蛋白（例如脱脂鱼、白肉或瘦鸡）、低脂乳制品或乳制品替代产品
- 能量和营养密集型：鳄梨、奶酪、种子（例如葵花籽）、坚果、坚果酱（例如花生酱、杏仁酱）
- 空能量型：无能量的含糖饮料（例如苏打水）、糕点、甜甜圈、蛋糕

如 MyPlate 和《美国居民膳食指南》等营养学指南（见图 1.4 和图 1.5）推荐营养密集型食物，而不是能量密集型食物[1,2]。

能量平衡

与物质类似，我们既不能凭空产生能量，也不能销毁能量。当描述人体在"产生"能量时，真正的意思是能量被转化了（即在形式上发生了变化，并在一个系统中循环）。如果把人类的能量系统看成是地球总能量系统的一部分，那么维持生命需要两个能量系统——一个在体内，另一个大多在我们周围——详见下文：

1. 外部能量循环：大自然中，能量的终极来源是太阳和它巨大的核反应。植物以水和二氧化碳为原料，将太阳的辐射能转化为可储存的能量（主要是碳水化合物，还有一些脂肪和蛋白质）。当动物通过摄取植物或其他动物的产物（例如肉、奶、蛋）获得机体所需要的能量时，食物链便得到延续。

2. 内部能量循环：当人们食用植物和动物食物时，食物以其复杂形式（如多糖、甘油三酯）储存的能量被分解为简单形式（如葡萄糖和脂肪酸）储存能量，以满足细胞水平上的能量需求。人体的生命活动需要多种形式的能量，例如化学能、电能、机械能和热能。随着机体内部能量的不断循环，人体排出水分、呼出二氧化碳、散发能量，从而将这些终产物返回到外部环境。整个能量循环不断重复来维持生命。

能量摄入

人体总能量的平衡取决于能量摄入与能量消耗之间的关系。实现人体所有功能的能量是从食物和能量饮料这些能产生能量的物质中获得的。在食物能量摄入不足时，我们利用身体组织（如脂肪组织）储备的能量来补充膳食供应。

膳食能量摄入量评估

人们可以通过记录一整天的实际食物消耗和计算其能量值来估算个人的能量摄入。有几种方法可以实现这一点，例如通过食品标签收集全天食用的食物的营养信息，使用各种数据库查询它们的能量值，或使用在线或移动应用程序输入食物的消耗量来计算每天的总摄入量。美国农业部（United States Department of Agriculture，USDA）的食品数据中心就是这样一个允许用户搜索单个食品的免费在线数据库。该数据库提供了大约 275 000 种食物的营养素列表，个人可

以按食物名称、食物组或品牌名称进行搜索。一些在线或智能手机应用程序可以上传用户的个人信息（例如性别、年龄、活动水平）和人体测量学数据，方便用户将他们记录的能量摄入与通过体力活动和基础能量消耗（BEE）估计的能量消耗进行比较。这些方法的准确性取决于用户记录和输入的食物消耗与体力活动的准确性[3-5]。

能量储备

人体在空腹过程中，例如在睡眠或极其饥饿情况下，机体会从能量储备中汲取能量满足身体需求。

糖原 对于营养正常的人，其肝脏和肌肉中储存的糖原足够机体使用 12~48 小时。如果人体每日摄入的碳水化合物不能补足糖原，那么机体储备的糖原将快速耗尽。糖原储存可在人体睡眠期间维持正常血糖水平。然而，早餐作为一天的第一餐（因其"结束空腹"而得名），对于恢复糖原储备和满足人体白天的能量需求具有重要作用。

脂肪组织 尽管脂肪在体内的储存量大于糖原的储存量，但其供应因人而异。相对糖原的储存方式，人体以脂肪形式储存的能量不受限。此外，每克脂肪提供的卡路里比其他产能营养素都要多，因此脂肪是一种高效的能量储存形式。

肌肉量 人体可以从用来增肌的蛋白质中提取能量。然而，人体的瘦肉组织发挥着重要的结构功能，最好不要为了能量消耗而牺牲它们。只有在长时间饥饿或禁食中，人体才会消耗这种组织获得能量。

能量消耗

维持生命所必需的活动，正常的身体功能、体温调节以及组织生长和修复过程，都需要消耗食物和身体储备的能量。新陈代谢是指所有这些活动中发生的化学反应的总和（见第 5 章）。以下 3 种能量需求决定了人体的总能量需求：①基础能量消耗；②体力活动；③食物热效应。

基础能量消耗

基础能量消耗（BEE）或基础代谢率（BMR）是指人体在基础状态下单位时间内的总能量消耗。BEE 用 kcal/d 来表示。例如，一个人的 BEE 为 1 500kcal，代表这个人在基础状态下的 24 小时内，在维持他或她当前体重平均需要消耗的能量。有时，人们会把 BEE 和**静息能量消耗（REE）**两个术语互换使用。然而，这两个概念存在技术上的差异。测量 BEE 时，人体必须在清醒而又极端安静的状态下，不受肌肉活动、环境温度、食物及精神紧张等影响。维持测量机体真实的 BEE 所需的严格条件是相当困难的；因此，测量 REE 更为常见。REE 比真正的 BEE 测量值高 10% 左右，但在测量 REE 时，可以通过遵守最佳操作规则实现误差最小化[6-8]。

普通人总能量消耗（TEE）的大部分（60%~75%）用于满足基础能量需求。一些小型但高度活跃的器官消耗大部分能量[9-10]。大脑、心脏、肝脏和肾脏的总重量仅占成年人体重的 5%~7%。然而，这些高度活跃的器官能量消耗却

占人体 REE 的 80%。因此,高代谢活性器官和组织的大小和功能是 REE 和总能量需求个体变异的主要原因[11-12]。有许多方法可以根据体型与高代谢活性的器官大小来预测一个人的 REE,这些公式的演变已经持续了一个多世纪。

> **人体测量**:一种评估人体健康状况的物理测量方法,包括身高、体重、身体成分。
>
> **基础能量消耗(BEE)**:又称基础代谢率(BMR),指人体在清醒而又极端安静的状态下,不受肌肉活动、环境温度、食物及精神紧张(即进食后 10~12 小时和体力活动后 12~18 小时)等影响时,机体维持生命所需的能量(单位为 kcal)。
>
> **食物的热效应**:指摄入食物的消化、吸收、运输和代谢活动引起的能量消耗的增加;通常由碳水化合物,蛋白质和脂肪混合物组成的一餐增加的能量消耗,相当于食物能量的 10%(例如,一块 300kcal 的比萨饼将消耗 30kcal 的能量来消化)。
>
> **静息能量消耗(REE)**:又称静息代谢率(RMR),指机体在静息状态下 24 小时内维持生命所需要的能量(以 kcal 为单位);通常与基础能量消耗互换使用,但实际上测量的 REE 略高,因为其测量规则并没有让人完全休息。

测量基础能量消耗或静息能量消耗　直接测热法是一种测量能量消耗的方法。这种方法使用一种特殊设计的能量代谢室,直接测量人体在放松状态时以热能形式散发的能量,获得其能量消耗。这类标准的能量代谢室很少,因此临床医生很少使用这种方法测量能量消耗。

营养师在临床实践中(例如代谢紊乱的住院患者、运动员、研究受试者),通常会使用间接测热法测量 BEE 或 REE。这种方法测量一个人在休息时的能量消耗。测试对象躺在便携式代谢推车中,呼吸到一个与测量仪器相连的吹嘴或通风罩系统,测量氧气和二氧化碳的正常交换量(图 6.1)。技术人员可以根据气体交换率准确地计算代谢率[13]。

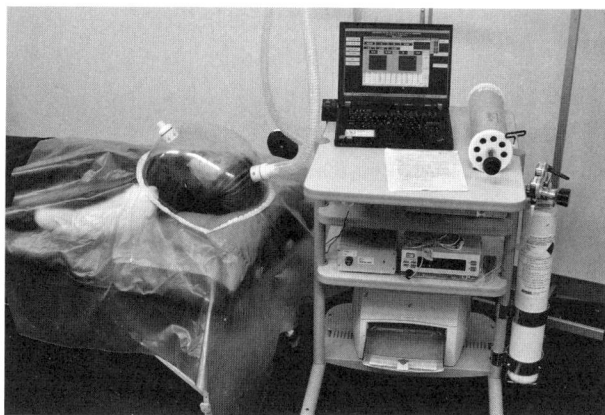

图 6.1　用代谢推车测量静息代谢率。(Courtesy Susie Parker-Simmons, United States Olympic Committee.)

过去几十年中开发的几种手持设备替代了代谢车,提供了一种更便携、更快速且成本更低的 REE 间接测热法[例如 MedGem 和 BodyGem(Microlife USA, Clearwater, FL)](图 6.2)[14]。测试对象手持设备,同时对着吹嘴呼吸。一些手持设备仅测量氧气消耗来计算受试者的 REE,而其他设备则测量氧气和二氧化碳的交换量,类似于能量代谢推车[15]。对于某些特定的人群来说,这种设备的有效性和可靠性尚不清楚[16-20]。

预测基础能量消耗或静息能量消耗　计算基础能量消耗的基本公式是:按体重以女性 0.9kcal/kg、男性 1kcal/kg 乘以一天的小时数。估算男性和女性每日基础能量消耗(以 kcal 为单位)的示例如下:

对于 70kg 的男性:

$$1kcal \times 70kg \times 24h = 1\,680kcal/d$$

对于 55kg 的女性:

$$0.9kcal \times 55kg \times 24h = 1\,188kcal/d$$

这个公式显然没有考虑个体之间的差异,例如年龄、身高、活动水平、健康状况或任何其他改变机体能量消耗的因素。但是可以用于估算特定人群的总能量需求。例如,计算一群背包旅行的人需要吃多少食物。首先确定成员的平均

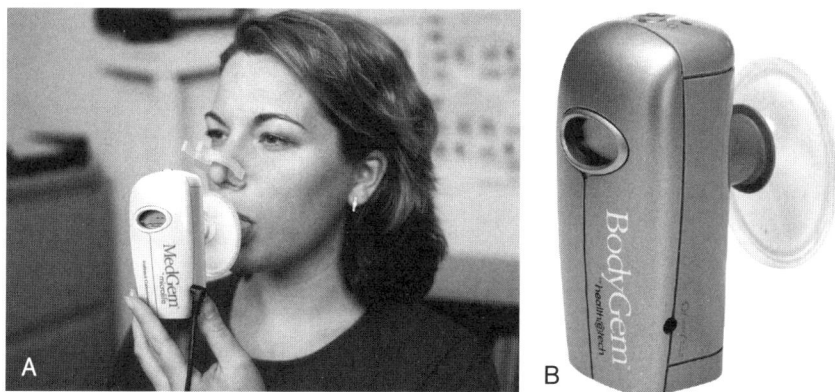

图 6.2　MedGem 仪器(A)和 BodyGem 仪器(B),用于测定静息代谢率。(Courtesy Microlife USA, Clearwater, FL.)

体重,再加上活动消耗的额外能量,可以估计每人每天需要多少千卡能量。将该数字乘以团队中的人数和旅行的天数,可以大致估计该团队需要携带的食物。但这个公式不够精确,无法在临床中或针对特定个体使用。

Mifflin-St. Jeor 方程、Harris-Benedict 方程与用于计算 2002 年膳食参考摄入量(DRI)的方程提供一种估算 REE 或 BEE 的替代方法,该方法对个体估算更具特异性(框

6.1)。在这些方法中,健康人最常用 Mifflin-St. Jeor 方程计算 REE[21];而对于疾病、年龄轴两端(老人/幼儿)或肥胖人群,该预测公式并不可靠。因此,对于某些特定人群来说,间接测热法是可以准确计算能量消耗的唯一可靠方法[8,22-25]。

影响基础能量代谢的因素 在解读测试结果时,有几个因素会影响 BEE;除了受身体高代谢活动器官影响外,其他主要影响因素有:体成分、发育期、体温、激素状态和疾病状态等。

框 6.1 静息能量需求估算方程

Mifflin-St. Jeor 方程[1]

男性

TEE(kcal/d)=[10×体重(kg)+6.25×身高(cm)-5×年龄+5]×PA[a]

女性

TEE(kcal/d)=[10×体重(kg)+6.25×身高(cm)-5×年龄-161]×PA[a]

Harris-Benedict 方程[2]

男性

TEE(kcal/d)=[66.47+5×身高(cm)+13.75×体重(kg)-6.755×年龄]×PA[a]

女性

TEE(kcal/d)=[655.1+1.85×身高(cm)+9.56×体重(kg)-4.676×年龄]×PA[a]

PA 系数:

1.200=久坐不动(很少或没有运动;办公桌工作)

1.375=轻度活动(轻度运动/运动 1~3 天/周)

1.550=适度活跃(适度锻炼/运动 3~5 天/周)

1.725=剧烈运动(剧烈运动/运动 6~7 天/周)

2002 年膳食参考摄入能量计算[b,3]

EER=TEE+能量储备

0~36 月龄儿童

0~3 月龄:[89×体重(kg)-100]+175kcal

4~6 月龄:[89×体重(kg)-100]+56kcal

7~12 月龄:[89×体重(kg)-100]+22kcal

13~36 月龄:[89×体重(kg)-100]+20kcal

3~8 岁男孩

EER=88.5-(61.9×年龄)+PA×[26.7×体重(kg)+903×身高(m)]+20kcal

9~18 岁男孩

EER=88.5-(61.9×年龄)+PA×[26.7×体重(kg)+903×身高(m)]+25kcal

3~18 岁男孩的 PA 系数

如果 PAL 估计≥1.0 但<1.4(久坐),则为 1.00

如果 PAL 估计≥1.4 但<1.6(轻度活动),则为 1.13

如果 PAL 估计≥1.6 但<1.9(适度活动),则为 1.26

如果 PAL 估计≥1.9 但<2.5(剧烈活跃),则为 1.42

3~8 岁女孩

EER=135.3-(30.8×年龄)+PA×[10.0×体重(kg)+934×身高(m)]+20kcal

9~18 岁女孩

EER=135.3-(30.8×年龄)+PA×[10.0×体重(kg)+934×身高(m)]+25kcal

3~18 岁女孩的 PA 系数

如果 PAL 估计≥1.0 但<1.4(久坐),则为 1.00

如果 PAL 估计≥1.4 但<1.6(轻度活动),则为 1.16

如果 PAL 估计≥1.6 但<1.9(适度活动),则为 1.31

如果 PAL 估计≥1.9 但<2.5(剧烈活跃),则为 1.56

19 岁以上男性

EER=662-(9.53×年龄)+PA×[15.91×体重(kg)+539.6×身高(m)]

19 岁及以上男性的 PA 系数

如果 PAL 估计≥1.0 但<1.4(久坐),则为 1.00

如果 PAL 估计≥1.4 但<1.6(轻度活动),则为 1.11

如果 PAL 估计≥1.6 但<1.9(适度活动),则为 1.25

如果 PAL 估计≥1.9 但<2.5(剧烈活跃),则为 1.48

19 岁及以上女性

EER=354-(6.91×年龄)+PA×[9.36×体重(kg)+726×身高(m)]

19 岁及以上女性的 PA 系数

如果 PAL 估计≥1.0 但<1.4(久坐),则为 1.00

如果 PAL 估计≥1.4 但<1.6(轻度活动),则为 1.12

如果 PAL 估计≥1.6 但<1.9(适度活动),则为 1.27

如果 PAL 估计≥1.9 但<2.5(剧烈活跃),则为 1.45

参考文献

1. Mifflin, M. D., et al. (1990). A new predictive equation for resting energy expenditure in healthy individuals. *Am J Clin Nutr, 51*(2), 241–247.
2. Roza, A. M., & Shizgal, H. M. (1984). The Harris Benedict equation reevaluated: Resting energy requirements and the body cell mass. *Am J Clin Nutr, 40*(1), 168–182.
3. Food and Nutrition Board and Institute of Medicine. (2002). *Dietary reference intakes for energy, carbohydrate, fiber, fat, fatty acids, cholesterol, protein, and amino acids*. Washington, DC: National Academies Press.

EER,能量需求估计;PA,体力活动;PAL,体力活动水平;TEE,总能量消耗。

[a] 上述男性和女性的 PA 系数适用于 Mifflin-St. Jeor 方程和 Harris-Benedict 方程。

[b] 2002 年膳食参考摄入能量计算方程在不同性别和年龄段都有一组特定的 PA 系数。在计算时需要确保使用与特定方程相关的 PA 系数。

- 体成分：去脂体重包括肌肉、骨骼、韧带和肌腱等结缔组织以及内脏。代谢活跃瘦组织的相对百分比是影响人体总代谢率最大的因素之一[26]。人体的瘦体重越多，BEE 就越高，这是因为瘦组织的代谢活性明显高于脂肪组织。其他因素（例如，性别、年龄、身高）通常会成比例地影响代谢率，它们与人体的瘦组织质量和整体体型有关。例如，男性的瘦体重通常比女性多，年轻人的瘦体重通常比老年人多，而高个子瘦体重通常比矮个子的多。
- 发育期：妊娠期间 BEE 会显著上升，这是孕妇和胎儿快速发育的时期。但是，不同女性的 BEE 差异很大，并且与总体重增加量和孕前的脂肪储备相关。随着妊娠的进展，BEE 增加高于孕前；孕期早、中、晚的平均增幅分别为 4.5%、10.8% 和 24%[27]。在生长迅速的儿童和青少年时期，人体分泌的生长激素会刺激细胞再生和提高 BEE 以支持合成代谢。随着年龄的增长，细胞再生速度会随着年龄的增长而减慢，BEE 也是如此。
- 体温：体温变化会显著影响人体的总能量消耗。发热会使 BEE 升高，因为机体免疫系统抵抗感染的过程是耗能的。在饥饿和营养不良的状态下，BEE 会降低，因为人体的**适应性产热机制**会调节减少能量的产生从而保存能量。在寒冷的天气中，尤其是在零度以下时，BEE 会随着体温的升高而升高，从而维持正常的人体核心温度。
- 激素水平：激素的存在与否也会影响人体的能量消耗。例如，肾上腺素和生长激素持续分泌时，人体的代谢率会有不同程度的升高。

甲状腺激素在调节代谢过程中发挥着重要作用。甲状腺功能测试可以检测甲状腺活性、血清**甲状腺素**水平、促甲状腺素水平、血清蛋白结合碘水平和放射性碘吸收水平。这个测试与总能量需求的千卡量无关，但可以衡量一个人的整体代谢功能。甲状腺腺体不活跃的人可能发展为甲状腺功能减退，表现为代谢率下降。左甲状腺素等口服药可以治疗甲状腺功能减退（有关左甲状腺素的药理作用的更多信息，请参见药物-营养素相互作用"左甲状腺素的吸收"）。相反，当甲状腺过度活跃时，会发生甲状腺功能亢进（参见文化思考"代谢亢进和代谢减退：它们是什么，谁处于这些风险之中？"）。

- 疾病状态：BEE 可能会因为疾病和炎症的发生而增加或减少。准确估计此类个体 BEE 的最佳方法是直接或间接测热法[8]。

适应性产热：是指一种适应不断变化的环境影响（例如外部温度、饮食等）而产生能量的调整。

甲状腺素（T₄）：是一种碘依赖性甲状腺激素原，其活性形式是 T₃，是基础代谢率的主要控制因素。是一种含碘的甲状腺激素。在甲状腺激素中约占日分泌量的 90%，可为 T₃ 的 10 倍。

体力活动

工作、娱乐和日常生活活动等体力活动也会导致个体能量消耗的差异（见第 16 章）。除了增加能量消耗与降低患慢

🔲 **药物-营养素相互作用**

左甲状腺素的吸收

保健医生可能会使用左甲状腺素（synthroid）治疗甲状腺功能减退。左甲状腺素主要在小肠的空肠和回肠吸收，空腹服用左甲状腺素可以得到最大限度的吸收，这表明了胃酸的重要性。食物的存在会延缓或阻碍药物的吸收，因此服药至少应该在饭前 1 小时或饭后 2 小时。制定一个长期的药物和饮食计划对使用左甲状腺素治疗甲状腺激素异常是必要的。

许多营养素会影响药物的吸收。干扰左甲状腺素吸收的药物、营养补充剂和食物包括[1,2]：

- 药物：抗酸剂、β-受体阻滞剂、胆汁酸螯合剂、环丙沙星、奥利司他、磷酸盐结合剂、质子泵抑制剂、雷洛昔芬、二甲硅油，三环抗抑郁药
- 膳食补充剂：钙和铁补充剂，吡啶甲酸铬
- 食物或营养素：牛奶、大豆、木瓜、纤维、咖啡、葡萄柚汁

胃肠道疾病（例如，乳糜泻、乳糖不耐受、幽门螺杆菌感染、肠切除术、炎症性肠病、胃酸过少、慢性胃炎、运动障碍）和与消化有关的附属器官疾病（例如，胰腺功能不全，肝硬化）都会影响消化系统的吸收能力，从而干扰左甲状腺素的吸收[1,2]。

乳糜泻是一种自身免疫性疾病，有 1% 的普通人会受到影响。乳糜泻患者更容易患其他自身免疫性疾病，例如桥本甲状腺炎，一种自身免疫性甲状腺疾病[3]。患有乳糜泻或其他吸收不良疾病（例如乳糖不耐受）的患者需要重点注意，如果不限制其饮食，增加药物剂量不会改善左甲状腺素的吸收。

参考文献

1. Virili, C., et al. (2019). Gastrointestinal malabsorption of thyroxine. *Endocr Rev*, 40(1), 118–136.
2. Skelin, M., et al. (2017). Factors affecting gastrointestinal absorption of levothyroxine: A review. *Clin Ther*, 39(2), 378–403.
3. Bibbo, S., et al. (2017). Chronic autoimmune disorders are increased in coeliac disease: A case-control study. *Medicine (Baltimore)*, 96(47), e8562.

性疾病的风险外，运动对整个生命周期内与健康相关的生活质量也有积极的影响[28-31]。表 6.1 列出了各种活动每千克体重每小时的能量消耗千卡数。虽然脑力劳动或学习不需要额外的卡路里，但是肌肉紧张、不安和情绪的波动起伏可能会轻微增加机体的能量需求。

人体用于体力活动的能量消耗比 BEE 多。通过跟踪测量所有体力活动的能量消耗来计算总能量需求是比较困难的。相反，我们可以根据标准值对体力活动（PA）水平进行分类，从而估算体力活动能量消耗。然后将这个 PA 因子乘以估计或测量的 BEE。PA 因子（或 PA 系数）取决于生活方式和用于估算 BEE 的公式。例如，根据 Mifflin-St. Jeor 公式，从事办公工作且很少或没有休闲活动的个体的 PA 系数约为 1.2。要估算此个体的总能量消耗，可以将该个体的 BEE 乘以 PA 系数 1.2（见表 6.1）。

文化思考

代谢亢进和代谢减退:它们是什么,谁处于这些风险之中?

代谢亢进和代谢减退是指人体代谢率明显高于或低于预期。甲状腺素由甲状腺生成,是代谢活动的重要控制者,代谢紊乱通常是由甲状腺功能障碍引起的。临床上,涉及甲状腺的代谢紊乱分别称为甲状腺功能亢进和甲状腺功能减退。

甲状腺功能亢进患者的代谢率和能量消耗明显高于预期。患者的去脂体重,年龄和性别都不能解释如此高的能量消耗,这意味着他或她的甲状腺可能过度活跃,会产生过多的甲状腺素。因此,正常的能量摄入量不能满足该患者的总能量消耗。例如,一个 25 岁,身高 1.65m,体重 56.7kg 的女性,如果活动水平是中等,通常每天需要摄入大约 2 200kcal 才能维持体重。然而,如患有甲状腺功能亢进症,同一名女性每天需要的能量是之前 1.5~2.5倍,才能维持她目前的体重。

相反,患有甲状腺功能减退症的人不能够产生足够的甲状腺素来维持他们当前的体重,因此能量消耗比预期少。甲状腺功能减退症患者的膳食能量摄入量过高,可能会导致体重增加,但是药物可以有效治疗甲状腺功能减退症。甲状腺功能亢进症和甲状腺功能减退症通常都出现在青年期。

先天性甲状腺功能减退症(CH)是指人体出生时就存在甲状腺功能减退症,如果不治疗会导致神经发育障碍和生长缓慢。在美国每 2 000~4 000 名存活的婴儿中就有 1 名发生[1]。新生儿 CH 筛查始于 1970 年,现在已经形成了标准,患 CH 的风险与胎龄、出生体重、性别和种族有关。体重低于 2.04kg 或超过 4.54kg 的新生儿患 CH 的风险显著增加。任何体重的女性患 CH 的风险都高于男性。统计在美国出生的新生儿,与白人新生儿相比,西班牙裔新生儿的 CH 发病率是前者的两倍,亚裔和夏威夷原住民或其他太平洋岛民新生儿的发病率比白人新生儿高 44%,而非洲裔新生儿比白人新生儿低 30%[2]。

不断改进的检测方法和增多的检测频率大大增加了美国诊断和治疗 CH 病例的数量。密切监测基础代谢和总能量消耗是治疗 CH 的一个重要方面。根据人体的需要调整药物和能量摄入,有助于控制体重并预防长期并发症。

参考文献

1. National Institutes of Health. (2018). *Congenital hypothyroidism.* Genetics Home Reference. https://ghr.nlm.nih.gov/condition/congenital-hypothyroidism#resources
2. Hinton, C. F., et al. (2010). Trends in incidence rates of congenital hypothyroidism related to select demographic factors: Data from the United States, California, Massachusetts, New York, and Texas. *Pediatrics, 125*(Suppl. 2), S37–S47.

食物热效应

人体在进食后,需要额外的能量用于消化、吸收和运输营养物质到细胞。因进食引起能量消耗增加的现象称为食物热效应。人体新陈代谢消耗总能量的大约 5%~10% 与食

表 6.1   每千克体重每小时各种活动的能量消耗

活动	kcal/kg/h[a]
健美操,适度	6.50
骑自行车	
轻度:16.1~19.2km/h	6.00
中度:19.2~22.4km/h	8.00
快速:22.4~22.6km/h	10.01
山地自行车	8.44
日常活动	
清洁	3.00
烹饪	2.01
开车	2.01
吃、坐	1.50
一般园艺活动	3.99
办公室工作	1.81
坐着读书、写字	1.54
睡眠	0.90
铲雪	6.00
跑步	
8.0km/h(7.5min/km)	8.00
11.3km/h(5.3min/km)	11.51
14.5km/h(4.13min/km)	14.99
16.1km/h(3.72min/km)	16.01
体育运动	
台上拳击	11.99
曲棍球	8.00
高尔夫	4.50
滑旱冰	9.74
中等的滑雪、越野活动	8.00
中等的滑雪、下坡活动	6.00
足球	8.49
中等游泳活动	6.92
双打网球	5.00
单打网球	8.00
极限飞盘	8.00
排球	3.99
行走	
中度:≈4.82km/h(12.45min/km),水平	3.31
中度:≈4.82km/h(12.45min/km),上坡	6.02
轻快:≈5.63km/h(10.66min/km),水平	3.79
快速:≈7.24km/h(8.29min/km),水平	6.31
重量训练	
轻度或中度	3.00
重度或剧烈	6.00

[a] 将活动系数与体重(以 kg 为单位)以及活动所花费的小时数相乘:例如:一个体重 68.04kg 的人踢足球 45 分钟。等式如下:8.49(即表中的因子)×68.04kg×0.75h=433.24kcal。能量消耗取决于个人的身体素质和运动过程的连续性。

Modified from Nieman, D. C. (2003). *Exercise testing and prescription: A health-related approach* (5th ed.). New York: McGraw-Hill.

物的消化和储存有关,也可以理解为食物中 5%~10% 的能量会在消化该食物的过程中被消耗。

总能量消耗

人体的 TEE 包括 BEE、日常活动以及食物热效应的能量消耗(图 6.3)。不同个体间的总能量需求差异很大。为了保持能量平衡,人体的平均食物能量的摄入必须与身体能量的消耗相匹配。能量摄入持续超过能量消耗会导致能量失衡,最终导致体重增加(见案例研究"减重和甲状腺功能减退")。人体可以减少食物卡路里摄入量和(或)通过体力活动增加能量消耗从而纠正这种不平衡。当摄入的食物能量长时间不能满足人体能量消耗时,可能会发生严重的、病理

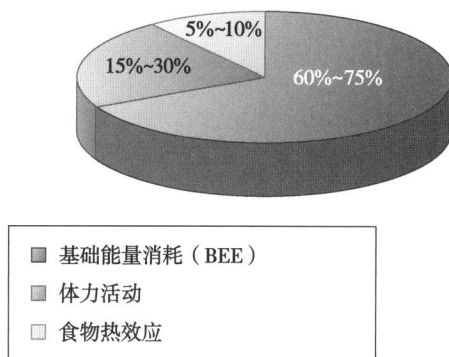

图例:
- 基础能量消耗(BEE)
- 体力活动
- 食物热效应

图 6.3 基础能量消耗、体力活动以及食物热效应在总能量消耗中的占比

案例研究
减重和甲状腺功能减退

答案见附录 A。

一位 32 岁的女性,身高 1.62m,体重 72.6kg,体重指数为 27kg/m²,有甲状腺功能减退病史。这位女士一直在尝试间歇性禁食,晨起时会感觉能量不足,减重计划也没有成功,她正在寻找饮食建议来帮助她减重。注册营养师(RDN)收集并分析了她 1 天的饮食记录,发现她的每日卡路里摄入量约为 1 800kcal。

1. 圈出这位女士饮食中营养密集型的食物。

早餐:肉桂卷、苹果汁、酸奶

午餐:烤鸡肉卷(含生菜、番茄、菠菜)、薯片、甜茶、杏仁

晚餐:炸鸡排、烤马铃薯、黄油(配马铃薯)、芦笋、饼干

2. 从下面的选项列表中选择最有可能的选项,补充以下语句中缺少的信息。

这位女士最有可能因为 12~48 小时内的整晚禁食,导致__1__被身体__2__而感到能量不足。这些储备的物质负责在睡眠期间保持__3__水平。

选项 1	选项 2	选项 3
脂肪	消耗	血糖
蛋白质	补充	能量
糖原	活化	甘油三酯

使用 Mifflin-St. Jeor 方程,可以计算她的总能量消耗约为 1 900kcal,这高于她日常的能量摄入量,但她的减重依旧不算成功,因为有许多因素可能会降低基础能量消耗。

3. 从下面的选项中,选择所有能够将这位女士的基础能量消耗降低到正常水平以下的因素。

　a. 去脂体重降低　　　b. 妊娠

　c. 禁食　　　　　　　d. 甲状腺功能减退症

　e. 甲状腺功能亢进　　f. 女性

　g. 激素紊乱　　　　　h. 久坐不动的生活方式

4. 从下面的选项列表中选择最有可能的选项,补充以下语句中缺少的信息。

临床营养师需要明确这位女士的甲状腺功能减退导致__1__分泌__2__,这会减慢代谢。如果要实现减重的目标,那么需要有__3__卡路里的亏损。

选项 1	选项 2	选项 3
左甲状腺素	升高	更大
甲状腺素	适当	更小
甲状腺	减少	刺激

1 个月后,这位女士进行了后续的随访。她已经开始游泳锻炼(3.85kcal/h),每周 6 天,每天 1 小时,也改变了其他的生活方式。她对自己的减重效果感到满意,并希望保持目前的体重。然而,她不确定自己生活方式改变后的能量消耗。

5. 从下面的选项列表中选择最有可能的选项,补充以下语句中缺少的信息。

在制定这位女士的新锻炼方案时,护士发现这位女士的 BEE(kcal/kg/h)和 TEE(kcal/d)分别为__1__和__2__。

选项 1	选项 2
1 570kcal/d	2 187kcal/d
2 200kcal/d	1 570kcal/d
1 700kcal/d	1 700kcal/d

6. 选择这位女士所有生活方式中能够有效促进减重的因素。

　a. 选择营养丰富的食物

　b. 增加日常体力活动

　c. 增加水果和蔬菜的摄入

　d. 选择高能量食物

　e. 增加运动

　f. 通过禁食减少大量卡路里摄入

　g. 逐渐和适度地减少卡路里摄入

　h. 食用每个食物组中的各种食物

　i. 限制食物组选择

　j. 食用加工食品比全食物多

性的体重减轻。无论是有意识的或是无意识的体重减轻,该种情况的治疗方案非常复杂,并且取决于体重减轻的原因

(见第 15 章)。

评估人体的能量消耗可以参考临床应用"评估日常能量

⬥ 临床应用

评估日常能量需求

人体每日的能量需求(以千卡为单位)是机体 3 种能量消耗的总和,分别是:基础能量消耗(也称为基础代谢率)、食物的热效应和身体活动。下面一起完成几个估算能量需求的例子。当然也可以插入自己的数据来计算满足自身能量平衡时所需要的能量需求。下面的示例中,可以使用 2002 年膳食参考摄入量的估计能量需求(EER)公式。其他的公式也可在框 6.1 中找到。

2002 年 19 岁以上男性和女性膳食参考摄入量的 EER 公式:

19 岁及以上的男性

EER=662−[9.53×年龄(岁)]+PA×[15.91×体重(kg)+539.6×身高(m)]

19 岁及以上的女性

EER=354−[6.91×年龄(岁)]+PA×[9.36×体重(kg)+726×身高(m)]

身体活动

在公式中缩写为 PA,PA 系数或 PAL(身体活动水平)。PA 水平是总能量消耗与基础能量消耗的比率。

生活方式	男性 PA 系数	女性 PA 系数
久坐:大部分时间休息,很少或没有剧烈活动的计划,只完成独立生活所需的那些任务	1.0	1.0
低活跃度:对于中等体重的人 ᵃ 来说,除了久坐的生活方式外,增加以 4.83~6.44km/h 的速度步行 2.41~4.83km 的运动量	1.11	1.12
活跃:除久坐的生活方式外,平均每天 60 分钟中等强度的身体活动(例如以 4.83~6.44km/h 的速度步行 4.83~9.66km)或短时间的剧烈运动(例如 以 8.85km/h 的速度慢跑 30 分钟)	1.25	1.27
非常活跃:除久坐的生活方式外,活动水平相当于以 4.83 到 6.44km/h 的速度步行 19.31~35.40km(大约每天 5~7 小时)或更短时间的剧烈运动(例如以 11.27km/h 的速度跑 2.5 小时)	1.48	1.4

ᵃ 以一名体重 70kg 且身高 1.77m 的成年男性和一名体重 57kg 且身高 1.63m 的成年女性作为参考。

示例一

一名 22 岁的女性,体重 59kg,身高 1.651m,定期的体育锻炼。她目前每天能量消耗大约 2 300kcal。

使用女性的 PA 系数 1.27 将她的数字代入到计算女性 EER 的公式中:

EER=354−(6.91×22)+1.27(PA)×(9.36×59kg+726×1.651m)

EER=354−152+1.27×(552.24+1 198.63)

EER=2 426kcal/d

结论:根据计算这位女士每日摄入的食物能量约为 2 300kcal,随着时间的推移,她的体重可能会减轻。她每日的能量摄入大约比能量消耗少 126kcal。因为 0.45kg 的体脂大约等于 3 500kcal,按照目前的饮食和锻炼习惯,她每 28 天可以减掉大约 0.45kg。

示例二

一名 41 岁的男性,体重 88.64kg,身高 1.829m,平均每日能量摄入 3 100kcal,同时保持低活跃的生活方式(PA=1.11)。

以正确的流程完成独立计算。对照下面的数字检查你的工作。

EER=622−(9.53×41)+1.11(PA)×(15.91×88.64kg+539.6×1.829m)

EER=662−390.73+1.11×(1 410.26+986.93)

EER=2 932kcal/d

结论:通过目前的运动和饮食计划,这位男性的体重可能会增加,因为他能量摄入比他的能量消耗大约多 168kcal。

他每月大约会增加多少千克?

现在,计算自己的每日能量需求并估算能量平衡状态。你处于能量平衡状态吗?

如果想使用表 6.1 根据自己一整天的实际活动估算消耗的能量,请按照以下步骤操作:

1. 将自己在一天中花费在该活动上的总分钟数相加,然后将单位分钟换算为小时(或小时的小数部分)来估算在特定活动耗费的总时间(例如,一个活动的总分钟数÷60min/h=该活动的小时数)。

2. 将特定类型活动的总时间乘以自己的体重(以 kg 为单位)与该活动每小时平均消耗的千卡能量(例如,总时间[h]×体重(kg)×kcal/h=当天该活动所消耗的总千卡)。

3. 最后,将 24 小时内所有活动消耗的千卡加起来,得出当天的总能量消耗(例如,所有活动的总千卡/天=1 天的活动总能量消耗)。

需求"。这需要记录人体一整天的进食与活动,并计算能量摄入(即卡路里摄入量)和消耗(即卡路里消耗量)。时刻追踪人体24小时食物摄入量与活动量是比较困难的,因此使用这种方法得到的估计值往往与通过REE方程计算的结果不同(即 Mifflin-St. Jeor 方程和 Harris-Benedict 方程)。

膳食能量摄入建议

全生命周期

生长期

在快速生长期,人体生成新的组织需要根据每小时每千克体重补充额外能量。比较表6.2中从出生到18岁的kcal/kg估计值,要注意的是kcal/kg的能量需求反映了在婴儿期和青春期的快速生长,这两个时期之间则发生着持续且缓慢的生长。女性妊娠和哺乳期间,增加能量摄入对满足胎盘以及其他母体组织的能量消耗、胎儿的迅速发育具有非常重要的意义(见第10章)。

成年期

能量需求会随着年龄的增长而下降,但下降的具体程度因人而异。一旦达到成年身高,能量需求就会趋于平稳,以满足维护、修复组织和人体活动的能量需求。历史数据表明,每十年内每千克去脂体重的BEE平均下降1%~2%[32]。最近的数据表明,不同个体、生活方式和成年后的健康状况

表6.2 从出生到18岁,各个时期需要的卡路里

年龄/岁	kcal/kg
婴儿	
出生至0.5	73.63
0.6~1.0	78.48
儿童	
1~2	79.81
男孩	
3~8	70.55
9~13	57.98
14~18	52.91
女孩	
3~8	65.48
9~13	52.47
14~18	42.55

Data from the Food and Nutrition Board and Institute of Medicine. (2002). *Dietary reference intakes for energy, carbohydrate, fiber, fat, fatty acids, cholesterol, protein, and amino acids.* Washington, DC: National Academies Press.

对BEE都有更加特异的影响,预测起来也更复杂。随年龄的持续增长,高度代谢活跃的器官(例如大脑、肝脏、肾脏、心脏、肠道)的相对大小逐渐减小。这些器官是成人能量需求的主要驱动因素,因此BEE的下降与器官的衰退有关[33]。与生活方式不活跃而导致肌肉量损失的人相比,保持高度活跃生活方式和保持骨骼肌质量的成年人的能量需求下降幅度较小。同时,患病成年人的BEE比同性别、同年龄、相同身体成分的人更高,这表明疾病在人体的整体代谢过程中起着重要作用[34-36]。

在40~50岁左右成年人中,代谢率发生显著下降[11]。其中的一些变化与女性围绝经期伴随的脂肪组织增加和非脂肪组织减少直接相关[37,38]。因此,为了保持能量平衡,特别是在生命的40~50岁之后,食物选择应减少能量密集型摄入,更强调增加营养密集型食物。

膳食摄入量参考

美国医学研究所的食品和营养委员会通过测定那些身体健康、生活自由、**身体质量指数(BMI)** 标准人群的平均能量摄入量(身体质量指数图表见正文封底内),明确了能量摄入参考的标准。表6.3给出了整个生命周期的平均总能量消耗,需要注意每个年龄和性别组内的平均身高、体重、身体质量指数和体力活动水平。其中维生素和矿物质的DRI设定高于平均值的两个标准差,以满足97.5%人口的需求。专家将能量的DRI参考值设定为人群需要的均值,以避免过度摄入卡路里。

身体质量指数(BMI): 指体重除以身高的平方(单位为 kg/m^2);该指标与身体肥胖、肥胖相关的健康风险相关。

《美国居民膳食指南》

《美国居民膳食指南》提出以下建议来满足个人能量需求[2]:
- 选择适当能量水平的健康饮食模式,实现维持健康体重、补充充足营养、降低患慢性病的风险。
- 为了在卡路里限制范围内满足营养需求,在所有食物组中选择多种营养密集型食物,并按推荐量摄入。
- 主要通过天然食物满足营养需求。
- 限制添加糖和饱和脂肪的摄入。
- 满足美国人的体力活动指南。

MyPlate

MyPlate 可以根据年龄、性别、体重、身高和活动水平,确定个性化的卡路里摄入水平和每个食物组对应的食用量,以满足能量和营养密度需求[1]。

表 6.3　平均身高、体重和推荐能量摄入

年龄/岁	中位体重/ kg	中位身高/ m	中位身体质量指数/ (kg/m²)	基础能量消耗/ (kcal/d)	中位日常 活动水平	中位总能量消耗/ (kcal/d)
婴儿						
出生~0.5	6.9	0.64	16.9	—	—	501
0.6~1	9	0.72	17.2	—	—	713
儿童						
1~2	11	0.82	16.2	—	—	869
男性						
3~8	20.4	1.15	15.4	1 035	1.39	1 441
9~13	35.8	1.44	17.2	1 320	1.56	2 079
14~18	58.8	1.70	20.4	1 729	1.80	3 116
19~30	71	1.80	22.0	1 769	1.74	3 081
31~50	71.4	1.78	22.6	1 675	1.81	3 021
51~70	70	1.74	23.0	1 524	1.63	2 469
71+	68.9	1.74	22.8	1 480	1.52	2 238
女性						
3~8	22.9	1.20	15.6	1 004	1.48	1 487
9~13	36.4	1.44	17.4	1 186	1.60	1 907
14~18	54.1	1.63	20.4	1 361	1.69	2 302
19~30	59.3	1.66	21.4	1 361	1.80	2 436
31~50	58.6	1.64	21.6	1 322	1.83	2 404
51~70	59.1	1.63	22.2	1 226	1.70	2 066
71+	54.8	1.58	21.8	1 183	1.33	1 564
妊娠						
早期						+0
第 2、3 个月						+300/d
哺乳						
前 12 个月						+500/d

Data from Food and Nutrition Board and Institute of Medicine. (2002). *Dietary reference intakes for energy, carbohydrate, fiber, fat, fatty acids, cholesterol, protein, and amino acids.* Washington, DC: National Academies Press.

章节回顾

总结

- 食物是人类能量系统的能量来源。在美国,能量测量的单位用千卡表示。来自食物的能量通过人体的内部的能量系统循环,与外部环境中源于太阳的能量一起保持自然界总能量平衡。
- 代谢是指机体将食物转化为细胞内可用的各种形式的能量的生理过程的总和。当食物供应不足时,人体会利用自身的储备能量,储备能量的形式有糖原、脂肪和蛋白质3 种。
- 人体总能量消耗的构成:①基础能量消耗,占总能量消耗的最大部分;②身体活动的能量消耗;③食物的热效应。
- 能量消耗在整个生命周期的各个阶段都不相同,在疾病状态下也会发生变化。

复习题

答案见附录 A。

1. 以下哪一个人最有可能每千克体重的能量消耗最高?

　a. 38 岁男性行政助理

　b. 72 岁的老年女性

　c. 22 岁大学生

　d. 7 个月大的男婴

2. 以下哪项有助于在睡眠时间维持正常的血糖水平?

    a. 胆固醇储备

    b. 蛋白质储备

    c. 糖原储备

    d. 维生素 D 储备

3. 以下哪种方法可以测量一个人的代谢率?

    a. 糖原水平

    b. 间接量热法

    c. 身体活动记录

    d. 体温

4. 珍妮正在努力减重,计划每天能量摄入减少 250kcal。如果所有其他因素保持稳定,她需要多长时间才能减掉 0.45kg)的体脂?

    a. 约 8 天　　　　　　b. 约 14 天

    c. 约 27 天　　　　　　d. 约 32 天

5. 一杯牛奶中含有 4g 脂肪,10g 蛋白质和 15g 碳水化合物,请计算这杯牛奶的能量。

    a. 90kcal　　　　　　b. 120kcal

    c. 136kcal　　　　　　d. 145kcal

案例分析题

答案见附录 A。

一名 70 岁的女性(身高 1.62m,体重 95.2kg)有关节疼痛,行动困难。这位女性在绝经后的十年内饮食没有明显的改变,但是体重却增加了很多。她平时不参加体育活动,感觉肌肉也不像以前那么强壮。她正在寻找减重的方法。

1. 从下面的列表中,选出影响这位女性能量平衡的所有因素。

    a. 围绝经期增加基础能量消耗

    b. 围绝经期减少基础能量消耗

    c. 能量消耗随着年龄的增长而减少

    d. 能量消耗随着年龄的增长而增加

    e. 减少体力活动会增加基础能量消耗

    f. 减少体力活动可减少基础能量消耗

    g. 肌肉质量减少

    h. 代谢器官的能量消耗减少

2. 从提供的选项列表中选择最有可能的选项,补充以下语句中缺少的信息。

这位女士总能量摄入比她总能量消耗多;这产生了一个　1　能量平衡,使她体重　2　。

选项 1	选项 2
负	增加
正	减轻
中性	保持

3. 用"×"选出有效和无效的干预措施,以帮助客户减重。

干预措施	有效	无效
减少体力活动		
增加营养丰富的食物		
减少能量密集的食物		
不吃饭		
定期体育活动增加肌肉量		
创造正能量平衡		
创造负能量平衡		

4. 根据这位女士的体重(kg)、身高(cm)和年龄(岁),使用 Mifflin St. Jeor 方程计算她的能量需求。对久坐不动的人使用 1.0 的身体活动系数。

女士:(10×体重+6.25×Ht-5×年龄-161)×PA

    a. 2 610kcal/d　　　　b. 1 755kcal/d

    c. 1 459kcal/d　　　　d. 2 200kcal/d

    e. 2 000kcal/d　　　　f. 1 200kcal/d

(李杰 译,郑锦锋 审校)

第7章
维 生 素

内容提要

- 维生素是多种代谢过程所必需的非能量必需营养素。
- 某些健康问题由维生素的摄入不足或过量导致。
- 维生素与产能宏量营养素共同存在于多种食物中。
- 身体利用维生素合成某些酶的辅酶发挥生物学作用。
- 水果、蔬菜、坚果和谷物等天然食物也是重要的植物营养素来源。
- 对特定的维生素补充剂的需要量取决于个体的维生素营养水平和健康状况。

本章回答了关于维生素的一些问题:它们有什么作用? 人体对每种维生素的需要量? 它们来源于哪些食物? 我们需要服用膳食补充剂吗? 科学家们依据营养的科学研究来制定膳食营养素参考摄入量(dietary reference intake,DRI)指南,并不断拓展营养知识体系。因此,这些问题的答案随着多年的营养研究和发现而逐步形成。

本章将维生素类视作群体及个体营养素。探究维生素的一般和特定需求,以及合理的及现实的膳食补充剂的使用。

维生素的性质

在20世纪初,科学家们在寻找与膳食缺乏相关的典型疾病的治疗方法时发现了今天我们所知的大多数维生素。起初,科学家们按照发现的顺序为每种维生素分配字母;然而,他们最终放弃了这种做法,取而代之的是与维生素的化学结构或其生理功能相关的更具体的命名方案。在本文中,我们使用维生素的字母名称及现代常用名称。

定义

在发现每种维生素后,出现了关于维生素的定义中需包含的以下两个核心内容:

1. 它必须是一种非宏量营养素(即碳水化合物、脂肪或蛋白质)的重要有机物质,并且它必须是执行特定的代谢功能或者预防营养缺乏疾病所必需的。

2. 身体无法生成足够数量的维生素来维持生命,因此必须由膳食提供维生素。

因为身体只需要少量维生素,我们称之为微量营养素。一个健康人通常每天所需的维生素总量几乎不足一茶匙。因此,维生素的计量单位通常是毫克或微克,非常小也难以做到可视化(参见扩展阅读"需求量较小的微量计量单位")。尽管如此,所有的维生素对维持人体健康都是必不可少的。

维生素的功能

尽管每种维生素参与特定的代谢活动,但维生素的一般

🔍 **扩展阅读**

需求量较小的微量计量单位

在营养科学发展的早期,科学家们意识到他们需要一种国际通用的计量术语来交流快速涌现的科学知识。因此,公制系统诞生了。法国科学家在19世纪中期建立了这一系统,并命名其为国际单位制(*Le Système International d'Unités*,*SI*),我们将其缩写为*SI*单位制。在大多数国家,该单位制在各方面的使用都是强制性的,这也促成了现在这些精确单位的广泛使用。1975年,美国国会(U.S. Congress)通过了官方的《公制转换法》,但是相较其他国家,美国将公制应用为通用单位的过程较慢。然而,这一系统在全球科学工作中的使用是十分明确的。

我们来比较一下在美国使用的两种维生素的公制单位。以下是膳食营养素推荐供给量(recommended dietary allowance,RDA)等同的常用计量方式,以证明机体对维生素的需求是多么的小。

- 1毫克(mg)等于千分之一克(28克等于1盎司,1克约等于1/4茶匙)。我们以毫克计量硫胺素、核黄素、烟酸、吡哆醇、泛酸、胆碱、维生素C和维生素E的RDA。
- 1微克(μg)等于百万分之一克。我们以微克计量维生素A(视黄醇当量)、维生素 B₁₂、维生素D、维生素K、叶酸和生物素的RDA。

令人惊讶的是,我们每天所需的维生素总量几乎不足一茶匙;然而,在生命周期中,这些微量的维生素对于维持机体健康至关重要。

功能包括:①辅酶的组成成分;②**抗氧化剂**;③以激素的形式调控基因表达;④细胞膜的组成部分;⑤构成眼中的光敏视紫红质(例如维生素 A)。

代谢:酶和辅酶

维生素以辅酶的形式作为**催化剂**参与体内的酶催化反应过程。因此,如果没有足够的维生素,这些酶就无法催化物质的代谢。例如,某些 B 族维生素(即硫胺素、烟酸、核黄

素)是辅酶的一部分,这些辅酶是构成参与葡萄糖、脂肪酸和氨基酸代谢以释放能量供细胞使用的酶的必要部分。

组织结构和保护作用

一些维生素参与组织和骨骼构成。例如,维生素 C 对胶原蛋白的合成至关重要,胶原蛋白是皮肤、韧带和骨骼中的一种结构蛋白。事实上,胶原蛋白这个词来自希腊语,意为"胶水"。胶原蛋白就像胶水的功能一样,能够增加身体结构的强度。维生素(例如维生素 A、维生素 C 和维生素 E)也可以作为抗氧化剂保护细胞结构以及预防自由基造成的损伤。

预防营养缺乏疾病

当维生素缺乏变得严重时,该维生素对机体健康的作用变得十分明显,因为身体无法再执行该维生素的特定功能。例如,膳食中维生素 C 不足会导致典型的维生素缺乏疾病**坏血病**。坏血病是一种出血性疾病,其特征是关节和其他组织出血,以及在正常血压下脆弱的毛细血管破裂,这些症状都与维生素 C 生成胶原蛋白的作用直接相关。胶原蛋白使毛细血管壁变得坚固。未经治疗的坏血病会导致内膜崩解和死亡。

维生素的代谢

我们身体消化、吸收和转运维生素的方式取决于维生素的溶解特性。维生素通常分为脂溶性维生素(维生素 A、维生素 D、维生素 E 和维生素 K)和水溶性维生素(维生素 C 和所有 B 族维生素)。维生素在小肠各处的吸收部位请参阅图 5.9。

脂溶性维生素

肠道细胞以微团的形式吸收脂溶性维生素和膳食脂肪,然后将所有的脂溶性营养素结合到乳糜微粒中。乳糜微粒从肠道细胞进入淋巴循环,然后进入血液(脂肪吸收的详细信息,参见第 3 章)。

身体储存每种维生素的能力,以及肝脏和肾脏清除维生素的能力,决定其潜在毒性。不同于水溶性维生素,肝脏和脂肪组织可以长期储存脂溶性维生素。在饮食摄入不足时,这种储存能力是有益的,因为身体可以利用这种储备来满足其需求。相反,体内储存部位的脂溶性维生素蓄积是过量摄入导致长期毒性的原因。

水溶性维生素

肠道细胞容易吸收水溶性维生素。维生素从这些细胞中直接进入门静脉血液循环。由于血液中主要是水,水溶性维生素的运输并不需要载体蛋白的协助。

除钴胺素(维生素 B_{12})和吡哆醇(维生素 B_6)以外,身体在很大程度上不会储存水溶性维生素。因此,体内水溶性维生素的水平依赖于摄入富含水溶性维生素的食物。

膳食营养素参考摄入量

膳食营养素参考摄入量是对健康人群营养摄入的建议。

关于构成 DRI 的 4 个类别推荐值的详细信息请参阅第 1 章。本章对维生素的讨论以及以下讨论矿物质、液体和电解质的章节尽可能地参考各种 DRI 的建议(尤其是 RDA)。

本章包括以下几个部分:①脂溶性维生素;②水溶性维生素;③植物营养素;④营养素补充剂。

第一部分　脂溶性维生素

脂溶性维生素是指维生素 A、维生素 D、维生素 E 和维生素 K。

维生素 A(视黄醇)

功能

维生素 A 在维持视觉、生长发育、组织强度和免疫力方面发挥作用。

视觉

由于维生素 A 在眼睛视网膜中的主要作用,科学家将其化学名称命名为**视黄醇**。其醛形式,视黄醛是视网膜细胞中一种称为视紫红质(也称为视紫质)的光敏物质的组成部分。视紫红质能够调节眼睛使其适应不同强度的可见光。维生素 A 相关化合物(即**类胡萝卜素**、叶黄素和玉米黄素)在视网膜的黄斑色素中含量丰富,其抗氧化性能够保护黄斑[1,2]。

> **抗氧化剂**:一种防止自由基氧化细胞结构的分子。
>
> **催化剂**:提高特定化学反应进行速度但在反应过程中不会被消耗的物质。
>
> **坏血病**:一种由于缺乏维生素 C 引起的出血性疾病,其特征为弥漫性组织出血,四肢和关节疼痛,骨骼增厚,皮肤因出血而变色,骨骼易骨折,伤口无法愈合,牙龈肿胀且易出血,牙齿松动。
>
> **视黄醇**:维生素 A 的化学名称,名字来源于维生素与视网膜相关的视觉功能,视网膜是眼球的后部内层,捕捉晶状体的光线折射,形成由视神经和大脑解读的图像,以及进行必要的明暗适应。
>
> **类胡萝卜素**:存在于植物中的有机色素,已知具有清除自由基,降低某些类型癌症的风险以及预防年龄相关眼病等功能,目前已发现的类胡萝卜素有 600 多种,其中 β-胡萝卜素最为知名。

生长发育

视黄酸和视黄醇通过其在蛋白质合成和细胞膜稳定性中的作用参与骨骼和软组织的生长。骨基质、消化道和其他领域中需要不断更换衰老的细胞,这需要摄入充足的维生素 A。

组织强度和免疫力

其他类视黄醇(即视黄酸和视黄醇)有助于维持上皮组织的健康,这是覆盖于所有体表的保护性组织(即皮肤和鼻、喉、眼、消化道和泌尿生殖道的黏膜)。这些组织是防止感染的主要屏障。维生素 A 也是一种重要的抗氧化剂,并对负责抵抗细菌、寄生虫和病毒攻击的免疫细胞的产生具有重要作用。

需要量

维生素 A 的需要量反映其在食物中的存在形式以及其在身体内储存的两种基本形式。脂溶性维生素汇总表(参见表 7.5)和附录 B 中的 DRI 表列出了维生素 A 的 RDA。

食物形式和计量单位

膳食维生素 A 有两种形式:

1. 活性维生素 A 或视黄醇:在动物源性食品中发现活性维生素 A。

2. 维生素 A 原或 β-胡萝卜素:黄色、橙色和深绿色水果或蔬菜中的一种色素,人体可以将其转化为视黄醇。类胡萝卜素是一类具有相似结构的化合物,β-胡萝卜素和叶黄素是食物中最常见的。框 7.1 中列出了一些已知的类胡萝卜素。

在典型的美国饮食中,大量维生素 A 是以维生素 A 原的形式存在的(即 β-胡萝卜素)。我们将类胡萝卜素和活性维生素 A 的数量转换为视黄醇当量,以统一计量单位。身体可以从以下数量的维生素 A 的食物来源中生成 1μg 视黄醇:12μg 膳食 β-胡萝卜素、2μg β-胡萝卜素补充剂或 24μg α-胡萝卜素或 β-隐黄素。以往用于量化维生素 A 的计量单位是国际单位(International Unit,IU)。1IU 维生素 A 等于 0.3μg 视黄醇或 0.6μg β-胡萝卜素。

身体储备

肝脏可以储存大量的视黄醇。在健康的个体中,体内总维生素 A 的 80% 左右储存在肝脏。因此,当补充过量的维生素 A 时,易导致肝脏毒性。体内剩余的维生素 A 储存在脂肪组织、眼睛、肺、皮肤、脾脏和睾丸等组织中。

缺乏

膳食维生素 A 缺乏是全世界儿童可预防性失明的主要原因,也是麻疹和腹泻致死的一种重要风险因素[3]。在 1991 年,39% 的低收入和中收入国家的儿童缺乏维生素 A。在大量补充维生素 A 后,目前全世界维生素 A 缺乏的比例有所降低,约为 29%[4]。

膳食维生素 A 缺乏可破坏人眼视觉所需的视紫红质的持续性再生。如果不进行治疗,结膜和角膜的变化会导致一系列的眼部疾病,统称为**眼干燥症**,起初是夜盲症、暗适应缓慢、眩光盲和**比奥斑**。持续性维生素 A 缺乏会最终进展为角膜干燥、溃疡和**角膜软化**(图 7.1)。

与所有的营养素相同,维生素 A 缺乏的症状与其功能直接相关。因此,膳食中缺乏维生素 A 可能也会损害生长发育、生殖、免疫系统和上皮组织。

毒性

维生素 A 过多症(过多的维生素 A 摄入)的症状包括骨骼疼痛、皮肤干燥、疲劳、厌食和毛发脱落。维生素 A 中毒可引起肝脏损伤导致门静脉高压和腹水,门静脉高压是指门静脉内的血压升高,腹水是指腹腔内的液体蓄积。由于其潜在毒性,DRI 委员会将成年人的视黄醇的可耐受最高摄入量(tolerable upper intake level,UL)设置为 3 000μg/d[5]。毒性症状通常由过量摄入活性维生素 A 而不是类胡萝卜素引起。妊娠期间过量摄入维生素 A 是一种已知的**致畸原**,这便是妊娠期禁止使用含有大量维生素 A 的治疗痤疮的药物(例如异维 A 酸、维甲酸)的原因。

膳食中类胡萝卜素的吸收在高摄入水平下呈剂量依赖性。然而,长期过量摄入 β-胡萝卜素含量高的食物会导致皮

框 7.1　类胡萝卜素

> 胡萝卜素:不含氧的橙色色素
> - α-胡萝卜素
> - β-胡萝卜素
> - γ-胡萝卜素
> - δ-胡萝卜素
> - 番茄红素
>
> 叶黄素:含有一些氧的黄色色素
> - α-和 β-隐黄素
> - 叶黄素
> - 番茄紫素
> - 新黄质
> - 紫黄质
> - 玉米黄素

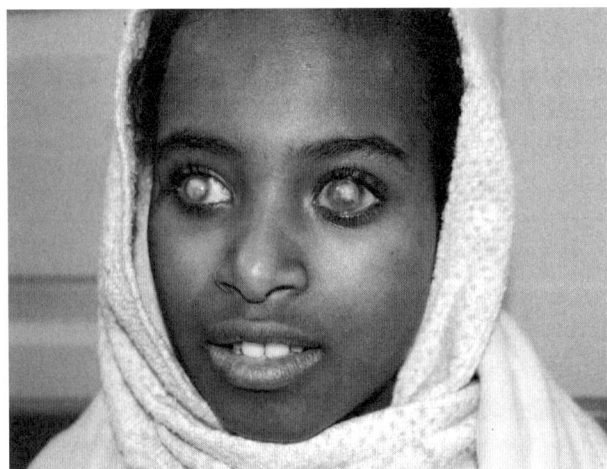

图 7.1　维生素 A 缺乏引起的角膜盲。(Courtesy Lance Bellers. In Burton, M. J. [2009]. Prevention, treatment and rehabilitation. *Community Eye Health*, 22 [71]:33-35.)

肤出现无害性的橙色。一旦停止过量摄入,橙色就会消失。另一方面,β-胡萝卜素补充剂的过量使用可使其在体内的水平升高,并达到促进体内氧化损伤、细胞分裂和破坏其他形式维生素 A 的浓度水平。

> **胡萝卜素**:植物性食物中红色和黄色色素(α、β 和 γ-胡萝卜素)的类名。β-胡萝卜素对人体营养最为重要,由于人体可以将其转化为维生素 A,因此将其作为维生素的主要来源。
>
> **眼干燥症**:进行性眼部疾病,通常由维生素 A 缺乏所致,始于角膜和结膜的严重干燥。
>
> **比奥斑**:由缺乏维生素 A 所致的,结膜上出现的白色或灰色病变。
>
> **角膜软化**:由维生素 A 缺乏引起的角膜干燥和浑浊。
>
> **致畸原**:导致胚胎或胎儿出生缺陷或流产的物质或因素。

食物来源和稳定性

鱼肝油、肝脏、蛋黄、黄油和奶油是维生素 A 前体的天然来源。乳脂中也含有活性维生素 A。由于低脂和脱脂乳制品不含乳脂,因此它们也不含有天然生成的活性维生素 A。然而,低脂和脱脂乳制品的食品制造商用维生素 A 强化其产品。因此,所有类型的市售牛奶成品都是这种维生素的良好来源。β-胡萝卜素的一些良好来源是深绿色叶菜,例如羽衣甘蓝、甘蓝和菠菜,以及深橙色蔬菜和水果,例如胡萝卜、甘薯、山药、南瓜、甜瓜和杏。表 7.1 提供了一些维生素 A 的相对食物来源。

β-胡萝卜素和活性维生素 A 在被肠道吸收之前需要被胆盐乳化。活性维生素 A 的有效吸收率为 75%~100%。β-胡萝卜素的吸收差异较为显著,吸收率为 3%~65% 之间[6]。这种吸收率的较大差异归因于如膳食来源、胃内容物、个体的营养状况、药物-营养素相互作用和遗传等因素。此外,即便类胡萝卜素被有效吸收,身体也只能将大约 1/2 的类胡萝卜素转化为活性维生素 A。身体将两种形式的维生素 A 合并入肠道细胞中的乳糜微粒(以及脂肪)。之后乳糜微粒通过淋巴系统并进入血液循环。

高温和氧暴露会降低视黄醇的稳定性。使用少量的水快速烹饪的方法有助于保存食物中的维生素 A。

表 7.1　维生素 A 的食物来源

食物	推荐量	含量/µg 视黄醇当量
蔬菜和水果		
胡萝卜(生)	½ 杯	534
煮熟的羽衣甘蓝	½ 杯	361
煮熟的南瓜	½ 杯,捣成糊状的	353
煮熟的菠菜	½ 杯	472
带皮的烤地瓜	1 中等大小(114g)	1 096
肉,家禽,鱼,干豆,蛋,坚果		
油煎牛肝	3 盎司	6 582
油煎鸡肝	3 盎司	3 652
蛋黄(新鲜的,生的)	2 个大的	130
牛奶及乳制品		
奶油,重的,打发的	½ 杯	247
强化低脂(1%)牛奶	8 盎司	142
强化脱脂牛奶	8 盎司	149
脂肪,油和糖		
鱼油,鳕鱼肝	1 汤匙	4 080

Data from the Nutrient Data Laboratory. (n.d.). *USDA Food Composition Databases*. U.S. Department of Agriculture, Agricultural Research Service. Retrieved January 24, 2019.

维生素 D(钙化醇)

1922 年,维生素 D 的发现者在使用鱼油治疗佝偻病时,将维生素 D 错误地归类为维生素,鱼油是维生素 D 的一种天然来源[7]。如今,我们知道动物自身合成的**胆钙化醇**或维生素 D₃和某些生物体产生的**麦角钙化醇**或维生素 D₂是**激素原**而不是真正的维生素。维生素 D₂和维生素 D₃都在生理上与人类营养相关,并将它们统称为钙化醇。

人体暴露于紫外线下能够将前体 7-脱氢胆固醇转化为胆钙化醇,7-脱氢胆固醇是一种存在于皮肤表层的化合物。无脊椎动物和真菌等生物体在接受紫外线照射后,能够将前体麦角固醇转化为麦角钙化醇。

身体必须在两个连续的羟基化反应中激活胆钙化醇和麦角钙化醇,以产生维生素 D 的活性和功能形式**钙三醇**。第一个羟基化反应发生在肝脏中,生成钙二醇(也称为 25-羟胆钙化醇和 25-羟维生素 D₃);此后,**1α-羟化酶**催化发生在肾脏中的第二个羟基化反应,生成钙三醇(也称为 1,25-二羟胆钙化醇和 1,25-二羟维生素 D₃)。图 7.2 说明了维生素 D 在体内的激活过程。

功能

维生素 D 最常见的功能是其在骨矿化和钙磷稳态中的作用。然而,维生素 D 受体定位于全身细胞。维生素 D 参与的其他生理过程包括免疫功能调控、神经肌肉功能调控及细胞增殖、分化和凋亡。

钙磷稳态

维生素 D 的重要功能之一是维持血液中的钙稳态。钙三醇和其他两种激素(甲状旁腺激素和甲状腺激素降钙素)共同发挥生理作用以控制钙和磷的吸收和代谢。钙三醇促进以下过程:①肠道细胞对钙和磷的吸收;②肾脏对钙和磷的重吸收;③破骨细胞从骨小梁**再吸收**钙和磷。所有这些机制共同作用以维持血中钙磷的稳态(见图 7.2)。

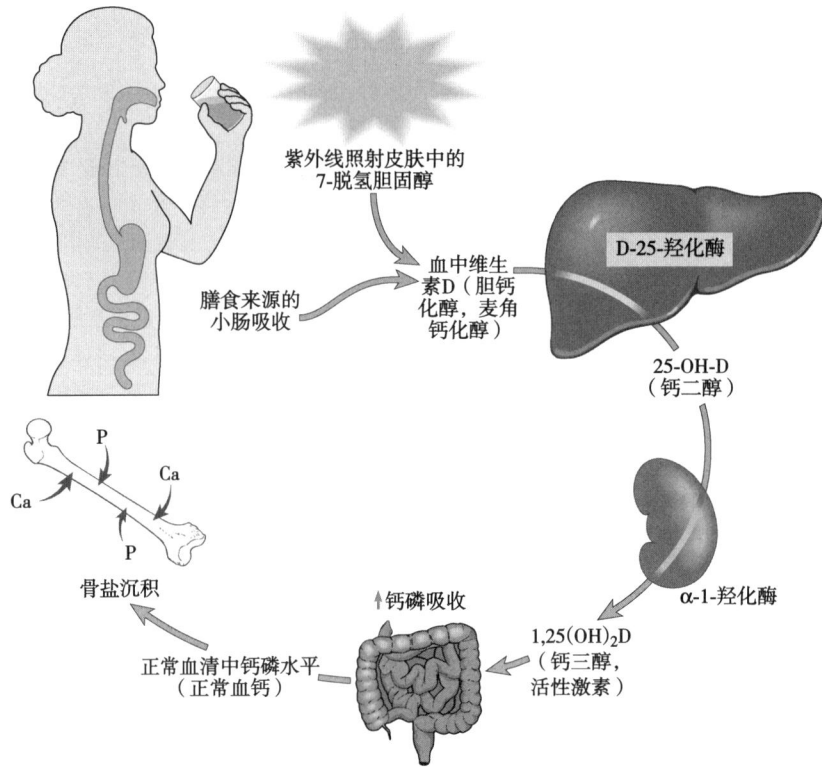

图 7.2　皮肤合成和膳食来源的维生素 D 激活。正常的维生素 D 代谢维持血钙水平。(Modified from Kumar, V., Abbas, A., Fausto, N., & Mitchell, R. [2007]. *Robbins basic pathology* [8th ed.]. Philadelphia: Saunders.)

　　胆钙化醇：非活性形式的维生素 D_3 的化学名称，它通常简称为钙化醇。

　　麦角钙化醇：非活性形式的维生素 D_2 的化学名称，它是由一些生物体(非人类)在前体麦角固醇经紫外线照射下产生的。

　　激素原：在体内可转化为激素的前体物质，例如，皮肤中的胆固醇化合物首先受到阳光照射然后通过肝脏和肾脏中连续的酶作用转化为活性维生素 D 激素，参与调节钙吸收和骨骼发育。

　　钙三醇：维生素 D 的活化激素形式。

　　1α-羟化酶：肾脏中催化 25-羟胆钙化醇(即钙二醇)的羟基化反应的酶，生成钙三醇，钙三醇是维生素 D 的活化形式；当血钙水平较低时，甲状旁腺激素能够增加 1α-羟化酶的活性。

　　再吸收：组织或部分组织因生化作用而破坏、丢失或溶解(例如骨骼丢失，牙本质丢失)。

骨盐沉积

　　骨质疏松症是指骨密度降低，导致骨骼变脆和自发性骨折。由于钙三醇调节骨钙和磷的吸收速率，在临床上，医生使用它降低骨质疏松症的发生风险和进展[8]。

需要量

　　确定维生素 D 的需要量较为困难，因为皮肤产生维生素 D，而且天然食物来源的数量有限。膳食维生素 D 的需要量因个体在阳光下的暴露时间，居住的纬度，甚至皮肤中黑色素的浓度而异。

　　在北半球，尤其是在大约 40 度的纬度上，整个冬季日照明显减少。由于皮肤产生的维生素 D 数量与阳光照射的强度相关，因此在这些纬度的冬季，内源性维生素 D 的产生量较少。同样，皮肤中的黑色素浓度也是导致维生素 D 生成存在个体差异的原因，因为黑色素吸收紫外线的方式类似于防晒霜。因此，即使接受相同强度的阳光照射，肤色较深的人合成的维生素 D 比肤色较浅的人少。

　　目前对大多数成年人的维生素 D 的 DRI 为 600IU/d(参见表 7.5 和附录 B)。然而，调查数据显示美国成年人每天仅从食物和饮料中摄取 188IU(4.7μg)的维生素 D[9]。

缺乏

　　儿童时期长期的钙三醇缺乏或钙摄入量过低会导致**佝偻病**。患有佝偻病的儿童在体重的压力下可导致长骨弯曲(图 7.3)。除了导致骨骼畸形以外，维生素 D 摄入不足还会阻碍儿童达到峰值骨量，进而导致成年后的骨质疏松症或**骨质软化**症的发生。许多其他慢性疾病与维生素 D 的缺乏相关，包括肌无力、一些癌症、冠心病、高血压、脑卒中、结核病、肥胖、2 型糖尿病、黄斑变性、神经障碍(例如阿尔茨海默病和帕金森病)和自身免疫病(例如 1 型糖尿病、多发性硬化症、类风湿性关节炎)[10]。然而，维生素 D 缺乏是否是这些疾病的原因或结果，或者补充维生素 D 可否改变这些疾病的

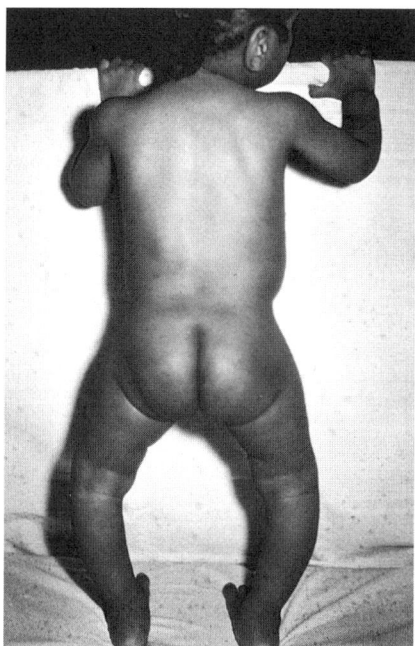

图 7.3　患有佝偻病的儿童;O 型腿特征。(Reprinted from Kumar, V., Abbas, A., Fausto, N., & Mitchell, R. [2007]. *Robbins basic pathology* [8th ed.]. Philadelphia: Saunders.)

病理变化目前尚存争议[11]。

　　目前还没有一种公认的评估维生素 D 营养状况的方法,也没有关于体内正常维生素 D 水平的一致性结论。美国内分泌协会最近提出的全球标准如下:①用 25-羟维生素 D 水平评估维生素 D 的状态(>50nmol/L=充足,30~50nmol/L=不足,<30nmol/L=维生素 D 缺乏);②无论喂养方式如何,从出生到 12 月龄的婴儿摄入 400IU/d(10μg)维生素 D;③所有儿童和成年人应该通过饮食或补充剂(至少 600IU/d)以达到维生素 D 的 DRI[12]。然而,另有研究数据显示,每天摄入 600IU 的维生素 D 不足以将血液中的 25-羟维生素 D 的水平维持在 50nmol/L 以上的水平,相反,建议每天摄入 1 040IU (26μg)以满足 97.5% 的成年人需要[13]。

毒性

　　过量摄入维生素 D 有潜在毒性,尤其是儿童和婴儿。毒性症状或维生素 D 过多症包括骨骼脆弱,肾结石和软组织钙化(例如肾脏、心脏、肺部)。以膳食补充剂的形式长期摄入过多的胆钙化醇可能会导致血钙浓度升高(即高钙血症)和肾小球的钙沉积,从而干扰整体的肾功能。9 岁以上人群的维生素 D 的 UL 为 4 000IU/d(100μg)[14]。皮肤产生的维生素 D 不会引起维生素 D 毒性。大多数人仅通过食物摄入的维生素 D 不会超过其 UL。然而,除了摄入含有维生素 D 的膳食补充剂外,摄入高脂肪的鱼类或强化牛奶的个体可能存在维生素 D 过量的风险。

食物来源和稳定性

　　富含脂肪的鱼类是维生素 D 的天然良好来源之一(表 7.2)。

表 7.2　维生素 D 的食物来源

食物	推荐量	含量 (国际单位)
肉,家禽,鱼,干豆,蛋,坚果		
煮熟的大马哈鱼,红大马哈鱼	3 盎司	570
大马哈鱼,红大马哈鱼(罐装,沥干固体)	3 盎司	730
金枪鱼(放油,沥干固体)	3 盎司	229
烟熏白鱼(混合品种)	3 盎司	435
牛奶及乳制品		
低脂(2%)强化牛奶	1 杯 (8 液体盎司)	120
维生素 D 强化豆奶	1 杯 (8 液体盎司)	119
脂肪,油和糖		
鱼油,鳕鱼肝	1 汤匙	1 360

Data from the Nutrient Data Laboratory. (n.d.). *USDA Food Composition Databases*. U.S. Department of Agriculture, Agricultural Research Service. Retrieved January 24, 2019.

因此,日常的维生素 D 摄入的很大部分来自强化食品。牛奶是常见的食品,而且富含钙和磷,它是一种可用作维生素 D 强化的食物。根据行业标准,每夸脱牛奶中可添加维生素 D400IU。食品企业通常使用维生素 D 强化的黄油替代品(如人造黄油)和乳制品替代品(如大豆或大米奶制品)。

　　维生素 D 在一般的温度和储存的条件下均相对稳定。

维生素 E(生育酚)

　　早期的维生素研究发现了一种动物繁殖所需的营养物质[15]。这种物质由两个希腊单词命名为**生育酚**:tophos,意为"分娩";phero,意为"带来";-ol 结尾表示其乙醇功能团。科学家们认为生育酚是一种抗不育的维生素。然而,他们很快意识到这种作用只存在于老鼠和其他一些动物中,而不存在于人类。此后,科学家发现了一些相关化合物。生育酚是这整组同源脂溶性营养素的总称,被标记为 α-、β-、γ-和 δ-生育酚或三烯生育酚。在这 8 种营养素中,α-生育酚是唯一对人体营养有重要意义的营养素,因此用于计算膳食维生素 E 的需求量[16]。

功能

　　α-生育酚最重要的生物学功能是其在组织中的抗氧化作用。此外,维生素 E 还具有其他重要作用,如免疫功能,调控基因表达等。科学家仍在探索维生素 E 参与的许多其他生物代谢途径[17]。

抗氧化功能

　　α-生育酚是体内最丰富的脂溶性抗氧化剂。在细胞膜和细胞器膜的磷脂中的多不饱和脂肪酸(参见第 3 章)特别容易被自由基氧化。α-生育酚能阻止这种氧化过程并保护多不饱和脂肪酸免受损害。

与硒代谢相关

硒是一种微量矿物质,作为含硒谷胱甘肽过氧化物酶的一部分,与α-生育酚一起作为抗氧化剂发挥作用。谷胱甘肽过氧化物酶是防止自由基损害细胞膜的第二道防线。谷胱甘肽过氧化物酶使α-生育酚免于氧化,从而减少机体对α-生育酚的膳食需求量。此外,α-生育酚也可使谷胱甘肽过氧化物酶免于氧化,从而降低机体对硒的膳食需求。

> **佝偻病**:儿童期的一种疾病,由维生素D摄入不足和缺乏阳光照射所致,其特征是骨骼软化,本病还与体内钙磷代谢异常有关。
> **骨质软化**:通常由于维生素D或钙缺乏引起的骨软化。
> **生育酚**:维生素E的化学名称,因早期的研究发现其对实验动物(小鼠)的生殖功能有影响而得名生育酚;在人体,维生素E作为一种重要的抗氧化剂可以保护细胞膜等组织结构。

需要量

脂溶性维生素汇总表(参见表7.5)和附录B的DRI表列出了α-生育酚的需要量,单位为mg/d。

缺乏

在妊娠期最后1~2个月,胎儿通常会积累α-生育酚和体脂。因此,错过脂肪和脂溶性维生素积累期的早产儿尤其容易发生溶血性贫血。如果没有足够的维生素E进行抗氧化保护,红细胞膜的磷脂和蛋白质易于被氧化和破坏。如果不进行补充维生素E治疗,功能性红细胞的持续性丢失会导致溶血性贫血。

膳食维生素E的缺乏很少见,唯一的情况发生在那些脂肪吸收和代谢异常的个体。在这些情况下,α-生育酚的缺乏可破坏正常的髓鞘合成,髓鞘是覆盖神经细胞的富含磷脂的保护膜。被干扰的主要神经是影响身体活动的脊髓纤维和影响视觉的视网膜。

毒性

食源性的α-生育酚对人体没有已知的毒性作用。补充摄入的α-生育酚超过1 000mg/d可能会干扰维生素K的活性和凝血功能。虽然确切的机制并不清楚,但是对于缺乏维生素K的个体或正在接受抗凝治疗的患者补充α-生育酚应慎重[18]。

食物来源和稳定性

α-生育酚最丰富的来源是植物油(例如小麦胚芽油、大豆油、红花油)。植物油也是多不饱和脂肪酸最丰富的来源,α-生育酚对其有保护作用。α-生育酚的其他食物来源包括坚果、种子和强化谷物。表7.3列出了维生素E的食物来源。

表 7.3　维生素 E 即 α-生育酚的食物来源

食物	推荐量	α-生育酚(MG)
面包,麦片,大米和意大利面		
优质谷物,蔓越莓,杏仁脆,即食麦片	1 杯	3.6
燕麦,即食麦片	1 杯	2.72
水果和蔬菜		
杏干	½ 杯	2.81
牛油果(生)	½ 杯	3.06
菠菜(煮)	½ 杯	1.87
萝卜叶(煮熟)	½ 杯	2.18
坚果和种子		
杏仁(油烤)	1 盎司	7.36
榛子	1 盎司	4.26
葵花籽	1 盎司	10.3
脂肪,油和糖		
棉籽油	1 汤匙	4.80
红花油	1 汤匙	4.64
葵花籽油	1 汤匙	5.59

Data from the Nutrient Data Laboratory. (n.d.). *USDA Food Composition Databases*. U.S. Department of Agriculture, Agricultural Research Service. Retrieved January 24, 2019.

α-生育酚对热和碱不稳定。

维生素 K

1929 年,哥本哈根大学的生物化学家 Henrik Dam 发现无脂质饲料喂养的雏鸡中发生了出血性疾病。Dam 假设雏鸡饲料中缺乏一种未知的脂质因子。Dam 称之为凝固维生素或维生素 K,今天我们仍然使用其指定的字母[19]。Dam 后来成功地从紫花苜蓿中分离出这种物质并进行了鉴定,他因此获得诺贝尔生理学或医学奖。与许多维生素相同,维生素 K 的几种同源形式构成了这个群体。在植物中,维生素 K 的主要膳食形式是**叶绿基甲萘醌**。维生素 K 的第二种形式是肠道菌群合成的甲基萘醌。甲基萘醌约占我们每日维生素 K 摄入量的一半。甲基萘醌是维生素 K 的一种合成前体,但是美国食品药品管理局(U.S. Food and Drug Administration)因其毒性作用禁止其在膳食补充剂中使用。

功能

维生素 K 有两个主要的功能:参与凝血和促进骨骼发育。

凝血

参与凝血过程是最早被发现、且最众所周知的维生素 K 的功能。维生素 K 对维持四种凝血因子的正常血液浓度必不可少。凝血酶原(即凝血因子Ⅱ)是这些维生素 K 依赖性血液因子的代表。肝脏合成的凝血酶原转化激活为凝血酶。然后,凝血酶将纤维蛋白原转化为纤维蛋白,并形成血凝块(图7.4)。

叶绿基甲萘醌:K族维生素的一种脂溶性维生素,主要存在于绿色植物中。

叶绿基甲萘醌可用作过量使用抗凝血药时的解毒剂,它

可用于控制和预防某些特定类型的出血。在胆汁的帮助下脂溶性维生素能够更完全地被吸收。因此,阻碍胆汁释放入小肠会降低维生素K的生物利用度,并最终会延长凝血时间。当患者接受含有维生素K浓缩的胆盐时,血凝的时间可恢复正常。关于与维生素K相关的特殊药物注意事项的更多信息请参阅标题为"维生素K与抗凝剂和抗生素药物的注意事项"

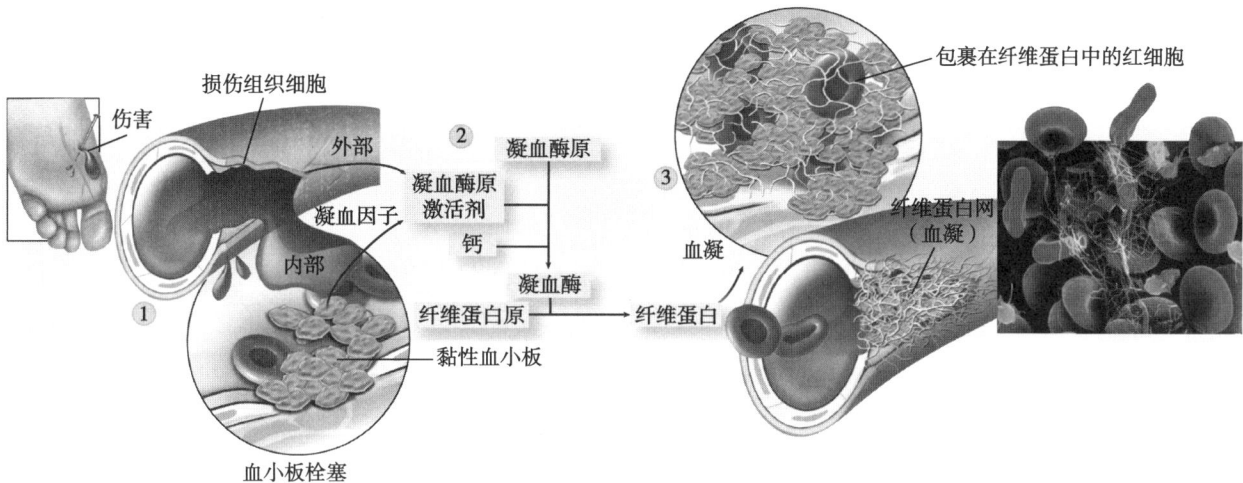

图7.4 凝血机制。复杂的凝血机制可以归结为3个步骤:①从损伤的组织细胞和损伤部位的黏性血小板释放凝血因子,形成初步的血小板栓塞;②一系列化学反应最终导致凝血酶形成;③纤维蛋白的形成和血细胞的捕获形成血栓。(Modified from Thibodeau, G. A., & Patton, K. T. [2012]. *Anatomy & physiology* [8th ed.]. St. Louis: Mosby.)

药物-营养素相互作用

使用抗凝血剂和抗生素药物时的维生素K注意事项

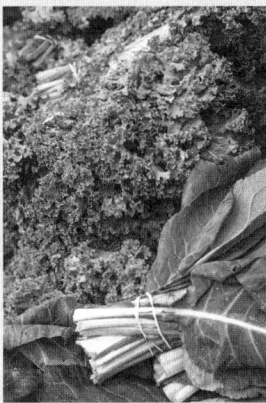

(Copyright iStock Photo; Credit: LindasPhotography.)

抗凝药物

抗凝药物如华法林可以减少凝血因子的总产生量。因为维生素K的主要功能是促进合成凝血蛋白,所以以摄入富含维生素K的食物可能会影响临床上为控制最佳凝血而使用的药物剂量。一些服用抗凝药物的个体认为,他们应该完全避免摄入所有富含维生素K的食物。然而,这样做会导致对其他富含营养素的食物(如蔬菜)中其他多种维生素和矿物质的摄入限制。或者,这些个体应该努力调整在饮食中富含维生素K的食物(如深绿色叶菜)的摄入量以维持在合理的

水平。营养师可以向患者介绍富含维生素K的食物,并帮助他们实现药物水平和所需维生素K摄入之间的平衡。

抗生素

甲基萘醌是肠道健康菌群合成的维生素K的一种形式。这一来源的维生素K对满足大多数个体的维生素K总需求很重要。长期服用破坏消化道菌群的药物,如口服抗生素,会减少这种来源的维生素K。卫生保健提供者应建议患者在抗生素治疗期间和之后保持每日的食源性维生素K的摄入(参见表7.4)。

表7.4 维生素K的食物来源

蔬菜	推荐量	含量/μg
甜菜叶(煮熟)	1杯(切碎)	697
羽衣甘蓝(冷冻后煮熟,沥干水分)	1杯(切碎)	1 060
芥菜(煮熟、沥干水分)	1杯(切碎)	830
菠菜(煮熟、沥干水分)	1杯(切碎)	889
瑞士甜菜(煮熟、沥干水分)	1杯(切碎)	573
萝卜叶(煮熟、沥干水分)	1杯(切碎)	851

Data from the Nutrient Data Laboratory. (n.d.). *USDA Food Composition Databases*. U.S. Department of Agriculture, Agricultural Research Service. Retrieved January 24, 2019.

的药物-营养素相互作用示意图。

骨骼发育

有些蛋白质参与骨代谢需要维生素 K 依赖性的修饰才能发挥功能。骨钙素是骨基质中最丰富的非胶原蛋白,它是一种维生素 K 依赖性蛋白质。维生素 K 参与骨钙素的谷氨酸残基的修饰,形成钙结合 γ-羧基谷氨酸残基。与凝血蛋白相同,骨钙素和钙结合;与凝血蛋白不同的是它形成骨晶体。

需要量

由于肠道菌群可合成甲基萘醌,因此通常可持续地供应维生素 K 用以满足身体的需求。目前没有足够的科学证据来确定其 RDA。因此,AI 是替代参考值。脂溶性维生素汇总表(表 7.5)和附录 B 中的 DRI 表中列出了维生素 K 的 AI。

缺乏

维生素 K **原发性缺乏**不常见。然而,维生素 K 缺乏可能是一些临床疾病的继发结果,如低凝血酶原血症。患有严重吸收不良性疾病(例如克罗恩病),或者长期接受抗生素治疗的个体易患维生素 K 缺乏症。

由于维生素 K 在妊娠期不能有效通过胎盘转移,而且新生儿的肠道内缺乏产生维生素 K 的肠道菌群,这导致婴儿出生时没有充足的维生素 K 储备。因此,婴儿在出生时通常要接受维生素 K 注射以预防出血。

毒性

因为维生素 K 的毒性很小,因此 DRI 委员会没有设定维生素 K 的 UL。

食物来源和稳定性

绿色叶菜如菠菜、羽衣甘蓝和甘蓝是最好的维生素 K 膳食来源,每杯熟食提供 100 到 1 000μg 的叶绿基甲萘醌(表7.4)。

叶绿基甲萘醌相对稳定,但其对光和辐射敏感。因此,维生素 K 制剂储存在深色瓶子中。

表 7.5 提供了脂溶性维生素的汇总。

第二部分 水溶性维生素

水溶性维生素是指维生素 C 和所有 B 族维生素。

维生素 C(抗坏血酸)

功能

维生素 C 在体内的主要生物学功能是作为抗氧化剂和酶的辅因子在许多代谢和免疫活动中发挥作用。

结缔组织

抗坏血酸通过参与胶原蛋白合成,对构建和维持强健的组织是必要的。胶原蛋白对中胚层起源的组织尤为重要,包括结缔组织(如韧带、肌腱、骨基质,其他连接结构,它们结合在一起并为组织提供抗拉强度)和包含结缔组织的其他组织(如软骨、牙本质、毛细血管壁)。

在胶原蛋白合成过程中,每次添加脯氨酸或赖氨酸时,它们分别通过抗坏血酸依赖性酶脯氨酸羟化酶和赖氨酸羟

表 7.5 脂溶性维生素汇总

维生素	功能	推荐摄入量(成人)	缺乏	可耐受最高摄入量(UL)和毒性	来源
维生素 A(视黄醇、视黄醛和视黄酸)维生素 A 原(胡萝卜素)	视觉周期:明暗适应;组织生长,尤其皮肤和黏膜;生殖;免疫功能	男性:900μg/d,女性:700μg/d	夜盲症、眼干燥症、易上皮感染;免疫力、生长发育和生殖受损	UL:3 000μg/d 毛发脱落、皮肤刺激、骨骼疼痛、肝损害、出生缺陷	视黄醇(动物性食物):鱼肝油、肝脏、蛋黄、奶油、黄油、强化奶制品 维生素 A 原(植物性食物):深绿和深橙色蔬菜(如菠菜、羽衣甘蓝、南瓜、甘薯、胡萝卜)
维生素 D(胆钙化醇,麦角钙化醇)	维持钙磷稳态;骨骼和牙齿钙化;生长发育	1~70:600IU/d;70 岁及以上:800IU/d	儿童佝偻病和生长迟缓;成人骨质软化	UL:1 000~4 000IU/d 软组织钙化;肾损害	在阳光照射的皮肤中合成,强化乳制品、多脂鱼、鱼油
维生素 E(α-生育酚)	抗氧化剂	成人,15mg/d	红细胞破裂;贫血、神经损伤、视网膜病变	UL:1 000mg/d(来自补充剂)凝血过程中抑制维生素 K 活性	植物油、绿叶蔬菜、小麦胚芽、坚果、种子
维生素 K(叶绿基甲萘醌,甲基萘醌)	正常血凝和骨骼生长	男性:120μg/d,女性:90μg/d	出血倾向、出血性疾病、骨生长不良	UL:未设定 干扰抗凝药物	由肠道菌群合成,深绿色叶菜

化酶进行羟基化反应（即添加-OH）来形成羟脯氨酸和羟赖氨酸。铁是这两种酶的辅助因子，而且需要用抗坏血酸维持这些酶中铁原子的亚铁（Fe^{2+}）活性形式。

羟脯氨酸和羟赖氨酸与其他残基形成共价键，从而加强胶原蛋白的结构。当抗坏血酸充足时可促进胶原蛋白和其必需的结缔组织的快速形成。血管特别依赖于抗坏血酸在胶原蛋白合成中的作用，以帮助血管壁抵抗血液通过血管时产生的牵拉作用。

> **原发性缺乏**：由膳食摄入不足引起的营养素缺乏；不同于继发性缺乏的原因，继发性缺乏是由吸收不良和生物利用度障碍引起的。
> **抗坏血酸**：维生素 C 的化学名称，根据维生素 C 治疗坏血病的功能而命名。

全身代谢

代谢活跃的身体组织（如肾上腺、大脑、肾脏、肝脏、胰腺、胸腺、脾脏）含有高浓度的抗坏血酸。机体在应激状态下时或肾上腺刺激期间对抗坏血酸的利用率增加，表明在应激期间机体对抗坏血酸的需求量也增加。抗坏血酸参与的酶具有多种功能，包括：①神经递质多巴胺转化为神经递质去甲肾上腺素；②肉碱的合成，肉碱是一种线粒体脂肪酸转运体，参与从脂肪酸中提取能量；③苯丙氨酸和酪氨酸的氧化；④色氨酸和叶酸的代谢；⑤某些生物活性神经和内分泌肽的成熟。此外，抗坏血酸通过保持铁的低价状态（还原性亚铁）促进铁吸收及合成血红蛋白，并有助于预防铁缺乏性贫血。

抗氧化功能

抗坏血酸是一种抗氧化剂，它保护身体免受自由基的损害。自由基导致氧化应激，与炎症性疾病、阿尔茨海默病、癌症和心脏病的风险增加相关。

需要量

水溶性维生素汇总表（参见表 7.13）和附录 B 的 DRI 表列出了维生素 C 的既定需要量。由于香烟烟雾会增加身体组织的氧化应激和自由基的生成，美国 DRI 委员会建议吸烟者需额外摄入维生素 C 35mg/d（参见临床应用"吸烟者对抗坏血酸的需求"）。

缺乏

抗坏血酸缺乏的症状包括组织出血（例如易擦伤，皮肤点状出血；图 7.5A），关节出血，易发性骨折，伤口愈合不良，牙龈出血和牙齿脱落（图 7.5B）。极度缺乏会导致坏血病。抗坏血酸的名字来自拉丁单词 *scorbutus*，意为"坏血病"，前缀 a-意为"没有"；因此，抗坏血酸的意思是"没有坏血病"。在当今发达国家，坏血病较少发生，但我们看到维生素 C 缺乏合并其他形式的营养不良。

临床应用

吸烟者对抗坏血酸的需求

（Copyright iStock Photo；Credit：gguy44.）

自由基是可破坏 DNA、蛋白质、碳水化合物和脂肪酸正常结构的活性分子。这种损伤增加了癌症、心血管疾病和许多其他健康问题的风险。对于吸烟者和任何吸入二手烟的人来说，香烟烟雾都是自由基的环境来源之一。香烟烟雾可对身体的许多主要器官系统造成损伤[1,2]。身体通过抗氧化剂如维生素 A、维生素 E 和维生素 C 以及矿物质如硒和锌对抗自由基。抗氧化剂有助于中和自由基并在细胞水平上保护身体。

随着自由基产生的增加，机体对抗氧化剂的需求也增加。抗坏血酸是一种特殊的抗氧化剂，对香烟烟雾中有毒化合物的分解至关重要。因此，吸烟者比不吸烟者消耗抗坏血酸的速度更快。除了戒烟的一般健康建议以外，还建议吸烟者摄入额外的维生素 C，以帮助抵抗吸烟引起的氧化应激和细胞损伤[3]。

参考文献

1. Alberg, A. J., Shopland, D. R., & Cummings, K. M. (2014). The 2014 Surgeon General's Report: Commemorating the 50th anniversary of the 1964 report of the advisory committee to the U.S. surgeon general and updating the evidence on the health consequences of cigarette smoking. *American Journal of Epidemiology*, 179(4), 403–412.
2. Goel, R., et al. (2017). Variation in free radical yields from U.S. marketed cigarettes. *Chemical Research in Toxicology*, 30(4), 1038–1045.
3. Food and Nutrition Board and Institute of Medicine. (2000). *Dietary reference intakes for vitamin C, vitamin E, selenium, and carotenoids*. Washington, DC.

毒性

抗坏血酸的 UL 为 2 000mg/d。尽管我们可以通过尿

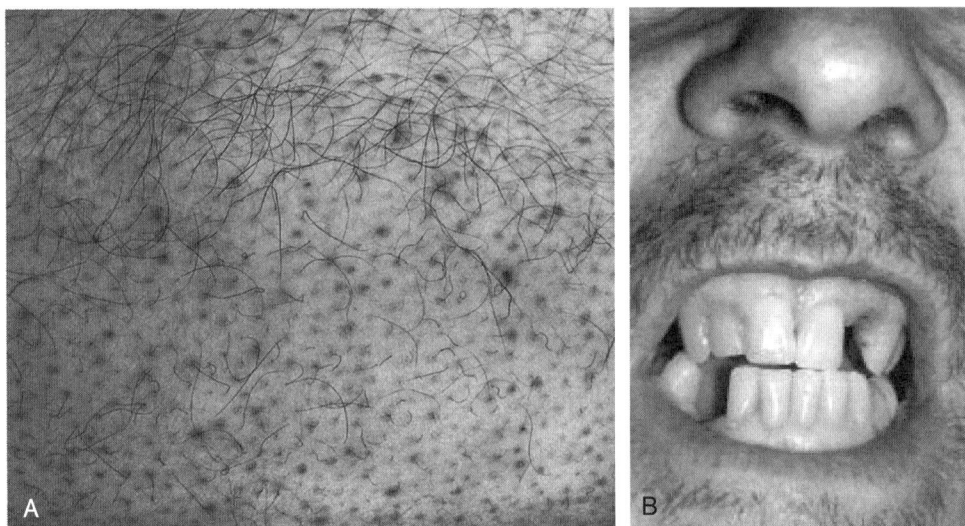

图 7.5　皮肤和口腔中观察到的坏血病。(A,From Al-Dabagh,A.,et al.[2013]. A disease of the present:Scurvy in "well-nourished" patients. *J Am Acad Dermatol*,69[5],e246-7. B,Courtesy Nicholas D. Magee,Royal Victoria Hospital. In Minerva.[2003]. *Br Med J*,326[7379],60.)

液排出摄入过多的水溶性维生素,但水溶性维生素超过 2 000mg/d 时,身体清除维生素的效率降低。过量维生素 C 摄入可能造成胃肠道紊乱(例如恶心、腹部痉挛)和渗透性腹泻。

食物来源和稳定性

抗坏血酸最佳食物来源包括柑橘类水果,甜椒和猕猴桃。其他的良好来源包括浆果,花椰菜,番茄汁和其他绿色和黄色蔬菜(表 7.6)。

抗坏血酸暴露于空气和高温环境容易被氧化。抗坏血酸在碱性介质中不稳定;因此,在食物中添加小苏打来防止变色会破坏食物中的抗坏血酸。酸性水果和蔬菜比非酸性

表 7.6　维生素 C 的食物来源

食物	推荐量	含量/mg
蔬菜		
芥末菠菜(生)	1 杯(切碎)	195
红椒(甜的,生的)	½ 杯(切碎)	95
黄椒(甜,生的)	½ 杯(切碎)	137
西红柿(果汁、罐头)	½ 杯	85
水果		
猕猴桃	½ 杯(切片)	83
柠檬汁	8 盎司(液体)	94
橘子汁	8 盎司(液体)	124
橘子	1(中等大小)	83
菠萝	1 杯(切片)	93
草莓	1 杯	90

Data from the Nutrient Data Laboratory. (n.d.). *USDA Food Composition Databases.* U.S. Department of Agriculture, Agricultural Research Service. Retrieved January 24,2019.

食物能更好地保持其抗坏血酸的含量,而且维生素在水中溶解度高。烹饪时加入的水更多,水果和蔬菜中渗出到烹饪汤汁中的抗坏血酸更多。

硫胺素(维生素 B₁)

维生素**硫胺素**的名称源自其结构中存在的噻唑环。

功能

硫胺素是辅酶硫胺素焦磷酸的一部分,参与多种代谢反应,最终以三磷酸腺苷(adenosine triphosphate,ATP)的形式为身体提供能量。硫胺素对持续需要能量的系统如消化道、神经系统和心血管系统的正常生理功能是必要的。

需要量

硫胺素的膳食需求与其在能量和碳水化合物代谢中的作用密切相关。当身体对 ATP 的需求增加时,大多数 B 族维生素的需要量也增加。因此,在妊娠期,哺乳期和其他总能量消耗高于平均水平的情况下,需要摄入更多的硫胺素。葡萄糖代谢加快的疾病和条件下,如发热,身体对硫胺素的利用也增加。水溶性维生素汇总表(参见表 7.13)和附录 B 的 DRI 表列出了硫胺素的需要量。

缺乏

由于硫胺素参与 ATP 的生成,故其缺乏也会影响能量利用率。消化道依靠稳定的能量供应进行肌肉活动。因此,膳食硫胺素的缺乏可能导致便秘、消化不良和食欲缺乏。中枢神经系统也依赖于持续的能量供给。缺乏充足的硫胺素,警觉性和反射能力下降,可能会导致情感淡漠、疲劳和易激惹。如果硫胺素持续缺乏,神经刺激、疼痛、刺痛或麻木感可

能最终发展为瘫痪。

脚气病是一种慢性硫胺素缺乏症。这种麻痹性疾病在严重依赖精米作为主食的国家尤为普遍。脚气病很好地描述了这种疾病的症状;这是僧伽罗语中"我不能,我不能"的意思,即患病的灾民因病得太重而不能做太多的工作。在工业化社会,硫胺素缺乏主要与慢性酒精中毒和不良饮食有关。酒精抑制了肠道对硫胺素的吸收。酒精引起的硫胺素缺乏导致一种称为韦尼克脑病的衰弱性大脑疾病,会影响神经警觉性、短期记忆和肌肉协调性。

毒性

肾脏可清除多余的硫胺素;因此,目前尚无口服硫胺素导致中毒的证据,也未设定 UL。

食物来源和稳定性

虽然硫胺素广泛存在于大多数动植物组织中,但含量通常很低。因此,当摄入食物明显减少时(例如酒精中毒和饮食极度不足),可增加硫胺素缺乏的风险。硫胺素的良好食物来源包括酵母、猪肉、全谷物或**强化谷物**(例如面粉、面包和谷物)和豆类(表 7.7)。一些生鱼肉中含有硫胺素降解酶(即硫胺酶),因此并不是硫胺素的良好来源。

表 7.7 硫胺素的食物来源

食物	推荐量	含量/mg
面包,麦片,大米和意大利面		
蜂蜜燕麦(添加杏仁),即食麦片	1 杯	0.84
麦麸片,拉斯顿,即食麦片	1 杯	2.0
全麦麦片,维他麦,即食麦片	1 杯	1.1
肉,家禽,鱼,干豆,蛋,坚果,种子		
豆类、黑色(煮熟)	1 杯	0.42
火腿切片(11% 脂肪)	3 盎司	0.53
坚果,夏威夷果(生)	3 盎司	1.0
猪腰肉,瘦肉(去骨,烤的)	3 盎司	0.48

Data from the Nutrient Data Laboratory. (n.d.). *USDA Food Composition Databases*. U.S. Department of Agriculture, Agricultural Research Service. Retrieved January 24, 2019.

中性和碱性环境会破坏硫胺素。与其他水溶性维生素相同,当我们将烹饪汤汁与菜肴一起食用时,可避免丢弃更多的硫胺素。

核黄素(维生素 B$_2$)

核黄素的名字源自该维生素的化学性质。它是一种含核糖的黄绿色荧光色素,核糖是含有 5 个碳的单糖。

功能

核黄素以其辅酶形式发挥生物学作用:黄素腺嘌呤二核苷酸(flavin adenine dinucleotide, FAD)和黄素单核苷酸(flavin mononucleotide, FMN)。这两种黄素辅酶是宏量营养素通过三羧酸循环和电子传递链代谢产生 ATP 所必需的(参见第 5 章)。黄素蛋白也参与许多其他代谢反应。黄素依赖性反应的一些例子包括色氨酸转化为烟酸(维生素 B$_3$),将视黄醛转化为视黄酸以及合成叶酸的活性形式。

需要量

核黄素的需求与年龄、运动水平、体型、代谢率和生长速度的总能量需求密切相关。与硫胺素相同,专家委员会以每个群体的平均能量需求设定核黄素的 RDA。高于估计平均水平的能量需求也意味着更高的核黄素需求。水溶性维生素汇总表(参见表 7.13)和附录 B 中的 DRI 表列出了核黄素的需要量。

缺乏

核黄素的缺乏主要影响身体细胞再生迅速的部位。症状包括嘴唇和嘴角破裂,舌头红肿,由于角膜上有额外的血管而导致眼睛灼痛,瘙痒或流泪和皮肤褶皱处鳞状油脂性皮炎。核黄素缺乏通常与 B 族维生素或其他营养素缺乏(例如蛋白质营养不良)同时发生,而不是单独发生。一种罕见的核黄素特异性缺乏症被称为核黄素缺乏症(即不含核黄素),其症状为组织炎症,破裂和伤口愈合不良,即便轻微受伤也表现为伤口愈合不良。

毒性

目前尚无有关从食物或补充剂中摄入核黄素发生不良反应的报告。因此,目前未设定核黄素的 UL。

食物来源和稳定性

牛奶是核黄素最常见的天然食物来源之一。每份牛奶约含有 0.5mg 的核黄素。其他食物来源包括富集谷物,动物蛋白质来源如肉类(尤其是牛肝),扁桃和大豆。表 7.8 提供

表 7.8 核黄素的食物来源

食物	推荐量	含量/mg
面包,麦片,大米和意大利面		
玉米麦片,麦芽麦片,即食麦片	1 杯	0.85
麦麸片,即食麦片	1 杯	3.1
肉,家禽,鱼,干豆,蛋,坚果		
杏仁(干烤)	½ 杯	0.83
牛肝、牛肉(炖)	3 盎司	2.9
鸡肝(炖)	3 盎司	1.7
大豆(生)	½ 杯	0.81
牛奶及乳制品		
牛奶(脱脂或全脂)	8 液体盎司	0.43
豆奶	8 液体盎司	0.5
原味酸奶(低脂肪)	8 液体盎司	0.53

Data from the Nutrient Data Laboratory. (n.d.). *USDA Food Composition Databases*. U.S. Department of Agriculture, Agricultural Research Service. Retrieved January 24, 2019.

了核黄素食物来源的汇总。

光会破坏核黄素;因此,阻止光线进入的容器(例如不透明塑料或纸板)能够更好地保存牛奶等食物中的维生素。

硫胺素:维生素 B_1 的化学名称;这种维生素是在对脚气病的研究过程中发现的,在与能量代谢相关的许多细胞反应中,它作为辅酶因子参与机体代谢。

脚气病:一种周围神经疾病,由硫胺素(维生素 B_1)缺乏造成,其临床表现为腿和手臂疼痛(神经炎)和瘫痪,心血管改变和水肿。

强化:描述性术语,是食物在精加工过程中导致维生素和矿物质损失后的重新添加;例如,铁在谷物的精加工过程中可能被损耗,因此终产品中会强化额外的铁。

核黄素:维生素 B_2 的化学名称,它作为辅酶因子在能量和蛋白质代谢相关的许多细胞反应中发挥作用。

烟酸:维生素 B_3 的化学名称,这种维生素的发现与糙皮病有关,它作为辅酶因子参与细胞中的能量和蛋白质代谢反应。

烟酸(维生素 B_3)

功能

烟酸是两种辅酶的一部分。含有烟酸的辅酶之一(烟酰胺腺嘌呤二核苷酸,NAD)的作用是宏观营养物质的代谢。你应该注意到 B 族维生素功能中的主题,即它们在宏量营养素代谢中的作用。含有烟酸的辅酶与含有核黄素和硫胺素的辅酶功能相似。另一种含烟酸的辅酶(烟酰胺腺嘌呤二核苷酸磷酸酯,NADP)主要参与 DNA 修复和类固醇激素的合成。

需要量

年龄、生长、妊娠和/或哺乳、疾病、组织创伤、体型和身体活动等因素都会影响能量需求,从而影响烟酸的需求量。除食物,人体可利用色氨酸合成一部分机体所需的烟酸,考虑到烟酸的两种来源,美国 DRI 委员会用烟酸当量(NEs)来表示总的烟酸需求量。大约 60mg 的色氨酸可以产生 1mg 的烟酸;因此,60mg 的色氨酸等于 1 个 NE。水溶性维生素的汇总表(见表 7.13)和附录 B 中的 DRI 表列出了烟酸的需求量。

缺乏

烟酸缺乏的症状包括虚弱、食欲缺乏、消化不良,以及皮肤和神经系统的功能紊乱。暴露在阳光下的皮肤部位会出现深色的鳞状皮炎。更严重的缺乏可能导致中枢神经系统的损害,从而导致神志不清、冷漠、定向障碍和神经炎。烟酸

缺乏的"四 D"包括皮炎、腹泻、痴呆和死亡(图 7.6),即表现为**糙皮病**的特点。当给予治疗剂量的烟酸时,糙皮病的症状会得到改善。糙皮病在 20 世纪初在美国和欧洲部分地区流行,这些地区以玉米(烟酸含量低)为主要食物;1900 年至 1940 年期间,美国南部有超过 300 万个糙皮病病例,约造成 10 万人死亡[20]。

毒性

过量的烟酸摄入会对身体产生不利的影响,这与硫胺素和核黄素摄入过量不同。虽然没有证据表明摄入食物中天然存在的烟酸会产生不良影响,但有证据表明过量摄入烟酸以及非处方维生素补充剂和含烟酸的处方药会产生不良影响。主要的毒性反应表现为面部、手臂和胸部的皮肤发红,并伴有烧灼感、刺痛和瘙痒。这种反应也发生在许多使用烟酸治疗高胆固醇血症患者身上(见临床应用"烟酸**治疗**高胆固醇血症")。烟酸的 UL 是 35mg/d[21]。

食物来源和稳定性

肉类是烟酸的一个良好来源。在美国,大多数饮食中的烟酸来自肉类、家禽或鱼(表 7.9)。全麦面包、面包和即食谷物中都富含烟酸,花生也是烟酸的一个良好来源。

烟酸在酸性介质中和受热时较稳定,弃汤汁的饮食习惯会导致溶解在烹调汤汁中的烟酸丢失。

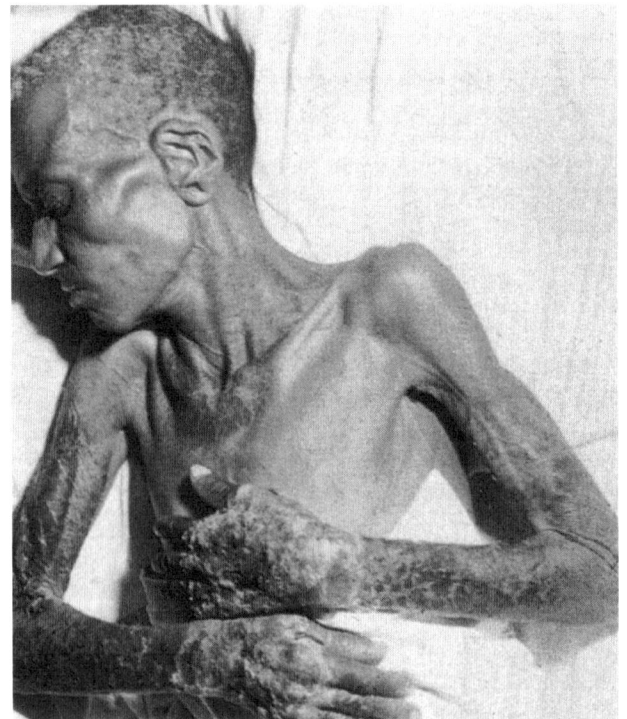

图 7.6 糙皮病,由烟酸缺乏导致。(Reprinted from McLaren, D. S. [1992]. *A colour atlas and text of diet-related disorders* [2nd ed.]. London: Mosby-Year Book.)

烟酸治疗高胆固醇血症

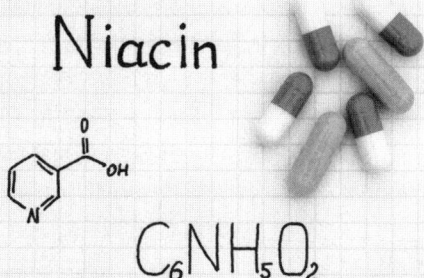

（Copyright iStock Photo；Credit：Ekaterina79.）

大剂量的烟酸补充剂还可以改善血脂状况。血液中低密度脂蛋白（LDL）胆固醇和甘油三酯的水平升高会增加心血管疾病的风险。烟酸剂量为 1 500~2 000mg/d 时可降低低密度脂蛋白和甘油三酯水平。此外，药物剂量水平的烟酸可改善高密度脂蛋白（HDL）胆固醇水平[1]，这是"好"胆固醇。以这种方式使用的烟酸是一种药物而不是维生素，并在医生的指导下，把烟酸作为一种辅助治疗血脂异常的方法。正在接受他汀类药物治疗，且低密度脂蛋白胆固醇得到良好控制的心血管疾病患者，并不能从烟酸补充中受益；因此指南不建议同时服用烟酸[1]。理解烟酸在药理学剂量下的潜在作用需要了解可能的副作用。成年男性和女性的烟酸 RDA 分别为 16mg/d 和 14mg/d[2]；2 000mg/d 的长期服用有很大的副作用。药理剂量的不良反应与毒性反应相同，表现为皮肤潮红、四肢刺痛感、腹部不适、恶心、消化性溃疡，以及糖尿病患者可能出现的高血糖并发症。如果在没有医生的指导的情况下持续补充几个月或几年，甚至可能出现肝脏损害。医生需定期为服用烟酸补充剂或他汀类药物的患者进行肝功能检查，以监测这两种药物的副作用。

参考文献

1. Jellinger, P. S., et al. (2017). American Association of Clinical Endocrinologists and American College of Endocrinology guidelines for management of dyslipidemia and prevention of cardiovascular disease. *Endocrine Practice*, 23(Suppl. 2), 1–87.
2. Food and Nutrition Board and Institute of Medicine. (1998). *Dietary reference intakes for thiamin, riboflavin, niacin, vitamin B12, folate, vitamin B12, pantothenic acid, biotin, and choline.* Washington, DC.

表 7.9　烟酸的食物来源

食物	推荐量	含量/mg 烟酸当量
面包，麦片，大米和意大利面		
麦芽麦片，即食麦片	1 杯	7.7
桂格，即食麦片	1 杯	7.7
脆米，即食麦片	1 杯	9.6
麦片	1 杯	13.3
肉，家禽，鱼，干豆，蛋，坚果 [a]		
鸡胸肉（去骨，烤）	3 盎司	8.9
牛肝（炖）	3 盎司	14.9
鸡肝（煎）	3 盎司	11.8
鱼，黄尾鱼（熟）	3 盎司	7.4
花生（油烤）	½ 杯	11
金枪鱼，黄鳍（熟）	3 盎司	18.8

[a] 人体可以将色氨酸转化为烟酸。因此含有大量色氨酸的食物也是烟酸的重要来源。

Data from the Nutrient Data Laboratory. (n.d.). *USDA Food Composition Databases*. U.S. Department of Agriculture, Agricultural Research Service. Retrieved January 24, 2019.

维生素 B$_6$

吡哆醇 的名称来自这种维生素结构中的吡啶环。维生素 B$_6$ 结构中含有吡啶环因此也称为吡哆醇，主要包括吡哆醇、吡哆醛、吡哆胺以及它们的活化磷酸盐形式，即 5'-磷酸吡哆醛和 5'-磷酸吡哆胺。

糙皮病：是由于饮食中缺乏烟酸和富含色氨酸的蛋白质摄入不足而引起的营养素缺乏病，色氨酸是烟酸的前体；糙皮病的特点是暴露在阳光下会加重的皮肤病变，还伴有胃肠道、黏膜、神经系统损害及精神症状。

吡哆醇：维生素 B$_6$ 的化学名称；其活性磷酸盐形式是 B$_2$PO$_4$，吡哆醇主要以辅酶的形式参与细胞内氨基酸、葡萄糖和脂肪酸的代谢反应。

功能

5'-磷酸吡哆醇是维生素 B$_6$ 的代谢产物，在细胞的蛋白质和氨基酸代谢中发挥重要作用。它参与了神经递质的合成，因此与大脑和中枢神经系统的活动有关。与大多数水溶性维生素不同，维生素 B$_6$ 储存在整个身体的组织中，特别是肌肉组织，参与氨基酸的吸收、ATP 的产生、血红蛋白中血红素的合成以及色氨酸转化为烟酸的过程。维生素 B$_6$ 作为辅酶也参与碳水化合物和脂肪的代谢。

需要量

维生素 B$_6$ 参与了氨基酸的代谢；因此，需要量随蛋白质的摄入量和利用程度的变化而变化。水溶性维生素汇总表（见表7.13）和附录B的DRI表列出了维生素 B$_6$ 的既定需要量。

缺乏

维生素 B$_6$ 的缺乏较为少见。维生素 B$_6$ 缺乏会导致中枢神经系统功能异常,出现过度烦躁、神经炎并可能伴有抽搐。由于维生素 B_6 是血红素合成的必要条件,因此维生素 B_6 缺乏是导致小细胞低色素性贫血的原因之一。

毒性

从食物中摄入大量维生素 B_6 不会产生不良影响,但大量补充会导致运动不协调和神经损伤。停止过量补充后,症状会得到改善。由于维生素 B_6 过量与神经损伤相关,故美国 DRI 委员会设定成年人 UL 为 100mg/d[21]。

食物来源和稳定性

维生素 B_6 广泛存在于食物中。良好的来源包括谷物、肝脏和肾脏以及其他肉类(表 7.10);豆类也含有少量的维生素 B_6。

维生素 B_6 对热稳定,但对光和碱敏感。

表 7.10   维生素 B_6 的食物来源(吡哆醇)

食物	推荐量	含量/mg
面包,麦片,大米和意大利面		
糠麸谷类	½ 杯	3.72
完整的小麦片麦片	1 杯	2.67
麦片	⅔ 杯	1.96
全谷物	1 杯	2.67
水果和蔬菜		
香蕉	1 个(中等大小)(118g)	0.43
带皮烤土豆	1 个(中等大小)(173g)	0.54
肉,家禽,鱼,干豆,蛋,坚果		
牛肝(煎)	3 盎司	0.87
鸡肉(去骨,烤)	3 盎司	0.98
鹰嘴豆(鹰嘴豆),罐装,固体和液体	½ 杯	0.57
开心果(生)	1 杯	0.48
三文鱼(熟)	3 杯	0.8
金枪鱼,黄鳍(熟)	3 杯	0.88

Data from the Nutrient Data Laboratory. (n.d.). *USDA Food Composition Databases*. U.S. Department of Agriculture, Agricultural Research Service. Retrieved January 24, 2019.

叶酸

叶酸最初是在深绿色蔬菜的叶子中被发现的,因此命名为叶酸,它的英文起源于拉丁语的 folium,意思是 "叶子"。在营养学中,叶酸一词泛指在植物和动物中发现的一大类叶酸的衍生分子(即蝶酰谷氨酸)。叶酸是叶酸盐最稳定的形式,这也是食品企业在维生素补充剂和强化食品中最常使用的叶酸形式。天然食品中很少含有这种形式的叶酸盐(即叶酸),机体可将叶酸转化为四氢叶酸(TH_4)并作为辅酶在体内发挥生物学作用。

功能

TH_4 参与 DNA 的合成(与胸苷酸合成酶共同作用)以及细胞分裂。TH_4 参与甘氨酸的合成,而甘氨酸又是血红素合成的必需物质,因此 TH_4 也是血红素合成的必需的营养素。TH_4 也参与降低血液同型半胱氨酸浓度,并间接参与基因表达调控(与甲硫氨酸合成酶共同作用)。**高同型半胱氨酸血症**在心血管疾病患者中很常见。然而,叶酸补充是否有助于预防心血管疾病目前尚有争议,因为通过补充叶酸降低同型半胱氨酸水平后并不会改变患者的心血管事件或全因死亡的风险[22]。

需要量

由于天然食物来源的叶酸生物利用率与合成叶酸的生物利用率不同,因此通常采用叶酸当量(DFE)来表示叶酸的 DRI。$1\mu g$ 的 DFE 相当于 $1\mu g$ 的食物叶酸、空腹服用 $0.5\mu g$ 的叶酸或与食物一起服用 $0.6\mu g$ 的叶酸。由于叶酸在胚胎发育过程中参与细胞分裂的过程,孕前和孕期摄入充足的叶酸可以减少神经系统疾病的发生。因此,美国 DRI 提出了一个特别的建议,即所有妊娠妇女除了在各种饮食中摄取天然叶酸外,还应从强化食品或补充剂中获取 $400\mu g/d$ 的合成叶酸。DRI 的建议[列在水溶性维生素汇总表(见表 7.13)和附录 B 中]旨在提供足够的安全允许量,包括有可能缺乏的特定人群,如妊娠妇女、青少年和老年人[21]。

缺乏

叶酸的缺乏会损害 DNA 和 RNA 的合成。因此,饮食中缺乏叶酸会影响分裂快速的细胞。当红细胞不能分裂时,其结果是产生大而不成熟的红细胞(即巨幼细胞贫血)。如果不加以治疗,症状可能发展为儿童发育迟缓、虚弱、抑郁和神经病变。孕妇和哺乳期妇女由于需要叶酸量较大,特别容易出现血液中叶酸浓度降低和贫血。神经管畸形(neural tube defects, NTD),如**脊柱裂**和**无脑畸形**,是美国最常见的出生缺陷之一,大约每 10 000 个活产中就有 7 个发生(图 7.7)。这种缺陷可发生在妇女妊娠早期,尤其是受孕后的 28 天内。尽管 NTD 的确切原因尚不清楚,但在受孕前和妊娠早期摄入足够的叶酸可以降低 NTD 的发生风险[24,25]。

毒性

摄入食物来源的叶酸无明显的毒副作用。然而,一些证据表明,过量的叶酸可以掩盖维生素 B_{12} 缺乏,维生素 B_{12} 的长期缺乏会导致永久性的神经损伤。因此,美国 DRI 委员会将成人补充叶酸的 UL 定为 1 000$\mu g/d$[21]。

食物来源和稳定性

叶酸广泛分布于食物中(表 7.11)。丰富的来源包括绿色多叶蔬菜、橙汁、豆类和鸡肝。自 1998 年 1 月起,为减少 NTD 的发生,美国要求在某些谷物产品(如高筋白面粉、大米、玉米糁、玉米面、面条、谷物早餐、面包、面包卷和小面包)中强化叶酸。该食品强化措施已经成功地将美国 NTD 患病率降低了

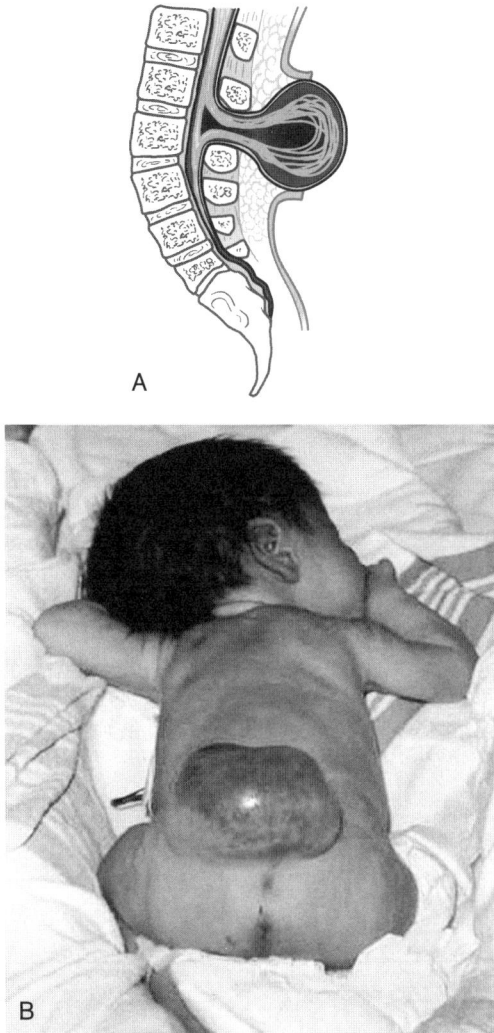

图 7.7 （A）脊髓脊柱裂（B）出生时脊柱裂的儿童腰椎上有皮肤缺损。（B，Courtesy Dr. Robert C. Dauser，Baylor College of Medicine，Houston，TX.）

约 28%。由于叶酸强化，每年可减少约 1 300 个受 NTD 影响的新生儿出生[23]。尽管叶酸只是导致 NTD 的原因之一，但补充叶酸确实可以改善妇女的体内叶酸水平，并改善妊娠结局。

DRI 特别推荐备孕妇女从补充剂或强化食品中摄入叶酸，这是目前 RDA 特别推荐的除各种膳食中天然存在的叶酸外可补充叶酸的方式之一。

加热会破坏叶酸。当把食物浸入烹调汤汁中时，叶酸很容易溶解在水中。食物的加工、储存和准备可以破坏食物中多达 50% 至 90% 的叶酸。

高同型半胱氨酸血症：血液中存在高水平的同型半胱氨酸，与心脑血管疾病有关。

脊柱裂：一种先天性缺陷，胚胎期神经管关闭以形成下层脊柱的一部分。脊柱裂是神经管没有闭合，脊髓可以受到不同程度的暴露和损害。

无脑症：神经管上端未完全闭合导致的先天性无脑症。

表 7.11　叶酸的食物来源

食物	推荐量	含量/μg 叶酸当量
面包，麦片，大米和意大利面		
葡萄-坚果，即食麦片	½ 杯	200
枫叶黑糖 LIFE 麦片，桂格，即食麦片	¾ 杯	460
烤杂粮薯片，桂格，即食麦片	1 杯	420
麦麸片，即食麦片	¾ 杯	400
水果和蔬菜		
芦笋（冷冻、熟）	½ 杯	122
毛豆（冷冻，预制）	1 杯	482
橙汁（新鲜）	1 杯，8 盎司	41
菠菜（煮熟）	½ 杯	131
肉，家禽，鱼，干豆，蛋，坚果		
鸡肝（炖）	3 盎司	491
鹰嘴豆（煮熟）	½ 杯	141
扁豆（煮熟）	½ 杯	179
火鸡，肝脏（炖）	3 盎司	587

Data from the Nutrient Data Laboratory. (n.d.). *USDA Food Composition Databases*. U.S. Department of Agriculture，Agricultural Research Service. Retrieved January 24，2019.

钴胺素（维生素 B₁₂）

钴胺素因其结构中的咕啉环中心含有微量矿物质钴原子而得名。维生素 B₁₂ 最初指的是用于合成药物的钴胺。在营养学中，它已成为所有钴胺衍生物的统一术语，包括两种具有生物活性的辅酶衍生物甲基钴胺和腺苷钴胺。

功能

维生素 B₁₂ 以辅酶的形式在 DNA 合成和细胞分裂过程中发挥生物活性。

甲基钴胺作为辅酶参与体内甲硫氨酸合成酶和丝氨酸羟甲基转移酶的催化反应，并发挥与四氢叶酸相似的作用，即参与降低血液中同型半胱氨酸的浓度，并间接参与基因表达。甲基钴胺还参与甘氨酸的合成并影响血红素的合成，故甲基钴胺也是血红素合成所必需的。

腺苷钴胺是线粒体酶甲基丙二酰辅酶 a 变位酶的辅酶，该酶主要参与具有奇数个碳原子的脂肪酸的代谢。

需要量

人类正常代谢所需的膳食维生素 B₁₂ 数量很少，每天仅需几微克。包括动物性食物在内的混合饮食很容易满足机体的需要。水溶性维生素汇总表（见表 7.13）和附录 B 中的 DRI 表列出了维生素 B₁₂ 的需求量。DRI 包括一项特别建议，即 50 岁及以上的男性和女性都应使用维生素 B₁₂ 强化食品或补充剂来满足其 RDA，因为随着年龄的增长，维生素 B₁₂

的吸收会减少[21]。

缺乏

　　绝大多数钴胺素缺乏症是因为食物吸收不良而不是摄入不足。消化道分泌物中的一种成分称为内因子,是胃肠道细胞吸收维生素 B_{12} 的必要条件(图 7.8)。破坏胃部细胞的消化道疾病(如萎缩性胃炎)阻碍了内因子和盐酸的分泌,从而阻碍了维生素 B_{12} 的吸收。影响小肠的疾病,如克罗恩病,可能会妨碍回肠对维生素 B_{12} 的吸收。

　　据报道,素食者的饮食习惯会导致原发性维生素 B_{12} 缺乏(见第 4 章)。由于动物制品是维生素 B_{12} 的唯一天然来源,素食主义者必须依赖膳食补充剂或富含钴胺素的食品满足机体对维生素 B_{12} 的需求,如每 8 盎司杯的强化杏仁奶约含 $3\mu g$ 维生素 B_{12}。维生素 B_{12} 强化的素食可以避免素食主义者出现维生素 B_{12} 摄入不足的问题。

　　维生素 B_{12} 缺乏的一般症状包括非特异性症状,如疲劳、厌食和恶心。在疾病晚期可能出现血液学(如**恶性贫血**)、神经系统(如周围神经病变)和消化系统(如舌炎)的病理改变。在这种情况下,临床上可通过皮下注射维生素 B_{12} 改善症状。

毒性

　　由于从食物或补充剂中摄入的维生素 B_{12} 即使超过身体需要时,似乎不会对健康个体产生健康危害,因此美国 DRI 委员会没有制定维生素 B_{12} 的 UL。

食物来源和稳定性

　　维生素 B_{12} 在食物中与蛋白质结合,饮食中的维生素 B_{12} 主要来自食草动物胃肠道细菌合成。人类的肠道细菌也能合成维生素 B_{12},但生物利用度较低。最丰富的食物来源是牛肝、瘦肉、蛤蜊、牡蛎、鲱鱼和螃蟹(表 7.12)。

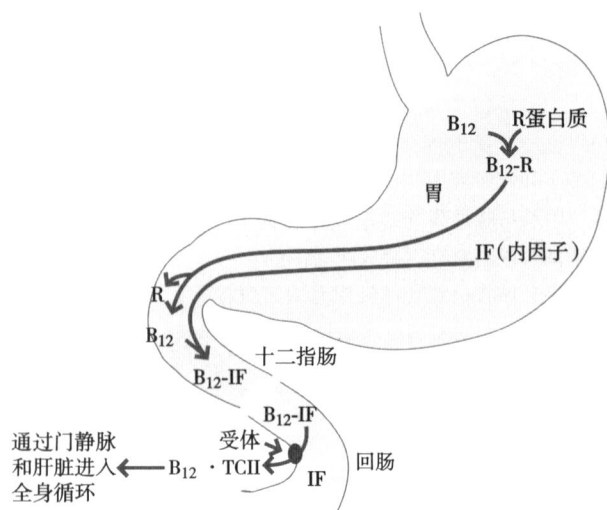

图 7.8　维生素 B_{12} 的消化与吸收。(Reprinted from Mahan, L. K., & Escott-Stump, S. [2011]. *Krause's food & nutrition therapy* [13th ed.]. Philadelphia: Saunders.)

表 7.12　维生素 B_{12} 的食物来源(钴胺素)

食物	推荐量	含量/μg
肉,家禽,鱼,干豆,蛋,坚果 [a]		
牛肝(煎)	3 盎司	83
蛤蜊(煮熟)	3 盎司	84
贻贝(煮熟)	3 盎司	20
太平洋生蚝(煮熟)	3 盎司	25

[a] 食品制造商在一些素食主义肉类和奶类替代品(如豆浆、豆腐)中强化了维生素 B_{12}。

Data from the Nutrient Data Laboratory. (n.d.). *USDA Food Composition Databases*. U.S. Department of Agriculture, Agricultural Research Service. Retrieved January 24, 2019.

　　维生素 B_{12} 在普通的烹饪过程中都很稳定。

泛酸

　　泛酸的寓意是指这种物质在体内具有广泛的功能,而且广泛存在于各种类型的食物中。泛酸的英文来自希腊语 *pantothen*,意思是“来自每一个方面”。泛酸存在于所有生物中,它对所有形式的生命都至关重要。

> **钴胺素**:是维生素 B_{12} 的化学名称,这种维生素主要存在于动物蛋白食物中,它与氨基酸代谢和血红蛋白中血红素合成密切相关。胃酸和内因子的缺乏导致恶性贫血和神经系统退行性病变。
>
> **恶性贫血**:由维生素 B_{12} 缺乏导致的一种巨幼红细胞贫血。常常由产生内因子的胃壁细胞被破坏而引起,没有内因子,维生素 B_{12} 就不能被吸收。
>
> **泛酸**:一种 B 族维生素,广泛分布于自然界中,并存在于整个身体组织中,它是身体主要激活剂——辅酶 A 的基本组成成分。

功能

　　泛酸是辅酶 A(CoA)的一部分,辅酶 A 是乙酰分子或较大酰基的载体,参与细胞代谢以及蛋白质的乙酰化和蛋白质的酰基化。

　　乙酰 CoA 参与葡萄糖、脂肪酸和氨基酸的代谢供能。CoA 也参与以下生物合成过程:①鞘脂,存在于神经组织中;②一些氨基酸;③异戊二烯衍生物(如:胆固醇、类固醇激素、维生素 A 和维生素 D);④δ-氨基乙酰丙酸,它是血红蛋白中的卟啉环、电子传递链中的细胞色素和维生素 B_{12} 的咕啉环前体;⑤神经递质乙酰胆碱;⑥褪黑素,它是一种睡眠诱导剂,来源于神经递质 5-羟色胺。

需要量

　　美国饮食中泛酸的摄入范围为 4~7mg/d。水溶性维生素的汇总表(表 7.13)和附录 B 的 DRI 表列出了泛酸的 AI。

表 7.13　维生素 C 和 B 族维生素的总结

维生素	功能	推荐摄入量（成人）	缺乏	可耐受最高摄入量（UL）和毒性	来源
维生素 C（抗坏血酸）	抗氧化剂；胶原蛋白合成；帮助铁在组织中吸收及释放以形成红细胞，新陈代谢	男性：90mg；女性：75mg；吸烟者：额外补充 35mg/d	坏血病（缺乏病）、牙龈肿痛、出血；特别是骨骼和关节周围，贫血，容易瘀伤，伤口愈合和结痂缓慢，骨骼变脆	UL：2 000mg 腹泻	柑橘类水果、猕猴桃、番茄、草莓、辣椒、菠萝
硫胺素（维生素 B₁）	维持自然生长；碳水化合物代谢中的辅酶；心脏、神经和肌肉的功能	男性：1.2mg；女性：1.1mg	脚气病（缺乏病）；胃肠道：食欲缺乏，胃部不适，胃酸缺乏；中枢神经系统：疲劳，神经损伤，瘫痪；心血管：心脏衰竭，腿部水肿	未制定 UL；毒性未知	猪肉、全谷物、强化谷物、豆类、酵母
核黄素（维生素 B₂）	自然生长并提供能量，蛋白质和能量代谢的辅酶	男性：1.3mg；女性 1.1mg	核黄素缺乏症，伤口恶化，口角炎，舌头肿胀发红，眼刺痛感，皮炎	未制定 UL；毒性未知	牛奶，肉类，杏仁，大豆，强化谷物
烟酸（维生素 B₃，尼克酸）	能量生产中的辅酶；维持自然生长，皮肤健康	男性：16mg 烟酸当量；女性：14mg 烟酸当量	糙皮病（缺乏症），虚弱，食欲缺乏，腹泻，鳞屑性皮炎，神经炎，意识障碍	UL：35mg 皮肤潮红	肉类，家禽，鱼类，全谷物，强化谷物
维生素 B₆（吡哆醇）	氨基酸代谢的辅酶，参与蛋白质合成，血红素形成；氨基酸吸收载体	19~50 岁：1.3mg；50 岁以上男性：1.7mg；50 岁以上女性：1.5mg	贫血，焦虑，抽搐；神经炎	UL：100mg 神经损伤	各种谷物，肉类，家禽，海产品
叶酸（叶酸盐）	DNA 和 RNA 合成辅酶；氨基酸代谢；红细胞成熟	400μg 膳食叶酸当量	巨幼红细胞贫血（大的不成熟的红细胞）；生长迟缓；神经管缺陷	UL：1 000μg 掩盖钴胺素缺乏	强化谷物，肝脏，芦笋，菠菜，豆类，橙汁
钴胺素（维生素 B₁₂）	合成红细胞的辅酶；形成髓鞘以保护神经	2.4μg	恶性贫血，神经功能衰弱	未制定 UL；毒性未知	肝脏，瘦肉，海产品
泛酸（遍多酸）	形成辅酶 A；脂肪、胆固醇、蛋白质和血红素形成	摄入充足，5mg	不太可能，因为在大多数食物中都广泛存在	未制定 UL；毒性未知	肉类，鸡蛋，牛奶，全谷物，强化谷物，葵花籽，蔬菜
生物素	合成脂肪酸、氨基酸和嘌呤；与辅酶 A 协同作用	摄入充足，30μg	自然缺乏症状不明	未制定 UL；毒性未知	肝脏，蛋黄，大豆粉，坚果

缺乏

鉴于泛酸在自然界中广泛存在,因此泛酸缺乏很少见,仅在完全无泛酸饮食的个体发生了泛酸缺乏症。

毒性

在人或动物中没有观察到与泛酸摄入有关的不良反应。因此,美国 DRI 委员会没有制定泛酸的 UL。

食物来源和稳定性

泛酸广泛存在于食物和身体组织中。所有动植物细胞中都含有泛酸,泛酸在动物组织、全谷物、强化谷物和葵花籽中含量特别丰富;牛奶、鸡蛋和一些蔬菜中含量较低。

泛酸对酸和热稳定,但对碱性物质敏感。

生物素

功能

生物素是五种羧化酶的辅酶,羧化酶在以下依赖生物素的酶中负责将二氧化碳分子转移到另一个分子上。

1. α-乙酰辅酶 A 羧化酶:参与脂肪酸的合成。
2. β-乙酰辅酶 A 羧化酶:在食用淀粉、蔗糖或果糖后的几个小时内参与抑制脂肪酸的分解。
3. 丙酮酸羧化酶:参与空腹时(糖异生)或短时能量爆发时(来自乳酸)的葡萄糖合成。
4. 甲基巴豆酰辅酶 A 羧化酶:参与亮氨酸的降解。
5. 丙酸辅酶 A 羧化酶:参与三碳脂肪酸——丙酸的分解。

需要量

新陈代谢所需的生物素数量极少(以微克计算)。水溶性维生素的汇总表(见表 7.13)和附录 B 的 DRI 表列出了生物素的 AI。

缺乏

目前尚无正常饮食导致生物素缺乏症的报道。生物素酶缺乏症是一种罕见的先天性代谢异常,在未经治疗的情况下可导致患者出现神经系统紊乱,但可通过终身口服生物素补充剂进行治疗。

未煮熟的蛋清含有一种叫做抗生物素蛋白的蛋白质,阿维菌素可与微量营养素生物素结合。因此,生食鸡蛋会抑制生物素的吸收。

毒性

目前尚无人或动物发生生物素中毒或其他不良反应的案例,因此未制定 UL。

食物来源和稳定性

生物素广泛分布在天然食物中,但并不是所有食物中的生物素都能同样被人体吸收,例如玉米和大豆粉中的生物素是完全可以被生物利用的(即能够被人体消化和吸收),而小麦中生物素的生物利用率几乎为 0。生物素的最佳食物来源是肝脏、熟蛋黄、大豆粉、谷物(小麦中的结合形式除外)、肉类、西红柿和酵母。通常在肠道定植的细菌也会合成生物素,可供肠道细胞吸收。生物素是一种稳定的维生素,但它可溶于水。表 7.13 提供了水溶性维生素的总结。

胆碱

胆碱是一种水溶性的营养物质,与 B 族维生素有关。医学会在 1998 年修订的膳食营养素参考摄入量中首次确定了胆碱的 AI[21]。

功能

胆碱作为磷脂卵磷脂(即磷脂酰胆碱)的一种成分,主要参与维持细胞膜结构的完整性。胆碱还参与脂质运输(即脂蛋白)、同型半胱氨酸代谢和神经递质乙酰胆碱合成,乙酰胆碱参与被动转运、主动转运和长期记忆储存等。

需要量

附录 B 中的 DRI 表列出了胆碱的既定 AI 值。

缺乏

有报道称,长期接受没有胆碱的肠外营养的病人因胆碱缺乏而发生脂肪肝[26]。胆碱缺乏还可能造成的其他不良影响包括出生缺陷、神经管缺陷、神经系统疾病和脂肪肝[27]。

毒性

极高剂量的胆碱补充会导致血压下降、身体有鱼腥味、出汗、唾液分泌过多和生长迟缓,成人的 UL 是 3.5g/d[21]。

食物来源和稳定性

含有胆碱的天然食物种类很多。大豆制品、鸡蛋、肝脏和其他肉类产品是特别丰富的胆碱来源。

胆碱是一种相对稳定的营养物质。它和所有 B 族维生素一样是水溶性的。

第三部分　植物营养素

植物化学物

除了本章讨论的维生素外,还有其他在植物中发现的生物活性物质,称为植物化学物,这些物质是具有多种健康促进作用的有机分子。植物化学物这个词来自希腊语 *phyton*,

意思是"植物"。科学家认为水果、蔬菜、豆类、坚果和全谷物提供了数以千计的植物化学物,其中许多仍未被识别。人们经常交替使用植物化学物和植物营养素这两个词。

功能

植物化学物质有多种功能,其中包括抗氧化和抗炎活性、激素作用、参与酶的活性调节、影响 DNA 复制以及抗菌作用等。从水果和蔬菜中摄取的植物化学物可以预防心血管疾病、癌症、肥胖症和其他慢性疾病的发生[28-31]。植物化学物的有益作用被认为是多种成分协同作用的结果,而不是单一化合物的作用,这在一定程度上解释了为什么只服用一种已知植物化学物(如胡萝卜素、番茄红素)的膳食补充剂并没有获得食用完整食物而摄入多种植物化学物质产生的健康收益。

推荐摄入量

目前还没有确定的植物化学物的 DRI。植物化学物使水果和蔬菜具有特定的颜色,因此食用各种颜色的水果、蔬菜、全谷物和坚果将提供丰富的植物化学物。

MyPlate 指南建议,每次吃饭时水果和蔬菜要填满盘子的一半,每天摄入 1.5~2 份水果和 2~3 碗蔬菜[32]。指南中特别建议选择多种蔬菜,并以完整的水果为主,以最大限度地提高营养素密度和质量(图 7.9)。然而,目前只有 12.2%的美国成年人的水果摄入符合指南的摄入建议,只有平均9.3% 的成年人符合他们的蔬菜摄入建议[33]。同时,大规模的 meta 分析研究结果显示,每天吃 7~10 份水果和蔬菜的人(相当于 550~800g/d)全因死亡风险最低[31]。考虑到很少有美国人达到水果和蔬菜摄入量的最低建议值,我们可以通过增加水果和蔬菜的摄入量来提高植物化学物的摄入并改善

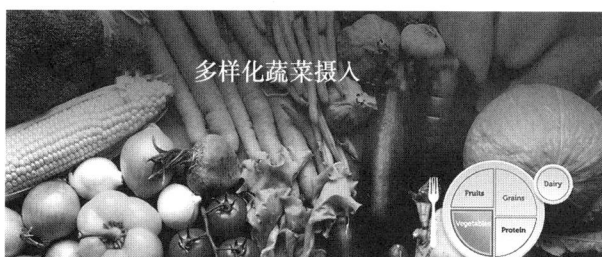

Find your healthy eating style. #MyPlateMyWins ChooseMyPlate.gov

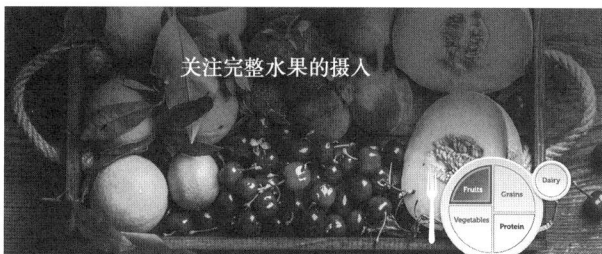

Find your healthy eating style. #MyPlateMyWins ChooseMyPlate.gov

图 7.9　MyPlate 建议的水果和蔬菜选择,以收获多样性和完整食物选择的好处

整体健康状况。更多详情请见"美国饮食"中的文化因素。

食物来源

完整和未经加工的食物,如蔬菜、水果、豆类、坚果、种子、全谷物和某些植物油(如橄榄油)是植物化学物的丰富来源。动物性食物和那些经过加工的食物几乎没有植物化学物。

下面列出了 7 种典型的水果和蔬菜颜色以及这些植物通常含有的植物化学物,一些植物化学物通常也存在于其他

🌐 **文化思考**

美国人的饮食

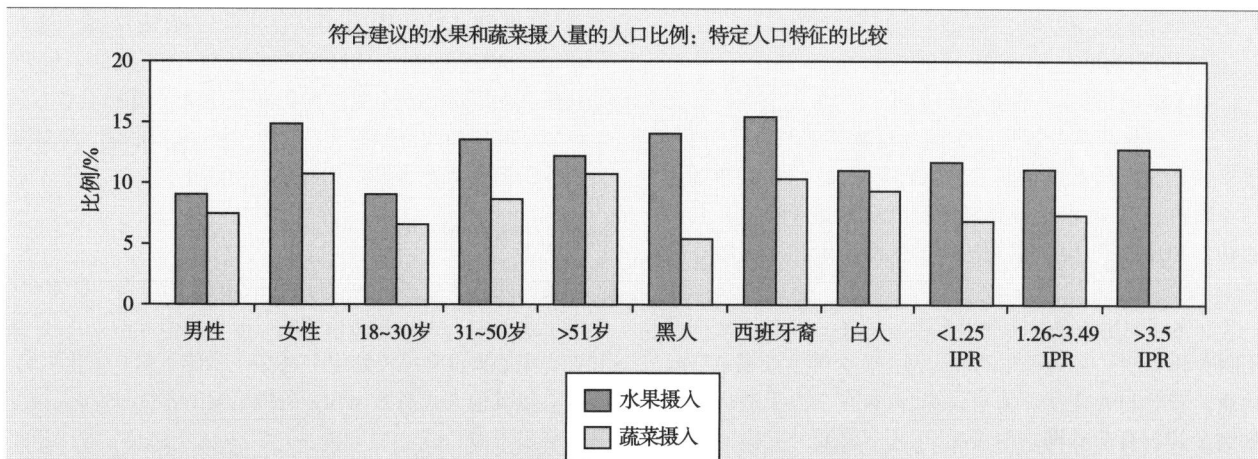

符合建议的水果和蔬菜摄入量的人口比例:特定人口特征的比较

IPR:收入与贫困比率。

Source:Lee-Kwan,S. H.,et al. (2017). Disparities in state-specific adult fruit and vegetable consumption-United States, 2015. *MMWR Morb Mortal Wkly Rep*,66(45),1241-1247.

根据 MyPlate 指南，个体应能够通过食用每个食物组的推荐份量满足机体对维生素、矿物质和植物化学物质的需求。然而，典型的"美国饮食"与 MyPlate 或《美国居民饮食指南》所推荐的蔬菜水果摄入量相去甚远。根据疾病控制和预防中心（CDC）的数据，很少有美国人的水果和蔬菜摄入量达到每日最低推荐摄入量标准[1]。

你觉得怎么样？你能说你的饮食比一般美国人好吗？你的家人和朋友呢？预防营养缺乏总是优于疾病治疗，因此俗话说："一天一个苹果，医生远离我"。

CDC 在其 2018 年各州水果和蔬菜指标报告中提出了增加水果和蔬菜摄入的建议[2]。

参考文献

1. Lee-Kwan, S. H., et al. (2017). Disparities in state-specific adult fruit and vegetable consumption - United States, 2015. *MMWR Morb Mortal Wkly Rep*, 66(45), 1241–1247.
2. Centers for Disease Control and Prevention. (2018). *State indicator report on fruits and vegetables*. Atlanta, GA: Centers for Disease Control and Prevention, U.S. Department of Health and Human Services.

颜色的植物性食品中。然而，颜色是一个突出的指标，表明食物中存在大量已确定的植物化学物。黄酮类化合物是一个例外，虽然橙黄色的食物是黄酮类化合物的良好来源，但其他重要来源还包括紫葡萄、红茶、橄榄、洋葱、芹菜、绿茶、牛至和全麦，这些食物都不是橙黄色。

- 红色食物提供番茄红素。
- 黄绿色食物提供玉米黄质。
- 红紫色食物提供花青素。
- 橙色食物提供 β-胡萝卜素。
- 橙黄色的食物提供黄酮类化合物。
- 绿色食品提供葡萄糖苷酸。
- 白绿色食物提供烯丙基硫化物。

通过规律性食用这七种颜色的水果或蔬菜，机体可以获得各种植物化学物。在水果、蔬菜、谷物、大豆、豆类和坚果中还广泛存在着数以千计的其他植物化学物。

第四部分　营养素补充剂

在美国，1994 年的《膳食补充剂健康教育法》（DSHEA）正式将补充剂定义为一种具有以下特点的产品（除烟草外）：

- 它的目的是膳食补充。
- 它含有一种或多种膳食成分（包括维生素、矿物质、草药或其他植物成分、氨基酸和其他物质）或其组成成分。
- 它是可以口服的药片、胶囊、片剂或液体。
- 它在标签上注明是一种膳食补充剂。

美国食品药品管理局对美国的膳食补充剂进行监管。膳食补充剂办公室设在国家卫生研究院，其任务是通过评估科学信息、传播研究成果和教育公众加强对膳食补充剂的认识和理解，以促进美国居民的生活质量和提高居民的健康水平[34]。

在美国使用膳食补充剂很普遍，大约有一半的人定期服用膳食补充剂[35]。最常用的补充剂是复合维生素或复合矿物质。营养与饮食学会的建议是，只有在个人无法通过饮食满足其自身营养需求的情况下，才有必要补充微量营养素[36]。根据 MyPlate 指南，当人们食用健康多样的饮食时，摄入的食物应提供足够的营养。然而，目前很少有美国人依照这些指南推荐的方式进食，导致发生营养素摄入不足[33]。尽管膳食维生素和矿物质补充剂能够弥补食物中相关营养素的摄入不足，但也有可能超过某些营养素的 UL。值得关注的是，使用膳食补充剂在健康人群中最为普遍，而不是在最需要补充的人群中。

膳食补充剂使用建议

卫生保健专业人员应该意识到，患者通常没有告知他们的主治医师有关膳食补充剂的使用情况，药物-营养素相互作用在营养补充剂中较在日常饮食中更常见。因此，调查患者使用维生素、矿物质、大量营养素或中药补充剂的情况很重要。虽然并非每个人都需要使用膳食补充剂，但在某些情况下，应根据年龄、生活方式或疾病状态推荐特定的膳食补充剂。

生命周期中的需要量

维生素需求随着年龄和整个生命周期中发生的情况而波动。

妊娠和哺乳期

美国 DRI 指南明确规定了对妊娠和哺乳期妇女的单独建议，考虑到这一时期对营养物质的需求增加，为了降低神经管畸形的风险，DRI 委员会建议妊娠妇女和备孕妇女，除了从饮食中摄入叶酸外，还要从强化食品和（或）膳食补充剂中增加叶酸的摄入[21]。妇女可能会发现，由于机体不耐受、偏食或其他因素使她们的饮食变得不合理，仅靠饮食很难满足妊娠期间增加的营养需求。因此，补充剂可能成为确保充分摄入以满足增加的营养需求的一个实用方法。

婴儿、儿童和青少年

美国儿科学会建议所有母乳喂养的婴儿每天接受 400IU 的维生素 D 补充剂以预防佝偻病。非母乳喂养的婴儿、儿童和青少年如果没有每天食用 950g 以上的维生素 D 强化牛奶，或没有以其他方式摄入 400IU 的维生素 D，也应该每天接受补充维生素 D[12]。

老年人

衰老过程中，因为食物摄入减少，营养吸收、储存和使用的效率降低，可能会增加对某些维生素的需求（见第 12 章）。

美国医学会建议 50 岁以上的人每天从强化食品和（或）膳食补充剂中摄取 2.4μg 的维生素 B_{12}[21]。

生活方式和健康状态

个人生活方式也会影响个人对营养素补充的需求。

限制性饮食

习惯于限制性饮食的人可能会发现其营养素摄入很难达到营养摄入推荐标准，尤其是当他们的膳食能量供给低于 1 200 千卡/天。严格的限制性饮食可能导致多种营养摄入不足，一个合理的减重计划应该以满足机体对所有营养的需求为前提。如前所述，素食者需要在强化食品或膳食补充剂中获得维生素 B_{12}，因为维生素 B_{12} 唯一的天然食物来源是动物性食物。遵循素食模式的人还应确保摄入足够的其他关键营养物质，如钙、维生素 D 和 n-3 脂肪酸。如果担心饮食不均衡，可适当使用膳食补充剂[37]。

吸烟

吸烟在许多方面对健康产生不利影响，包括减少身体的维生素 C 再利用。研究表明，吸烟者的血清维生素 C 和维生素 E 明显低于不吸烟者[38]。医学研究所将吸烟者的维生素 C 的 RDA 设定为每天高于一般成年人 35μg，以补偿吸烟所引起的氧化应激增强[16]。额外的维生素 C 不一定需要来自膳食补充剂，但是如果该人持续吸烟，并且没有摄入额外的富含维生素 C 的食物，膳食补充剂是一种替代性选择。

饮酒

长期或滥用酒精会干扰 B 族维生素的吸收，特别是硫胺素、叶酸和维生素 B_6。富含 B 族维生素的复合维生素补充剂可以部分缓解酒精对 B 族维生素吸收的影响。然而，限制酒精摄入的同时应补充 B 族维生素，以纠正酒精引起的 B 族维生素缺乏。

疾病

目前尚无可靠证据表明多种维生素和多种矿物质的膳食补充剂可以预防慢性疾病。然而，对于患有某些疾病的个体来说，膳食补充剂可能有助于应对特定的营养素缺乏问题。在疾病、营养不良、吸收不良、虚弱或高代谢需求的状态下，每个病人都需要进行谨慎的营养评估、营养支持（包括必要的治疗性补充），这些是整个治疗过程的一部分。营养师应计划饮食和补充营养治疗，以满足患者的临床需求[36]。

实施原则

基本原则

以下基本原则可能有助于指导营养补充的选择：

• **仔细阅读标签**。1990 年的《营养标签和教育法》对食品上的标签术语进行了标准化和定义，以确保食品包装上的健康声明是清晰和真实的。

• **维生素和药物一样，大量服用可能会引起健康损害**。只有在严重缺乏或营养吸收或代谢不良的情况下，较大剂量的维生素补充才可能有益健康。应咨询专业医疗机构后再进行补充剂的使用。

• **个体的需求差异决定了特殊的补充剂使用**。每个个体的需要都应该是补充营养的基础，这可以防止过量摄入和减少购买膳食补充剂的费用，这可能会随着时间的推移产生累积效应。

• **所有营养素的共同作用才能促进健康**。大量摄入一种维生素可能会引起其他维生素或营养素的缺乏。

• **食物是营养物质的最佳来源**。完整食物是最好的营养"套餐"。与膳食补充剂所提供的十几种营养素相比，食物在人们的每一口中都提供了多种营养素。此外，很多维生素主要是以辅酶的形式以催化底物（如碳水化合物、蛋白质、脂肪或它们的代谢物）来发挥作用。通过仔细选择各种食物，并采用良好的储存技术、膳食搭配和烹饪手段，大多数人可以从他们的饮食中获得充足的基本营养物质。

• **评估这些信息**。本教科书后面的深度阅读和资源部分提供了一份与膳食补充剂有关的可靠组织和资源清单。

超大剂量使用

在高药理浓度下，维生素不再是严格意义上的营养剂。营养剂和药物可以起到以下作用：①参与或改善生理状况或疾病；②预防疾病；③缓解症状。然而，许多人没有意识到药物和维生素之间的相似之处。大多数人认为，任何药物吃多了都可能有害，甚至致命，并注意避免过量服用。然而，很多人并没有对营养物质遵循同样的逻辑，只有当毒副作用发生时，才意识到大量服用维生素的危险性。

肝脏可以储存大量的脂溶性维生素，尤其是维生素 A。因此，超大剂量的脂溶性维生素有很大的潜在毒性，包括在极端情况下对肝脏、骨骼和大脑的损害[39-42]。超大剂量的一种维生素也会产生毒性作用，导致另一种营养素的继发性缺乏。此外，一种维生素的高生理水平可能会增加对其在体内发挥作用的其他营养素的需求，从而导致该营养素的缺乏。过量补充可能会影响共享吸收部位的其他维生素的生物利用度，由于这些吸收途径的超载，过量补充的营养素可能使其他维生素无法被吸收。

草药产品在美国也广泛用作膳食补充剂。虽然草药产品的益处和风险不在本教科书的范围内，但这里提供的参考文献详细说明了特定草药和膳食补充剂对肝脏、心脏和肾脏毒性的危险。请参阅教科书后面的参考文献列表，以及 AC Brown 在 2017 年至 2018 年间出版的五部分系列文章[43-47]。

功能性食品

目前对功能性食品尚无一致公认的定义。一般来说，"功能性食品"包括任何可能提供超出其基本营养价值的、有健康益处的食品或食品成分。我们也把这类食品称为营养品或设计食品。营养与饮食学会的观点是,这种经过强化、补充或以某种方式增强的完整食品,在作为各种饮食的一部分定期食用时可能是有益的[48]。由于目前的管理机构(食品药品管理局)没有定义或承认功能性食品,因此功能性食品的管理变得复杂。框 7.2 对功能食品类别进行了举例。

专家们没有为功能食品的摄入量制定给出具体建议,因为提出建议的科学证据尚不充分。然而,在过去的十年中,人们一直在集中研究确定功能食品的临床疗效。如果疗效得到明确证实,并且有可靠的手段来准确量化功能性食品中的活性成分,那么专家委员会将努力制定相关摄入量建议。在这些建议确立之前,每天摄入所有食物类别的食物(包括功能性食品)是满足宏量营养素和微量营养素需求的最佳方式。

框 7.2　功能性食品类别和部分食品实例 ª

功能性食品类别	功能食品举例
传统食品(天然食品)	橙汁
含有天然生物活性食物化合物	豆类食品,酸奶
转基因食品	钙强化橙汁
通过浓缩或强化获得的生物活性成分	叶酸强化面包
合成食品:合成的食品原料	不消化性的碳水化合物

From Crowe, K. M., et al. (2013). Position of the Academy of Nutrition and Dietetics: Functional foods. *J Acad Nutr Diet*, *113* (8), 1096-1103.

ª 注:医用食品和膳食补充剂不是功能性食品。

章节回顾

总结

- 维生素是有机的、不为机体提供能量的食物成分,对于维持机体正常的新陈代谢是必需的,均衡膳食通常能提供足够的维生素。
- 脂溶性维生素包括维生素 A、D、E 和 K。它们主要影响骨骼、视紫红质、细胞膜磷脂和凝血蛋白。
- 水溶性维生素有维生素 C(抗坏血酸)、8 种 B 族维生素(即硫胺素、核黄素、烟酸、吡哆醇、叶酸、钴胺素、泛酸和生物素)和胆碱。它们主要以辅酶的形式发挥生物学作用,但维生素 C 除外,它是一种生物还原剂,可清除自由基并参与胶原蛋白的合成。
- 所有的水溶性维生素(特别是维生素 C)都很容易被氧化,所以在储存和烹饪过程中必须注意尽量减少食物表面与空气或其他氧化剂的接触。一般来说,食品中的营养素都比膳食补充剂中营养素的生物利用度要高,对身体更有益。
- 完整和未经加工的植物性食物含有植物化学。高植物化学物饮食与降低慢性疾病的风险有关。
- 在某些情况下,补充维生素是有益的。过量的水溶性或脂溶性维生素可能会产生有害影响。
- 功能性食品是添加了营养物质的食品,如维生素、矿物质、草药、纤维素、蛋白质或必需脂肪酸,可能具有健康促进效果。

复习题

答案见附录 A。

1. 玛丽想增加富含 β-胡萝卜素的食物摄入。以下哪种食物将是最佳来源?

    a. 全麦面包　　　　b. 菠菜

    c. 炒蛋　　　　　　d. 小麦胚芽

2. 根据所提供的信息,哪些人更有可能会出现维生素 D 缺乏症。

    a. 皮肤较黑,生活在高纬度地区

    b. 皮肤较黑,生活在低纬度地区

    c. 皮肤较白,生活在高纬度地区

    d. 皮肤较白,生活在低纬度地区

3. 对于一个有严重创伤、需要足够维生素 C 帮助促进愈合的妇女来说,最好的食物选择是_____.

    a. 青椒

    b. 全麦吐司加瑞士奶酪

    c. 巧克力奶昔

    d. 烤鸡

4. 皮炎、腹泻、痴呆和死亡是与_____相关的缺陷症状的特征。

    a. 脚气病

    b. 坏血病

    c. 佝偻病

    d. 糙皮病

5. 巨幼红细胞性贫血与_____缺少有关。

    a. 维生素 C

    b. 硒

    c. 蛋白质

    d. 叶酸

案例分析题

答案见附录 A。

一位 65 岁的女性(体重 70kg,身高 155cm)有深静脉血栓病史。她最近感到异常疲惫后,来医院就诊,她的病史显示如下:

在过去的两周里,她经常流鼻血,故按处方服用华法林(抗凝血剂)。

她有尿路感染（3周前），患者自述完成了抗生素治疗，感觉良好

自上次就诊以来，体重没有变化

胳膊和腿上有多处瘀伤

患者自述食欲胃口佳

患者尽量避免使用维生素 K，以防与华法林发生相互作用。

血压 122/83mmHg

1. 从下面的列表中，选择所有需要跟进的病史和检查结果。

 a. 在过去的 3 周里，她经常流鼻血。

 b. 她正在按处方服用华法林

 c. 自上次访问（3周前）以来，体重没有变化。

 d. 胳膊和腿上出现多处瘀伤

 e. 患者食欲胃口佳

 f. 最近的尿路感染完成了抗生素治疗（3 周前）。

 g. 患者尽量避免使用维生素 K，以防与华法林发生相互作用。

 h. 血压 122/83mmHg

2. 从所提供的选项列表中选择最可能的选项，补充下面陈述中缺失的信息。

病人的抗凝血药物治疗 1 维生素 K 的功能，即帮助 2 血凝块。

选项 1	选项 2
拮抗了	防止
协同了	形成
促进了	清除
提供了	移动

3. 从所提供的选项列表中选项最可能的选项，补充下面陈述中缺失的信息。

肠道中含有可以合成维生素 K 的 1 。患者最近使用的抗生素很可能是 2 维生素 K 的这种合成来源，并可能有 3 华法林的功能，使血液的黏稠度降低。

选项 1	选项 2	选项 3
组织	抵消了	减弱
细菌	增加了	加强
器官	转换了	中和
绒毛	吸收了	抑制

4. 在"有效"下打×，以确定对该患者的治疗建议。在"无效"下打×，表示建议无效。

建议	有效	无效
停止服用华法林		
以后避免再次服用抗生素		
每天摄入等量的维生素 K		
尽量避免摄入维生素 K		
坚持服用维生素和矿物质补充剂		

5. 从下列选项中，找出维生素 K 的食物来源，纳入患者的日常膳食计划。

 a. 汉堡馅饼   b. 菠菜

 c. 高丽菜   d. 黑豆

 e. 甘蓝   f. 含 1% 脂肪的牛乳

6. 对于患者表明的有效干预结果，在"有效"下方加一个×，对于所有表明的无效干预结果，在"无效"下加一个×。

结果	有效	无效
患者血液凝集速度加快		
她不知道自己每天服用多少维生素 K		
她的胳膊和腿上继续出现瘀伤		
她停止流鼻血了		
她感到更加精力充沛		
她能识别含有维生素 K 的食物，并将其纳入自己的饮食中		

（苑林宏 译，贾平平 校）

8

第8章
矿 物 质

内容提要
- 人体需要多种矿物质以发挥各种代谢功能。
- 由多种食物构成的混合膳食在提供足够的能量的同时,也

提供足够的维持生命必需的矿物质。
- 人类摄入的矿物质,只有少部分能被机体利用。

在地球的历史进程中,不断变化的海洋和板块运动将矿物质沉积在地壳中。这些矿物质从岩石转移到土壤,再转移到植物,最后进入动物和人体中。因此,人体矿物质组成与地壳相似就不足为奇。

在营养学上,我们关注的是矿物质元素。与维生素这类大分子复杂有机化合物相比,单原子的矿物质元素相对简单。矿物质发挥多种对生命至关重要的代谢作用。人体对每种矿物质的需要范围有差异,对常量元素的需要量较大,而微量元素的需要量非常小。

人类营养中矿物质的基本特征

绝大多数生物体由 4 种元素构成,即氢、碳、氮和氧,它们是构成生命的基本元素。人体必需的矿物质广泛分布在自然界中,元素周期表上有 118 种元素,其中有 25 种是人类生存所必需的,它们的含量各异,发挥多种代谢功能。

矿物质的分类

矿物质在体内的含量差异较大。例如,钙含量在体重中占比相对较大(约为 1.5%),且大部分集中在骨骼组织。一个体重 68kg 的成年人,体内含钙约 1kg。而体内铁的含量要小得多,同样体重的成人体内只有约 3g 铁。每种矿物质的含量与其生理功能有关。

根据人体内矿物质的含量,可将其分为两大类:常量元素和微量元素。

常量元素

"常量"一词指人体内矿物质含量的多少,而不是其对人体营养重要性的大小。常量元素的推荐摄入量大于 100mg/d。7 种常量元素有钙、磷、钠、钾、镁、氯和硫。人体无法合成这些必需矿物质,因此必须通过膳食供给。

微量元素

其余 18 种矿物质是微量元素,它们只是在体内含量较少而已,对人类营养的重要性不亚于常量元素。微量元素的推荐摄入量低于 100mg/d。框 8.1 列出了人体所有必需矿物质。

框 8.1　人体营养中的常量元素和微量元素

常量元素 [a]	微量元素
钙(Ca)	必需微量元素 [b]
磷(P)	铁(Fe)
钠(Na)	碘(I)
钾(K)	锌(Zn)
氯(Cl)	硒(Se)
镁(Mg)	氟化物(F$^-$)
硫(S)	必要性尚未确定
铜(Cu)	硅(Si)
锰(Mn)	锡(Sn)
铬(Cr)	镉(Cd)
钼(Mo)	砷(As)
钴(Co)	铝(Al)
硼(B)	
钒(V)	
镍(Ni)	

[a] 需要摄入>100mg/d。
[b] 需要摄入<100mg/d。

矿物质的功能

矿物质参与人体大部分的代谢过程。它们不仅是构成组织的成分,也参与激活、调节、传递和控制代谢过程。例如,钠和钾是调节水平衡的关键因素,钙和磷是成骨细胞构建骨骼所必需,而铁则对氧载体血红蛋白至关重要。我们分别相应部分介绍了每种矿物质的具体功能。

矿物质的代谢

通常,矿物质的肠道吸收和组织摄取是控制其整体代谢的两个主要因素。

消化

矿物质在体内以离子形式吸收和利用,即其携带正电荷或负电荷。与宏量营养素不同的是,矿物质在吸收前不需要进行大量机械或化学消化。

吸收

下列因素影响矿物质从胃肠道的吸收。

食物形态:动物来源的矿物质通常比植物来源的矿物质更容易被吸收。

人体需要量:体内矿物质缺乏时吸收率较高;充足时,则较低。

健康状况:疾病状态会使肠道表面的吸收能力大大降低(如乳糜泻、肠切除术)。

矿物质的吸收方式取决于其物理性质。有些矿物质通过主动转运吸收,而其他矿物质则通过被动扩散进入肠黏膜细胞。有些食物成分也会影响矿物质的吸收率。例如,各种全谷物、水果和蔬菜中的纤维、植酸盐或草酸盐,可以与胃肠道中的某些矿物质结合,从而抑制或限制其吸收。

转运

矿物质吸收进入门静脉后,与血浆蛋白或特异性运输蛋白结合,在全身转运(例如,铁与血液循环中的转铁蛋白结合)。

组织摄取

靶器官对某些矿物质的吸收受激素调控。例如,根据机体生成甲状腺素的需要,促甲状腺素(thyroid-stimulating hormone,TSH)调控碘由血液进入甲状腺的量。当甲状腺素的需要量增加时,TSH 刺激甲状腺摄取碘,并刺激肾脏重吸收更多的碘;而甲状腺素处于正常浓度时,垂体前叶释放的TSH 减少,最终甲状腺摄取的碘量减少,由肾脏经尿排出的碘增多。

体内存在形式

矿物质在体内有多种存在形式,其中两种基本的形式是游离状态和结合状态。游离状态的离子主要存在于体液中,如组织液中的钠。结合状态的矿物质,可与其他矿物质结合(如羟磷灰石中的钙和磷),也可与有机物结合(如铁与血红素和珠蛋白结合形成有机物血红蛋白)。

常量元素

钙

肠道中膳食钙的吸收受食物形态的影响和激素的调控。植物性食物中的钙常与草酸或植酸结合,因此不易吸收。维生素 D、甲状旁腺激素和降钙素(来自甲状腺)的相互作用直接调控钙在肠道的吸收和利用,雌激素也能间接调控钙的吸收。

功能

钙在体内有四个主要功能。

构成机体的骨骼和牙齿。人体 99% 的钙分布在骨骼和牙齿中。当骨骼中羟磷灰石被去除时,剩下的只有胶原蛋白基质。在生命周期的关键时期(如胎儿骨骼的初始形成期、儿童生长发育期或青春期长骨的快速生长)若钙摄入不足,会阻碍健康骨骼的构建和影响骨密度。由于牙齿在萌出之前已钙化,因此以后钙摄入不足不会像影响骨骼结构那样,影响牙齿的结构。

血液凝结。钙对纤维蛋白的形成至关重要,后者是血凝块的蛋白质基质。

肌肉和神经功能。钙离子是肌肉收缩和神经突触释放神经递质所必需的矿物质。

代谢反应。钙是人体许多代谢功能所必需的,如肠道吸收维生素 B_{12}、脂肪分解酶、胰脂肪酶的活化及胰腺 β 细胞分泌胰岛素,这些过程都需要钙的参与。钙还能与细胞膜控制营养素通透性的蛋白质进行相互作用。

转铁蛋白:一种在血液中结合和运输铁的蛋白质。

促甲状腺素(thyroid-stimulating hormone,TSH;或 thyrotropin):垂体前叶释放的、能调节甲状腺活动的激素。

甲状腺素(thyroxine,T_4):一种依赖碘的甲状腺原激素,其活性形式是 T_3,它是基础代谢率的主要调控因素。

羟磷灰石($Ca_{10}[PO_4]_6[OH]_2$):是正常骨骼和牙齿的主要矿物成分,构成骨骼的基本结构并赋予骨骼硬度,是钙和磷在体内的主要储存形式。

雌激素:是主要由卵巢产生的一种性激素。

需要量

多样化的膳食只要其提供的钙量达到膳食推荐摄入量(DRI),就能满足机体对钙的营养需要。常量元素汇总表(见表 8.3)和附录 B 中列出了钙的 DRI。

缺乏

在生长发育期若膳食钙摄入不足,各种骨骼畸形的发生风险均会增加。佝偻病就是一种由慢性维生素 D 缺乏及其引起的钙吸收不良导致的骨病。由钙磷比例不当引起的低钙血症会导致肌肉痉挛和手足抽搐。目前最常见的钙相关疾病是骨质疏松症(图 8.1)。一直以来,医学界将骨质疏松性骨折视为绝经后妇女的主要健康问题。然而随着预期寿命的增加,骨质疏松性骨折在老年男性中也越来越常见[1,2]。美国 50 岁以上的男性和女性中,分别有 16% 和近 30% 符合骨质疏松症的诊断标准,其中髋关节骨折最为常见(参见文化思考"不同性别和种族的骨骼健康")[3]。骨质疏松性髋部骨折的临床和社会负担,是全球卫生保健体系的重大问题,全世界每次骨折平均花费超过 4.2 万美元[4]。

骨质疏松症并不是一种原发性钙缺乏性疾病。相反,它是由多种因素综合作用引起的骨密度整体下降。这些因素包括:①钙摄入不足或肠道钙吸收不良引发的慢性钙缺乏:钙的摄入和吸收常受激素变化调控;②负重体力活动缺乏:它会影响刺激肌肉牵拉骨骼,显著影响骨骼强度、形状和质

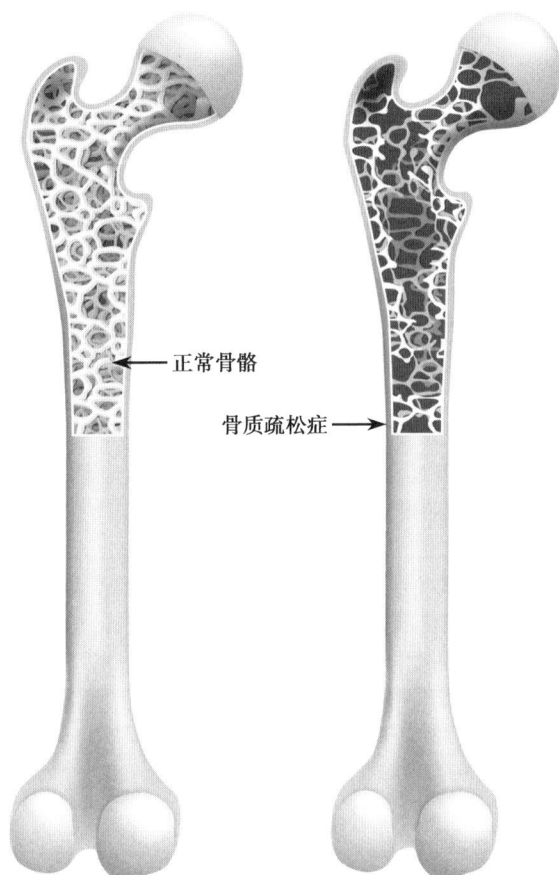

图 8.1 骨质疏松症。正常骨(左)与骨质疏松骨(右)。(Copyright iStock Photo.)

量;③长期使用药物的副作用引起的骨质流失。虽然并非所有风险因素都容易改变(如药物治疗),但一些风险因素会随着健康生活方式的改变(如地中海饮食和定期体育活动)而有效降低[5,6]。

骨骼处于动态平衡之中,新骨形成和骨吸收不断发生,这种骨重建每年可影响幼儿高达 50% 的总骨量和成年人约 5% 的骨量。遗憾的是,绝经后女性和老年男性的骨吸收往往超过其骨的形成。这一过程所涉及的多个动力学因素,机制尚不完全清楚。只增加钙的摄入量——无论是从食物供给的还是膳食补充剂——并不能有效预防易感成人患病,也不能成功治疗新诊断的骨质疏松症。减少骨质疏松症骨质流失,可以将各种骨骼建构相关的因素进行组合:充足的膳食钙、活性维生素 D、雌激素和负重体力活动。此外,有多种药物也能用于治疗和预防骨质流失,但在美国这种治疗的长期依从性很差[7,8]。

骨密度达到峰值的这段时期,应获得充足的膳食钙摄入,这一点非常关键。然而,食物摄入研究显示,女性从青春期到成年这段时间的平均钙摄入量通常低于 DRI。青春期女性的平均钙摄入量为 857mg/d,而钙的推荐膳食营养素供给量(Recommended Daily Allowance,RDA)是 1 300mg/d[9]。因处于骨骼发育的关键期,此时缺钙可能会对整体骨骼强度产生长期的负面影响和增加骨质疏松症的风险[10,11]。

毒性

食物中的钙几乎没有毒性。然而,由于长期过量补钙具有不良影响,因此将钙的可耐受最高摄入量(tolerable upper intake level,UL)设定为 2 000~3 000mg/d(具体数值跟年龄有关)。**高钙血症**与软组织钙化的发生,与几种必需营养素(如铁、镁、磷和锌)的生物利用度下降有关。

食物来源

奶和奶制品来源的钙容易吸收,是钙的重要膳食来源。用于烹饪的奶类(如做汤、酱汁或布丁使用的奶类)或酸奶、奶酪和冰激凌等奶制品都是钙的极佳来源。强化钙的大豆制品、果汁和其他食品(如谷类、谷物棒)都含有大量生物利用度较高的钙。此外,有些植物性食物也是钙的天然来源。低草酸盐绿色蔬菜如白菜、羽衣甘蓝、甘蓝和芜菁中的钙可以被机体吸收,是素食者钙的重要来源。草酸是存在于菠菜、食用大黄、瑞士甜菜、甜菜和其他蔬菜和坚果中的一种化合物,可与钙形成不溶性盐(草酸钙),从而干扰肠道对钙的吸收。植酸盐是植物性食物如小麦中的另一种化合物,它也能与钙结合并干扰钙在肠道的吸收。表 8.1 列出了钙的食物来源。

表 8.1 钙的食物来源

食物	数量	含量/mg
面包、谷类、米类和意大利面类		
麦乳(用水冲泡)	1 杯	154
杂粮面包圈	1 个(81g)	100
玉米饼	1 个(20cm)	97
蔬菜类 [a]		
甜菜叶(熟)	1/2 杯(切碎)	82
羽衣甘蓝(熟)	1/2 杯(切碎)	134
食用大黄(熟)	1/2 杯(切碎)	174
水果类		
强化钙橙汁	237ml	350
肉、禽、鱼、干豆、蛋和坚果类		
去骨的罐装粉色三文鱼	85g	241
带骨的带油罐装沙丁鱼	85g	325
绿色大豆(生)	1/2 杯	252
绿色大豆(煮熟)	1/2 杯	130
商品化豆腐(生,硫酸钙制备)	1/2 杯	861
奶和奶制品及其替代品		
脱脂帕尔干马酪(碎)	28g	314
脱脂牛奶	237ml	300
钙强化豆浆	237ml	301
豆腐酸奶	237ml	309
原味脱脂酸奶	237ml	452

[a] 生物利用度较低。

Data from Agricultural Research Service. (2019). *USDA Food Composition Databases.* U.S. Department of Agriculture. Retrieved January 22, 2019, from ndb.nal.usda.gov.

不同性别和种族的骨骼健康

低骨密度是指骨密度(bone mineral density,BMD)低于对照组平均值的 1~2.5 倍标准差(standard deviations,SD)(见下图)。绝经后女性和 50 岁以上男性只要满足以下 3 个标准中的任意一个,即可诊断为骨质疏松症:BMD 为对照组平均值的下 2.5 SD 及以下,低创伤性骨折,或骨折风险评估(fracture risk assessment,FRAX)评分合格。

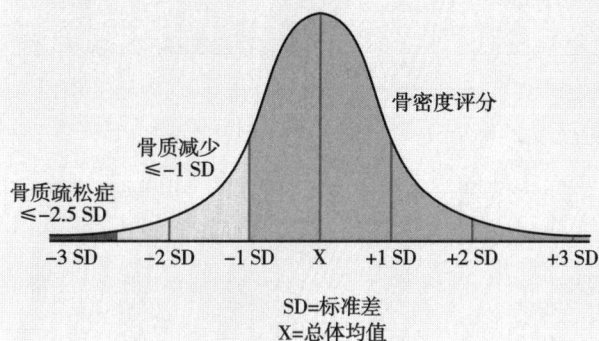

骨密度评分

骨质减少
≤-1 SD

骨质疏松症
≤-2.5 SD

−3 SD　−2 SD　−1 SD　X　+1 SD　+2 SD　+3 SD

SD=标准差
X=总体均值

标准差在正态分布图上的分布情况

骨质疏松症影响着相当数量的老年人。目前,美国 80 岁以上人群中,有 46% 的男性和 77% 的女性患有骨质疏松症[1]。此外还有 4 700 万人处于低骨密度状态,而这是骨质疏松症的一个重要危险因素[2]。

骨质疏松症通常被认为是"白人女性的疾病"。虽然女性患骨质疏松症的风险确实是男性的两倍多,但这种使人衰弱的骨病,在男性和其他种族人群中也很值得关注。骨质疏松症的发生有种族差异,与西班牙裔、非西班牙裔白人和非西班牙裔亚裔美国人相比,非西班牙裔黑人男性和女性的骨密度最高,因此患骨质疏松症的风险最低[2]。所有种族都会发生骨质疏松症,目前这种种族差异的确切原因尚不清楚。

许多因素如年龄、体重、身体活动、激素影响以及多种维生素和矿物质(不仅仅是钙)的摄入,会影响骨骼(变强或变弱)。营养能供给组织沉积、维持和修复所需的物质。骨密度和胶原基质的形成决定了整体骨骼强度。骨骼的结构蛋白——胶原蛋白占总骨量干重的 20% 以上,占有机骨基质的 90% 以上,所以胶原蛋白降解会引起骨质疏松症。因此,维生素和矿物质对强健的胶原蛋白和骨骼基质至关重要,也是整体骨骼健康不可或缺的。多种营养素的平衡对健康骨骼构建非常重要,这些营养素有蛋白质、钙、磷、铜、镁、锰、钾、锌、维生素 C、D 和 K。

骨质疏松症很大程度上可以预防。治疗该病花费颇巨,加上目前人口老龄化的趋势,使其成为全国层面关注的严重健康问题。骨密度平均在 30 岁时达到峰值,所以达峰值之前的时间对构建健康的骨骼至关重要。最大限度地提高骨量峰值可使骨矿物质和胶原蛋白储备更多,从而推迟或完全减轻由增龄引起的骨退化的发生。遵循 MyPlate 指南的健康饮食应提供所有必需营养素,以支持形成强健的骨骼。

参考文献
1. Wright, N. C., et al. (2017). The impact of the new National Bone Health Alliance (NBHA) diagnostic criteria on the prevalence of osteoporosis in the USA. *Osteoporosis International*, 28(4), 1225–1232.
2. Looker, A. C., et al. (2017). Trends in osteoporosis and low bone mass in older US adults, 2005-2006 through 2013-2014. *Osteoporosis International*, 28(6), 1979–1988.

低钙血症:指血钙低于正常水平的病理状态。

骨质疏松症:指骨骼异常变薄,产生多孔、脆弱、格子状骨组织,并伴有间隙增大,易于骨折或变形的病理状态。

高钙血症:指血清钙高于正常值的病理状态。

除了食物来源外,钙补充剂的使用也非常普遍。调查显示,美国 14% 的成年人会特意服用钙补充剂,总人口中有 35% 的人会服用含钙的多种维生素和矿物质补充剂[12]。相对于服用补充剂本身来说,补充剂中钙的生物利用度更取决于补充的剂量和进餐时间。补钙剂量不超过 500mg 或与食物同食(而不是空腹摄入),此时人体对钙的吸收最好(详见扩展阅读"食物或补充剂中的钙")。

磷

功能

磷原子通常与 4 个氧原子结合形成磷酸盐(PO_4^{3-}),磷在以下代谢过程中发挥功能。

构成机体的骨骼和牙齿　骨骼和牙齿的钙化取决于成骨细胞在胶原基质中沉积的羟磷灰石数量,典型骨骼中钙与磷的质量比约为 1.5∶1。

能量代谢　在碳水化合物、脂肪和蛋白质氧化并释放共价键中的能量的过程中,都必须有磷酸盐的参与(磷是焦磷酸硫胺素的成分),它可捕获能量,之后形成 ATP 储存能量以备机体利用。磷酸盐还参与蛋白质的结构(RNA 的组成成分)、细胞功能(细胞酶的磷酸化)以及遗传过程(DNA 的组成成分)。

酸碱平衡　磷酸盐是一种重要的化学缓冲剂,有助于维持体液的酸碱平衡。

需要量

典型的美国膳食含磷约 1 350mg/d,可以满足人体在生命各个阶段的需要[9]。关于磷的膳食营养素参考摄入量,请查阅附录 B 中的 DRI 表或者常量元素汇总表(见表 8.3)。

扩展阅读

食物或补充剂中的钙

拥有健康的体魄不是一件简单的事情,我们的身体也不是简单的机器。机体需要多种营养素才能良好运行,而这些营养素必须从膳食摄取。钙是机体所需的常量元素之一。美国健康与营养调查(National Health and Nutrition Examination Survey,NHANES)数据显示,女性钙的平均摄入量远低于DRI。遗憾的是,最早从青春期开始,所有年龄段人群的钙的平均摄入量均未达到或超过其推荐摄入量。

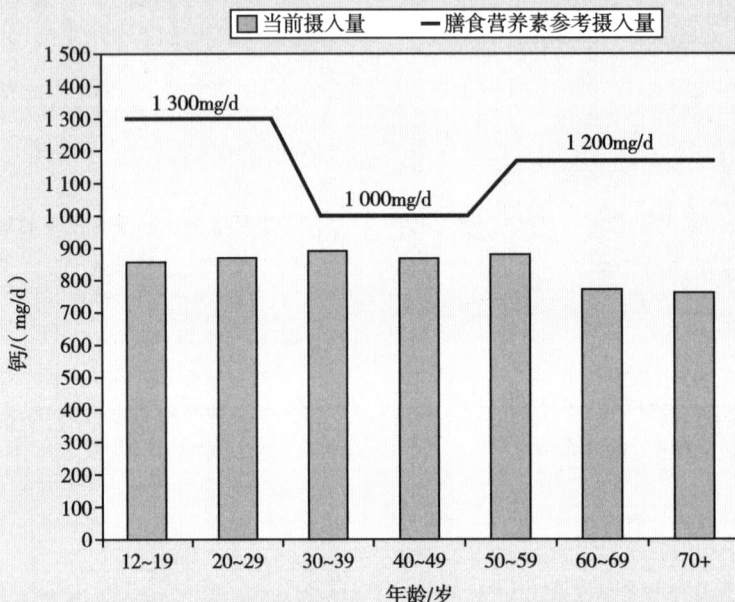

Data from Agricultural Research Service. (2018). Nutrient intakes from food and beverages: Mean amounts consumed perindivdual, by gender and age. In *What we eat in America* (NHANES 2015-2016). U.S. Department of Agriculture; and Food and Nutrition Board. (2011). *Dietary reference intakes for calcium and vitamin D*. Institute of Medicine. Washington, DC: National Academies Press.

在过去十年里,美国人的食物选择发生变化,直接影响了富含钙的食物摄入。例如,许多美国人用软饮料代替牛奶,更加频繁地外出在餐馆就餐(这些餐馆食物的通常比自制食物含钙少),出现持续节食的趋势(乳制品通常是最先被淘汰的食物之一),并且在如何选择富含钙的食物及健康重要性方面缺乏风险认知。

钙的最佳来源是奶制品,这主要是因为富含钙的食物与钙补充剂不同,它们还能为机体提供其他的有益营养素,包括蛋白质、维生素A、维生素B_{12}和维生素D(如果进行了强化)、镁、钾、核黄素、烟酸和磷。一些非奶制品也天然含钙,如带骨的鱼(如罐装沙丁鱼)、大豆、羽衣甘蓝、芥菜和食用大黄[a]。但由于非奶制品中钙含量较低,所以对绝大多数人来说,只从非奶制品中获取满足DRI的钙是非常困难的。例如,半杯切碎并煮熟的羽衣甘蓝仅含钙134mg,而227g脱脂牛奶则含钙高达300mg[1]。此外,多种蔬菜还含有植酸盐和草酸盐,这些物质可与钙形成不溶性复合物,从而降低钙的生物利用度,这就使蔬菜中钙的相对含量更低了。

改善膳食的最好方法是食用各种富含钙的食物,尤其是奶制品或强化钙的奶制品替代品。当然,有些人可能必须摄入强化钙食品或补充剂,才能满足其DRI。补充剂中钙的存在形式多样,有碳酸盐、柠檬酸盐、磷酸盐、乳酸盐和葡萄糖酸盐等,不同形式钙的吸收率差别很大,其中碳酸钙的生物利用度与奶类相似[2]。无论膳食钙的来源是什么,每个人(尤其是处于骨密度累积期的个体)都应该花时间认真思考自己膳食的整体质量,并评估是否需要改善。

参考文献
1. Agricultural Research Service. (2019). *USDA Food Composition Databases*. U.S. Department of Agriculture. Retrieved January 15, 2019, from ndb.nal.usda.gov.
2. Greupner, T., Schneider, I., & Hahn, A. (2017). Calcium bioavailability from mineral waters with different mineralization in comparison to milk and a supplement. *Journal of the American College of Nutrition*, 36(5), 386–390.

[a] 一些蔬菜中钙的生物利用度很低。

缺乏

磷在食物中以磷酸盐形式存在。磷酸盐广泛分布于各种食物,因此磷缺乏症比较少见,只有长期服用大量含氢氧化铝的抗酸剂的人中才发生磷缺乏症[13,14],这是因为铝离子(Al^{3+})与磷酸盐结合后,磷酸盐就不能被肠道吸收。**低磷血**

症的临床表现有虚弱、食欲缺乏、疲劳和疼痛,会导致骨质随时间而不断流失。

毒性

膳食摄入引起的**高磷血症**同样罕见。但若磷摄入量长期显著高于钙摄入量,则可能会发生骨吸收。DRI 推荐,9~70 岁人群磷的 UL 为 4g/d[15]。

> **低磷血症**:血清磷水平低于正常水平的病理状态。
> **高磷血症**:血清磷水平高于正常水平的病理状态。

食物来源

磷是动植物细胞等生物组织的组成部分,因此天然动物性食品中磷的含量充足。高蛋白食物富含磷,所以奶和奶制品、肉类、鱼类和蛋类是普通饮食中磷的主要来源。植物种子(如谷类、豆类、坚果、豌豆及其他豆类)中磷的生物利用度相对要低得多,这些食物含有植酸,而人类不能直接消化与植酸结合的磷。但健康的肠道菌群能提供少量植酸酶,帮助释放磷。

钠

体内钠的含量丰富,约占成人体重的 0.2%。

功能

钠的主要功能是维持机体水平衡(见第 9 章),此外钠在肌肉活动和营养素吸收方面也发挥重要作用。

水平衡:钠离子浓度是细胞外水量的主要影响因素(图 8.2)。钠浓度的变化主要通过渗透作用控制水在生物膜内外的转移。钠也是胃肠道中消化液的成分,其中大部分可被肠黏膜细胞重新吸收。

肌肉活动:钠、钾这两种离子对受刺激神经元的正常反应、神经冲动向肌肉的传递以及肌纤维的收缩是必需的。

营养吸收:钠依赖的葡萄糖转运蛋白是肠道细胞的重要组成部分,可将葡萄糖和半乳糖从肠腔转运入肠黏膜细胞。

需要量

机体通过保存或排泄钠实现对膳食钠摄入的调节作用。个体对钠的需要因生长发育、汗液流失和疾病状态(如腹泻、呕吐)的不同而有很大差异。常量元素汇总表(见表 8.3)和附录 B 中 DRI 表列出了钠的 DRI。

缺乏

由于人体钠的需要量很低而美国人钠摄入量通常很高,因此钠缺乏症很少见。除非机体大量出汗,例如长期(如超过 2 小时)在高温环境下从事重体力活动或剧烈体育活动,而饮用添加了钠和葡萄糖的运动饮料有助于纠正钠的丢失。虽然汗液中的钠含量相对较低,但长时间剧烈活动后喝太多白开水仍会进一步稀释血钠浓度,从而加重**低钠血症**。如果

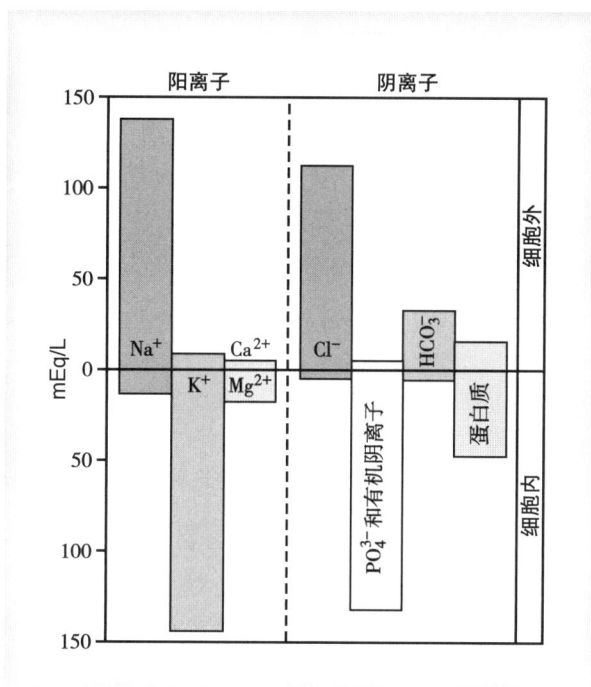

图 8.2 各部分主要体液的离子组成。(Reprinted from Guyton, A. C., & Hall, J. E. [2006]. *Textbook of medical physiology* [12th ed.]. Philadelphia:Saunders.)

不能及时治疗,会导致酸碱失衡、肌肉痉挛甚至更差的情况。

毒性

美国人日常摄入大量加工食品,其钠含量远远超过钠的推荐摄入范围。女性平均摄入钠为 3g/d,男性为 4.1g/d(约为推荐摄入量的 2~3 倍)[9]。约有 50% 的高血压患者为食盐敏感个体,过量钠摄入会升高血压[16-18]。肾功能正常且水摄入充足的大多数人,可经肾脏由尿液排出过量的钠。氯化钠(即食盐)的过量摄入会使钠大量蓄积在血液(即高钠血症)和细胞外间隙。钠通过渗透作用,使水从细胞内转移到细胞外,导致水肿。但 DRI 委员会最近认为,目前尚无足够的证据来制定钠的 UL[19]。

食物来源

可用于烹饪、调味、腌制和加工食品的普通食盐,是钠的主要膳食来源。此外,天然食物中也含钠,通常在动物性食物含量更多。天然食物能提供充足的钠,来满足机体需要。有些食物在加工时会用食盐或其他含钠化合物作为防腐剂,若经常摄入这些食物,机体钠的摄入量会显著增加。例如,腌制火腿中钠的含量大约是生猪肉的 30 倍。钠的天然未加工食物来源有动物性食物如牛奶、肉类和蛋类,以及蔬菜如胡萝卜、甜菜、绿叶蔬菜和芹菜(有关食物中钠和钾含量,请参阅附录 C)。

钾

成年人体内含钾量约为体重的 0.4%,约为钠含量的两倍。

功能

钾与钠一起参与维持机体的水平衡,此外还参与多种其他代谢功能。

水平衡:钾是细胞内的主要电解质,钾通过渗透作用将水保留在细胞内,同时平衡钠的渗透作用(见图8.2)。

代谢反应:钾在能量产生、葡萄糖转化为糖原和肌肉蛋白质的合成中起作用。

肌肉活动:钾离子还在神经冲动传导中起作用,以刺激肌肉运动。与镁和钠一起时,钾可作为肌肉松弛剂,对抗钙的肌肉收缩作用。心肌对钾浓度很敏感,为保证健康,体内有一套严格调节血钾浓度的系统。

胰岛素释放:钾是血糖升高时胰腺β细胞释放胰岛素所必需的物质。

血压:钠是引起高血压的主要膳食因素之一。相比之下,钠钾比与高血压危险因素之间的相关性更强。摄入与钠相等的钾可有助于预防高血压,而这也正是高血压治疗膳食(Dietary Approaches to Stop Hypertension,DASH)的作用机制(详见第19章)。美国国家心肺血液研究所提供了大量关于DASH饮食的相关资料。

需要量

美国膳食平均含钾2.6g/d,能满足女性的需要,但低于男性的AI(3.4g/d)[9]。《美国居民膳食指南(2020—2025)》建议要多摄入钾,可以增加水果、蔬菜、豆类和低脂奶制品的摄入量,来增加钾的摄入[20]。钾的DRI请参阅附录B中的常量元素汇总表(表8.3)和DRI表。

缺乏

缺钾的症状很容易识别,且与膳食摄入不足关系不大。**低钾血症**主要发生在临床患者如长期呕吐或腹泻、严重营养不良或手术患者。当个体使用降压药尤其是能引起尿钾流失的药物(即排钾利尿剂)时,就需要特别注意低钾血症的发生。典型的钾缺乏的表现为心肌无力或伴心脏骤停、呼吸肌无力伴呼吸困难、肠道肌张力差引起的腹胀,以及全身肌无力。

毒性

与钠一样,肾脏能排泄过量的钾,因此不会发生毒性反应。但若口服过量钾或静脉注射钾,则易发生**高钾血症**,可能会出现心肌无力甚至停止跳动。目前尚未制定钾的UL值。

> **低钠血症**:血清钠水平低于正常水平的病理状态。
> **高钠血症**:血清钠水平高于正常水平的病理状态。
> **低钾血症**:血清钾水平低于正常水平的病理状态。
> **高钾血症**:血清钾水平高于正常水平的病理状态。

食物来源

钾是所有生物的重要组成部分,因此其在天然食物中含量丰富。钾最良好的食物来源是未经加工的食物,如水果(如橙子、香蕉)、蔬菜(如土豆、绿叶蔬菜)、鱼类、全谷物、豆类、种子和奶制品(图8.3)。若摄入的水果蔬菜达到推荐量,通常钾的摄入量也比较理想。植物性食物中的钾水溶性很强,如果将水果蔬菜煮沸或漂白,其中大部分的钾会随水流失(除非将处理后的水喝掉)。表8.2列出了钾的食物来源。

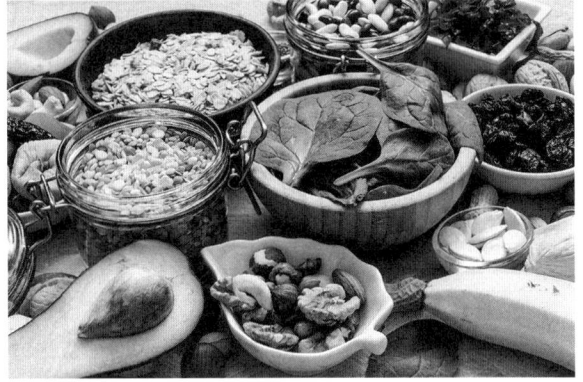

图8.3　富含钾的食物。(Copyright iStock Photo.)

表8.2　钾的食物来源

食物	数量	含量/mg
面包、谷类、米和意大利面类		
葡萄干麦片,麦芽粉	1/2杯	161
小麦胚芽,烤麦片	1/2杯	535
蔬菜类		
甜菜(水煮)	1/2杯	654
黄褐色土豆(带皮烤)	1个中等大小(173g)	952
红薯(带皮烤)	1个中等大小(114g)	542
瑞士甜菜(水煮)	1/2杯	480
水果类		
杏干	1/4杯	550
香蕉	1个中等大小(118g)	422
鲜橙汁	237ml	496
干李子(去核)	1/2杯	637
葡萄干(去籽)	1/4杯	299
肉、禽、鱼、干豆、蛋和坚果类		
白豆(水煮)	1/2杯	502
熟蛤蜊(湿热)	85g	534
熟大比目鱼(干热)	85g	449
绿大豆(生)	1/2杯	794
大豆(烤)	1/2杯	1 264
奶及奶制品		
脱脂牛奶	237ml	382
低脂原味酸奶	237ml	352

Data from Agricultural Research Service.(2019).*USDA Food Composition Databases*. U.S. Department of Agriculture. Retrieved January 22,2019,from ndb.nal.usda.gov.

氯化物

氯化物是氯在体内的存在形式,它约占人体重量的0.2%,广泛分布于各种组织中。

功能

氯化物有助于维持水电解质平衡和酸碱平衡,大部分存在于细胞外液(见图 8.2),其在体内的主要功能是参与消化和呼吸过程。

消化功能:氯离子(Cl^-)是胃液中盐酸(HCl)的组成成分,胃中消化酶的活性需要胃液的 pH 维持于 1.0 左右。

呼吸功能:红细胞(Red blood cells,RBCs)将细胞代谢的产物二氧化碳运送到肺部,并通过呼吸排出体外。在红细胞内,碳酸酐酶催化二氧化碳(CO_2)与水(H_2O)结合形成碳酸(H_2CO_3),之后碳酸分解成碳酸氢根离子(HCO_3^-)和氢离子(H^+)。碳酸氢根离子从红细胞转移入血,氯离子(Cl^-)则相反——由血转移入红细胞,从而使红细胞膜两侧的负电荷处于动态平衡。氯离子的转运实质上是血浆中碳酸氢根离子与氯离子之间的交换。

需要量

请查阅附录 B 中的常量元素汇总表(见表 8.3)和 DRI表,了解氯的 DRI。50 岁以后人体对氯的需要量逐渐下降。

缺乏

正常情况下,膳食不会缺乏氯。由于人体正常的氯摄入、排出是与钠的摄入排出平行进行的,因此能引起钠缺乏的因素也会导致氯缺乏。氯缺乏的主要原因是呕吐导致HCl 过度丢失,引起酸碱平衡紊乱并导致代谢性碱中毒(见第 9 章)。

毒性

目前已知能引起氯中毒的唯一原因是严重脱水,氯浓度过高时常可发生氯中毒。目前 DRI 委员会尚未制定氯的UL 值。

食物来源

氯化钠(即普通食盐)是膳食氯的主要来源。膳食氯摄入量较低时,肾脏重吸收氯的效率提高。

镁

镁约占成人体重的 0.1%,其中 60% 分布于骨组织。

功能

镁在全身细胞均有分布,具有广泛的代谢功能。约 99%的镁分布于细胞内,其余 1% 存在于细胞外间隙。

一般代谢:镁是 300 多种酶的重要辅助因子,这些酶利用三磷酸核苷酸(例如三磷酸腺苷)激活或催化能量生成、合成化合物,或协助营养物质的跨膜转运。

蛋白质合成:镁是多种酶的辅酶,包括激活氨基酸合成蛋白质的酶、合成和维持 DNA 的酶。细胞复制时一定有新蛋白质生成,该过程就需要镁的参与。

肌肉运动:镁离子作为三磷酸腺苷镁(magnesium adenosinetriphosphate,MgATP)的成分参与神经冲动的传导,刺激肌肉收缩。MgATP 为钙泵提供能量,促进钙从肌原纤维间隙进入肌浆网。

基础能量消耗: MgATP 参与甲状腺素的分泌,从而帮助机体维持正常代谢率并能适应低温环境。

需要量

美国男性镁的平均摄入量为 345mg/d,女性为 272mg/d,仅为推荐摄入量的 84%[9]。常量元素汇总表(表 8.3)和附录 B 中的 DRI 表显示了镁的 DRI。

缺乏

摄入平衡膳食者很少发生原发性镁缺乏。在临床上,肾功能紊乱、饥饿、持续呕吐或腹泻导致丢失大量富含镁的胃肠液的时,会出现**低镁血症**。此外,基因突变引起镁摄入或潴留的改变、长期使用质子泵抑制剂、胰腺炎、未控制的糖尿病和慢性营养不良伴随酒精中毒等,也能引起低镁血症[21]。低镁血症严重时可危及生命。其他矿物质缺乏(如低钙血症和低钾血症)常与低镁血症同时存在。镁缺乏的症状与心血管和神经系统不稳定有关,表现出肌无力、手足抽搐和心律失常,可能致命[22]。

> **低镁血症:**指血清镁水平低于正常水平的病理状态。

毒性

即使膳食镁摄入量较大,产生不良反应的可能性也很小。因此,DRI 委员会仅对镁补充剂和药物来源的镁设定了UL。9 岁及以上人群非食物来源镁的 UL 为 350mg/d,9 岁以下人群的 UL 低于此值[15]。从补充剂或非食物来源(如药物)摄入过量镁会引起恶心、呕吐和腹泻等症状。

食物来源

未加工食品中镁的浓度最高。镁的主要食物来源有坚果、大豆、其他豆类、全谷物、燕麦和可可。谷物加工过程中,随着胚芽和谷粒的外层丢失而损失的镁达 80% 以上。土壤矿物质本底较高地区的饮用水中也可能含有大量镁。

硫

功能

作为半胱氨酸和蛋氨酸的成分,硫也是蛋白质结构的基本组成部分,在全身所有细胞均有分布。硫广泛参与机体代谢和结构等功能,是硫胺素和生物素的成分。

毛发、皮肤和指甲的生成:位于角蛋白中半胱氨酸残基

表 8.3　常量元素汇总表

矿物质	功能	推荐摄入量（成人）	缺乏症	UL 和毒性	食物来源
钙（Ca）	骨骼和牙齿形成、血液凝固、肌肉收缩和放松、神经传导	19~50 岁：1 000mg；51~70 岁：女性 1 200mg，男性 1 000mg；≥70 岁，1 000mg	手足抽搐、佝偻病、骨质疏松症	UL：2 500mg 高钙血症；干扰其他营养素的吸收	奶制品、带骨鱼罐头、强化食品（如橙汁、谷物、大豆制品）
磷（P）	骨骼和牙齿形成、参与能量代谢、构成 DNA 和 RNA、维持酸碱平衡	700mg	不太可能发生缺乏症，但可能引起骨质流失、食欲缺乏和虚弱	UL：4g 骨吸收（钙损失）	高蛋白食物（如肉类、奶制品、鱼类、蛋类）
钠（Na）	主要是细胞外液的控制、维持水和酸碱平衡、肌肉活动、神经冲动传导及肌肉收缩、营养素吸收	AI：>14 岁，1.5g	液体转移、酸碱失衡、痉挛	未制定 UL 盐敏感人群发生高血压；水肿	食盐、加工食品（如午餐肉、咸味零食）
钾（K）	主要是细胞外液的控制、维持酸碱平衡、调节神经冲动和肌肉收缩、血压调节、代谢反应	AI：男性为 3.4g；女性为 2.6g	心律不齐、呼吸困难、肌无力	未制定 UL 心搏骤停	新鲜水果和蔬菜、奶制品、豆类、全谷物
氯（Cl）	酸碱平衡（氯转移）、盐酸（消化）	AI：19~50 岁，2.3g；51~70 岁，2.0g；≥71 岁，1.8 g	低氯性碱中毒伴长期呕吐或腹泻	未制定 UL 基本无毒	食盐、加工食品
镁（Mg）	代谢、肌肉和神经活动的辅酶；有助于甲状腺素分泌	男性，400~420mg；女性，310~320mg	震颤、痉挛、室性心律失常	UL：350mg（来自补充剂）恶心、呕吐、腹泻	全谷物、坚果、种子、豆类、菠菜、可可
硫（S）	细胞蛋白质、毛发、皮肤、指甲、维生素和胶原蛋白结构的基本成分；能量代谢中的高能硫键	蛋白质充足的膳食中硫含量也很充足	罕见	UL 未设置 基本无毒	肉类、蛋类、奶酪、奶类、坚果、豆类

之间的二硫键，对毛发、皮肤和指甲的结构至关重要。

　　一般代谢功能：巯基（即硫和氢原子共价结合形成的基团）可形成高能键，为各种代谢反应的进行提供能量。

　　维生素结构：硫是硫胺素和生物素的组分成分，这两种维生素是细胞代谢反应的辅酶。

　　胶原蛋白结构：半胱氨酸残基之间的二硫键是胶原蛋白超螺旋结构形成所必需的结构，因此硫在结缔组织的构建中起重要作用。

需要量

　　所有含有甲硫氨酸和半胱氨酸的食物，均是硫的食物来源，因此目前对硫需要量的阐述并不多。

缺乏

　　硫缺乏只有在蛋白质营养不良和含硫氨基酸摄入不足的情况下才会出现。

毒性

　　因为通过膳食摄入硫不可能达到有毒剂量，因此未制定

硫的 UL 值。

食物来源

　　只要膳食中蛋白质充足，就能供给机体足够的硫。体内的硫只分布在甲硫氨酸、半胱氨酸或硫胺素和生物素中，因此动物蛋白质是硫的主要来源。硫广泛存在于肉、蛋、奶、奶酪、豆类和坚果等食物。关于硫的相关信息参见表 8.3 常量元素汇总表。

微量元素

铁

　　人体内约有 3~4g 铁。与其他几种营养素一样，铁虽是必需营养素，但过量摄入也可能产生毒性作用。因此，体内有一套精细的调节系统以平衡铁的摄入和排泄，并使铁高效地在细胞内外转运以维持体内平衡。转铁蛋白是铁的转运蛋白，它能结合铁并将铁在全身转运。铁蛋白是铁在体内的贮存形式，主要存在于肝脏、脾脏和其他组织（图 8.4）。

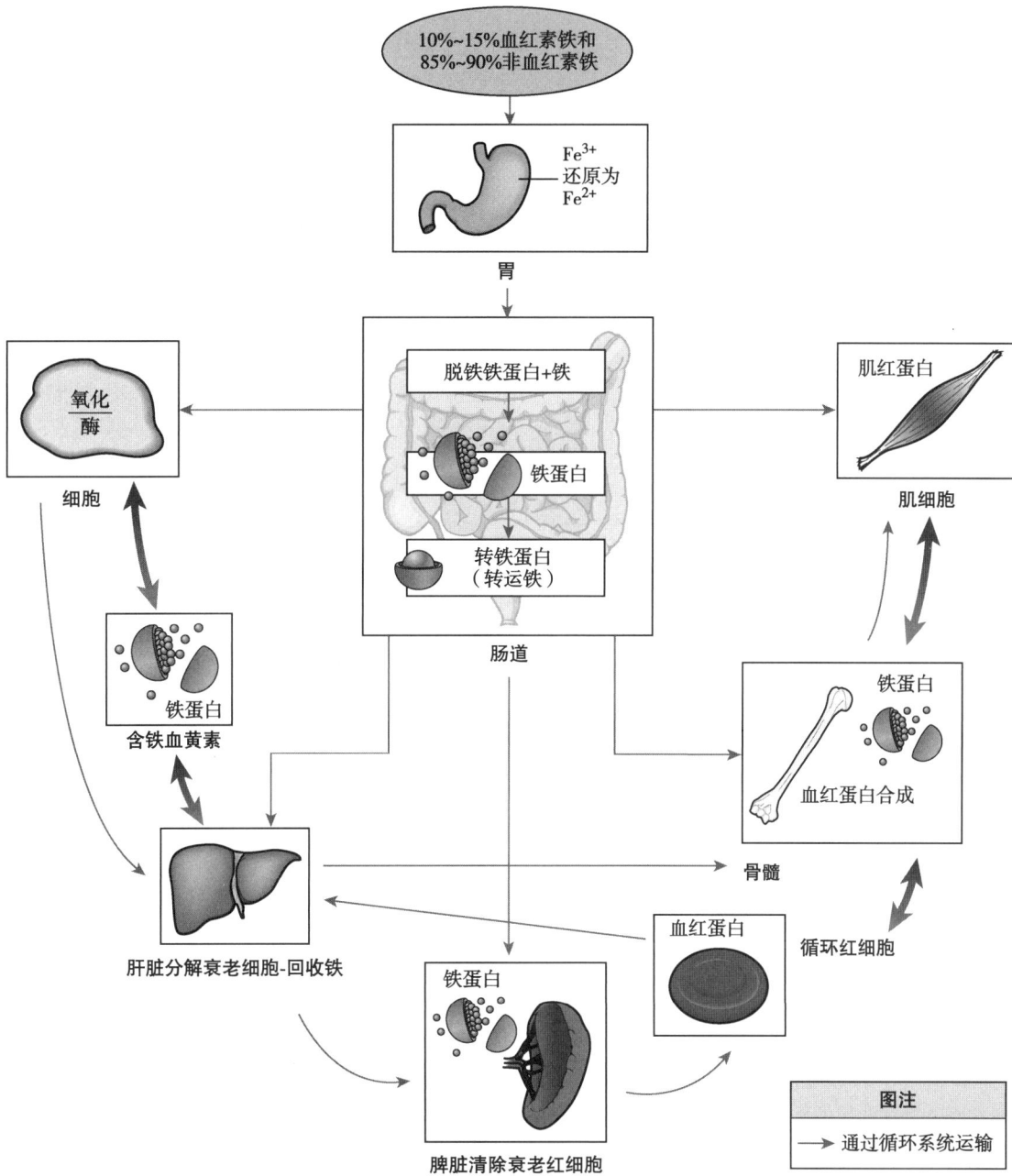

图 8.4　铁的吸收和代谢

功能

铁是血红蛋白的功能部分,在身体的一般代谢中发挥作用。

血红蛋白合成:体内约 70% 的铁分布于红细胞的血红蛋白。铁是血红蛋白的非蛋白部分——血红素的一种成分。血红蛋白向细胞输送氧气,参与氧化和代谢过程。铁也是肌红蛋白的组成部分,肌红蛋白是肌肉细胞中的一种蛋白质,在结构和功能上与血红蛋白类似。

一般代谢:铁是葡萄糖代谢、抗体生成、肝脏解毒、胶原蛋白和嘌呤合成以及 β-胡萝卜素转化为活性维生素 A 所必需的物质。

需要量

根据生长发育的不同,不同生命阶段对铁的需求也有差异。微量元素汇总表(见表 8.7)和附录 B 的 DRI 表列出了铁的 DRI。女性需要额外补充铁以便弥补月经的丢失。孕期女性铁的 RDA 为 18~27mg/d,此时无论是典型的美国饮食还是女性的铁储备都无法满足其对铁的需求,因此通常需要服用铁补充剂。美国女性铁的平均摄入量为 12.1mg/d,远低于铁的 RDA[9]。据 DRI 委员会估算,由于植物性食物中铁的生物利用度较低,所以素食者的铁需要量是杂食者的 1.8 倍[23]。虽然如此,人们还是普遍认为,机体能慢慢适应铁生物利用度低的情况,从而在不服用铁补充剂的情况下,依然能够维持铁状态的充足[24]。

缺乏

贫血患者会出现循环红细胞数量减少、血红蛋白降低或两者兼有。缺铁性贫血是世界上最常见的一种贫血，是全球重要疾病负担之一[25]。目前世界上约有 33% 的人患有贫血，而充足的铁供给可以改善大部分(约 63%)患者的贫血状况[26]。此外，其他微量营养素缺乏、慢性感染、基因突变抑制血红蛋白的合成或存活，也能引起缺铁性贫血。血细胞比容、红细胞中血红蛋白的水平及转铁蛋白饱和度，都与铁的代谢有关(见图 8.4)，它们都是筛查缺铁性贫血最常用的诊断指标。

学龄前儿童和孕妇缺铁性贫血的患病率不同，是铁缺乏影响最严重的两个群体(图 8.5)。据世界卫生组织(World Health Organization,WHO)估计，全球约有 8 亿妇女和儿童罹患缺铁性贫血，尤其是社会经济状况较差的地区[27]。缺铁性贫血会增加死亡率，并增加认知和功能不良的发病风险。

缺铁性贫血发病可能的原因有:①膳食铁摄入不足(即原发性铁缺乏);②失血过多;③缺乏胃酸:胃酸能释放铁供肠道吸收;④存在铁吸收抑制剂(如植酸盐、磷酸盐、单宁酸和草酸);⑤罹患影响吸收面积的肠黏膜病变。

毒性

一次大剂量摄入铁(20~60mg/kg)引起的铁毒性，会引起致命性的临床表现[28]。在美国，过量补充铁是导致 6 岁以下幼儿中毒的主要原因之一。其症状包括恶心、呕吐和腹泻，如不进行治疗，铁毒性会引起自由基损伤，从而削弱机体抗氧化系统通过抗氧化剂对抗和氧化应激的能力，继续发展可出现胃肠道出血、休克、代谢性酸中毒，可能出现致命性肝损伤。铁的 UL 在儿童(出生至 18 岁)为 40mg/d，成人为 45mg/d[23]。

血色素沉着病:该病可能由 5 种类型的基因突变引起，但最常见的是血色素沉着病(hemochromatosis,HFE)基因突变的结果，这是一种先天性的常染色体隐性遗传疾病，即使在铁摄入正常情况下也会导致铁过载。每 150~250 名北欧后裔中，就约有 1 人罹患该病[29]。患者能从食物中吸收过

量的铁，随着时间延长，铁的聚集会引起广泛性的器官损伤(通常发生在 40~60 岁)。此时可通过频繁释放 400~500ml 全血即治疗性静脉切开术，使铁浓度恢复到正常范围[30]。若能在广泛性损害发生之前及时治疗，患者可拥有正常的预期寿命。

食物来源

典型西方膳食约含铁 7mg/1 000kcal[31]。铁在美国食物中广泛分布，尤其是肉类、强化铁的谷物和某些蔬菜(图 8.6)。动物肝脏和强化铁的谷物制品是铁最好的食物来源。若与维生素 C 一起食用，铁会更容易吸收。食物中的铁有两种形式——血红素铁和非血红素铁。虽然血红素铁的吸收率最高，但其在总摄入量中所占的比例却很小。其中，动物性食物来源的铁中，只有 40% 是血红素铁，植物性食物不含血红素铁(表 8.4)。非血红素铁与食物的结合更紧密，因此其吸收率较低，绝大多数食物都含非血红素铁(即所有植物性食物和动物性食物来源铁的 60% 是非血红素铁)。同时摄入含维生素 C，适量的瘦肉、鱼类或禽类等食品，能增加非血红素铁的吸收。富含铁的食物和强化铁的谷物制品是非血红素铁的良好来源。铁的食物来源详见表 8.5。

铁蛋白:是铁在体内的储存形式。

血色素沉着病:是一种遗传性疾病，能引起铁超载。

促甲状腺激素释放激素(thyrotropin-releasing hormone,TRH):是下丘脑分泌的一种激素，能刺激垂体释放促甲状腺素。

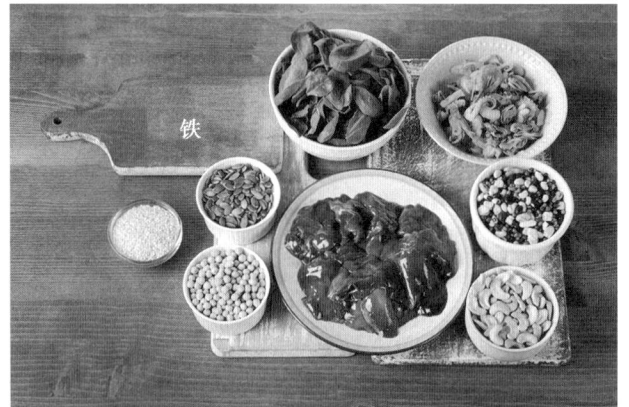

图 8.6　铁的食物来源。(Copyright iStock Photo.)

表 8.4　膳食中血红素铁和非血红素铁的特点

	血红素铁	非血红素铁
食物来源	植物性食物中不含血红素铁;动物性食物铁的 40% 为血红素铁	植物性食物中的铁均为非血红素铁;动物性食物铁的 60% 为非血红素铁
吸收率	吸收迅速,能完整转运并吸收	吸收缓慢,与有机分子紧密结合

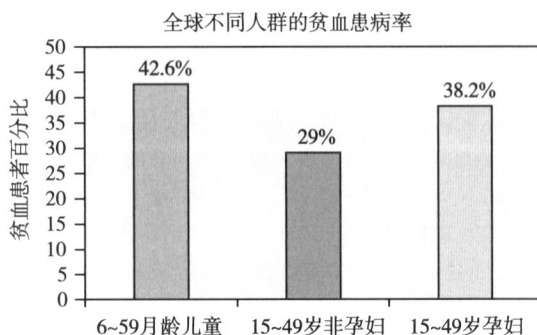

全球不同人群的贫血患病率

图 8.5　全球妇女和儿童贫血患病率(占人口百分比)。(Data from World Health Organization. [2015]. *The global prevalence of anaemia in 2011*. Geneva:World Health Organization.)

表 8.5　铁的食物来源

食物	数量	含量(mg)
面包、谷物、米和意大利面类		
宝氏 Grape-Nuts 即食麦片	1/2 杯	16.24
宝氏即食蜜糖燕麦片	1 杯	16.18
Quaker 牌燕麦方块即食麦片	1 杯	16.52
即食烤杂粮脆	1 杯	17.04
水果蔬菜类		
干螺旋藻	1/2 杯	15.96
菠菜(煮熟后脱水)ᵃ	1/2 杯	3.21
肉、禽、鱼、干豆、蛋和坚果类		
一盘纯瘦肉牛排(烤)	85g	5.46
鸡内脏(文火炖)	85g	5.47
羊肝(煎)	85g	8.67
椰奶(罐装)	1 杯	7.46
熟野生牡蛎(湿热)	85g	7.83
猪内脏(文火炖)	85g	15.23
大豆(水煮)	1/2 杯	4.42
大豆(生)	1/2 杯	15.70

ᵃ 生物利用度较低。

Data from Agricultural Research Service. (2019). *USDA Food Composition Databases*. U.S. Department of Agriculture. Retrieved January 22, 2019, from ndb.nal.usda.gov.

碘

一个成年人体内平均约含碘 15~20mg。

功能

碘是甲状腺素(T_4)的成分,这也是碘最基本的生理功能。甲状腺素是由甲状腺合成的一种激素,能控制基础代谢率,其分泌受下丘脑和垂体的控制,体内有一套敏感的反馈机制调节 T_4 处于充足状态。

下丘脑分泌**促甲状腺激素释放激素**(thyrotropin-releasing hormone,TRH),TRH 继而刺激垂体前叶释放促甲状腺素(TSH)。TSH 调控甲状腺从血液中摄取碘,并将三碘甲腺原氨酸(triiodothyronine,T_3)和甲状腺素 T_4 释放到血液循环中(图 8.7)。血中的甲状腺素 T_4 浓度又可作为反馈信号,影响下丘脑和垂体释放 TRH 和 TSH 的量。若血中甲状腺素 T_4 浓度的降低,则会刺激下丘脑和垂体释放更多的 TRH 和 TSH。碘以与血清蛋白结合的形式在血液中的运输。

需要量

为了使组织碘水平维持在理想范围,成人碘的最低需要量是 50~75μg/d;考虑到安全,将 14 岁及以上人群的铁的 RDA 设定为 150μg/d[23]。若需详细了解碘的 DRI,请查阅微量元素汇总表(表 8.7)和附录 B 的 DRI 表。

缺乏症

WHO 一直认为,碘缺乏症是所有营养失调中最容易避

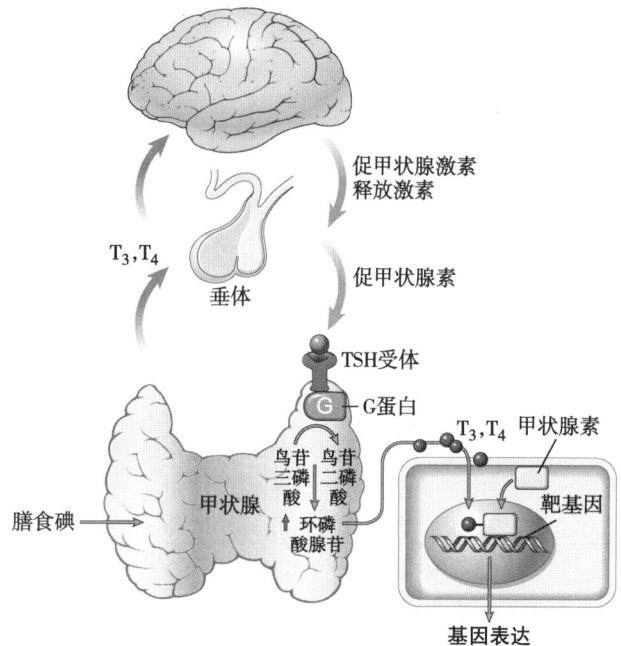

图 8.7　甲状腺摄取碘及合成 T_3、T_4 的过程。(Reprinted from Guyton, A. C., & Hall, J. E. [2006]. *Textbook of medical physiology* [12th ed.]. Philadelphia: Saunders.)

免且预防成本最低的,但它引起的可预防性脑损伤却排在全球第一位(见临床应用框:"微量营养素缺乏症及其易感人群")[32]。在山区或洪水频繁土壤碘大量流失的地区,更容易出现碘缺乏症。过去几十年里碘盐的使用,大大降低了全球碘缺乏症的患病率[33],但目前全球仍有近 30% 的人口存在碘不足的情况,因此他们也是发生下列碘缺乏症的高危人群[34]。

甲状腺肿　甲状腺肿即指甲状腺肿大(图 8.8)。缺碘时甲状腺不能产生正常量的 T_4,血中低浓度的 T_4 会刺激垂体持续释放更多的 TSH。大量 TSH 继而过度刺激非分泌状态的甲状腺,使其体积大大增加,碘缺乏时甲状腺约重 0.45~0.67kg(1~1.5 磅)或更重一点。虽然甲状腺是成人体内较大的内分泌腺体,其正常重量只有 10~20g。

> **甲状腺肿**:表现为甲状腺组织的肿大,常因缺碘导致不能生成甲状腺素而引发。

克汀病和先天性甲状腺功能减退症　克汀病是发生于妊娠期胎儿、由甲状腺素不足引起的一种先天性疾病,妊娠期母体碘缺乏是克汀病的发病原因之一。克汀病的常见特征包括身体畸形、侏儒症、智力低下和听觉障碍。相对于胎儿发育对碘的需要,在妊娠期间优先满足的是孕妇对碘的需求。因此,子代从胎儿期直至出生后就一直处于碘缺乏症的状态,从而严重阻碍儿童的身心发展,而且这种影响是不可逆转的。

先天性甲状腺功能减退症是指由甲状腺素代谢途径的遗传缺陷导致的妊娠期甲状腺素不足,从而引发的疾病。该

微量营养素缺乏及其易感人群

　　微量营养素缺乏症,特别是发生在婴儿期的微量营养素缺乏症,有可能危及整个生命周期的健康,情况严重时可表现为代际循环,即最初表现为发育不良和智力损伤,最终导致发病率和死亡风险增加。预防代际循环的发生是积极改善全球疾病负担的有效方式[1]。

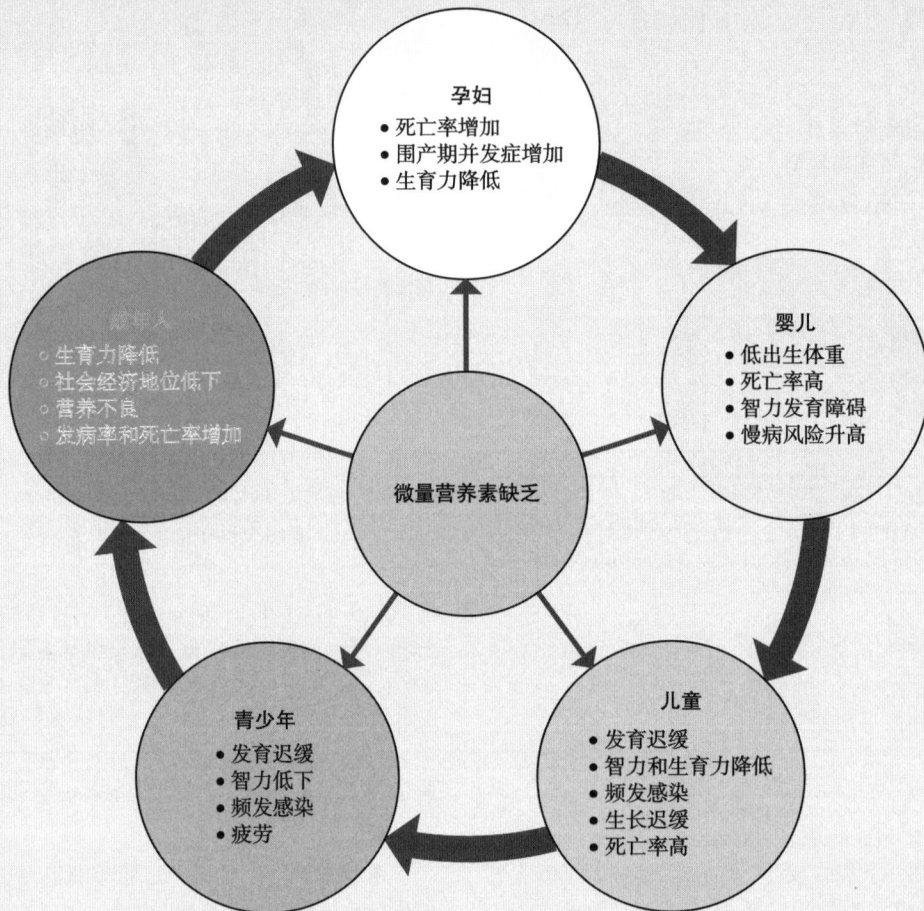

　　最容易出现微量营养素缺乏症和明显营养不良的群体是孕妇和 5 岁及以下儿童。全世界对这些易感人群最为关注的微量营养素有铁、碘、锌、叶酸和维生素 A。发达国家的许多强化食品都含有上述营养素,如富含叶酸和铁的面包及谷物产品、强化维生素 A 的牛奶和碘盐。在缺少上述食物的地区,微量营养素缺乏症的患病率则较高(经常几种缺乏症同时发生),给国家带来了巨大的经济损失,并对几代人的健康产生深远的影响。

　　这里为读者提供了 3 篇论文,以便对资源贫乏国家进行进一步的研究、实际应用和临床治疗。

- Yakoob, M. Y., & Lo, C. W. (2017). Nutrition (micronutrients) in child growth and development: A systematic review on current evidence, recommendations and opportunities for further research. *J Dev Behav Pediatr*, 38(8), 665-679.

- Bailey, R. L., West, K. P., Jr., & Black, R. E. (2015). The epidemiology of global micronutrient deficiencies. *Ann Nutr Metab*, 66(Suppl. 2), 22-33.

- Millward, D. J. (2017). Nutrition, infection and stunting: The roles of deficiencies of individual nutrients and foods, and of inflammation, as determinants of reduced linear growth of children. *Nutr Res Rev*, 30(1), 50-72.

参考文献

1. Bailey, R. L., West, K. P., Jr., & Black, R. E. (2015). The epidemiology of global micronutrient deficiencies. *Annals of Nutrition & Metabolism*, 66(Suppl. 2), 22–33.

病所造成缺陷程度较严重、个体差异较大,若早期治疗则能防止损害进一步发展(见第 6 章中的文化思考"高代谢和低代谢:它们是什么以及谁有风险?")。

精神和身体发育受损　当个体或群体缺乏某一种营养素时,可能同时还伴有其他营养素的缺乏,并且通常还存在影响研究结果的其他混杂因素(例如社会人口学、种族、生

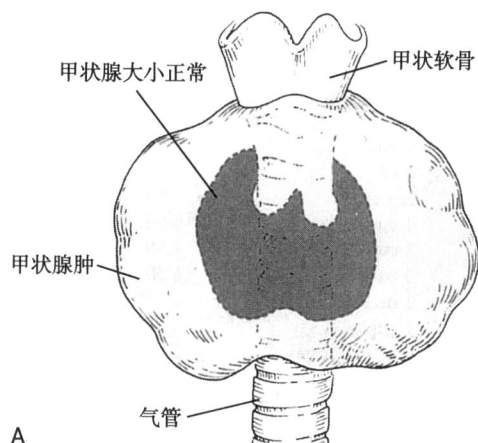

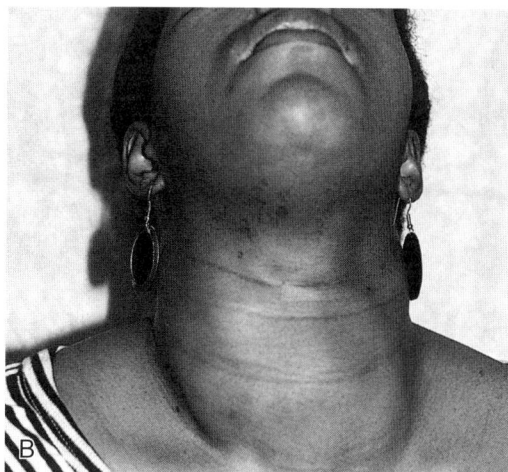

图 8.8　(A)甲状腺肿示意图。(B)长时间碘缺乏引起甲状腺极度增大。(B,Reprinted from Swartz,M. H.［2014］. *Textbook of physical diagnosis*［7th ed.］. Philadelphia：Saunders.)

活方式等),所以研究单一营养素缺乏的长期影响是非常困难的。尽管如此,仍有研究表明即使整个儿童期的碘供应充足,即便妊娠期间孕妇罹患轻度的碘缺乏症,其所产婴儿的智商也会显著下降[35]。儿童期和青春期长期严重碘缺乏会延迟生长发育并推迟青春期,如果此时能供给足量的碘,则有可能纠正以上改变[36,37]。

甲状腺功能减退　当甲状腺功能下降不能产生足够的甲状腺素 T₄ 时,就会发生甲状腺功能减退,此时机体基础代谢率大大降低。甲状腺功能减退的发病原因很多,包括碘缺乏和碘中毒[38],其中碘缺乏是世界上甲状腺功能减退最常见的原因。其症状有疲劳、沮丧、体重增加、毛发稀疏干枯、皮肤干燥、耐寒性差、不孕不育及声音嘶哑[39],一些严重的罕见病例可能会进一步发展为黏液性水肿昏迷甚至死亡。

毒性

在纠正长期碘缺乏的同时,也必须注意防止过度补充。过量补充碘可引起甲状腺毒症,或碘诱发的甲状腺功能亢进。与甲状腺功能正常的个体相比,甲状腺潜在功能不全者更容易受到慢性或急性碘中毒的影响。碘中毒可表现为碘过量引起的甲状腺肿、自身免疫性甲状腺炎、甲状腺功能减退症、TSH 升高和眼部损伤。

尽管存在中毒的风险,但一些国家(包括美国)依然坚持建议民众使用碘盐。碘缺乏的风险远远超过发生可能性极小的碘中毒。健康成人碘的 UL 为 1 100μg/d[23]。

食物来源

天然食物的碘含量因耕种土壤的碘含量而异。海产品一直能为人体提供大量碘。然而,美国人碘的可靠来源仍然是碘盐,其碘含量为 77μg/d。

锌

锌是人体的必需微量元素,具有广泛的临床意义。成人体内的锌含量约为 1.5~4.0g。

生理功能

锌是 200~300 种酶发挥最佳活性所必需的微量元素。锌可参与多种生理生化过程,如 DNA、RNA 和蛋白质合成,能量代谢和食物摄入调节等。作为金属酶的组成部分,锌主要有 3 个作用:①参与酶的催化功能;②维持酶结构稳定;③参与调节功能。这些金属酶在主要代谢通路中非常活跃,参与蛋白质、脂质和碳水化合物的合成和水解。充足的锌可提升免疫系统的功能[40]。生殖功能、维持生长激素的最佳活性以及神经突触传递的顺利进行,都依靠锌的参与。作为红细胞膜的稳定剂,锌还可以抑制过氧化,减少氧化损伤。

需要量

锌在体内没有储备,无法在摄入不足时供机体使用,所以机体每天必须摄入充足的锌。关于锌的 RDA,请参阅附录 B 的 DRI 表或微量元素汇总表(见表 8.7)。虽然植物性食物锌的生物利用度低于动物性食物,但素食者整体锌营养状况并不低,以植物性食物为主的个体也不需要补充锌[24]。

缺乏

在孕期、儿童期和青春期等组织快速生长的时期,摄入充足的锌对机体健康至关重要。锌摄入不足和明显锌缺乏是发展中国家的主要营养问题之一[41]。锌缺乏会引起许多健康问题,例如炎症和氧化应激、真皮和表皮组织分解、胎儿畸形和发育迟缓、腹泻、伤口愈合不良及整体免疫功能受损[42,43]。食欲缺乏的锌边缘膳食(marginal diets)个体,或患有慢性创伤,或组织过度破坏疾病的个体,特别容易缺锌。

肠病性肢端皮炎(acrodermatitis enteropathica,AE)是一种罕见的常染色体隐性遗传病,若得不到及时治疗,会引起严重的锌缺乏甚至死亡。该病患者无法从肠道吸收足量的锌。典型 AE 最初表现为皮肤损伤,此后可发展为免疫功能严重受损(图 8.9)。如果患者在出生后不久就能得到正确诊断,此时口服大剂量锌可彻底治疗这种先天代谢异常性疾病。

毒性

与其他几种矿物质一样,由膳食引起的锌中毒并不常见。锌摄入过多的主要临床表现为恶心、呕吐和腹痛等,所以通常是一种自限性疾病。过量补锌对铜的代谢有负面影响,因此将锌的 UL 设为 40mg/d[23]。锌过量会抑制铜吸收,从而引起由锌诱导的铜缺乏。

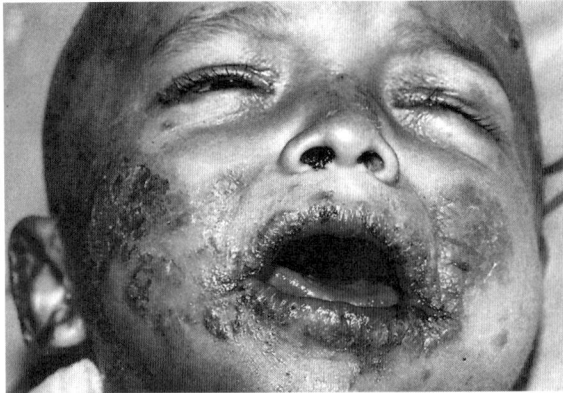

图 8.9　肠病性肢端皮炎患者严重缺锌的特征性皮肤损伤。(From Kumar, V., Abbas, A. K., Fausto, N. [2005]. *Robbins and Cotran pathologic basis of disease* [7th ed.]. Philadelphia: Saunders.)

食物来源

在美国,锌最大的食物来源是肉类,其提供的锌约占膳食锌总量的 70%。海产品(尤其是牡蛎)是锌的另一良好食物来源。豆类和全谷物也是锌较好的食物来源,但这些食物中的锌常常与植酸结合存在,因此不易吸收,生物利用度也较低(欲了解抑制锌吸收的因素,请参阅扩展阅读"锌屏障")。锌的食物来源见表 8.6。

表 8.6　锌的食物来源

食物	数量	含量/mg
面包、谷物、米和意大利面类		
Malt-O-Meal 杏仁蜂蜜即食燕麦片	3/4 杯	5.36
Ralston 强化即食燕麦片	3/4 杯	18.66
肉、禽、鱼、干豆、蛋和坚果类		
纯瘦牛短排(红烧)	85g	10.44
阿拉斯加帝王蟹(湿热)	85g	6.84
北方龙虾(湿热)	85g	3.44
东部养殖牡蛎(干热)	85g	38.38
东部野生牡蛎(湿热)	85g	66.81
大豆(烤)	1/2 杯	2.70
奶和奶制品		
脱脂原味酸奶	237ml	2.20

Data from Agricultural Research Service. (2019). *USDA Food Composition Databases*. U.S. Department of Agriculture. Retrieved January 22, 2019.

扩展阅读

锌屏障

只要摄入的食物足够多样化(包含肉制品或强化锌食品、素肉食品在内的食物),大多数人的锌需要量都能得到满足。美国成人平均锌摄入量:男性为 13.2mg/d,女性为 9.4mg/d,男女均达到了各自 DRI 的要求[1],但这个摄入量不能满足孕妇或哺乳期妇女的 DRI(孕妇为 11mg/d,哺乳期妇女为 12mg/d)[2]。也就是说,锌的摄入和吸收是两回事。

尽管发达国家和习惯性食肉地区锌缺乏症的患病率低于发展中国家,但一些个体仍存在锌缺乏的风险。易感人群可能选择了锌生物利用度低的食物或者锌补充剂,在不知不觉中就对健康产生了危害。下面是一些例子:

- 含膳食纤维或植酸较多的食物可能阻碍锌的吸收并造成锌的负平衡。
- 维生素和矿物质补充剂中铁与锌的比例可能大于 3:1,过量的铁会抑制锌的吸收。
- 动物性食物富含锌,而且生物利用度较高,但对胆固醇敏感者很少食用这些食物。

低锌能减少将铁和维生素 A 运往靶组织的转运蛋白的数量。以下建议有助于增加膳食锌的生物利用度:

- 每天摄入一些动物性食物(如肉类、禽类、海产品)或素食者接受度高的强化食品,以确保摄入足量的锌
- 避免过量饮酒[3]
- 避免摄入"速成"食品,通常这些食物中许多微量营养素的含量都较低
- 如果服用锌补充剂,请与铁补充剂分开服用,并且不要超过 DRI

参考文献

1. Agricultural Research Service. (2018). Nutrient intakes from food and beverages: Mean amounts consumed per individual, by gender and age. In *What we eat in America* (NHANES 2015-2016). U.S. Department of Agriculture.
2. Food and Nutrition Board. (2001). *Dietary reference intakes for vitamin A, vitamin K, arsenic, boron, chromium, copper, iodine, iron, manganese, molybdenum, nickel, silicon, vanadium, and zinc*. Institute of Medicine. Washington, DC: National Academies Press.
3. Skalny, V., et al. (2018). Zinc deficiency as a mediator of toxic effects of alcohol abuse. *European Journal of Nutrition*, 57(7), 2313–2322.

硒

生理功能

硒存在于除脂肪外的所有组织,其中肝脏、肾脏、心脏和脾脏中硒的含量最高。硒是谷胱甘肽过氧化物酶的基本成分,谷胱甘肽过氧化物酶是一种抗氧化剂,可保护细胞膜中的脂质免受氧化损伤。硒能使维生素 E 免受氧化损伤,因此充足的硒具有节约维生素 E 的作用。硒还是体内许多蛋白质的成分,这些蛋白质被统称硒蛋白。T_4 激活形成 T_3 就需要含硒的 1 型碘甲状腺原氨酸 5′-脱碘酶。

需要量

微量元素汇总表(见表 8.7)和附录 B 中 DRI 表中给出了硒的 DRI。

缺乏

硒缺乏会抑制免疫功能、增加氧化应激,特别是在甲状腺组织。硒的摄入量与土壤中硒的含量有关。低硒地区易出现大骨节病和克山病等缺硒综合征。大骨节病会导致慢性关节炎和关节畸形。克山病是在中国的克山县发现的,并因此而得名,它是一种主要发生在幼儿和育龄妇女的心肌疾病。若不及时治疗,会由心肌病(即心肌变性)发展为心力衰竭。

毒性

硒中毒最常见的症状是脱发、关节疼痛、指甲变色和肠胃不适(即恶心、呕吐和腹泻),膳食硒中毒主要发生在土壤硒本底较高的偏远地区。14 岁及以上人群硒的 UL 为 400μg/d[44]。

食物来源

食物中的硒主要通过肠道吸收。食物硒含量取决于土壤中硒的水平,但当今多样化的食物分销系统,使各地土壤硒含量差异的作用逐渐减弱。猪肉、火鸡、羊肉、鸡肉和内脏(例如牛肝)一直是硒的良好食物来源。鱼、全谷物和其他种子的硒含量虽然不尽相同,但也是硒的良好来源,尤其是巴西坚果,每 1/2 杯巴西坚果就含硒 1 342mg[45]。美国成人平均硒摄入量为 115.5μg/d[9]。

接下来将简要介绍其他必需微量元素。

氟

氟可与钙紧密结合,因此氟主要分布于体内的钙化组织,例如骨骼和牙齿。氟在机体的主要作用是预防龋齿。氟能增强牙齿抵抗细菌酸侵蚀的能力。使用含氟牙膏(0.1% 氟化物)并改善牙齿卫生习惯,对牙齿健康大有裨益。近几十年来,公共供水的氟化也使龋齿和医疗成本进一步降低[46]。

微量元素汇总表(见表 8.7)和附录 B 的 DRI 表列出了氟的 DRI。为了避免氟斑牙(图 8.10)的发生,DRI 委员会将 9 岁及以上人群氟的 UL 值定为 10μg/d[15]。

螃蟹、虾、葡萄干、葡萄汁、热早餐麦片(将小麦、玉米碴和燕麦片一起磨粉)和茶等都是氟的重要食物来源。采用氟化水做饭能提高膳食的氟含量。一些井水含有较高浓度的天然氟,因此使用井水者应定期检测井水中的氟浓度。

> **氟中毒**:是指摄入氟过量引起的疾病,表现为牙齿变黄、牙齿白斑以及牙釉质出现点蚀或斑点。

铜

铜和铁在体内的代谢方式几乎相同,它们都是细胞酶的组成成分,所以我们有时也将铜称为"铁的孪生兄弟"。这两

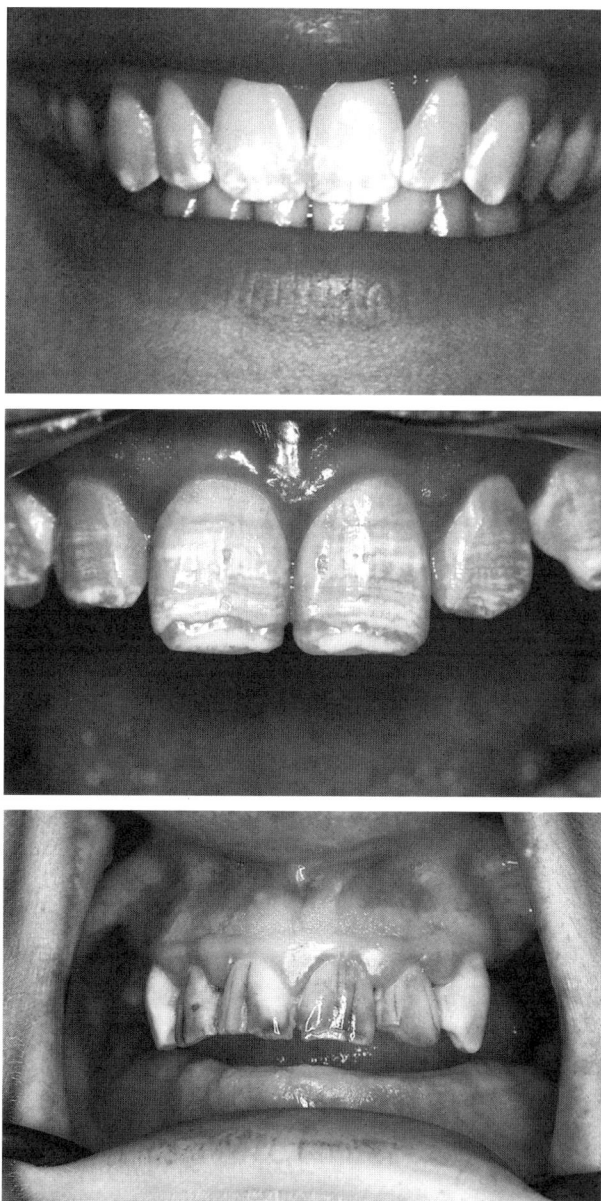

图 8.10 氟中毒

种矿物质都参与能量产生和血红蛋白的合成。原发性铜缺乏罕见。

铜与两种严重的先天性代谢异常有关。一种是 Menkes 病，这是一种致命的铜代谢 X 连锁遗传病。若从出生后 30 天内就开始皮下注射铜进行治疗，可以减缓疾病的进展[47]。否则，Menkes 病患儿会经历神经退行性变和结缔组织恶化，无法活到童年。另一种，肝豆状核变性是一种罕见的常染色体隐性遗传病，表现为体内铜的异常沉积，尤其是在肝脏和脑。若不进行治疗，该病可引起肝脏和神经损伤，最终导致死亡。不过，肝豆状核变性的口服药物治疗可显著改善预后，并可稳定甚至逆转该病的有害影响[48]。若能终身服药，患者可拥有正常的寿命。

微量元素汇总表（见表 8.7）和附录 B 的 DRI 表列出了铜的 DRI。为避免胃肠道不适和肝脏损伤，特将铜的 UL 制定为 10mg/d[23]。铜广泛存在于天然食物中，动物内脏（尤其是肝脏）、小牛肉、牛肉、羔羊肉、牡蛎和豆类是良好的来源。

锰

一个体重 68kg 的成年人体内的锰约有 14mg。锰的功能与其他微量元素相似，是细胞酶的组成成分。锰能激活糖基转移酶，因此锰依赖性酶能催化许多重要的代谢反应，包括碳水化合物、氨基酸和胆固醇的代谢，骨和软骨的形成以及创伤愈合。锰可以在一些依赖镁的酶中替代镁的作用，当然该作用取决于两种矿物质的利用率。锰的肠道吸收与体内潴留与**血清铁蛋白**浓度呈负相关。

目前尚未见到在正常膳食人群中发生的锰缺乏症的情况。矿工和其他工人长期接触锰粉尘可能吸入毒性。过量的锰可蓄积于肝脏和中枢神经系统，从而产生与帕金森病相似的较严重神经肌肉症状。经肠外途径给予比肠内吸收时高，锰**生物利用度**约 95%，所以即使通过肠外营养给予标准剂量的微量元素补充，也可能发生锰中毒[49]。同时，肠外营养支持患者体内锰的排泄途径受损，因此锰会累积并损害大

表 8.7　几种微量元素汇总表

矿物质	功能	推荐摄入量（成人）	缺乏症	UL 和毒性	食物来源
铁（Fe）	合成血红蛋白和肌红蛋白，葡萄糖的细胞氧化，抗体生成	男性，8mg；19~50 岁女性，18mg；≥50 岁女性，8mg	贫血，皮肤苍白，免疫功能受损	UL：45mg 恶心、呕吐、腹泻，肝脏、肾脏、心脏和中枢神经系统损伤、血色素沉着病	动物肝脏、肉类、全谷物、谷物浓缩物、深绿色蔬菜及大豆
碘（I）	参与甲状腺素的合成从而调节细胞氧化和基础代谢率	150μg	甲状腺肿、克汀病、甲状腺功能减退症、甲状腺功能亢进	UL：1 100μg 甲状腺肿	碘盐、海产品
锌（Zn）	构成酶的基本成分、参与蛋白质代谢、胰岛素储存、免疫系统和性成熟	男性，11mg；女性，8mg	免疫力低下、氧化应激（炎症）、发育迟缓、先天畸形	UL：40mg 恶心、呕吐、腹痛、锌诱导的铜缺乏、淋巴细胞反应改变	肉类、海产品（尤其是牡蛎）、富含谷物、大豆
硒（Se）	形成谷胱甘肽过氧化物酶、节约维生素 E 作用；抗氧化剂；保护细胞膜脂质	55μg	免疫功能受损，克山病，心力衰竭	UL：400μg 头发和指甲变脆、肠胃不适	海产品、动物肝脏、肾脏、肉类、全谷物、巴西坚果
氟（F⁻）	骨骼和牙齿的成分、预防龋齿	AI：男性，4mg；女性，3mg	龋齿	UL：10mg 氟斑牙	氟化的水、牙膏
铜（Cu）	与铁一起参与能量产生、血红蛋白合成、铁的吸收及转运、神经和免疫功能	900μg	贫血、骨骼异常、Menkes 病	UL：10mg 肝豆状核变性（导致肝脏和神经传导受损）	动物肝脏、海产品、全谷物、豆类、坚果
锰（Mn）	激活尿素合成反应、能量代谢、脂蛋白清除、脂肪酸合成	AI：男性，2.3mg；女性，1.8mg	只有蛋白质-能量营养不良时才出现临床缺乏	UL：11mg 矿工吸入性毒性（导致神经肌肉障碍）	谷类、全谷物、大豆、豆类、坚果、茶、蔬菜、水果
钼（Mo）	许多酶的组成成分	45μg	罕见	UL：2mg 一般物无毒	动物内脏、奶类、全谷物、叶菜、豆类
铬（Cr）	可能与糖代谢有关	AI：男性，35μg；女性，25μg	罕见	未制定 UL 值 一般物无毒	全谷物、谷物制品、啤酒酵母

脑。此外,缺铁性贫血或硒缺乏,患高锰血症的风险更高。健康成人锰的 UL 为 11mg/d[23]。

微量元素汇总表(见表 8.7)和附录 B 的 DRI 表给出了锰的 DRI。锰最常见的食物来源是植物性食物,全谷物、谷物制品和大豆是锰良好的食物来源。

钼

钼比许多矿物质容易吸收,因此摄入不足的可能性很小。人体内的钼含量非常少。钼是参与氧化还原反应的几种细胞酶的功能性催化元件。微量元素汇总表(见表 8.7)和附录 B 中的 DRI 表给出了钼的 DRI。摄入极高剂量(>10g/d)的钼能引发类似痛风的症状[23],所以将成人钼的 UL 定为 2 000μg/d。食物中的钼含量因其生长的土壤而异。

铬

2014 年,欧洲食品安全局得出结论,铬不是人类的必需微量元素[50]。自 2001 年发布上一版 DRI 以来,美国和加拿大 DRI 委员会尚未重新评估铬必要性的相关数据。一些研究人员认为,现在是时候将铬从人类必需微量元素列表中移除了,因为没有证据表明存在铬缺乏,也没有较权威的研究阐明铬的基本功能[51]。

DRI 委员会最新版的推荐中有铬的数据,但没制定其 UL[23]。微量元素汇总表(见表 8.7)和附录 B 的 DRI 表给出了铬的 DRI。食物中铬的含量随耕种或放牧的土壤而异,因此很难确定。

表 8.7 是几种微量元素汇总表。

其他必需微量元素

由于发布上一版 DRI 时数据不足,所以目前尚未制定铝、砷、硼、镍、硅、锡和钒等几种微量元素的 RDA 和 AI[23]。尽管人们尚不清楚这些矿物质代谢的完整过程,但专家认为这些矿物质大多对特定动物的营养至关重要,对人类也可能很重要。由于这些矿物质的含量极少,因此研究起来比较困难,发生缺乏的可能性也极小。

目前关于硼、镍和钒的研究数据,足以制定其 UL 值。基于动物实验的相关数据,制定了成人硼和钒的 UL 值,分别为 20mg/d 和 1.8mg/d。成人砷的 UL 为 1mg/d[23]。

矿物质补充剂

在美国,膳食补充剂的使用与社会经济地位相关。通常,食物安全程度最高、社会经济地位最高、最不需要使用营养补充营养的人群,却是最常使用膳食补充剂[52]。除个别例外情况,合理健康的膳食可以满足大多数人的营养需求。

第 7 章讨论的维生素的补充原则同样适用于矿物质的补充。在生长期和疾病状态下的特殊营养需求可能需要特定的矿物质补充剂。在服用或推荐补充剂之前,要考虑潜在的营养素-营养素及药物-营养素之间的相互作用。一些作用会降低矿物质的生物利用度(见药物-营养素相互作用"矿物质耗竭")。

药物-营养素相互作用

矿物质耗竭

药物主要通过两种机制与矿物质相互作用:阻断吸收,或诱导肾脏排泄。下面列举了几个药物-营养素相互作用改变全身矿物质营养状况的例子:

• **利尿剂**:需要长期使用利尿剂治疗高血压的患者,可能需要特别注意某些矿物质也会流失。利尿剂在排出体内多余的水分的同时,将钠、钾、镁和锌等矿物质也会一起排出。若能摄入富含这些矿物质的食物,通常足以恢复体内稳态。一些利尿剂(如螺内酯)具有保钾作用,因此无须额外补充钾。

• **螯合剂**:螯合剂治疗可清除体内多余的金属离子。青霉胺可治疗**肝豆状核变性、类风湿关节炎**,并有助于预防肾结石。它可与锌、铜结合,从而抑制吸收,使两种矿物质排泄或可能耗竭。

• **抗酸药**:胃的酸性环境是机体吸收多种药物和营养素(包括矿物质)所必需的。长期使用抗酸药会改变胃的酸性环境,导致机体矿物质缺乏。长期使用非处方抗酸药的人,需要关注磷缺乏症问题。在极端情况下可能会患**高钙血症**,造成软组织损伤。

不同生命周期的需求量

整个生命周期中,生长迅速的某些生命阶段可能需要服用矿物质补充剂。

妊娠期和哺乳期

妊娠妇女需要补充额外的铜、碘、铁、镁、锰、钼、硒和锌以满足胎儿快速生长的需要。有一些矿物质的 DRI 在整个**哺乳期**都高于正常女性,这样才能满足母体和胎儿的需要。但并非所有的妇女都需要使用膳食补充剂,以满足需要量的增长。食物种类齐全的平衡膳食能满足大部分营养素的需要量。妊娠期常使用铁补充剂,这是因为仅通过食物摄入铁不能满足机体对铁的需要。

青春期

青春期骨骼快速生长,因此对钙、磷和镁的需要增加[15,53]。如果这个关键阶段的青少年长期缺乏对骨骼发育至关重要的几种矿物质,那么成年后患**骨质疏松症**的风险就会增加。膳食钙摄入太少会阻碍形成最大骨密度,并可能导致钙从骨中重吸收,以维持适当的血钙浓度。随着青少年软饮料消费量的上升以及含钙饮料(即奶或奶的替代品)消费量的下降,要特别关注青春期骨骼发育不良这一问题。

在青少年期,还需要关注叶酸和铁对青春期少女的影响。根据膳食的充足程度,青春期女性在月经初潮时就补充含铁和叶酸的补充剂,有助于铁潴留,还能使其在妊娠时具备充足的叶酸状态。

成年期

　　健康成人饮食均衡多样,不需要矿物质补充剂。全面和多样化的膳食,再加上充足的体力活动和锻炼,可使大多数成年人拥有最健康的骨骼。人们普遍服用钙和维生素 D 补充剂,希望能够改善骨骼健康并降低未来老年期的**骨折**风险。然而,在成年期的任何阶段只补充维生素 D 和钙,并不能预防或成功治疗**骨质疏松症**。

临床疾病状态下的需要量

　　某种临床疾病的患者或发病风险较高人群,可能需要矿物质补充剂。因为本书并未涵盖所有改变矿物质需要的疾病种类,一些疾病会使机体对某些矿物质的需要量增加,超过平均膳食的供给量。在这种情况下,患者可以咨询注册营养师,了解如何改善整体营养素摄入,这时可能需要使用补充剂。

章节回顾

总结

- 矿物质广泛存在于各种食物。矿物质的生理功能有构成机体的成分,激活、调节并控制体内代谢过程,以及参与神经信号传导。
- 根据矿物质在体内的含量,可将矿物质分为常量元素和微量元素。常量元素在机体内的含量高于微量元素,占体内所有无机物的 60%~80%。微量元素仅占人体无机物的 1% 以下,其含量通常以微克为单位。
- 并非所有矿物质都已制定 RDA 值,但几乎所有未制定 RDA 的必需矿物质都制定了 AI 或 UL 值。
- 矿物质补充剂及维生素补充剂仍然是研究的热点。在整个生命周期的特定阶段或特定的疾病状态下需要特别补充矿物质。然而,在大多数情况下,平衡的膳食能为机体提供充足的必需营养素。

复习题

　　答案见附录 A。

　　1. 对处于生长发育期的青少年来说,食用生物利用度高的含钙食物尤其有益,例如_____。

　　　　a. 酸奶　　　　　　　　b. 烤豆子
　　　　c. 橘子瓣　　　　　　　d. 鸡肝

　　2. 磷通过_____在代谢过程中发挥功能以维持机体健康。

　　　　a. 参与纤维蛋白的形成并形成凝块
　　　　b. 控制血液中碘的摄取
　　　　c. 以三磷酸腺苷的形式参与能量代谢
　　　　d. 将氧气输送入细胞进行氧化和代谢

　　3. 一名使用利尿剂控制血压的女性,主诉全身无力、呼吸困难和腹部胀气感。这些症状可能是_____的发病特点。

　　　　a. 钠中毒　　　　　　　b. 钾缺乏
　　　　c. 钾摄入过多　　　　　d. 铁中毒

　　4. 医生告知高血压的患者减少膳食钠的摄入。在以下选项中,哪一种食物的含钠量最高?

　　　　a. 全麦吐司配黑莓果酱
　　　　b. 猪里脊配蔓越莓酱
　　　　c. 自制的牛肉和豆卷饼
　　　　d. 橄榄和羊奶酪沙拉配饼干

　　5. **甲状腺功能减退**的发病特点有_____。

　　　　a. 头发稀疏干枯、体重增加、耐寒性差
　　　　b. 头发粗糙变细、精神紧张、体重减轻
　　　　c. 痤疮样皮肤病变、体重减轻、食欲增加
　　　　d. 体重增加、畏热、侏儒症

案例分析题

　　答案见附录 A。

　　70 岁女性(身高 1.73m,体重 59.0kg),主诉右侧距骨骨折,但骨折过程不清楚。该患者每周上两次游泳课,有高血压家族史、甲状腺功能亢进病史,但经常忘记服药。患者食量不大,很少饮酒。初级保健医生诊断她患有骨质疏松症。下面是她的 24 小时膳食回顾。

　　早餐:一片吐司,配花生酱和香蕉

　　午餐:咸饼干(5 片)、鸡汤面(1 杯),热茶(227ml)

　　加餐:苹果泥(1/2 杯)

　　晚餐:斑豆(1/2 杯)、一片玉米面包、熟菠菜(1/4 杯)和热茶(227ml)

　　甜点:硬焦糖糖果(3 块)

　　1. 从以下选项中选出所有与诊断疾病有关的风险因素。

　　　　a. BMI　　　　　　　　b. 年龄
　　　　c. 甲状腺功能亢进　　　d. 饮酒
　　　　e. 家族史　　　　　　　f. 运动模式
　　　　g. 性别

　　2. 根据她的 24 小时膳食回顾内容,从以下选项中选出其潜在的营养问题。

　　　　a. 能量低　　　　　　　b. 水果摄入量少
　　　　c. 蔬菜摄入量少　　　　d. 钙摄入不足
　　　　e. 磷过量　　　　　　　f. 铁过量

　　3. 从所提供的表格中进行选择,为下列语句中缺失的信息选择最可能的选项。

　　　　除膳食因素外,患者的甲状腺功能亢进控制情况不好,这会导致骨骼中的_____,最终使骨骼变脆易折。

选项	
钾	重吸收
钙	钙化
碘	氧化

4. 下表中的这些建议,若能改善患者骨密度,请在"有效"项下打×;如果对改善骨密度无效,请在"无效"下面打×。

措施	有效	无效
摄入奶制品		
摄入钙强化食品		
摄入草酸含量极低的植物性食物		
摄入含草酸的植物性食物		
服用维生素 D 补充剂		
增加低强度运动量		
参加抗阻训练		
坚持服用甲状腺药物		

5. 从以下选项中,选择病人所需的所有能提供良好钙源的食物。

　　a. 奶类

　　b. 蛋类

　　c. 奶酪

　　d. 沙丁鱼

　　e. 白菜

　　f. 菠菜

　　g. 钙强化豆制品

　　h. 鸡肉

　　i. 钙强化橙汁

（侯绍英　译,饶志勇　审校）

第 9 章
水和电解质平衡

内容提要

- 细胞内、外环境稳定维持体液的平衡分布。
- 水中各种溶质的浓度决定体液的内部移动和运动状态。
- 水和电解质的平衡,不仅受细胞的影响,也与激素和器官

的调节有关。
- 水和电解质的**动态平衡**状态会影响身体的正常生命活动。

人要生存,就离不开空气、水和食物。可以说,人对水的需要的迫切性,仅次于空气。

维持机体水分的平衡分布是最基础的营养保障之一;水对维持生命所必需的生理功能来说十分重要。

本章主要介绍体内水和电解质平衡,阐释其工作原理及其过程。

水的生理功能和需求量

水:最基本的营养素

基本特性

体内的水平衡有 3 个基本特性。

统一体 水是体液的主要成分,它分布到身体的各个部位,并透过细胞膜从溶质浓度低的区域向溶质浓度高的区域自由移动。细胞内、外都有水的存在。因此,水是维持生命不可或缺的物质。

细胞间隙 在生理学中,"细胞间隙"是指在细胞组织间随细胞生长而产生的空隙。人体水分的研究主要集中在总体水、全身不同的细胞内及细胞外被膜隔开的水分。人体的动态机制不断地将水分转移到最需要的地方并保持水平衡,我们将在本章后面讨论各个部分。

水中的溶质 水中钠、氯、钙、镁、磷酸盐、碳酸氢盐和蛋白质等物质的浓度和分布控制着体液的移动和平衡。

稳态

20 世纪初,生理学家 W.B.Cannon 将**稳态**的原则视为"躯体的智慧"[1]。他用"稳态"这个词来形容即使体外存在严重的干扰条件,机体仍然保持内环境的相对稳定。机体也通过稳态机制来保持水的平衡。

水的生理功能

水有以下重要的功能。

溶剂作用

水是体内一切生理过程中生物化学反应必不可少的介质。水具有很强的溶解能力和电离能力,水的**极性**能够有效地电离并溶解许多物质。

> **动态平衡**:通过能量或反应的不断变化和运动(即动态)来维持平衡的过程(即平衡)。
>
> **稳态**:人体内部环境保持相对动态平衡的状态;通过各种相互关联的生理机制的运作而达到的平衡。
>
> **极性**:一个分子带正电的一端和另一个(或同一)分子带负电的一端的相互作用。

运输作用

由于水的流动性强并广泛分布在体内各个组织器官中,因此,水是体内各种营养素的载体。在营养素的运输和吸收、气体的运输和交换及代谢产物的运输与排泄等过程中,水都起着极其重要的作用。

调节体温

水有调节机体体温的作用。当体温升高时,机体通过排汗达到降温的目的。

润滑作用

水具有润滑作用。水的黏度小,可使体内摩擦部位润滑,减少关节、脏器及组织细胞的摩擦,防止损伤,并可使机体运动灵活。例如,关节内的滑膜液能够帮助我们保持运动协调,并防止因持续摩擦而造成的损害。

水的需要量

人体水的膳食参考摄入量(Dietary Reference Intake, DRI)是以第三次全国健康和营养调查(the Third National Health and Nutrition Examination Survey, NHANES)中受访者报告的总水摄入量的中位数为标准。水的参考摄入量是指健康人群从饮水和食物水中获取的、能够满足相对久坐和生

活在温和气候中的摄入水的总量[2]。19 岁以上的久坐型女性和男性每日水的摄入量分别为 2 700ml 和 3 700ml,这些数值代表的是来自饮水(81%)和食物(19%)的摄入水的总量[2](表 9.1)。

外界环境、活动水平、功能损失、代谢需求、年龄和其他饮食因素等会影响个体对水的需要量。

外界环境

活动强度大、外界环境温度较高时,机体体温升高。不管任何原因产生的体温升高导致汗液损失,都需要摄入水进行补充。此外,低温和高海拔会导致呼吸失水、缺氧和寒冷引起的利尿以及增加能量消耗,这些也会增加机体对水的需求[2]。

运动水平

繁重的工作和身体活动会增加机体对水的需求,主要是因为排汗和呼吸会消耗较多的水。同时,体力活动也增加了代谢反应的需水量。

对于普通人来说,正常饮食摄入的液体足以维持体内水平衡。而不同运动项目所需的液体摄入量变化很大,受体型、出汗率和活动类型的影响。由于长时间高强度的训练,运动员在运动前、运动中和运动后可能需要更具体的液体补充方案。目前的指南建议运动员在运动前 2 小时至少摄入 5~10ml/kg 的液体;并根据运动期间丢失的体重量,建议运动后至少摄入 250~300ml/kg 液体[3]。关于运动员的水摄入量的更多内容,请参见第 16 章。

功能性损失

各种疾病进程都会干扰正常的身体功能,水的需求将会受到影响。例如,肠胃问题导致的长期腹泻造成的水分流失。高血糖具有渗透性利尿作用,糖尿病患者当血糖升高明显时,大量葡萄糖随尿液排出,带走大量水分,机体处于脱水状态。在这种情况下,及时补充失去的水分和电解质可以有效预防脱水。

代谢需求

代谢过程需要水,每消耗 1 000kcal 的能量,大约需要补充 1 000ml 的水分。水的摄入不足会导致细胞水平上的代谢和功能异常。

年龄

不同年龄段对水的需求也略有不同。婴儿时期需要大量的液体摄入(主要为母乳或母乳替代品),由于婴儿体内的水分含量特别高(约占其体重的 70%~75%),且婴儿体内的水分大部分在细胞外,更容易丢失。随着人的一生中身体成分的变化,每公斤体重所需的相对水分也会发生变化。

咖啡因和药物

某些膳食成分和药物可以影响水的需求。摄入高浓度的咖啡因(≥300mg)会产生轻微的、急性利尿作用,但不会造成体液的流失[4,5]。咖啡因的代谢因人而异;维持咖啡因的日常摄入将会减弱其利尿效果。

有些具有利尿作用的药物会减少体液量,如某些降压药物(呋塞米、布美他尼和螺内酯),尤其是刚开始服药时,要注意监测个体健康状况(详见"药物对水和电解质平衡的影响")。

脱水

脱水是身体水分的过度流失。体液丢失占总体重的百分比表明脱水的相对严重程度。当体液丢失占体重的 1%~2% 后,脱水症状就会明显。

> **利尿剂**:一类能促进体内电解质和水分排出而增加尿量的物质。

脱水的最初症状包括口渴、头痛、少尿、口干和头晕。随着病情进展,症状可进展为视觉损害、低血压、厌食、肌无力、肾衰竭和癫痫发作。慢性或严重脱水与一些疾病相关,如循

表 9.1　水的适宜摄入量(L/d)

年龄	男性			女性		
	食物水	饮品水	水的总摄入量	食物水	饮品水	水的总摄入量
0~6 个月	0.0	0.7	0.7	0.0	0.7	0.7
7~12 个月	0.2	0.6	0.8	0.2	0.6	0.8
1~3 岁	0.4	0.9	1.3	0.4	0.9	1.3
4~8 岁	0.5	1.2	1.7	0.5	1.2	1.7
9~13 岁	0.6	1.8	2.4	0.5	1.6	2.1
14~18 岁	0.7	2.6	3.3	0.5	1.8	2.3
19 岁及以上	0.7	3.0	3.7	0.5	2.2	2.7
孕期妇女				0.7	2.3	3.0
哺乳期妇女				0.7	3.1	3.8

Data from the Food and Nutrition Board. (2004). *Dietary Reference Intakes for water, potassium, sodium, chloride, and sulfate.* Institute of Medicine. Washington, DC: National Academies Press.

扩展阅读

饮用水、运动饮料和能量饮料

运动饮料始于一种名为佳得乐（Gatorade）的溶液，该饮料的开发者以他们大学的足球队命名。他们分析了球员的汗液成分，发明了含有香料、色素和糖的溶液来帮助运动员补充失去的矿物质和水，这种饮料比白开水味道更好，益处更多。虽然佳得乐被证明对一些运动员有益，但大多数运动员在一般的非耐力运动中并不需要它。

选择防止脱水的理想液体取决于运动的要求和持续时间。对于运动时间少于90分钟的运动员，通常可以用白开水来补充水分。然而，耐力运动员需要补充水和碳水化合物，尤其是在炎热的天气里进行60~90分钟以上的运动。由于出汗而失去大量水分和钠的运动员来说，电解质的补充也是十分重要的。虽然低钠血症不太常见，但可能危及生命。在耐力运动员中，低钠血症最常见的原因是通过出汗和补充水分导致的钠流失过多，且补水又进一步稀释血浆中的钠，从而加剧病情。因此，专家建议进行耐力或高强度运动超过60分钟的运动员饮用含有电解质的运动饮料。由于个体的出汗率和电解质浓度存在差异，每个运动员实际需要的电解质成分也不同[1]。

其他类型的运动饮料主要是添加了大量的维生素和矿物质。这些添加的维生素对运动员的表现几乎没有任何帮助。相反，在炎热的天气里，出汗的运动员大量饮用维生素饮料后，可能会导致过多的维生素摄入。

能量饮料在青少年和年轻运动员中很受欢迎，主要是因为能量饮料含有咖啡因和碳水化合物[2]。由于许多添加成分（如牛磺酸、瓜拉纳和银杏叶）的安全性和有效性没有得到很好的证实，并且这些饮料中所含这些成分的实际含量也是未知的。因此，我们鼓励运动员使用经过研究证实有效的运动营养产品来满足他们的补水需求。

虽然运动饮料可以满足运动员在体力要求高的耐力项目中补水需求，但如果运动不大，饮用一些白开水就可以补充机体所需水分。

参考文献

1. McDermott, B. P., et al. (2017). National athletic trainers' association position statement: Fluid replacement for the physically active. *Journal of Athletic Training*, 52(9), 877–895.
2. Souza, D. B., et al. (2017). Acute effects of caffeine-containing energy drinks on physical performance: A systematic review and meta-analysis. *European Journal of Nutrition & Food Safety*, 56(1), 13–27.

药物-营养素的相互作用

药物对水和电解质平衡的影响

药物进入人体后，可不同程度地影响营养素的摄入、吸收、代谢和排泄，从而影响水和电解质平衡。具有抗胆碱能作用的药物，如抗抑郁药（阿米替林）和抗精神病药（氯丙嗪），可能会导致唾液浓稠、口干。服用这些药物的患者多饮水来缓解药物的副作用。

我们根据抗抑郁药在大脑中的活性对其进行归类：选择性5-羟色胺再摄取抑制剂（帕罗西汀、左洛复、氟西汀和西酞普兰）、三环类、5-羟色胺和去甲肾上腺素再摄取抑制剂（怡诺思和度洛西汀）、去甲肾上腺素和多巴胺再摄取抑制剂（安非他酮）会导致味觉变化、恶心、呕吐和口干等副作用。患者每天可以饮用2 000~3 000ml的水并保持稳定的钠摄入量来缓解这些副作用。

一些临床症状需要外源性皮质类固醇的治疗，如炎症、哮喘、关节炎、严重过敏和肠道疾病等。处方皮质类固醇（如泼尼松、甲基强的松龙和氢化可的松）会增加钾等物质的排泄。建议长期接受皮质类固醇治疗的患者增加日常的液体和食物的摄入量，以保持足够的液体平衡。

袢利尿剂（如呋塞米）和噻嗪类利尿剂（如氢氯噻嗪）通过增加尿液的排泄，降低血容量，治疗高血压。但体内的矿物质会随着液体的排出而流失。因此，服用这些药物的患者需要增加新鲜水果和蔬菜的摄入，并食用含钾丰富的食物。尽管钠和氯也会随尿液流失，个人保持正常饮食，则无需刻意增加它们的摄入量。

保钾利尿剂（如螺内酯）也能起到排出体内过多液体的作用而不引起尿液中钾流失的药物。因此，患者应注意避免使用以钾为基础的盐替代品，以避免高钾血症。

抗精神病药物（如吩噻嗪和氯丙嗪）可以引起精神性多尿症。服用这些药物的人经常会出现口干并饮用大量的水。如果患者的液体摄入量超过了他的液体排出能力，这可能导致低钠血症和水中毒。水中毒的症状包括呕吐、共济失调、躁动、抽搐和昏迷。

环、泌尿、消化和神经系统的疾病[6]。此外，脱水可能会造成认知能力下降、疲劳和情绪低落[7]。如果不及时纠正，脱水可导致昏迷和死亡（见图9.1）。失水量超过体重的10%通常需要就医才能恢复正常。

老年人是容易发生脱水的主要群体。下丘脑是口渴、饥饿、体温、水平衡和血压的调节中心。与老化相关的下丘脑和肾脏系统的生理变化（尿量的增加、水的再吸收减少及水摄入的减少），使这一人群容易发生慢性脱水。虽然老年人与中、青年人相比，在脱水时表现为口渴感和饮水欲望下降，需要依靠摄入水分补充体液，但口渴感的相关机制尚未明确[8]。口渴感降低虽不会引起脱水，但是它确实会延缓补液的进程。

水中毒

水中毒并不常见，但有时过多水分在体内潴留使细胞外液明显增多并呈低渗状态时，会导致水中毒。摄入大量水分可能会导致低钠血症的发生（即血清钠水平低于136mEq/L）。

正常情况下,健康人可以通过增加尿量排出体内多余的水。精神性多饮症的患者,由于精神性的原因或由于渗透压和非渗透压感受器的调节改变,他们会大量饮水导致细胞外的液体被稀释,身体出现无法纠正的急性血液稀释和低钠血症。如果患者没有得到及时的治疗,他们可能会进展到谵妄、癫痫发作、昏迷甚至死亡[9,10]。

当血液被过量的水稀释时,水会移动到细胞内液(intracellular fluid, ICF),以维持水钠平衡,导致细胞内液增多。临床表现为水肿(图 9.2)、肺充血和肌无力。水中毒及低钠血症的高危群体包括婴幼儿、精神性多饮症患者和长期体力活动未及时补充电解质的个体[2]。

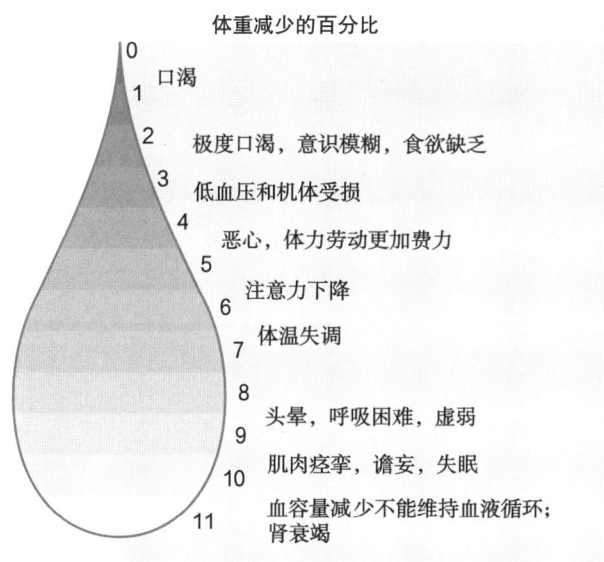

体重减少的百分比

- 0
- 1　口渴
- 2　极度口渴,意识模糊,食欲缺乏
- 3　低血压和机体受损
- 4　恶心,体力劳动更加费力
- 5　注意力下降
- 6　体温失调
- 7
- 8　头晕,呼吸困难,虚弱
- 9
- 10　肌肉痉挛,谵妄,失眠
- 11　血容量减少不能维持血液循环;肾衰竭

图 9.1　脱水的副作用

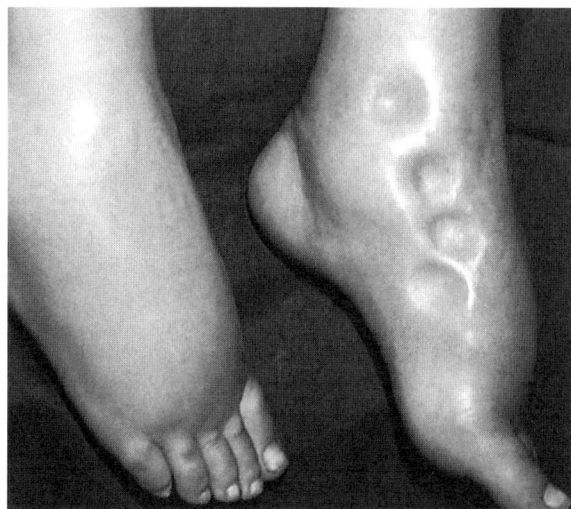

图 9.2　水肿。用手指按压水肿部位有明显的凹陷,且不能快速恢复原状。(From Bloom, A., & Ireland, J. [1992]. *Color atlas of diabetes* [2nd ed.]. St. Louis: Mosby.)

水平衡

水:良好的溶剂

人体内水的分布

人体内的总体水约占体重的 45%~75%,人体水分含量在整个生命周期中会发生变化,新生儿总体水含量最高,老年人总体水含量最低(表 9.2)。成年男子的总体水通常比女性多约 10%,平均分别占总体重的 60% 和 50%。主要是因为男性肌肉比脂肪的含量更高。与脂肪组织相比,肌肉组织含有更多的水。因此,肌肉量越多,脂肪量越少,人体的总体水就越多。一个肌肉发达且体脂含量低的女性比一个体重相近、肌肉组织少和脂肪量多的男性拥有更高的总体水含量。人体的体液的主要分布情况见图 9.3。

细胞外液　细胞外液(extracellular fluid, ECF)是人体内存在于细胞外的体液。这些体液约占体重的 20%(占体液总量的 34%)。25% 的细胞外液存在于血浆或血管内腔,其余的细胞外液主要为:①组织液(组织间隙液的简称);②淋巴液;③以各种组织分泌物的形式在体内流动的液体(即跨细胞液)。细胞间质液不断地循环,有助于细胞和液体之间进行物质交换。跨细胞液占细胞外液的比例最少,约为体液总量的 2.5%,包括胃肠道液、脑脊液、眼液和关节液及膀胱内的尿液。

细胞内液　细胞内液是机体细胞内所含的体液。细胞内液的含量约为细胞外液的 2 倍,约占体重的 35%~45%(占体液总量的 66%)。

不同液体在体内的相对含量见表 9.2。

水的平衡

水平衡主要通过渴感、抗利尿激素及肾脏来调节。正常成年人平均每天代谢 2.5~3.0L 水。

水的摄入　人体水的来源有饮水、食物水和代谢水(图9.4)。表 9.3 列举了一些食物的相对含水量。

表 9.2　体液占人体体重的百分比

	婴儿/%	成年男性/%	成年女性/%
细胞外液			
血浆	4	4	4
组织液	26	16	11
细胞内液	45	40	35
总体液	**75**	**60**	**50**

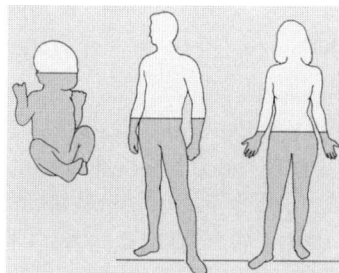

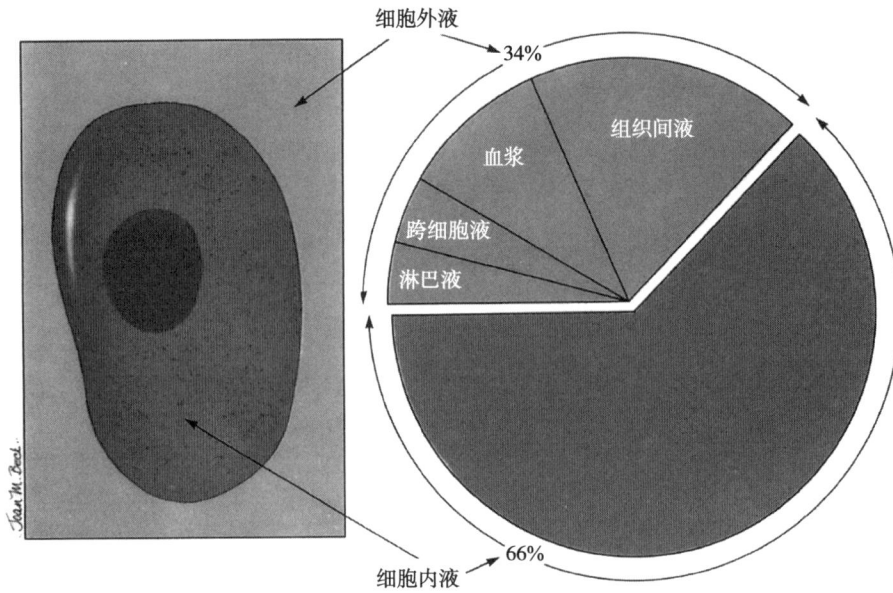

图9.3　体液分布情况。(From Thibodeau, G. A., & Patton, K. T. [2010]. *Anatomy & physiology* [7th ed.]. St. Louis: Mosby.)

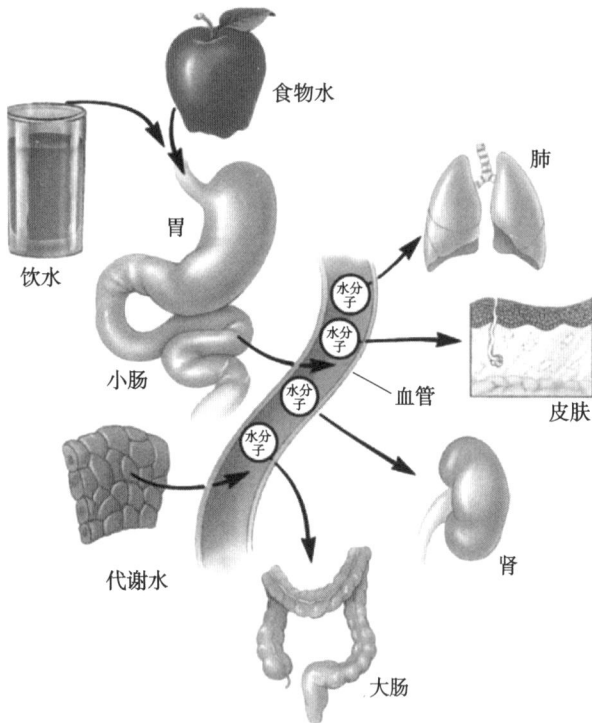

图9.4　水的摄入来源和排出途径。(From Thibodeau, G. A., & Patton, K. T. [2010]. *Anatomy & physiology* [7th ed.]. St. Louis: Mosby.)

表9.3　部分食物的含水量

食物	含水量/%
苹果	86
香蕉	75
全麦面包	39
西蓝花	89
哈密瓜	90
胡萝卜	88
奶酪	36
烤鸡	64
熟玉米	73
葡萄	81
生菜球	96
芒果	83
橙子	87
意大利面	62
桃子	89
泡菜	94
菠萝	86
烤土豆	75
熟南瓜	94
全熟的菲力牛排	63
熟地瓜	80
烤火鸡	68

Data from Agricultural Research Service. (2019). *USDA Food Composition Databases*. U.S. Department of Agriculture. Retrieved February 27, 2019.

　　口干症是口腔内唾液缺乏所引起的一种症状，唾液的产生和分泌受外界和自身等因素的影响，由于老年人渴感减弱不思饮，水摄入不足，再加上基础疾病等因素造成唾液分泌减少，他们经常感到口干。另外，口干症也与某些药物的使用、某些疾病及头颈部的放射治疗有关[11]。充足的摄入量对于保持健康和维持身体重要器官的正常运作至关重要。口渴是人体水分丧失达到一定程度时，机体发出的信号，因此我们不能以口渴来判断机体是否缺水。

水的排出　机体排出水分的途径有肾脏、皮肤、肺脏和消化道（图 9.4），其中肾脏排出是最主要的途径。正常成年人每天至少排出 500ml 尿液才能清除体内的代谢废物。根据身体活动水平、需水量和摄入量，肾脏每天可排出代谢产物，但代谢产物需要溶解在尿液中才能够排出体外。一般来说，水的每天排出量约等于水的摄入量（表 9.4）。

> **多饮症**：口渴、多饮。
> **口干症**：由于唾液分泌过少而导致的口干状态；患有某些疾病（如糖尿病、帕金森）、服用某些药物都会引起唾液分泌减少。

溶质颗粒

水的溶质是由不同浓度的各种物质组成的，其中电解质和血浆蛋白调节体内的水平衡。

电解质

电解质是溶于水溶液中或在熔融状态下自身能够导电的化合物。溶液中电解质正、负离子平衡，以保持电中性。人体电解质就是人体体液中的无机盐、蛋白质等，以离子形态存在的物质。

阳离子　阳离子是带正电荷的离子（如钠[Na^+]、钾[K^+]、钙[Ca^{2+}]和镁[Mg^{2+}]）。

阴离子　阴离子是带负电荷的离子（如氯离子[Cl^-]、碳酸氢根离子[HCO_3^-]、磷酸盐离子[PO_4^{2-}]和硫酸盐离子[SO_4^{2-}]）。

电解质，尤其是钠和钾的恒定平衡维持着正常的电化学和细胞膜电位。由于其体积较小，电解质可以自由地在大多数细胞膜上扩散，从而保持细胞内和细胞外电荷之间的平衡。水和电解质的平衡密切相关，其中一个的失衡会导致另一个的失衡。

国际上采用毫当量（mEq）来测量体液中的电解质浓度。毫当量表示溶液中离子电荷或离子键的数目，一般用 mEq/L 表示一升溶液中一个离子的毫当量数。细胞内、外液的主要电解质成分见表 9.5。

表 9.4　成年人每日水的出入量

水分形式	摄入(ml/d)	身体部位	排出(ml/d)
饮水	1 500	肺（呼吸蒸发）	350
食物水	700	皮肤（蒸发）	350
代谢水	200	皮肤（显性汗）	100
		肾（尿）	1 400
		消化道（粪）	200
摄入总量	2 400	排出总量	2 400

表 9.5　细胞内、外液的主要电解质成分

电解质	细胞外液/(mEq/L)	细胞内液/(mEq/L)
阳离子		
Na^+	142	35
K^+	5	123
Ca^{2+}	5	15
Mg^{2+}	3	2
阳离子总数	155	175
阴离子		
Cl^-	104	5
PO_4^{3-}	2	80
SO_4^{2-}	1	10
蛋白质	16	70
CO_3^{2-}	27	10
有机酸	5	
阴离子总数	155	175

血浆蛋白

血浆白蛋白是指血浆中的水溶性较高的球状白蛋白。由于血浆白蛋白是大分子的有机化合物，所以它不能像电解质那样轻易地穿过细胞膜。这些蛋白质（主要是白蛋白）留在血管内，可以增加血容量和维持血浆胶体的渗透压，以达到调节组织与血管之间的稳态。在这一功能中，血浆蛋白（称为胶体）调节血管内、外的水分布，维持血浆**胶体渗透压**（colloidal osmotic pressure，COP）。如果渗透压异常，水分就会从毛细血管内渗出，积聚在细胞组织间隙中，造成水肿（见图 9.2）。血浆蛋白以同样的方式保持细胞内液的稳定。

小分子化合物

除电解质和血浆蛋白外，水体中还含有其他小型有机化合物。通常它们的浓度较低，不会影响水的转运。葡萄糖是小分子化合物，血液中的葡萄糖即为血糖，糖尿病患者当血糖升高明显时会产生一系列症状，如多饮，**多尿**，多食，体重减轻。

分隔膜

毛细血管壁和细胞膜将液体与外界环境隔开，保持内部环境相对稳定。

毛细血管壁

毛细血管壁薄而多孔，水分子和小颗粒（电解质和各种营养成分等）可以在其中自由移动。较大的颗粒，如血浆蛋白分子，则不能通过毛细管血管壁。这些大分子物质滞留在毛细血管中，并产生胶体渗透压，将水和小分子带回到毛细血管中。

胶体渗透压：由血浆和细胞中蛋白质所形成的渗透压。毛细血管壁不允许蛋白质等高分子物质透过。在正常情况下，血浆中的蛋白质浓度比组织间液高，可以使毛细血管从组织间液"吸取"水分（水从组织间液向毛细血管渗透），同时，又可以阻止血管内水分过分渗透到组织间液中，从而维持着血管内外水的相对平衡，保持血容量。

多尿症：排出尿量过多（一般指正常成年人 24 小时所排出的尿量超过 2 500ml）。

细胞膜

细胞膜结构特殊，它能使细胞维持稳定代谢的胞内环境。水分子可以自由通过细胞膜，其他分子和离子利用磷脂双分子层通道通过的，细胞膜对通过膜通道的分子有很高的特异性。钠通道只允许钠离子通过，而氯通道只允许氯离子通过。

跨细胞膜的物质转运

细胞内、外液的含量处于动态平衡状态。这种动态平衡状态的维持，主要取决于细胞膜两侧渗透压的平衡。

渗透作用

渗透是指水分子和其他溶剂分子从低浓度的溶液通过半透膜进入高浓度溶液中的现象。当两种不同浓度的溶液被半透膜隔开，通过渗透作用可以使两边的溶液维持浓度平衡。渗透作用也可以被定义为：水分子浓度高（溶液中溶质较少）的一侧通过半透膜向水分子浓度较低（溶液中溶质较多）的一侧移动的现象。图 9.5 呈现了水如何从 10% 葡萄糖溶液一侧通过半透膜到 20% 葡萄糖溶液一侧，最终达到两侧溶质的浓度相等。因为葡萄糖也可以透过细胞膜，所以细胞膜两侧的葡萄糖浓度也会发生变化，以帮助膜两侧溶液实现浓度平衡。

自由扩散

正如渗透作用的对象是水分子，扩散作用的对象是溶液中的溶质。扩散是指溶质从高浓度区域向低浓度区域的传播（见第 5 章）。通过渗透和扩散，水分子和溶质的相对运动有效地平衡了溶液浓度。

图 9.5 呈现了渗透和扩散两种平衡力。

协助扩散

协助扩散与自由扩散的原理相似，即颗粒被动地顺着浓度（电位）梯度进行的跨膜转运。与自由扩散唯一的区别是，通过协助扩散，膜转运蛋白有助于介导生物膜内外的化学物质和信号交换。一些分子（如，葡萄糖）在膜转运蛋白的帮助下可以通过简单的扩散或协助扩散来快速地移动到细胞膜上。

过滤

过滤是被动运输的另一种形式，其中水和溶质分子沿着**静水压力**梯度向下移动。毛细血管膜孔隙将水和小分子从高静水压区域过滤到低静水压区域。当液体通过毛细血管膜时，渗透性膜过滤小颗粒，并允许它们穿过孔隙。与此同时，蛋白质等大分子仍留在毛细血管内。水和小分子物质可以根据压力差在毛细血管和细胞之间来回移动，以维持内稳态。

主动运输

主动运输对机体细胞进行各项生命活动来说十分重要，质膜上的载体蛋白将离子、营养素和代谢物等逆电化学梯度从低浓度侧向高浓度侧的耗能运输，并需要能量与释放能量的过程偶联，使这些离子通过"上坡"运输通过隔膜。主动运输机制通常需要载体来帮助离子实现跨膜，更多主动运输的内容可参见第 5 章。

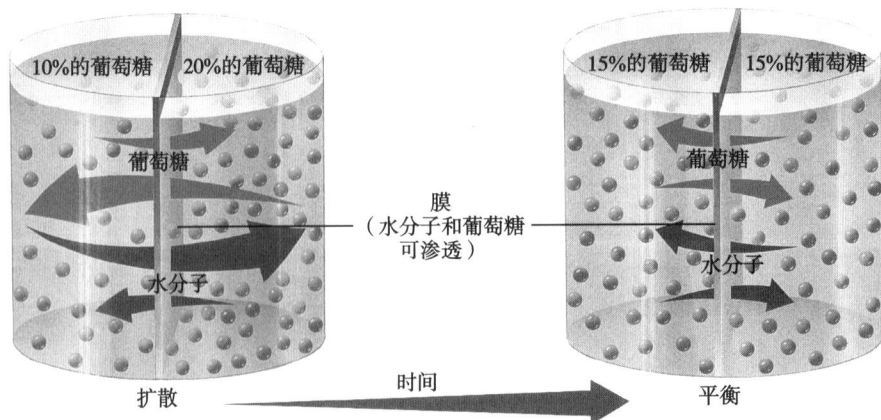

图 9.5　跨膜渗透和扩散。左边的容器里膜的两侧有两种不同浓度的溶液，膜允许葡萄糖和水通过，一段时间后的渗透和扩散后，膜的两侧的溶液浓度相同。(From Thibodeau, G. A., & Patton, K. T. [2007]. *Anatomy & physiology* [6th ed.]. St. Louis：Mosby.)

胞饮

大分子物质(蛋白质、脂肪等)通过胞饮作用进入细胞(见第 5 章,图 5.8)。在这个过程中,大分子物质吸附在质膜上,细胞外的颗粒通过细胞膜的内陷包裹形成**液泡**并最终和溶酶体相结合并将液泡内部的物质分解的过程。胞饮作用是小肠吸收脂肪的机制之一。

渗透作用:水分子或其它溶剂分子从低浓度的溶液通过半透膜进入高浓度溶液中的现象;或水分子从水势高的一方通过半透膜向水势低的一方移动的现象。
静水压力:流体作用于物体表面所产生的压强。
液泡:细胞质中的泡状结构。

毛细血管物质交换机制

毛细血管液的交换通过膜运输的多种方式来平衡有效流体静压,这是维持机体内稳态的重要机制之一。

毛细血管物质交换的目的

血液循环将水和营养素运送到全身各处。首先,水和营养素必须从毛细血管进入各组织细胞,再进入毛细淋巴管,最后通过毛细血管吸收到血液中,进行全身循环。由于新陈代谢的需要,细胞从外界摄取氧气和营养素,同时排出其代谢产物,肾脏和肺将代谢废物排出体外,这些物质的进入和排出都要经过细胞的跨膜转运。

毛细血管物质交换的过程

由左心室射出经主动脉及其各级分支流到全身的毛细血管,在此与组织液进行物质交换,供给组织细胞氧和营养素,运走二氧化碳和代谢产物。由于血浆蛋白分子量大,无法通过毛细血管壁进入组织液,非渗透性蛋白质的存在可导致血浆一侧压力轻微升高,这需要心脏提供的流体静力压获得平衡。血液中的氧和营养素被组织吸收,而组织中的二氧化碳和其他代谢产物进入毛细血管和各级静脉,然后返回左心房,如此循环往复。毛细血管静水压保持稳定在整个系统中起主要作用。

临床应用　血浆中一定量的蛋白质形成胶体渗透压,当血浆蛋白含量较低时,血浆中的水分相对组织液增多,就会被吸引进入组织间隙,可导致肝、肾疾病或营养不良而出现组织水肿,更多内容可参见第 4 章。

系统循环

除了血液循环外,胃肠循环和肾脏循环也有助于体内水平衡。

胃肠循环

人体内对食物消化起作用的液体包括唾液、胃液、胆汁、胰液和肠液等(表 9.6)。除胆汁外,其他液体主要成分是水。

表 9.6　正常人每日分泌的消化液总量

消化液	分泌量/ml
唾液	1 500
胃液	2 500
胆汁	500
胰腺液	700
肠液	3 000
消化液总量	**8 200**

大肠也会分泌黏液,并主要负责粪便中水分和电解质的吸收。胃肠循环是指大量的水及其电解质在血液、细胞和胃肠道之间不断运动。胃肠不断循环以稀释食物,使消化液与周围细胞外液的渗透压接近。

等渗原则　凡是和血浆渗透压近似相等的溶液被称为等渗溶液。人体中的血浆、胃液、胰液、肠液和胆汁渗透压都大致相等。当一个人只饮白水时,电解质和盐从周围血液进入肠道,以平衡压力和浓度。比血浆渗透压高的溶液称高渗溶液,摄入高渗溶液时,肠道从周围血液中吸入更多的水以稀释内容物。水和电解质在细胞外液的各个部分之间移动,以维持胃肠道内与周围液体等渗的状态(见临床应用"口服补液原则")。

临床应用　经消化道丢失的消化液过多可导致水电解质紊乱。例如,持续呕吐或长期腹泻的患者无法及时补充水和电解质。腹泻是导致儿童死亡和营养不良的第二大原因[12]。

肾脏循环

肾脏是机体最重要的排泄器官,通过尿的生成和排出,参与维持机体内环境的稳定。肾脏能排出机体代谢产物,调节水和电解质平衡,维持体液渗透压和电解质浓度恒定。当肾脏出现功能障碍时,就会出现水和电解质失衡,详细内容可参见第 21 章。

激素调节

抗利尿激素和肾素-醛固酮系统共同维持体液平衡。

抗利尿激素

抗利尿激素(antidiuretic hormone,ADH)机制是对抗低血容量的第一线防御机制。抗利尿激素,也被称为血管升压素,在下丘脑合成后储存于神经垂体,以备需要时释放。抗利尿激素帮助肾小管上皮细胞对水重吸收增加。机体脱水时,抗利尿激素被释放,帮助机体迅速保存水分,以恢复正常的血容量和渗透压(图 9.6)。

肾素-血管紧张素-醛固酮系统

肾素-血管紧张素-醛固酮系统是一种调控心血管和肾功能的复杂系统,通过负反馈机制纠正低血容量。它通过肾脏重新吸收钠,增加水分潴留,以扩大血容量。该系统受多种方面因素的调节。

临床应用

口服补液原则

在发达国家,腹泻通常被认为是一个小问题。实际上,它是5岁以下儿童的第二大死因(肺炎是第一死因)[1]。

严重脱水和体液丢失是腹泻死亡的主要原因。电解质吸收的原则决定了适合腹泻儿童的补液方法。20世纪40年代,静脉注射疗法首次被引入并被证明是成功的[2,3],它提供了体液所需的氯化钠和钾。但无论是发达国家还是发展中国家,都有很多偏僻、贫穷的农村家庭医疗卫生服务可及性较差。幸运的是,世界卫生组织推出了口服补液疗法:如果有安全的饮用水,护理人员可以在家混合和使用口服补液盐溶液包。口服补液包的成分是基于小肠吸收钠的原则[4],包括以下4种:

2.6克氯化钠(食盐)

1.5克氯化钾(也可以是盐替代品,如金刚石晶体或莫顿盐替代品)

2.9克枸橼酸三钠,二水合物

13.5克无水葡萄糖

与1升饮用水混合

转运代谢物

许多代谢化合物,主要是葡萄糖,还有某些氨基酸、二肽和双糖,都需要钠才能通过肠壁。同样,钠被吸收的速率取决于葡萄糖、其他蛋白质代谢产物等物质的存在。物质越多,钠和水的吸收就越好。

腹泻期间的饮食

除了口服补液疗法外,患有急性腹泻的婴儿和儿童应该继续食用耐受良好的食物。根据营养需求,给腹泻儿童提供与年龄相符的常规饮食(即母乳、母乳代用品或固体食物),有助于促进恢复。根据个人耐受情况选择食物,没有必要长期维持低纤维、低蛋白质、低脂的饮食计划(如香蕉、大米、苹果酱、烤土司),因为这样容易造成营养素摄入不足,导致腹泻病程延长。

参考文献

1. World Health Organization. (2019, May 17). *Diarrhoeal disease.* www.who.int/en/news-room/fact-sheets/detail/diarrhoeal-disease.
2. Darrow, D. C. (1946). The retention of electrolyte during recovery from severe dehydration due to diarrhea. *The Journal of Pediatrics*, 28, 515–540.
3. Darrow, D. C., et al. (1949). Disturbances of water and electrolytes in infantile diarrhea. *Pediatrics*, 3(2), 129–156.
4. Department of Child and Adolescent Health and Development (CAH). (Ed.). (2006). *Oral rehydration salts: Production of the new ORS.* World Health Organization and UNICEF. Geneva, Switzerland: World Health Organization.

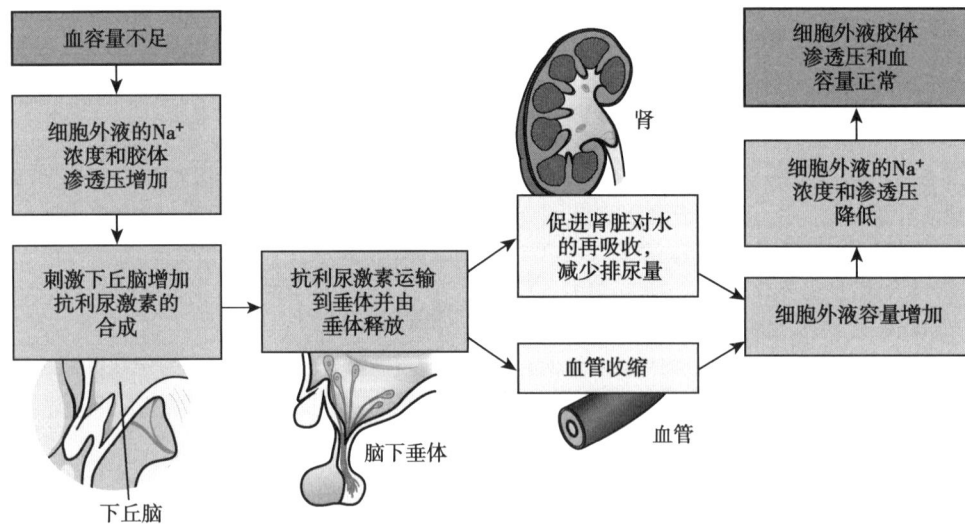

图9.6　抗利尿激素的作用机制。抗利尿激素通过调节细胞外液胶体渗透压的容量和电解质浓度来维持其稳态

当流经肾脏的血流量低于正常水平时,肾素为肾小球旁细胞分泌的一种蛋白水解酶,当肾素进入血液后与肝脏的球蛋白作用,使之形成血管紧张素 I。经过肺内血管紧张素转化酶(angiotensin converting enzyme, ACE)作用形成血管紧张素 II。血管紧张素 II 能够促进血管升压素和醛固酮的合成和释放。在生理浓度时可通过作用于近端小管上皮细胞的血管紧张素受体而直接促进钠的吸收(图9.7)。因此,肾素-血管紧张素-醛固酮系统可以保钠,并对水进行重吸收,引起血管平滑肌收缩及水钠潴留,产生升压作用。

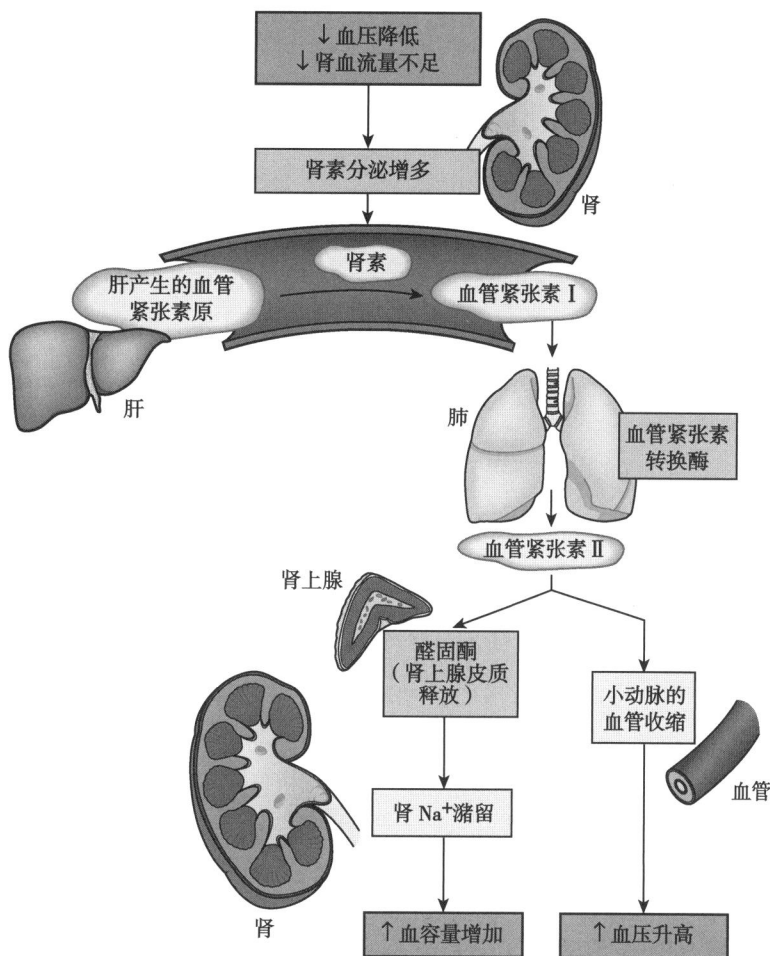

图 9.7　肾素-血管紧张素-醛固酮调节机制。血容量减少后,肾素-血管紧张素-醛固酮系统通过水钠潴留和血管收缩,以达到补充血容量的目的

血容量不足:是指全身的血液容量减少。

抗利尿激素(又称血管升压素):是由下丘脑的神经元分泌,并在神经垂体储存的激素,其主要作用是提高远曲小管和集合管对水的通透性,促进水的吸收。

肾素:肾脏在低血容量时释放的蛋白水解酶;能催化血浆中的血管紧张素原生成血管紧张素Ⅰ。

血管紧张素Ⅰ:一种非活性肽激素,是血管紧张素Ⅱ的前体。

血管紧张素转换酶:可催化血管紧张素Ⅰ水解成血管紧张素Ⅱ,在肺内的毛细血管壁上发现的酶,它将血管紧张素Ⅰ转化为血管紧张素Ⅱ,其广泛分布于人体各组织,其中肺毛细血管内皮细胞中的活性最高。

血管紧张素Ⅱ:是由于血管紧张素Ⅰ在血管紧张素转换酶的作用下,水解产生的多肽激素。可以使血管收缩,血压升高,并刺激醛固酮的释放的激素。

醛固酮:肾上腺皮质分泌的盐皮质激素,主要作用是促进肾远端小管和集合管对钠离子的主动重吸收,同时通过钠-钾交换而促进钾的排出,随着钠的主动重吸收增加,水的重吸收也增多。

酸碱平衡

机体内环境必须具有适宜的酸碱度才能维持正常的代谢和生理功能,而体液中的缓冲系统和生理缓冲系统可以将 pH 稳定在正常范围内。

酸碱的概念

酸和碱的概念与氢离子浓度有关。pH(即氢离子浓度指数),是表示氢离子浓度的一种方法。pH=7 的溶液为中性,pH<7 的溶液呈酸性;pH>7 的溶液呈碱性。即 pH 越小,溶液的酸性越强;pH 越大,溶液的碱性也就越强。框 9.1 列出了体内各种酸和碱的主要来源。

酸

在化学反应中,能释放 H^+ 的物质。

碱

在化学反应中,能接受 H^+ 的物质。

正常机体在酸碱平衡调节机制的作用下,不断地摄取和生成酸性及碱性物质。

框 9.1　体内的酸、碱物质的来源

酸
碳酸和乳酸:葡萄糖的有氧和无氧代谢
硫酸和磷酸:蛋白质的分解
酮体:脂肪的分解
矿物质:氯、硫和磷
碱(主要以饮食或补充剂的形式摄入)
碳酸氢钠
碳酸钙
矿物质:钾、钙、钠和镁

缓冲系统

机体通过多个缓冲系统来处理过多的酸和碱,以保持体液酸碱度的相对恒定。因为只有 pH 维持在 7.35~7.45 这么小的范围内,机体才能进行正常的代谢和生理功能。

体液中的缓冲系统

缓冲系统是指由一种缓冲酸和相应的缓冲碱组成,具有缓冲酸碱能力的混合溶液。血液中的缓冲系统是机体维持酸碱稳态的第一道防线,它可以迅速缓冲所有的固定酸,其中以血浆中的 HCO_3^-/H_2CO_3 缓冲系统最为重要,主要有以下两点原因。

源源不断的原料供应　生产碳酸的原料是水和二氧化碳,因此体液中的 HCO_3^-/H_2CO_3 的含量最高。

恒定的酸碱比　碳酸氢盐缓冲系统能够缓冲固定酸是因为体内碳酸氢盐的含量约为碳酸的 20 倍。无论是否有其他的碱或酸进入缓冲系统,只要保持 20∶1 的比例,体液的pH 将会保持恒定。

生理缓冲系统

当体液中的缓冲系统无法维持体内酸碱平衡时,肺和肾脏会对酸碱平衡的进行调节。

肺在酸碱平衡调节中的作用　肺通过改变呼吸运动的频率和幅度来调节 CO_2 的排出量,使血浆中的 HCO_3^-/H_2CO_3 的浓度比值维持相对恒定。酸中毒时,呼吸可以加深并加快,从而导致 CO_2 由肺排出增多,从而减血中 H_2CO_3 的含量。反之,碱中毒时,呼吸变浅并变慢,从而导致 CO_2 的排出减少,增加血中 H_2CO_3 的含量。

肾脏在酸碱平衡调节中的作用　若体液中的缓冲系统和肺无法缓冲过多的酸性物质,肾脏可以通过调节固定酸,改变排泌 H^+ 或重吸收 HCO_3^- 的量来调节血浆 HCO_3^- 含量,来维持 pH 相对恒定。

因此,体液中的缓冲系统以及肺、肾脏对酸碱平衡的调节至关重要。

酸中毒:血 pH 小于 7.35;呼吸性酸中毒是以血浆 H_2CO_3 浓度或 $PaCO_2$ 原发性增高导致的 pH 降低为特征的酸碱平衡紊乱。代谢性酸中毒是以血浆[HCO_3^-]原发性减少导致的 pH 降低为特征的酸碱平衡紊乱。

碱中毒:血 pH 大于 7.45;呼吸性碱中毒是以血浆 H_2CO_3 浓度或 $PaCO_2$ 原发性减少而导致 pH 升高为特征的酸碱平衡紊乱,肺通气过度是引起呼吸性碱中毒的基本发生机制。代谢性碱中毒是以血浆[HCO_3^-]原发性增高而导致 pH 上升为特征的酸碱平衡紊乱,剧烈呕吐可导致代谢性碱中毒。

章节回顾

总结

- 体内的水及溶解在其中的物质(主要指电解质和蛋白质)称为体液,人体的体液总量约占体重的 45%~75%。水是维持人体健康的重要营养物质。它可以作为溶剂,也可以直接参与反应或作为反应的介质,同时也是机体营养成分和代谢物的运输载体。此外,水还是重要的体温调节剂、润滑剂等。
- 分布于细胞内的液体称细胞内液,约占体液的 2/3。细胞外液主要包括组织间液和血浆。
- 正常人每天水的摄入和排出处于动态平衡之中。
- 电解质和血浆蛋白影响液体透过细胞膜和毛细血管壁,它们与组织液中的物质进行交换,在维持人体水平衡方面起主要作用。
- 机体内环境必须具有适宜的酸碱度才能维持正常的代谢和生理功能,依靠电解质、氢离子以及肺和肾脏的调节功能,细胞外液的酸碱度可以稳定在正常范围内。

复习题

答案见附录 A。

1. 老年人脱水的风险可能比年轻人更大,是因为(　　　)。
   a. 肾脏浓缩尿液的能力减退
   b. 血糖水平下降
   c. 口渴感减弱
   d. 肠液消化能力下降

2. 在炎热的气候中测量一天体力劳动中水分丢失,最简单的评价方法是(　　　)。
   a. 测量并比较水的摄入量和尿量
   b. 24 小时监测血压
   c. 测量工作前后血清钠水平
   d. 早晚各测一次体重

3. 糖尿病患者由于血糖浓度过高,可能会因为以下哪种症状(　　)就诊?

  a. 多尿症　　　　　　 b. 无尿症

  c. 少尿症　　　　　　 d. 排尿困难

 4. 以下哪种物质(　　),可以和电解质共同维持体液平衡。

  a. 膳食纤维　　　　　 b. 血浆蛋白

  c. 血液血红蛋白　　 d. 维生素 C

 5. 细胞外液的主要阳离子是(　　)。

  a. 钠　　　　　　　　　 b. 钙

  c. 钾　　　　　　　　　 d. 钙

案例分析题

 答案见附录 A。

 女性,45 岁,为准备马拉松比赛已训练 3 个月,于上周完成比赛。赛后,因头疼剧烈、恶心并呕吐,入医疗帐篷就诊。体格检查:皮肤干燥,嘴唇皲裂;现病史:高血压、抑郁、消化不良、偶疼痛;用药史:抗利尿药、抗抑郁药、阿司匹林和抗酸剂。由于过度紧张,她赛前禁食禁饮,体重为 57kg;赛中喝水较少;赛后,体重降为 55kg。

 1. 从下面的选项中,选择与营养有关的因素。

  a. 药物　　　　　　　 b. 年龄

  c. 体重下降　　　　 d. 液体摄入

  e. 食物摄入　　　　 f. 运动强度

 2. 根据以下问题,选择出最佳答案。

 利尿剂和_____会增加患者对液体的需求,在运动期间不能摄入足够的液体将会导致_____。

选项	
抗酸药	低钠血症
阿司匹林	脱水
抗抑郁药	水肿

 3. 根据以下问题选择出护士的相应回答。

患者问题	护士的相应回答
我可以从哪些饮食中获得水分?	
如果我不经常上厕所,我就不会失水,对吗?	
如果我服用利尿剂和抗抑郁药,我还能运动吗?	
我应该多久喝一次水?	
运动前两小时,我应该喝多少水?	
运动后,我应该喝多少水?	
如果我在运动后体重下降,我会脱水吗?	

护士回答选项:

 a. 在此期间,应按照个人体重摄入 5~10ml/kg 的水分。

 b. 体重每减轻 0.5kg,水的摄入量就要增加 500~700ml。

 c. 丢失正常体重的 1%~2% 以上,才会出现脱水症状。

 d. 日常饮水很重要,尤其是运动前后要多喝水。

 e. 除液体外,冰沙、水果、蔬菜和汤等食物也含有水分。

 f. 身体的水分会通过肾脏、皮肤、肺和粪便排出。

 g. 在服用这些药物期间,每天需要喝更多的水。

 h. 每天应该摄入至少 3 700ml 的水。

 i. 如果正在服用利尿剂或抗抑郁药,应避免运动。

 j. 运动后丢失的体重是脂肪,不是水分。

 4. 根据每项健康教育的内容,在合适的栏中打 ×。

健康教育	必要的	禁忌的	无效的
运动前 2 小时,摄入 5~10ml/kg 的液体;根据运动期间丢失的体重量,建议运动后至少摄入 250~300ml/kg 液体			
运动时间<60 分钟,可以摄入含葡萄糖和电解质的运动饮料			
运动时,饮用含有牛磺酸、瓜拉那和银杏的能量饮料			
饮用至少每日推荐量 5 倍的维生素和矿物质运动饮料,且它们的种类越多越好			
当运动时间超过 90 分钟,运动员饮用运动饮料更有益			
运动时,在 30 分钟内要喝 3~4L 水			

 5. 对于每个评估结果,在合适的栏中打×。

评估结果	有效的	无效的	不相关的
运动后体重减轻≤1%			
尿频			
尿液呈淡黄色			
运动后肌肉酸痛			
足部疼痛			
运动前后要饮水			
60 分钟以下的运动不需要补充电解质运动饮料			

(曹英娟 译,余焕玲 审校)

第 10 章
妊娠期和哺乳期营养

10

内容提要

- 母亲在妊娠前和妊娠期间的饮食习惯和营养状况会影响其妊娠结局。
- 妊娠是生理协同作用的典型例子,此过程中,母体、胎盘和胎儿共同维持和培育新生命。
- 母体通过所吃食物,来提供开启和支持胎儿生长和发育所需的营养。
- 通过饮食和储备的能量,母乳喂养的母亲继续为婴儿提供营养。

婴儿从受孕到出生,这个巨大的成长完全依赖于母体的营养,而哺乳期婴儿的快速生长及哺乳的复杂过程需要的营养更是大幅增加,这也完全需要从母亲的饮食中获得。

本章探讨了妊娠期的营养需求,以及妊娠期营养相关的危险因素和并发症,讨论了哺乳的生理过程和哺乳期营养需求,以及孕妇或乳母的健康状况在胎儿或婴儿的发育和成长中至关重要的作用。

妊娠期营养需求

过去,在没有科学依据的情况下,妊娠期间的饮食受到习惯性认知的限制。早期产科医生有时会建议孕妇在妊娠期保持半饥饿。由于较少的体重增长可使婴儿较小,从而减少与较大儿和体重增长过多相关的并发症(如剖宫产和毒血症),因此,鼓励孕妇选择限制能量、蛋白质、水和盐的饮食[1]。

此后,随着营养科学和医学的发展,推翻了过去的做法,并为在目前的孕产妇保健中促进良好的营养奠定了基础。现在已经知道,母亲和孩子的健康都取决于孕妇的饮食,即必需营养素充足的平衡膳食。从受孕到一个完全成形的婴儿出生,这期间的 9 个月是一个快速生长和复杂功能发育的特殊时期,这些活动需要更多的能量和营养支持。美国国家科学院发布的综合膳食营养素参考摄入量(dietary reference intakes,DRI)提供了这些营养素需求的一般指南[2-7]。

DRI 提出了健康人群的营养建议,妊娠期营养不良或有额外健康风险的妇女可能需要更多的营养支持。《美国居民膳食指南(2020—2025)》概述了对孕妇和乳母的具体建议(框 10.1)[8]。本章回顾了维持正常妊娠的基本营养需求,重点放在能量、宏量营养素以及关键微量营养素需求上。

能量需求

虽然妊娠期对多种营养需求均会增加,最关键的仍然是日常能量需求的增加。我们知道,整个妊娠过程的代谢需求

框 10.1　《美国居民膳食指南(2020—2025)》:妊娠和哺乳的特定人群

- 女性妊娠前鼓励达到并维持健康体重。
- 根据妊娠期增重指南鼓励孕妇合理增重。
- 遵循第 1 章中讨论的关于营养丰富的食物和饮品的建议,构建健康的饮食模式。
- 选择富含更易吸收的血红素铁的食物,其他铁来源,以及可促进铁吸的食物,如富含维生素 C 的食物。
- 除从各种饮食中摄入叶酸以外,每天从强化食品或补充剂中摄入 400~800μg 合成叶酸。
- 确保胆碱和碘的饮食摄入充足。
- 每周食用 227~340g 甲基汞含量较低的各种海鲜。(美国环境保护署提供了低甲基汞含量的海鲜来源。)
- 妊娠期间禁止饮酒。

From the U.S. Department of Agriculture and U.S. Department of Health and Human Services. (2020). *Dietary guidelines for Americans*, *2020-2025* (9th ed.).

是很大的,但不同女性对能量的确切需求会有很大差异,这取决于她们妊娠前的身高、体重、体成分组成、健康状况、活动水平和妊娠阶段的不同。

需求增加原因

在妊娠中期和晚期,孕妇所需能量增加的原因主要有两个:①为母体和胎儿提供代谢负荷增加所需的能量;②为胎儿的组织器官发育提供额外的蛋白质。脂肪和蛋白质合成的增加,以及心血管、呼吸和肾脏负荷的增加,导致妊娠期的基础代谢率大幅增加,从而需要更多能量。因此,孕妇在饮食中必须考虑食物的营养和能量密度。

能量增加量

重要的是要明白,妊娠所需能量并不等于"吃两人份的食物"。事实上,在妊娠早期孕妇和非孕妇的能量需求

基本相同。然而,妊娠中期能量需求增加了340kcal/d,妊娠晚期增加约452kcal/d,与非孕妇相比,能量需求增加了15%~20%[6]。卫生保健专业人员就如何应用这些信息向孕妇提供咨询非常重要。例如,孕妇在妊娠中期增加的能量需求可以通过每天额外吃一份零食来满足,包括一根中等大小的香蕉(105kcal)、一份237ml的全脂酸奶(138kcal)以及1/8杯混合坚果(101kcal)。这些零食可提供344kcal能量,可以满足妊娠中期额外的能量需求。举例说明"额外能量需求"的含义非常重要,这样孕妇就不会误以为自己需要吃"两人份的食物"。增加复合碳水化合物、单不饱和脂肪酸和多不饱和脂肪酸是首选的能量来源,尤其在妊娠晚期和哺乳期。

体力活动水平高、体型大的青少年或营养缺乏的孕妇可能需要比标准DRI指南更多的能量。重点应该放在充足的能量上,以确保胎儿快速生长所需的营养和能量。充分的体重增长对成功妊娠至关重要。妊娠期体重增长是新生儿出生体重的预测因素,而出生体重与未来的身体质量指数(BMI)有关[9]。这意味着两个极端,妊娠期增重不足和妊娠期增重过多都会对新生儿健康产生不良影响。妊娠期增重不足会增加不良出生结局的风险,如早产和低出生体重[10]。相反,妊娠期增重过多会给母亲和胎儿带来短期或长期的潜在并发症。

碳水化合物需求

除了日常能量需求,妊娠期对碳水化合物的需求也增加,但幅度较小。胎儿主要依赖葡萄糖作为能量来源,这对胎儿的生长发育至关重要。碳水化合物的宏量营养素可接受范围(acceptable macronutrient distribution range,AMDR)为每日总能量的45%~65%,与未妊娠成人范围相同。但是,碳水化合物的每日最低绝对需求量从130g/d增加到175g/d,以提供额外的葡萄糖为母亲和胎儿的大脑提供能量[6]。营养调查显示,孕妇一般都可以满足碳水化合物的摄入需求[11]。然而,碳水化合物的来源很重要。孕妇应注意食用全谷物、豆类、水果和蔬菜作为碳水化合物来源,而不是含有过量添加糖的加工食品。观察性研究表明,经常食用全谷物、水果和富含硒的食物(如豆类),并避免加工的甜食的孕妇,其生下小于胎龄儿(small for gestational age,SGA)的可能性较低[12,13]。

脂类需求

虽然妊娠期间脂类的AMDR保持不变(占每日总能量的20%~35%),但必需脂肪酸的需求增加。亚油酸(ω-6脂肪酸)的适宜摄入量(adequate intake,AI)从12g/d增加到13g/d,α-亚麻酸(alpha-linolenic acid,ALA;ω-3脂肪酸)从1.1g/d增加到1.4g/d[6]。这些必需脂肪酸是细胞膜的重要成分,也是炎症的关键调节因子。多数美国人的饮食中亚油酸含量高,而ALA含量低。玉米油、红花油、葵花籽油和大豆油都是亚油酸的良好来源,而亚麻籽油、奇亚籽油、菜籽油、核桃油和大豆油是ALA的良好来源[14]。

需求增加原因

α-亚麻酸在体内可转化为二十二碳六烯酸(docosahexaenoic acid,DHA)和二十碳五烯酸(eicosapentaenoic acid,EPA),而这对胎儿的生长发育至关重要。EPA对炎症调节、血管扩张和血液凝固具有重要作用,DHA是细胞膜的组成成分,对胎儿大脑和视网膜的发育至关重要,尤其是在妊娠晚期胎儿大脑快速生长时[15]。研究表明,母亲DHA水平可能影响孩子的视力和语言发育[16,17]。妊娠期间,摄入的ALA只有9%转化为DHA和EPA[18]。因此,孕妇(和乳母)应定期摄入充足的EPA和DHA。

EPA和DHA推荐量

EPA和DHA的主要食物来源是鱼和海鲜。蛋黄和藻类中也含有DHA。目前,还没有针对EPA或DHA的DRI,不同组织的建议也不同。美国营养与饮食学会建议成年人EPA和DHA的摄入量为500mg/d[14]。《美国居民膳食指南(2020—2025)》和美国环境保护署建议每周食用227~340g低甲基汞海鲜[8]。由于箭鱼、鲭鱼、方头鱼和鲨鱼等海鲜中甲基汞含量高,孕妇应禁食。美国国家健康和营养检查调查(NHANES)数据表明,大多数孕妇未达到EPA和DHA推荐摄入量,平均摄入量仅有78.7mg/d[15]。因此,应鼓励孕妇食用充足的低甲基汞鱼类,以满足推荐量并促进胎儿生长发育。

蛋白质需求

妊娠期是一个广泛的生理变化期,母亲和胎儿的组织均需要大量增生,蛋白质是这种巨大增长的基石。因此,充足的蛋白质对胎盘、母体组织和胎儿的正常发育必不可少。

需求增加原因

胎盘发育 胎盘是胎儿与母体的生命线。成熟的胎盘作为维持、支持和滋养胎儿重要而独特的器官,需要足够的蛋白质才能发育完全。

母体组织生长 为支持妊娠和哺乳,促进子宫和乳腺组织的发育是必需的。

母体血容量增加 妊娠期间,母亲的血容量会增加40%~50%。更多的循环血液是滋养胎儿并支持增加的代谢负荷所必需。然而,随着血容量增加,血液成分的合成也需要增加,特别是对妊娠至关重要的血红蛋白和白蛋白。血红蛋白的增加有助于为不断增多的细胞提供氧气。同时,白蛋白分泌增加,可通过渗透压调节血容量(见第9章)。大多数女性(60%~75%)在妊娠晚期会出现一定程度的浮肿,但是,充足的白蛋白有利于预防水分在组织中的过度累积。

羊水 羊水中含有多种蛋白质,在胎儿生长过程中包围着胎儿,防止其休克或受伤。

胎儿生长 一个3.2kg的婴儿,仅在9个月的时间内从一个细胞增长到数百万个细胞,表明如此快速的生长需要相对大量的蛋白质的水平。

蛋白质增加量

非孕妇的蛋白质 DRI 约为 46g/d，孕妇的蛋白质 DRI 约为 71g/d[6]，这意味着比女性平均蛋白质需要量多增加 25g/d。然而，美国 20~39 岁的未孕女性平均蛋白质摄入量为 73g/d，这对于妊娠已经足够[11]。体力活动水平高的或高危孕妇可能需要额外的蛋白质。因此，针对孕前和妊娠期的个体营养咨询将有助于设计个性化的膳食建议[19]。

食物来源

富含高生物价的完全蛋白质的食品包括鸡蛋、牛奶、牛肉、家禽、鱼、猪肉、奶酪、大豆制品和其他动物产品（如羊肉、鹿肉）。其他植物来源的不完全蛋白质，如其他豆类和谷物，提供了额外的氨基酸。富含蛋白质的食物也能提供其他营养物质，如钙、铁、锌和脂溶性维生素。表 10.1 的孕妇每日膳食计划中显示了为提供每日所需营养素，每个食物组的推

表 10.1　孕妇每日膳食计划[a,b]

	妊娠早期	妊娠中期	妊娠晚期
	2 200kcal	2 400kcal	2 600kcal
谷类[c]	198g	227g	255g
蔬菜[d]	3 杯	3 杯	3½ 杯
水果	2 杯	2 杯	2 杯
牛奶	3 杯	3 杯	3 杯
肉类和豆类	170g	184g	184g
全谷物每天最低摄入量	99g	113g	128g
每周目标			
深绿色蔬菜	2 杯	2 杯	2½ 杯
红色和橙色蔬菜	6 杯	6 杯	7 杯
干豆和豌豆	2 杯	2 杯	2½ 杯
淀粉类蔬菜	6 杯	6 杯	7 杯
其他蔬菜	5 杯	5 杯	5½ 杯
油和可自由支配能量			
每天油摄入量	6 茶匙	7 茶匙	8 茶匙
每天限制额外摄入量（额外的脂肪和糖）	266 热卡	330 热卡	362 热卡

[a] 此特定膳食计划是基于 30 岁，身高 1.65m，孕前体重 56.70kg，每天锻炼 30~60 分钟孕妇的平均需求。MyPlate.gov 网站提供的是针对每位女性的计划，此处为某特定身高和活动水平女性的示例。
[b] 此计划基于 2 200、2 400、2 600kcal 的食物摄入模式。为满足不断变化的营养需求，推荐在整个孕期按照建议的营养素摄入量增加。
[c] 一半为全谷物。
[d] 增加蔬菜种类，多吃蔬菜。

From the Center for Nutrition Policy and Promotion. (n.d.). *USDA's MyPlate*. U.S. Department of Agriculture. Retrieved April 4, 2019.

荐摄入量。更多关于蛋白质食物来源和蛋白质质量的信息，请参见第 4 章。

关键微量营养素需求

妊娠期需要增加维生素和矿物质的摄入量，以满足更高的生理和代谢需求。DRI 表见附录 B。虽然各种营养素对成功妊娠都非常重要，但是，本书重点关注在妊娠期间缺乏会造成特定风险的微量元素。

矿物质

妊娠期间会发生许多生理和代谢变化。与普遍观点相反，母亲必须首先满足自身营养需求，其次才是满足胎盘和胎儿的营养需求。因此，母亲饮食中各种营养素都非常重要。母亲饮食中缺乏第 8 章所述的多种矿物质可能导致**致畸作用**（如克山病、甲状腺肿、克汀病、胎儿生长受限）。本文将介绍美国最常见的矿物质缺乏问题。

钙　充足的钙、磷、镁和维生素 D 对母亲的健康和胎儿的骨骼和牙齿发育必不可少。通常每天摄入至少 3 杯牛奶或牛奶替代品（例如，钙强化豆奶）、钙强化橙汁、大量绿色蔬菜和富含谷物或全谷物食品可以提供充足的钙。妊娠期间，母亲的吸收能力会发生生理性的变化，以帮助满足机体对某些营养素的需求，例如，妊娠期钙的吸收能力会翻倍[20]，这种增强的生物利用度有利于母亲满足自身及成长中胎儿的钙需求。但是，如果钙摄入不足，母体的骨骼会释放钙[20]。钙补充剂适用于母亲摄入不足或多胎妊娠的情况。由于两种主要矿物质（即钙和磷）的食物来源相似，富含钙的膳食也能提供充足的磷。

铁　铁在妊娠期间尤其重要。铁是合成血红蛋白必不可少的物质，而血红蛋白的合成是增加母体血容量和婴儿产前储存铁的必要条件。

美国育龄期妇女铁的平均摄入量为 14.5mg/d[11]。然而，妊娠期铁 DRI 为 27mg/d，显著高于未妊娠女性铁 DRI（18mg/d）和当前平均摄入量水平[5]。食物中只含有少量铁，且通常为不易被吸收的形式。与钙相似，妊娠期母体对铁的吸收能力也会增强，但是，仅靠母亲的饮食很难满足这种增加的需求。除膳食铁外，食用维生素 C 含量高的食物，可以提高身体吸收和利用低生物利用度铁的能力（即植物来源铁）。此外，高铁膳食中避免食用富含抑制铁吸收物质的食物（如全谷物、未经发酵的全谷物面包、豆类、茶和咖啡）有助于促进铁吸收。

> **小于胎龄儿:**指出生体重在相同胎龄平均体重的第 10 个百分位以下的婴儿。
> **致畸:**导致出生缺陷。

由于典型的美国日常饮食难以满足妊娠期增加的铁需求，孕妇经常每天服用铁补充剂。常规的产前维生素补充剂中包含了推荐供给量（RDA）标准的铁元素，通常来说已经足够。除非诊断为缺铁性贫血，否则孕妇每日摄入量不应

超过 45mg/d 的 UL 值。只有患有缺铁性贫血的孕妇才应摄入更高剂量的铁,铁补充剂对于铁充足的女性没有任何好处,并且会增加出现胃肠道副作用的风险。尽管美国预防工作组未发现常规补铁或筛查的证据,但他们认为,口服低剂量(30mg/d)铁补充剂(如产前维生素补充剂)对孕妇没有危害[21]。在美国,墨西哥裔美国人和非西班牙裔黑人妇女缺铁性贫血的患病率较高,标准治疗方法是口服 60~120mg/d 的铁剂[22]。然而,较低的社会经济地位与较低的铁补充剂使用有关[23]。综合以上数据表明,应鼓励非裔美国人、墨西哥裔美国人和低收入妇女在妊娠期间通过饮食和补充剂摄入足够的铁,这对母亲和胎儿均有益。

大多数补充剂形式的营养素生物利用度均不及食物来源,因此,强化富含铁的平衡膳食仍很重要。富含铁的食物列表见表 8.5。

维生素

大多数维生素的孕期 DRI 会略高。随着总能量摄入增加,所摄入食物中的营养素含量也在增加。因此,选择营养丰富的食物通常能达到大多数维生素的推荐摄入量标准。

同矿物质部分一样,此处仅讨论与饮食摄入不足有关的妊娠期间特别关注的维生素。更多关于各种维生素功能的信息,请参见第 7 章。

叶酸   在整个妊娠期间叶酸对母体和胎儿都非常重要。四氢叶酸(TH4)参与 DNA 合成、细胞分裂和血红蛋白合成。在受孕早期(约孕前 2 个月到妊娠第 6 周),确保子宫内膜有足够的营养供应,以促进胚胎组织发育尤为重要。妊娠第 21~28 天为神经管形成关键时期,而后发育为成熟婴儿的脊柱及其神经网络。

当神经管不能正常形成时,就会出现神经管缺陷(neural tube defect,NTD)。神经管完全闭合需要足够的叶酸,可能与其在甲基化反应或核苷酸生物合成中的作用有关[24]。遗传和环境因素也在 NTD 的发展中发挥作用。虽然仅摄入叶酸并无法保证妊娠期间不出现神经管缺陷,但有足够的证据表明,使用叶酸补充剂和食物强化剂可降低其总发生率。有证据表明,强制叶酸强化的国家 NTD 发病率低于没有强化政策或自愿叶酸强化的国家[25]。NHANES 数据显示,仅从强化谷物产品中获得叶酸的女性,有 50% 未达到叶酸推荐水平[26]。因此,富叶酸食物、强化食品和叶酸补充剂组合使用,以满足孕妊娠期女性叶酸推荐摄入量,对有效降低 NTD 风险很有必要。

NTD 被定义为胚胎期大脑或脊髓的任何畸形,其最常见的两种形式为脊柱裂和无脑畸形。当神经管下端无法闭合时就会发生脊柱裂(见图 7.7),可导致脊髓和脊椎骨不能正常发育。脊柱裂的严重程度取决于脊柱开口的大小和位置。残疾程度从轻度到重度不等,可出现活动和功能受限。当神经管上端无法闭合时,就会发生无脑畸形,这种情况下,大脑无法发育或完全缺失。受无脑畸形影响的妊娠通常以流产或分娩后不久死亡而告终。

当前 DRI 推荐的育龄期女性每日叶酸摄入量,妊娠期为 600mg/d,未孕期为 400mg/d[3]。无法通过食用叶酸强化食品达到膳食推荐摄入量的女性,可以使用膳食补充剂。所有强化面粉和强化谷物即谷物产品,都含有易吸收的叶酸。其他天然的叶酸来源包括肝脏、豆类(如斑豆、黑豆、四季豆)、橙汁、芦笋和花椰菜(叶酸的其他食物来源见表 7.11)。

维生素 D   正如第 7 章所述,维生素 D 缺乏是一个全球性的问题,包括孕妇。妊娠期维生素 D 缺乏可能与母亲和胎儿的不良结局有关,包括流产、先兆子痫、妊娠糖尿病和早产。然而,关于维生素 D 缺乏与妊娠并发症之间关联的研究结果并不一致[27]。

当前的 DRI 推荐孕妇和乳母每天摄入 15mg/d(600IU)的维生素 D,以确保钙和磷的吸收与利用,促进胎儿的骨骼生长[2]。孕妇可通过在日常饮食中每天摄入至少 3 杯维生素 D 强化牛奶(或代乳品)来满足此需求,强化牛奶中胆钙化醇(即维生素 D)的含量为每夸脱(946ml)10mg(400IU)。常晒太阳也会增加孕妇体内内源性维生素 D 的合成。乳糖不耐受或素食者可从强化豆浆(soymilk)或米糊制品(rice milk products)中获得足够的维生素 D(其他食物来源见表 7.2)。

胆碱   严格意义上来讲胆碱不是维生素,但其是一种必需的水溶性营养素,具有多种生理功能,通常与复合维生素 B 族归为一类。虽然人体可以合成胆碱,但数量较少,因此必须从饮食中获得。胆碱具有多种重要功能,包括合成磷脂、合成神经递质(乙酰胆碱)、脂质转运、同型半胱氨酸代谢和基因表达[28]。妊娠期胆碱的摄入在维持胎盘健康、胎儿神经发育和儿童期潜在长期的认知能力(如记忆力、注意力和解决问题能力)培育中发挥不可或缺的作用[28]。此外,由于胆碱在一碳单位代谢(即 DNA 甲基化)中的作用,胆碱不足与 NTD 有关[28],且这种影响独立于叶酸之外,与叶酸的营养状态不相关。

妊娠期胆碱的 AI 为 450mg/d,哺乳期为 550mg/d。不幸的是,很少有美国人达到这个标准,其中只有 8% 的孕妇达到此推荐水平[29],这可能与对这种重要营养素的认识不足有关。一项调查发现,只有 10% 的卫生专业人员和 6% 的产科、妇科医生了解胆碱在妊娠期和哺乳期的重要性[29]。应鼓励孕妇在饮食中摄入富含胆碱的食物,以确保充足的摄入量,来支持未来儿童长期的认知健康。富含胆碱的食物见表 10.2。

对于需要帮助来制定个性化均衡饮食计划的孕妇来说,注册营养师是绝佳资源。

妊娠期体重增长

数量和质量

适宜的体重增长反映了良好的营养状况,有助于成功妊娠。表 10.3 提供了正常妊娠体重增加的大致分布情况。美国医学研究所建议,在制定体重增加目标时要考虑女性妊娠前的营养状况和 BMI[20]。表 10.4 为推荐的不同孕

表 10.2　选择胆碱的食物来源

食物	数量	含量/mg
牛肝,煎	85g	356
鸡蛋(含蛋黄)	1 个	147
牛大腿肉,红烧	85g	117
大豆,烤	½ 杯	107
鸡胸肉,烤	85g	72
牛肉,绞碎,93% 瘦肉,烤	85g	72
鱼类,鳕鱼,大西洋,熟	85g	71
蘑菇,香菇,熟	½ 杯	58
土豆,红皮,带皮,肉和皮	1 大个	57
小麦胚芽,烤	28g	51
豆类、肾脏、罐装	½ 杯	45
藜麦,熟	1 杯	43
牛奶,1% 脂肪	1 杯	43
酸奶,香草味,脱脂	1 杯	38
球芽甘蓝,煮	½ 杯	32
西蓝花,切碎,煮,去水	½ 杯	31

Data from the Nutrient Data Laboratory. (2019). *USDA Food Composition Databases*. U.S. Department of Agriculture, Agricultural Research Service. Retrieved May 8, 2019.

前 BMI 水平妊娠期体重总增长量以及平均增长率。需要注意的是,BMI 高的女性仍需增加体重来支持胎儿的生长发育。

应重点考虑体重增加的数量和质量,同时,应摄入营养丰富且均衡的膳食来实现体重增长。体重增加不当(即过多或不足)与不良妊娠结局有关。一项关于孕期增重的系统综述表明,23% 的女性体重增长低于推荐值,导致 SGA 和早产风险的增加。同时该研究还发现,47% 的女性体重增长超过推荐值,这导致巨大儿和剖宫产风险的增加[10]。

妊娠期间严格限制能量可能对发育中的胎儿和母亲都有潜在危害。这种限制性饮食不能提供生长过程中所必需的能量和各种营养素。因此,在妊娠期间尝试减重不可取。对患有饮食失调症(如神经性厌食症、神经性贪食症)的孕妇进行特别照护对母亲和胎儿的健康至关重要。

增重速率

妊娠早期平均体重增长量约为 1~2kg。此后,体重增长速率应根据孕前 BMI。孕前 BMI 在 18.5~24.9kg/m² 之间的女性,妊娠中晚期每周约增重 0.4kg。体重过轻的女性体重增长速率应略高于平均水平,超重和肥胖的女性体重增长速率应略低于平均水平(见表 10.4)。

对医疗工作者来说,密切监测体重增长的异常模式非常重要。例如,妊娠 20 周后体重突然增长可能表明异常水肿和预示即将出现高血压。另外,母亲增重不足或体重过低是

表 10.3　正常妊娠期间体重增加的大致分布

项目	体重增加
胎儿	3.40kg
胎盘	0.68kg
羊水	0.91kg
子宫	0.91kg
乳腺组织	0.91kg
血容量增加	1.36kg
母体储存:脂肪,蛋白质,水和其他营养物质	4.99kg
合计	13.15kg

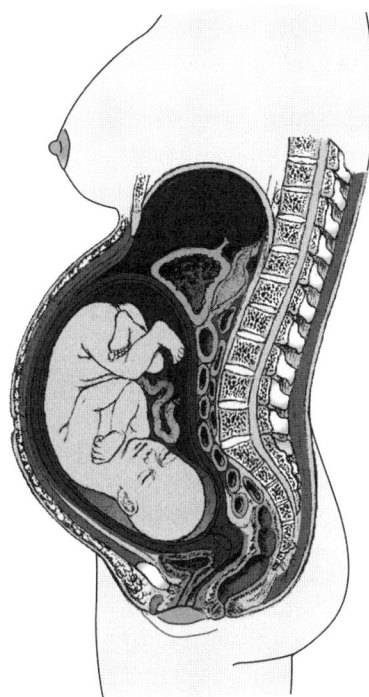

9个月
足月妊娠孕妇

Reprinted from Lowdermilk, D. L., & Perry, S. E. (2012). *Maternity & women's health care*. (10th ed.). St. Louis: Mosby.

表 10.4　不同孕前 BMI 的妊娠期总体重增长范围和增重速率推荐值

孕前 BMI	总增重范围/kg	妊娠中晚期[a] 体重增长率/(kg/w)
低体重 (<18.5kg/m²)	12.5~18	0.51 (0.44~0.58)
正常体重 (18.5~24.9kg/m²)	11.5~16[b]	0.42 (0.35~0.50)
超重 (25.0~29.9kg/m²)	7~11.5	0.28 (0.23~0.33)
肥胖 (≥30.0kg/m²)	5~9	0.22 (0.17~0.27)

[a] 假设妊娠早期体重增长 0.5~2kg。

[b] 正常体重女性双胎妊娠:16.78~24.49kg。

From Rasmussen, K. M., & Yaktine, A. L. (Eds.). (2009). *Weight gain during pregnancy: Reexamining the guidelines*. Washington, DC: National Academies Press.

SGA 婴儿并发症风险增加的预测因素。

> 巨大儿是指异常大的婴儿。

日常饮食计划

总体规划

理想情况下,孕妇应制定个性化的饮食计划,以满足妊娠期的营养需求。该饮食计划应是多样化基础上的平衡膳食,包括旨在能够提供必要营养素的所有食物组成(见表 10.1)。

可选择的饮食模式

表 10.1 所提供的饮食计划可能只是孕妇可选择饮食模式的起点和基础。因为这种饮食模式可能发生在不同种族背景、信仰体系和生活方式的女性中,因此个人膳食咨询非常重要。我们知道,某些特定营养素(而非特定食物)是成功妊娠的必要条件,而多样化的食物可以提供这些营养素。因此,卫生保健工作者应鼓励孕妇食用既能满足个人更个性化的膳食需求如不同的种族背景、信仰体系等,又能满足妊娠期营养需求的食物,如纯素食主义者可以通过食用豆类食品(如豆腐、豆浆、大豆酸奶、大豆)和蛋白质互补作用来满足妊娠期膳食蛋白质需求(关于规划素食的额外信息和资源见第4章)。

饮食和运动基本原则

无论饮食模式如何,产前饮食有两个重要原则:①孕妇应摄入足量的高质量、营养丰富的食物;②孕妇应规律进食正餐和加餐,避免禁食和漏餐。此外,鼓励孕妇甚至孕前久坐的孕妇进行锻炼。过去,不鼓励孕妇运动,但是现在鼓励女性在妊娠期间进行体育锻炼。妊娠期运动有多种好处(框 10.2)。鼓励孕妇每周至少进行 150 分钟的中等强度有氧运动,或在一周中的大部分(如果不是全部)时间每天进行 30 分钟的中等强度运动(除非有医学原因禁止运动)[19]。

框 10.2 妊娠期体育锻炼的好处

- 改善或保持健康
- 减少孕妇增重过度
- 改善心理健康
- 降低妊娠糖尿病风险
- 降低先兆子痫风险
- 减少产后恢复时间

From the American College of Obstetricians and Gynecologists. (2015, reaffirmed 2017). *Physical activity and exercise during pregnancy and the postpartum period.* Committee Opinion. No. 650.

常见问题

胃肠道问题

恶心和呕吐

在美国,50%~80% 的孕妇在妊娠早期出现恶心和呕吐[30],这可能会对日常生活造成困扰和干扰。对于大多数孕妇来说,恶心呕吐会持续一整天。虽然我们通常称之为"晨吐"(即仅限于早晨的恶心和呕吐),但只有一小部分孕妇的恶心呕吐局限于早晨[31]。恶心和呕吐可能是由于人体对胎盘释放的人绒毛膜促性腺激素(hCG)水平升高和雌二醇水平升高引起的激素适应性反应所致[31],最常见于妊娠早期 6~12 周,20 周后缓解。大约 20% 的孕妇恶心呕吐持续 20 周,但通常在妊娠 22 周后缓解[30]。妊娠期恶心呕吐在多数情况下呈自限性,并不会发生进一步并发症。

到目前为止,尚无足够证据表明有任何特定药物或非药物干预治疗妊娠期恶心和呕吐的有效性[30]。孕妇经常使用替代疗法(如针灸、穴位按摩)来缓解症状。然而,这些方法并不是持续有效。一些研究表明,使用生姜和维生素 B6 可以改善症状,但研究结果不一致,且高质量研究有限[30-33]。美国妇产科医师学会的现行指南建议维生素 B6(吡哆醇)单用或联合多西拉敏作为一线药物治疗妊娠期恶心呕吐[31]。

尽管没有数据证明存在一种对所有女性均有效的治疗方法,但一些饮食和生活方式干预可能是有益的。以下饮食行为可能有助于缓解症状[33]:

- 避免空腹,少食多餐,选择相对清淡、低脂肪、低纤维的食物。
- 进餐期间少喝水,选择在两餐之间(而不是进餐时)喝水。
- 避免引起恶心的气味、食物或补充剂。
- 尝试生姜(125~250mg)或维生素 B6 补充剂(10~25mg)。

如果持续恶心、呕吐,病情加重和迁延,则需进行**妊娠剧吐**评估,这种情况通常需要进行治疗。大约 0.3%~3% 的孕妇会出现妊娠剧吐[33]。首次妊娠时出现此情况的女性,再次妊娠时发生的风险增加[33]。妊娠剧吐是妊娠早期住院的主要原因[33]。卫生保健工作者应密切监测妊娠剧吐孕妇水合作用(脱水情况)、电解质平衡和体重变化。持续性妊娠剧吐会防碍孕妇获取充足营养和体重增长,从而影响妊娠结局和胎儿生长。此时,处方止吐药可能对一些孕妇有益(见药物-营养素相互作用"止吐药物")。

便秘

虽然通常情况下症状较轻,但在妊娠晚期,由于子宫增大导致压力增加以及孕酮对胃肠道肌肉的松弛作用,导致肠道蠕动减慢,可能会出现便秘。有效的治疗方法包括适当运动,增加液体摄入,食用高纤维食物,如全谷物、蔬菜、干果(尤其是西梅和无花果),以及其他水果和果汁。孕妇应避免使用人工或草药泻药。

止吐药物

由于厌恶食物或营养摄入不足,妊娠剧吐会损害母亲和胎儿的营养状况,脱水和电解质紊乱也是主要问题。情况严重时,医生可开具止吐药,包括甲氧氯普胺、丙氯哌嗪、赛克力嗪、异丙嗪和昂丹司琼。服用止吐剂也可引起一些营养问题,包括口干、食欲缺乏、早饱、腹泻、腹痛和便秘,异丙嗪可能增加患者对核黄素的需求。医疗工作者有时会开具止吐药雷格兰(甲氧氯普胺),以刺激催乳素分泌,从而增加哺乳期的母乳供应。然而,食品和药物管理局尚未批准在哺乳期间使用雷格兰,并已发布有关其使用警告。美国儿科学会批准了类似的止吐药多潘立酮,可用于哺乳期。

妊娠剧吐:孕妇长时间持续严重呕吐,体重丢失超过 5%,出现酮尿症、电解质紊乱和脱水。

痔疮

痔疮是指肛门内扩张的静脉,通过肛门括约肌突出,在妊娠晚期最为常见。婴儿体重增长和由此产生的向下压力会导致静脉扩张。痔疮可能引起严重的不适、灼热和瘙痒,甚至在排便压力下破裂和出血,引起孕妇焦虑。痔疮的饮食管理与便秘相同,充分休息也有助于减轻子宫对小肠的压力。许多女性在分娩后痔疮会自行消退,这种情况下不需要长期治疗。

胃灼热

孕妇有时会出现胃灼热或饱腹感。胃灼热尤其容易发生在餐后,是由于子宫增大挤压胃部所致。胃反流可能发生在食管下段,从而引起刺激和灼烧感。饱胀感源于胃部压力过大、该区域缺乏正常空间、进食量过大或气体的形成。将一天的食物摄入分为几餐,避免大餐,通常有助于缓解这些问题,穿宽松合身的衣服也会更加舒适。

高危妊娠

危险因素识别

在美国,每10万名活产婴儿中就有18名妇女死于妊娠相关,其中黑人妇女的死亡率最高[34]。因此,早期识别和解决危险因素对于促进健康妊娠至关重要(常见营养相关危险因素见临床应用栏"妊娠期营养相关危险因素")。

为避免合并妊娠期营养不良的复杂结果,应尽早识别存在并发症风险的孕妇。医疗保健专业人员不应等待营养不良临床症状出现后再采取行动,最佳方法是尽早识别不良饮食模式,提前预防营养相关问题的发生。无法满足母体和胎儿营养的饮食模式举例如下:①食物摄入不足;②食物选择不当;③全天食物比例分配不佳。

妊娠期营养相关危险因素

妊娠前危险因素

- 年龄:≤18岁或≥35岁
- 两年内妊娠3次及以上
- 有产科或胎儿不良结局史(如早产)
- 贫穷、粮食不安全或两者均有
- 过度限制或不安全的饮食习惯或饮食失调
- 滥用烟草、酒精或药物
- 慢性疾病需要采取治疗膳食
- 既往病情控制不佳(如糖尿病、高血压)
- 体重:≤85%或≥120%理想体重

妊娠期危险因素

- 贫血:低血红蛋白水平(即低于120g/L)或血细胞比容偏低(即低于34%)
- 体重增长不足:妊娠早期以后体重降低,或体重每月增长不足1kg
- 体重增长过度:妊娠早期后体重每周增长超过1kg
- 药物滥用(即酒精、烟草、药物)
- 妊娠糖尿病、妊娠期高血压、妊娠剧吐、异食癖或其他妊娠相关疾病
- 营养状况不佳,尤其是叶酸、铁或钙营养不足
- 多胎妊娠

少女妊娠

美国少女妊娠率创历史新低,每年每1 000名15~19岁少女中有18.8人妊娠[35]。少女妊娠与妊娠并发症和不良结局高风险相关,增加了低出生体重、早产的发生率和婴儿死亡率[35]。

以下问题可能导致少女妊娠并发症[36]:妊娠的生理需求损害了青少年自身未完成的生长发育需求;低收入对社会心理的影响;饮食不足;尝试使用酒精、吸烟和其他药物。很少或无法获得适当的产前护理也可能导致缺乏妊娠期支持,包括营养支持。早期营养干预对良好的妊娠结局至关重要。改变青少年不规律且常常是不良的饮食模式可能很难,青少年门诊中经验丰富的医护人员可以为青少年母亲提供个人和团体营养咨询。

识别特殊的咨询需求

每位孕妇在妊娠期间都应该得到个性化护理和支持。下列存在风险因素的女性有着不同的咨询需求。对待每个病例,临床医生都必须以理解和支持的方式对待,帮助她们制定既实用又有营养的健康饮食计划。卫生工作者应该尽早确定有害的饮食习惯(如极端节食、极端延寿饮食/生机饮食、减重中等)并进行纠正。除避免有害行为外,有一些其他问题需要谨慎对待、敏感咨询(sensitive counseling),包括年龄、产次、不良生活方式和社会经济相关的问题。

年龄和产次 在生殖周期的两个极端年龄段妊娠都存在特殊风险。少女妊娠存在许多情绪和营养相关风险。敏感咨询在整个妊娠期间提供了良好的产前护理、有益的营养信息和情感支持。同时,需特别关注 35 岁以上首次妊娠的孕妇,在美国,35 岁以上女性首次妊娠的妊娠率持续上升[37],她们存在较高的产科和围产期并发症风险,如先兆子痫、妊娠糖尿病和剖宫产等[38]。此外,胎次率极高的妇女(即在有限时间内多次妊娠)其不良妊娠结局的风险增加[39],并额外承受着来自照顾孩子的身体和经济压力。

肥胖 在生命的各个阶段,肥胖都会引起健康问题,包括妊娠期。孕妇妊娠期 BMI 过高以及增重过度会增加子代患肥胖的风险,还可能增加远期与肥胖相关的并发症风险[40]。因此,对孕妇进行以个体为中心的个性化咨询是帮助改善整体妊娠结局的理想方法[19]。

酒精 妊娠期饮酒可导致胎儿酒精谱系障碍(fetal alcohol spectrum disorders,FASD),最严重的表现是**胎儿酒精综合征**(fetal alcohol syndrome,FAS)(图 10.1)。在美国,FASD 是导致可预防智力障碍和出生缺陷的主要原因。尽管健康信息提醒孕妇应避免饮酒,但是,在北美仍有约 10%~15% 的女性在妊娠期间饮酒,3% 的女性酗酒[41]。目前很难确定 FAS 的确切发病率。但是,一项研究估计,在美国每 1 000 名活产婴儿中有 2 人患 FAS[41]。有充足的证据表明酒精是一种强有力的**致畸原**。妊娠期间避免饮酒可以 100% 预防 FAS。

尼古丁 据估计,8.8% 的女性在妊娠期继续吸烟[42]。孕妇在妊娠期间吸烟或接触二手烟(也称为环境烟草烟雾)与胎盘并发症(前置胎盘和胎盘早剥)、早产、胎儿生长受限、胎儿的大脑发育、先天异常和儿童精神障碍有关[43-47]。母亲吸烟也是婴儿猝死综合征(sudden infant death syndrome,SIDS)的最强可变危险因素[48]。妊娠是戒烟的主要原因。在妊娠初期戒烟的女性与不吸烟者的妊娠结局相似,表

明通过戒烟和避免烟雾暴露可避免婴儿出现吸烟相关并发症[49]。

有关胎儿生长受限危险因素的更多信息,见临床应用栏中"低出生体重儿"。

> **胎儿酒精谱系障碍**:妊娠期间饮酒的母亲所生婴儿中发现的一组生理和心理出生缺陷,严重程度各不相同,当前无治愈方法。
>
> **胎儿酒精综合征**:妊娠期间饮酒母亲所生婴儿的生理和心理出生缺陷组合,是胎儿酒精谱系障碍中最严重的一种,无治愈方法。
>
> **致畸原**:可导致出生缺陷的物质。

🏥 临床应用

低出生体重儿

> 出生体重低于 2 500g 的婴儿,常出现并发症,需要在新生儿重症监护室进行特别护理。
>
> **低出生体重婴儿的危险因素**
> - 早产
> - 宫内生长受限
> - 母亲并发症,包括疾病或感染
> - 胎盘并发症
> - 母亲吸烟、饮酒及使用药物
> - 母亲年龄(≤18 岁或≥35 岁)
> - 母亲增重不足和/或不良饮食习惯
> - 不良的社会经济因素
> - 产前护理不足或过晚

药物 无论使用医疗性药物还是娱乐性药物,都会给母体和胎儿带来问题,尤其涉及使用非法药物时。药物通过胎盘进入胎儿体内,从而对未出生的孩子造成潜在成瘾。在全球范围内,一般人群对可卡因和甲基苯丙胺的使用正在呈上升趋势[50],美国已陷入一般人群滥用阿片类处方药物的危机[51],这些药物对母亲、胎儿和儿童的远期健康产生影响。使用甲基苯丙胺的孕妇,高血压、胎盘早剥、早产、剖宫产、死亡率和发病率最高,其次是阿片类药物和其他非法药物。这些药物对胎儿的作用会一直持续至青春期,可导致认知发育受损,执行功能低下[50]。

新生儿戒断综合征(neonatal abstinence syndrome,NAS)是指由于妊娠期间长期使用的药物突然停用,而使婴儿在出生后出现的一种疾病。可能导致 NAS 的物质包括阿片类药物(海洛因、美沙酮、丁丙诺啡和阿片类处方药物)、选择性 5-羟色胺再摄取抑制剂(serotonin-selective reuptake inhibitor,SSRI)、三环类抗抑郁药、甲基苯丙胺和吸入剂[51]。危险可来自毒品本身、使用受污染的针头,以及非法物质中含有的杂质,自行使用非处方药进行治疗也可能产生不良影响。女性在妊娠期间应经常查看药物标签上的安全注意事项,或就药物问题与医生或药剂师沟通。

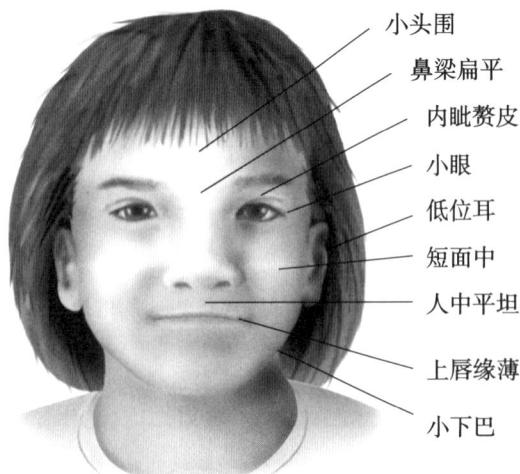

小头围
鼻梁扁平
内眦赘皮
小眼
低位耳
短面中
人中平坦
上唇缘薄
小下巴

图 10.1 胎儿酒精综合征。(From Moore,M.[2009].*Pocket guide to nutritional assessment and care*[6th ed.].St. Louis:Mosby.)

由维生素 A 化合物制成的药物(例如,用于治疗严重痤疮的类维生素 A 如异维 A 酸)可导致在痤疮治疗期间受孕的女性出现胎儿出生缺陷和畸形胎儿的自然流产[52]。因此,禁止在无避孕措施情况下使用此药物。尽管存在已知风险,但是医疗保健工作者有时仍会给孕妇开具此药,从而导致不良出生结局[52]。

咖啡因　妊娠期使用咖啡因很常见,咖啡因可通过胎盘进入胎儿体内。关于咖啡因摄入和妊娠风险的研究多年来一直存在争议,结果相互矛盾。大多数研究认为,妊娠期间咖啡因的摄入量应≤300mg/d,以降低与摄入咖啡因有关的先天畸形、生长受限、早产或自然流产风险[53]。很难进行关于妊娠期使用咖啡因与安全性的研究。

异食癖　异食癖是指对非食用物品(如粉笔、洗衣粉、黏土)的渴望和有目的的食用。异食癖更常见于儿童、孕妇、少数民族妇女、营养不良者和社会经济地位低下者[54-56]。尽管病因不明,但异食癖与缺铁性贫血及其他致病因素(如锌缺乏、钙摄入不足、饥饿和情绪压力)显著相关[56]。食用非食用物品可能引入病原体(如细菌、蠕虫)并抑制微量营养素吸收,从而导致各种营养缺乏症。大多数患者不愿报告异食癖行为,因此,医生应直接询问患者对非食品物品的食用情况。

社会经济困难　低收入水平的孕妇可从特别咨询中受益。由于贫困孕妇往往缺乏充足的食物、医疗和住房资源,面临更大的健康风险。医疗保健团队中的注册营养师和社会工作者可以提供特别的咨询和转诊。社区资源包括诸如妇女、婴儿和儿童特别补充营养计划(WIC),该计划有助于改善美国许多孕妇和哺乳期妇女及其子女的健康和福祉。除食品券外,关于母亲及其婴儿营养需求,WIC 还提供人体测量、铁营养状况评估以及营养教育咨询(更多详细信息见第 13 章)。

妊娠并发症

对于大多数孕妇来说,不会出现妊娠并发症。然而,对于先前存在健康状况或妊娠期间出现健康问题的孕妇来说,将对整个妊娠期造成困难,例如前面讨论过的妊娠剧吐。其他问题可能只影响胎儿,如神经管缺陷。虽然很多情况将使妊娠复杂化,多种疾病均可导致妊娠并发症,但此处集中讨论常见疾病。

贫血

缺铁性贫血是世界上最常见的营养缺乏症,也是导致新生儿低出生体重的危险因素[57,58]。与产妇贫血相关的不良妊娠结局包括较高的剖宫产、输血、产妇死亡、早产和早产儿视网膜病变风险[57-59]。全世界约 38.2% 的孕妇患有缺铁性贫血(Hb<110g/L),其中非洲地区患病率最高(48.7%)[60]。在贫穷妇女中贫血更为普遍,许多人的饮食缺乏富含铁的食物,但贫血并不局限于社会经济较低的群体。

为避免铁缺乏对胎儿的远期不良影响,有必要摄入充足的铁(通过食物和补充剂)。月经期妇女和青春期少女中贫血的发病率约为 40%,由于缺铁性贫血的严重并发症,世界卫生组织建议,对月经期妇女和青春期少女,每年连续 3 个月补充 30~60mg 铁元素/d[61];对于未患贫血的孕妇,整个妊娠期间每周补充 120mg 铁元素和 2 800mg 叶酸[62]。

宫内发育迟缓

高危妊娠的妇女具有较高**宫内发育迟缓**(intrauterine growth restriction,IUGR)风险。宫内发育迟缓的胎儿,存在脑损伤、神经功能障碍、死产、早产、低出生体重和小于胎龄的风险[63,64]。宫内发育迟缓的发生率在发达国家约为 4%,发展中国家则高达 30%[63]。发生 IUGR 的主要原因是胎盘功能不全。许多原因可导致 IUGR,但孕前体重低、孕期增重不足、叶酸和铁摄入不足以及吸烟、饮酒和使用其他药物是可改变的风险因素。此外,宫内发育迟缓的婴儿成年后罹患慢性疾病的风险更高,包括心血管疾病和高血压[64]。

妊娠期高血压

妊娠期高血压的病因尚不清楚,但它是全世界妊娠相关死亡的主要原因。高血压定义为:收缩压≥140mmHg 或舒张压≥90mmHg。最近,美国心脏病学会/美国心脏协会高血压临床实践指南特别工作组将高血压的诊断标准降至收缩压≥130mmHg 或舒张压≥80mmHg[65]。然而,新指南将妊娠排除在外。妊娠期高血压包括几种类型[66]:

- 慢性高血压:既往高血压、妊娠 20 周前出现或分娩 12 周后持续存在的高血压,患病率为 1%~5%。
- 妊娠高血压:妊娠 20 周后诊断为高血压,无蛋白尿,且不满足先兆子痫的其他诊断标准,产后 12 周内血压恢复正常,患病率为 6%~17%。
- 先兆子痫:妊娠高血压伴蛋白尿(24 小时尿蛋白定量≥300mg)或终末器官功能障碍(如血小板减少、肝脏和/或肾脏损害)。自 2013 年以来,不再将蛋白尿用于先兆子痫的诊断。患病率为 3%~5%。
- 子痫:先兆子痫患者出现不能用其他原因解释的抽搐。子痫在妊娠 28 周后最常见,高达 44% 的病例发生在产后。
- 慢性高血压并发先兆子痫:慢性高血压孕妇伴有蛋白尿或终末器官功能障碍,在慢性高血压女性中患病率为 20%~25%。

高血压没有症状,是一种无声的疾病。然而,如果孕妇出现严重头痛、视力模糊、胸痛、恶心或突然体重增长(即水肿)等症状,可能预示高血压,应咨询卫生保健人员。具体治疗依个体的严重程度和表现而异[67]。但是,在任何情况下,良好营养都是最重要的,同时需要及时的医疗护理。限制食盐是不适当的,并不能预防先兆子痫或帮助控制症状。妊娠前和妊娠期间的全面健康饮食,包括增加植物性食物摄入、抗氧化剂使用和高纤维摄入是有益的。

既往有轻度高血压或妊娠高血压,无其他并发症的孕妇,通常不存在不良妊娠结局风险[66]。严重高血压和先兆子痫/子痫的并发症往往需要住院治疗。晚期病例需要引产。先兆子痫是一种胎盘疾病,目前尚无治愈方法。先兆子痛/子痫与不良胎儿结局有关,例如孕产妇和胎儿发病率、死亡率、宫内发育迟缓、低出生体重和早产[66]。因此,早期和持续的产前护理对于早期识别相关症状至关重要。

妊娠糖尿病

妊娠糖尿病是在妊娠期间发生的葡萄糖耐受不良,无论对于药物治疗(例如口服降糖药、胰岛素)还是仅饮食调整,该定义都适用。通常在妊娠早期诊断为糖尿病的孕妇(通常通过空腹或随机血糖测试),被认为在妊娠前已患有未诊断出的糖尿病,因此将其诊断为显性糖尿病,而非妊娠糖尿病[68]。妊娠糖尿病的治疗遵循与 2 型糖尿病类似的治疗方案,将饮食和锻炼作为一线治疗。

产前对妊娠 24~28 周的孕妇进行常规筛查,通过"一步法"或"两步法"口服葡萄糖耐量试验进行诊断(详见第 20 章)。筛查妊娠糖尿病风险较高的女性尤其重要,包括 30 岁及以上、超重(即 BMI≥25kg/m²),具有以下任一诱发因素:

- 妊娠糖尿病病史
- 糖尿病家族史
- 糖尿病高发病率种族(亚裔、西班牙裔、非裔美国人和美洲原住民)
- 糖尿
- 肥胖
- 分娩过体重 4.5kg 及以上的婴儿

妊娠糖尿病孕妇的剖宫产和胎儿损伤风险较高,如出生缺陷、死产、巨大儿和新生儿低血糖。此外,未来她们患 2 型糖尿病的风险是正常人的 20 倍,患缺血性心脏病的风险是正常人的 2.8 倍,患高血压的风险是普通人的 2 倍[69]。因此,识别并提供后续检查和治疗、均衡膳食、定期锻炼和药物治疗(根据需要)是重要的干预措施。

原有疾病

原有疾病(如心血管疾病、高血压、1 型或 2 型糖尿病、人类免疫缺陷病毒、进食障碍)可导致妊娠期并发症。同时一些先天性代谢异常(例如苯丙酮尿症)、食物过敏或不耐受(例如乳糜泻、乳糖不耐症)等也必须考虑到,并保持良好控制,以减少突发事件或营养摄入/吸收受损。

妊娠期间可能出现任何原有疾病的并发症。在每种情况下,都应该有专家小组根据妊娠和所涉特定疾病的护理原则对女性进行妊娠管理。有关需要医学营养治疗的主要营养相关疾病,参见第 18~23 章。

哺乳期

母乳是婴儿健康成长和发育的理想或"正常"食物[70]。建议至少母乳喂养 1 年,婴儿约 6 月龄时,在继续母乳喂养的同时添加铁强化固体食物。

趋势

全球范围内约有 40% 的婴儿在出生后 6 个月内接受纯母乳喂养,而美国只有 25.6%[71,72]。虽然与其他国家相比,美国的母乳喂养率仍然较低,但过去几十年一直呈上升趋势(图 10.2)。给予和持续母乳喂养的比例在受过良好教育和年龄较大的女性中最高(见文化背景栏"美国母乳喂养趋势")。

美国"健康人群 2030"倡议中列出了提高美国母乳喂养普及率和持续时间的具体目标[73]:

- 提高 1 岁内母乳喂养率。目标:54.1%
- 提高 6 个月内纯母乳喂养率。目标:42.4%

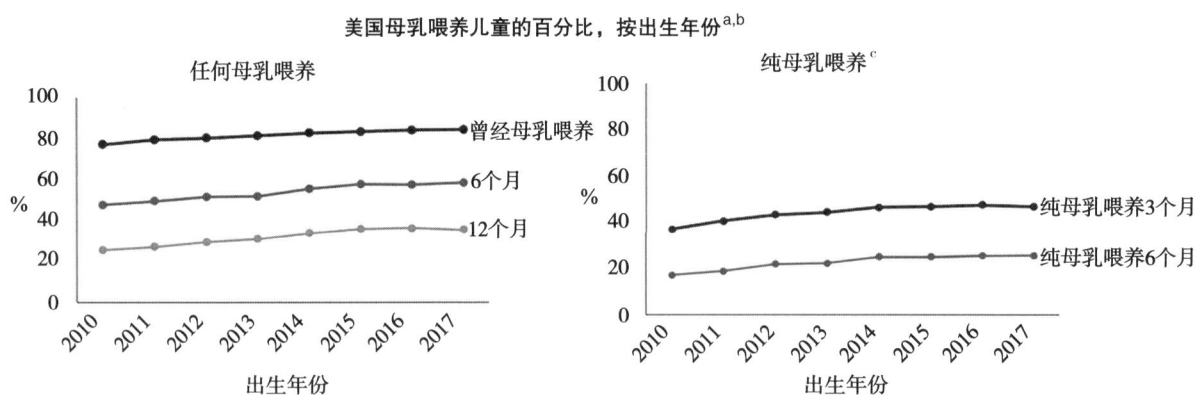

美国母乳喂养儿童的百分比,按出生年份[a,b]

图 10.2　美国母乳喂养儿童。(Adapted from CDC National Immunization Survey.[2020].*Breastfeeding among U.S. children born 2010-2017.* Centers for Disease Control and Prevention. Retrieved February 19, 2021.

[a] 2010 年至 2015 年的出生数据基于固定电话和移动电话抽样,而 2016 年及以后的出生数据仅基于移动电话抽样。查看调查方法的详细信息和 2010 年之前数据的数据、趋势和地图。

[b] 全美国母乳喂养估计中不包括美国准州的数据,以便与制定 2020 年健康人母乳喂养目标的分析方法一致。

[c] 纯母乳喂养的定义为只喂母乳——不含固体、水或其他液体。

🌐 文化思考

美国母乳喂养趋势

提高母乳喂养率仍然是一项国家和国际的健康目标。在美国,5 个婴儿中有 4 个(84.1%)开始母乳喂养。但是,1 岁前母乳喂养率和 6 个月前纯母乳喂养率仍未达到国家目标(见下图和表)。母乳喂养在社会经济和教育水平较高且 30 岁以上女性中最为常见。西部各州和已婚妇女的母乳喂养率较高[1,2]。

6个月纯母乳喂养的婴儿百分比[a,b,c]

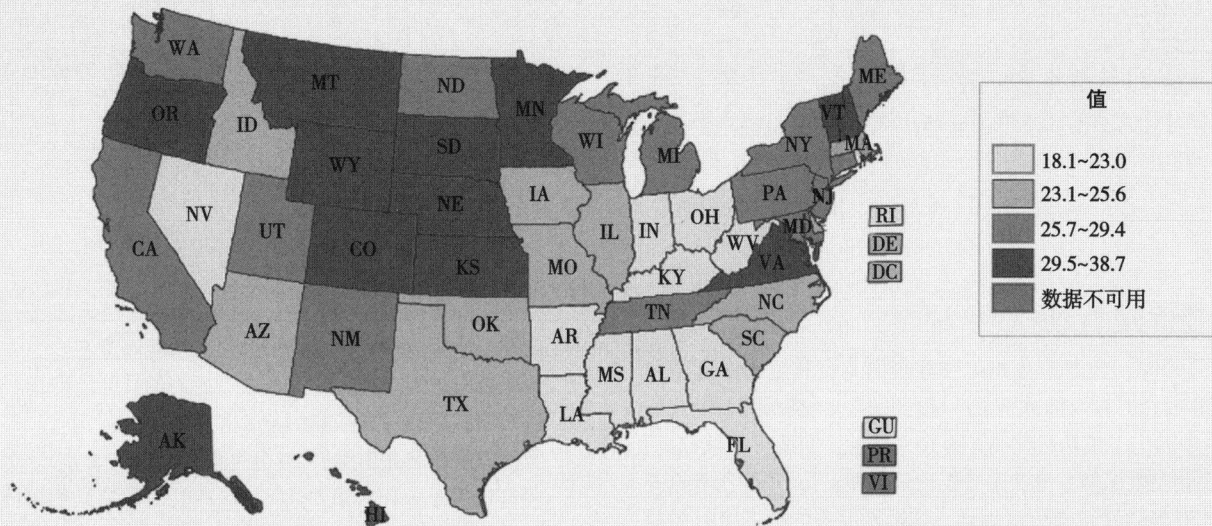

值

☐	18.1~23.0
☐	23.1~25.6
☐	25.7~29.4
☐	29.5~38.7
☐	数据不可用

Percent of infants exclusively breastfed through 6 months, 2017. (National Center for Chronic Disease Prevention and Health Promotion, Division of Nutrition, Physical Activity, and Obesity. [2021]. *Data, trends and maps.* Centers for Disease Control and Prevention. Retrieved February 19, 2021.

[a] 纯母乳喂养的定义为只喂母乳——不含固体、水或其他液体。

[b] 2008 年出生的母乳喂养率基于全国免疫调查的固定电话抽样框架样本。从 2009 年开始,出生率基于全国免疫调查的双帧采样,包括通过固定电话或移动电话调查的受访者。

[c] 趋势图仅包括基于双帧样本的母乳喂养率,该样本包括通过固定电话或移动电话调查的受访者。

美国母乳喂养率[3]		美国母乳喂养率	
母亲特征	纯母乳喂养 6 个月百分比	母亲特征	纯母乳喂养 6 个月百分比
合计	25.6	教育程度	
婴儿出生时母亲年龄		高中以下	17.1
≤20 岁	18.7	高中毕业	21.5
20~29 岁	24.2	职业技术学院/学校	23.3
≥30 岁	26.5	大学毕业	32.8
种族		贫困收入比率[d]	
非西班牙裔亚洲人	26.8	<100%	
非西班牙裔黑人	21.2	100%~199%	
西班牙裔	21.5	200%~399%	
两个或多个种族	26.6	400%~599%	
非西班牙裔白人	28.7	≥600%	

作为医疗保健提供者,一定要注意到给予母乳喂养和继续母乳喂养的障碍,以便在适当时间(即分娩前)提供教育和替代方案。美国儿科学会指出了以下潜在障碍:

- 关于母乳喂养的产前教育不足
- 破坏性的医院政策和做法
- 不适当地中断母乳喂养
- 提前出院
- 缺乏及时的常规随访和产后家庭健康访问
- 产妇就业(特别是在缺乏支持母乳喂养的工作场所)
- 缺乏家庭和广泛的社会支持
- 媒体将奶瓶喂养视为常态
- 通过分发含有母乳代用品的出院包,对婴儿配方奶粉进行商业推广

- 免费或打折优惠券
- 关于母乳喂养禁忌证的错误信息
- 缺乏卫生保健专业人员的指导和鼓励

参考文献

1. National Center for Chronic Disease Prevention and Health Promotion, Division of Nutrition, Physical Activity, and Obesity. (2021). *Data, trends and maps*. Centers for Disease Control and Prevention. Retrieved February 19, 2021, from www.cdc.gov/nccdphp/dnpao/data-trends-maps/index.html.
2. National Immunization Survey. (n.d.). Rates of any and exclusive breastfeeding by sociodemographics among children born in 2017 *(percentage +/- half 95% confidence interval)*. Department of Health and Human Services, Centers for Disease Control and Prevention. Retrieved February 19, 2021, from www.cdc.gov/breastfeeding/data/nis_data/rates-any-exclusive-bf-sociodem-2017.html.
3. Gartner, L. M., et al. (2005). Breastfeeding and the use of human milk. *Pediatrics, 115*(2), 496–506.

d 贫困收入比率是自我报告的家庭收入与联邦贫困阈值的比较,与家庭人数有关。

爱婴医院行动

1991 年,世界卫生组织和联合国儿童基金会发起了爱婴医院行动,在全球范围推广母乳喂养。爱婴医院行动在框 10.3 中列出了成功母乳喂养的 10 个步骤。只要可以从家庭、社区和卫生保健系统获得必要的信息和支持,几乎所有选择母乳喂养的女性都可以做到。纯母乳喂养的营养良好的母亲,可为婴儿提供充足的营养以及其他有益成分(如免疫球蛋白、益生元)。

"一步法":一种使用 75g 口服葡萄糖耐量试验诊断糖尿病的方法。测定患者空腹血糖水平,之后患者饮用含有 75g 葡萄糖的溶液,在饮用后 1 小时和 2 小时再次测量血糖。诊断标准基于每次测定的血糖水平。

"两步法":在非空腹病人中使用口服葡萄糖耐量试验两步法诊断糖尿病的方法。第 1 步:患者饮用 50g 葡萄糖溶液,1 小时后测量血糖。如果患者血糖水平≥140g/dl,则需进行第 2 步,即空腹 100g 葡萄糖耐量试验。

纯母乳喂养:仅用母乳喂养婴儿,除必要的药物或维生素/矿物质补充剂外,不添加任何其他液体或固体食物。

框 10.3　成功母乳喂养的 10 个步骤

1. 定期给所有医护人员培训书面母乳喂养政策。
2. 对所有医护人员进行实施本政策所需的技能培训。
3. 告知所有孕妇母乳喂养的益处和管理。
4. 帮助母亲在婴儿出生后 30 分钟内开始母乳喂养。
5. 向母亲展示如何母乳喂养和维持哺乳,即使她们可能与婴儿分离。
6. 未经医学鉴定,不得给新生儿提供母乳以外的食物或饮料。
7. 练习同室:让母亲和婴儿每天 24 小时在一起。
8. 鼓励按需母乳喂养。
9. 不要给母乳喂养的婴儿使用人工奶嘴或安抚奶嘴。
10. 促进建立母乳喂养支持小组,并在母亲从医院或诊所出院时将其转介给这些小组。

From the United Nations Children's Fund. (n.d.). *The baby-friendly hospital initiative*. World Health Organization. Retrieved April 12, 2019.

哺乳的生理过程

乳腺和激素

女性乳房是高度特化的分泌器官(图 10.3)。在整个妊娠期间,乳腺都在为哺乳做准备。除了合成其他化合物外,乳腺还能从母体血液中提取某些营养物质,从而使母乳营养更全面。

分娩后,**催乳素和催产素**这两种激素分别刺激乳汁的产生和分泌。婴儿哺乳时对乳头的刺激向母亲的大脑发送神经信号(图 10.4),这种神经信号会导致催乳素和催产素的释放。泌乳是乳汁从上部产乳细胞下移到乳头以供婴儿哺乳的过程。

供给和需求

乳汁的产生是一个供需过程。婴儿每次进食时,乳腺都会受到刺激产生乳汁。因此,从乳房排出的乳汁越多(在母乳喂养或抽吸期间),母亲产生的乳汁就越多,从而能够始终满足婴儿需求。由于这种供需生产,多胞胎(例如双胞胎、三胞胎)的母亲能够在额外刺激下产生更多乳汁。母乳供应量的增加常常并非立竿见影,因此一些母亲常常求助于母乳补充剂。特别是在产后早期,母乳补充剂的使用会扰乱乳汁产生的供需过程,导致母乳喂养提前停止[74,75]。一些多胞胎的母亲选择将母乳吸出,然后用奶瓶给婴儿喂奶,这样家庭中的其他成员可以帮助喂奶。

构成成分

随着婴儿的成长,母乳的成分会发生变化,以满足婴儿成长过程中的特殊需求。初乳是从妊娠晚期到出生后最初

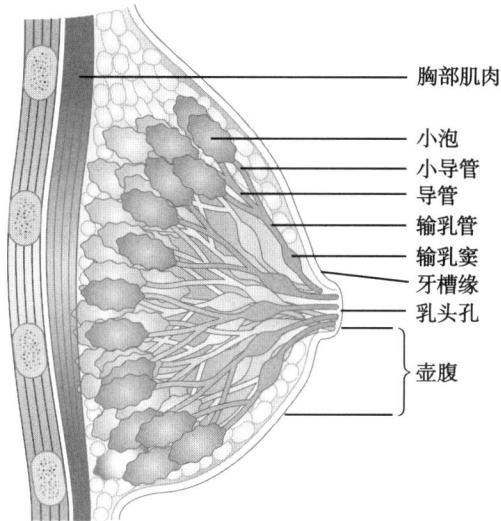

图 10.3 乳房解剖。(Reprinted from Mahan, L. K., & Escott-Stump, S. [2008]. *Krause's food & nutrition therapy* [12th ed.]. Philadelphia: Saunders.)

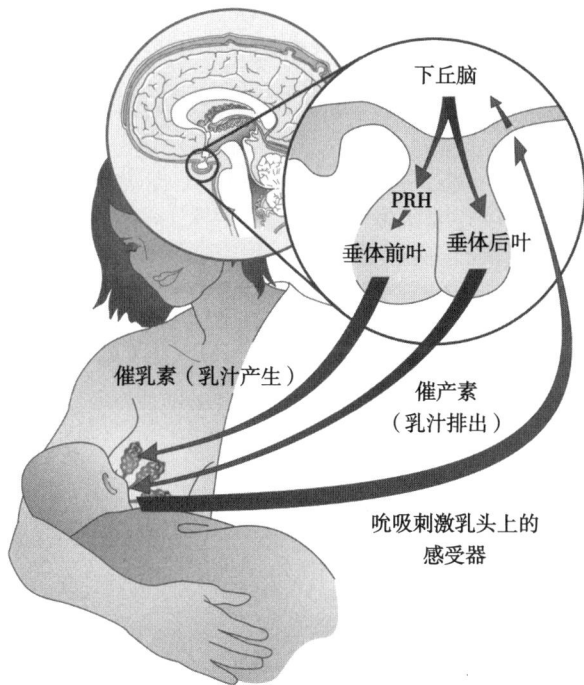

图 10.4 哺乳生理学和射乳反射。PRH, 催乳素释放激素。(Reprinted from Mahan, L. K., & Escott-Stump, S. [2012]. *Krause's food & nutrition therapy* [13th ed.]. Philadelphia: Saunders.)

几天产生的第一批乳汁, 是富含抗体的淡黄色液体, 可使婴儿获得第一次免疫增强, 它还作为泻药帮助清除婴儿的胎粪(第一次排便)。由于初乳看起来不像乳汁, 母亲可能不知道初乳的重要性。因此, 让母亲相信初乳是新生儿的完美食物, 并经常进行哺乳非常重要。成熟乳会在分娩后几天内泌出, 但肥胖、使用分娩镇痛药物或剖宫产的女性来说, 可能会推迟到产后 72 小时以上[76,77]。

"前乳""中乳"和"后乳"反映了整个哺乳过程中乳成

分的变化。前乳的乳糖含量高, 脂肪含量低。因短而频繁的哺乳而产生过多的前乳, 导致乳汁供过于求, 会导致婴儿胃肠道不适, 出现类似胃食管反流的症状[78]。随着乳房排空, 乳汁中的脂肪变得更加集中。因此, 后乳是必需脂肪酸的良好来源。由表 10.5 可见, 成熟母乳的成分与牛奶的成分大不相同。由于牛奶中含有较高的蛋白质和电解质, 因此 1 岁以下婴儿不宜食用。

并发症

虽然母乳喂养是一个自然的生理过程, 但也存在并发症。一些女性存在母乳喂养困难, 导致母乳喂养停止。文献报道了母乳喂养的几个障碍。除了文化背景栏中"美国母乳喂养趋势"中讨论的以外, 过度哺乳、产后因素(如剖宫产)和医疗保健提供者的认知、态度和信念也是早期母乳喂养停止的原因[79-80]。

婴儿衔乳不当也可导致生理性的并发症, 包括乳头疼痛或破裂、导管堵塞和充血, 训练有素的哺乳顾问可以帮助处

表 10.5 母乳与牛奶的营养成分对比[a]

营养物质	母乳		牛奶
	初乳	成熟乳	全脂
能量/kcal	55	73	63
蛋白质/g	2.0	1.07	3.25
碳水化合物[b]/g	7.4	7.2	4.95
脂肪/g	2.9	4.56	3.35
脂溶性维生素			
维生素 A/IU	296	221	167
维生素 D/IU	—	3	53[c]
维生素 E/mg	0.8	0.08	0.07
维生素 K/μg	—	0.3	0.3
水溶性维生素			
硫胺/mg	0.02	0.015	0.05
核黄/mg	0.029	0.037	0.17
烟酸/mg	0.075	0.18	0.09
维生素 C/mg	6	5.2	0
叶酸/μg	0.05	5	5
矿物质			
钙/mg	31	33	116
磷/mg	14	15	87
铁/mg	0.09	0.03	0.03
锌/mg	0.5	0.18	0.38
镁/mg	4.2	3	10
钠/mg	48	18	44
钾/mg	74	53	136

[a] 每 100ml。
[b] 乳糖。
[c] 强化牛奶。

理这些问题。多数情况下,通过产前母乳喂养教育、家庭和同伴支持,母亲可以避免并发症并成功母乳喂养[81]。深入了解哺乳生理学和成功母乳喂养的社会心理影响因素对有效支持哺乳母亲至关重要。

营养和生活方式需求

建议母亲在妊娠期的基本膳食一直持续至哺乳期。母亲/准母亲的每日饮食计划应考虑到母亲的年龄、身高、体重、体力活动水平,婴儿年龄以及母亲产奶量,以提供个性化建议。同时,通过易于操作的互动网站为母亲提供菜单规划方面的帮助。

膳食

能量和营养素　泌乳过程和母乳本身都需要能量,而妊娠期间储存在母体内的多余脂肪将满足额外的能量需求。在哺乳期的前6个月,推荐的能量供给量较非妊娠、非哺乳期女性增加330kcal/d能量(加母体储存的170kcal/d),哺乳期第7~12个月,增加400kcal/d能量。哺乳期女性蛋白质需求量超过女性平均需求量(46g/d)25g/d,共71g/d(约每天1.1g/kg体重)[6]。

表10.1提供了可满足孕妇和乳母营养需求的核心食物计划举例。当我们想到从一颗受精卵到发育为一个3.4kg体重的新生儿所需能量,能量摄入作为健康妊娠的关键部分便不足为奇了。同样,通过纯母乳喂养为婴儿提供充足营养,使其在约5个月内体重增加1倍,需要母亲通过饮食和身体储存的脂肪来提供大量能量和营养。

液体　由于母乳是液体,母乳喂养的母亲需要充足的液体来产生足够的乳汁,因此,每天液体摄入量应为3L。水和其他液体来源,如果汁、牛奶和汤是产奶所必需的液体。另外,含酒精和咖啡因的饮料应该被限制或在某些时间被限制(如喂养之后),因为这些物质会进入母乳。

生活方式

除了增加整体饮食和液体摄入量外,哺乳期母亲还需要休息、适度运动和放松。由于母乳产生和泌乳反射受激素控制,因此消极的环境和心理因素可能导致过早停止母乳喂养[80],这些因素称为催乳素抑制剂,包括压力、疲劳、医疗并发症、缺乏支持、自我效能低下和母乳喂养不规律。**哺乳专家**可以帮助哺乳期母亲了解新的家庭状况,并制订满足个人需求的计划。

喂养方式的远期影响

使用母乳替代品的风险

医学专家一致认为母乳是婴儿的标准食物,其他喂养方式对婴儿存在风险。几十年来,有关文献介绍了许多"母乳喂养的益处"。美国儿科学会认为,母乳喂养的多种益处只是婴儿喂养的正常体验,母乳喂养不是可供选择的生活方式,而是公共卫生问题[70]。

母乳喂养的优点

母乳喂养的许多生理和实际益处为母亲和婴儿提供了有利的健康结局。因此,未达最佳标准的母乳喂养,包括不进行母乳喂养、部分母乳喂养或短期母乳喂养,也与婴儿和母亲的几种健康风险有关(框10.4)。

母乳喂养婴儿的许多积极结局与感染和疾病风险降低有关[82]。母乳传递给婴儿的抗体对其免疫系统有重大贡献,这是许多疾病和感染风险降低的原因。此外,研究表明,与配方奶喂养的婴儿相比,母乳喂养的婴儿认知能力更高,尽管环境不同,母乳喂养持续时间与儿童智商之间依然呈现正相关[82]。

母亲也从中得到许多健康益处。对于母亲而言,母乳喂养的显著优点是减少产后出血,更早恢复孕前体重,降低乳腺癌、卵巢癌和骨质疏松症的风险[83]。

哺乳专家:在母乳喂养和人类哺乳方面具有专业知识和临床经验的卫生保健专业人员,也称为哺乳顾问。

框10.4　未达最佳标准母乳喂养的相关风险(不进行、部分或短期母乳喂养)

婴幼儿
- 急性中耳炎
- 非特异性胃肠道感染
- 上下呼吸道感染
- 婴儿猝死综合征
- 坏死性小肠结肠炎(早产儿、低出生体重儿)

需要进一步研究的关系:
- 过敏
- 认知发育
- 后期超重/肥胖
- 特应性皮炎
- 自身免疫性疾病(1型糖尿病、乳糜泻)
- 超重相关的合并症

母亲
- 产后出血
- 产后抑郁
- 延迟排卵

需要进一步研究的关系:
- 高血压
- 产后体重状况
- 亲子关系
- 绝经前后乳腺癌
- 绝经后卵巢癌
- 超重相关的合并症

From Lessen, R., & Kavanagh, K. (2015). Position of the Academy of Nutrition and Dietetics: Promoting and supporting breastfeeding. *J Acad Nutr Diet*, 115(3), 444-449.

其他资源

美国营养与饮食学会和美国儿科学会鼓励并大力支持所有有能力的母亲在前 12 个月进行母乳喂养,此后根据需求可以继续进行[70,83]。美国儿科学会在其网站为公众提供母乳喂养的最新信息。关于这一主题的其他大量资源可在世界卫生组织获得。

章节回顾

总结

- 妊娠涉及 3 个不同而又统一的生物实体间基本的相互作用:母体、胎盘和胎儿。母体的需求也反映胎盘和胎儿不断增加的营养需求。
- 孕期最佳增重取决于孕妇正常营养状况和体重,对于孕前体重正常的女性,增重目标为 11.34~15.88kg。妊娠期适宜的体重增长对于支持胎儿快速生长非常重要。然而,整体饮食质量和体重增长数量同等重要。
- 妊娠期常见问题包括与激素适应有关的恶心和呕吐,以及因子宫增大而引起的便秘、痔疮或胃灼热。这些问题通常不需要药物治疗,通过简单且通常暂时的饮食改变即可缓解。
- 不寻常或不规律的饮食习惯、年龄、胎次、增重不足和社会经济地位低下是导致孕妇出现并发症的相关因素。

产前护理的最终目标是健康婴儿和能够母乳喂养的健康母亲。母乳提供了非常适合婴儿最佳生长发育的必需营养物质,是最适合婴儿的食物。

复习题

答案见附录 A。

1. _____是有助于妊娠期增加营养需求的完全蛋白质来源。
   a. 牛奶和豆浆
   b. 烤豆或青豆
   c. 橙汁和柚子汁
   d. 全谷物麦片和全谷物面包

2. 整个妊娠期中,建议_____每天增加 340kcal 能量。
   a. 妊娠中期
   b. 妊娠晚期
   c. 妊娠早期和中期
   d. 妊娠中期和晚期

3. 建议育龄妇女摄入足量叶酸以降低_____的风险。
   a. 2 型糖尿病
   b. 妊娠剧吐
   c. 妊娠期神经管畸形
   d. 胎儿骨生长期间钙和磷吸收不良

4. 母乳喂养的好处包括:_____。
   a. 母亲的时间安排更加灵活
   b. 增强婴儿的免疫系统
   c. 使婴儿智商降低
   d. 降低母亲能量需求

5. 妊娠糖尿病在患_____的孕妇中更为常见。
   a. 贫血
   b. 呕吐
   c. 肥胖
   d. 高血压

案例分析题

答案见附录 A。

女性,30 岁,妊娠 21 周。主诉疲劳,皮肤苍白,和两岁孩子在公园时有想吃土的冲动。早餐时会补充产前维生素和铁元素,早餐通常为燕麦片或加杏仁黄油的吐司和水果。患者吃素。当了解到关于妊娠期缺铁性贫血的危害,开始担忧自己的铁含量。

1. 下列可能增加患者缺铁性贫血风险的因素有_____。
   a. 孕期铁需求增加
   b. 吃素
   c. 随餐服用补充剂
   d. 服用产前维生素
   e. 以补充剂形式摄入铁
   f. 平衡摄入植物性和动物性食物

2. 从选项列表中选择下列语句中最可能缺少的信息选项。

虽然孕妇饮食中含有植物来源铁,但与动物来源相比,其铁_____较低。随餐服用补充剂也可能导致患者体内_____相互作用。

选项	
数量	药物-营养素
消化率	过敏性
生物利用度	药物-药物

3. 从选项列表中选择下列语句中最可能缺少的信息选项。

患者食用的高纤维食物含有_____,可与铁等矿物质结合,从而使矿物质_____被吸收。

选项	
氨基酸	植酸
抗坏血酸	容易
必需脂肪酸	不能

4. 下列方法,可以帮助孕妇提高铁水平的在"有效"下画×,不能改善患者铁水平的在"无效"下画×。

方法	有效	无效
摄入更多植物蛋白质		
摄入强化谷物		
摄入更多动物蛋白质		
使用铁补充剂的同时食用少量食物		
同时使用铁和钙补充剂		
使用补充剂的同时食用		
低植酸食物		

5. 请选出下列选项中所有富含铁的食物。

a. 早餐麦片

b. 橙汁

c. 意大利面

d. 面包

e. 米饭

f. 菠菜

g. 牛肉

（梁明玥 译,李素云 审校）

第 11 章
婴儿期、儿童期和青少年期的营养

内容提要
- 每个儿童的正常成长在相对广泛的测量范围内有所不同。
- 人的生长发育需要营养和社会心理的支持。
- 虽然基本营养需求随每个生长时期的变化而变化,但不同饮食模式和习惯提供了正常生长发育所需的能量和营养。

在任何一种文化中,食物都滋养每个成长中的婴儿、儿童和青少年的身体和情感过程。在童年这段重要岁月里,食物和饮食是心理社会发展和体格生长整个过程中不可或缺的一部分。整个过程在创造和塑造一个完整的人中起着重要作用。

本章概述了每个年龄组的营养需求和食物模式,并简要讨论了与营养有关的一些较常见的健康问题。

生长发育

生命周期生长模式

正常的人类生命周期遵循四个总体生长阶段,每个阶段各不相同。人的营养需求更多地取决于**生理年龄**,而不是**实际年龄**。例如,如果两个婴儿昨天出生,一个早产 6 周,另一个足月出生,他们都是 1 天大,但是相对于他们的生理发育(即生理年龄)有不同的营养需求。基于生理年龄不同,营养需求的差异在关键的生长时期、婴儿期和青春期前后的生长突增时期最为重要。

婴儿

出生后的第一年生长速度较快,整个生命周期的最快的生长速度发生在出生后的前 6 个月。大多数婴儿在 6 月龄时体重是出生体重的 2 倍及以上,到 12~15 个月龄体重是出生体重的 3 倍。婴儿身长的增长速度没有体重增长速度快,通常,1 岁的身长是出生身长的 1.5 倍,到 4 岁时是出生身长的 2 倍。

儿童

在婴儿期和青少年期之间,儿童期的生长速度变慢且不规律。生长缓慢增长期间,儿童的食欲和进食量相应地增加。食欲通常在阶段性平稳期逐渐减少。当父母认识到儿童潜伏期正常成长模式的潮起潮落,他们可以放松并享受这段时间。相反,如果父母不知道或缺乏经验,这种正常的生长和食欲变化会导致父母与孩子之间的压力和食物争斗。

青少年

青春期是第二个快速生长阶段,一直持续到成年。生长激素和性激素水平上升。这给青少年带来了身体的多种变化,且往往是巨大的身体变化。在此期间,长骨快速生长,性特征发育,脂肪和肌肉量显著增加。

成年

随着身体的成熟,一个正常生命周期的最后阶段到来了。在成年期身体生长停滞,然后在老年期逐渐下降。然而,精神和社会心理发展持续一生。

儿童生长测量

个人生长速度

儿童的生长速度差异较大。因此,给父母最好的建议是认识到孩子是独立的个体。即使一个孩子的生长速度不同于另一个孩子,但他的生长也可能是足够的。对儿童生长的评估包括身体发育以及心理、情感、社会和文化的成长。

> **生理年龄**:指身体相对于生理和成熟发育标准的年龄。
>
> **实际年龄**:指一个人存活的时间。

身体发育测量

生长图表 生长图表为测量婴儿、儿童和青少年的身高和体重增长模式以及婴儿的头围提供了一种评估工具,例如由世界卫生组织(World Health Organization,WHO)和疾病预防控制中心(Centers for Disease Control and Prevention,CDC)开发的图表。这些图表的数据来源于代表全国人口的大量营养状况良好的儿童。这些图表可作为指南,用来评估单个儿童身体生长模式与健康儿童标准生长曲线的关系。

目前建议临床医生对 0~2 岁的儿童使用 WHO 生长图表,对 2 岁以上儿童使用 CDC 生长图表[1]。结合使用 WHO和 CDC 生长图表,操作者可以绘制出 0~20 岁的身高(或身长)、体重和头围的生长模式。2 岁至成年的儿童可连续使用年龄别 BMI 图表(body mass index,BMI)。儿童时期的 BMI 是成人 BMI 的一个指示信号,可以早期识别肥胖风险。

使用生长图表来识别孩子的"高"或"矮"是不合适的。相反,生长图表是一种持续评估儿童生长速度的方法。将人体测量结果绘制成人口百分位数,可允许儿童和人口进行比较。例如,如果一个孩子的年龄别身高在第 70 百分位数,那

么有 29% 同年龄同性别的孩子更高,70% 的孩子更矮。在营养充足且没有疾病的情况下,这个孩子应该继续沿着第 70 百分位数曲线生长。

男孩和女孩有专门的生长图表。图 11.1 展示了两个增

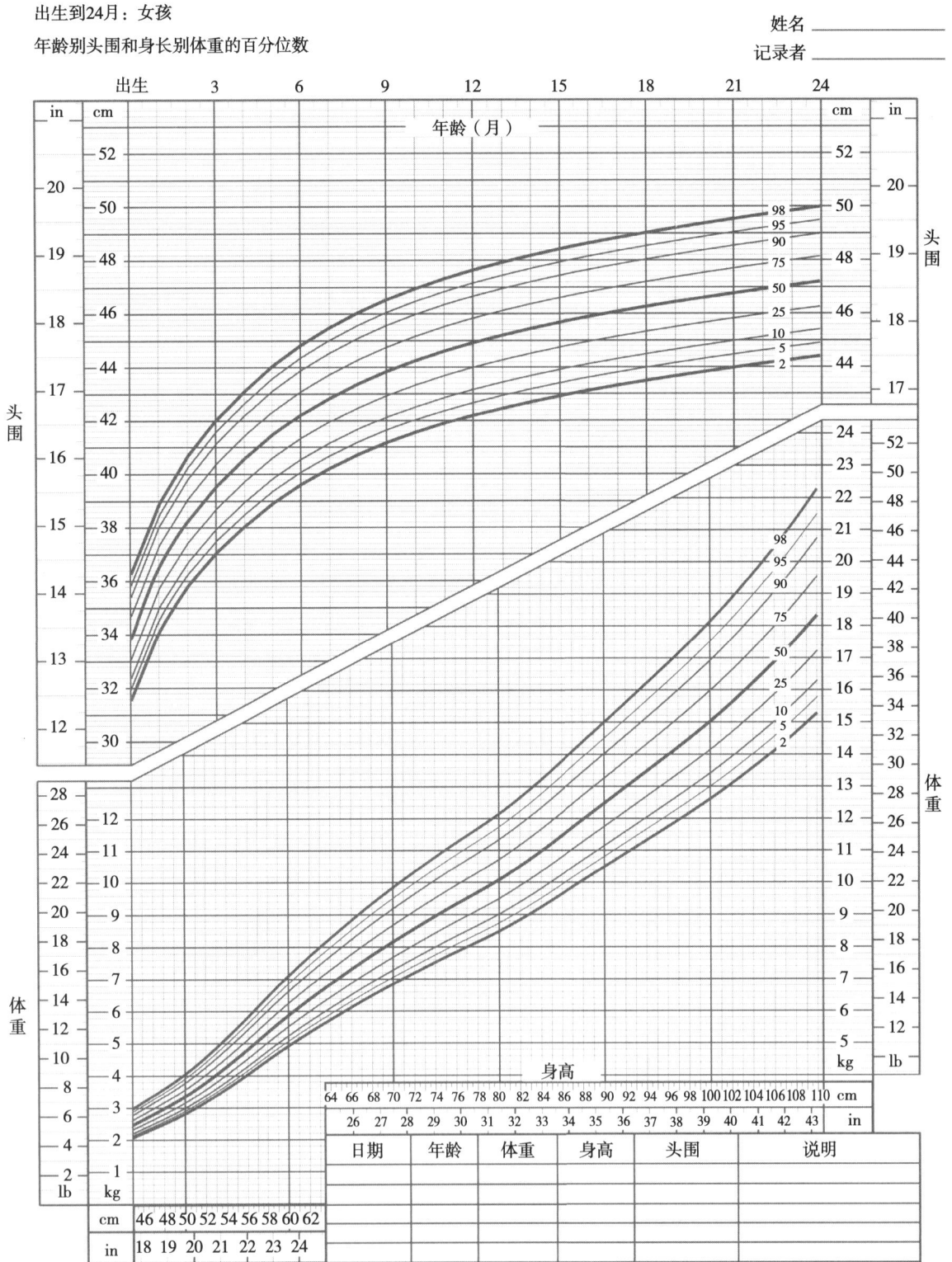

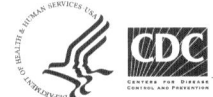

出生到24月:女孩
年龄别头围和身长别体重的百分位数

姓名 _____
记录者 _____

Published by the Centers for Disease Control and Prevention, November 1, 2009
SOURCE: WHO Child Growth Standards

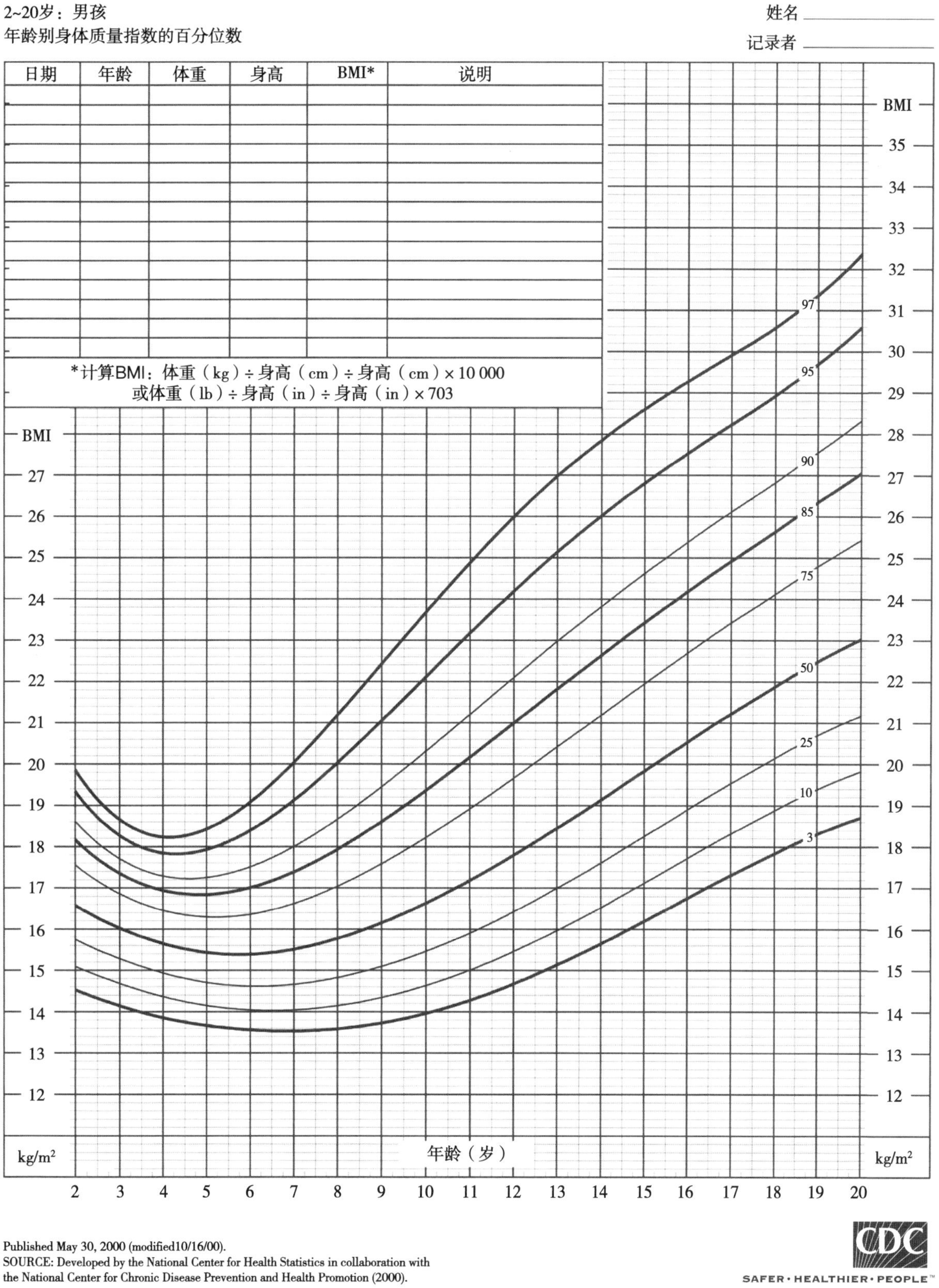

图 11.1　疾病预防中心（CDC）和世界卫生组织（WHO）生长图表示例。（Courtesy National Center for Health Statistics，National Center for Chronic Disease Prevention and Health Promotion，Hyattsville，MD.）

长图示例。为了准确评估儿童的生长发育,需做到以下3点:①合适的生长图表(女孩或男孩,适当的年龄组,WHO或CDC);②准确的测量;③准确计算孩子年龄。测量中的小错误很容易导致对孩子生长模式的误报。请参阅临床应用框"生长图表的使用和解释",了解如何准确使用和解释标准图表的步骤说明。

⌂ **临床应用**

生长图表的使用和解释

目的

本指南指导卫生保健人员如何使用并解释疾病预防控制中心(CDC)和世界卫生组织(WHO)的生长图表。卫生保健人员可以通过这些图表评估婴儿、儿童和青少年的生长情况,并将其与基于所有年龄和种族的儿童的具有全国代表性参考数据进行比较。

在常规筛查中,卫生保健人员通过体重、身高或身长和头围来评估儿童的身体发育情况。如果绘制正确,一系列测量结果可提供有关儿童生长模式和可能的存在营养风险等重要信息。在进行健康和营养评估时,还应考虑起作用因素,例如父母身高和是否存在急性或慢性疾病。

第一步:准确的称重与测量

当给孩子称重和测量时,要遵循准确测量的程序,并使用维护良好的设备。

第二步:选择合适的生长图表

根据孩子的年龄和性别选择合适的生长图表:

- 对于0~2岁的婴幼儿使用WHO生长标准监测其生长情况。
- 对于≥2岁的儿童使用CDC生长曲线图。

第三步:记录数据

首先,记录初次访问时获得的可能影响生长因素的信息。

- 孩子的姓名和编号。
- 父母的身高。
- 孩子的孕周和出生日期。
- 孩子的出生体重、身长和头围。
- 登记任何值得注意的信息(例如,母乳喂养,疾病,未知的人体测量学的亲生父母)。记录当前访问期间获得的信息。
- 登记日期。
- 孩子的年龄。
- (如果合适的话)测量后立即记录孩子的体重、身高和头围。
- 记录任何与测量相关的信息(例如,孩子在测量时不配合)。

第四步:计算身体质量指数

使用体重和身高测量值计算身体质量指数(body mass index,BMI)(见下文)。年龄别BMI图表将一个孩子体重与身高的比例与同年龄同性别的儿童进行比较。

- 确定BMI,计算方法如下:

$$BMI=体重(kg)/身高(m^2)$$

体重和身高测量值需转换为十进制值。

例如:16.896 3kg=16.9kg;1.054 1m=1.05m。

BMI数值保留到小数点后一位(例如,15.204=15.2)。

第五步:绘制测量图

在合适的生长图上,绘制当前记录的测量值。

- 在横轴上找到孩子的年龄。当为长度绘制权重图时,在水平轴上找到相应长度。使用直尺或直角尺从该点向上画一条垂直线。
- 在纵轴上找到合适的测量值(如体重、身长、身高、头围或BMI)。用直尺或直角尺画一条横过该点的水平线,直到它与垂线相交。
- 在两线相交的地方画一个小点。

第六步:解释绘制的测量结果

- 生长图表上的曲线显示了选定的百分位数,表明了孩子的测量等级。例如,在年龄别BMI第95百分位上绘制点,这意味着在同年龄同性别的参考人群中有5%的儿童BMI较高,而94%的儿童BMI较低。

1. 确定百分位数等级。

2. 确定百分位数等级可预示是否存在营养风险。营养或整体健康问题的临界值位于第2和第98百分位数。涉及体重(年龄别BMI、身长/身高别体重和年龄别体重)的测量值≥第85百分位数且≤第97百分位数表明存在营养风险,需进行监测。

3. 将现在的百分位数与之前的百分位数进行比较,以确定孩子的生长模式是否有重大变化以及是否需要进一步评估。

WHO建议对第2百分位数和第98百分数以外的儿童进行筛查,以发现潜在的健康或营养相关问题。根据这些参数,分类如下:

- 低身长别体重:身长别体重<第2百分位数的婴儿和儿童。
- 身材矮小:年龄别身长<第2百分位数的婴儿和儿童。
- 高身长别体重:身长别体重>第98百分位数的婴儿和儿童。
- 年龄别BMI高于第85百分位数的儿童和青少年成年后有超重的风险。儿童的年龄别BMI第95百分位数与成人的BMI值30kg/m²相关,这提示着肥胖。由于年龄别BMI图表与成人BMI指数相关,因此这些图表是评估与肥胖相关的慢性疾病风险的有用工具。

有关生长图表的使用和解释的更多信息,请参阅:世界卫生组织生长图表培训。

From World Health Organization.(2008). Training course on child growth assessment. Geneva:WHO.

有特殊健康需要儿童的生长图表　特殊的生长图表适用于影响标准儿童生长的几种情况。例如包括低或极低出生体重儿、软骨发育不全、唐氏综合征、脆性 X 综合征、Prader-Willi 综合征、镰状细胞病和痉挛性四肢瘫痪。特殊的生长图表是通过收集特定疾病儿童的人体测量数据，并利用这些信息设计出反映预期生长模式的图表。虽然用于创建这种特殊图表的数据量比用于建立标准的 CDC 图表要少得多，但这些图表通常仍更适合用于有特殊健康需求的儿童。例如，患有唐氏综合征的儿童通常比同龄儿童的身材矮小。如果将他们绘制在 CDC 生长图表上，那将表明他们的身高低于平均水平。如果将他们绘制在唐氏综合征儿童的专门图表上，那可以将他们的身高与其他有相同条件的同龄唐氏综合征儿童进行比较并预测生长模式。并非所有有特殊健康需求的儿童都有特殊的生长图表。

心理社会发展

有各种各样的评估可用来衡量精神、情感、社会和文化方面的生长发展。食物与心理社会发展和身体生长密切相关。作为亲密的个人和社会关系的一部分，成长中的孩子应该学习食物态度和习惯。这种关系在生命的早期就开始了。

生长的营养需求

生长需要充足的宏量营养素和微量营养素供应。食物的摄入量必须满足日常生活和身体活动的需要，同时也提供额外的营养来构建骨骼，供应组织和器官，并增加血液供应以适应生长。

能量需求

在婴儿期和儿童期的能量需求相对较大，常用每天每千克热卡（kcal/kg/d）来衡量。在生命的前 3 年，儿童需要 80~120kcal/kg/d 的能量来支持快速生长[2]。尽管早产儿的确切能量需求变化很大且没有明确定义，但估计的能量需求在 110~135kcal/kg/d[3]。在这些巨大的能量需求的背景下，成年人通常需要 30~40kcal/kg/d。

膳食参考摄入量（见附录 B）提出了不同年龄能量和蛋白质需求的一般建议。然而，具体的个体需求会随着生物年龄和身体状况而变化。以 5 岁儿童为例，其平均每日能量消耗总量分布如下：

- 基础代谢：50%
- 身体活动：25%
- 组织生长：12%
- 粪便流失：8%
- 食物热效应：5%

然而，一些孩子比其他孩子更活跃，因此每天的能量消耗更高。同样，与未经历生长突增的儿童相比，正在经历生长突增的儿童需要更高的能量来支持组织生长和更高的基础代谢。

碳水化合物是机体首选的能量来源。充足的碳水化合物能提供足够的能量，因此蛋白质可用来支持生长，而不是供能。脂肪是一种备用能量来源，能提供生长必需的脂肪酸。

脂肪需求

脂肪是一种必需营养素，可提供能量、必需脂肪酸，并有助于脂溶性维生素的吸收。婴儿需要比成人更多的脂肪来支持他们的快速生长。1~3 岁儿童可接受的宏量营养素范围（Acceptable Macronutrient Distribution Range，AMDR）是 30%~40%，而成人是 20%~35%。从 4~18 岁，脂肪需求量下降到 25%~35%[2]。

调查数据显示，儿童获得了足够的膳食脂肪，但这些脂肪不一定是正确的必需脂肪类型[4]。与妊娠和哺乳期一样，儿童和青少年的二十二碳六烯酸（docosahexaenoic acid，DHA）和二十碳五烯酸（eicosapentaenoic acid，EPA）摄入量低于推荐摄入量。只有 14% 的 7~12 岁的孩子和 50% 的 14~18 岁的孩子达到了医学研究所建议的 DHA 和 EPA 摄入量[5,6]。这可能会对认知发展和学习认知产生长期影响[5-7]。

蛋白质需求

蛋白质是构成人体基本组织的物质。它为组织生长和维持提供了必需氨基酸。随着孩子年龄的增长和生长速度的减缓，每千克体重的蛋白质需求量逐渐减少。例如，在生命的前 6 个月，婴儿的蛋白质需要量是 1.52g/kg；然而，一个成人对蛋白质的需要量只有 0.8g/kg[2]。一个健康、活跃、生长中的孩子通常会吃足够多的各种食物，以满足机体生长所需的蛋白质和能量。

水的需求

水是一种必不可少的营养物质，对生命的重要性仅次于氧气。代谢需要，特别是在快速生长期间，需要摄入足够的液体，特别是在快速生长期。婴儿每单位体重比成人需要更多的水，主要有以下 3 个原因：①水占婴儿总体重的比例较大；②婴儿身体的大部分水分都在细胞外；③与成人相比，婴儿的体表面积比例和代谢率更大。婴儿每天的饮水量一般为体重的 10%~15%，而成人每天的饮水量为体重的 2%~4%。表 11.1 概述了生长期间每日所需液体的估计量。

矿物质和维生素的需求

矿物质和维生素在组织生长和维持以及能量代谢中都具有重要作用。儿童的良好生长取决于充足的必需营养素。下面几节讨论了最常见的营养素。有关必需维生素和矿物质的更多详细信息，请参阅第 7 章和第 8 章。

钙

人体大约 99% 的钙存在于骨骼中。因此，钙是骨骼正常生长所必需的营养素。基因在很大程度上决定了成年人的峰值骨量。然而，生活方式选择贯穿着整个生命周期，包括子宫内环境（即母体饮食）占骨量峰值的 20%~40%。营养的目标是提供必需的营养物质，比如钙，实现每个人的骨量遗传潜力。在婴儿期、儿童期和青春期这些关键成长时期尤其如此[8]。

表 11.1   不同年龄每日所需液体量

年龄	液体需要量/(L/d)	
	男	女
0~6 月	0.7	0.7
7~12 月	0.8	0.8
1~3 岁	1.3	1.3
4~8 岁	1.7	1.7
9~13 岁	2.4	2.1
14~18 岁	3.3	2.3
>19 岁	3.7	2.7

Data from the Food and Nutrition Board. (2004). Dietary Reference Intakes for water, potassium, sodium, chloride, and sulfate. Institute of Medicine. Washington, DC: National Academies Press.

在短暂的青春期,大约有 40% 的成人骨密度峰值沉积,其中 25% 发生在青春期前 2 年[9]。良好的骨密度的发展需要膳食提供充足的钙、磷、维生素 D、蛋白质和其他几种营养素。乳制品提供所有这些营养素,是儿童钙的主要来源。一项研究发现,与食用富含土豆、大米和蔬菜或富含精制谷物、固体脂肪和添加糖的饮食的儿童相比,食用富含乳制品和全谷物的儿童有较高的骨密度[10]。目前,美国儿童乳制品摄入量低于《美国居民膳食指南(2020—2025)》的建议值[11,12]。

遗憾的是,大多数儿童和青少年缺乏形成强壮骨骼所需的钙。调查数据显示,2~19 岁儿童钙的摄入量平均为 979mg/d,低于 9~13 岁儿童的推荐膳食营养素供给量(Recommended Daily Allowance, RDA)1 300mg/d[4]。那些不食用奶制品的人比食用奶制品的同龄人摄入的钙更少。尽管父母可能会为孩子补钙以达到推荐量,但一项荟萃分析发现钙补充剂对骨骼的特定区域(即股骨颈和腰椎)没有影响。然而,对总骨矿物质含量的影响很小[13]。由于数据包括钙补充剂,父母和照顾者应该首先努力通过食物实现钙的摄入量,以建立终身健康的饮食习惯。

铁

铁对血红蛋白的形成和生命早期的认知发展至关重要。与大脑快速发育相对应的时期,婴幼儿患缺铁性贫血的风险最大。此外,在妊娠期患有缺铁性贫血的孕妇,在婴儿出生时有患缺铁性贫血的风险。在大脑发育关键时期铁的缺乏与儿童长期认知表现呈负相关[14]。母乳中的铁极易吸收,能完全满足婴儿生命前 6 个月的需要[15]。此时,婴儿对铁的营养需求通常超过了纯母乳提供的铁,在大约 6 月龄时,可添加固体食物(例如,强化的谷物、蛋黄、肉类)以补充额外的铁。非母乳喂养的婴儿需要强化铁的母乳替代品。

目前,2~19 岁儿童和青少年的平均膳食铁摄入量为 13.8mg/d,超过了男性 8mg/d 和 4~8 岁儿童 10mg/d 的推荐膳食营养素供给量[11]。然而,女性青少年的铁摄入量低于建议的 15mg/d,一项研究估计,多达 15% 的幼儿缺铁[16]。妇女、婴儿和儿童食品补充计划将铁作为教育和筛选过程中的关键营养素。只有缺铁的人才应补铁。在缺铁情况下补铁

与短期和长期的不良影响有关,如腹泻、肠道菌群改变、神经退行性疾病和生长受损[17]。

维生素补充剂

在美国,大约有 32% 的儿童经常使用膳食补充剂,其中极少数是在卫生保健人员的指导下进行[18]。最常用的膳食补充剂是多种维生素/矿物质补充剂。同时,美国儿科学会(American Academy of Pediatrics, APP)认为,只有两种维生素可能需要补充,即维生素 K 和维生素 D[19]。

几乎所有在美国和加拿大出生的婴儿在出生时都会接受了 1 毫克维生素 K 的一次性预防性注射。维生素 K 对血液凝结至关重要。肠道细菌的产生是日常维生素 K 供应的主要贡献者。因为婴儿出生时没有菌群(也就是说,婴儿出生时肠道是无菌的),维生素 K 合成和储存很少,因此需要注射维生素 K。

为了防止维生素 D 缺乏,美国儿科学会建议母乳喂养的婴儿从出院开始口服维生素 D 滴剂(400IU),直到婴儿每天饮用 473ml 维生素 D 强化的牛奶或乳制品替代品[19]。在妊娠期间,维生素 D 可通过胎盘,能使胎儿获得母亲体内大约三分之二的维生素 D 浓度。婴儿出生后,母乳中维生素 D 的浓度与母亲血清水平相关。考虑到维生素 D 水平的季节性变化和维生素 D 摄入量不足的普遍性,母乳可能无法提供充足的维生素 D[20,21]。一项研究表明,母乳为婴儿提供的维生素 D 不足推荐量的 20%[20]。可以通过孕期或哺乳期补充来增加母乳中维生素 D 的含量[21,22]。然而,在达成共识之前,建议护理人员向母乳喂养的婴儿补充 400IU/d 的维生素 D。配方奶喂养的婴儿在母乳替代品中获得补充维生素 D。

与任何补充剂一样,有可能过量。可能对婴儿和儿童产生毒性。儿童摄入过量的维生素 A 和维生素 D 特别值得关注(见第 7 章)。缺乏知识或关注可能会导致长期过量摄入。家长给予他们被指导的剂量。维生素类似于药物;照顾者应该把所有的维生素补充剂(包括小熊软糖或其他糖果类型的补充剂)放在孩子够不到的地方。

婴儿期的营养需求

食物在每个发育阶段都不可或缺,包括身体生长和个人心理社会发育。

婴儿分类

婴儿的成熟度、胎龄和体重决定其分类。婴儿的营养需求和喂养方法将根据这些参数而有所不同。

成熟度

足月儿   胎龄满 37~42 周出生的婴儿。成熟的新生儿身体系统发达并且生长迅速。提供足够的营养,在前 6 个月他们将每周增重约 168 克。

早产儿   早产儿是指在胎龄 37 周之前出生的婴儿。特别护理对早产儿的对生长发育至关重要。按体重或胎龄大小可对早产儿进行进一步分类。

体重分类

尽管低出生体重可发生在足月儿和早产儿中,但更常见于早产儿。低出生体重(low birth weight,LBW)婴儿体重低于2 500g;极低出生体重(very low birth weight,VLBW)婴儿体重低于1 500g;极低出生体重(extremely low birth weight,ELBW)婴儿体重低于1 000g。出生体重越低,发生并发症和不良婴儿结局的风险就越高。

胎龄分类

这种分类与胎龄有关;因此,医学术语根据预期大小对足月和早产婴儿进行分类。分类如下:

适于胎龄儿(appropriate for gestational age,AGA)相对于婴儿的胎龄,婴儿的体重、身长和头围都在生长图表上的正常范围内(即在第10和第90百分位数之间)。

大于胎龄儿(large for gestational age,LGA)　出生体重在同年龄同性别的第90百分位数或以上,也称为巨大儿。

小于胎龄儿(Small for gestational age,SGA)　出生体重在同年龄同性别的第10百分位数或以下。这一类别包括两个子类别:

- 成比例小于胎龄儿(proportionately small for gestational age,pSGA):出生体重、身长和头围都在同年龄同性别的第10百分位数或以下。
- 不成比例小于胎龄儿(disproportionately small for gestational age,dSGA):身长和头围大小都正常,但体重在第10百分位数或以下。

关于早产儿喂养的注意事项

喂养过程是父母与婴儿之间建立联系的重要组成部分。如果婴儿早产或出现喂养并发症的情况下,有训练有素的保健专业人员可以帮助父母为孩子提供最佳的营养。

与喂养有关的生理延迟

早产儿容易受到生长受损和营养缺乏的影响。由于早产儿的身体还没有完全成形,早产儿与正常体重足月儿有以下几个不同:

1. 有较多的身体水分,较少的蛋白质和矿物质储备。
2. 有较少的皮下脂肪来维持体温。
3. 骨骼钙化程度很低。
4. 神经和肌肉发育不完全,导致吮吸反射微弱或缺失。
5. 消化、吸收和肾功能能力有限。
6. 未成熟的肝脏缺乏发达的代谢酶系统和足够的铁储存。

为了生存,这些早产儿需要特别注意他们的营养和喂养方法。

早产儿的奶含量

美国儿科学会建议早产儿和其他高危婴儿正常喂养母乳。对于不能用母乳喂养的婴儿,鼓励使用来自母乳库的母乳[19]。尽管母乳成分变化很大,但早产儿的母亲产生的乳汁中免疫因子较高,导致早产乳中的蛋白质含量较高[23]。早产儿错过了妊娠晚期的生长和营养储存。因此,为了降低败血症和坏死性小肠结肠炎的风险并提供额外的营养,美国儿科学会建议在母乳中添加**人乳强化剂**[19]。由于母乳成分是可变的,因此相关研究建议对牛奶进行个性化强化[24]。

喂奶方式

对于大多数早产儿,在适当的指导和支持下,哺乳或奶瓶喂养是可以成功的。在妊娠32~34周的婴儿获得的吮吸反射尚未发育,但仍然可以从母乳中获益。然而,母亲须愿意并且能够吸出母乳,用管子或杯子喂养婴儿。早产儿母乳喂养的母亲通常会经历母乳喂养困难和作为母亲的高压力。循证信息和敏感咨询将帮助这些母亲成功地母乳喂养婴儿[25]。

如果婴儿不能耐受通过胃肠道的肠内营养,那么就需要外周或中央静脉营养,通过血管系统直接对婴儿进行营养。然而,健康风险与婴儿的肠外营养显著相关。因此,应尽可能避免。

成熟儿喂养的内容、方式和时间

母乳

母乳是婴儿理想的第一食物,是儿科医生和注册营养师的首要推荐[19,26]。随着婴儿的生长,母乳的成分会发生变化,以适应发育中的孩子的需要,每次喂养开始和结束时母乳的脂肪含量都会发生变化(见第10章)。

新生儿的**觅食反射**,口腔的吸吮需求,以及基本的饥饿感有助于促进健康、放松的母亲进行母乳喂养(图11.2)。每次离开婴儿几个小时的母亲想要哺喂婴儿时,可以通过手动挤奶或吸奶器来完成。母乳可以储存和冷冻在密封的塑料婴儿奶瓶里,以备以后使用。母乳喂养的母亲可以通过当地的母乳喂养的社区资源,即母乳喂养联盟或专业认证的哺乳咨询师获得支持和指导。关于成功母乳喂养的更多信息,请参阅第10章。

母乳替代品

如果母亲不选择母乳喂养或不能母乳喂养,可以使用奶瓶喂养合适的母乳替代品(即婴儿配方奶粉)。研究表明,在制备婴儿配方奶粉时,产品和水的污染以及不遵守建议的安全预防措施会增加婴儿食源性疾病和烫伤的风险[27,28]。为了确保儿童的安全和健康,必须考虑到所选择的商业婴儿配方奶粉的类型、配方奶粉制备的无菌程序以及配方奶粉的用量。

选择商业婴儿配方奶粉　大多数使用母乳替代品的母亲使用的是标准的商业配方奶粉。在一些牛奶过敏或不耐受的情况下,使用大豆配方(不是豆浆)。如果婴儿对牛奶和大豆配方过敏,母亲可以给婴儿使用氨基酸配方。表11.2比较了母乳与标准配方和特殊配方的营养成分。

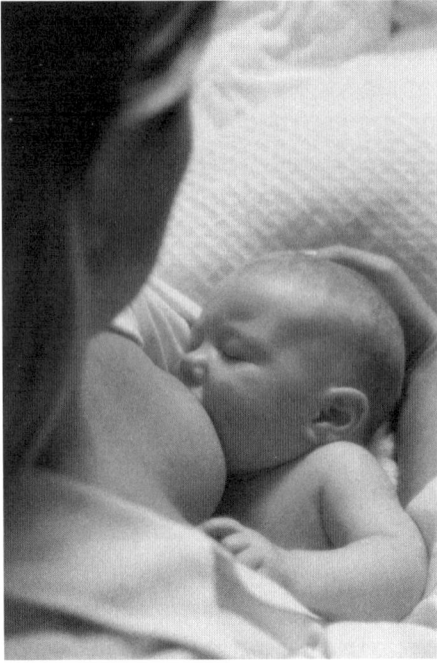

图 11.2 母乳喂养新生儿。注意,母亲避免触摸婴儿的外脸颊,以免抵消婴儿在触摸乳房时的自然吸吮反射。(Copyright JupiterImages Corp.)

配制配方奶 对于任何商业配方奶粉,制造商在将浓缩或粉状配方奶粉与水混合时,都应准确、始终如一地遵循说明,并将其冷藏直到使用。在整个过程中,严格的清洁和准确的稀释对于预防感染和疾病至关重要。即食配方奶只需要一个无菌奶嘴并且绕过许多问题,但它的成本要高得多。用一碗温水加热奶瓶(不要用微波炉),防止加热不均匀和烫伤婴儿的嘴。研究表明,社会经济地位低的母亲特别容易受到不准确配制配方奶的影响。此外,大多数奶瓶喂养的母亲没有从卫生保健提供者那里得到配方奶配制的详细说明[28]。明确的指示和反馈是必要的,以确保婴儿获得适当和安全的营养。

喂配方奶 婴儿通常喝冷的或热的配方奶粉;他们主要希望它是冷热均匀的。倾斜奶瓶让奶嘴充满奶汁可以防止吞咽空气,喂奶时宝宝的头部要微微抬高,方便奶汁进入胃部。应鼓励照顾者不要托着奶瓶或让婴儿独自进食,尤其是在睡觉时作为安抚奶嘴。这种做法剥夺了婴儿的拥抱,而拥抱是养育的重要组成部分,同时它会让牛奶在嘴里积聚,导致窒息、耳痛或婴儿**奶瓶蛀牙**(现在被称为幼儿龋齿,early childhood caries,ECC)。孩子睡觉时不应该抱着一瓶牛奶或果汁或任何其他能够在嘴里积聚能量的液体。口腔中的天然细菌以碳水化合物为食,从而产生破坏牙釉质的酸。这种做法造成的婴儿奶瓶蛀牙(图 11.3)是一个严重且可避免的问题。

清洗奶瓶和奶嘴 无论是为每次喂食准备瓶子,还是为一整天批次喂食准备瓶子,都可使用终端灭菌方法对所有设备进行擦洗、冲洗和灭菌。每次喂奶后,用专用的奶瓶和奶嘴刷冲洗奶瓶和奶嘴,这种刷可以使水通过奶嘴孔,防止配方奶在奶嘴结垢。

断奶

在整个喂养过程中,细心的父母很快学会识别宝宝饥饿和饱腹的迹象,并跟随宝宝的脚步。婴儿是根据年龄、活动水平、生长速度和代谢效率制定自己特定喂养计划的个体。新生儿的胃很小,只能容纳 30~60 毫升的液体,但随着他的胃容量相对于整个身体的增长,会逐渐吸收更多的液体。在生后前 6 个月增加的摄入量是不同的,并且反映了生长模式。到 6~9 个月大的时候,如果婴儿吃的其他食物越来越多,并且有了使用杯子的运动技能,就会发生奶瓶喂养的**断奶**。美国儿科学会建议婴儿在 12~18 个月的时候可以奶瓶断奶[29]。对于母乳喂养的婴儿来说,完全可以不用奶瓶直接用杯子。对于一些孩子来说,身体能力的增长和对独立的渴望导致了自我断奶,但许多孩子需要父母给予一点额外的鼓励。

牛奶

在出生第一年,牛奶不是一个合适的营养来源。未经改

表 11.2 母乳及母乳代用品的营养价值

每升营养成分	成熟乳	标准配方[a] Enfamil,富铁,准备喂养	针对非母乳喂养或不能耐受标准配方奶婴儿的特殊配方奶	
			Nutramigen(酪蛋白水解和游离氨基酸)	Puramino(游离氨基酸)
千卡	729	649	687	676
蛋白质/g	10.7	14.2	19.05	18.9
脂肪/g	45.6	36	36.4	35.8
碳水化合物/g	71.7	74	70.9	71.7
钙/mg	333	526	645	635
磷/mg	146	361	437	351
钠/mg	177	186	323	318
钾/mg	533	732	750	743
铁/mg	0.31	12[b]	12.28[b]	12.17[b]

[a] 大多数标准配方奶都非常相似。这代表了 Enfamil 的平均值。

[b] 添加了铁。

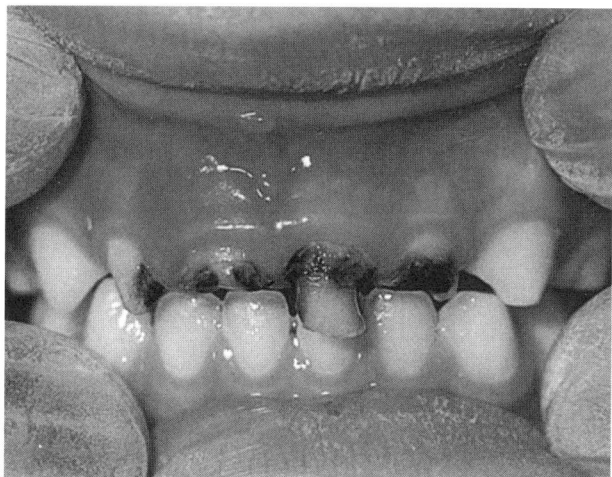

图11.3　婴儿奶瓶蛀牙。(From Swartz, M. H. [2006]. *Textbook of physical diagnosis, history, and examination* [5th ed.]. Philadelphia: Saunders.)

良的牛奶给婴儿的胃肠道和肾脏系统带来了过高的溶质负荷。1 岁以后的婴儿可以喝牛奶。然而,1~2 岁的孩子不应该喝低脂牛奶(如脱脂或低脂牛奶),因为提供的能量不足并且缺乏生长所需的必需脂肪酸亚油酸。

固体食物的添加

添加时间　大约在 6 月龄时可引入铁强化的固体食物。4 月龄前引入固体食物与增加婴儿肥胖和儿童肥胖风险有关[30]。年龄是判断固体食物添加是否成熟的基本指标之一。然而,每个婴儿都会以他自己的速度发展运动技能。准备开始添加固体食物的其他迹象包括以下几点:

- 婴儿能抬头。在引入固体食物之前,婴儿有良好的头部控制能力。
- 婴儿张开嘴,期待着吃东西。想吃辅食的婴儿会表现出伸手拿食物和渴望喂食的迹象。
- 婴儿可以把食物从勺子里移到喉咙里吞下去。婴儿应该能控制舌头的运动。吞咽固体食物的能力是一种反射,当婴儿能够完成这项任务时就会发展起来。如果婴儿吃东西时把食物从嘴里吐出来(吐舌),那么他可能还没有准备好吃固体食物。
- 婴儿已经足够大。一般来说,在给婴儿提供任何固体食物之前,婴儿的体重应该是出生体重的两倍。

预防过敏性疾病最有效的方法是母乳,并且在婴儿 4 月龄前避免所有的固体食物和牛奶。虽然建议婴儿在前 6 个月纯母乳喂养,但最近的指南建议,那些有高食物过敏风险的婴儿应尽早(即 4~6 个月)接触过敏食物[31]。此后,在可耐受的情况下,每 3~5 天引入一种新食物。同样重要的是,父母和其他照顾者能够理解婴儿的喂养线索(例如,饥饿、饱腹感)以获得相互愉快的体验。

添加什么　与普遍的看法相反,没有最佳固体食物添加顺序的具体指南。一些组织提倡在水果或谷物之前先引入蔬菜或肉类。这一建议基于以下两个理论:①水果比蔬菜更

甜,婴儿可能会先形成对甜味的偏好,然后不喜欢蔬菜较苦的味道(尽管这一理论缺乏强有力的支持);②在吃谷物之前先吃肉的婴儿锌的摄入量更好。

表 11.3 提供了引入固体食物的一般时间表,但个人需求、文化偏好和反应各不相同,父母和照顾者应遵循其个体从业者对特定孩子的建议。每次引入一种食物(从强化铁的谷物开始),并少量引入,这样如果出现不良反应,就能很容易地识别出有问题的食物。一旦婴儿耐受了一些标准的第一食物(例如,大米和燕麦麦片),就可以适当地给予高致敏性食物(例如,花生、树坚果和牛奶)作为辅食。

商业或自制的辅食　有些父母喜欢自己做婴儿食品。婴儿食品是在家准备的,将蔬菜和水果煮熟、过滤、捣成泥,放入冰块托盘中一次冷冻一批,然后将冰块装在塑料袋中放入冰箱冷冻。给婴儿喂食时,只需重新加热一小块。在任何时候良好的食品安全规范都是必要的。市面上有各种各样的商业婴儿食品,它们在制作时没有添加糖或不必要的调味料。

在整个早期喂养阶段,无论喂养方案如何,都有以下几个基本指导原则:①必需营养素是必要的,而不是特定的食物或顺序;②食物是学习的基础;③正常的身体发育指导婴儿的喂养行为(详见扩展阅读"婴儿如何学习进食")。良好的饮食习惯从生命的早期开始,并随着孩子的成长而持续。在 8 月龄或 9 月龄的时候,婴儿应该能够吃软的餐桌食物(即煮熟的、切碎的和简单调味的食物),而不需要特殊的婴儿食品。

摘要指南

婴儿喂养指南如下:

- 至少在婴儿出生后的第一年进行母乳喂养,并在出生时补充维生素 K 和每日维生素 D 滴剂。

表 11.3　婴儿第一年饮食中固体食物添加指南

添加时间	添加食物 [a]
6 月	大米、大麦或燕麦制成的强化铁婴儿谷物(每次只提供一种) 泥状婴儿食品(蔬菜或滤过的水果)
8 月	全脂牛奶、酸奶 泥状婴儿食品(肉类)
8~10 月	一次引入较多的谷物产品,包括小麦、各种饼干和面包、意大利面和谷类食品 添加更多不同质地的蔬菜和水果(例如,切碎的、捣碎的、煮熟的、生的) 蛋黄、豆类和其他种类的肉泥 松软干酪和硬干酪(如切达干酪、科尔比-杰克干酪)
10~12 月	婴儿应该能够耐受多种谷物产品和质地 切碎的水果和蔬菜 指状食物
12 月	整蛋 全脂牛奶

[a] 喂奶前应立即给予半固体食物。先给予 1~2 汤匙。如果宝宝能接受食物且耐受良好,那么每次喂养增加 1~2 汤匙的量。

婴儿如何学习进食

在出生后第一年,在反射和肌肉控制能力的逐渐发展的指导下,婴儿学习了许多关于在特定环境中生活的知识。婴儿的基本需求是食物,婴儿在学习进食的过程中通过正常发育的进食行为顺序获得食物。

1~3 个月

足月儿出生时具有觅食、吸吮和吞咽反射,以及紧张性颈反射。婴儿通过吞咽时舌头伸出的吮吸方式来获得第一口食物牛奶。开始时,头部控制能力较差,但到第三个月就开始发育。

4~6 个月

早期觅食和咬合反射消退。婴儿现在从伸出舌头的吮吸模式转变为成熟的、更强的吮吸液体模式,开始咀嚼模式。婴儿现在能够用手掌抓住物体,把它们送到嘴边去咬。

7~9 个月

当婴儿开始咀嚼固体食物时,咽反射减弱。随着窒息反射的控制,他们会发展出正常的控制呕吐的反射。成熟的咀嚼同时以旋转的方式进行可增加固体食物的摄入量。这些婴儿可独坐,保护物品,拿起并放下物品,独自拿着瓶子。他们开始形成钳形抓握,用拇指和示指夹起一些小东西,然后把它们放进嘴里。

10~12 个月

大一点的婴儿现在可以伸手拿勺子。他们能咬乳头、勺子和脆的食物;能抓住瓶子或食物并送进嘴里;在帮助下,他们可以用杯子喝水。这些婴儿可以控制舌头从下唇舔食物,他们可以通过灵活的钳形抓握用手指来喂自己。这些正常的发育行为是向较大的婴儿引入半固体食物和餐桌食物的渐进模式的基础。

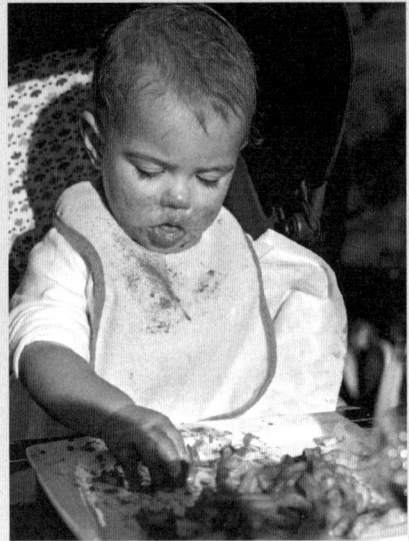

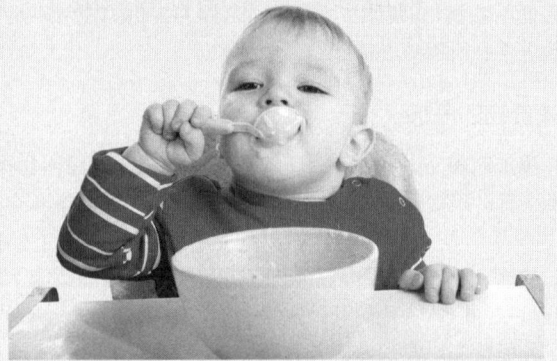

Copyright iStock Photo.

- 对没有母乳喂养的婴儿使用铁强化配方奶粉。
- 在生命的前 6 个月,母乳喂养的婴儿不需要水和果汁。
- 在婴儿早期的**挤压反射**消失并有吞咽固体食物的能力后,大约 6 个月大时可引入固体食物。
- 在婴儿 1 岁末时可引入全脂牛奶或牛奶替代品(如果婴儿消耗三分之一的卡路里作为固体食物的平衡混合物,包括谷物、蔬菜、水果和其他食物)。提供全脂牛奶至 2 岁,而不是脱脂牛奶。
- 不要将小麦、蛋清、柑橘汁和坚果等**过敏原**作为第一固体食物。在婴儿耐受标准的传统固体食物后引入它们。有关详细信息,请参阅第 18 章关于食物过敏和不耐受。
- 不要给 1 岁以内的婴儿喂蜂蜜,因为有感染肉毒杆菌孢子的风险。婴儿的免疫系统无法抵抗这种感染。
- 在孩子长大后再吃热狗、坚果、葡萄、胡萝卜、爆米花、樱桃、花生酱和圆形糖果等容易窒息和误吸的食物。
- 从 6 个月大开始,若居住社区水中氟化物浓度≤0.3ppm,

可为婴儿提供氟补充剂[32]。

在整个生命的第一年,母乳或母乳代用品、各种固体食物的添加、父母或照顾者与孩子之间的爱和信任关系,这些都满足了婴儿身体生长和心理发育的要求。

儿童期的营养需求

幼儿(1~3 岁)

在这一发育阶段,身体生长速度下降,粗大和精细运动技能增加。孩子们现在可以更容易地走路和探索。随着他们所处环境的扩大,他们的语言能力、社交能力和独立性也随之提高。在幼儿期,食欲会随着生长速度的减慢而减慢。因为父母已经习惯了婴儿在出生第一年的快速成长和由此产生的食欲,所以当他们看到他们的孩子食欲缺乏和吃饭时因为分心而吃得更少时,他们可能会担心。增加食物的种类有助于孩子们养成良好的饮食习惯。幼儿的食物偏好直接来自一种食物在愉快的环境中使用的频率，以及熟悉多种食物的机会增加。与奖励良好行为相比，为特殊场合保留糖果有助于强化良好的营养习惯。

与成人相比，幼儿每千克体重对能量和蛋白质的需求仍然很高。幼儿在这段时间有广泛的能量需求，这是由他们的生长速度和身体活动水平决定的。肌肉量、骨骼结构和其他身体组织继续快速增长，需要充足的蛋白质、矿物质和维生素的膳食供应。食物和营养委员会建议每天摄入 19g 膳食，以防止便秘和促进胃肠道健康[2]。

学龄前儿童(3~5 岁)

在这一时期，身体生长和食欲持续激增，同时心智能力也提升。由于与食物有关的社会和情感经历，儿童不断形成饮食模式、态度和基本饮食习惯。**食物缺口**在这个年龄段很常见，经常引起照顾者的担忧和沮丧。缺口可能会持续几天或几周，但它们通常是自限性的，没有重大的长期健康问题。同样，快乐健康饮食的关键是食物的多样性，适当的分量，以及父母的耐心。

集体用餐成为社交的重要来源。儿童的食物偏好通常反映了他们的社会群体正在吃什么。在这种情况下，孩子会学习各种各样饮食习惯，并与食物和他们的进餐同伴建立了新的关系。在这段时间里，在照顾者的监督和鼓励下为养成健康饮食习惯打下了坚实基础，也为整个童年的饮食行为奠定基础。同样，在此期间养成的不健康习惯可能会产生长期的有害影响。

和成年人一样，"MyPlate"是这个年龄段制定膳食计划的一个有用工具。美国农业部发布了一个儿童友好版的"MyPlate"，包括饮食和体育活动建议和旨在吸引幼儿的信息(图 11.4)。美国农业部食品和营养信息中心的"生命周期营养"页面有教育工作者、家庭、父母和孩子的资源，以及更多关于改善儿童整体营养和健康的信息。

学龄儿童(5~12 岁)

在学龄早期，尽管身体发育减慢，但认知、情感和社交能力发展在此发育状态期间广泛发生。到这个时候，体型已经形成，生长速度也有很大差异。在这一阶段的后期，女孩的发展通常会略过男孩。在学校和各种学习活动的刺激下，孩子在心理和社会成熟度不断提高；培养了他们解决问题和参与竞争性活动的能力；自主性也越来越强。

父母的饮食习惯仍然对孩子的饮食行为影响最大[33]。尽管关于促进健康饮食的最有利的养育方式的研究尚无定论，但很明显，父母的榜样和饮食习惯对孩子的饮食和成年后的饮食有很大的影响[33,34]。事实上，父母或照顾者对健康食品选择的榜样作用(即告诉孩子该吃什么)可能比父母实际的饮食习惯(即父母实际吃什么)更重要[35]。许多研究都将家庭聚餐作为健康饮食的重要组成部分，特别是随着水果和蔬菜摄入量的增加[34,36]。家庭聚餐的好处不仅包括营养，还包括增强自尊、提高学习成绩、减少行为问题、减少药物滥用和减少饮食失调[37]。不幸的是，家庭聚餐往往被忽视，因为日程繁忙、时间不足和计划不周而被忽视。框 11.1 提供了在当今繁忙的生活方式中支持家庭就餐的建议，这是整体幸福感的一个重要方面。

> 挤压反射是指正常的婴儿在被触摸时，会反射性地将舌头向外伸出。
>
> 过敏原是引起免疫系统反应或过敏反应的食物蛋白质；症状可能包括瘙痒、肿胀、荨麻疹、腹泻和呼吸困难，最严重的情况下还会出现速发型过敏反应。
>
> 食物缺口是短暂地狂吃一种特定食物。

尽管家庭在养成良好的营养习惯方面起着不可或缺的作用，但在这个有影响力的人生阶段走向独立的过程中，会引入其他影响食物选择的刺激因素。其中一个具有说服力的因素是儿童接触**屏幕时间**的长短和类型。孩子从很小的时候就开始接触大量的屏幕时间。疾病控制与预防中心的数据表明，8~10 岁的儿童平均每天有 6 小时的屏幕时间[38]。高风险的电视行为与饮食习惯(例如，增加高脂肪和高糖食物的消费)的长期负面影响有关，以及与肥胖和胰岛素抵抗风险相关[39-41]。电视广告中对营养价值低的食品进行产品营销是司空见惯的事[41]。一项研究得出结论，在电视机前花费的每一个小时都与儿童饮食的整体质量下降有关(例如，更多的垃圾食品和更少的水果和蔬菜)[42]。虽然这是一个强有力的相关性，但它不是因果关系。在食物消费方面，儿童和照顾者都涉及几个因素和决定。换句话说，打开电视不会把垃圾食品送到孩子手中；有人必须购买并提供食物。

美国儿科学会此前设定的屏幕时间限制是：2 岁以下儿童不看屏幕，2 岁以上儿童每天看屏幕的时间不超过 2 小时[43]。2016 年，儿科学会修订了指导方针，以更好地反映与儿童发育状态和父母模式相关的教育屏幕时间或"健康媒体"的使用情况[44]。美国儿科学会目前建议，根据每个孩子的需要，对看屏幕的时间进行个性化限制。

同伴的饮食习惯和学校环境是影响儿童饮食行为的另外两个重要因素。一些孩子自带午餐到学校，而另一些孩子

框 11.1　在忙碌的生活中实施家庭聚餐

- 健康的饮食模式
- 在食品储藏室储存健康食品
- 计划并制作简单的饭菜
- 让孩子做与年龄相符的膳食准备工作
- 在杂货店购物前制定每周膳食计划
- 把饭菜批量准备好，然后冷冻起来备用
- 使用慢炖锅(例如，让饭煮一整天，晚上吃即吃饭)
- 创造一个没有电视和其他电子媒体的家庭用餐环境
- 灵活一点："家庭聚餐"可以是一天中的任何一餐
- 现实一点："家庭聚餐"可能不是每天都有，但要争取每周 3 次

科学饮食，活力运动

用 MyPlate均衡营养，活力每一天！

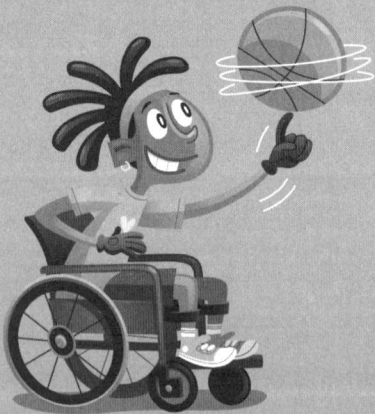

水果

谷物

乳制品

蔬菜

蛋白质

ChooseMyPlate.gov

保持运动！
每天至少60分钟体育活动，
无论是滑板、投球、捉迷藏，
动起来就是关键！

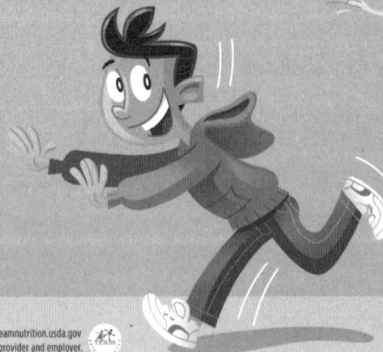

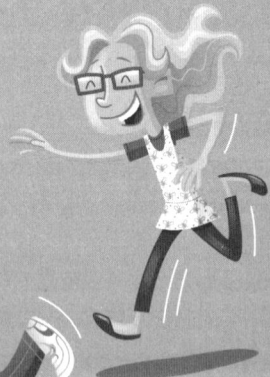

USDA *Serving Up MyPlate*
U.S. Department of Agriculture • Food and Nutrition Service • September 2012 • FNS-451 • USDA is an equal opportunity provider and employer.

http://teamnutrition.usda.gov

水果　正餐或零食时多搭配水果

无糖橙子、梨、浆果、西瓜、桃子、葡萄干和无添加糖的苹果酱都是优质选择。
注意：果汁应选择100%纯果汁。

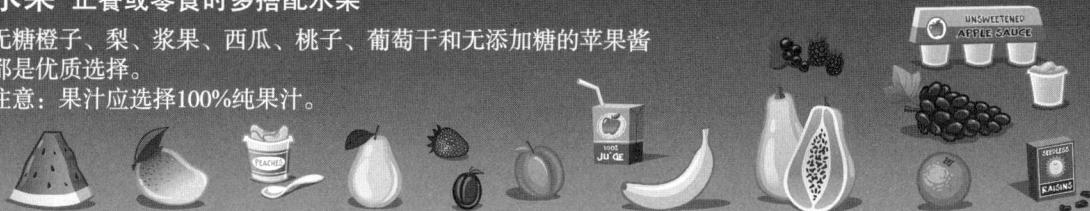

蔬菜　用多彩蔬菜丰富你的餐盘

优先选择深绿色、红色和橙色蔬菜，以及豆类（如豌豆、扁豆等）。

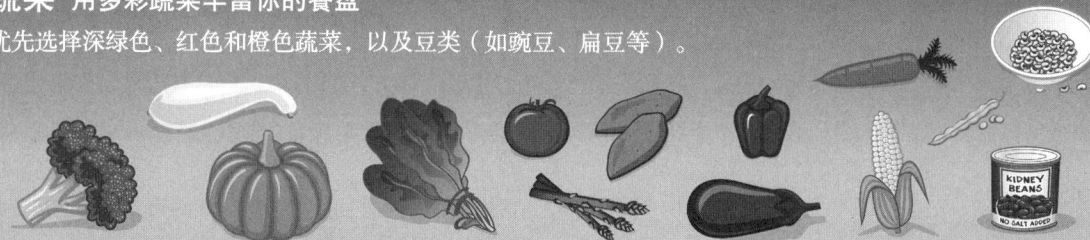

谷物　全谷物应占谷物摄入的一半以上

推荐选择全麦面包、燕麦片、全麦玉米饼、糙米和原味爆米花等全谷物食品。

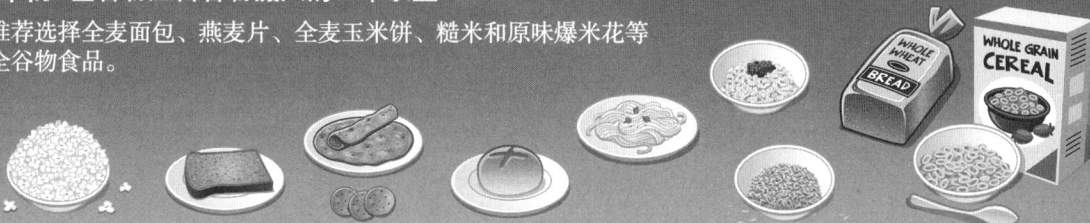

蛋白质　多样化蛋白质来源

多吃鱼类、贝类、豆类和豌豆。推荐食谱：豆类卷饼、鹰嘴豆泥、蔬菜辣椒、鱼肉塔可、虾仁/豆腐炒菜、烤三文鱼。

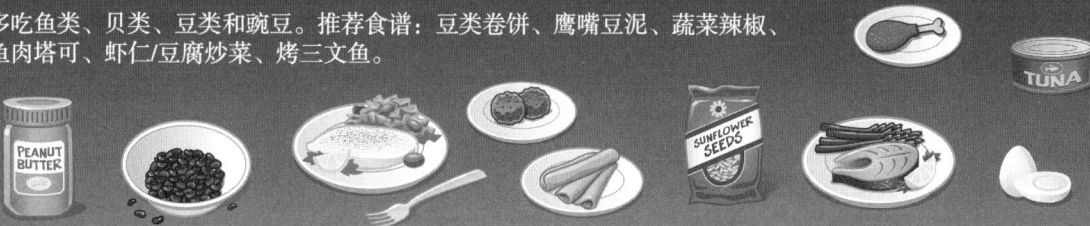

乳制品　摄入富含钙质的食物

选择脱脂或低脂牛奶、酸奶和奶酪作为正餐或零食。乳制品含有钙，有助于强健骨骼和保持牙齿健康。

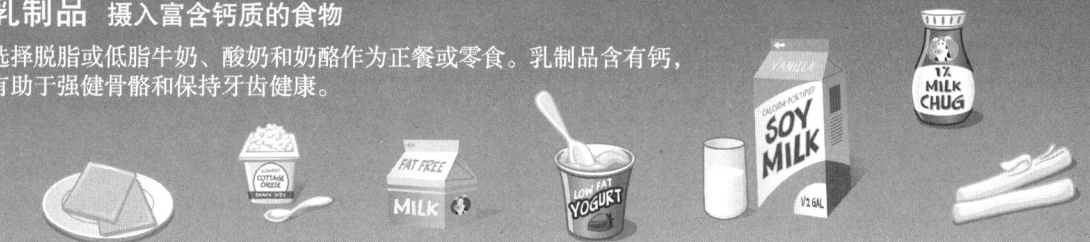

限制"偶尔"食品　注意含有添加糖或固体脂肪的食物。
减少含添加糖或固体脂肪的食物，避免影响健康饮食的均衡摄入。

图 11.4　Eat Smart to Play Hard MyPlate 儿童海报，旨在满足 6~11 岁儿童的需求。（Reprinted from the Food and Nutrition Service.［2012］. *Serving up MyPlate*. U.S. Department of Agriculture. Washington, DC: U.S. Government Printing Office.）

则在供应范围内决定购买食物。每一所学校都会提供各种各样的健康食物选择，但吃什么和吃多少最终取决于孩子们，这就是为什么在较小时培养的良好的饮食习惯是如此重要。

对一些孩子来说，学校的早餐和午餐计划是他们一天中唯一有营养的一餐。这些联邦资助的膳食计划在公立和非营利私立学校以及寄宿儿童保育机构中运作。这些膳食对学生是免费或低成本的，并符合《美国居民膳食指南（2020—2025）》中概述的儿童营养建议。第 13 章讨论了学校早餐和午餐计划以及其他社区营养计划。

儿童期的营养问题

儿童时期的孩子可能会遇到一些健康问题，其中许多与营养有关（如腹泻、呕吐和发热）。虽然这些问题会使儿童和照顾者感到痛苦，但通常不会对健康产生长期影响。本章讨论了一些可能导致慢性健康相关并发症的营养相关问题。

发育停滞

"发育停滞"一词描述的是不能正常生长和发育的婴儿、儿童或青少年。发育停滞最常影响到 1~5 岁的儿童。仔细的营养评估对于识别潜在的喂养问题至关重要。可能涉及以下因素：

- 临床疾病：中枢神经系统疾病，内分泌疾病，先天性缺陷或肠梗阻
- 神经运动问题：吮吸不良或原始反射保留引起的异常肌张力；进食、咀嚼和吞咽问题
- 饮食习惯：父母对正常婴儿喂养的误解或经验缺乏；当混合喂养时，配方奶喂养不当或稀释不当
- 营养需求或流失异常：生长所需的充足饮食，但营养吸收不足，从而导致粪便流失过多；高代谢状态，需要增加膳食摄入量
- 社会心理问题：家庭环境和家庭关系导致儿童被忽视、虐待或情感剥夺，需要医疗和营养干预；类似的问题也可能发生在 2~4 岁之间，当父母和孩子对儿童生长迟缓和能量需求导致的正常变化而发生冲突，从而导致食物模式的改变、食物抖动、食欲不稳定、牛奶摄入量减少和对饮食不感兴趣

发育停滞是复杂的因素相互作用的结果，因此没有简单的解决办法。病史及饮食史全面记录和评估，支持性的饮食指导，以及有同情心的个人护理对于影响这些婴儿或儿童的生长模式是必要的。围绕这个难题的社会及环境问题的认真和谨慎的纠正对积极健康的结果是至关重要的。

贫血

在美国，谷物和面包的铁强化显著减少了缺铁性贫血的病例。然而，对于存在**粮食不安全**和饮食不良的儿童，贫血仍旧是一件令人担忧的事情。在大约 6 月龄时，儿童应该就开始吃富含铁的食物。"牛奶性贫血"是一个术语，有时被用于过度食用牛奶而排除其他富含铁食物的幼儿（≥1 岁）。虽然牛奶是几种营养物质的重要来源，但是它不是铁的主要来源。即使这些孩子吃一些富含铁的食物，他们的高钙摄入量也会阻碍铁的吸收。缺铁性贫血可能延缓儿童的认知发育，并产生不可逆转的长期影响[45]。

肥胖

20 世纪 70 年代，美国儿童和青少年的肥胖率开始上升，至今仍是一个重要的健康问题（框 11.2）。最近的数据表明，大约 14% 的 2~5 岁，18% 的 6~11 岁，21% 的 12~19 岁儿童青少年是肥胖者[46]。儿童和青少年时期的超重和肥胖与较低的生活质量相关，其次是低自尊、欺凌、抑郁、焦虑和身体机能下降等因素[47]。此外，用于治疗某些疾病的药物可能会导致或加重不良体重增加的风险（参见药物-营养素相互作用"抗精神病药物和营养代谢"）。尽管涉及很多问题，但在妊娠期和婴儿早期的一些因素会增加儿童肥胖风险，包括妊娠期体重增加不足或过多、妊娠糖尿病、母亲吸烟和母乳替代品使用（即配方奶喂养）[48]。

遗传和环境在肥胖风险中都起着重要作用，而且可能是

💊 药物-营养素相互作用

抗精神病药物和营养代谢

儿童和青少年因长期健康问题正在越来越频繁地接受抗精神病药物的治疗。最常见的处方适应证是孤独症、精神分裂症、双相躁狂症、图雷特综合征、重度抑郁症，以及与注意缺陷多动障碍（attention deficit hyperactivity disorder，ADHD）相关的攻击行为。患有孤独症的男孩更频繁地接受抗精神病药物的处方；而患有抑郁症和焦虑症的女孩也频繁地接受抗精神病药物的处方。

利培酮（通用维斯通）是一种较常见的第二代抗精神病药物。与营养相关的副作用包括体重增加、食欲增加、恶心、呕吐、便秘和胃痛。有人担心利培酮还会增加血糖、血压、胆固醇和甘油三酯。这与药物相关的体重增加联合可能使儿童易患代谢综合征和心血管疾病。一项为期 12 个月的研究评估了第二代抗精神病药物对青少年的影响。在 1 年内，这些青少年的 BMI、腰围、空腹血糖和甘油三酯升高，高密度脂蛋白胆固醇降低[1]。有证据表明，利培酮会对肠道微生物群产生负面影响，增加炎症和体重[2]。目前还需要进行更多的研究来了解这些药物的长期影响。然而，卫生保健提供者应意识到患慢性疾病的风险增加，并让患者与注册营养师合作，以降低风险因素（如体重）。

参考文献

1. Sjo, C. P., Stenstrom, A. D., Bojesen, A. B., et al. (2017). Development of metabolic syndrome in drug-naive adolescents after 12 months of second-generation antipsychotic treatment. *Journal of Child and Adolescent Psychopharmacology, 27*(10):884–891.
2. Skonieczna-Żydecka, K., Łoniewski, I., Misera, A., et al. (2019). Second-generation antipsychotics and metabolism alterations: A systematic review of the role of the gut microbiome. *Psychopharmacology, 236*(5):1491–1512.

框 11.2　儿童期超重和肥胖的事实

肥胖的患病率

美国1963—1965年至2015—2016年基于年龄分组的2~19岁儿童和青少年的肥胖发生趋势

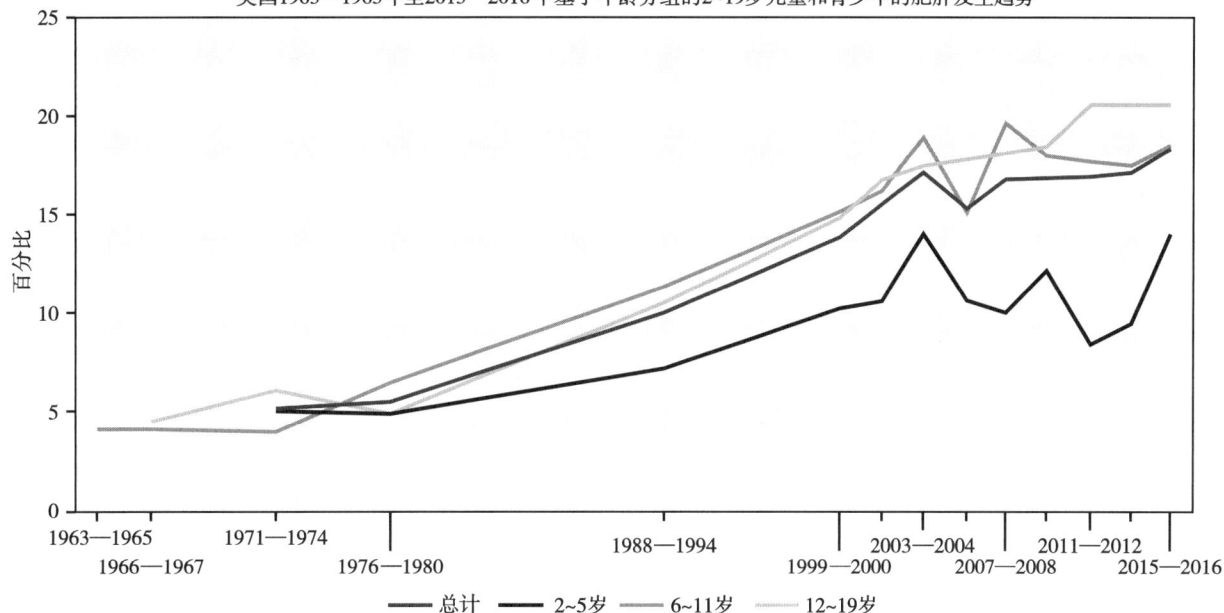

总计　　2~5岁　　6~11岁　　12~19岁

注：肥胖是指身体质量指数（body mass index，BMI）在 2000 CDC 生长图表中达到或超过同性别的年龄别 BMI 的第 95 百分位数。

资料来源：NCHS，National Health Examination Surveys Ⅱ（ages 6-11）and Ⅲ（ages 12-17）；National Health and Nutrition Examination Surveys（NHANES）Ⅰ-Ⅲ；and NHANES 1999-2000，2001-2002，2003-2004，2005-2006，2007-2008，2009-2010，2011-2012，2013-2014，and 2015-2016.

促成因素

- 遗传学
- 行为因素：能量摄入过多，身体活动少
- 环境因素：父母的角色榜样、儿童保育环境，以及在家里或学校缺乏对健康、全面健康和营养的接触

影响

- 健康风险：哮喘、睡眠呼吸暂停、高血压、高脂血症、代谢综合征、肝病、2 型糖尿病和多囊卵巢综合征
- 社会心理风险：低自尊心和社会歧视

　　美国疾病预防和控制中心关于儿童肥胖的网站有关于流行率的最新信息，当前的治疗建议，以及关于帮助减轻儿童超重和肥胖的健康负担的州基础项目的信息。

协变量[48]。尽管超重的父母更有可能生出超重的孩子，但如果解决了一些可改变的风险因素，可能会降低整个家庭的肥胖风险。这些因素包括糟糕的食物选择、导致暴食行为的限制性喂养行为和缺乏体力活动。婴儿和儿童天生具有识别饱腹感和自我调节能量平衡的能力。然而，这种内在的意识似乎在 3~5 岁之间下降了，尽管有饱了，但环境因素（例如，不适当的份量，鼓励"清洁盘子"，照顾者使用食物作为奖励）开始影响食物的数量。

　　屏幕时间：花费在任何电子屏幕前的时间——电视、电脑、智能手机、DVD 播放器、便携式游戏设备等。

　　粮食不安全：营养充足和安全的食物的供应有限或不确定，或以社会可接受的方式获得可接受的食物的能力有限或不确定。

如前所述，父母形象的态度和行为是儿童饮食习惯发展的关键决定因素。以下建议有助于指导父母选择合适的饮食环境，并帮助他们降低孩子患肥胖症的风险：

- 选择特定的用餐时间。
- 提供多种营养丰富的食物（如水果、蔬菜）。
- 把切好的蔬菜放在冰箱的下层，这样孩子们就可以帮助自己吃到健康的零食。
- 提供适合年龄的份量。对于挑食的人来说，大份量的食物可能会让人吃不下。
- 鼓励孩子根据直观的饮食原则来调节自己的食物摄入量。与其说"清理你的盘子"，不如问你的孩子"你吃饱了吗？"
- 定期进行家庭聚餐，以促进社会互动，并树立健康的食物相关行为。

- 限制屏幕使用时间。
- 让体育活动成为一种日常的家庭事务。

身体活动是从出生到死亡的健康生活方式的重要组成部分。3~5 岁的儿童应全天进行体育活动,6~17 岁的儿童/青少年应每天努力进行至少 60 分钟的中等到剧烈的体育活动[49]。通过在儿童时期培养对有规律的体育活动的欣赏和享受,可能会减轻以后生活中出现肥胖和相关健康问题的风险。

铅中毒

儿童的铅中毒会对中枢神经系统造成极大的损害,而且会对认知和运动技能产生负面影响。大多数的儿童铅暴露是由于含铅涂料。老化的建筑物或翻新的含铅油漆碎片会导致高水平的铅污染粉尘。这个年龄的儿童用他们的手和嘴进行探索,因此极有可能通过口腔摄入和吸入铅。第 13 章详细介绍了铅中毒。

青少年时期的营养需求(12~18 岁)

身体生长

身体成分

儿童期的最后一次生长突增发生在青春期的开始时。这种快速增长在体型增加和性特征发展上是明显的,以响应激素成熟。由于男孩和女孩的生长速度和青春期的开始有很大差异,因此整个青春期,生物年龄比生理年龄是一个更好的营养需求指标。

身体成分的变化有不同的模式。女孩在腹部储存了更多的皮下脂肪。骨盆变宽,为以后的生育做准备,并且臀部也会增大,这可能会让许多有注重身材的年轻女孩引起焦虑。在男孩中,肌肉质量的增加和长骨的生长是身体增长的特征。最初,男孩的生长激增比女孩的要慢,但男孩通常在体重和身高上超过女孩。

虽然关于男孩的数据是相互矛盾的,但肥胖的女孩很可能比正常体重的女孩更早进入青春期[50]。初潮早也与成年肥胖和心血管疾病风险的增加有关[51]。当在生长图表上评估生长时,由青春期阶段和身体成分所定义的生物年龄的差异是很重要的(参见文化思考"生长图表:你能给所有儿童使用吗")。

骨矿物质密度

在儿童时期,骨矿物质密度积累缓慢,然后在青春期前迅速加速。骨矿物质积累速率的峰值,女孩平均 12.5 岁出现,男孩平均 14 岁。大约 95% 的成骨在骨积累峰值前后 4 年内完成[8]。女性的线性生长在 16 岁左右达到峰值,男性在 21 岁时达到峰值。与不吃均衡饮食的青少年相比,食用均衡饮食和含钙乳制品或乳制品替代品的青少年能获得更高的峰值骨量和线性生长。如前所述,青少年经常缺乏乳制品和钙的摄入量[4,11]。在青春期最大限度地促进骨骼生长的长期好处对余生的骨骼健康是至关重要的。

饮食模式

快速成长、自我意识和同伴压力影响着青少年的饮食习

🌐 **文化思考**

生长图表:你能给所有儿童使用吗?

母乳或母乳替代品

母乳喂养的婴儿与母乳替代品(即婴儿配方奶粉)喂养的婴儿生长曲线略有不同。在出生后的前 2 个月,母乳喂养婴儿的生长速度比配方奶喂养的婴儿略快,然后生长速度下降到低于母乳替代品喂养婴儿的水平。由于配方奶喂养婴儿是美国 CDC 原始生长图表的基础,因此 2 岁以下的儿童不适用于这些曲线图表。

世界卫生组织的图表使用按照喂养建议(即至少母乳喂养 12 个月,在 4~6 个月期间引入固体食物)纯母乳喂养(正常婴儿营养的标准)的婴儿来获得的标准生长曲线。无论喂养方法如何,所有卫生保健提供者都应在世界卫生组织的生长图表上绘制婴儿的生长图。

性成熟变化相关的生长图表

在绘制青少年的生长模式时,从业者应该意识到性成熟时间的差异,以及它与体重和体脂之间的关系。肥胖和种族会影响青春期的时间。例如,肥胖的女性比正常体重的女孩更早开始月经初潮[1]。黑人女孩和男孩比墨西哥裔

美国人或白人孩子先开始性成熟[2,3]。在从生长图表上评估生长时,这些差异很重要。性成熟的孩子应该比性不成熟的同龄人更高、更重。

使用不同种族的生长图表

理想情况下,生长图表可以适用于不同的种族。目前,还没有足够的可用数据来做到这一点。因此,美国疾病预防与控制中心和世卫组织提倡对所有种族和民族群体使用标准生长图表。未来的研究将明确是否存在显著差异,并有必要开发针对不同种族和民族背景的生长图表。

参考文献

1. Li, W., Liu, Q., Deng, X., Chen, Y., Liu, S., & Story, M. (2017). Association between obesity and puberty timing: A systematic review and meta-analysis. *International Journal of Environmental Research and Public Health*, 24(10), 14.
2. Ramnitz, M. S., & Lodish, M. B. (2013). Racial disparities in pubertal development. *Seminars in Reproductive Medicine*, 31(5), 333–339.
3. Hoyt, L. T., Deardorff, J., Marceau, K., et al. (2018). Girls' sleep trajectories across the pubertal transition: Emerging racial/ethnic differences. *Journal of Adolescent Health*, 62(4), 496–503.

惯。青少年往往不吃饭,吃零食,经常去快餐店吃饭,在一天的任何时候吃任何食物(如早餐吃比萨)。此外,通过父母的引导和模范,在青少年早期建立的饮食模式和习惯,这些饮食模式将维持到青春期后期和成年早期,因此强调在儿童和青少年早期建立良好平衡的健康饮食和饮食时间表的重要性[52]。这也是一些青少年开始尝试喝酒的时候。即使是轻微的酗酒,加上青春期对营养的需求增加,很容易破坏青少年的营养状况。在整体营养方面,男孩通常要比女孩好。他们较大的食欲和大量的食物摄入通常确保了充足的营养摄入。另外,由于女孩经常因变胖而面临更大的社会压力,她们可能倾向于限制食物,从而导致营养摄入不足。

进食障碍

社会、家庭和身体形象的压力强烈地影响着许多年轻女孩和越来越多的年轻男孩。因此,他们有时会为了减重采取不明智的减重饮食。在某些情况下,临床饮食紊乱,如神经性厌食症和神经性贪食症可能会发生。心理学家传统上认为,母亲是保持苗条身材的家庭压力主要来源。然而,如果父亲在情感上很疏远,并且不提供重要的反馈来帮助孩子建立自我价值和自尊,那么他们也可能导致这个问题。父母和照顾者必须帮助他们的孩子感到受自己是被爱的,无论他们的体重如何,这样孩子就不容易受极端瘦等同于美丽的社会影响。

进食障碍涉及一种扭曲的身体形象和一种对苗条的病态和非理性的追求。这种饮食失调通常始于青春期早期,那时许多女孩认为自己很肥胖,尽管她们的平均体重往往低于她们的身高相应的正常体重。疾病持续的时间越长,一个人获得完全康复的可能性就越小。因此,早期发现和干预对整体健康至关重要。有关进食障碍的预警信号、诊断标准、治疗方案和预防措施,请参阅第 15 章。

章节回顾

总结

- 健康儿童的成长和发育取决于最佳的营养支持。相反,良好的营养取决于社会、心理、文化和环境等多种因素的影响,这些会影响整个生命周期中的个人生长潜力。
- 儿童的营养需求随着每个独特的生长时期而变化。
- 社会和文化因素影响着所有儿童的饮食习惯的发展,而这些习惯往往会伴随一生。
- 婴儿在生命周期中生长最快。母乳是天然的第一种食物,在大约 6 月龄时引入固体食物,那时消化和生理过程已经成熟。
- 与婴儿期相比,幼儿和学龄儿童的生长缓慢、不规则。在此期间,他们每千克体重的能量需求低于婴儿期,但他们需要均衡的饮食才能持续生长和健康。
- 青少年在青春期经历一个大的发育高峰。这种快速生长包括生理和性成熟。一个均衡的饮食应提供足够的营养来支持此时发生的大量骨矿化和组织生长。
- 有几个与营养有关的健康问题影响到儿童和青少年;肥胖是最常见的。

复习题

答案见附录 A。

1. 以下哪种食物最适合 8 月龄的婴儿?
   - a. 全脂牛奶
   - b. 炒蛋
   - c. 切碎的苹果
   - d. 普通酸奶
2. 哪种食物不是适合婴儿的第一固体食物?
   - a. 婴儿燕麦麦片
   - b. 蛋白
   - c. 胡萝卜泥
   - d. 苹果酱
3. 以下哪一种喂养技巧适合传达给幼儿的父母?
   - a. 食物要比平时多加调味剂,这样孩子才会吃
   - b. 提供多种食物,但不要强迫孩子吃
   - c. 提供小份食物,确保孩子吃完
   - d. 不要让孩子自己吃小份量的食物
4. 家长可以通过_____帮助学龄儿童养成健康的饮食习惯。
   - a. 教授如何限制食物摄入以避免体重增加
   - b. 以身作则,吃营养丰富的食物
   - c. 确保孩子们不吃高脂肪或高能量的零食
   - d. 鼓励孩子不要养成父母不健康的饮食习惯
5. 十几岁的女孩通常会受到社会和同龄人的压力,限制食物摄入和控制体重,这可能导致_____。
   - a. 肥胖
   - b. 癫痫
   - c. 饮食失调
   - d. 1 型糖尿病

案例分析题

答案见附录 A。

一个 7 月大的男婴出生体重 2kg。他的父母用奶瓶喂养。宝宝和奶瓶的位置适当,但宝宝总是很烦躁,经常腹泻。他们每天给他服用维生素 D 滴剂(400 国际单位),并且引入了炒鸡蛋。目前,婴儿的生长图表显示,他的体重位于第 9 百分位数,身长位于第 50 百分位数,头围位于第 52 百分位数。母亲担心婴儿的生长和频繁的长时间哭闹。

1. 在以下列出的病史和评估结果中,选出所需要随访的。
   - a. 出生体重 2kg
   - b. 奶瓶喂养牛奶
   - c. 身长位于第 50 百分位数
   - d. 头围位于第 52 百分位数
   - e. 体重位于第 9 百分位数
   - f. 给婴儿引入炒鸡蛋

g. 腹泻

h. 维生素 D 滴剂

i. 喂养姿势

2. 通过从提供的选项列表中进行选择,为下面语句中缺失的信息选择最有可能的选项。

牛奶中_____和_____不足,这可能会阻碍婴儿的正常生长。

选项	
能量	维生素 D
蛋白质	钙
碳水化合物	核黄素
必需脂肪酸	

3. 针对每个患者的问题,匹配最合适的护理回应选项(如下所示)。

患者问题	对每个患者问题护士做出最合适的回答
母乳喂养多久?	
如果我不想母乳喂养,可以用什么来喂养 7 个月大的婴儿?	
可以给 7 个月大的婴儿喂水和果汁吗?	
婴儿什么时候可以喝牛奶?	

护士回答选项

a. 如果有必要,你可以使用铁强化母乳替代品。

b. 婴儿在出生的前 6 个月可以喝牛奶。

c. 婴儿可以在 1 岁后引入牛奶。

d. 对于出生 6 个月的婴儿来说,这些选择是不必要的。

e. 你应该至少在婴儿出生后的一整年里母乳喂养。

f. 6 个月后,你就不需要母乳喂养了。

g. 你可以用任何类型的牛奶。

h. "在孩子 5 岁之前,你应该避免喝牛奶。"

4. 从下面的选项中,选出适合婴儿刚开始添加的固体食物。

a. 柑橘汁   b. 坚果

c. 软水果   d. 蛋白

e. 小麦   f. 软蔬菜

g. 酸奶

5. 对于每个评估结果,在适当的栏下打×,以表明护理和协作干预是有效的(有助于达到预期结果),还是无效的(不能达到预期结果)。

评估发现	有效	无效
婴儿更快乐,哭得更少了		
每天正常排便 1~2 次		
体重增加 2 个百分位数		
父母喂养婴儿花生和热狗		
如果母亲没有进行母乳喂养,可以使用铁强化母乳替代品		
父母把一瓶果汁塞进婴儿的嘴里进行喂养		

(范丽 译,李增宁 审校)

第 12 章
成年人的营养：早期、中期和后期

内容提要

- 成年期的逐渐衰老是一个特别的、反映个体的基因遗传和生活经历的过程。
- 衰老是一个贯穿一生的过程，其中涉及生物、营养、社会、经济、心理和精神方面。
- 营养需求随着机体的生理变化而变化。

在经历青春期快速成长和发育后，身体已经发展成熟，骨骼生长趋于平稳。但是，维持健康机体所需的细胞持续更新和再生过程仍在继续，而智力、社交、心理和精神等方面的发育和成熟将持续一生。

在成人老龄化过程中，食物的营养继续提供着必要的支持作用。世界上大部分地区的**预期寿命**正在不断提高，因此，健康教育和疾病预防对于确保成长过程中的生活质量显得尤为重要。

本章将探讨如何通过积极的营养方式帮助成人过上更加健康、远离疾病的生活。

成年期：持续的身体生长和发育

美国的老龄化

美国正在经历人口构成上的巨大变化。*Healthy People* 提案代表了一种为维持全年龄段人们健康的全国性努力，它支持人们做出关于自己健康生活知情的、基于理论支持的选择。*Healthy People* 提案为美国设定了首要目标，其中之一是拥有高质量、长寿的生活，没有不可预防的疾病、没有残疾、受伤和过早死亡的情况，这需要改善的五个关键社会健康决定因素（图 12.1）[1]。要实现这一目标，除了其他健康的生活习惯外，还需要有适当的营养支持，以便在老龄阶段人们拥有生命活力。

人口和年龄分布

据美国人口统计局预测，在未来几十年中，美国人口统计数据将发生显著改变。具体来讲，在此期间，被定义为"老年人"的百分比将显著增加，而儿童的百分比将下降。事实上，据美国人口统计局预测，到 2035 年，美国历史上老年人（65 岁以上）的数量将首次超过儿童（18 岁以下）（图 12.2）[2]。到 2060 年，中位年龄将从 38 岁增加到 43 岁，年

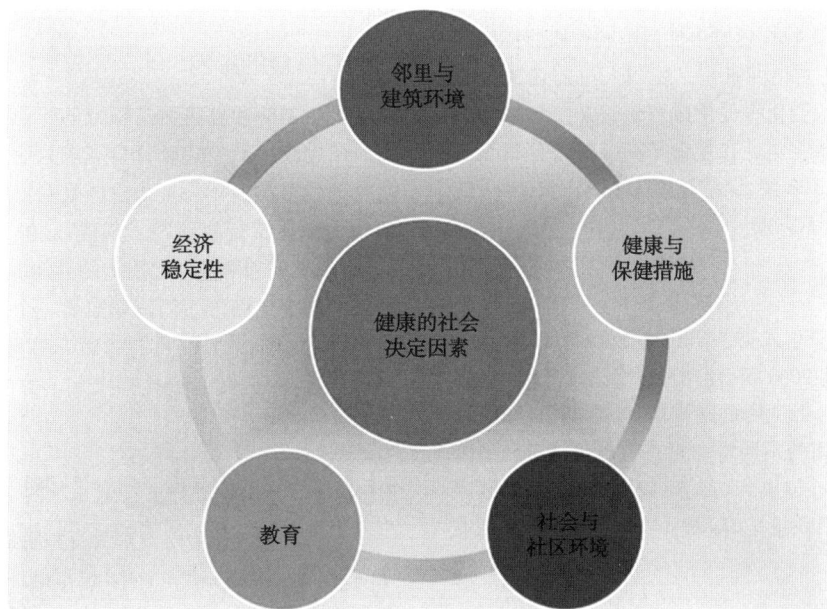

图 12.1　健康的社会决定因素。(From U.S. Department of Health and Human Services. [2010]. *Healthy People 2030.* Published 2020. [Accessed 28 April, 2021].)

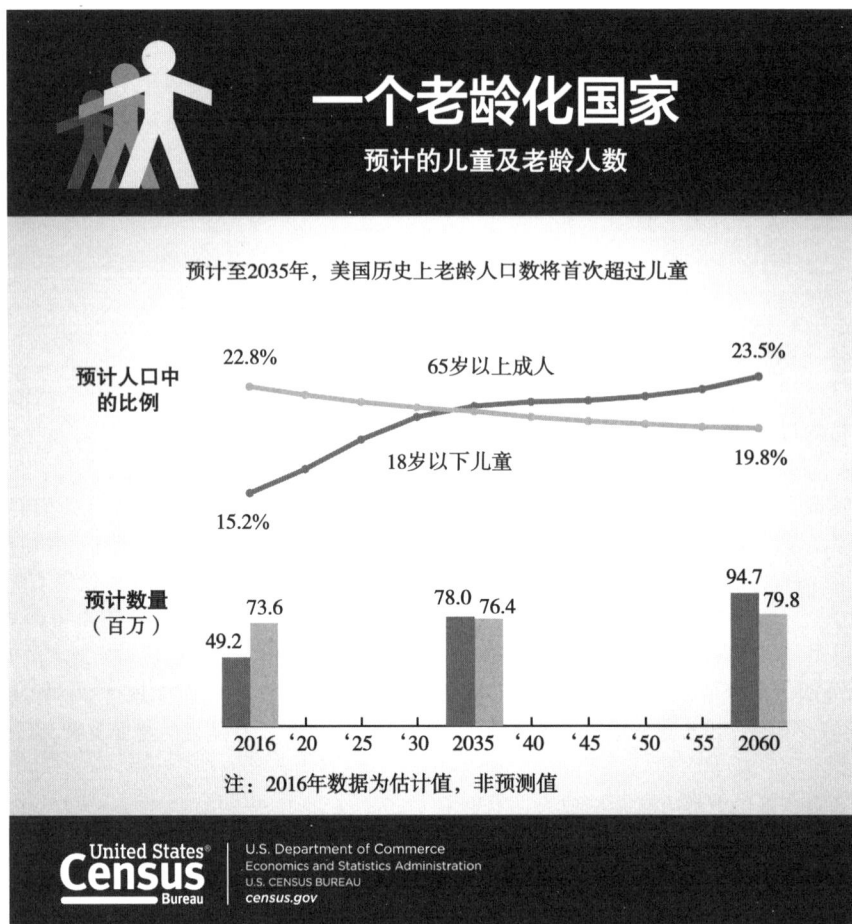

图 12.2　老龄化国家：2035 年儿童和老年人的预计数量。(From U.S. Census Bureau, Population Division. [2018]. *Projected age groups and sex composition of the population: Main projections series for the United States, 2017-2060.* Washington, DC: U.S. Government Printing Office.)

龄最大的群体中，女性人数将超过男性。不同种族群体的增长率也在继续上升（见文化因素框，"美国人口的老龄化构成"）。人口年龄分布的变化将促使医疗保健系统和老年医疗保健的工作需求发生变化。在生命早期维持营养状态和健康的生活方式（例如不吸烟、保持健康体重和正常血压）能够延长生命后期的无疾病年龄[3,4]。

预期寿命和生活质量

在过去的一个世纪里，人类预期寿命迅速增长，1900 年，预期寿命仅仅 47 岁，到 2060 年，预期寿命将达到 85.6 岁（男性 84 岁，女性 87.1 岁）[5]。然而，不同人口群体、家庭收入和生活环境的人群之间的预期寿命存在显著差异[6]。美国人一贯重视个人的身心健康和行动反应能力，这是与健康相关的生活质量。生活质量是 *Healthy People* 提案所关注的重点[1]。

> **预期寿命**：特定年龄段的人群预期能继续生存的年数。它受到环境、生活方式、性别和种族的影响。

对医疗保健的影响

疾病预防和健康促进领域的职业机会将会达到历史新高。以健康生活方式和营养需求为焦点的公共课和私教课将日益增多的成年人视为重要受众。体重管理和糖尿病管理是两个最流行的话题。营养师、护士、生活指导、私人教练、心理学家和健康保健团队的其他成员都有机会参与此类计划的各个层面。人们迫切需要一个健康的生活方式来保障自己的健康。美国目前的医疗体系，由于大多数慢性病都可以预防，因而继续提高疾病治疗费用的财政支出非常困难。

对成人生长发育产生影响

人类衰老的每个阶段都具有独特的发展和实现潜力，成年时期（即青年、中年和老年）也不例外。许多个人和群体的案例都表现了这一过程。然而，在每个阶段，成年人生活的生理、社会心理、社会经济和营养等基本领域，塑造了普遍生长发育的可能性。

美国老龄化人口的构成

不断变化的人种和民族比例继续改变着整个美国人口的构成,特别是人口中的老年群体的构成。在未来几十年中,尽管所有人种和民族的绝对数量都将增加,但每个群体的比例将发生巨大变化。目前,非西班牙裔白人占美国 65 岁以上人口的 77%。到 2060 年,这部分老龄人口将减少到 55%,而西班牙裔或拉丁裔老龄人口的比例将从 8% 增加到 21%[1]。

2016年65岁及以上人群的人种及西班牙裔来源

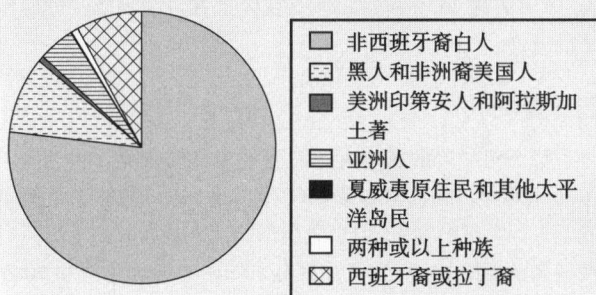

- □ 非西班牙裔白人
- ▨ 黑人和非洲裔美国人
- ▬ 美洲印第安人和阿拉斯加土著
- ▤ 亚洲人
- ■ 夏威夷原住民和其他太平洋岛民
- □ 两种或以上种族
- ⊠ 西班牙裔或拉丁裔

2060年65岁及以上人群的人种及西班牙裔来源

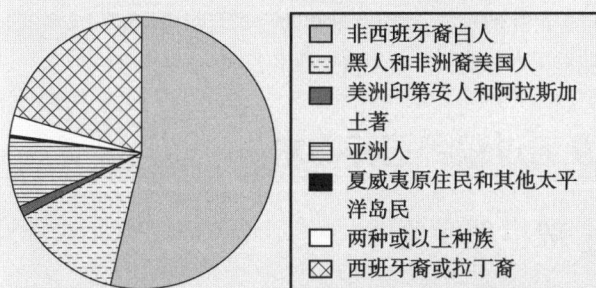

- □ 非西班牙裔白人
- ▨ 黑人和非洲裔美国人
- ▬ 美洲印第安人和阿拉斯加土著
- ▤ 亚洲人
- ■ 夏威夷原住民和其他太平洋岛民
- □ 两种或以上种族
- ⊠ 西班牙裔或拉丁裔

(From U.S. Census Bureau, Population Division. [2018]. *Race and Hispanic origin by selected age groups: Main projections series for the United States, 2017-2060*. Washington, DC: U.S. Government Printing Office.)

预期寿命因群体而异。例如,目前西班牙裔的预期寿命最长,达到了 82.1 岁,而高加索人为 80.7 岁,非洲裔美国人为 77 岁[2]。人口受到生活条件、住房、收入、教育程度、医疗保险类型以及许多其他因素的影响,而这些因素都会影响预期寿命。

在提供营养教育的同时,卫生保健部门也应认识并解决老龄人口的文化和民族需求。最佳的卫生保健计划受到社会、社会经济和现有的卫生保健服务的影响。针对某一种族群体的特殊饮食计划对于另一个人口来源多样的群体来说并不特别适用。鉴于美国老龄人口种族多样性的快速变化,文化敏感越来越需要得到重视和实行。

此外,老龄人口比例的增长会加重健康、医疗和财政负担。劳动人口通过支付所得税为福利计划作出贡献,以此供给需抚养人口(即 18 岁以下和 65 岁以上的人口)。2016 年,只有 15% 的人口超过 65 岁,有资格享受社会保障和医疗保险等服务。到 2060 年,这一比例将增至 23.4%[3]。与此同时,劳动人口(18~64 岁)的比例将从 62% 下降到 56.7%。基本来说,劳动年龄人口将承受更大的压力,以供给越来越多的老龄人。健康老龄化对维持医疗体系至关重要。

参考文献

1. U.S. Census Bureau, Population Division. (2018). *Race and Hispanic origin by selected age groups: Main projections series for the United States, 2017-2060*. Washington, DC: U.S. Government Printing Office.
2. U.S. Census Bureau, Population Division. (2014). *Projected life expectancy at birth by sex, race, and Hispanic origin for the United States: 2015 to 2060*. Washington, DC: U.S. Government Printing Office.
3. U.S. Census Bureau, Population Division. (2018). *Projected age groups and sex composition of the population: Main projections series for the United States, 2017-2060*. Washington, DC: U.S. Government Printing Office.

机体生长

基因潜力决定了总体的机体生长和成熟,它在成年早期就已趋于稳定。之后,机体生长不再是细胞数量的增加;相反,它包括了至关重要的新细胞取代旧细胞的生长过程。当身体发育成熟后,能量的需求减少。适应逐渐下降的代谢率,减少卡路里的摄入,对于体重管理至关重要。在老年阶段,个人活力能够反映早年的健康状况。

社会心理发展

人类个性的发展贯穿了整个成年期。个人社会心理发展有青年、中年和老年三个独特阶段。成年人进入每个阶段的确切年龄各不相同。例如,将"老年人"定义为 65 岁或以上的人群只是一种估算。每个人都以他们自己的速度经历着各个阶段,一些人直到 80 岁甚至 90 岁,可能才认为自己是"老年人"。

青年人(20~44 岁)　随着身体逐渐发育成熟,青年人也变得越来越独立。他们形成了许多新的关系;拥有新角色;在继续学习、职业、工作、承诺和家庭方面做出许多选择。青年人常常承受巨大的压力,但也会使自己获得显著的发展。这个年龄段是职业发展,建立家庭以及决定是否扩大家庭的年龄段,而这些都是他们为寻找自己的生活方式而奋斗的早年阶段。有时,健康问题与这些需求量大的早年阶段有关。在这个阶段建立健康的生活方式(例如,经常锻炼,选择对健康有益的均衡膳食)对于维持长期生活质量至关重要。

中年人(45~64 岁)　中年阶段通常是使自己进一步成长的好机会。很多抚养孩子的中年人中,他们的孩子已经长大并开始自己谋生,因此,父母可能会有一种"现在该轮到我了"的感觉。这也是一个接受生活对自己的影响,把重心回归自我的想法、生活方向和活动的阶段。一些中年人已经出现了慢性病的早期迹象。整体健康、健康促进和降低疾病风险仍然是这个阶段卫生保健的主要重点。

老年人（65 岁及以上）　成年人在面对老年阶段的自己和衰老的身体时表现出很大的差异。有些人感受到了圆满和完整感，有些人则选择逐渐淡出生活。如果他们过往的生活经历使他们乐观向上，那么他们将进入一个充满智慧的老年阶段，他们会更享受生活和健康，同时也充实了周围人的生活。然而，一些人到了老年阶段，却缺少对老龄化和可能出现的健康问题相关准备。随着人口的不断增长，我们通常用年轻老人（65~74 岁）、中年老人（75~84 岁）和老年老人（85 岁及以上）来描述老年人亚群。许多影响老年阶段感觉和实际生活质量的因素都与营养密切相关。

社会经济地位

社会和经济因素对老年人的生活质量和健康状况有很大影响。家庭收入低于联邦贫困水平 200% 的成年人称，他们的健康状况与收入较高的同龄人有显著不同[7]。尽管美国人普遍享有由医疗保险资助的医疗保障，但这一趋势仍然存在，参见图 12.1。健康的社会决定因素中有多少关键因素与社会经济地位直接或间接相关呢？

有时，社会和经济压力，以及社会对老年人接受度和老年人劳动能力的下降，会损害老年人的自尊和感知价值。例如，经济不稳定可能会对营养状况产生不利影响，使人们不得不依赖粮食援助项目（图 12.3）。抑郁症是一种不属于正常衰老的临床综合征。研究表明，患抑郁症的人整体健康状况更差，他们的医疗费用增加，经济来源紧张，感到孤独，死亡率增加[8-10]。健康状况下降的老年病人特别容易患抑郁症，这是导致**非自愿性体重下降**的主要原因[11-13]。老年人的健康状况不良通常受到多种因素影响，由多种慢性疾病共同引起，与身体机能受损、营养不良、抑郁和认知障碍有关[14]。所有人都需要归属感、成就感和自我价值感。不幸的是，许多老年人经济拮据，承受着孤独、生活不稳定和抑郁的痛苦，所有这些因素形成了恶性循环，增加了死亡率。

> **非自愿性体重下降**：6~12 个月中，体重非自愿下降 8%。

现在，越来越多的成年人在达到退休年龄后选择继续工作。这些人正在重新定义什么是老年人。他们的心理和生理健康状况明显高于退休人员[15,16]。社会经济状况的改善、体力锻炼、社交网络和社会认同等都可能是继续就业的保护因素。

营养需求

每个年龄段的成年人所需要的能量和营养因生活和工作环境而异。膳食营养素参考摄入量（DRI）能够满足健康成年人的大部分需求，但衰老会影响成人的营养需求。只有在最新的 DRI 中，科学家才区分了 50~70 岁成年人和 70 岁以上成年人的营养需求。在之前版本的 DRI 中，没有足够多的健康老年人来研究他们的营养需求。随着近几十年来人口老龄化的发展，现在有足够的数据表明，值得为 70 岁以上的老年人单独划分一个营养需求类别。

衰老过程和营养需求

一般生理变化

生物学变化

在整个生命中，每一次经历都会在一个人身上留下印

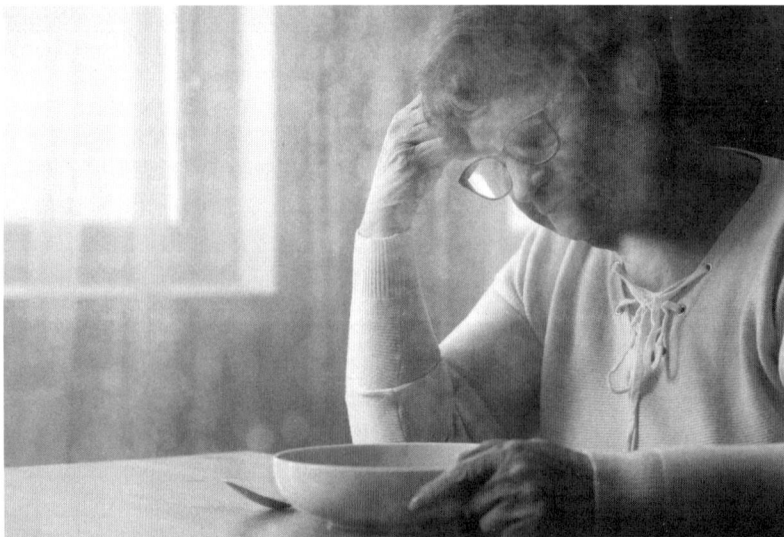

图 12.3　老年人的食物摄入量可能受到社会和经济压力的负面影响。（Copyright iStock Photo；Credit：Katarzyna Bialasiewicz.）

记。由于每个个体以及他们的资源不同,每个人都会以不同的方式衰老。

新陈代谢　大约从 30 岁开始,功能性细胞的数量开始逐渐下降,它导致细胞代谢降低,机体成分发生变化。代谢率的这种变化既表现在净肌肉质量的减少,也表现在大脑、肝脏、心脏和肾脏等高代谢活跃器官组织的减少[17,18]。随后这种减少会继续加速。然而并非所有的骨骼肌质量减少都是生理决定的。导致肌肉减少症的一个因素是饮食蛋白质新陈代谢和活动不足[19,20]。

有规律的体育锻炼有助于维持肌肉质量、代谢率和机体健康。然而,在 50 岁及以上的美国人中,有 28% 的人不参加任何休息时间的体育锻炼[21]。目前,美国体育锻炼指南建议每周进行 150~300 分钟的中等强度体育锻炼(或 75~150 分钟的高强度体育锻炼),以减少慢性疾病的风险(见第 16 章)[22]。

激素　衰老过程中,激素的变化对机体健康有许多影响。胰岛素减少或胰岛素敏感性的下降会导致血糖升高,引起糖尿病。**褪黑素**分泌减少可能会影响正常的睡眠周期。一部分身体成分的正常变化则是由生长激素和性激素,如雌激素和睾酮水平的下降引起。**更年期**与卵巢停止分泌雌激素和孕酮有关。女性通常在 45~55 岁发生这种显著的变化,它是与年龄相关的最显著的激素变化。更年期伴随着身体脂肪的增加、瘦体组织的减少以及慢性疾病(特别是心脏病和骨质疏松症)风险的增加。尽管会发生这些变化,今天的女性比以往任何时候都更能获得社会和医疗支持,以迎接这一生命阶段,并在未来几十年中维持机体健康。

> **肌肉减少症**:与衰老过程相关的肌肉数量或质量的减少。
>
> **褪黑素**:负责调节机体周期的激素。
>
> **更年期**:女性经期和生育能力结束的时期。

对膳食模式的影响

与衰老相关的一些生理变化会影响膳食模式,例如,消化液分泌减少,胃肠道肌肉的功能衰退,将使机体对营养素的吸收和利用能力下降。味觉、嗅觉、口渴和视力下降还会影响食欲,减少食物和液体摄入。还有一些衰老的生理变化,对老年人摄食的负面影响并不明显,例如,手部功能下降仅会降低手眼协调能力、准备和烹饪食物的能力。然而,老年人可能会对身体机能的下降产生过多的担忧,他们可能承受更多的社会经济压力和个人损失,所有这些问题都可能改变健康饮食习惯和各自优先顺序。缺乏足够的营养是老年人的主要营养问题。

老龄化过程的个体化

个体的衰老遵循衰老生物变化的一般过程。然而,个体有其特殊性,人们在老龄化过程中可能会表现出各种各样的反应,这取决于他们的遗传基因以及早年的健康状态。例如,一些人在退休后可以平衡膳食适量运动,并且没有压力限制时,他们的生活状态是比较好的。然而,另一部分老年人对退休的反应与之相反,他们变得不那么活跃,养成了不良的饮食习惯。因此,特定的营养需求因个体功能能力差异而有所不同。

营养需求

营养素和液体

人体基础代谢率平均每十年下降 1%~2%,男性在 40 岁左右下降得更快,女性在 50 岁左右下降得更快。如前所述,这与身体功能性细胞的逐渐丧失和体力活动的减少有关。51 岁至 70 岁、理想身体质量指数(BMI)在 18.5~25kg/m² 之间的女性,她们平均能量消耗为 2 066kcal/d,对于 70 岁以上的女性,则要低得多,为 1 564kcal/d。相同年龄和 BMI 指数的男性,平均能量消耗分别为 2 469kcal/d 和 2 238kcal/d。这些值反映了中老年群体的平均值,假设中老年代谢活动减少 5%,那么实际的千卡需要量因个人的身体健康状况和生活状况有很大差异,这反映了个人的健康以及生活状况。然而,并不是所有的成年人都能直观地感受到自己能量需求的下降。如果不能在减少能量需求的同时减少能量摄入,就会导致体重增加。

为成年人提供能量需求所需的基本来源与生命各个阶段的基本来源相同:主要是碳水化合物和脂肪。

碳水化合物　合理膳食需要包含足够的碳水化合物,以满足 45%~65% 的能量需求,并强调复合碳水化合物(例如,全谷物,蔬菜)的摄入。单糖(即软饮料、糖果和甜食中的单糖和双糖)也可用于提供能量,但应限量摄入,且不超过总能量摄入的 10%。随着一个人的代谢率下降,空能量(即单糖)也会下降。

脂肪　优质膳食脂肪提供了备用能量来源、重要的脂溶性维生素和必需脂肪酸。均衡饮食需要包括大约 30% 的脂肪,强调单不饱和和多不饱和脂肪来源。膳食脂肪可以增强味觉,促进食欲,在某些情况下提供所需的能量,以防止意外的体重下降。

蛋白质　DRI 建议成年人每千克体重摄入 0.8g 蛋白质。因此,一个体重69.9kg 的男性每天大约需要消耗 56g 蛋白质。平均体重的女性(57.6kg)每天大约需要摄入 46g 蛋白质。均衡的饮食以蛋白质的形式提供总能量的 10%~35%(见第 4 章),一个美国成年人一天平均消耗的蛋白质大约是这个量的 1.5 倍。

老年人(≥65 岁)每千克体重需要的蛋白质略多一些,以应对代谢功能下降、肠道菌群变化和肌肉减少症。此外,在疾病恢复期或出现消耗性疾病时,对蛋白质的需求可能会增加。任何情况,蛋白质需求与两个基本因素有关:①蛋白质质量(即其氨基酸的数量和比例);②饮食中的总能量。目前针对 65 岁及以上成年人的蛋白质建议是,根据其健康状况,每天摄入蛋白质 1.0~1.5g /kg(表 12.1)。

表 12.1　成人膳食蛋白质建议

健康状况	蛋白质
65 岁以下的健康成年人	0.8g/（kg·d）
65 岁以上的健康成年人	1.0~1.2g/（kg·d）
患有急性或慢性疾病的老年人	1.2~1.5g/（kg·d）

液体　水需求（相对于总能源需求）不会随着年龄的增长而下降。成年人的液体摄入建议见表 9.1。

微量营养素与健康问题

合理膳食应为健康成年人提供足够数量和种类的维生素和矿物质。然而，由于服用药物，一些必需营养素可能需要特别注意它们之间的相互作用及其与老年人可能发病率的关系。

骨骼健康　维生素 D 和钙是健康骨骼生长和维持的必要营养素。骨质疏松症（多孔骨头）是一种骨密度低、骨骼脆、骨折风险高的疾病（见图 8.1）。骨质减少和骨质疏松症的患病率及由此导致的残疾率随年龄的增长而急剧增加。最近的报告显示，在美国，59% 的 50 岁以上成年人至少有一种骨质疏松性骨折的临床风险，23% 的老年人表现出两种或两种以上的风险因素。种族和性别对整体骨骼健康也有影响（见第 8 章文化思考"性别和种族群体中的骨骼健康"）。人群骨骼健康的风险因素包括：①钙和维生素 D 摄入不足；②缺乏身体活动；③吸烟和饮酒；④绝经后女性雌激素水平下降；⑤消瘦骨架；⑥某些疾病状态；⑦使用改变矿物质生物利用度和骨转换药物。钙和维生素 D 的良好食物来源见第 7 章和第 8 章。

食品安全　安全食品处理在整个生命周期中都很重要。如果老年人视力、手眼协调能力或味觉和嗅觉敏锐度降低，则患食源性疾病的风险会增加。这些身体机能的降低会削弱人们鉴别变质食物的能力，这些都会对健康构成潜在的危险。第 13 章详细介绍了特定的食源性疾病和食品安全实践。

营养补充

老年人使用膳食补充剂通常是在自行处方的基础上使用，可能会导致一些不必要的补充进而影响身体机能。对于某些营养素，与衰老相关的正常生理变化会影响其可用性。例如，随着年龄的增长，维生素 B_{12} 的生物利用度和维生素 D 的内源性合成降低。因此，仅从食物中摄取食物可能无法提供足够的营养素以满足机体需要。

维生素 B_{12}　DRI 规定，50 岁及以上的人应以补充或通过强化食品方式摄入维生素 B_{12}，胃酸生成减少会导致维生素 B_{12} 缺乏。胃黏膜细胞分泌的盐酸是消化维生素 B 所必需的（见图 7.8）。然而，随着年龄的增长，盐酸的产生和分泌通常会减少，可能导致维生素 B_{12} 吸收不足。这种情况下，口服补充剂将无法克服缺乏盐酸或内在因素的问题。因此，皮下注射维生素 B_{12} 是必要的，它绕过消化道，不依赖于这些内在因素的吸收。

维生素 D　一些研究人员认为，全世界大约一半的老年人口缺乏维生素 D，需要补充维生素 D。然而，维生素 D 缺乏症的真实患病率尚不清楚。如第 7 章所述，没有普遍接受的评估维生素 D 状态的测量工具，也没有它与健康或亚健康血液水平的参数。目前美国的共识是，对无症状老年人进行老年人维生素 D 缺乏症筛查没有必要。对具有已知维生素 D 缺乏风险因素的个体进行维生素 D 评估，以确定是否补充是有必要的。已知的维生素 D 缺乏风险因素包括肥胖、骨密度低（骨质减少或骨质疏松），住在疗养院或其他很少或没有阳光照射的情况下，以及食用乳制品不足（这是维生素 D 的良好来源）。

对于 1~70 岁的人，维生素 D 的 DRI 是 600IU/d，对于 70 岁以上的人是 800IU/d。为了满足维生素 D 的饮食建议，老年人可以食用富含维生素 D 的食物，以克服内源性合成激素能力下降的问题。目前的循证指南不建议在没有已知风险因素的成年人中常规补充维生素 D。与所有脂溶性维生素一样，过量补充维生素 D 也有中毒风险。

过量补充　过多的营养补充会适得其反。服用膳食补充剂较多的人群是年龄较大、受过教育、活跃的白人女性，她们不吸烟，年收入在贫困线以上，因此最有可能服用膳食补充剂的成年人是整体饮食和健康生活方式较好的人群。除非特别要求，大多数人不会与家庭医生谈论他们服用了什么品牌和多少剂量膳食补充剂。虽然多种维生素、矿物质补充剂以及之前提到的维生素 B_{12} 或 D 单独补充剂很少导致中毒，但告知医生与其讨论膳食补充剂的使用情况始终是有必要的。

老年人的临床需求

与生命的其他阶段一样，老年人的临床需求也需要被重视。我们通常将其归类为健康促进、疾病预防或疾病治疗。

健康促进和疾病预防

降低慢性病风险

成人保健的重点是通过健康的生活方式来降低个人患慢性病的风险。《美国居民饮食指南》的制定和健康倡议中的国家健康目标的确立也贯穿了这个原则（见第 1 章，图 1.1 和图 1.5）。该指南提倡注意个人需求、在适度和多样化基础上的培养良好饮食习惯，以及在生活中积极参与体育活动。

营养状况

老年人的许多健康问题都是由衰老的生理变化和营养不良引起的。营养不良是多因素导致的，以下列出了营养不良的一些风险因素。

- 不良的饮食习惯：
  - 无食欲，不想独自吃饭

- 由于经济或社会问题而缺乏粮食供应
- 口腔卫生不佳：
  - 牙齿缺失
  - 假牙装配不良
- 一般胃肠道问题：
  - 唾液分泌减少，口干、口渴，味觉减弱
  - 胃内盐酸分泌不足
  - 肠道内酶和黏液分泌减少
  - 胃肠动力下降

个人症状包括不明确的消化不良以及消化性溃疡或憩室炎等特定疾病（见第 18 章）。微型营养评估简表（MNA-SF）是用于评估老年人营养风险的标准评估工具之一（图 12.4）。

MNA-SF 是一种高度敏感的可靠工具，可以早期检测营养不良的风险。医疗保健提供者可能更愿意在老年人群中使用其他评估工具包括微型营养评估(标准表格)、营养风险筛查 2002、营养不良通用筛查工具、主观整体评估和老年营养风险指数。

牙齿健康 口腔健康不佳表明老年人的整体健康和生活质量下降，这两方面增加了营养不良的风险。剩余的健康牙齿数量；咀嚼食物的能力；口腔干燥症、牙周病或龋齿；味觉感知程度；吞咽的能力；对口腔健康的感知是一个人吃饭、说话和社交能力的重要方面。被养老院收容且没有牙齿（即无牙）的老年人特别需要个性化营养护理。

脱水 脱水在任何年龄段都有可能发生，在老年人中很

MNA-SF 营养评估

姓名		身高	
性别		体重	
年龄		日期	

注：通过在方框中填入适当的数字来完成评估。将最终筛选得分的数字相加。

A 过去 3 个月是否因食欲缺乏、消化不良、咀嚼或吞咽困难而减少进食？ 0=进食严重减少 1=进食中度减少 2=进食未减少	E 神经心理问题 0=重度痴呆或抑郁 1=轻度痴呆 2=无心理问题
B 最近 3 个月体重是否减轻 0=体重减轻大于 3kg(6.6 磅) 1=不知道 2=体重减轻 1~3kg(2.2~6.6 磅) 3=体重没有减轻	F1 BMI 0=BMI<19 1=BMI 19~<21 2=BMI 21~<23 3=BMI ≥23 如果没有 BMI，将问题 F1 替换为问题 F2。 如果问题 F1 已经完成，不要回答问题 F2。
C 行动能力 0=不能下床或椅子 1=能下床或椅子，但无法出门活动 2=出门	F2 小腿围(CC) 0=CC<31cm 3=CC≥31cm
D 在过去 3 个月内曾有过心理压力或急性病？ 0=是 2=否	检查评分 12~14 分:营养状况良好 8~11 分:有营养不良风险 0~7 分:营养不良

参考文献

Vellas B, Villars H, Abellan G, et al. *Overview of the MNA® - Its History and Challenges.* J Nutr Health Aging 2006;10:456-465.

Rubenstein LZ, Harker JO, Salva A, Guigoz Y, Vellas B. *Screening for Undernutrition in Geriatric Practice: Developing the Short-Form Mini Nutritional Assessment (MNA-SF).* J. Geront 2001;56A: M366-377.

Guigoz Y. *The Mini-Nutritional Assessment (MNA®) Review of the Literature - What does it tell us?* J Nutr Health Aging 2006; 10:466-487.

Kaiser MJ, Bauer JM, Ramsch C, et al. *Validation of the Mini Nutritional Assessment Short-Form (MNA®-SF): A practical tool for identification of nutritional status.* J Nutr Health Aging 2009; 13:782-788.

® Société des Produits Nestlé, S.A., Vevey, Switzerland, Trademark Owners

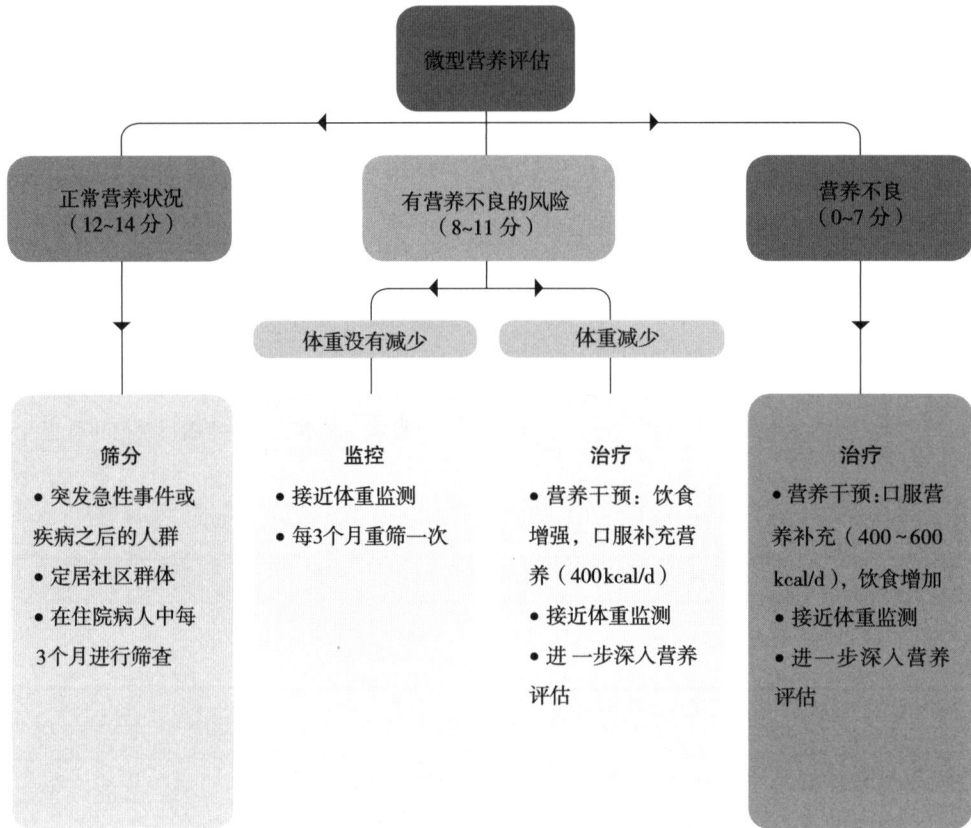

图 12.4 微型营养评估简表

常见。下丘脑的生理变化会随着年龄的增长而发生变化。因此，与年轻人相比，老年人缺乏口渴感，液体摄入量减少，也会有其他与衰老相关的生理变化，如肾功能下降和激素改变。此外，对低血容量的反应(例如，抗利尿激素和肾素-血管紧张素-醛固酮系统的反应减弱)可能会加剧体液的流失，虽然这种组合并不一定导致老年人脱水，但它确实会导致机体补水速度减缓。此外，呕吐、腹泻或发烧等疾病会使老年人进入脱水状态。

体重 体重下降或体重增加可能是营养不良的较早表现。不合理减重导致的抑郁生活状态和情绪因素也可能导致体重过度增加。暴饮暴食是成年人应对生活压力的常用方法。几十年来，在所有亚健康群体中，成年人的肥胖数量持续上升(见第 15 章)，与肥胖相关的慢性疾病也屡见不鲜。

体育活动

规律的体育活动和充足的膳食蛋白质摄入是维持成年人和老年人健康生活的关键，维持瘦体组织和合成代谢过程体育活动是健康老龄化的一个主要因素，如体重管理，力量和认知功能的保存，以及整体生活质量。《美国居民身体活动指南》和《美国居民饮食指南》特别指出了成年人定期进行心血管和长期力量训练锻炼的益处。随着人口的持续老龄化，很多卫生保健机构正在搜集专门针对老年人的有氧和平衡课程的需求。框 12.1 列出了体育活动的一些好处。

框 12.1 体育活动的好处

- 控制体重
- 减少心血管疾病,2 型糖尿病和某些癌症的风险
- 加强骨骼和肌肉
- 改善精神健康
- 提高老年人生活质量,预防跌倒
- 延年益寿

适度锻炼可以帮助预防疾病的一个典型案例是有效预防 2 型糖尿病。葡萄糖耐量下降是糖尿病前期综合征，即血液中胰岛素对葡萄糖的反应不足以维持正常血糖，血糖水平不足以诊断糖尿病(详情见第 20 章)。通过定期的体育锻炼和均衡的饮食来控制体重可以帮助人们避免高血糖，可能延迟或避免 2 型糖尿病的发生。体育活动在这个过程中重要作用在于，运动增加骨骼组织葡萄糖摄取，而不依赖于胰岛素。因此，尽管胰岛素敏感性随着年龄的增长而下降，但有规律的运动通过肌肉收缩刺激的转运体将葡萄糖从血液中运送到组织中，从而改善血糖水平。

个性化方法

有效的健康促进和疾病预防需要个性化和现实的规划。所有的个性和问题都是独一无二的，个体的需求差别很大。成年人患有营养不良或稍后讨论的任何慢性疾病，他将需要

老年人饮食

许多老年人有饮食或喂养问题，可能导致营养不良。每个人都是独特的个体，有特定的需求，需要特定的营养方案来满足他或她的营养需求。以下是一般性的指南和建议，帮助老年人拥有积极的饮食体验。

基本原则

- 仔细分析饮食习惯。了解老年人的生活习惯、生活态度，结合他或她的文化、社会经济和生理需求，要切合实际、实事求是地制订老年人膳食计划。
- 永远不要说："吃这个因为它对你有好处。"这种方法对任何人都没有价值，尤其是对那些以年轻人为导向、在惧怕年龄的文化中努力保持个人生活习惯和态度的老年人群体。
- 鼓励多样化的食品种类。新的口味和调味往往能促进食欲，提高生活幸福感。许多人认为清淡的饮食对所有老年人是最好的，但事实未必如此。长年的寡淡饮食会导致味觉敏感度下降。因此，需要增加食品品种、丰富食品调味。少吃多餐也可以更好地促进营养吸收。

协助喂养建议

- 无负面作用的食物。
- 识别食物种类的能力。
- 允许个人尝试新鲜种类的食物。
- 足够咀嚼和吞咽的时间。
- 不仅仅在进食开始和结束饮水，就餐期间同样可以饮用水或饮料。
- 注意不要在电子产品上与他人交谈、阅读，或以其他方式不尊重进食的人。

案例研究：一位老年妇女的情境问题

约翰逊夫人今年 78 岁，她最近刚刚丧偶，独自住在乔治亚州亚特兰大市一套三居室的房子里。因为她一年前的一次跌倒导致髋关节骨折，所以现在她活动受到限制，只能依靠助行器。她唯一的女儿，住在俄勒冈州的波特兰市，但是她没有经济能力帮助自己的母亲。约翰逊夫人唯一的收入是每月 1 332 美元的社会保障金。她每月支付的抵押贷款、财产税、保险费用、公用事业费用和电话费账单总计达 1 127 美元。约翰逊夫人最近的一次体检结果显示，她患有缺铁性贫血，在过去的 3 个月里，她已经瘦了约 5.4kg。她身高约 157.5cm，但是目前的体重约为 36.3kg。约翰逊夫人说，她并没有挨饿，她的日常饮食都是重复的：肉汤、一点白干酪和水果罐头、盐饼干和热茶。她缺乏精力，经常宅在家中，并且看起来十分憔悴，经常忧心忡忡。

分析问题

1. 确定约翰逊夫人的个人问题，并描述它们可能会如何影响她的饮食习惯和食物摄入量？

2. 在她的饮食中做出哪些营养改善措施（包括食物建议）？这些改善与她生命的这个阶段的身体需求有什么关系？

3. 你有什么实际的建议来帮助约翰逊夫人应对她的身体和社会环境吗？你的建议有哪些？资源、收入来源、食物和陪伴？你认为这些建议对她的营养状况和整体健康有何好处？

4. 重新查看图 12.1，即健康的社会决定因素。想想你对约翰逊夫人的了解，她生活的哪些方面可能会影响她生活质量和整体健康的关键决定因素？

一种敏感的以人为本的方法，来解决健康和福祉的所有方面（见临床应用"案例研究：一个老年妇女的情境问题"）。

慢性老龄化疾病

随着年龄的增长，慢性老龄化疾病（如高血压、心脏病、卒中、肺气肿、糖尿病、癌症、关节炎、哮喘）会更易发，但如果个体有极强的家族史，他可能在较年轻的时候就发病。健康专家认为，慢性疾病并不一定是衰老的普遍结果。相反，一些生活方式的改善就可以预防大多数慢性疾病。美国疾病控制和预防中心建议改变以下生活方式，以促进健康和预防成年期的慢性疾病：①戒烟和禁止接触二手烟；②增加水果和蔬菜的摄入，减少钠和饱和脂肪酸的摄入量；③定期参与体育活动；④限制酒精摄入[54]。

饮食调整

存在慢性疾病的情况下，饮食调整和营养支持是治疗的一个重要组成部分。第 17 章至第 23 章包含了针对常见疾病的饮食调整的细节。在任何情况下，对文化规范、个人喜好和社会经济可用性敏感的个性化饮食计划对成功的治疗都至关重要。

药物

因为人们寿命延长（许多人患有一种或多种慢性病），老年人除了服用非处方药物外，可能还会服用几种处方药。当药物与营养物质之间相互作用时，**复方用药**可能会损害营养状态（见第 17 章）。老年人常用的药物（如降压药、抗酸药、抗凝药、泻药、利尿剂、减充血剂）可直接影响液体平衡、食欲和营养物质的吸收和利用，从而可能导致营养不良或脱水。当询问客户关于药物使用情况时，卫生保健提供者应该特别询问膳食补充剂和草药的使用情况。无论是否被吹捧为"天然的"，来自补充剂的毒性都可能是危险的。仔细评估客户的药物使用情况和指导如何服用与饮食有关的药物是整个医疗保健计划的重要组成部分（见药物-营养素相互作用"成人药物使用"）。

复方用药：同一个人使用多种药物。

药物-营养素相互作用

成人用药

复方用药在美国很普遍。90% 的老年人至少服用一种处方药,41% 的老年人定期服用五种或五种以上的处方药[1]。在美国,老年人最常用的处方药物是心血管药物(用于治疗高血压、高胆固醇水平和心脏病)、利尿剂、质子泵抑制剂(用于治疗胃反流和溃疡)、抗糖尿病药、抗凝血剂、镇痛药和抗抑郁药[1]。

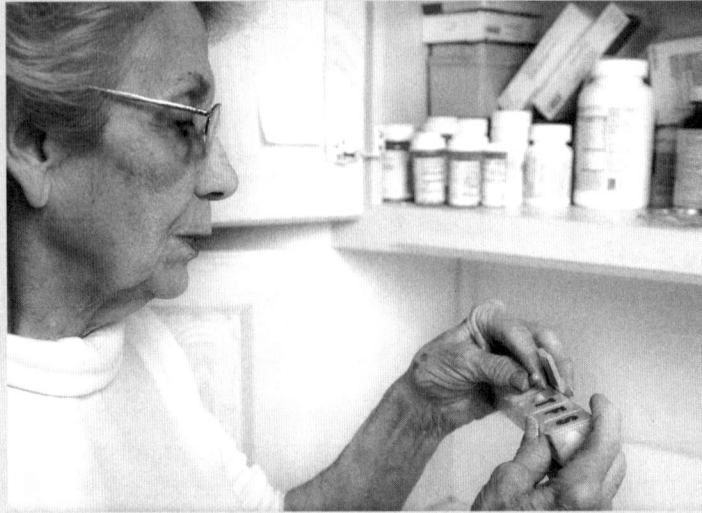

(Copyright iStock Photo;Credit:dszc.)

除了处方药外,非处方药、膳食补充剂(即维生素和矿物质)和草药补充剂也经常被同一个人使用。药物营养物质很有可能与常用药物相互作用,特别是与抗抑郁药、抗高脂血症药、高血压药物、非甾体抗炎药和抗组胺药相互作用。因为如此高比例的人服用至少一种药物,医生必须意识到有害相互作用的风险。药物可能会产生副作用,从而影响食欲、体重或从食物中吸收营养的能力。长期护理机构的居民处于复方用药和营养相关并发症的高风险中。多学科团队会公开地与患者讨论食欲、饮食习惯和药物治疗方案的变化,这样他们就更有可能识别出潜在的风险。下面列出的是在服用某些药物时避免食物-药物相互作用的一般指南。

参考文献

1. National Center for Health Statistics. (2018). Health, United States. In *Health, United States, 2017: With special feature on mortality*. Hyattsville, MD: National Center for Health Statistics (US).

药物类别	如何避免食物-营养素相互作用[a]
某些抗抑郁药(即,单胺氧化酶抑制剂)	避免食用含有酪胺的食物,如桶装啤酒、红酒、陈年奶酪、泡菜、腌肉、发酵食品、豆制品(如酱油、味噌汤、豆腐)、鱼子酱和含有人参和贯叶连翘草药产品。仔细检查与其他药物的相互作用。每天喝 2~3 升的水,并和食物一起服用
降血脂药	晚餐服用(例如洛伐他汀),避免每天超过一种酒精饮料。减少饮食中脂肪和胆固醇的摄入量。饮食中要含有丰富的脂溶性维生素、叶酸、维生素 B_{12} 和铁元素。避免服用贯叶连翘,不要喝葡萄柚汁
抗高血压药	避免食用甘草、高钾盐替代品、含有人参的草药产品和含有酪胺的食物(如上文提供的例子)。确保均衡的饮食包括所有维生素和矿物质。避免和葡萄柚汁一起服用
非甾体抗炎药物	限制酒精摄入。增加富含维生素 C 和铁元素的食物的摄入量。与食物和水一起服用
抗组织胺类	避免饮酒和喝葡萄柚汁

[a] 这些是一些特定药物的一般相互作用。所有服用处方药的客户都必须咨询他们的医疗保健团队,以了解潜在的相互作用。

社区资源

针对美国老年人的政府项目

生活在国家贫困水平以下的成年人患多种慢性疾病的发病率高于任何其他社会经济群体[55]。卫生保健提供者必须了解社区资源，并在适当时推荐给客户。许多有营养不良风险和有资格获得营养援助计划的老年人没有参与现有的服务项目。在许多情况下，那些愿意协助完成项目申请并帮助获得最初参与的个人倡导者可以提高参与度。

美国老年人法案

根据 1965 年的《美国老年人法案》，美国卫生与公众服务部的社区生活管理机构（前身为老龄化管理机构）管理着一些针对老年人的项目。营养服务奖励计划提供现金或商品，来补充在教会上提供的食物和送货上门的营养计划。这些项目的重点是满足有最大社会和经济需求的老年人。熟悉你所在社区提供的服务。成功转诊的可能性取决于在照顾病人的时候是否配备了适当的资源。

教会营养服务　该项目为 60 岁以上的成年人及其赡养者（特别是那些低收入的和有机构护理风险的人）在老年人中心和其他公共或私人社区设施提供营养充足的膳食。在这种情况下，老年人可以聚在一起吃一顿午餐，并获得有益健康的食物和社会支持。除了膳食外，一些机构还根据需要提供其他服务，包括营养筛查、营养教育、营养评估和营养咨询。在最近的一项调查中，77% 的参与者说，由于这个午餐计划，他们的饮食更健康，整体健康状况有所改善[56]。

送货上门的营养服务　对于那些无法前往社区中心的老年人，膳食由快递员送到家（即上门送餐服务）。这项服务有助于满足体弱、瘫痪和独居老人的营养需求，同时提供人的接触和支持。快递员通常是重要的志愿者，而且通常是参与者在白天唯一接触的人。参与者的平均年龄为 79 岁。这项服务让许多老年人在自己家里待的时间要比他们之前可以做到的长很多[56]。

美国农业部

美国农业部为老年人提供研究和服务。根据这里列出的每个网站，查看本书后面进一步阅读资源。

研究中心　美国农业部支持全国各地的老龄化研究中心。例如，波士顿塔夫茨大学的人类衰老营养研究中心是世界上最大的研究机构之一，致力于研究衰老过程中的营养需求。那里的研究涉及营养及其与心血管疾病、阿尔茨海默病、癌症、炎症、免疫、肥胖和微生物组的相互作用等主题。为老年人提供更好的护理，部分取决于获得关于这一人群营养需求的额外知识。

推广服务

美国农业部在**赠地大学**开展农业推广服务，包括食品和营养教育服务。社区合作伙伴教育公众的主题有关可负担得起和获得的食品、食品资源管理、食品回收、食品捐赠和

紧急食品援助项目等。教育内容包括《美国居民饮食指南》《美国居民体育活动指南》、MyPlate 和 *Healthy People* 的原则。他们还提供专门针对老年人的具体营养需求的教育服务。

> **赠地大学**：是一个高等教育机构，根据美国 1862 年和 1890 年的莫里尔法案，被州指定为获得独特的联邦支持。

补充营养援助计划　补充营养援助计划（SNAP），以前被称为粮食券计划，它是一个由联邦政府资助的项目，专注于防止低收入家庭挨饿。SNAP-教育（SNAP-Ed）是一个可选的教育项目，提供营养教育和肥胖预防干预措施。月收入在国家贫困线的 130% 或以下的家庭在经济上有资格享受 SNAP 福利，但其他各州的具体要求可能会有所不同。参与者可获得电子福利转移卡（类似于借记卡），以便在授权的食品零售店购买获批准的食品。每月约有 4 000 万低收入个人从 SNAP 服务中获益。老年人（≥60 岁）在 SNAP 服务中的参与率最低，有资格的人中只有 45% 参与这些服务。这明显低于其他年龄组，其他年龄组参与率接近 100%[57]。SNAP 服务促进食用水果、蔬菜、全谷物、无脂或低脂奶制品、瘦肉、家禽和鱼类。

商品补充食品计划　年龄超过 60 岁、家庭收入在联邦贫困线的 130% 或以下的个人也有资格获得食品包装形式的援助。这些食品包装用高营养膳食补充了老年人饮食中通常缺乏的食物，提供了一个全面的饮食，但这并不是该计划的目的。

高级农贸市场营养计划　这是一个以拨款为基础的项目，给低收入老年人（即 60 岁以上，其收入在联邦贫困收入指南的 185% 或更少）提供优惠券，这样他们可以从农贸市场、社区支持农业项目（csa），和路边摊换取新鲜水果、蔬菜、蜂蜜和草药。这个项目增加了参与者的水果和蔬菜的平均食用量，并有助于支持当地农民。

公共卫生部门

美国各地的公共卫生部门都是美国卫生与公众服务部的一个外展部门。熟练的卫生专业人员通过地方和州的公共卫生部门在社区工作。公共卫生营养学家是这个卫生保健团队的重要成员；他们提供营养咨询和营养教育，并帮助开展各种食品援助项目。

专业的组织和资源

国家团体

美国老年病学学会和美国老年病学学会是由医生、护士、营养师和其他感兴趣的卫生保健工作者组成的全国性专业组织。这些社会关系发表期刊，促进社区和政府的努力，来满足老年人的需求。

社区团体

当地社区的老年人中心是健康和残疾成年人的宝贵资源。当地的医学协会、护理组织和营养协会赞助各种项目来

帮助满足老年人的需求。当地的老年人中心经常在现场开展这样的项目。营养学委员会提供了一个作为老年学营养学专家的委员会认证。其他卫生保健专业人员的执照颁发机构也提供类似的认证。在大多数社区的私人诊所都有注册营养师,他们也可以提供各种个人和团体服务。

志愿者组织

许多卫生组织(如美国心脏协会、美国糖尿病协会、阿尔茨海默氏症协会)的志愿者活动都与老年人的需求有关,既可能为年轻人提供有益的机会,也可能是老年人健康-维持活动和健康信息的重要来源。

第13章将讨论提供营养援助的额外资源。

其他生活安排

根据老年人自理能力不同,有许多不同的生活安排。例如,那些不需要医疗照顾,且可以与其他老年人一起享受娱乐活动和社会活动的、有独立能力的个人,为他们提供独立的生活设施。其他住房选择会提供更多的服务,可配备保健工作人员,并根据需要提供不同级别的护理。例如,包括综合护理、持续护理、退休社区和辅助生活设施。人员配备充足的疗养院有医疗专业人员,能够在没有需要住院治疗的急性疾病的情况下提供大多数医疗需求。本章的下一节讨论提供食物和卫生保健的其他生活安排的类型。请查阅书后面的进一步阅读和参考资料部分,了解老年人的有用信息,及为其提供生活安排的组织。

综合护理安排

综合护理安排使老年人尽可能地住在自己的家里,并且有外界的援助来满足特殊的需要。我们之前涵盖了一些综合护理服务:综合社区膳食、通过推广服务进行的营养教育,以及上门送餐。其他服务包括个人护理助理、成人日间服务、运输、短期护理等。个人护理助手可以购买食品杂货,做饭,并帮助喂养和日常生活的其他活动。

在这种情况下,对改良饮食的重视各不相同。集体餐食和送餐上门的餐食不太可能是针对有高度特殊需求的个人的饮食。例如,计算碳水化合物的糖尿病患者,食物不耐受或过敏的人,或连续吞咽某些食物困难的人可能需要进一步的帮助。对大多数综合护理项目的监管都是在州一级进行的。公共项目,例如,那些提供集体餐食和送餐上门的餐食项目必须提供满足《美国居民膳食指南》的膳食,并且每餐都应该提供关键营养素参考摄入量的三分之一。

持续护理退休社区

持续护理退休社区提供了一个连续的住宅长期护理,从与社区组织的活动一起独立生活到护理机构。饮食援助因住院医师的需要而异。老年人可以以独立居住的身份搬入社区,选择参与社区活动和饮食。但他们的功能状态表明,老年人会得到更多的照顾。持续护理退休社区通常都有校园式的辅助生活设施和疗养院。本章的以下部分涵盖了在这种连续护理方法中每种类型的设施的营养相关的知识。

辅助生活设施

辅助生活设施有几个名字,包括食宿护理、住所护理、庇护住房、住宿护理和个人护理。在持续护理社区中也可能存在辅助生活安排。各州政府管理辅助生活设施的许可证。大多数辅助生活设施提供:膳食和零食;管家;洗衣;并帮助穿衣、洗澡和维持个人卫生。一些设施提供社会活动、有限的交通工具和基本的药物管理,但它们可能不提供医疗或护理。生活区有所不同,从有厨房的全套公寓,到有小厨房的单间式公寓,再到有浴室的房间。个人的功能状态有助于确定最合适的设置。用餐设置不同,从客房服务送餐到自助餐厅或餐厅设置。一些设施在每顿饭都提供几种选择的菜单,另一些则为所有居民提供一套菜单。大多数辅助护理设施满足基本的饮食要求和基于其居民的疾病诊断的治疗性饮食需求。各国在营养政策和服务的法规和标准方面差别很大。美国大多数州要求注册营养师每年审查和批准膳食计划。

疗养院

疗养院,或长期护理设施,提供最多的医疗,护理和营养支持的其他生活安排。许多疗养院提供除医院外一个住宅康复场所,让病人从受伤、急性疾病和手术中康复。养老院中的大多数人在日常生活活动(如洗澡、上厕所、移动)方面需要帮助,许多人在进食方面需要帮助。

疗养院有营养师,他们能够设计膳食计划,以满足居民的个性化饮食要求。然而,对这一人群较少强调治疗性饮食,因为限制较少的饮食模式被认为在这个生命阶段更有益[58]。营养不良是疗养院居民的普遍问题,食物摄入量、营养不良的风险和生活质量之间存在直接联系。努力通过改善环境和物理座位选择来增加食物和营养摄入量,工作人员培训喂养援助(见临床应用"小心喂养老年人"),改良纤维食品的性质(即泥糊状食品),和个性化的膳食可能有利于一些高危居民[59]。

总结

• 满足成年人的营养需求,特别是老年人,可能是一个挑战,原因有几个。当前和过去的社会、经济和心理因素影响着老年人的需求,而衰老的生物学过程在个体之间差异很大。

• 关于老龄化人口的营养需求的研究和建议的更新反映了期望寿命的持续增加。

- 在成年早期的健康促进和疾病预防是维持其晚年功能的关键。
- 在管理营养资源和支持时,来自卫生保健专业人员的个人支持性指导和耐心是必要的。
- 为各种功能级别的老年人提供各种辅助生活安排和营养服务。

复习题

答案见附录 A。

1. 老年人维持其肌肉质量和代谢率的最佳方法是_____。
   - a. 确保充足的碳水化合物摄入量
   - b. 定期进行体育活动
   - c. 使用多种维生素/多维生素补充剂
   - d. 保持足够的液体摄入量

2. 保持足够数量的_____的饮食可以降低骨质疏松症的风险。
   - a. 蛋白质和维生素 C
   - b. 维生素 B_{12} 和 B_6
   - c. 铁和锌
   - d. 钙和维生素 D

3. 一名 56 岁的女性每天早上都在服用抗组胺药和一杯葡萄柚汁。医疗保健专业人员应该鼓励她去做_____。
   - a. 继续此行为
   - b. 用水代替葡萄柚汁
   - c. 睡前服用葡萄柚汁
   - d. 只服用半杯葡萄柚汁

4. 老年人中可以改变营养摄入的典型生理变化是_____。
   - a. 新陈代谢的增加需要更多的卡路里来满足能量需求
   - b. 肠道运动性的增加,可导致便秘
   - c. 胃内盐酸分泌减少
   - d. 食欲的普遍增加,尤其是在一天结束的时候

5. 《美国老年人法案》为老年人提供了包括_____在内的膳食援助项目。
   - a. 支持小组与辅导员一起吃饭
   - b. 向参与者在家运送食品杂货
   - c. 上门餐和聚会餐
   - d. 购买节能食品券

案例分析题

答案见附录 A。

67 岁男子(身高约 165.1cm,体重约 65.8kg)在新冠感染大流行期间被隔离在家中。他的女儿是一名急诊室护士,通常每天都来为他做检查,陪伴他,确保他安全服药。现在她加班,由于社交距离安全措施,她无法亲自见到父亲。男子经济稳定,有一辆车,可以为自己准备食物,但他觉得离开家去杂货店并不安全。他每天吃 3 餐,咀嚼和吞咽没有问题。他正在服用多种药物,包括抗抑郁药、降血脂药、降血压药、非甾体抗炎药(如布洛芬),偶尔还会服用抗组胺药。

1. 从下列选择所有关于患者的历史记录的营养问题。
   - a. 复方用药
   - b. 食品准备技能
   - c. 吞咽困难
   - d. 呼吸困难
   - e. 食欲
   - f. 食品准入

2. 从下列选项中,确定所有潜在的营养干预措施。
   - a. 药物-营养素相互作用教育
   - b. 送餐上门
   - c. SNAP
   - d. 商品补充食品计划
   - e. 高级农贸市场营养计划
   - f. WIC

3. 将以下最合适的建议与每种药物类别相匹配,以减少药物与营养不良相互作用的风险。

药物类别	适当推荐
抗高血压药	
抗组胺药	
降血脂药	
非甾体抗炎药	
抗抑郁药	

推荐选项

- a. 避免食用含酪胺的食物。仔细检查与其他药物的相互作用。每天喝 2~3L 的水,并随食物一起服用。
- b. 晚餐时服用,避免每天饮酒 1 杯以上。降低膳食脂肪和胆固醇的摄入量。饮食中含有丰富的脂溶性维生素、叶酸、维生素 B_{12} 和铁。不要吃贯叶连翘和喝葡萄柚汁。
- c. 避免食用甘草、高钾盐替代品、草药产品和含酪胺的食物。确保饮食均衡,避免服用葡萄柚汁。
- d. 限制酒精摄入量。增加富含维生素 C 和铁的食物的摄入量。和食物、水一起服用。
- e. 避免饮酒和喝葡萄柚汁。

(单毓娟　译,李增宁　审校)

第13章
社区食品供应与健康

内容提要

- 现代食品的生产、加工和销售,对食品安全既有正面影响,也有负面影响。
- 被污染食物中的多种微生物可造成疾病传播。

- 贫穷常常使个人和家庭无法获得充足的社区食物供应。
- 一些资助项目可帮助个人为自己和家人获得食物。

社区健康很大程度上取决于其现有食物和水供应的安全性。美国政府建立管理机构和法规体系,联合各州和地方的公共卫生官员,始终致力于维护食品供应安全。在过去的几十年里,美国的食品供应发生了巨大的变化。本章节探讨了影响食品安全的因素,与食品供应相关的若干因素如卫生设施缺乏、食源性疾病和贫困均可导致健康隐患。

食品安全与健康促进

确保美国庞大的食品供应体系安全是一项艰巨的工作。除了表13.1所列的负责食品安全和质量的政府机构之外,还有许多其他政府、州和地方机构也参与了促进食品供应安全的宣教和研究。

美国食品药品管理局

虽然其他机构也参与管理全美在售食品产品的整体安全问题,但由于美国食品药品管理局(FDA)负责大部分食品供应的安全问题,在此,我们仅讨论该机构的相关职能。

表 13.1 美国食品安全监管机构

机构	职责
美国食品药品管理局(FDA)	是美国除商业肉类、家禽和蛋类产品之外的食品供应主要监管机构,同时还管理膳食补充剂、瓶装水、食品添加剂和婴儿配方奶粉
美国农业部(USDA)食品安全检验局	负责管理国内及进口肉类、禽类、蛋类加工产品的食品安全
美国国家海洋和大气管理局(NOAA)	负责海产品及渔业的安全监管
美国环境保护署	管理杀虫剂和其他化学品的使用,确保公共饮用水安全
美国联邦贸易委员会	规范食品的广告和营销的真实性
美国疾病预防控制中心	负责食源性疾病病例的监测及调查并积极开展教育和预防工作

联邦食品安全条例的执行

美国国会责成FDA确保美国食品供应的安全问题。该机构采取多种措施执行联邦食品安全法规,其中包括:①实行食品安全质量控制;②管理食品添加剂;③规范跨州食品流动;④监督食品营养标签;⑤确保公共餐饮服务安全。该机构通过召回、扣押、禁令和起诉来行使权力。召回是最常见的方法,其次是扣押被污染的食品。禁令是指法院责令停止售卖和生产某一食品。这一程序并不常见,通常发生在某一食品具有潜在危害,或该食品没有经过适当检测及没有充分获得销售许可的情况下。

消费者宣教与研究

FDA的食品安全和应用营养中心设有专门为教育工作者、卫生专业人员和公众提供信息材料的电子阅览室。宣传册、出版物和其他材料均可在该网站下载、分发及印刷。公众可以通过网站与所有参与管理食品安全的政府机构进行联络。

FDA的研究人员与美国农业部(USDA)农业研究局一起,通过研究不断评估食品和食品成分。目前一些涉及营养的研究项目包括:饮食和活动因素对孕产妇、儿童和青少年发育的影响;高危食品和食品污染物的风险和安全性评估以及食品生产的安全性和可持续性。FDA还通过对与食品安全相关目标和宗旨进行指导来参与健康人倡议(参见第1章的图1.1)。

食品标签

标签法规的早期发展

20世纪60年代中期,FDA建立了"包装真相"法规,主要处理食品标识标准。随着食品加工的进步和食品种类的增加,标签上也包含了营养信息。

食品标准 对于没有既定参考标准的食品(例如,橙子并不需要用标签来说明这是一个橙子),其食品标签必须列出该产品中所有成分的相对含量,这是食品标签的基本要求。标签上涉及的其他食品标准信息包括:食品质量、内容物、是否为浓缩或强化食品。食品标签上必须注明主要的食物过敏原。但也有例外,比如牛奶的外包装上无需注明"本产品含有牛奶"字样。FDA 将以下食物定义为主要过敏原:牛奶、鸡蛋、鱼、甲壳类贝类、树坚果、花生、小麦和大豆[1]。

营养成分表   FDA 开发了一套描述食品营养价值的标签系统,并于 1973 年通过相关法规。一些生产商增加了要求以外的信息以满足市场需求。人们往往关注营养标签的内容是否足够充分,但真正的难题在于标签上有什么,有多少,以及采用何种格式。消费者群体认为应在标签上列出的有关营养物质和食品成分的信息,包括宏量营养素及其总能量值、关键微量营养素(如钙、铁、维生素 A)的含量,以及钠、胆固醇、反式脂肪(截至 2006 年)和饱和脂肪的含量。相关公众和专业团体也希望根据现行膳食参考摄入量标准中每部分的百分比来确定营养成分。

食品标签信息的使用因健康导向不同而有所差异。三分之一到一半的购物者在购买食品之前会查看食品标签和配料表,或阅读印在食品包装上的健康声明。已经做出健康饮食选择(例如少喝含糖饮料、多吃蔬菜水果)的人最有可能阅读并根据标签信息做出购买决定[2-5]。教育程度和收入水平较高的女性是最有可能通过食品标签的帮助来做出购买决定的群体[6,7]。虽然除了食品标签之外,还有很多因素有助于人们做出健康的饮食选择,但如果希望通过食品标签对全人群的饮食选择产生积极影响,其陈述和信息必须清晰、简明和便于理解。

现行标签条例的背景

两个因素推动了食品标签更快更好的发展:①进入美国市场食品种类的增加;②美国人饮食模式的改变。这两个因素都使得有健康意识的消费者和专业人士倾向于通过营养标签来实现健康目标。

尽管有着基本的规定,一些食品标签问题仍然存在误导性的健康声明、不同的食用份量以及模糊术语(如"天然")等。这些问题表明整个食品标签体系重组的必要性。美国卫生部关于营养与健康的报告、美国国家研究委员会关于饮食与健康的报告以及美国公共卫生服务部门在健康人群倡议中描述的国家健康目标和宗旨这 3 份有着里程碑意义的报告将营养和饮食与国家健康目标联系在一起,进一步明确了食品标签体系重组的需求。根据这些报告,美国国家科学院医学研究所成立了一个食品标签营养成分委员会,研究和汇报食品标签改革所涉及的科学问题和实际需要。该委员会的报告为 FDA、美国农业部和美国卫生与公众服务部上交国会以满足改革需要的规则制定提供了基本的指导方针[8]。以下 3 个领域是医学研究所提出建议的基础:①食品的强制性法规;②标签信息的格式;③对消费者的宣教。1990 年这份报告成为了营养标签和教育法案的基本指南。

现行的食品标签格式

营养成分标签   图 13.1 是当前 FDA 批准的营养成分标

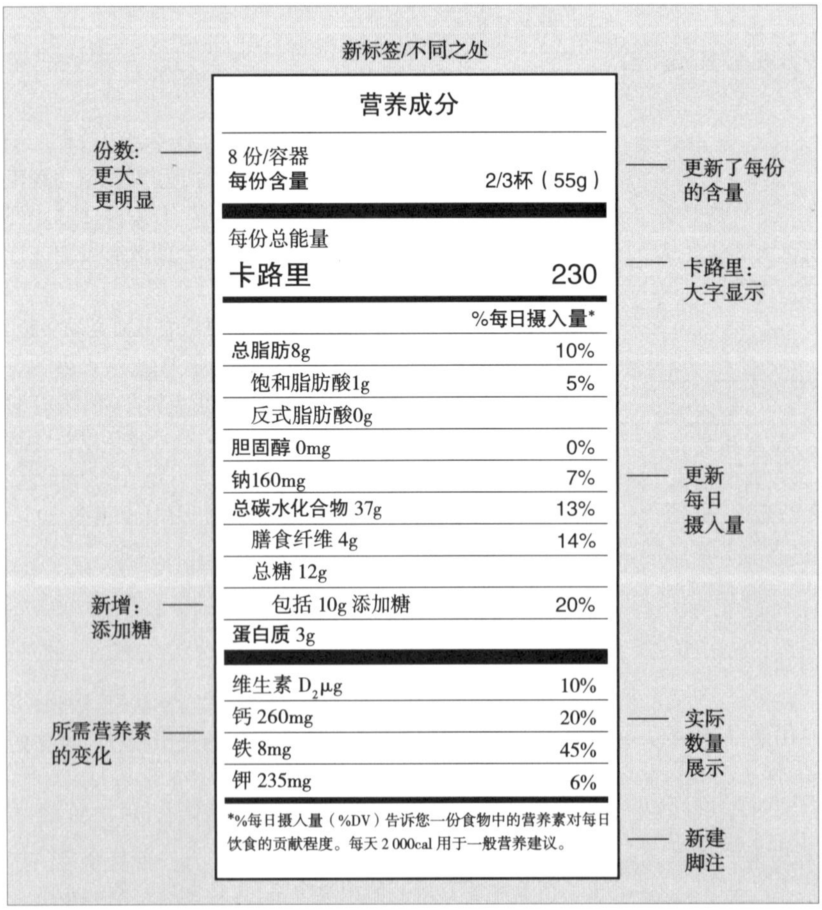

图 13.1   美国食品药品管理局批准的营养成分标签。(Courtesy U.S. Food and Drug Administration, Washington, DC.)

签。与以往版本相比有着显著变化,包括:

- 食物份数反映日常消费。例如,20 盎司的苏打水是 1 份,而不是 2.5 份(以前是 8 盎司=1 份)。
- 使用更大的字体,以吸引人们注意每份食物的能量。
- 不再包括低于总能量的脂肪能量。
- 包括添加糖以及各自的日摄入量百分比(% DV),以区分食物中天然存在的糖和添加糖。
- 维生素 D 和钾将取代以往标签上所需标注的维生素 A 和维生素 C。目前的研究表明,维生素 A 和维生素 C 不再因营养缺乏而受到公众健康的关注,而维生素 D 和钾的摄入量通常不足。
- 每日参考摄入量反映了当前的 DRI 值。

在食品包装的侧面或背面显示这种标签是最常见的位置。食用份量(习惯上一次食用食物的量)必须用家庭计量单位和公制重量表示。提供图 13.1 中标签上列出的符合食品包装上营养信息最低要求的营养素。制造商可自愿提供

额外信息,如多不饱和脂肪酸、单不饱和脂肪酸、可溶性和不可溶性纤维、糖醇(如山梨醇)、其他碳水化合物、其他维生素和矿物质以及咖啡因的含量[9]。

FDA 将 2 000cal 作为计算每日摄入百分比(% DV)的参考量,尽管个体需求可能会有很大差异,作为一种参考工具,营养价值百分比反映食物中某一营养素的整体价值(参见扩展阅读"关于营养成分标签")。例如,如果一份全麦面包中纤维的每日所需百分比是 10%,那么一个人食用这种面包就获得了他/她一天所需纤维总摄入量的十分之一。

位于包装正面的标签　许多食品制造商使用包装正面的标签来宣传营养信息。图 13.2 展示了世界各地使用此类标签的几个示例。目前,美国几乎没有法规对包装正面标签进行标准化。理想情况下,包装正面的标签应该是符号性的(而不是大量的文本),使得不同教育程度和母语类别的人们都能通过图标在视觉上易于理解。研究表明,使用分级汇总标签,如多个交通灯标签、营养评分标签或 5 色营养标签(见

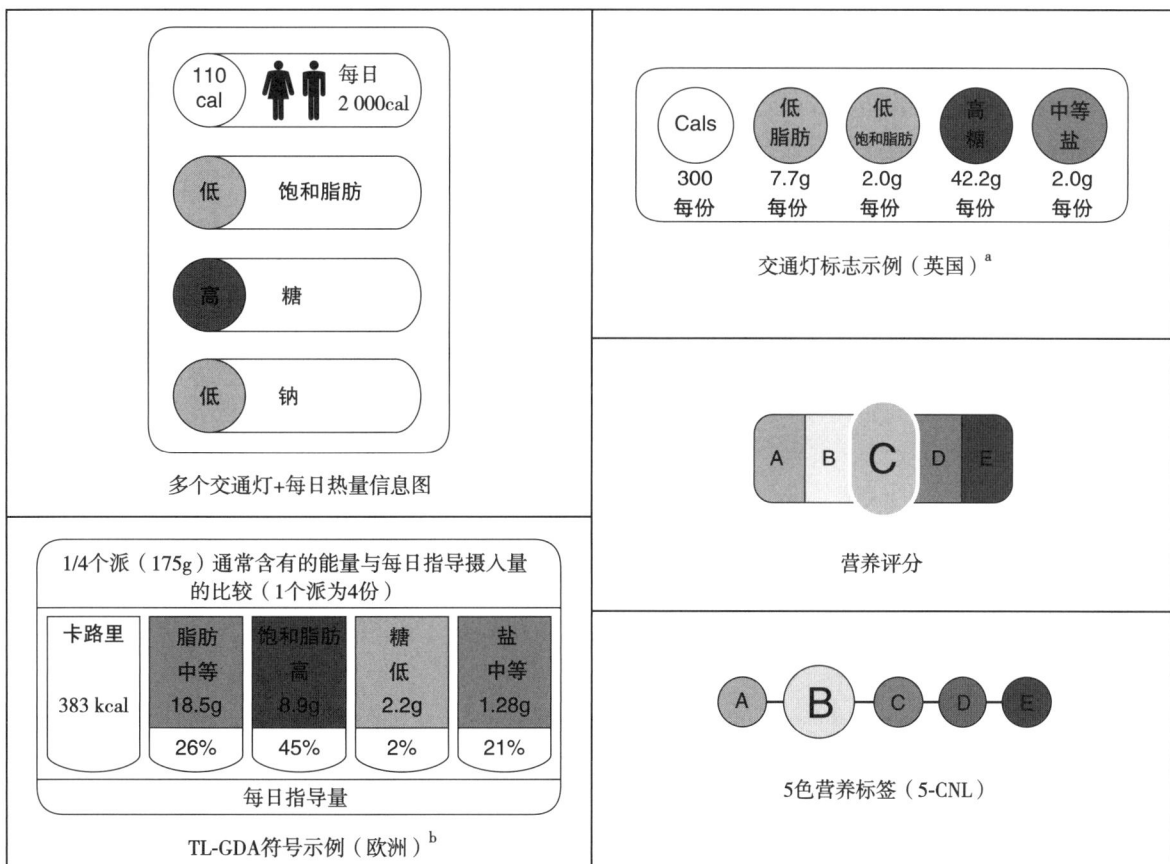

a %GDA symbol reprinted with permission from the Food and Drink Federation, United Kingdom.

b TL-GDA symbol reprinted with permission from the Food Standards Agency, United Kingdom.

图 13.2　包装正面标签的例子。(Hersey, J. C., et al. [2013]. Effects of front-of-package and shelf nutrition labeling systems on consumers. *Nutr Rev*, 71 [1], 1-14; Roberto, C. A., et al. [2012]. Evaluation of consumer understanding of different front-of-package nutrition labels, 2010-2011. *Prev Chronic Dis*, 9, E149; Egnell, M., et al. [2018]. Objective understanding of Nutri-Score Front-Of-Package nutrition label according to individual characteristics of subjects: Comparisons with other format labels. *PLoS One*, 13 [8], e0202095; Ducrot, P., et al. [2016]. Impact of different front-of-pack nutrition labels on consumer purchasing intentions: A randomized controlled trial. *Am J Prev Med*, 50 [5], 627-636.)

图 13.2)是帮助个人识别更健康的食物并做出选择最广为接受和最全面的方法[10-13]。

由于包装前和货架标签是由食品制造商自愿选择添加的,这就对给消费者进行营养宣教产生了阻碍。消费者可能会对加工食品包装上印刷的不一致的营养信息感到困惑。让营养专业人士和公众普遍感到懊恼的是,食品制造商选择在其产品上使用的标签并不一定有助于辨别哪些食品是最有益健康的。尽管人们正在尝试开发营养系统来进行食物分级[14-16]。但随之而来的问题是,没有一个统一的方法来定义食品的整体质量。这些信息的变动往往会使公众产生怀疑。

健康声明   FDA 严格监管那些将营养成分或食物类别与疾病风险联系起来的健康声明。要在食品和特定疾病之间建立联系,包装上必须有 FDA 批准的声明和措辞。此外,食品必须符合特定声明所规定的标准。健康声明可出现在食品包装的正面、侧面或背面。"营养成分标签术语表"提供了一份经批准的营养成分清单以及与之相关的特定疾病(在美国使用)。如果健康声明是低饱和脂肪酸和胆固醇的饮食与降低冠心病风险之间的联系,有这个标签的食品,必须符合低饱和脂肪,低胆固醇和低总脂肪的要求。如果食品是鱼或野味,那一定是"瘦肉"。具体措辞必须包括以下内容:饱和脂肪酸和胆固醇、冠心病或心脏病。此外,还需要有医生的声明来定义高或正常的总胆固醇水平。FDA 还提供了可供食品生产商选择的模式声明。对于这一特定声明,典型的陈述如下:尽管许多因素影响心脏病,低饱和脂肪酸和胆固醇的饮食可能会降低患这种疾病的风险[17]。

🔍 **扩展阅读**

营养成分标签术语表

为增进生产者和消费者之间的沟通,所有生产者必须在其食品标签上使用美国食品药品监督管理局规定的标准措辞,且必须使用大众普遍接受的术语,无论这些术语是否出现在营养成分表中或其他作为制造商产品描述的一部分的位置。下面是这些术语的示例。

营养成分表
每日摄入量

每日摄入量(DV)是将营养信息与每日总摄入量为 2 000 千卡的膳食联系起来的参考值,适用于大多数妇女、少女以及一些久坐的男性。脚注说明了每天 2 500 千卡的饮食值,这满足了大多数男性、青少年男孩和活跃的女性的需求。图 13.1 提供了一个例子,说明哪些营养素必须出现在标签上,以帮助消费者确定食物如何适合健康饮食。制造商也可以选择性地列出其他维生素和矿物质,但这不是必需的。

每日参考摄入量

作为每日摄入量的一部分,每日参考摄入量是下列一系列营养素的膳食标准,包括总脂肪、饱和脂肪、胆固醇、钠、总碳水化合物、膳食纤维、添加糖、维生素 D、钙、铁和钾。没有提供反式脂肪、总糖和蛋白质的 DV%。没有建议说饮食中需要包含糖和反式脂肪酸,同时,蛋白质缺乏也不是一个公共卫生问题,因为大多数人每天都能摄入足够的蛋白质。

产品描述性术语

FDA 明确定义了许多术语。如果制造商在其产品上使用了这些术语,则必须遵循这些定义。例如:

- 无脂肪:每份食物的脂肪量少于 0.5g。
- 低胆固醇:每份或每 100g 食物中胆固醇含量 ≤20mg,每份食物中的饱和脂肪不超过 2g 甚至更少,任何每份含有超过 2g 饱和脂肪的食物,无论其胆固醇含量如何,都不得在标签上声称低胆固醇。

- 轻食或低卡:至少减少了三分之一千卡能量。如果脂肪供能比占总能量的 50% 及以上,那么脂肪含量必须与参考食物相比减少 50%。
- 减盐/低钠:至少减少 25%,每份食物的参考摄入量中含 140mg 钠甚至更少。
- 高含量:高于每份食物每日摄入量的 20% 或更多。
- 低饱和脂肪:饱和脂肪比相应的参考食物至少减少 25%。
- 精肉:适用于肉类、家禽和海鲜。每份少于 10g 脂肪、4g 饱和脂肪和 95mg 胆固醇。
- 瘦肉:适用于肉类、家禽和海鲜。每份少于 5g 脂肪、2g 饱和脂肪和 95mg 胆固醇。

健康声明

FDA 的指导方针表明,标签上的任何健康声明必须有实质性的科学依据。以下是已批准的健康声明示例:

癌症
- 低膳食脂肪摄入降低患癌症风险
- 多吃水果和蔬菜降低患癌症风险
- 富含纤维的谷物、水果和蔬菜的饮食可降低患癌症的风险

心脏病和高血压
- 低膳食胆固醇和饱和脂肪摄入量可降低患冠心病的风险
- 经常食用大豆蛋白可降低患冠心病的风险
- 多吃富含纤维的谷物和水果蔬菜,尤其是可溶性纤维可以预防冠心病
- 定期摄入甾醇类/固醇可降低冠心病的风险
- 低钠饮食可预防高血压

其他:神经管缺损,骨质疏松症,龋齿
- 摄入充足的叶酸/叶酸可预防神经管缺陷
- 足量的钙和维生素 D 摄入可预防骨质疏松症
- 使用非致龋碳水化合物甜味剂可能会降低患龋齿的风险

食品技术

多年来,美国的食品供应发生了根本性变化,这些席卷食品营销体系的变化,根源在于广泛的社会变革和科学进步。农业和食品加工业已经开发了多种方法和化合物来增加和保存食物供应。然而,相关人士对这些变化是否会影响食品安全和整体环境表示担忧。这些担忧通常集中在农药的使用和食品添加剂上。

农药

使用原因

美国大型农业公司以及个体农民使用许多化学品来提高农作物产量。这些化学品使粮食生产的进步成为可能,以养活不断增长的人口。例如,农民使用某些物质来控制各种各样的破坏性昆虫,这些昆虫会降低农作物产量。种植农产品时不使用某些农药会限制产量,而且需要更多的劳动力。消费者继而承担额外的费用以及这些生产成本。

争议

对这类物质使用和影响的关注和困惑始终存在。普遍关注的有如下 4 个范畴:①食物上的杀虫剂残留;②化学物质逐渐渗入地下水和周围的水井;③农场工人接触这些化学物质的增加;④随着昆虫产生耐受性,所需的化学物质的量也随之增加。随着时间的推移,一些化学品的使用已经造成了农药的困境。面对利益冲突时该怎么做,目前还没有明确的答案。在成千上万种农药的使用过程中,评估特定农药的风险是一项重要而复杂的任务。

替代农业

在土壤科学家的帮助下,越来越多忧心忡忡的农民开始放弃大量使用农药,转而使用其他方法。

有机农业　有机植物生长时不使用合成杀虫剂、化肥、污水污泥、转基因生物或电离辐射。有机肉类、家禽、鸡蛋和奶制品来自没有使用抗生素或生长激素的动物。2002 年,美国农业部颁布了一套国家认可的标准来认证有机食品。一个带有美国农业部有机标志的食品(图 13.3),种植和包装该食品的农场和加工厂必须经过政府检查并符合美国农业部有机标准(见扩展阅读"有机食品标准")[18]。并不是所有的有机食品都有有机标志,因为这是一个自愿项目。未经认证而在食品上使用该标签的公司将面临巨额罚款。有机食品的销售持续增长,越来越多的农民——尤其是水果和蔬菜的主要供应商美国加州——正在使用有机农业。

有机食品不太可能含有农药残留,对环境和动物更友好。然而,目前还没有足够的证据来确定有机食品是否比传统生产的食品更安全或更有营养[19-21]。许多研究比较了以有机或传统方式生长的个别食物的具体营养参数。但不合理的研究设计、相互冲突的结果、报告的边缘差异以及用于评估营养价值的不同方法,使这些研究在确定有机食品对人

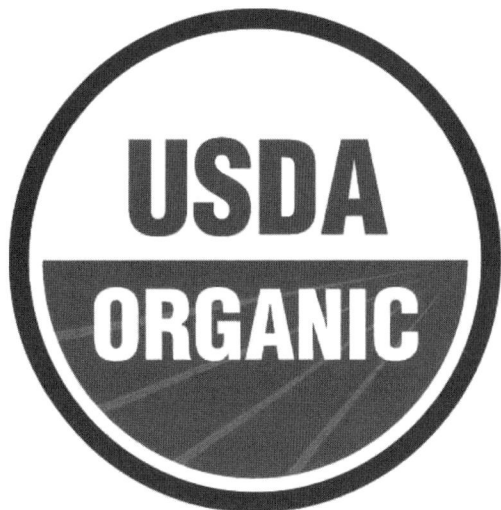

图 13.3　美国农业部官方有机标志。(Courtesy National Organic Program, Agricultural Marketing Service, U.S. Department of Agriculture, Washington, DC.)

类健康意义时都没有足够的可信度[19]。有着良好控制的受试者和长期接触的研究将为这一争议提供答案。

种植有机作物的农民仍然可以使用天然杀虫剂和化肥,因此,他们不生产无农药的食品。其他常见的混淆点是以下术语的使用:自然、无激素和自由放养。这些术语并不是有机的同义词。有关食品生产的真实条款可以出现在食品标签上,但它们并不意味着该产品是有机的。"天然"一词可用于不含人工成分(如色素、化学防腐剂)的产品以及其成分仅经过最低限度加工的产品。美国农业部的食品安全和检验局不批准使用"无激素"或"无抗生素"这两个术语。相反,如果生产商能够提供一份用于支持该声明的生产实践证明,生产商便可以使用"没有添加激素的饲养"和"没有添加抗生素的饲养"这类短语。关于激素使用的一个重要注意事项是:牛肉和羊肉是唯一可使用激素的动物产品。因此,家禽产品上包括此类声明时还需要在食品标签上注明:"联邦法规禁止在家禽中使用激素。"

有机农业可能对环境更有利,对农业工作人员更安全。然而,有机农业的作物产量较低,需要占用更多的土地,而且比传统种植的作物更昂贵。尽管如此,美国消费者对有机食品的需求持续旺盛,并鼓励可持续系统的发展,以支持有机农业。

生物技术　生物技术是一个广泛的术语,在人类营养、药物、农业和环境科学中都有应用。生物技术是利用生物过程或生物体来制造或改造产品。具有所需特征的植物或动物的选择性育种是生物技术的一个最基本的例子,已经使用了数千年。通过生物技术生产的两种常用药物是胰岛素和青霉素。农业中生物技术的两个例子是,开发可以表达一种用作杀虫剂的特定蛋白质的玉米,以及合成含有更多 β-胡萝卜素的水稻。

尽管数千年来各种各样的基因操作已经提高了农作物

有机食品标准

国家有机项目是美国农业部的一个组成部分,确保有机食品的标准。为应对日益增长的市场,国家有机项目为有机食品的生长、生产和标识制定了严格的标准。尽管美国农业部认为有机食品标准禁止的许多方法(如辐照、基因改造)是安全的,但由于公众的关注,这些方法在认证的有机食品中是被禁止的。有机食品的消费者在选择有机食品而非传统食品时,给出了各种各样的理由。最常见的原因包括接触污染物少、营养价值高、动物福利和环境问题(如土壤和水质、生物多样性、温室气体排放)[1]。有机食品有4个标签类别,每个类别都有具体的指南,如下:

1. 100%有机:贴有这一标签的产品必须是使用认证的有机成分专门制造或生产的,并且必须通过政府检查。这些产品可在其标签和广告中使用美国农业部有机标志。

2. 有机:标有有机标签的产品必须含有至少95%的有机成分,并且必须通过政府检查。国家有机项目必须批准所有其他成分用于非农业物质,或者用于非有机形式的产品。这些产品也可以使用美国农业部有机标志,并列出有机成分的百分比。

3. 由有机原料制成:由至少70%认证的有机原料制成的产品可以在产品标签上注明"由有机原料制成",并列出最多3种原料或食物类别。这些食品还必须符合国家有机项目的指导方针,在生长或生产时不使用合成农药、化肥、污水污泥、生物工程或电离辐射。这些产品不能使用或在任何广告中使用美国农业部有机标志。

4. 特定有机成分:有机成分认证低于70%的食品不得使用美国农业部有机标志或在包装正面标明任何有机成分。可以在包装的侧面上列出特定的有机成分。

所有含有70%以上有机成分的食品也必须在产品上提供政府批准的认证机构的名称和地址。

参考文献

1. Brantsaeter, A. L., et al. (2017). Organic food in the diet: Exposure and health implications. *Annual Review of Public Health*, 38, 295–313.

产量,但大多数美国人消费者并不知道这些食品进入市场的程度。在美国,94%的大豆种植面积和92%的玉米种植面积是转基因作物(图13.4)[22]。因此,大多数美国人都会食用某种形式的转基因食品(也被称为转基因食品),因为玉米和大豆在杂货店的产品中无处不在。

植物生理学家已经开发出了能减少有毒农药和除草剂的使用、防止病毒感染和虫害的植物品系。其他转基因产品的开发包括耐旱性、增强蛋白质、脂肪或维生素含量以及抗病毒/真菌等特性。目前,美国批准商业化生产的转基因植物有10种,分别是大豆、玉米、油菜、棉花、苜蓿、甜菜、南瓜、木瓜、苹果、马铃薯。美国国立卫生研究院、美国农业部的动植物卫生检验局、FDA和环境保护署都参与了商业用途中转基因食品的监管,这是目前受监管最严格的食品。这些机构监测转基因作物的组成、安全性和对环境的影响。

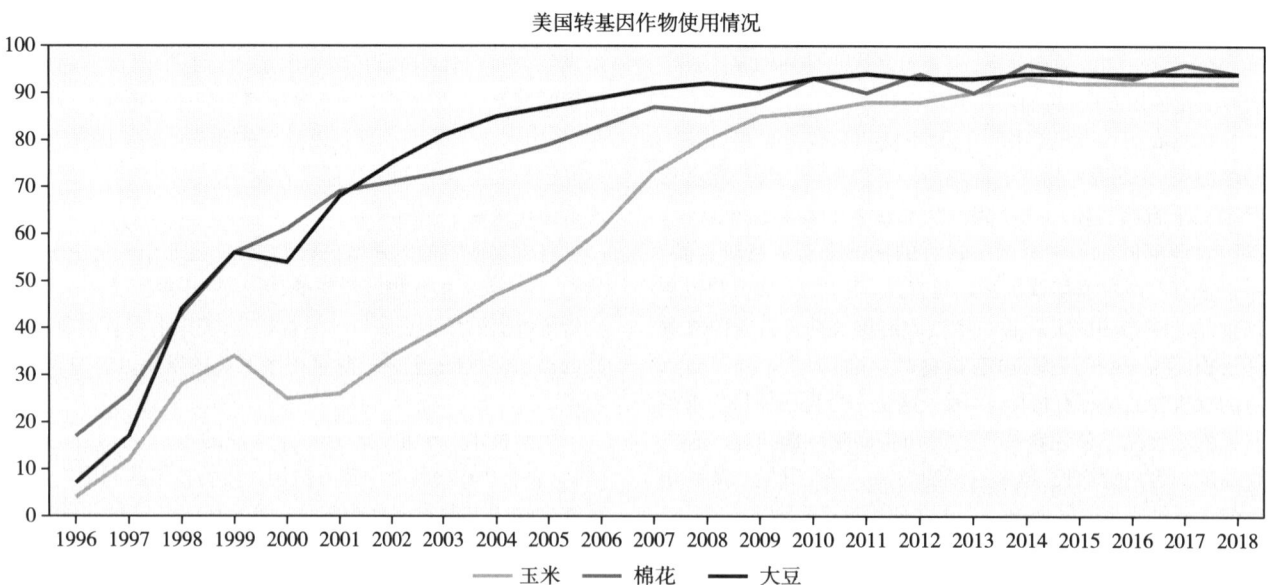

图 13.4   美国转基因作物使用情况。(Source:USDA, Economic Research Service using data from Fernandez-Cornejo and McBride [2002] for the years 1996-1999;National Agricultural Statistics Service.[2000-2018]. *Adoption of genetically engineered crops in the U.S.* Washington, DC:U.S. Department of Agriculture, Economic Research Service.)

由于对环境和人类整体健康的长期影响存在许多未知因素,这种形式的农业在世界各地仍然存在争议。尽管这一领域的研究仍然相对较新且稀少,但现有数据表明,食用转基因食品在致敏性或营养充足性上不会对人类健康产生已知的不利影响[23]。对所有类型的转基因作物进行长期研究对于确保安全性和可接受性非常重要。

辐照　辐照食品是食物收获后利用电离辐射杀灭细菌和寄生虫。辐射有助于预防由大肠杆菌、弯曲杆菌、李斯特菌、志贺菌和沙门菌引起的食源性疾病。世界卫生组织(WHO)、美国疾病预防控制中心(CDC)、美国农业部(USDA)和 美国食品药品管理局(FDA)批准了 3 种不同的辐照方法。

辐照技术并不是一门新科学;20 世纪 60 年代初,批准辐照小麦粉和白马铃薯。除了减少或消除致病菌外,辐照还可以延长产品的保质期。经辐照的食品营养价值不变,无放射性,不含因辐照引入的有害物质,且味道、质地或外观无明显差异[24]。在美国已有多种食品被批准辐照,包括畜肉类、禽类、种子、部分海鲜、水果、蔬菜、草药和香料。FDA 要求所有辐照食品上的食品标签都要标注 Radura 标志(图 13.5)或

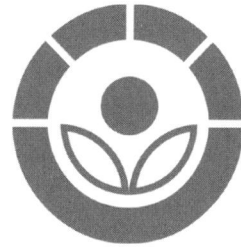

图 13.5　Radura 辐照符号。(Courtesy Food Safety and Inspection Service,U.S. Department of Agriculture,Washington,DC.)

注明食品暴露于辐照的文字说明。

美国和世界各地的消费者拒绝辐照食品的主要原因是担心辐照对人类健康未知且长期的影响。美国政府继续支持这类食品的使用和安全性;然而,如果消费者不接受,则使用这项技术的公司很难成功。

食品添加剂

食品添加剂的使用(即有意添加的防止腐败变质和延长保质期的化学物质)对食品工业来说并不新鲜。表 13.2 列

表 13.2　食品添加剂示例

以下列出了常见的食品添加剂成分类型、作用、用途,并举例说明产品标签上的名称,有些添加剂有多种用途。

名称	作用	用途	产品标签上的名称
防腐剂	防止食品被细菌、霉菌、真菌或酵母(抗菌剂)污染造成食物腐败变质;减缓或防止颜色、风味或质地的改变,延缓酸败(抗氧化剂);保持新鲜度	果酱、果冻、饮料、烘焙食品、腌肉、油脂和人造黄油、谷类食品、调味品、休闲食品、经表面处理的鲜水果和新鲜蔬菜	抗坏血酸、枸橼酸、苯甲酸钠、丙酸钙、异抗坏血酸钠、亚硝酸钠、山梨酸钙、山梨酸钾、丁基羟基茴香醚(BHA)、二丁基羟基甲苯(BHT)、乙二胺四乙酸(EDTA)、生育酚(维生素 E)
甜味剂	赋予甜味,提供或不提供额外能量(营养性甜味剂或非营养性甜味剂)	饮料、烘焙食品、糕点、糖果、代糖食品、加工食品	蔗糖、葡萄糖、果糖、山梨糖醇、甘露醇、玉米糖浆、果葡糖浆、糖精、阿斯巴甜、三氯蔗糖、安赛蜜、纽甜
着色剂	抵消因暴露于光、空气、极端温度、水分和储存条件下导致的颜色损失;纠正颜色的自然变化;增强自然产生的颜色;为无色食物提供颜色	广泛用于加工食品(糖果、零食、人造黄油(奶油)、奶酪、软饮料、果酱和果冻、明胶、布丁和馅饼馅料)	经 FD&C(美国联邦食品药物和化妆品法案)核可的蓝色 1 号(亮蓝)、蓝色 2 号(靛蓝)、绿色 3 号(坚牢绿)、红色 3 号(赤藓红)、红色 40 号(诱惑红)、黄色 5 号(柠檬黄)、黄色 6 号(日落黄)、酸性橙(橙黄Ⅱ)、柑橘红 2 号、胭脂树橙色素、β-胡萝卜素、花青素、胭脂虫红或胭脂红、辣椒红色素、焦糖色、作为色素的果汁和蔬菜汁、藏红花色素 (注解:豁免的着色剂不需要在标签上标注名称,可以简单声明添加了着色剂)
食品用香料	调配或增强食物香味(天然香料和合成香料)	布丁、馅料、慕斯蛋糕、蛋糕装饰、沙拉酱、糖果、软饮料、冰激凌、烧烤酱	天然香料、人造香料、调味品
增味剂	补充或增强食品原有风味(增味剂本身并没有味道)	广泛用于各种食品中	谷氨酸钠(MSG),水解大豆蛋白,酵母提取物,鸟苷酸二钠、肌苷酸二钠
脂肪替代品(以及用于替代脂肪的制剂组分)	在低脂食物中提供预期的质地和细腻口感	烘焙食品,调味酱料,冷冻甜点,糖果、蛋糕和甜点,乳制品	脂肪替代品、纤维素、卡拉胶、聚葡萄糖、改性食品淀粉、微粒乳清蛋白、瓜尔胶、黄原胶、乳清蛋白浓缩物

名称	作用	用途	产品标签上的名称
营养素(营养强化剂)	替代在加工过程中失去的维生素和矿物质(弥补改进),添加饮食中可能缺乏的营养物质(强化)	面粉、面包、谷类食品、大米、通心粉、人造黄油、盐、牛奶、水果饮料、能量棒、速溶早餐饮料	硫胺素(维生素 B₁)、核黄素(维生素 B₂)、烟酸、烟酰胺、叶酸、β-胡萝卜素、碘化钾、铁或硫酸亚铁、α-生育酚、抗坏血酸、维生素 D、氨基酸(L-色氨酸、L-赖氨酸、L-亮氨酸、L-蛋氨酸)
乳化剂	使成分均匀混合,防止分离,保持乳化产品稳定,降低黏性,控制结晶,保持成分均匀,有助于产品溶解	沙拉酱、花生酱、巧克力、人造黄油、冷冻甜点	大豆卵磷脂、单甘油酯和双甘油酯、卵磷脂、聚山梨酯、山梨醇酐单硬脂酸酯
稳定剂,增稠剂,黏合剂,改良剂	产生均匀的质地,改善口感	冷冻甜点、乳制品、糕点、布丁、慕斯、沙拉酱、果酱和果冻、调味酱	明胶、果胶、瓜尔胶、卡拉胶、黄原胶、乳清
膨松剂	促进焙烤食品的膨胀	面包、其他烘焙食品	碳酸氢钠、磷酸二氢钙、碳酸钙
抗结剂	保持食品粉装,防制吸潮	盐、烘焙粉、糖粉	硅酸钙、枸橼酸铁铵、二氧化硅
湿度调节剂	保留水分	椰子碎、棉花糖、软糖、糖果	丙三醇(甘油)、山梨(糖)醇
酵母营养物质	促进酵母生长	面包和其他烘焙食品	硫酸钙、磷酸铵
发泡剂	生产更稳定的面团	面包和其他烘焙食品	硫酸铵、偶氮二甲酰胺、L-半胱氨酸
固化剂	保持脆度和硬度	加工水果和蔬菜	氯化钙、乳酸钙
酶制剂	改变蛋白质、多糖和脂肪	奶酪、乳制品、肉类	酶、乳糖酶、木瓜蛋白酶、凝乳酶
气体	用作推进剂、充气剂或碳酸化剂	油性烹饪喷雾、奶油、碳酸饮料	二氧化碳、一氧化二氮

Reprinted from International Food Information Council and U.S. Food and Drug Administration. (2010). *Food ingredients and colors*. Retrieved May 2019.

出了食品添加剂的示例。其中最常见的两种添加剂是糖和盐,尽管消费者通常不承认这些基本成分是食品添加剂。使用添加剂来保存食品已经有几个世纪的历史了,尤其是腌肉中的盐。不需要 FDA 批准的食品添加剂通常被认为是安全的。

在过去的几十年里,食品加工中添加剂的数量和种类有所增加;如果没有添加剂,就不可能有目前食品市场种类多样化。科学进步创造了加工食品,不断变化的社会创造了市场需求。不断增长的人口、更大规模的劳动力和更复杂的家庭生活增加了人们对食品更多样化更方便以及更安全更高质量的期待。食品添加剂有助于实现这些需求,它们还有许多其他用途,例如:

- 生产统一的品质(例如颜色、风味、香气、质地、整体外观)
- 标准化多种功能因素[例如增稠、稳定(即防止部分分离)]
- 通过防止氧化来保存食物
- 控制酸碱度以改善熟制品的风味和口感
- 添加营养素以丰富食物营养

无论是在加工过程还是在最终产品中使用一些微量营养素和抗氧化剂的效果,不仅仅是为增加营养成分含量。

有机农业是指使用自然方法控制虫害并符合美国农业部国家有机计划设定的标准;有机食品是在不使用合成农药或肥料、污水污泥、转基因生物或电离辐射的条件下种植或生产的。

食源性疾病

追溯引起食源性疾病的流行、食物来源和病原体是一项极其困难的任务。食源性疾病的症状通常很难同其他疾病辨别开来,经常被误认为是"胃病"或"流感"。此外,大多数形式的食源性疾病是一过性的和自限性的,患者可能不会就诊。即使就诊,识别致病病原体也是艰难的。美国疾病控制与预防中心(CDC)跟踪、调查和报告美国食源性疾病的发病率(主要取决于患者主动就诊)。当地、州和部落卫生部门主动向 CDC 报告食源性疾病,报告**食源性疾病暴发**比个案病例更有可能向 CDC 报告。因此,以下食源性疾病的估计病例数是在报告病例数基础上的推算结果。

> **食源性疾病暴发**:2人或多人食用同一食物后出现相似发病症状的一类疾病。

流行性

CDC 估计每年每 6 人中就有 1 人患食源性疾病。许多携带病原的生物体生存环境中,会污染食物和水。21 世纪,在通常会污染食物和水的病原体以及预防食源性疾病暴发方面取得很大进展。然而,失控仍然会发生,这可能导致患病和住院的高发生率以及经济负担。食源性疾病仍然是一个公共卫生问题,因为其发病率远高于"健康人群"的标准[25,26]。在美国已确定的食源性疾病病因中,52% 是由细菌引起,46% 是由病毒引起(其中绝大多数是诺如病毒),1% 是由化学或毒剂引起[27],1% 是由寄生虫引起[27]。图 13.6 显示了最常见的细菌性食源性疾病的相对发病率。

食品安全

购买和储存食物

控制食源性疾病的重点是严格的卫生措施和个人卫生。首先,食物本身应该是优质的,没有缺陷或病态。其次,应采取干燥或冷藏措施防止其变质或腐烂,这对冷藏方便食品等产品尤为重要;这是方便食品市场中增长最快的部分,并且可能是最危险的。因为这些食品不是无菌的。这些真空包装或气调冷藏食品仅经过最低限度的加工且未经消毒,并且存在滥用的风险。家用冰箱温度在 4.4℃或更低时最安全。在 7.2℃或更高的温度下,任何预煮或剩余食物都是在烹饪过程中存活的细菌的潜在宿主,然后会再次污染煮熟的食物。食品安全取决于以下关键行动(图 13.7):

- 清洁:经常洗手。
- 分开:食物之间不要交叉污染。
- 烹调:烹调至适当温度。
- 冷藏:立即冷藏。

仔细清洁所有食物准备区、用具和盘子;清洗和清洁产品。按照指示遵循烹饪程序和温度。储存剩余食物并适当重新加热或丢弃(表 13.3)。冷藏前不要将食物冷却至室温。这种做法可以让食物处于适合细菌生长的温度范围内。在 2 小时内冷藏剩菜。以卫生的方式容纳和处理垃圾。食品处理、烹饪和储存的安全方法很简单,而且大多是常识;然而,它们经常被忽视,这可能导致食源性疾病。

食品安全和检验服务网站为所有类型的食品和人群提供安全出版物。

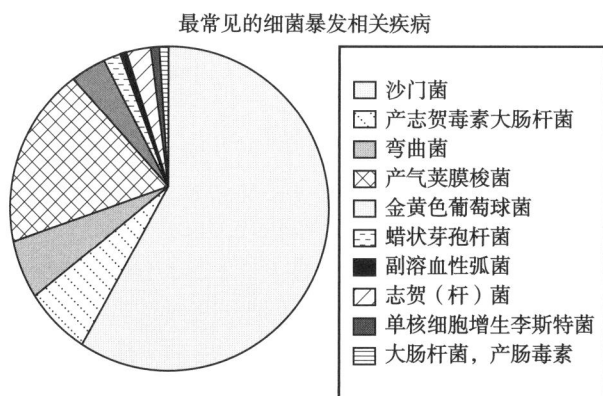

最常见的细菌暴发相关疾病

- □ 沙门菌
- ⣿ 产志贺毒素大肠杆菌
- ▨ 弯曲菌
- ⊠ 产气荚膜梭菌
- □ 金黄色葡萄球菌
- ▤ 蜡状芽孢杆菌
- ■ 副溶血性弧菌
- ▧ 志贺(杆)菌
- ▨ 单核细胞增生李斯特菌
- ▤ 大肠杆菌,产肠毒素

图 13.6　最常见的细菌相关食源性疾病的发病率。(Source:Dewey-Mattia,D.,et al.[2018]. Surveillance for foodborne disease outbreaks—United States,2009-2015. *MMWR Surveill Summ*,67[10],1-11.)

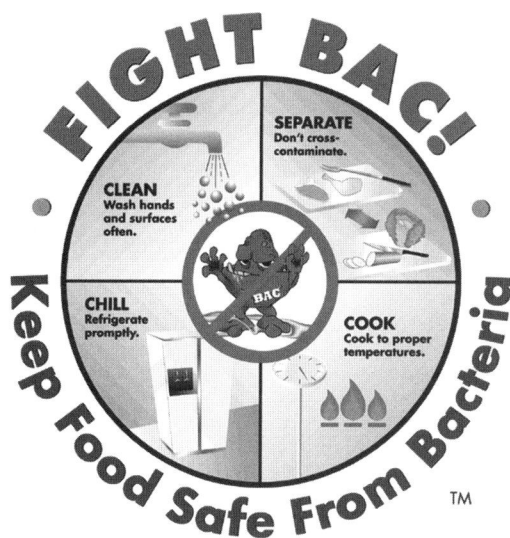

图 13.7　食品安全教育合作伙伴开发了"Fight BAC!"(即细菌)运动以预防食源性疾病。(Courtesy Partnership for Food Safety Education,Washington,DC.)

准备和供应食物

所有处理食品的人——尤其是在公共食品服务机构工作的人——都应采取严格的措施防止污染。例如,正确洗手并穿着干净的衣服、手套和围裙是必不可少的。基本卫生规则适用于所有处理食品的人,无论他们是在食品加工和包装厂工作、在市场加工和包装食品,还是在餐馆准备和供应食品。此外,需要限制患有传染病的人直接接触食物的机会。

在烹饪下列食物时,请确保满足这些最低的内部温度:

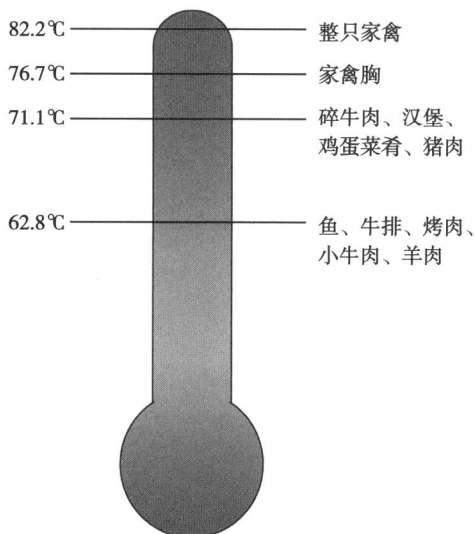

温度	食物
82.2℃	整只家禽
76.7℃	家禽胸
71.1℃	碎牛肉、汉堡、鸡蛋菜肴、猪肉
62.8℃	鱼、牛排、烤肉、小牛肉、羊肉

温度计显示烹饪中特定食物的最低温度

危害分析和关键控制点(HACCP)食品安全系统侧重于通过识别关键点和消除危害来预防食源性疾病。许多组织,包括 USDA 和 FDA,都使用 HACCP 标准。

表 13.3 储存食物

产品	冰箱(4.4℃)	冷冻室(−17.8℃)
蛋类		
新鲜,带壳	3~5 周	不要冻
生蛋黄和蛋白	2~4 天	1 年
烹饪变硬的蛋类	1 周	不能很好地冷冻
液体巴氏杀菌鸡蛋,鸡蛋替代品		
开包	3 天	不能很好地冷冻
未开包	10 天	1 年
蛋黄酱,商业		
开封后冷藏	2 个月	不要冻
冷冻晚餐和主菜		
保持冷冻直到准备好加热	—	3~4 个月
熟食和真空包装产品		
商店准备的(或自制的)鸡蛋、鸡肉、火腿、金枪鱼和通心粉沙拉	3~5 天	不能很好地冷冻
热狗和午餐肉		
热狗		
开包	1 周	1~2 个月
未开包	2 周	1~2 个月
午餐肉		
开包	3~5 天	1~2 个月
未开包	2 周	1~2 个月
培根和香肠		
培根	7 天	1 个月
香肠,生的——来自鸡肉、火鸡、猪肉、牛肉	1~2 天	1~2 个月
烟熏早餐香肠,肉饼	7 天	1~2 个月
硬香肠——意大利辣香肠、肉干	2~3 周	1~2 个月
夏季香肠标有"保持冷藏"		
开包	3 周	1~2 个月
未开包	3 个月	1~2 个月
咸牛肉		
咸牛肉,袋装腌汁	5~7 天	排水,1 个月
火腿,罐头,标有"冷藏"		
开包	3~5 天	1~2 个月
未开包	6~9 个月	不要冻
火腿,完全煮熟		
工厂真空密封,未注明日期,未开封	2 周	1~2 个月
工厂真空密封,注明日期,未开封	包装上的"使用截止日期"	1~2 个月
完整的	7 天	1~2 个月
一半的	3~5 天	1~2 个月
部分的	3~4 天	1~2 个月
汉堡包、绞肉和炖肉		
汉堡包和炖肉	1~2 天	3~4 个月
磨碎的火鸡、小牛肉、猪肉、羊肉和它们的混合物	1~2 天	3~4 个月
新鲜牛肉、小牛肉、羊肉和猪肉		
肉排	3~5 天	6~12 个月

续表

产品	冰箱(4.4℃)	冷冻室(−17.8℃)
剁肉	3~5 天	4~6 个月
烤肉	3~5 天	4~12 个月
各种肉类——舌头、肝脏、心脏、肾脏、小猪	1~2 天	3~4 个月
预先填塞的生猪排、羊排或填满调味汁的鸡胸肉	1 天	不能很好地冷冻
添加汤和炖菜、蔬菜或肉类	3~4 天	2~3 个月
新鲜家禽		
鸡肉或火鸡,整只	1~2 天	1 年
鸡肉或火鸡,块	1~2 天	9 个月
残余物	1~2 天	3~4 个月
煮熟的肉类和家禽剩菜		
熟肉和肉砂锅	3~4 天	2~3 个月
肉汁和肉汤	3~4 天	2~3 个月
炸鸡	3~4 天	4 个月
煮熟的家禽砂锅	3~4 天	4~6 个月
家禽块,原味	3~4 天	4 个月
肉汤鸡块,肉汁	3~4 天	6 个月
鸡块,肉饼	3~4 天	1~3 个月
其他煮熟的剩菜		
比萨,煮熟	3~4 天	1~2 个月
馅,煮熟	3~4 天	1 个月

食品污染

　　食源性疾病通常以流感样症状开始,但也可能发展为致命性疾病。并非食品中所有的细菌都是有害的,有些甚至是有益的(例如酸奶中的细菌)。对人有害的细菌被称为病原体,年龄的增长和不良的身体状况增加了某些人群发生食源性疾病的风险,高风险人群包括幼儿、孕妇、老年人和免疫系统受损的人。

　　食源性疾病通常由摄入细菌、病毒或寄生虫引起。细菌通过直接污染或产生毒素积累致病。所有类型的食物都可能导致食源性疾病。图 13.8 显示了由各种食物来源引起食源性疾病的相对比例。

细菌性食物污染

　　细菌性食物污染是由于食用了被大量细菌污染的食物。特定疾病由特定细菌引起(例如沙门菌病、志贺杆菌病和李斯特菌病)。

　　沙门菌病　伤寒沙门菌和副伤寒沙门菌是引起食源性感染沙门菌病的常见沙门杆菌。美国兽医病理学家 Daniel Salmon (1850—1914 年)首先分离并鉴定了该菌种;并给定其名称。包括人类和鸟类在内的大多数动物的胃肠道都含有沙门菌。这些微生物很容易在生食物、未经高温消毒的牛奶、夹生食物或未煮熟的鸡蛋、家禽和肉类的食品中生长。来自污染水域的海鲜,尤其是牡蛎和蛤蜊等贝类,也可能是污染源。食品和器具未经过卫生处理会传播细菌。由此引起的胃肠炎症状可能从

按食品类别分列的暴发相关疾病数量

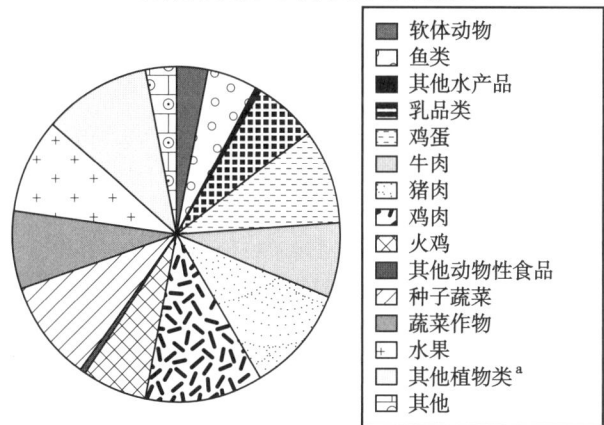

图例:
- 软体动物
- 鱼类
- 其他水产品
- 乳品类
- 鸡蛋
- 牛肉
- 猪肉
- 鸡肉
- 火鸡
- 其他动物性食品
- 种子蔬菜
- 蔬菜作物
- 水果
- 其他植物类[a]
- 其他

图 13.8　按食品类别分列的暴发相关疾病数量。[a] 油类、糖类、真菌、芽菜、根茎类蔬菜、香草、谷物、豆类、坚果和种子。(Source:Dewey-Mattia,D.,et al.[2018]. Surveillance for foodborne disease outbreaks—United States,2009-2015. *MMWR Surveill Summ*,67[10],1-11.)

轻度到重度腹泻不等。免疫接种、巴氏杀菌和涉及社区供水和食品供应以及食品处理人员的卫生条例有助于控制疫情。

　　美国每年报告的沙门菌病病例超过 46 000 例,还有数千例可能未报告[28]。由于摄入被细菌污染的食物致发病有潜伏期,因此食物感染的症状发展相对缓慢(即 48 小时后)。症状包括腹泻、发热、呕吐和腹部痉挛,这种疾病通常持续

4~7 天,大多数患者可以自己痊愈,腹泻和呕吐引起的严重脱水可能需要静脉输液。

志贺杆菌病　志贺菌引起志贺杆菌病。日本内科医生志贺清(1870—1957 年)在 1898 年日本痢疾流行期间首次发现了痢疾杆菌的主要种类。痢疾杆菌存在于受感染者的粪便中,可通过不卫生的方式感染他人或污染食物。沸水或巴氏杀菌牛奶可杀死微生物。但如果食物或牛奶未达到卫生标准可导致再次污染。类似于沙门菌的传播,该疾病通过粪便、苍蝇和未经卫生处理的食物传播。志贺菌病与沙门菌病相似,在夏季更常见,最常见于幼儿。

每年近 50 万例食源性疾病归因于志贺杆菌病[29]。志贺菌病通常局限于大肠,可能从成人的轻度短暂肠道障碍到幼儿的致命痢疾不等。症状出现在 4~7 天内,包括抽搐、腹泻、发热、呕吐和血便。由于潜伏期较长,很难确定其食物来源。

李斯特菌病　李斯特菌引起李斯特菌病。英国外科医生 Joseph Lister(1827—1912 年)是该细菌的命名者。他在 1867 年的一份基准出版物中首次将细菌感染的知识应用于抗菌手术的原理中。该出版物促进了"清洁"手术和现代手术的发展。然而,只有在过去 30 年里,对细菌作为食源性疾病的直接原因的认识才有所增加,并确定了导致人类疾病的主要菌种:单核细胞增生李斯特菌。1981 年之前,科学家认为李斯特菌是一种动物疾病,仅通过与受感染动物的直接接触传播给人。然而,这种致病菌广泛存在于环境和高危人群中,如老年人、孕妇、婴儿和免疫系统受到抑制的患者。

李斯特菌病是一种罕见但致命的疾病,症状严重,如腹泻、流感样发热和头痛、肺炎、败血症、脑膜炎和心内膜炎等。孕妇体内 T 细胞免疫受到抑制,这大大增加了患李斯特菌病的风险[30]。在各种食品中都有李斯特菌感染的痕迹,包括软奶酪、家禽、海鲜、生牛奶、冷冻生液态全蛋和肉制品(如 pâté)。李斯特菌能够在冷藏的食物中生长。

大肠杆菌　德国儿科医生和细菌学家 Theodor Escherich(1857—1911 年)于 1885 年发现了杆状大肠杆菌。直到近一个世纪后的 1982 年,它才被确认为人类病原体。大肠杆菌有多种类型,并非所有类型都对人类有害。事实上,一些菌株是健康肠道菌群的一部分。它们在肠道中存活并产生宝贵的维生素 K。大肠杆菌最常见的传播途径是粪便污染(如受污染的食物、换尿布后未正确洗手等)、未煮熟的肉和未经高温消毒的食物(如牛奶、苹果酒、软奶酪等)。

产生志贺毒素的大肠杆菌每年在美国造成重大疾病,其中约 43% 的病例来自 O157 菌株[31]。耐药大肠杆菌对免疫系统受损或缺陷的人群最为危险(见药物-营养素相互作用"耐药大肠杆菌")。大多数感染症状包括腹泻、胃痉挛和低热。这些症状在摄入后 2~8 天内开始,通常在 7 天内消失。大约 5%~10% 感染大肠杆菌的个体会发展为**溶血性尿毒症综合征**,这是一种潜在的致命疾病。

溶血性尿毒症综合征:一种通常由耐药大肠杆菌感染引起的疾病,表现为红细胞破裂(即溶血)和肾衰竭。

💊 药物-营养素相互作用

耐药大肠杆菌

动物食品生产过程中经常使用低剂量抗菌药物来改善牲畜的生长和减少疾病。再加上人类对抗生素的过度使用,抗菌剂和抗生素的广泛使用,出现了常见食源性和环境病原体的耐药菌。大肠杆菌多重耐药菌在当前食品供应中普遍存在,尤其在零售鸡肉产品中[1]。这些细菌对一线抗生素的耐药性是导致疾病、治疗失败、死亡和医疗费用增加的主要原因[2-3]。

感染耐药菌高风险人群包括儿童、老年人和免疫功能低下者。感染耐药大肠杆菌通常会引起胃肠道疾病或尿路感染。儿童常规使用抗生素会增加其出现抗微生物感染的风险[4]。与居住在社区的同龄人相比,居住在养老院的老年人更易发生耐药菌感染[5]。免疫系统受损的个体,除了原发性疾病外,还深受感染耐药菌、难以治疗疾病的痛苦。

在卫生保健环境中,食品安全、感染预防和抗生素管理尤为重要。耐药菌株需要长期使用强力抗生素。抗生素会破坏肠道菌群,通常导致恶心、呕吐和腹泻。一些抗生素,如环丙沙星(Cipro),可以与钙、镁、铁和锌结合,干扰它们的吸收。因此,长期使用这种抗生素可能会导致这些矿物质的生物利用度降低。

动物食品生产商、兽医和人类卫生保健从业人员必须共同努力,减轻耐药病原体的全球负担。

参考文献

1. Johnson, J. R., et al. (2017). Extraintestinal pathogenic and antimicrobial-resistant *Escherichia coli*, including sequence type 131 (ST131), from retail chicken breasts in the United States in 2013. *Applied and Environmental Microbiology*, 83(6).
2. Poolman, J. T., & Wacker, M. (2016). Extraintestinal pathogenic Escherichia coli, a common human pathogen: Challenges for vaccine development and progress in the field. *The Journal of Infectious Diseases*, 213(1), 6–13.
3. Mukherjee, S., et al. (2017). Antimicrobial drug-resistant Shiga toxin-producing *Escherichia coli* infections, Michigan, USA. *Emerging Infectious Diseases*, 23(9), 1609–1611.
4. Bryce, A., et al. (2016). Global prevalence of antibiotic resistance in paediatric urinary tract infections caused by Escherichia coli and association with routine use of antibiotics in primary care: Systematic review and meta-analysis. *BMJ*, 352, i939.
5. Pulcini, C., et al. (2019). Antibiotic resistance of Enterobacteriaceae causing urinary tract infections in elderly patients living in the community and in the nursing home: A retrospective observational study. *Journal of Antimicrobial Chemotherapy*, 74(3), 775–781.

弧菌　Filippo Pacini(1812—1883 年)于 1854 年首次从霍乱患者中分离出微生物,他称之为"弧菌"。弧菌属病原体导致弧菌病和霍乱。作为一种需要盐的生物,它生活在北美洲的盐水区。大多数人通过摄入受污染水以及与水有关的活动进行传播(86%),受污染海产品的食源性感染频率较低。沿海国家,特别是墨西哥湾沿岸地区,报告了绝大多数(96%)弧菌相关疾病[32]。免疫功能低下的个体最易受弧菌感染,通常表现为皮肤或耳朵感染。彻底烹调海鲜,尤其是牡蛎等贝类,可降低感染风险。

细菌性食物中毒

摄入特定细菌毒素污染的食物会导致食物中毒。摄入这种强大的毒素会直接导致症状快速发展,其中葡萄球菌性和梭菌食物中毒是最常见的。

葡萄球菌食物中毒　葡萄球菌食物中毒主要由金黄色葡萄球菌引起。金黄色葡萄球菌在受污染食物中释放出强大的毒素,迅速导致疾病(即摄入后 1~6 小时)。症状突然出现,包括严重痉挛和腹痛,伴有恶心、呕吐和腹泻,通常伴有出汗、头痛、发热,有时还伴有虚脱和休克。但恢复很快,症状通常在 1~3 天内消退。摄入的毒素量和个体易感性决定疾病的严重程度。

食物污染的来源可能很小且容易被忽视的,比如一名准备摄食工人手上的小葡萄球菌感染。特别有效携带葡萄球菌及其毒素的食品包括蛋羹或奶油面包、加工肉类、火腿、奶酪、冰激凌、土豆沙拉、酱汁、鸡肉和火腿沙拉,以及意大利面和砂锅菜等组合菜。受害者不容易观察到毒素的存在,因为它不会改变食物的正常外观、气味或味道(见案例研究"食物中毒事件")。一

案例研究
食物中毒事件

答案见附录 A。

一对夫妇一致认为,他们的晚餐是他们吃过的最好的餐食,尤其是甜点:奶油泡芙。丈夫吃了两个,认为这可能是导致他在回家后不久感到不适的原因。他妻子的胃也有点不舒服,他们觉得"胃痛"可能是因为吃了太多的油腻食物,所以都吃了一些抗酸药后上床睡觉了。晚上 11 点妻子惊醒,她的丈夫在呕吐,症状伴有腹泻、越来越严重的胃痉挛。他感觉头痛发热,睡衣被汗水湿透了。他的妻子也开始有类似的疼痛和症状,但症状较轻。

1. 选择所有可能提示食源性疾病的指标。
   a. 疾病:吞食奶油泡芙后 1~6 小时
   b. 食用多个冻奶油泡芙
   c. 年龄
   d. 严重腹部痉挛
   e. 恶心和呕吐
   f. 腹泻
   g. 发热
   h. 头痛

2. 通过从选项列表中选择以下陈述中缺失的信息,选择最有可能的选项。

该夫妇的食源性疾病最有可能是由于摄入_____、_____或_____。

选项		
细菌	寄生虫	真菌
霉菌	病毒	污垢

他们吃饭的餐厅是从当地一家面包店进口的奶油泡芙。一起吃饭的朋友也有类似的症状。当晚半夜,丈夫开始更频繁地呕吐,并趴在地上。

在报告事件后,当地卫生部门调查发现一名雇员的手指上有感染性伤口。还有一份报告称,当天运货卡车发生了 3 个小时的故障。一名服务员表示,奶油泡芙也被长期存放(未冷藏),它们与晚餐同时供应。

3. 通过从提供的选项列表中选择最有可能导致这对夫妇生病的因素是食物的一种形式,为以下陈述中缺失的信息选择最可能的选项。

选项		
中毒	贾第鞭毛虫属	感染
添加剂	梭菌	阑尾炎
葡萄球菌	尿路感染	大肠杆菌

4. 选择驾驶员和餐饮服务人员为确保食品安全应采取的所有行动。
   a. 备奶油泡芙前洗手/清洗表面。
   b. 在准备奶油泡泡时,在不同的任务中戴上相同的手套。
   c. 将奶油泡芙冷藏在 4.4℃或以下。
   d. 在外出 2 小时内冷藏奶油泡芙。
   e. 使用不同的抹刀准备奶油泡芙和生肉。
   f. 即使离开食物准备区,也要系好围裙。

5. 用"×"标注提供给面包店食品服务员工的教育主题是适当(必要),还是禁忌(可能有害)。

主题	适合	禁忌
储存前将食物冷却至室温		
食用后 2 小时内冷藏食物		
将剩菜加热		
将剩菜储存在开口容器中		
妥善处理垃圾		
食用 2 小时后冷藏食物		
根据食物的不同,将剩菜重新加热至特定温度		

6. 从提供的信息中,选择食品服务人员在准备奶油泡芙时未遵守的所有食品安全规定。
   a. 食品卫生
   b. 质量控制
   c. 食品添加剂
   d. 跨州监管食品
   e. 食品标签
   f. 关于时间和温度控制的食品安全

定条件下,收集详细的食物接触史和部分食物进行测试有助于确定毒物的来源。实际的细菌可能不再存在于食物样本中,因为足够的能量可以杀死生物体,但不会破坏细菌产生的毒素。

梭菌食物中毒　产气荚膜梭菌和肉毒梭菌是孢子形成的杆状细菌,可在污染食物中释放强大的毒素,导致梭菌食物中毒。

产气荚膜菌孢子广泛存在于环境中,包括土壤、水、灰尘和垃圾。这种生物经常存在于生肉和家禽上,在温度在42.8~47.2℃之间的食品中长时间快速繁殖。在许多情况下,熟肉的烹调、冷藏或再加热不当也会使其快速繁殖。而肉类的新鲜准备和充分烹饪以及在足够低的温度下立即冷藏可控制其繁殖。一旦摄入,这些细菌就会在胃肠道内产生毒素,导致中毒和疾病。

肉毒梭菌引起的食物中毒比产气荚膜梭菌更严重,但发生频率要低得多。食源性肉毒毒素中毒是由于摄入含有这种梭菌产生的麻痹毒素的食物所致。根据所摄入毒素的剂量和个体反应,症状将在18~36小时内出现。典型的初始症状有恶心、呕吐、虚弱、视力模糊和口齿不清。这种毒素会逐渐刺激运动神经细胞,阻断神经末梢冲动的传递,从而导致瘫痪。在严重情况下,突发性呼吸麻痹伴气道阻塞可能导致死亡。

肉毒杆菌孢子广泛存在于土壤中,可能伴随农作物进入食品加工厂。罐头食品是肉毒杆菌感染的高危食品。像所有梭菌一样,这种菌是**厌氧菌**,或者几乎是厌氧的。相对真空的罐和罐内温度(≥27℃)为毒素生产提供了良好的条件。商业罐装行业的高标准发展主要消除了这种肉毒杆菌中毒源。家庭罐装食品更容易受污染,煮沸10分钟的食物会破坏毒素,但不会破坏孢子。因此,家庭罐装食品无论保存得有多好,在食用前需至少煮10分钟。

病毒

诺如病毒污染引起的食源性疾病暴发是美国食源性病的最常见原因[33]。然而,与沙门菌或大肠杆菌污染等其他形式的食源性疾病相比,诺沃克病毒引起住院的可能性要小得多。其他病毒引起的食源性疾病包括甲型**肝炎**和轮状病毒。与欠发达国家相比,在美国和其他经常使用甲型肝炎疫苗的地区,甲型肝炎的发病率要低很多。同样,严格控制社区水和食品供应以及食品处理、人员的个人卫生和卫生习惯对于预防食源性疾病至关重要。

> **厌氧菌**:能在无氧环境中生存和生长的微生物。
> **肝炎**:肝细胞的炎症;急性肝炎的症状包括流感样症状、肌肉和关节疼痛、发热、恶心、呕吐、腹泻、头痛、黑尿、眼睛和皮肤发黄;慢性肝炎的症状包括黄疸、腹部肿胀和敏感、低热和腹水。

寄生虫

贾第鞭毛虫病(来自贾第鞭毛虫)是美国最常见的寄生虫性食源性疾病。其传播方式包括水、食物、人与人之间以及动物与人之间的接触。贾第鞭毛虫生活在受感染者的肠道内,并通过其粪便传播给其他人。贾第鞭毛虫可以在体外存活很长时间(数周甚至数月),因此再次感染的风险很大。患者感染后1~3周开始出现症状,包括腹泻、胃痉挛、胀气和水样大便等胃肠道紊乱。

令人担忧的还有与食物相关的两种寄生虫:①蛔虫,如在猪肉中发现的旋毛虫;②扁形虫,如常见于牛肉和猪肉中的绦虫。以下控制措施至关重要:①制定法律,控制猪和牛的食物来源和牧场,以防止寄生虫传播到市场生产的肉类中;②避免食用稀有牛肉和未煮熟的猪肉,做好个人预防措施。表13.4总结了常见食品污染的示例。

环境和食品污染

铅　铅等重金属可能污染食物和水以及空气和环境。铅毒性(定义为血铅水平≥5微克/分升)导致儿童神经系统疾病和全因死亡率升高,尤其是成人心血管疾病[34-36]。一些研究表明,铅中毒,特别是在铁缺乏的情况下,与儿童的行为问题有关,如过度冲动和挑衅的敌对行为,这可能导致学习能力低下[37-39]。自从汽油和油漆中的铅被去除以来,美国的铅中毒已大幅下降,但它仍困扰着某些亚群体(见文化思考"铅中毒的持续负担")。消除儿童的高血铅水平仍然是健康人群倡议的目标之一[26]。

在所有的铅来源中,含铅油漆(美国于1978年禁止使用)是儿童最容易碰到的来源。世界上许多国家(中国、印度、其他几个亚洲和非洲国家)仍在生产含铅涂料,并用于国际贸易。此外,这些国家生产的儿童玩具仍然含有过量的含铅涂料。美国数百万家庭的油漆表面都含有铅。生活在这些家庭中的儿童面临着铅的暴露,因为他们呼吸了空气中的油漆粉尘颗粒,这些涂料颗粒是由被破坏或恶化的墙壁或在重新装修前去除油漆时产生的。饮用水可能是高风险家庭的另一个重要的铅来源,这些家庭的水通过铅管道或铅焊接的管道接头。目前美国环境保护局对公共饮用水的规定已经帮助降低了铅暴露的来源。童年时期铅中毒的代价将影响一生。长期的后果包括较差的智力表现、手眼协调能力、短期记忆、注意力持续时间和成年后的社会经济成就。同样的高危人群也有缺铁的风险。缺铁性贫血对神经系统有类似的有害影响,它可以进一步复杂化铅毒性和长期神经损害。

天然毒素　产生毒素的植物和微生物也会污染食物和水。汞是人类生产的副产品,也是环境中的一种自然元素,细菌将其转化为甲基汞。甲基汞是一种毒素,会污染大量水体以及生活在水中的鱼类。这种污染可以通过食物链传递给经常食用大型脂肪鱼类的人(例如方头鱼、旗鱼、鲨鱼、鲭鱼、金枪鱼、橙刺鱼、马林鱼、石斑鱼、蓝鱼)。真菌产生黄曲霉毒素,这是另一种天然毒素。它可能会污染花生、坚果、玉米和动物饲料等食物。

其他可能对人类健康构成风险的食品污染物和污染物有多种来源(例如工厂、污水、杀虫剂、化肥),但最终会渗入地下,从而污染粮食生产区和供水。

表 13.4　常见食品污染

微生物	疾病俗称	食用后发病时间	症状和体征	持续时间	食物来源
蜡样芽孢杆菌	蜡样食物中毒	10~16小时	腹部绞痛,水样腹泻,恶心	24~48小时	肉类,炖菜,肉汁,番茄酱
空肠弯曲菌	弯曲杆菌病	2~5天	腹泻,痉挛,发热,呕吐	2~10天	生的和未煮熟的家禽,未经巴氏消毒的牛奶,受污染的水
肉毒梭状芽孢杆菌	肉毒中毒	12~72小时	呕吐,腹泻,视力模糊,复视,吞咽困难,肌无力;会导致呼吸衰竭和死亡	较为多变	不适当的罐装食品,特别是家庭装蔬菜;发酵鱼,鹅肝烤土豆
产气荚膜梭菌	产气荚膜梭菌中毒	8~16小时	剧烈的腹部绞痛,水样腹泻	通常24小时	肉类,家禽,肉汁,干燥或预煮的食物,时间或温度滥用的食物
隐孢子虫	肠道隐孢子虫病	2~10天	腹泻(通常为水样),胃痉挛,胃不适,轻微发热	可能在几周到几个月的时间里缓解和复发	未煮熟的食物或烹者后被不健康的食物处理者污染的食物,被污染的饮用水
圆孢子虫	环孢子虫感染	1~14天,通常至少1周	腹泻(通常为水样),食欲缺乏,体重大幅下降,胃痉挛,恶心,呕吐,疲劳	可能在几周到几个月的时间里缓解和复发	各类新鲜农产品(进口浆果,生菜,罗勒叶)
产毒大肠杆菌	大肠杆菌感染(旅行者腹泻的常见原因)	1~3天	水样腹泻,腹部绞痛,有些呕吐	3~7天或更长时间	被人类粪便污染的水或食物
O157:H7 大肠杆菌	出血性结肠炎或大肠杆菌 O157:H7 感染	1~8天	严重(经常带血)腹泻(腹痛和呕吐);通常很少或不发热;多见于4岁或更小的儿童;会导致肾衰竭	5~10天	未煮熟的牛肉(尤其是汉堡包),未经高温消毒的牛奶和果汁,生的水果和蔬菜(如芽菜),受污染的水
甲型肝炎	肝炎	平均28天(15~50天)	腹泻,黑尿,黄疸,流感样症状(如发热,头痛,恶心,腹痛)	较为多变,通常为两周到三个月	生的农产品,受污染的饮用水,未煮熟的食物以及与受感染的食品处理者接触所污染的熟食,来自受污染水域的贝类
单核细胞增生李斯特菌	李斯特菌病	胃肠症状9~48小时,侵袭性疾病2至6周	发热,肌肉酸痛,恶心或腹泻;孕妇可能患有轻微的流感样疾病,感染可导致早产或死产;老年或免疫功能低下的病人可出现菌血症或脑膜炎	较为多变	未经高温消毒的牛奶,用未经高温消毒的牛奶制成的软奶酪,即食熟肉
诺如病毒	又称病毒性肠胃炎,冬季腹泻,急性非细菌性肠胃炎,食物中毒和食物感染	12~48小时	恶心,呕吐,腹部绞痛,腹泻,发热,头痛;腹泻在成人中更常见,呕吐在儿童中更常见	12~60小时	生农产品,受污染的食物和接触受感染的食品处理者污染的熟食,受污染水中的贝类
沙门菌	沙门菌病	6~48小时	腹泻,发热,腹部绞痛,呕吐	4~7天	鸡蛋,家禽,肉类,未经高温消毒的牛奶或果汁,奶酪,受污染水中的生水果和蔬菜

续表

微生物	疾病俗称	食用后发病时间	症状和体征	持续时间	食物来源
志贺杆菌	志贺菌病或细菌性痢疾	4~7天	腹部绞痛,发热,腹泻;粪便中可能含有血液和黏液	24~48小时	未经加工的农产品,受污染的饮用水,未煮熟的食品以及与受感染人员接触后未再加热的熟食
金黄色葡萄球菌	葡萄球菌食物中毒	1~6小时	突然出现严重恶心呕吐,腹部绞痛;可能出现腹泻和发热	24~48小时	未冷藏或冷藏不当的肉类,土豆和鸡蛋沙拉;奶油糕点
副溶血弧菌	副溶血弧菌感染	4~96小时	水样(有时带血)腹泻,腹部绞痛,恶心,呕吐,发热	2~5天	未煮熟的或生的海鲜,如贝类
创伤弧菌	创伤弧菌感染	1~7天	呕吐,腹泻,腹痛,血源性感染,发热、皮肤出血,需要手术切除的溃疡;对肝脏疾病或免疫系统弱的人可能是致命的	2~8天	未煮熟或生的海鲜,如贝类(尤指牡蛎)

Reprinted from U.S. Food and Drug Administration. (2018). *What you need to know about foodborne illness.* U.S. Department of Health and Human Services. Retrieved May 2019.

铅中毒的持续负担

铅毒性持续给世界各地的人口带来负担,包括美国的人口。在所有年龄组中,1~5 岁的儿童患血铅水平升高(BLL)及其后续长期后果的风险最高。在美国的种族群体中,非西班牙裔黑人儿童的铅毒性发病率最高。此外,生活在低社会经济地位家庭的儿童的铅负担明显高于生活在没有这种经济约束的家庭的儿童[1]。

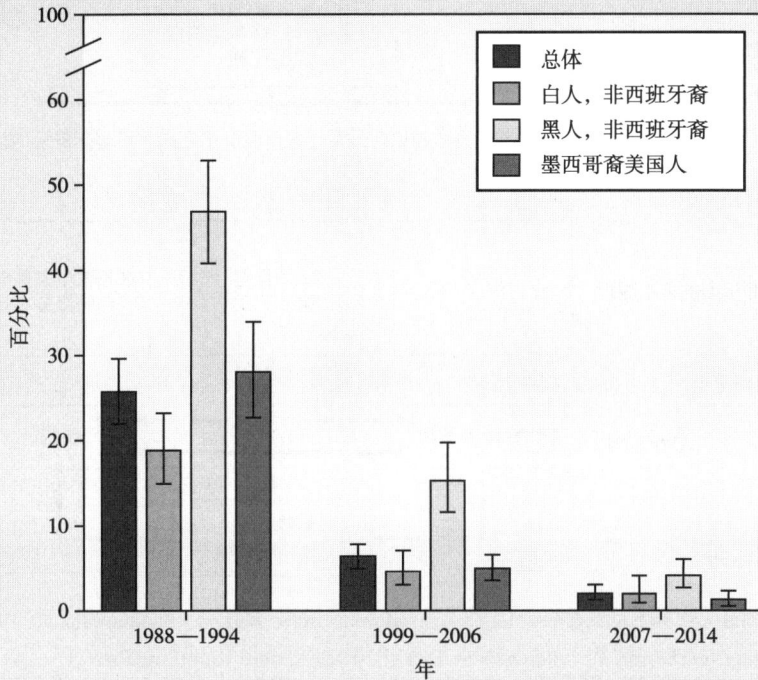

按种族/民族划分的 1~5 岁儿童血铅水平升高的百分比。(National Health and Nutrition [2016]. Percentage of children aged 1-5 years with elevated blood lead levels, by race/ethnicity—National Health and Nutrition Examination Survey, United States, 1988-1994, 1999-2006, and 2007-2014. *MMWR Morb Mortal Wkly Rep*, 65, 1089.)

铅在血液中的积累导致氧化应激,并干扰钙、锌和铁的正常生理功能。除了神经损伤外,体内铅浓度长期升高还会导致贫血、肾脏损伤、癫痫、脑病,并最终导致瘫痪。2012 年 1 月,美国疾病预防控制中心(CDC)的儿童铅中毒咨询委员会(Advisory Committee on Childhood)建议将儿童的 BLL 升高定义为 ≥5μg/dl(低于之前定义的 ≥10μg/dl)。然而,加拿大的一项研究发现,产前铅接触很低的男孩(只有 0.6μg/dl 的脐带血)仍然会受到认知功能受损的影响[2]。因此,许多研究人员认为,血液中的铅含量没有任何水平是安全的。然而,美国仍有超过 7.5 万名 5 岁以下儿童血铅水平升高[3]。

上图描述了 1988 年开始按种族划分的儿童的生命危险指数。注意,随着时间的推移,严重影响的儿童数量在减少。在美国,黑人、非西班牙裔儿童和低收入家庭儿童血铅水平的差异仍然是一个公共卫生问题。

参考文献
1. Tsoi, M. F., et al. (2016). Continual decrease in blood lead level in Americans: United States national health nutrition and examination survey 1999-2014. *The American Journal of Medicine*, 129(11), 1213–1218.
2. Desrochers-Couture, M., et al. (2018). Prenatal, concurrent, and sex-specific associations between blood lead concentrations and IQ in preschool Canadian children. *Environment International*, 121(Pt 2), 1235–1242.
3. Raymond, J., & Brown, M. J. (2017). Childhood blood lead levels in children aged <5 years—United States, 2009-2014. *MMWR Surveill Summ*, 66(3), 1–10.

粮食需求和成本

饥饿和营养不良

全球营养不良

当今世界上许多国家都存在着饥饿、饥荒和死亡。缺乏卫生设施、文化不平等、人口过多以及经济和政治结构没有适当利用资源都可能导致营养不良。图 13.9 显示了导致营养不良的许多因素之间复杂的相互作用。人口长期食物或营养短缺使营养不良的循环长期存在,营养不良的孕妇生下低出生体重的婴儿。这些婴儿在童年时期更容易死亡或发育迟缓。

整个童年和青春期营养需求得不到满足,会加剧预期寿

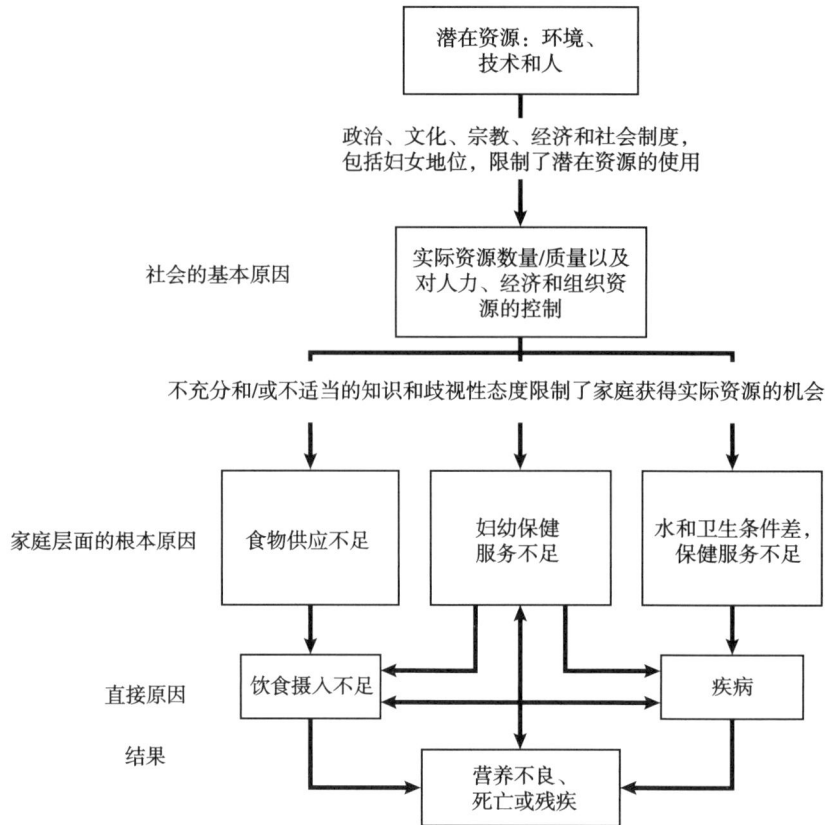

图 13.9 营养不良的多种原因。(Adapted from United Nations Children's Fund. [1998]. *The state of the world's children*. New York: UNICEF/Oxford University Press.)

命缩短和工作能力下降从而增加成人营养不良或生长发育不良的发生率。图 13.10 说明了根据儿童是否有机会接受教育、经济需求和医疗保健而产生的两种截然不同的结果。营养不良可由能量缺乏或单一营养素缺乏引起。当今世界上最常见的缺陷是缺铁性贫血、蛋白质-能量营养不良、维生素 A 缺乏症和碘缺乏症。

联合国世界粮食安全委员会试图解决全球 8.21 亿人没有足够的食物来满足其基本营养需求的问题。该委员会的长期目标是通过提高整体营养水平、提高农业生产力和改善农村人口的生活来消除世界饥饿[45,46]。该计划有着稳定社会、经济和环境生产和分配营养充足的粮食的目标。以下网站提供了有关本次会议进展的信息和最新消息：

美国的营养不良

美国是世界上最富有的国家之一，但贫困人口中的饥饿和营养不良仍在持续。超过 3 700 万人(占美国非机构人口的 11.5%)正在经历**粮食不安全**[47]。粮食不安全风险最高的家庭是那些有年幼子女的家庭(尤其单亲家庭)、那些收入低于贫困标准 185% 的家庭、那些由非西班牙或西班牙裔成年人黑人家庭以及位于市中心地区的家庭。无论是在政府还是在任何社会的个人层面，食物的供应和使用都涉及金钱和政治。有许多促成因素，如土地管理法、水分配以及粮食生产和分配政策。

食品援助项目

在经济紧张和自然灾害的情况下，个人和家庭可能需要食品援助，包括粮食。许多人每天都经历饥饿。营养师、护士、社会工作者和其他卫生保健提供者必须了解现有的粮食援助计划，以便做出适当和及时的转诊。框 13.1 提供了本章接下来介绍的每个粮食援助项目的网址。

框 13.1　食品援助项目

> 商品补充食品计划(CSFP)
> 补充营养援助计划(SNAP)
> 妇女、婴儿和儿童特别补充食品计划(WIC)
> 学校供餐计划
> 营养服务奖励计划

商品补充食品计划

根据商品补充食品计划(CSFP)，美国农业部购买的食品是良好的营养来源，但往往缺乏目标人群的饮食(即 60 岁以上的低收入老年人)。然后，美国农业部将这些食品分发给各州机构和部落组织。地方机构(如卫生、社会服务、教育或农业部门)评估相关资格，提供营养教育，并向指定的个人受援者分发食物。这个程序目前并不是在每个州都可用。最

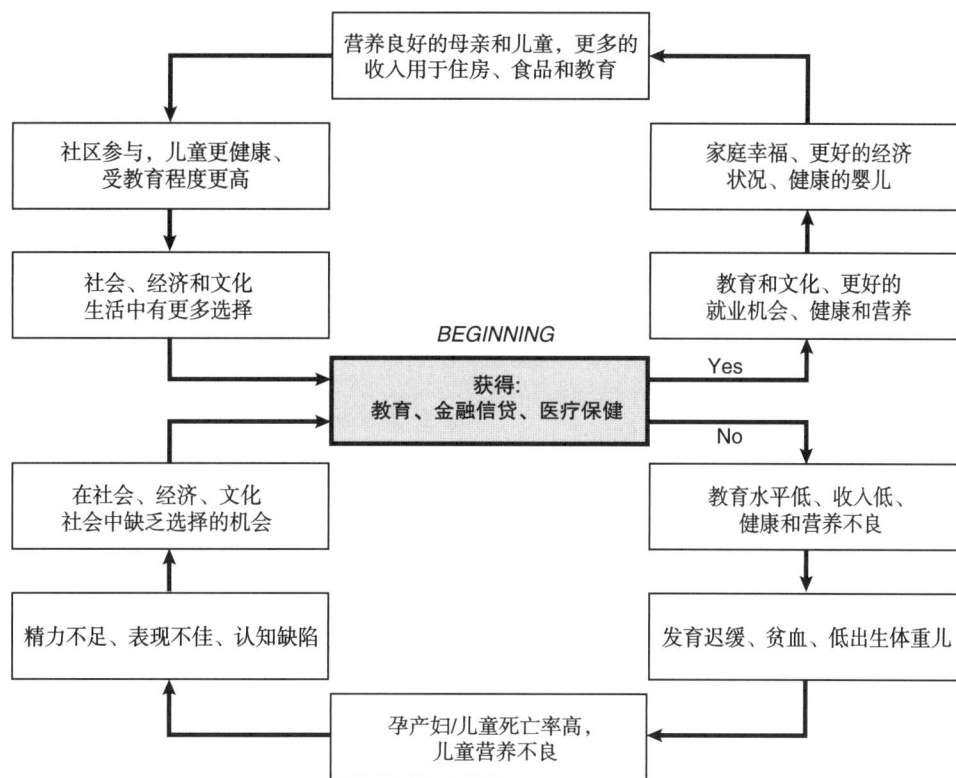

图 13.10 当教育、金融信贷和医疗服务完善时,人们生活结果的差异。(Modiffed from Cohen, M. J., et al. [1994]. *Hunger 1995:Causes of hunger:The state of world hunger.* Silver Spring, MD:Bread for the World Institute.

近的报告指出,每月平均有 63 万人参加 CSFP 服务[48]。

补充营养援助计划

补充营养援助计划(SNAP)始于 20 世纪 30 年代大萧条后期,并在 20 世纪 60 年代和 70 年代扩大。这个项目帮助许多人购买了食品,其中大多数是儿童和老年人。美国农业部估计,美国每月有 4 030 万人参加 SNAP 服务,每年花费 653 亿美元[49]。通过这一方案,家庭的初级保健提供者可以获得电子福利转移卡。这样的工作方式类似于经批准的零售商店的借记卡,用于补充家庭 1 个月的食品需求。家庭的月收入必须低于该计划的贫困限额才有资格申请。SNAP 是一个联邦项目,在所有美国领土上运作,而行政管理是地方级的。

妇女、婴儿和儿童特别补充食品计划

妇女、婴儿和儿童特别补充食品方案(WIC)为孕妇、产后或哺乳妇女及其婴儿和 5 岁以下儿童提供营养补充、教育和咨询服务,并为她们提供卫生保健和社会服务。WIC 制定了参与标准,每个申请人必须有收入资格,并确定有营养风险。WIC 提供的食品包装符合《美国居民膳食指南》,促进了水果、蔬菜和全谷物的消费。目前每个参与者每月的平均食品费用约为 41 美元[50]。参与者在参与的零售商那里获得了许多牛奶、鸡蛋、奶酪、果汁、强化谷物、水果和蔬菜等食品购买力的代金券。这些食物补充了丰富的蛋白质、铁和某种维生素的饮食,以帮助降低风险因素,如生长模式不良,出生体

重低,早产,子痫前期,流产和贫血。WIC 成立于 1972 年,目前已有近 700 万名参与者。WIC 办公室分布在每个州和美国领土。大约一半的参与者是 1~5 岁的儿童[51]。

学校供餐计划

学校的早餐和午餐项目为许多缺乏均衡膳食的儿童提供了符合《美国居民膳食指南》建议的膳食。有几个项目可以帮助低收入儿童在学校获得健康食品。目前在美国的项目包括国家学校午餐、新鲜水果和蔬菜、学校早餐、特殊牛奶和夏季食品服务项目。国家学校午餐计划包括针对低收入家庭儿童的子项目。目的是在放学后和暑假期间提供营养均衡的膳食和零食。美国农业部支持这一计划的方式是,为学校提供每一顿饭的报销费用,并从剩余的农业库存中捐赠粮食。

> **粮食不安全:**营养充足和安全的食物供应有限或不确定,或以社会可接受的方式获得可接受食物的能力有限或不确定。
>
> **学校早餐和午餐项目:**在公立和非营利性私立学校以及寄宿儿童看护机构中运行的联邦资助的膳食计划。这些项目在每个上学日为儿童提供营养均衡、低成本或免费的膳食。

孩子们吃免费或减价的食物,这些食物通常是他们一天的主要食物。所提供的膳食必须满足儿童所需蛋白质、维生

素 A、维生素 C、铁、钙和能量的三分之一左右，并且必须符合《美国居民膳食指南》，该指南要求膳食中总脂肪含量较低，含有更多的水果、蔬菜和全谷物[52]。特别牛奶计划为那些无法参加其他膳食计划的儿童提供牛奶。

营养服务激励计划

美国卫生与公共服务部社区生活管理局负责管理营养服务激励计划。该方案的目的是通过减少饥饿和粮食不安全来促进社区老年人的健康。

这个项目由美国农业部提供现金或商品，为老年人提供营养餐。无论收入多少，60 岁以上的老人都可以在社区中心吃到热乎的午餐。如果生病或残疾，可以通过"送餐上门服务"在家用餐。该法案规定优先考虑经济和社会上有困难的人。这两个项目都接受自愿捐赠食物。

食品购买和处理实务

许多美国家庭有限的资金难以支付食品费用。即使是购买食物的低成本计划，一个四口之家平均每个月仅在食物上的花费就可以达到 724~852 美元[53]。购买食物可能是一件复杂的事情，尤其是当超市供应过剩的每一件商品都在喊着"买我！"食品营销是一门大生意。生产商竞相争夺奖品和货架空间。大型超市备有成千上万种不同的食品。一种食品可能以多种不同的价格以十几种不同的方式进行营销。以下明智的购物和处理方法有助于提供健康食品和控制食品成本。

提前计划

利用报纸上的销售通告，计划一般菜单，并保持基本食品供应的清单。根据经常使用的杂货店里物品的位置，提前列一个清单。这样的计划可以控制冲动消费，减少额外的行程。计划一个独自去食品店的时间段。

明智购买

了解包装，仔细阅读标签，观察特价商品有助于提高购买力。只在能真正节省开支，并且食物能被充分储存或使用的情况下才购买。选择"方便食品"时要谨慎；节省的时间可能不值得增加的成本。对于新鲜食物，可以尝试其他食物来源，如农贸市场、社区支持农业和当地农场。

安全储存食物

控制食物浪费，防止因食物变质或污染而引致疾病。根据食物的性质和用途来储存食物。使用干燥的储存方式，有盖的容器，并按指示的温度冷藏。将打开的和部分使用过的食物放在货架的最前面，以便及时使用。只准备需要的量，避免浪费。创造性地利用剩菜，或者把剩菜冷冻起来吃。

好好做饭

使用保留最大食物价值和保持食品安全的烹饪过程。用较短的时间烹饪蔬菜（如炒菜、蒸菜、微波炉）和尽可能少的水有助于保持蔬菜的维生素和矿物质的营养品质。用想象力和判断力来准备食物。用各种各样的调味料、组合和上菜方式，给菜肴增添风味和吸引力。不管人们对营养和健康了解多少，他们吃东西通常是因为饿了，因为食物看起来味道很好，而不一定是因为它是健康的。

章节回顾

总结

公众对社会食物供应安全的普遍关注，集中在化学物质的使用上，例如杀虫剂和食品添加剂。这些物质导致了丰富的食物供应，但它们也引起了公众的关注。

- 在美国，FDA 是负责维护食品供应安全的主要政府机构。它开展与食品安全、食品标签、食品标准、消费者教育和研究等领域相关的活动。
- 许多微生物，如细菌、病毒和寄生虫，可以污染食物导致食源性疾病。严格的公共卫生措施控制食品处理区域的卫生和食品处理者的个人卫生。同样的标准也应适用于在家准备和储存的食品。
- 面临经济压力的个人和家庭可以从粮食资源和财政援助项目中受益。在美国有很多这样的项目。
- 节约成本和合格的食品储存做法是安全有效使用食品的重要方面。

复习题

答案见附录 A。

1. 食品过敏的消费者在购买包装食品时应特别注意_____。
   a. 营养成分标签
   b. 健康声明
   c. 包装上的符号
   d. 成分表
2. 在美国，最常见的食源性疾病来自_____。
   a. 诺沃克病毒
   b. 志贺杆菌病
   c. 李斯特菌病
   d. 贾第鞭毛虫病
3. 处理食物时防止污染最重要的方法之一是_____。
   a. 洗手、戴一次性手套
   b. 剩菜凉至室温后再放入冰箱
   c. 所有肉类和蛋类菜肴煮至 48.9℃

d. 水果一定要去皮

4. 珍妮发现一些剩下的比萨已经在冰箱里放了 7 天了。她想知道它是否可以安全食用。你的回答应该是_____。

    a. 可以，只要她彻底加热

    b. 可以，只要它没有气味或发霉

    c. 不可以，3~4 天后丢弃

    d. 不可以，24 小时后丢弃

5. 不适当的家庭罐装青豆会导致_____。

    a. 绦虫   b. 肉毒杆菌

    c. 李斯特菌病   d. 轮状病毒

案例分析题

答案见附录 A。

最近，一位带着 1 岁女儿的母亲失去了工作，在经济上难以购买食物。她丈夫的收入都用于了支付水电费和房租，剩下的钱不足以支撑家里的食物需求。在她的孩子最后一次健康检查时，护士在生长图表上绘制了婴儿的身高和体重，并记录她在第 8 百分位。母亲报告说，她的女儿喂养得当，并开始吃固体食物，但他们只有足够的母乳代用品，每天喂她两次，每次 120ml。1 岁的孩子应该每天喝 2~3 次，每次 240ml。她注意到婴儿大约每隔一天才排便一次。

1. 从下面的列表中，从客户的历史记录中选择所有使她处于营养风险的项目。

    a. 第 8 百分位的身高和体重

    b. 食物不安全

    c. 住房

    d. 营养摄入

    e. 喂养技能

    f. 便秘

2. 通过从提供的选项列表中进行选择，为下面语句中缺失的信息选择最有可能的选项。

婴儿的_____和_____表明她没有通过喂养获得足够的营养。

选项		
发育不良	喂养技巧	腹泻
母乳替代品	便秘	厌食症

3. 从下面的列表中，选择所有适当的营养计划，健康护理团队应该向客户推荐。

    a. WIC

    b. SNAP

    c. 国际学校午餐项目

    d. 餐车

    e. 国际学校早餐计划

4. 使用"×"来表示以下关于食品购买和处理的健康教导（适当或必要）或禁忌（可能有害）。

健康教育	适当	禁忌
在报纸和网上查找销售情况		
去杂货店之前列一张食物和用品清单		
阅读食品标签		
将干燥的食物储存在密闭的容器中，并将食物冷却到适当的温度		
将食物烹饪到适当的温度，即食食物应使用单独的砧板		
逛遍商店的每条通道		
烹饪前先在柜台上解冻生鸡肉		

5. 对于每个评估结果，用"×"表示护理和协作干预是有效的（有助于满足预期结果）、无效的（无助于满足预期结果），还是不相关的（与预期结果无关）。

评估研究	有效	无效	无关
父母使用 WIC 代金券购买水果、蔬菜和全谷物			
婴儿的身高和体重在第 15 百分位，并持续增加			
婴儿始终每隔一天排便一次			
父母能够购买足够的食物来满足他们的需求			
婴儿对固体食物挑剔			

（李然 单毓娟 译，张增利 翁敏 审校）

第14章
饮食习惯和文化模式

内容提要

- 饮食习惯是社会和文化传统的一部分,也是个人生活方式与环境的一部分。
- 社会与经济变化可能会改变个人的饮食习惯。
- 多样的文化影响着美国人的饮食习惯。

人为什么需要食物? 食物是维持生命和健康所必需的,虽然食物是否健康与营养是个人在选择时的重要考虑因素,但生理、情感、社会、经济和文化等许多其他的因素也会影响个人的食物选择[1]。

我们的饮食习惯与价值观、信仰和个人生活方式等密切相关。随着时间的推移,饮食习惯有时会因其他文化的影响而改变。

社会、心理和经济对饮食习惯的影响

社会影响

人类行为反映了构成社会生活的活动、过程和结构。在任何社会中,经济地位、教育、居住、职业和家庭结构等因素都可能影响社会群体的形成。因此,不同群体间的价值观和实践是不同的。亚群的发展也基于地域、宗教、年龄、性别、社会阶层、健康问题、特殊利益、种族背景、政治,以及群体亲缘关系等共同特征。与任何其他形式的人类行为一样,各方面的影响逐渐构建人类的饮食习惯。

社会关系中,食物是接纳、温暖与友好的象征。人们倾向于接受朋友、熟人以及他们认为值得信赖的权威人士的食物或饮食建议,这种指导在家庭关系中尤为突出。与家庭情感密切相关的饮食习惯往往伴随着人的一生。在成年期,某些食物甚至可能会引发大量的童年记忆,并因为与营养无关的因素受到重视。

影响个人饮食选择的因素

生物-心理-社会模型提出了影响个体食物选择的3个主要因素:①基于生物或遗传的因素;②包括家庭关系在内的社会/心理和行为环境的影响;③更广泛的环境、社会和文化影响[2]。后者包括对生命早期建立饮食习惯的种族和区域文化习俗的影响,这些因素可能对食物消费模式产生积极或者消极的影响(例如粮食供应的全球化)。框14.1概述了个人食物选择中经常涉及的因素。看一看清单,仔细思考还有哪些其他因素影响了我们今天的饮食? 这些因素与影响其他同学食物选择的因素有什么不同?

框14.1 影响个人食物选择的因素

物理因素	生理因素
可获得的食物来源	过敏
食物的加工技术	残疾
地理、农业和分布	健康和疾病状况
卫生和住房条件	遗传
季节和气候	营养和能量需求
储藏和烹饪设施	食物疗法

社会和经济因素	心理因素
广告和营销	习惯
文化	喜好
教育	情绪
营养学知识	气氛
收入	渴望
食物成本	对食物的态度
政治和经济政策	个人对食物的接受度
宗教和社会阶级	
社会问题、贫困、酗酒和滥用毒品	积极或消极的经历和体验

生物和遗传影响

生物和遗传因素对食物选择的影响很大。饥饿感和饱腹感是决定个人吃什么和吃多少的重要因素,有很强的生物学基础。个人对味道的体验,甚至进食时的感官体验,也是与生俱来的。人类对甜和咸的食物有天然的喜好,会自然回避苦味和酸味。遗传因素会导致个人口味偏好的差异,并最终影响饮食相关疾病的发展[3]。

食物和社会心理的发展

在一个人整个生命过程中,情感的成熟与身体的发育是一致的。在人类发展的每个阶段,饮食习惯都是身体和心理成长的一部分。例如,一个2岁幼儿在迈向独立时,可能会拒绝在用餐时间进食或者产生其他挑食方式,学会通过食物来影响他的父母或看护人。**食物恐新症**(food neophobia)也有可能是这种行为的触发因素,这种正常的发育特征是进化过程中的一种本能。当儿童脱离母亲开始独立时,这种本能保护他们避免被有害的食物所伤害。其他心理因素也植根于童年经历。例如,一个孩子受到伤害或失望时,父母可能会提供一块饼干或一块糖果来转移孩子的注意力。作为一个成年人,这个人可能通过类似的安慰性食物来帮助自己应对伤害或失望。某些食物,特别是甜食和其他令人愉悦的味道,会刺激大脑释放内啡肽,这种化学物质会使自我"感觉良好",并带来轻微的"兴奋",这可能有助于缓解疼痛[4]。

> **食物恐新症**:是指个人对陌生食物产生恐惧的现象。

环境和营销影响

电视、广播、杂志和其他社交媒体信息也会影响个人的饮食习惯。来自同龄人的影响、便利食物的供应、当地杂货店的营销策略等许多其他因素影响着食物选择的决策过程。在食品包装上使用品牌吉祥物或卡通人物形象的广告策略,利用了儿童对含熟悉标志的产品的偏好,极大地影响了儿童的饮食习惯。新鲜的水果和蔬菜没有经过加工或包装,健康的零食很少有这样的标志。美国电视上常见的广告食品一般都是能量高、营养差的食品,这些食品含有膳食指南不鼓励的食物成分(即饱和脂肪,添加糖和钠)[5,6]。

营销趋势和媒体也影响着主流文化的审美。美国文化偏好体型苗条的女性,这种偏见可能会对个体在食物选择、生活方式和身材形象预期方面产生不利影响。更多关于身体形象、饮食行为紊乱和临床饮食失调的信息,请参阅第15章。

经济影响

许多美国家庭生活在社会经济压力下,特别是在经济衰退和通货膨胀时期。如第13章所述,超过3 700万美国人面临粮食不安全,其中贫困是主要原因之一[7](更多信息见第13章"美国的营养不良"一节)。

对一些生活在联邦贫困线以下的家庭来说,食用由全谷物、瘦肉、水果、蔬菜和低脂乳制品组成的健康食物很难实现。美国农业部推荐的饮食模式营养丰富,但比典型的美式饮食更昂贵[8]。因此,社会经济地位较低的人发生意外疾病和营养不良方面的负担与其他阶层的人群存在差异也不足为奇。面临粮食不安全问题的人群,他们身心健康状况较差,患慢性病的概率较高,因此这些人也面临着更高的医疗保健费用[9,10]。

为了使健康食品更实惠,一些组织建议对某些营养很少或没有营养的食品征收额外税金,以补贴水果和蔬菜等健康食物的成本。这种税收将使购买"垃圾食品"成为比购买水果和蔬菜更昂贵的选择。对含糖饮料(即苏打水)征税的初步研究表明,如果税收足够多,那么人们对于这些饮料的消费确实会减少[11]。

饮食习惯的文化发展

所有有着共同特征(如种族、宗教、地理位置、生活方式)的社会都有其独特的文化和烹饪方式。从历史角度上看,地理位置和种族界限保留了这些饮食文化。全球化带来的越来越多的技术、信息、商品和人员的跨境流动传播了这些特定的文化元素。各种民族食品市场与餐馆的增多就是这些文化扩张的例证。但是全球化也造成了传统饮食习惯的淡化,因为年轻一代可能会选择更多样化的美食。在全球范围内,人们的生活方式也发生了变化,人们能为准备传统食物花费的时间越来越少,更加依赖快捷的准备方法。尽管历史悠久的传统饮食文化依然存在,但现代化和全球化的趋势仍在不断改变着世界各地的日常饮食模式。

个人文化的力量

文化涉及的远不止个人公共生活的主体部分与历史方面(例如语言、宗教、政治、地理位置),它也是从日常生活习惯和家庭关系中发展而来,包括食物的准备与烹饪等。在有意识和无意识的学习过程中,文化价值观、态度、习俗和习惯等会构成为个人生活的深层部分。尽管这些传统的元素在成年后可能会被修改或摒弃,但人们最终要负责塑造自己的生活,并将他们认为合适的传统传递给后代,全球文化的多样性塑造了美国人宽泛的饮食习惯。

饮食习惯是一种最古老、最根深蒂固的文化之一。一个人的文化背景在很大程度上决定了一个人吃什么、怎么吃,甚至为什么吃。世界各地存在着无数的习俗,包括合理的、不合理的、有益的、无益的习俗。自古以来,食物的象征意义与生命中的重大事件相关,如出生、死亡和婚礼;同时食物还在祭祀仪式和宗教仪式中扮演着重要的角色,食物的采集、准备和供应都应遵循特定的习俗,其中许多习俗传承至今仍保持未变。

传统文化特有的饮食习惯

美国的多样性是被认可的,甚至将其作为其国力的基础。美国丰富的饮食文化突显了这种多样性。尽管有些人可能把美国称为民族和种族群体的"大熔炉",但这种形象对美国文化现象的反映并不准确。"大熔炉"这一概念假定了文化同化的观点,即社会期望少数文化群体放弃他们的价值观和传统,并采用主流白人文化的价值观和传统。事实上恰恰相反,个人应该承认他们自己的文化传统,这样才能够更深入地与他人联系,并理解不同的文化价值观[12]。增强文化意识不仅是学习一个群体的传统和习俗,相反,文化素养更需要了解这些行为背后的信仰和价值观。

美式家庭和社区生活融合了多元的饮食模式。这些饮食模式为美国人的饮食习惯贡献了特定的菜肴或烹饪方式,这些影响反过来导致了许多文化饮食习惯的美国化。家庭中年长的成员可能会更多依赖传统的食物,而年轻成员则只会在特殊场合或节日才选用这些食物。传统食品将家庭和文化团体紧密地联系在一起,并蕴含着深刻的意义。

下面几节讨论一些特定文化的饮食模式,这些模式影响着美国的食物供应,这些描述并不是要给不同的文化群体提供一个过于简单的刻板印象。我们不能把个体的个性与其族裔群体的共性混为一谈[12]。相反,我们应该欣赏每个人的个性与差异。例如,一个墨西哥裔美国人可能会有各种各样的饮食习惯,他可能喜欢也有可能不喜欢吃传统的墨西哥食物。各种独特的传统食物为其文化饮食习惯奠定了基础,而不是对个人的饮食习惯做出假设。作为提供饮食指导的医疗保健专业人员,了解各种文化饮食习惯是有意义的。

> **同化**:少数民族或文化融入主流民族或文化的价值观、信仰和行为的过程。

西班牙裔的影响

人们经常将西班牙裔与墨西哥裔混淆,这可能是因为美国63%的西班牙裔人是墨西哥血统[13]。然而,西班牙裔还包括古巴、波多黎各以及南美洲和中美洲血统的人。总体而言,这些是美国人口增长最快的人群。这一群体包括来自20多个国家的人,他们的饮食习惯和烹饪方法同样独特而多样。每个拉丁美洲国家都有代表独特习俗与历史的传统食物和文化习俗。

墨西哥人　墨西哥和美洲中部的菜肴以玉米、西红柿、南瓜、辣椒、鳄梨、大米、豆类和各种水果为主。西班牙殖民者带来了亚洲、欧洲和非洲饮食方式的影响。传统的用餐模式中,午餐是一天中最丰盛的一餐,早餐和晚餐都比较清淡。墨西哥人的饮食通常含有大量种类丰富的碳水化合物,包括玉米饼、大米、豆类和面包,以及富含蛋白质的食物,包括鸡蛋、豆类、鱼和肉。猪油是做饭时最常用的脂肪。参阅表14.1可以了解墨西哥传统饮食习惯中每个食物组的代表性食物。

虽然墨西哥菜在美国很受欢迎,但墨西哥人不一定会习惯性的食用这些传统食物。与传统的墨西哥饮食相比,墨西哥裔美国人通常食用更多的乳制品,更少的猪油,并倾向于遵循美国人的饮食习惯,包括晚餐是一天中最主要的一餐。对西班牙裔和拉丁裔移民来说,适应典型的西方饮食存在一个重大的问题。采用这样的饮食习惯会因为慢性病的发生导致生活质量下降(参见文化思考"对美国饮食的文化适应")。

> **文化适应**:个人或群体接受一种新文化的生活习惯和行为的过程。

波多黎各人　美国第二大西班牙裔人口,来自加勒比海国家波多黎各。波多黎各人与许多加勒比海国家的西班牙裔人有着相同的传统,因此他们的许多饮食传统都是相似的(图14.1)。但是波多黎各人的饮食中含有更多的热带水果和蔬菜,包括大蕉和青香蕉等淀粉类蔬菜。与墨西哥裔美国人一样,波多黎各裔美国人将晚餐作为一天中主要、最丰盛的一餐,而不是传统用餐模式里的午餐(见表14.1)。

美洲原住民的影响

美洲印第安人和阿拉斯加州土著人由573个不同部落组成,他们是联邦政府承认的美洲原住民。他们生活在小的

表14.1　西班牙裔和美洲土著文化的传统饮食习惯

民族组	面包、麦片和大米组	蔬菜组	水果组	牛奶、酸奶和奶酪组	肉类、家禽、鱼干、豆、鸡蛋和坚果组	脂肪、油和糖果组
墨西哥	玉米及相关产品,脆皮玉米饼,玉米或玉米饼,大米,白面包	辣椒,西红柿和沙拉,南瓜,豆薯,洋葱,大蒜,仙人掌,尤卡根(木薯或树薯)	鳄梨,鳄梨酱,柑橘类水果,香蕉	奶酪,果馅饼,酸奶油和陈年奶酪	黑豆或斑豆,油炸豆,墨西哥香肠,牛肉,鸡肉,猪肉,山羊,鸡蛋	猪油
加勒比人(包括波多黎各人和古巴人)	大米、红薯、佛手瓜、大蕉(通常是油炸的)	甜菜、茄子、玉米、块茎(尤卡)、白山药(白薯)	热带水果,鳄梨,椰子,柑橘,芒果	馅饼,硬奶酪(queso de mano)	鸡肉,鱼,猪肉,豆类,香肠	猪油,橄榄油和花生油
美洲原住民(每个部落可能有特定的食物,这里列出了比较常见的食物)	蓝色玉米粉制作的玉米面包、浓粥饺子;水果饺子(瓦拉克什);炒面包(油炸饼干面团);磨碎的甜橡子;玉米饼;用于制作玉米粉和面粉的小麦或黑麦	卷心菜,胡萝卜,木薯,蒲公英叶,茄子,乳草,洋葱,大南瓜,小南瓜,甘薯和白土豆,萝卜,野生根茎(块茎),黄玉米	野生樱桃干和葡萄干;野生香蕉,浆果和尤卡	在传统菜肴中不常使用	鸭肉,鸡蛋,鱼蛋,鹅,鹿肉,牛肉,猪肉,鸡肉,火鸡,麋鹿,羊肉,熏肉或加工肉,野兔,干豆,扁豆,坚果(全部)	猪油和起酥油

Modified from Grodner, M., Roth, S., & Walkingshaw, B. (2012). *Nutritional foundations and clinical applications: A nursing approach* (5th ed.). St. Louis: Mosby.

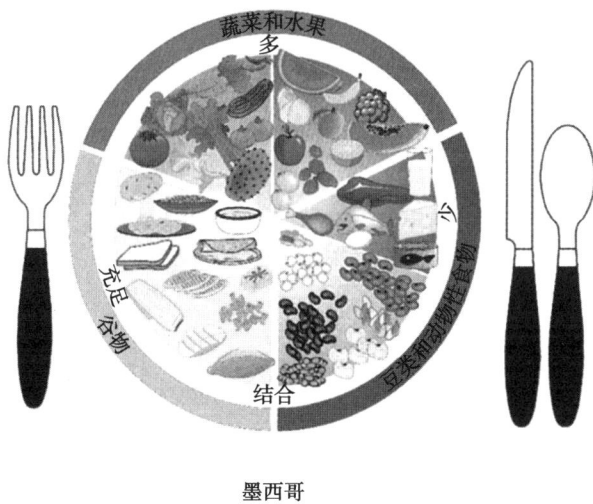

文化思考

对美国饮食的适应

文化适应是指从世界的一个地方移民到另一个地方时，个人在适应新的文化过程会伴随着社会、心理和文化的改变。西班牙裔或拉丁裔移民代表美国人口增长速度最快的族裔群体，有几项研究评估了这些群体在移民后随着时间的推移而发生的变化。一项综述研究系统性地评估了居住在美国的拉丁美洲人在种族、文化适应和整体饮食质量之间的关系。研究人员发现，在整体饮食质量、水果和蔬菜摄入量、钠摄入量和无营养卡路里（纯能量食物）摄入量方面，文化适应程度更高的拉美人始终比同期的其他族裔群体（即那些保持自己文化饮食习惯而不是采用美国不良饮食习惯的拉美人）得分要低。有趣的是，那些文化适应程度更高的人在整体和精制谷物中得分更高[1]。

研究人员已经将西班牙裔、拉丁裔人群的文化适应与糖尿病、肥胖症和心血管疾病等慢性疾病的风险增加联系起来[2-4]。尽管接受教育（即获得更高水平的教育）似乎能起到保护作用，但即使校正了人口、社会经济地位和身体质量指数（BMI）等因素的差异，该人群的糖尿病风险还是增加了[5]。糖尿病和其他心脏代谢疾病的管理必须保持对社会文化因素的关注。例如，研究人员发现糖尿病患者对美国糖尿病协会（ADA）糖尿病管理饮食建议的总体依从性很低，而文化适应程度较低的西班牙裔更倾向于遵循美国糖尿病协会制定的饮食指南，包括饱和脂肪、钠、纤维素和胆固醇摄入水平[1]。卫生保健从业人员可以建议西班牙裔人群选择可以在美国获取，并且符合传统饮食习惯的健康食物。

参考文献

1. Yoshida, Y., et al. (2017). Role of age and acculturation in diet quality among Mexican Americans—findings from the national health and nutrition examination survey, 1999-2012. *Preventing Chronic Disease*, 14, E59.
2. Anderson, C., et al. (2016). Acculturation and diabetes risk in the Mexican American mano a mano cohort. *American Journal of Public Health*, 106(3), 547–549.
3. Divney, A. A., et al. (2019). Hypertension prevalence jointly influenced by acculturation and gender in US immigrant groups. *American Journal of Hypertension*, 32(1), 104–111.
4. Florez, K. R., & Abraido-Lanza, A. (2017). Segmented assimilation: An approach to studying acculturation and obesity among Latino adults in the United States. *Family & Community Health*, 40(2), 132–138.
5. Van Hook, J., et al. (2016). It is hard to swim upstream: Dietary acculturation among Mexican-origin children. *Population Research and Policy Review*, 35(2), 177–196.

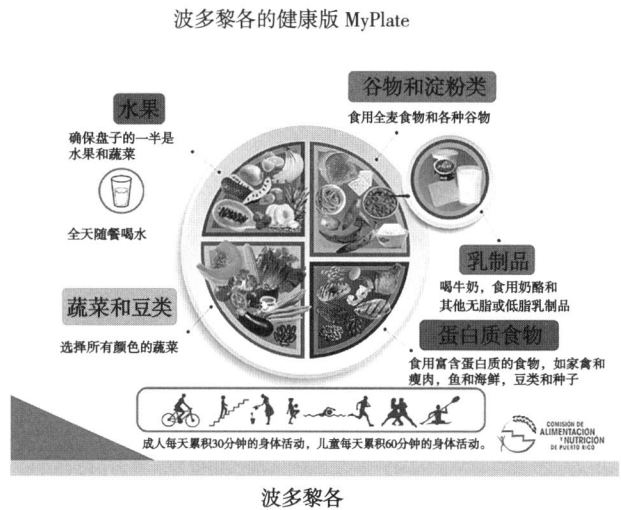

图 14.1　墨西哥和波多黎各的国家食物指南。（Mexican national food guide：reprinted from Painter，J.，Rah，J. H.，& Lee，Y. K.［2002］. Comparison of international food guide pictorial representations. *J Am Diet Assoc*，102，483-489，with permission from the Academy of Nutrition and Dietetics；and Puerto Rico's national food guide：alimentacionynutricionpr. org/mi-plato-saludable/.）

乡村社区、大都市和保留地[14]。尽管每个部落都不尽相同，但他们都对土地有着共同的精神依恋，并且有着保留他们文化的决心，食物在这些群体中具有重大的宗教和社会意义。烹饪食物是庆祝活动、仪式典礼和日常招待中不可或缺的部分。食物的准备和烹饪根据地区的不同而变化。美洲原住民在当地种植、收割、捕捞和狩猎的食物决定了菜肴的变化，并反映了市场上可以买到的食物（见表 14.1）。

在美国西南部的美洲印第安人群体中，以纳瓦霍人为例，他们的保留地延伸到新墨西哥州、亚利桑那州和犹他州的交界处。纳瓦霍人学会了种植玉米并将其作为主食。他们后来从西班牙人那里学会了放牧，通过养殖绵羊和山羊获取食物与羊毛。一些家庭还养鸡、猪和牛。美国的其他美洲原住民部落也有他们独特的传统和饮食习惯，这与他们生活的地区和风俗习惯有关。

现在,美国原住民习惯将传统的主食(如玉米、豆类、南瓜和大米)与超市和快餐店的现代食品结合在一起(图14.2)。然而,对健康问题的担忧也在增加,因为人们越来越依赖现代便利食品与高脂肪、高糖、高能量和高钠的零食。这些不良的饮食习惯,加上社会经济和遗传因素的影响,导致了美国印第安人的 2 型糖尿病的比例最高,这是一个紧迫的公共卫生问题[15]。

美国南部的影响

黑人或非裔美国人　他们是美国第二大少数民族。美国人口普查显示,12.6% 的美国人是黑人或非裔美国人[16]。在 17 世纪和 18 世纪,大约 1 250 万非洲人从西非到达美国,其中近 6% 的人最终定居美国(其余去了加勒比海和南美洲)[17]。虽然美国的大多数黑人都有非洲血统,但也有些是来自加勒比海和美洲中部地区。因此,并不是所有黑人或棕色皮肤的美国人都是非裔美国人。

非裔美国人的文化,为美国的饮食模式尤其是整个南方的烹饪方式贡献了丰富的遗产。南部非洲裔美国人创造性的发展了新的饮食种类,把现有的主食创新成了令人难忘的美食。"灵魂食品"一词实际上是在 20 世纪 60 年代的民权运动中引入的,它指的是一切有益健康的食物。尽管基本饮食习惯存在地区差异,但表 14.2 列出了基本食物组中代表性食物的用途。汤匙面包(一种类似蛋奶酥的玉米粉和打碎的鸡蛋的混合)和烩菜豆米饭("Hoppin John",米饭上夹着黑豌豆,传统上在新年那天食用,可以新年好运)是这一地区所特有的两种食物。非裔美国人乳糖不耐症的患病率很高,因此,每餐可能会有一些奶酪,但不会有太多牛奶。猪肉、玉米、绿叶蔬菜和油炸食品是传统饮食中常见的主食。周日晚上的盛宴为社交和家庭聚会提供了契机,传统的食物在那天需求会很大(特别是在南部各州)。

法裔美国人　居住在路易斯安那州西南沿海水道的**卡津人**为美国丰富多彩的饮食文化贡献了一些独特的美食。其烹饪方式为快速扩张的美国民族食物提供了独特的范例。卡津人是早期法国殖民者阿卡迪亚(今天的新斯科舍省)的后裔,阿卡迪亚是加拿大东海岸的一个半岛。在 18 世纪 50 年代中期,贫穷的阿卡迪亚人被英国殖民者驱逐出境后,在现在的路易斯安那州的河口定居下来。为了养活自己,他们从现有的海鲜以及可以种植和收获的食物中开发出了自己独特的菜肴。随着时间的推移,卡津人将他们的法式烹饪技术与新奥尔良地区克里奥尔人(西班牙和法国殖民者的后裔)的烹饪方式逐渐融合。

卡津和克里奥尔的食物味道浓烈而辛辣,以丰富的海鲜

乳制品类
1杯低脂、脱脂或嗜酸菌牛奶
1杯低脂或脱脂酸奶
42.5g天然奶酪(或56.7g加工过的奶酪),低脂或无脂最佳
*婴儿的母乳,羊奶,骨头汤,鱼头汤,或者带骨头的鲑鱼罐头

蔬菜类
1份生绿叶蔬菜
1/2份其他蔬菜,熟的或生的
1/2杯蔬菜汁,青豆,南瓜,甘蓝,西蓝花或西葫芦
*芽苗或新芽,野生蘑菇,诺帕里托,野生洋葱,苋菜叶(野生菠菜),新鲜或干燥的南瓜,羊栖菜,野生芥末,去皮茎,马齿苋或菊芋

面包组
1个6英寸(15.24cm)玉米饼
1个7.5英寸(19.05cm)面粉玉米饼**
4~6块饼干**
1片面包**
1/2个汉堡包**
1/2杯熟麦片**
28.3g即食麦片**
1/2杯米饭或面食(熟)**
*印度饼干(班纳克面包)、爆米花、印度小麦或车前草、大麦、野燕麦、野米、苋菜和介壳虫粉、苋菜籽、野豌豆或玉米(新鲜、冷冻或煮熟)

脂肪和糖果
非常少量,如果有的话

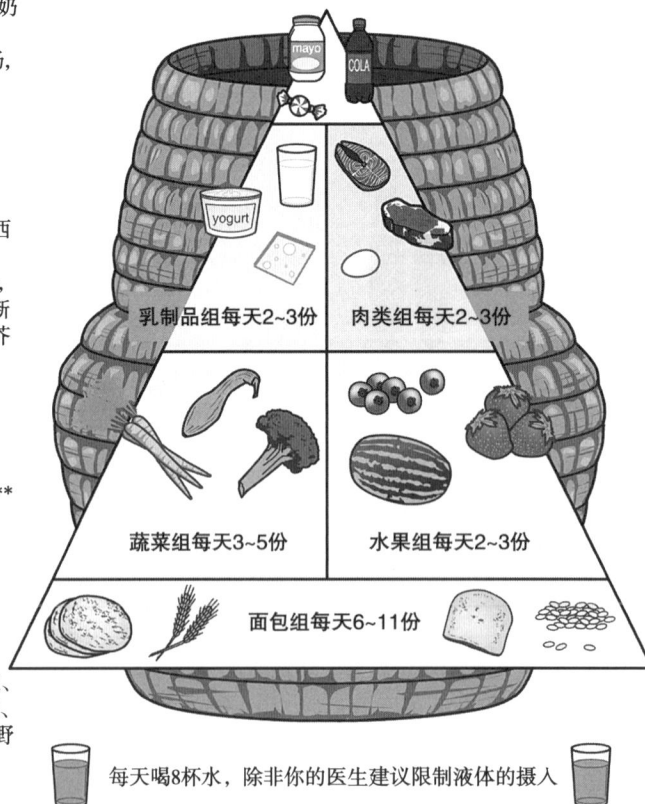

脂肪和甜食
黄油或人造黄油、猪油、肉汁、油炸食品、蛋黄酱、牧场酱、薯片、糖、糖果、果冻、甜点、苏打水、运动饮料或水果味果汁。
*油炸面包、动物脂肪、鱼油、蜂蜜、chucata(介壳虫胶)、玉米粥或墨西哥奶酪

肉类组
2~3盎司(1盎司≈28.4g)的熟肉、家禽或鱼
算作1盎司的肉:
　1个中等大小的鸡蛋 或 1个低脂热狗
　1/2杯煮熟的干豆、豌豆或金枪鱼
　2汤匙花生酱、坚果或种子
*鹿、兔、松鼠、鸽子、羊肉、马里斯科鱼(新鲜或冷冻)、鸡、鹌鹑、鸟蛋或鲑鱼、奇亚籽、印度豆或泰帕里豆、野生橡子、榛子或松树坚果

水果组
1/2 ~3/4杯100%果汁
1小块新鲜水果
1/2杯罐头或新鲜切碎的水果或瓜类
1/4杯干果
*蓝莓、胡瓜或黑莓、呛口樱桃、野生蟹爪兰、野生黑樱桃、刺梨或沙瓜果、草莓、李子、瓜类

乳制品组每天2~3份　　肉类组每天2~3份

蔬菜组每天3~5份　　水果组每天2~3份

面包组每天6~11份

每天喝8杯水,除非你的医生建议限制液体的摄入

图 14.2　亚利桑那州南部美国原住民食品指南。* 传统食物;** 全谷物食物。(Osterkamp, L. K., & Longstaff, L. [2004]. Development of a dietary teaching tool for American Indians and Alaskan Natives in Southern Arizona. *Nutr Educ Behav*, 36, 272-274.)

为基料,通常作为炖菜烹调,与米饭一起食用。著名的辣椒酱塔巴斯科(Tabasco)是由碾碎发酵的红辣椒与香料和醋混合制成的,在路易斯安那州南部沿海水道埃弗里岛上,至今仍有一个卡津家族在世世代代制作这种酱料。其他受欢迎的调味品还包括辣椒、黑胡椒粉、白胡椒、月桂叶、百里香和**鱼粉**。该地区最受欢迎的甲壳类水产是在河口地区肥沃的稻田中商业养殖的小龙虾,美式海鲜一品锅与**煮小龙虾**都起

源于这个地区。其他比较受欢迎的辛辣卡津菜肴还有秋葵浓汤、什锦饭和小龙虾。更多有代表性的食物见表 14.2。

由于卡津人和法裔加拿大人的法国传统,葡萄酒是他们饮用和烹饪调味的重要食物。图 14.3 所示为《加拿大膳食指南》,但这并不能展现出法国人的具体喜好。需要注意《加拿大居民膳食指南》与美国的膳食指南 MyPlate 建议的膳食摄入比例相似(见图 1.4)。

表 14.2　非裔美国人和卡津裔美国人文化里的传统饮食模式

族裔	面包、谷类、大米和面食组	蔬菜组	水果组	牛奶、酸奶和奶酪组	肉、家禽、鱼、干豆、蛋和坚果组	脂肪、油和甜食组
非裔美国人(特别是南部各州)	饼干,玉米面包,玉米饼,或玉米粉丸子,粗玉米粉	绿叶蔬菜(蒲公英叶、羽衣甘蓝、芥菜)、黄油豆、卷心菜、玉米、青豆、秋葵、红薯和白土豆、西红柿、萝卜	桃子、香蕉、西瓜、甜瓜、果汁		鸡蛋、碎牛肉、猪肉和猪肉制品(小肠、培根、猪脚、猪耳朵)、家禽、内脏、鹿肉、兔子、鲶鱼、水牛鱼、比目鱼、豆类、花生	猪油、起酥油和植物油;馅饼和蛋糕
法裔/卡津人	法式面包,玉米粉丸子,玉米粉马芬,cush-cush(用牛奶煮熟的玉米粉泥),粗磨玉米粉,米饭	洋葱,甜椒,芹菜,秋葵,欧芹,青葱,西红柿,山药	Ambrosia(新鲜去皮的橙子片段和橙汁,切片香蕉和新鲜磨碎的椰子),黑莓,柠檬,酸橙,草莓	在传统菜肴中不会大量使用	鲶鱼,红鲷鱼,虾,蓝蟹,牡蛎,小龙虾,鸡肉,猪肉香肠,豆类	家禽脂肪;馅饼、面包布丁、山核桃果仁糖

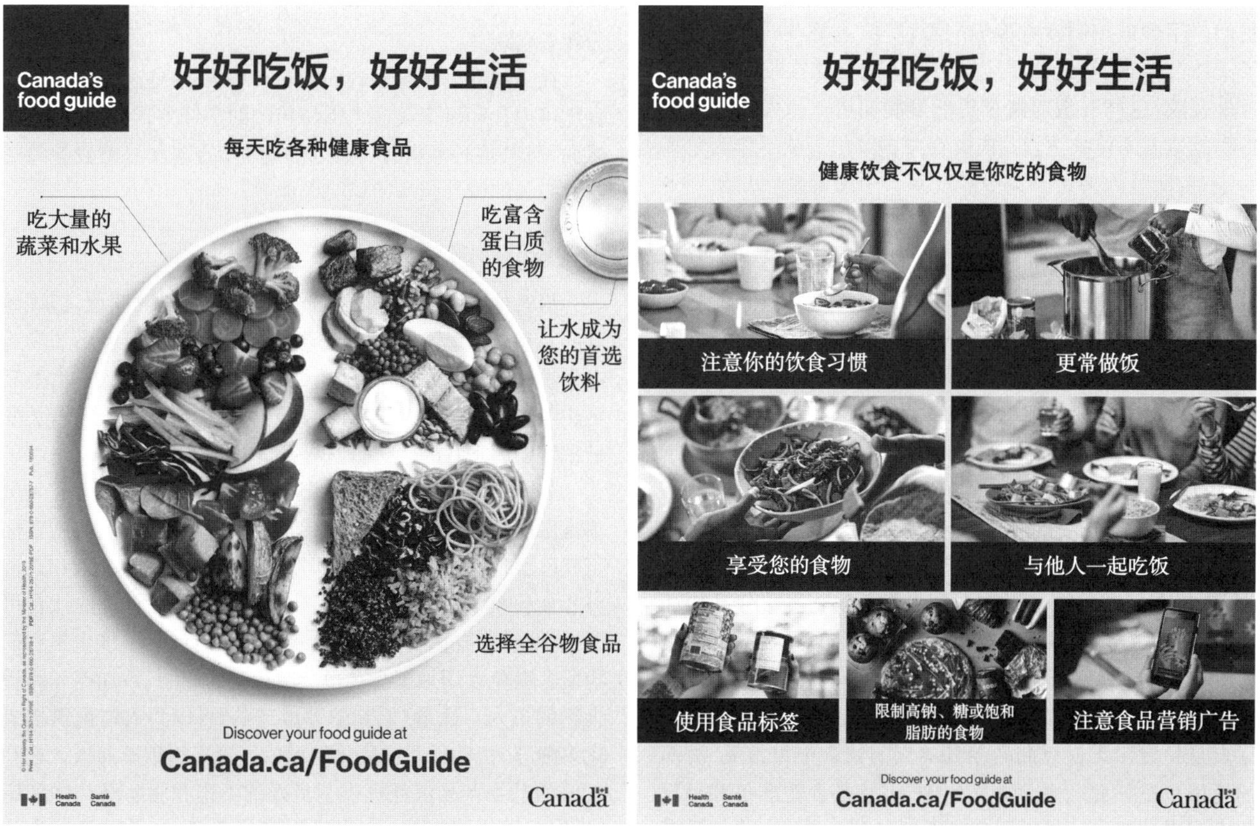

图 14.3　加拿大居民膳食指南。(Government of Canada.［2019］. *Canada's food guide.*)

卡津人：一群具有悠久传统的阿卡迪亚人，18世纪末他们的法国天主教祖先被英国统治者驱逐出阿卡迪亚（现在的加拿大新斯科舍）后，在路易斯安那南部建立了永久的社区；他们将法式传统饮食和他们在新大陆发现的克里奥尔烹饪方法融合在一起，发展了一种独特的烹饪方式。

鱼粉：一种由黄樟树叶磨碎制成，可以使菜肴变稠的调味料。

煮小龙虾：路易斯安那州卡津节的传统日餐。卡津人将所有的配料都加入到一个大锅里煮，通常包括小龙虾、螃蟹、虾、小玉米穗、新土豆、洋葱、大蒜，以及像辣椒、辣酱、盐、柠檬和月桂叶这类的调味料，偶尔会加入熏香肠。其中一个特别的地方在于，人们会将煮好的滤去汤水的小龙虾和玉米土豆一并倒在铺好的报纸上吃。

亚洲饮食习惯

亚洲有许多独特的文化与饮食习惯。中国、日本、印度以及一些东南亚国家（越南、韩国和菲律宾），它们对在美国最常见的亚洲文化饮食习惯产生了重要的影响。

中国 中国有许多不同的地区，地貌各异，因此，他们的烹饪方法也多种多样。传统的中国厨师会选择最新鲜的食物，包括丰富的水果和蔬菜，并在最短的时间内处理这些食物，然后在锅（圆底锅）中加入少量的油，用高温快速烹炒它们。用炒锅控制食物接触的温度、快速翻炒的方法保留了天然的味道、颜色和质地。中国人更喜欢在临近开饭时烹炒蔬菜，这样开饭时蔬菜仍然鲜脆而可口。大米之类的谷物是他们的传统主食。肉类在中国菜中一般不作为单一的主菜，而是作为组合菜中的配菜。中国菜系中只使用少量的牛奶、鸡蛋和豆制品（如豆腐）来补充其他来源的蛋白质。干的、盐渍的、腌制的、加香料的、蜜制的或罐装的食物可以作为配菜或调味品，用来掩盖或增强某些味道和口感。传统饮料是不加糖的绿茶，调味料包括酱油、生姜、杏仁和芝麻，花生油是主要烹调用的油之一。图14.4展示了中国、日本和韩国的食物指南。表14.3提供了每种文化的代表性食物。

日本 日本人的饮食习惯在许多方面与中国人很相似。日本人的主食是大米，调味品是酱油，主要饮料是茶。与中国人相比，日本人的饮食中含有更多的海鲜，尤其是寿司（见表14.3）。寿司这个词并不是单指鱼生。寿司包括用醋和少量糖混合短粒糯米，配以鱼、鸡蛋、蔬菜和水果等配菜。日本菜包括许多种类的鱼、贝类和鱼子，蔬菜通常是蒸的或腌制的。日本料理以新鲜的时令水果为主，主餐后的经典甜点是一盘水果。豆制品在日本人的饮食中很常见，海藻的使用也是如此。在日本文化中，美感是食物准备和呈现的重要组成部分。午餐和晚餐通常都有一碗汤。由于乳糖不耐受的发病率很高，日本人的总体饮食中钠含量高，奶制品含量低。

南亚和东亚 除中国和日本外，美国最大的亚洲族裔群体来自菲律宾、韩国、越南和印度。

从整体上看，东南亚各国（包括菲律宾、韩国和越南）的饮食习惯都有着相似的特点，并影响了美国的饮食和农业。全美各州的亚洲杂货店都有许多传统亚洲食品。东南亚的膳食以大米（包括长粒米和糯米）为主，几乎每餐都有米饭供应。越南人习惯将米饭放在单独的碗里，不与其他食物混合，而其他东南亚人可能将米饭混合在菜肴中吃。膳食通常包括汤，以及许多新鲜水果和蔬菜、新鲜香草和其他调味品，如韭菜、葱、辣椒、生姜、芫荽、姜黄和鱼露。还包括多种海产品（即鱼和贝类）、鸡肉、鸭肉和猪肉，只有少量红肉（见表14.3）。在传统的亚洲饮食中，蛋白质的主要来源是坚果和豆类，包括大豆，在炒锅中加入少量猪油或花生油进行翻炒是一种常见的烹饪方法。

第三代和第四代移民和难民已经在很大程度上适应了美国的食物选择。包括食用更多的鸡蛋、牛肉、猪肉、乳制品、糖果和其他甜食、面包、快餐、软饮料、黄油、人造黄油和咖啡。

亚裔印度人是亚裔美国人的第三大族群，他们的饮食习惯与广阔的印度各个地区一样多样化。小麦和大米等谷物，热带水果和蔬菜、叶菜类、块茎类、豆类、豆制品和乳制品构成了大部分的印度传统菜肴。印度菜包括少量的肉类（最常见的是鸡肉）、鸡蛋和海产品，常见蛋白质来源是坚果和豆类。印度地区特异性的草药和香料为菜肴增色不少，如流行的咖喱和木豆菜肴。美味的水果和香草味的酸辣酱经常作为伴餐食用。

在美国有越来越多的印度裔杂货店，这些杂货店提供的食物可以让印度裔美国人保留传统的烹饪方式与饮食习惯。然而，与其他种族群体一样，采用西方的饮食习惯会导致与饮食有关的慢性疾病的风险增加[18]。

地中海的影响

尽管地中海地区包括几个文化习俗各异的国家，但该地区的一般饮食模式和饮食习惯可能对某些慢性疾病的发展有保护作用（见临床应用"地中海饮食和心脏病"）。本书只关注对美国影响最大的因素，以及与地中海饮食金字塔关系最密切的因素（图14.5）。

与其他任何涉及饮食习惯和疾病的研究一样，研究人员很难阐明地中海饮食对心脏保护的具体机制。然而，观察性研究已经证实，遵循地中海式饮食和生活方式的个人和人群患心血管疾病的风险会降低[19]。富含植物性食物的饮食可以提供充足的抗氧化剂、植物化合物、膳食纤维、维生素和矿物质。避免食用加工食品也会减少反式脂肪、添加糖和高糖食物的摄入。适量（低到中等量）红酒可以为人体提供抗氧化多酚，防止动脉粥样硬化的形成。较高的橄榄油摄入量和较低的动物产品消耗提供了良好的不饱和脂肪酸与饱和脂肪酸的比例。这种饮食方式不仅味道可口，且兼具抗炎作用，可以长期遵循。因此，卫生保健医师应经常推荐地中海

中国居民平衡膳食宝塔（2016）

盐	<6克
油	25~30克
奶及奶制品	300克
大豆及坚果类	25~35克
畜禽肉	40~75克
水产品	40~75克
蛋 类	40~50克
蔬菜类	300~500克
水果类	200~350克
谷薯类	250~400克
全谷物和杂豆	50~150克
薯类	50~100克
水	1 500~1 700毫升

每天活动6 000步

A 中国

日本饮食指南旋转陀螺
你有均衡的饮食吗?

身体活动

水或茶

对于一天来说

5~7 SV 谷物（米饭、面包、面条和意大利面）

5~6 SV 蔬菜菜肴

3~5 SV 肉类菜肴（肉、鱼、蛋、豆类菜肴）

2 SV 牛奶（牛奶和奶制品）

2 SV 水果

适度享用小吃、甜点和饮料

* SV 是 "serving"（份量）的缩写, 它是一个简单的可数数字, 描述了每道菜或食物提供给一个人的大致数量

B 由日本厚生劳动省和农林水产省制定。

膳食平衡理论

谷物
膳食平衡理论
蔬菜
牛奶 水果

C 2010年韩国营养学会

韩国

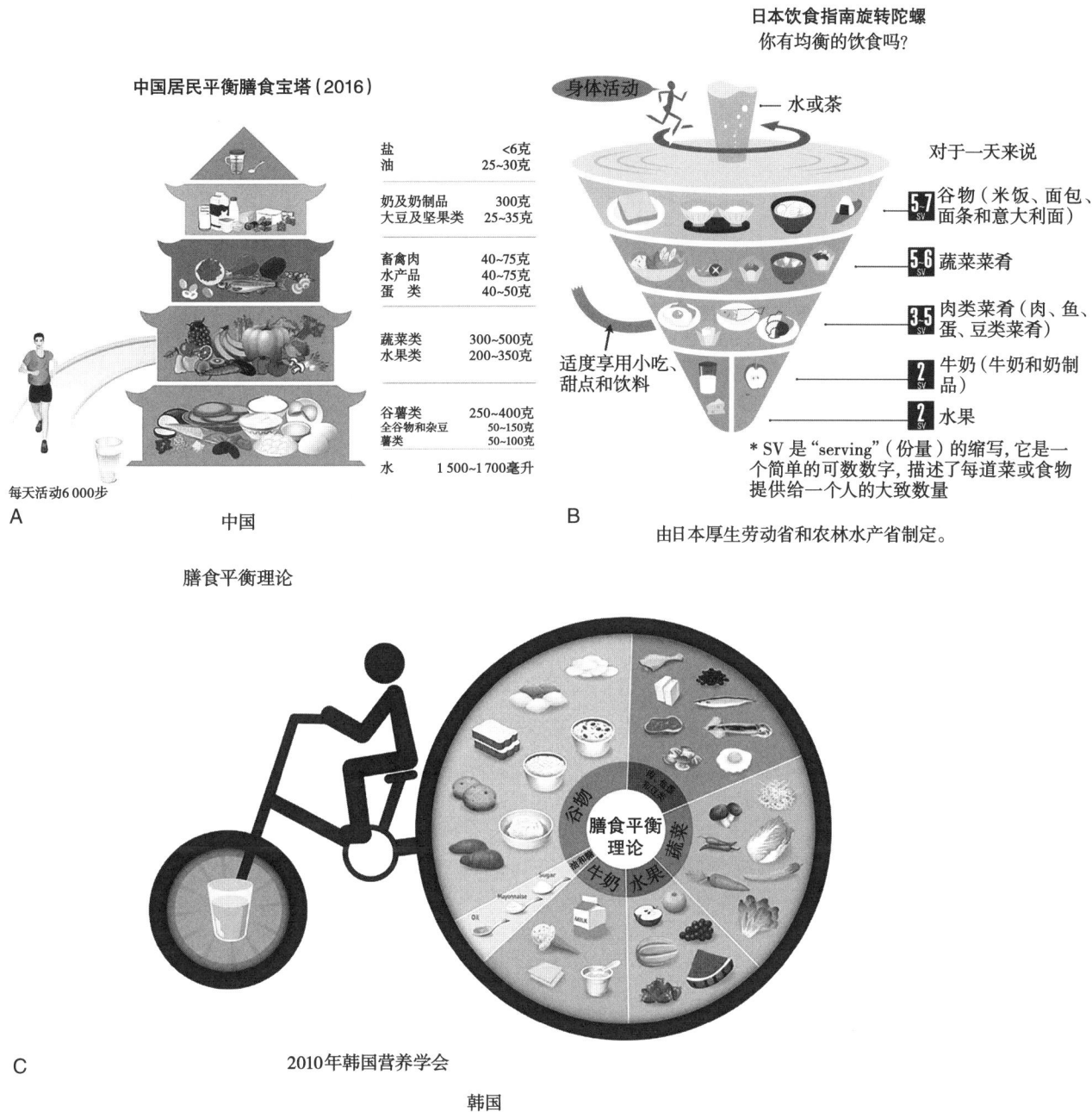

图 14.4 国家食品指南。(A) 中国 ;(B) 日本 ;(C) 韩国。(China's National Food Guide:dg.cnsoc.org/article/04/8a2389fd5520b4f30155be01beb82724.html. Yoshiike, N., Hayashi, F., Takemi, Y., et al. [2007]. A new food guide in Japan:The Japanese food guide Spinning Top. *Nutr Rev*, 65[4], 149-154. Lee, M., Chae, S. W., Cha, Y. S., et al. [2013]. Development of a Korean Diet Score [KDS] and its application assessing adherence to Korean healthy diet based on the Korean Food Guide Wheels. *Nutr Res Pract*, 7[1], 49-58.)

饮食作为预防心血管疾病的有效方法。

意大利 意大利人的生活以分享食物为中心。家人和朋友用聚餐来庆祝特殊的日子,食物可以作为一种艺术表现形式。尽管食材选择和烹饪方式存在明显的地区差异,但也有共同之处。意大利一些地区的主食是土豆和米饭,但大多数地区的主食都是面包和意大利面。奶酪是最受欢迎的乳制品,有许多受欢迎的品种可供选择。意大利人烹饪肉类、家禽和鱼的方法有很多,各种意大利香肠和冷切肉在世界各地都很有名。意大利菜会突出蔬菜本身的风味混合在主菜中,或添加到汤、酱汁和沙拉中。调味料包括香草、香料、大蒜、葡萄酒、橄榄油、番茄泥和腌制猪肉。意大利菜的份量通常很少,食物的质量最受重视。意大利以出口葡萄酒而闻名,大多数意大利人在进餐时都会饮用葡萄酒,并将新鲜水果作为甜点或零食食用(表 14.4)。

表 14.3　亚洲人的文化饮食模式

族裔	面包、谷类、大米和面食组	蔬菜组	水果组	牛奶、酸奶和奶酪组	肉、家禽、鱼、干豆、蛋和坚果组	脂肪、油和甜食组
中国人	大米、面条、小麦制品、馄饨、包子;饺子	芦笋、竹笋;豆芽、卷心菜、芹菜、香菜(芫荽)、芜菁、黄瓜、干木耳、绿叶蔬菜、芥蓝、莲藕、秋葵、荷兰豆、芋头、白萝卜	金橘	传统菜肴中不常使用	鱼、海鲜、豆类、坚果、内脏、鸽蛋、猪肉和猪肉制品、豆腐	花生、大豆、芝麻和米油;猪油
日本人	短粒米和米制品,米粉,面条(荞麦面)	朝鲜蓟、竹笋,西蓝花、甜菜、牛蒡、卷心菜、香菇、茄子、芥末、姜、大葱、日本香菜、莲藕、芥菜、腌菜、海藻、白萝卜	梨状苹果,枣,无花果,柿子,李子,菠萝	传统菜肴中不常使用	鱼和贝类,包括带骨干鱼、生鱼、鱼糕;大豆和豆制品(豆腐)、红豆	大豆和米油
菲律宾人	面条、米饭、米粉、馄饨、白面包	竹笋、深绿叶蔬菜(辣木叶和长蒴黄麻)、茄子、红薯、秋葵、棕榈、辣椒、萝卜、块根农作物、腌制蔬菜	鳄梨、香蕉、苦瓜(秋葵和苦瓜)、面包果、番石榴、菠萝蜜、酸橙、芒果、木瓜、豆荚果(罗望子果实)柚子、大黄、橘柚、草莓、腌制水果	蛋奶冻、炼乳	干鱼;蛋卷;鱼露(阿拉芒、巴贡);豆类、内脏、酱油鸡肉、猪肉香肠、豆腐	无
东南亚(即老挝、柬埔寨、泰国、越南、韩国、苗族和缅族)人	大米(长粒和短粒)及面条等相关产品;玉米面包或蛋糕	朝鲜蓟、竹笋、豆类、西蓝花、香菜、卷心菜(如泡菜)、甜菜和萝卜、韩国萝卜、芥菜、蘑菇、辣椒、泡菜、马蹄、泰国辣椒	苹果梨(亚洲梨)、苦瓜、红枣、榴莲、无花果、葡萄柚、番石榴、菠萝蜜、芒果、木瓜	加糖炼乳	牛肉、鸡肉、鸭肉、鸡蛋;鱼和贝类、豆类、花生、大豆、内脏、猪肉、豆腐、狗肉	猪油、花生和芝麻油
亚洲印第安人	大米、白土豆、小麦制品(如馕)、苋菜、大麦	西红柿、黄瓜、卷心菜、菠菜、西葫芦、蛇瓜、胡萝卜、萝卜、辣椒	番石榴、香蕉、木瓜、橙子、番荔枝、佛手柑、菠萝	牛奶(包括炼乳),酸奶(拉西酸奶),奶酪(如奶豆腐)	花生,扁豆,豆类,芸豆,鸡肉,羊肉,鱼	花生,椰子,芝麻和植物油;酥油

Modified from Grodner, M., Roth, S., & Walkingshaw, B. (2012). *Nutritional foundations and clinical applications: A nursing approach* (5th ed.). St. Louis: Mosby.

🔰 临床应用

地中海饮食与心脏病

地中海饮食反映了地中海周围文化圈的传统饮食习惯。因该地区包含许多国家(见地图)和不同的文化饮食传统,因此具体构成地中海饮食的内容有很多变化。一般来说,地中海饮食是一种富含水果、蔬菜、豆类、坚果、全谷物、富含脂肪的鱼和橄榄油,适量乳制品和葡萄酒,较少肉类、加工食品、包装食品以及添加糖的饮食。是一种可以提供对心脏有益的富含单不饱和脂肪酸和多不饱和脂肪酸、维生素、矿物质、膳食纤维和抗氧化剂的饮食模式。因此,遵循地中海饮食模式的人群总体死亡率、总体癌症发病率及神经退行性疾病、糖尿病和心血管疾病风险较低[1]。美

国饮食指南将地中海饮食提倡为一种健康的饮食模式,美味可口且易于遵循。个人不仅可以将这种方法用于慢性病的管理,还可以作为一种预防方法[2]。

参考文献

1. Dinu, M., et al. (2018). Mediterranean diet and multiple health outcomes: An umbrella review of meta-analyses of observational studies and randomised trials. *European Journal of Clinical Nutrition*, 72(1), 30–43.
2. U.S. Department of Agriculture and U.S. Department of Health and Human Services. (2020, December). *Dietary guidelines for Americans, 2020-2025* (9th ed.). www.dietaryguidelines.gov.

地中海饮食金字塔

一种美味、健康的现代饮食方法

葡萄酒适量　　　　　较少的肉类和甜食

家禽，鸡蛋，奶酪和酸奶

适量，每天至每周

喝水

鱼和海鲜

经常，至少每周三次

水果，蔬菜，谷物（大部
分），橄榄油，豆类，
坚果，豆类和种子，
草药和香料

每顿饭都以这些食物
为基础

保持身体活跃；
与他人一起用餐

Illustration by George Middleton

© 2009 Oldways Preservation and Exchange Trust • www.oldwayspt.org

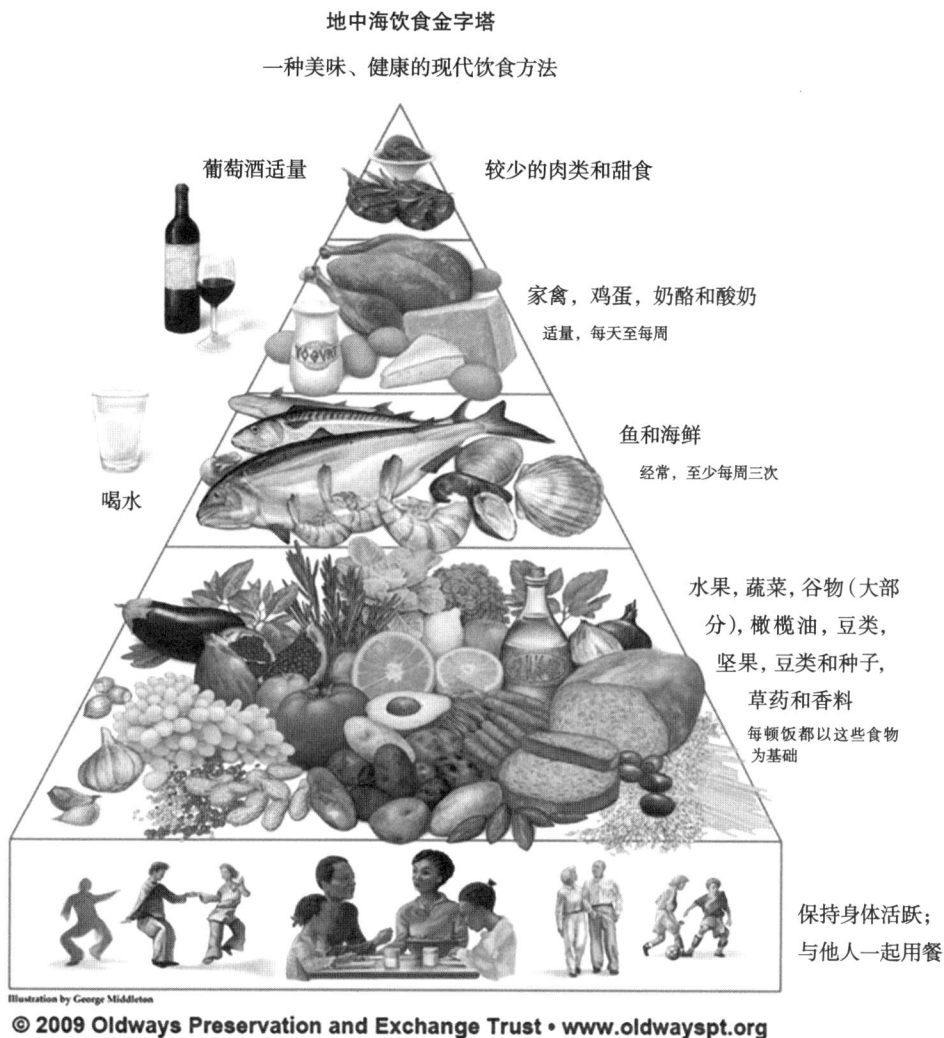

图 14.5　地中海饮食金字塔。（Copyright 2009，Oldways Preservation & Exchange Trust，Boston，Mass.）

表 14.4　地中海的传统饮食模式

族裔	面包、谷类、大米和面食组	蔬菜组	水果组	牛奶、酸奶和奶酪组	肉、家禽、鱼、干豆、蛋和坚果组	脂肪、油和甜食组
意大利	面包、意大利面、玉米粥、烩饭（米饭）	朝鲜蓟、芦笋、卷心菜、刺山柑、菊苣、玉米、茄子、茴香、大蒜、金洋葱、绿叶蔬菜、蘑菇、辣椒、土豆、松露	杏子，樱桃，红枣，无花果，葡萄，石榴，橙子	富含由牛奶，绵羊和山羊奶制成的奶酪，如阿齐亚戈干酪，马苏里拉奶酪，塔莱焦奶酪，戈尔贡佐拉干酪，里科塔奶酪，波萝伏洛干酪，拉古萨诺奶酪	牛肉、山羊、羊肉、猪肉（意大利熏火腿、意大利腊肠、香肠）、家禽、鱼（包括凤尾鱼、沙丁鱼和各种其他海鲜和贝类）、豆类（鹰嘴豆、蚕豆、扁豆）	橄榄油、猪油
希腊	面包、皮塔面包、大麦、大米	朝鲜蓟、甜菜、球芽甘蓝、卷心菜、黄瓜、茄子、大蒜、青豆、韭菜、甜椒、菠菜、酿葡萄叶、西红柿、西葫芦	杏子、鳄梨、樱桃、黑醋栗、枣，无花果、葡萄、石榴、橙子、橄榄、果酱和酸辣酱很受欢迎	酪乳、奶油、酸奶、各种由山羊、绵羊和牛奶制成的奶酪，例如羊奶、格拉维拉奶酪、塞浦路斯奶酪、米兹特拉干酪和马努里干酪	羊肉、牛肉、嫩牛肉、兔子、家禽、鸡蛋、蜗牛、豆类（鹰嘴豆、蚕豆、扁豆、红豆）、海鲜（鱼卵、贻贝、鱿鱼、章鱼）;肉馅饼很受欢迎	橄榄油、蜂蜜

希腊　希腊菜肴深受奥斯曼帝国和罗马帝国的影响,注重食材和菜肴的新鲜、健康及营养价值。希腊人日常的饭菜很简单,但节日会提供许多美味佳肴。主食是面包,大多数菜肴都是用橄榄油烹制的。希腊人很少使用牛奶作为饮料,而是将其制成酸奶食用。奶酪是一种很受欢迎的食物,尤其是羊乳酪,它是一种用羊奶制成并用盐水腌制的白奶酪。希腊美食中羊肉是最受欢迎的肉类,但也包括鸡肉和鱼肉等作为蛋白质的其他来源。鸡蛋有时是主菜,但很少作为早餐食用。这种饮食模式包括丰富的蔬菜,经常作为主菜,与肉汤、番茄酱、洋葱、橄榄油和香芹(如欧芹)一起烹饪。餐后甜点通常包括一份典型的沙拉,由切的很薄的生蔬菜和羊乳酪,淋上橄榄油和醋制成;传统的希腊沙拉是许多美国餐馆的最爱。小麦和大麦是最常见的谷物,水果是日常的甜点,但希腊的庆祝活动有可能包括丰富的糕点,比如仁蜜饼(见表14.4)。

宗教饮食教规

　　基督教(如天主教、新教和后期圣徒教会)、印度教、佛教和伊斯兰教等宗教饮食习惯,取决于教徒如何理解和解释什么是健康和适当饮食构成。它们的饮食教规决定信徒可以吃什么、如何吃、何时吃或者避免吃某些特定的食物。有些规定在任何时候都适用(例如伊斯兰教信徒任何时候都不吃猪肉),而其他一些规定只在宗教仪式期间适用(例如罗马天主教徒在大斋节期间的星期五禁止吃肉)。以下例子是其中一个宗教及其饮食教规。

穆斯林

　　基本饮食模式　《古兰经》中的伊斯兰教教义指导着穆斯林教徒的饮食,并作为限制、禁止或推广某些食物的基础。穆斯林教徒必须始终遵守教规,即使是在妊娠、住院和旅行期间。在对教义遵守程度最严格的地区,这些规定也同样会约束穆斯林地区的游客。基于食物的品种和个人获取、准备食物的过程,伊斯兰教的饮食教规会列出允许食用的食物,或清真食品。伊斯兰教徒禁止食用的食物是"哈拉姆(haram)"。哈拉姆食物包括猪肉、猛禽类、屠宰方式不适当的肉类、血液、任何形式的酒精,医疗需要除外。除此之外的其他大多数食物都是清真的。

　　《古兰经》提到了一些食物对个人身体和社会的健康具有特殊价值,包括无花果、橄榄、枣、蜂蜜、牛奶和酪乳。

　　中东地区的代表性食品　具体的食物选择不仅能反映穆斯林的饮食教规,还反映人们居住的地理区域。以下几种典型的食物和菜肴,通常作为中东人的开胃菜、主菜、小吃或沙拉。

- 布格麦食:煮熟的干燥碎小麦,粗磨后作为抓饭的原料,或者细磨用于混饭或吉贝赫。
- 沙拉三明治:由浸泡、磨碎的豆子经调味、塑形、油炸而成的一种"快餐"。
- 法塔耶:一种类似于小比萨的小吃或开胃菜,上面有奶酪、肉或菠菜等配料。
- 吉贝赫:一道用碎麦壳装上小块羊肉并在油中炸制而成的肉菜。

- 肉饭:将碎干小麦或米饭炒熟和调味后,放在肉汤中蒸熟,有时搭配家禽、肉类或贝类。
- 皮塔饼:一种扁平的圆形面包,填满碎片状的三明治馅料或用勺子塞满鹰嘴豆泥蘸酱。
- 中东沙律:一种由浸泡过的干麦粒与切碎的西红柿、欧芹、薄荷和葱混合,然后用橄榄油和柠檬汁制成的沙拉。

　　节日的影响　斋戒是《古兰经》中所指的伊斯兰教第四大支柱。在斋月期间,穆斯林需要进行为期30天的白日禁食。斋月代表着神圣的斋戒,这是穆罕默德的追随者在公元前624年第一次将敌人赶出麦加的月份,穆罕默德收到了第一个启示,随后完成了《古兰经》。在斋月期间,世界各地的穆斯林每天禁食,从黎明到日落不吃不喝。在这期间,伊斯兰教徒的传统早餐是奇数个的枣子、一杯水或其他饮料,随后便是等待家庭"晚间早餐"或开斋饭。斋月的末尾,穆斯林会举办为期3天的传统盛宴即开斋节,纪念斋月的结束(见文化思考"开斋节:斋月后的节日")。古尔邦节是为期3天的麦加朝圣庆祝活动。

　　成年的穆斯林教徒要遵守斋月的斋戒。患有糖尿病、正在服用某些药物、处于妊娠或哺乳期、或有其他医疗禁忌证的人,斋戒期间可能会出现并发症,因此可以不禁食。如果有合适的机会,这些人可以在下一次斋月斋戒前补上这几天的斋戒。卫生保健专业人员在为患者提供咨询时,必须对这种宗教习俗保持足够敏感性。

　　表14.5概述了其他常见宗教具有的特定饮食习惯及其饮食限制。

斋月: 穆斯林一年中的第九个月,在这个月每天从日出到日落都会禁食。

🌐 **文化思考**

开斋节:斋月后的节日

　　全世界的穆斯林在斋月的祈祷和禁食期结束后,会举行为期1~3天的庆祝活动。伊斯兰教先知穆罕默德开创了这一庆祝活动,被称为开斋节(Eid al-Fitr)。

　　一直以来,穆斯林会在此期间提供许多美味佳肴,象征着斋戒归来的喜悦,以及斋戒体验带给人们的高度团结、善意和慈善感。虽然不同国家和地方提供的美食会有差异,但甜食是普遍都有的。穆斯林提供的食物包括与茄子和洋葱一起炒的鸡肉或小牛肉,用石榴汁慢慢熬制,并用姜黄和小豆蔻种子调味。通常这顿饭的重点是马希烤羊,这是一只塞满了干果、碎小麦、松子、杏仁和洋葱制成的丰富调料,并用生姜和香菜调味的整羊(即牺牲的象征)。厨师们将塞满馅料的羊肉放在热灰中烘烤数小时,使羊肉变得足够柔软,可以用手指撕开吃。

　　在用餐结束时,人们会享用丰盛的糕点和用香料或花瓣调味的糖果。穆斯林会把一些糖果带回家,尽可能的延长品尝时间,作为节日的提醒。

表 14.5 部分宗教饮食习惯

	基督复临安息日	佛教	东正教	印度教	摩门教	穆斯林	罗马天主教
牛肉		信徒会避免食用		禁止或强烈反对			
猪肉	禁止或强烈反对	信徒会避免食用		信徒会避免食用		禁止或强烈反对	
所有肉类	信徒会避免食用	信徒会避免食用	允许但有一些限制	信徒会避免食用		允许但有一些限制	允许但有一些限制
鸡蛋、奶制品	允许,但在某些仪式上避免食用	允许,但在某些仪式上避免食用	允许,但有一些限制	允许,但在某些仪式上避免食用			
鱼	信徒会避免食用	信徒会避免食用	允许但有一些限制	允许但有一些限制		允许但有一些限制	
贝类	禁止或强烈反对	信徒会避免食用	允许但在某些仪式上避免食用	允许但有一些限制			
肉类和奶制品同食				禁止或强烈反对			
发酵食品				允许但有一些限制			
宰杀动物的仪式				传统惯例		传统惯例	
酒精	禁止或强烈反对	信徒会避免食用	信徒会避免食用		禁止或强烈反对	禁止或强烈反对	
咖啡因	禁止或强烈反对				禁止或强烈反对	信徒会避免食用	

Modified from Kittler, P.G., Sucher, K.P., & Nahikian-Nelms, M. (2012). *Food and culture* (6th ed.). Belmont, CA: Brooks/Cole.

美国人饮食模式的改变

在美国,典型的家庭饮食模式是父母和两个孩子每天吃 3 顿饭,中间没有零食,但这种饮食模式已经不再是常态了。现代美国人的生活方式发生了巨大变化,随之而来的是他们的饮食习惯的改变。改变一个人的饮食习惯十分困难,而帮助病人完成有利于健康的改变则更加具有挑战性。这种指导需要对所涉及的复杂因素在文化上有敏感和灵活的理解。

家庭结构

在过去的几十年里,美国家庭发生了巨大变化。家庭结构在变化,家庭结构的成分也在不断变化。从 20 世纪 60 年代开始,女性劳动者的人数迅速增加,这一趋势在所有社会、经济和种族群体中都很明显。目前,女性劳动者占美国劳动力的近 47%,70% 有未成年子女的女性都在工作[20]。在 40% 的美国家庭中,女性的工作是主要或唯一的收入来源[21]。职场父母越来越依赖能够节省时间、空间和劳力的食物和烹饪方法。与 50 年前相比,美国人花费在准备食材和做饭上的时间减少了,外出就餐的频率更高;事实上,美国成年人饮食中大约 32% 的卡路里来自家庭以外的食物[22]。

与谁一起吃,在哪里吃

很少有家庭会经常坐下来一起吃饭,特别是早餐和午餐。然而,研究表明,家庭膳食始终与水果和蔬菜摄入的增加、不健康食品摄入的减少、饮食紊乱风险的降低以及成年后肥胖风险的降低有密切的关联。家庭聚餐可能对儿童的酒精和药物使用以及其他行为问题具有保护作用,家庭用餐与学习成绩的提高呈正相关[23]。在公共卫生方面,努力克服家庭聚餐障碍可能会显著改善家庭成员的健康状况。

我们多久吃一次,每次吃多少?

进食的频率

饮食习惯的变化也改变了进餐的时间和频率。美国人平均每天吃 3 顿饭和 2 份零食。然而,在过去的 40 年里,遵循这种结构化用餐规律的人数比例已经下降[24,25]。尽管美国人的零食消费数量相对稳定,但与来自膳食的卡路里增加相比,来自零食的卡路里百分比以更快的速度在增加。考虑到零食往往缺乏营养,来自零食的卡路里增加可能是有隐患的;具体来说,它们添加的糖、钠和脂肪含量更高(详见扩展阅读"吃零食:全美国人的饮食习惯")[24]。

吃零食：全美国人的饮食习惯

美国的零食销售市场持续增长。尽管消费者在所有食品上的支出都增加，但零食消费这部分的比例特别大。零食增加导致美国人的能量摄入不断增加；从1977年到2012年的35年里，来自零食的卡路里增加了50%。平均每个美国人每天在零食中摄入约500cal的能量。不幸的是，这些卡路里往往来自营养贫乏的食物。谷物类甜点（即饼干、蛋糕）是零食能量的最常见来源，其次是咸味零食、其他甜点和甜食以及加糖饮料[1]。

美国人食用的许多零食都含有大量的钠，添加糖和饱和脂肪酸。吃零食会导致美国人超重和肥胖发病率的增加，特别是食用能量密度高的零食（即高能量零食）时[2]。当然，吃零食也提供了一个消费更多营养丰富的食物的机会，包括水果、蔬菜、全谷物和低脂、脱脂乳制品。因此，选择更健康的零食可以帮助美国人增加对关键营养素的摄入量，如纤维、铁、钙、钾和维生素A，以及其他重要的维生素和矿物质。

零食是每日总能量摄入的重要组成部分。吃零食——就像一些人频繁的啃吃、咀嚼，这是进食行为的重要组成部分。并非所有的零食都是垃圾食品，零食本身并没有问题。卫生保健人员不应反对吃零食，而要使用人们易于接受的方法推广可提高营养的健康零食。

参考文献

1. Dunford, E. K., & Popkin, B. M. (2017). Disparities in snacking trends in US adults over a 35 year period from 1977 to 2012. *Nutrients*, 9(8).
2. Larson, N. I., et al. (2016). Adolescent snacking behaviors are associated with dietary intake and weight status. *Journal of Nutrition*, 146(7), 1348–1355.

份量的大小

在美国，正餐和零食的份量越来越大是一个令人担忧的趋势。在过去几十年里，营养贫乏的加工食品的份量大幅增加，这些食品的消费量也在增加[26,27]。2019年的一项研究比较了10家主流快餐店30年间（从1986年到2016年）快餐菜单的变化。研究人员发现，主菜、配菜和甜点的能量在30年间显著增加、钠含量也显著增加、主菜和甜点的份量也

是如此。[27]鉴于美国人在快餐店用餐的频率，这些菜单中快餐成分的变化对健康有很大的隐患。

美国卫生与公众服务部设计了一个有趣的"分量差异测验"，描述了20年内每份食物的份量变化。将此作为一种教育工具和启示来研究是有价值的。

尽管有许多关于食物份量的警告，然而大多数为消费者提供的食物和饮料的份量仍然大到远超人体能量消耗，并未考虑消费者的实际饥饿程度和能量需求[28]。食物份量效应背后的机制是复杂的，它强调了环境因素对进食行为的影响。即使是接受过食物份量控制策略训练的人，在面对较大份量的食物时也会进食更多的食物与能量，这凸显了这个问题的挑战性[29]。

健康的饮食模式包括控制食物的份量。然而，仅靠教育这一干预措施不足以对抗食物份量效应。需要在政策层面上进行更大的变革，以解决超量食物对健康造成的不利影响。

经济性购买

为了节省食品开支，许多美国人开始转向百货商店以外的地方购买食物。在仓储超市、大卖场和便利店购买包装食品的美国人数量显著增加，在百货商店的支出则在减少[30]。像好市多（Costco）和山姆会员店（Sam's Club）这一类食物连锁店、仓储超市，大大降低了管理成本，店主可以将这些节省的费用让利给消费者。批量购买（即经济装或家庭装）可以省钱，但前提是消费者能在有效期内食用完这些食物；如果食物储存不当或在变质前没有吃完，消费者就没有享受到节省成本的好处。不幸的是，在这些零售商处购买的食品往往营养成分较低，而添加的糖、钠、饱和脂肪酸和总能量较高[30]。食品零售商通常在货架上提供按单位成本计算的价格，使消费者更容易比较不同尺寸容器或包装的同类食品的价格。

诱人的广告经常诱使消费者在餐馆和百货商店订购或购买超过他们需要的食物。诸如"买一送一"和"超值套餐"之类的交易可能很划算，但它们提供的食物比一个人所需的要多。教育消费者了解合适的份量、批量购买以及知道如何正确储存食物（见第13章）有助于消费者和他们的家人建立健康的生活方式。

章节回顾

总结

- 每个人均具有社会属性，作为特定社会结构的一员都继承了一种文化和特定的社会结构，其中包括饮食习惯和饮食态度。
- 社会和经济的重大变化对健康的影响——以及当前的文化、宗教和心理等社会力量——影响着人们如何以及为什么改变饮食习惯。

- 美国的饮食模式在不断演变，反映了全球化的进程。生活节奏快、生活关联复杂的人们越来越依赖新型的便捷食品。
- 在外面购买的食物，包括快餐和包装食品，能量超标和分量超大的可能持续增大。

复习题

答案见附录A。

1. 美国印第安人在遵循传统饮食模式的情况下，最有

可能选择以下哪种食物?

　　a. 玉米、南瓜和干豆

　　b. 鱼、意大利面和球芽甘蓝

　　c. 饺子、豆芽和米饭

　　d. 沙拉三明治、鹰嘴豆泥和皮塔饼面包

2. 在下列＿＿＿＿＿地区食物的餐厅中,可以找到包含抓饭、碎干小麦和塔布利等菜肴的菜单?

　　a. 东南亚　　　　　b. 西欧

　　c. 北欧　　　　　　d. 中东

3. 哪个欧洲国家的饮食习惯符合地中海饮食模式?

　　a. 德国　　　　　　b. 比利时

　　c. 意大利　　　　　d. 奥地利

4. 哪个因素最容易影响儿童的营养?

　　a. 学校提供的体育课程减少

　　b. 一个强调快餐有害的晚间新闻节目

　　c. 包装上印有流行卡通人物的谷物食品

　　d. 以蔗糖为主要成分的苏打水

案例分析题

答案见附录 A。

　　一名 23 岁的女性(身高 1.63m,体重 70.3kg),职业为全职医生助理,同时在护士学校学习,还要帮忙照顾她的侄女。她感觉身心压力很大,上次体检时,医生提到她的血压高于正常水平(130/90mmHg)。此外,距离她上一次体检,她的体重增加了约 4.5kg。她会在工作时吃大量的加工零食,如薯片、饼干和糖果。她大约每周吃一次快餐,日常饮食以零食为主,而不是正常吃饭。这位女性提供了以下 24 小时的饮食回忆清单。

　　上午 8 点:冷冻花生酱和果冻三明治(2)

　　上午 9 点:小袋薯条(2)和苏打水(355ml)

　　上午 11 点:速冻肉类袋装比萨(1)

　　下午 12 点:莫特水果味软糖零食和苏打水(355ml)

　　下午 3 点:冷冻豆、牛肉和奶酪卷饼(2)

　　下午 5 点:一小袋薯片(1)和中等大小的布朗尼蛋糕(2)

1. 从下面该女士既往的饮食习惯中,选出使她面临营养风险的所有选项。

　　a. 经常吃零食

　　b. 频繁食用快餐

　　c. 份量

　　d. 大量摄入能量密集型食物

　　e. 大量摄入营养密集型食物

2. 根据这位女士提供的食物清单,下面选项中选出最有可能摄入过量的营养素。

　　a. 维生素 A　　　　b. 钠

　　c. 铁　　　　　　　d. 维生素 K

　　e. 饱和脂肪酸　　　f. 钙

　　g. 糖　　　　　　　h. 纤维

　　i. 钾

3. 从提供的选项列表中选择最有可能的选项,补充以下语句中缺少的信息。

　　客户的零食会增加总卡路里摄入量,而食用＿＿＿＿＿＿零食会增加超重和肥胖的风险。此外,客户对＿＿＿＿＿＿的消费增加可能会导致＿＿＿＿＿＿。

选项	
营养丰富	纤维
能量密集	糖尿病
水果	高血压
蔬菜	肥胖
钠	

4. 从下面的选项中,为客户选择所有适当的营养干预措施。

　　a. 选择更健康的食物

　　b. 减少零食的频率

　　c. 严格节食

　　d. 减少分量

　　e. 提前计划膳食

　　f. 禁食某类食物,如碳水化合物和脂肪

5. 在下面的健康教育中使用"×"标示合适的(适当或必要)或不合适(可能有害)。

健康教育	合适	不合适
培养每日 3 次正餐和 2 次零食加餐的饮食习惯		
每餐都吃水果和蔬菜,以增加水果和蔬菜的总摄入量		
食用低脂乳制品和全谷物食品比加工食品能够获得更多营养素		
通过食品标签来确定个人食用分量		
食用餐馆提供的食物量,因为它们可能合适的		
多饮用果汁来增加膳食纤维和营养素摄入		
工作时如果忘带午餐,就跳过这一餐		

6. 对于每个评估结果,使用"×"表示护理和干预措施是有效的还是无效的。

评估结果	有效	无效
血压从 130/90mmHg 降低至 120/80mmHg		
两周减重 3.3kg		
每周有 2 天不吃早餐和午餐		
全天少吃零食		
每周食用 3 次快餐		
每天至少食用 2 份水果和蔬菜		

(李杰 译,李素云 审校)

第15章
体重管理

内容提要

• 许多不同的基因、环境和心理因素导致了各种肥胖病例。

• 短期的饮食模式或饮食潮流往往源于迎合各种人类心理需求的食物错误信息;然而,这些饮食潮流不一定能满足生理需求。

• 现实的体重管理注重个人需求和健康促进,包括饮食模式规划和定期的身体活动。

• 体重严重过轻会给身体带来生理和心理上的风险。

在美国,超重威胁着许多美国人的健康。目前,71.6%的成年人超重,其中约40%的人肥胖,7.7%的人极度肥胖。这种流行病在很大程度上是由不良饮食、缺乏体育活动和遗传造成的,它不仅限于成年人:2~19岁之间的儿童和青少年中也有18.5%患有肥胖症[1]。减重饮食的种类很丰富。人们追求的那些具有哲学背景的减重方法也是如此。这种变化经常导致对合理减重方法和预期结果的困惑。尽管美国人受体重问题的严重困扰,并且美国拥有数十亿美元的减重膳食和相关产业,但美国人体重仍在朝着不容乐观的方向继续发展(图15.1)。本章研究体重管理的问题,并寻求一个更积极和现实的健康模式,达到个人需要和健全的体重目标。

肥胖与体重控制

体重与体脂

肥胖是由许多相互交织的因素造成的,包括个人、身体、心理和基因。肥胖是一个在传统医学中使用的临床术语,对于那些比预期体重/身高超过至少20%的人来说,意味着身体脂肪过多。"超重"和"肥胖"这两个词可以互换使用,这是常见的做法,但它们在技术上却拥有不同的含义。超重指的是体重超过特定身高人群的标准体重。与此同时,"肥胖"一词也是一个更具体的诊断术语,指的是肥胖的程度(即**身体构成**中相对多余的脂肪量)。在过去的50年里,肥胖

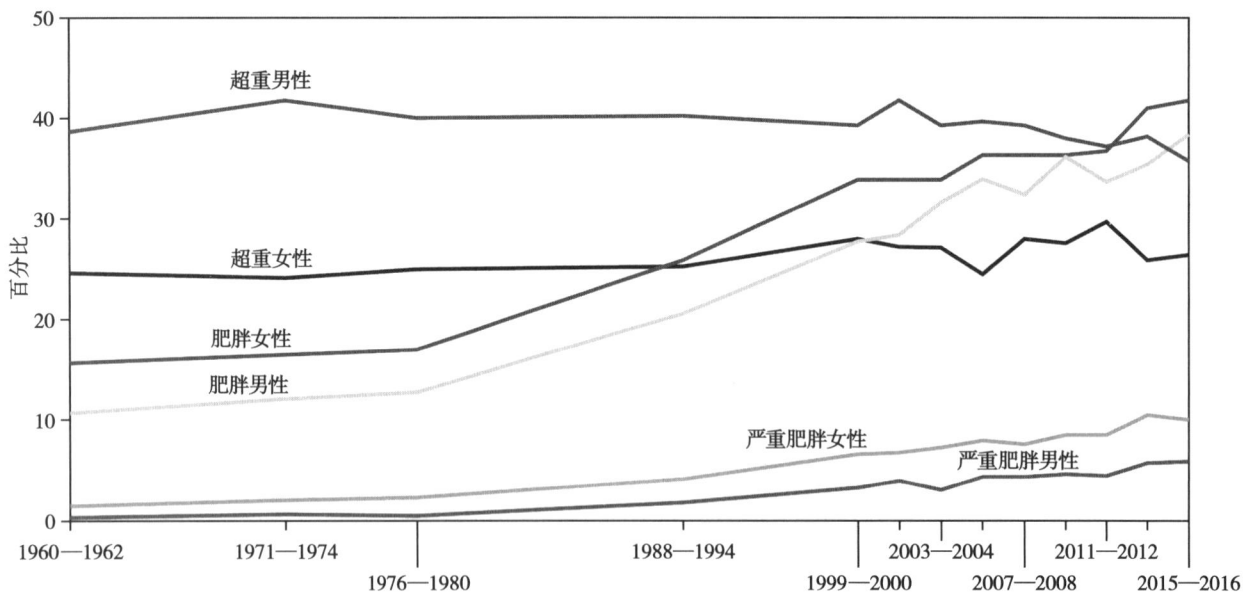

图15.1　20~74岁男性和女性的超重、肥胖和严重肥胖趋势:美国,1960年至2015—2016年。超重定义为BMI为25~29.9kg/m²;肥胖定义为BMI为30~39.9kg/m²;重度肥胖定义为BMI ≥ 40kg/m²。(From National Center for Health Statistics. [2018]. *Prevalence of overweight, obesity, and severe obesity among adults aged 20 and over: United States, 1960-1962 Through 2015-2016*. Hyattsville, MD: U.S. Government Publishing Office.)

[即**身体质量指数**（BMI）≥30kg/m² 的人]成年人的百分比几乎增加了两倍[1,2]。尽管美国成年人超重和肥胖的相对流行率在过去十年中保持稳定，但它仍然符合流行病的特征。

框 15.1 提供了 BMI 的分类。大多数个体的体脂率与 BMI 测量值有关（图 15.2）。美国疾病控制和预防中心（CDC）的生长图表可以跟踪儿童到成年的 BMI（见第 11 章）。BMI 是一种可靠的方法，根据儿童成长过程中不同时期超重的存在或不存在来预测成为超重成年人的相对风险。随着年龄的增长，超重或肥胖的儿童和青少年更有可能继续遭受肥胖之苦[3]。

框 15.1　身体质量指数分类

身体质量指数范围/(kg/m²)	分类
18.5~24.9	正常
25~29.9	超重
30~35	肥胖
>35	临床肥胖或极度肥胖

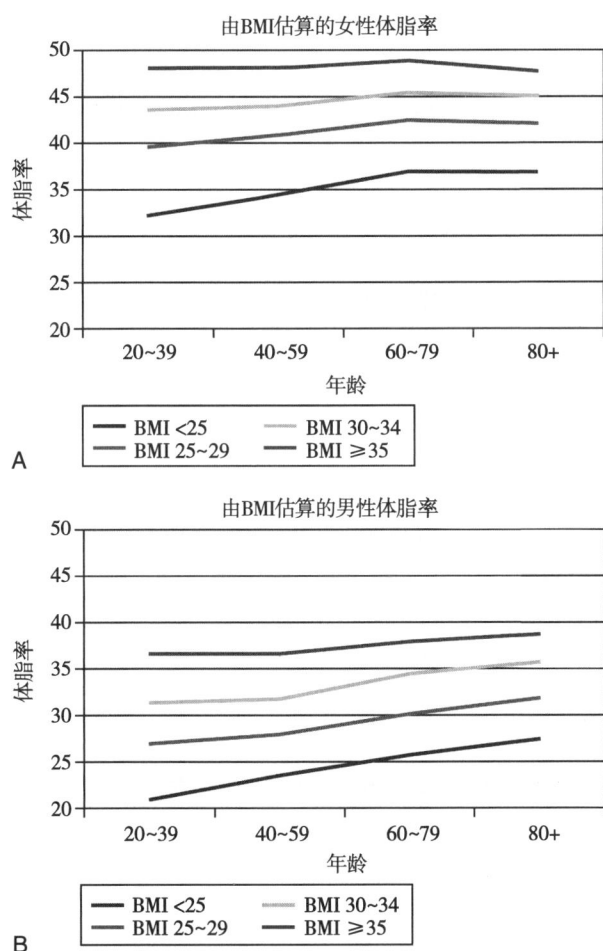

由BMI估算的女性体脂率

A

由BMI估算的男性体脂率

B

图 15.2　体脂率与身体质量指数（BMI）相关:(A)女性;(B)男性。(Modified from Li , C. , Ford , E. S. , Zhao , G. , et al. [2009]. Estimates of body composition with dual-energy x-ray absorptiometry in adults. *Am J Clin Nutr* , 90 [6] , 1457-1465.)

每个人都是不同的，健康人的正常体重范围也各不相同。直到最近，健康从业者都忽视了年龄这一设定合理体重的重要因素。随着年龄的增长，体重通常会增加，直到男性 50 岁，女性 70 岁的时候，之后通常会下降。

仅用 BMI 来定义肥胖的做法正在受到批评，因为它并没有测量身体的脂肪总量，而是测量相对于身高的总体重。这种方法将少数人归类为肥胖，但他们实际上并没有多余的身体脂肪。例如，根据标准身高/体重图表，一个足球运动员在巅峰状态下可能是极度"超重"的。换句话说，他的体重可能比同等身高的普通人要重得多，但他更多的是肌肉，而不是多余的脂肪。因此，对于那些肌肉质量明显高于普通人的人来说，BMI 可能不是评估与体重相关的健康风险的理想手段。为了提高评估慢性疾病和死亡风险的准确性，将腰围纳入其中，因为腹部储存的脂肪组织越多，患病和全因死亡的风险就越高[4]。

腰围和风险增加

男性：≥101.6cm

女性：≥88.9cm

> **身体构成**:构成整个身体的 4 个部分的相对量,瘦体组织(肌肉)、脂肪、水和骨骼。
>
> **身体质量指数**(body mass index,BMI):体重(kg)除以身高(m)的平方(即 kg/m²)。

身体成分

个人的身体成分并不容易测量的。因此，评估体重相关的健康的推荐标准是将 BMI 和腰围测量结合使用。然而，身体成分评估提供了衡量整体健康的一个额外方法。卫生专业人员可以用多种方法测量身体成分:

- 皮肤褶皱厚度卡尺可以测量不同身体部位的皮肤褶皱宽度，因为我们的大部分身体脂肪都是在皮肤下面层层堆积的(图 15.3)。将测量的皮肤褶皱数据导入到特定的公式中，可以得到估计的体脂率。卡尺是一种简单、便携、廉价、无创的测量体脂的方法。然而，测试的可靠性取决于定位正确解剖位置的准确性、卡尺的质量和技术人员的技能。

- 水下称重法是一种更精确的方法，经常用于体育项目和科学研究;虽然随着技术的进步，目前它不常用。水下称重法要求一个人完全浸入水中。为了获得准确的读数，人必须呼出尽可能多的空气，然后尽可能在水下保持静止几秒钟。虽然这种方法是相对准确的，但它不容易实施、不易便携或不便宜，因此不被广泛使用。

- 生物电阻抗分析(BIA)是一种简单、便携、廉价、无创的人体成分测量工具。生物电阻抗分析是一种脚到脚的分析仪，要求人光脚站在改良过的秤上，同时有一种检测不到的电流通过身体(图 15.4)。该分析仪根据性别、年龄、身高、体重、身体含水量和电流的传播速度来计算个人的体脂含量。脂肪阻碍电流;因此，较低的总体脂肪组成导

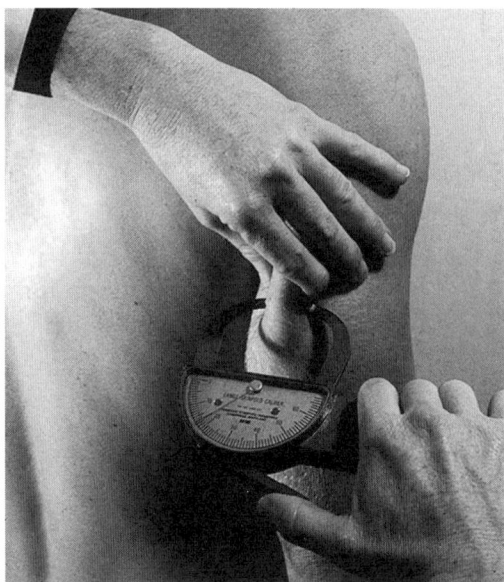

图 15.3　评估工具包括皮褶卡尺,可测量不同身体部位皮下脂肪组织的相对厚度。(Reprinted from Mahan, L. K., & Escott-Stump, S. [2011]. *Krause's food & nutrition therapy* [13th ed.]. Philadelphia: Saunders.)

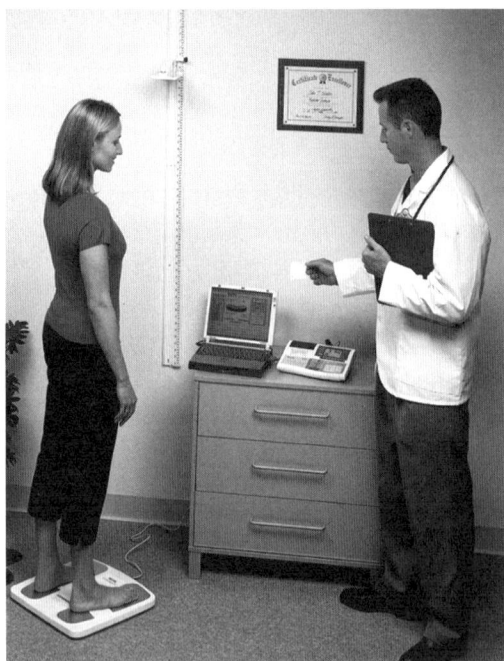

图 15.4　Tanita 生物电阻抗人体成分测量工具。(Courtesy Tanita Corp., Arlington Heights, Ill.)

致更快的电流的传播速度。这种分析仪既有标准的成人设置,也有运动设置。尽管该方法对受试者或技术人员都不需要任何特殊技能,但在某些人群(如外科手术、肿瘤或危重病人)中,生物电阻抗测量的总体脂率与双能 X 线吸收法测量的体脂率存在差异[5-7]。尽管生物电阻抗的应用前景广阔,但仍需要开发和验证适用于不同人群

的预测方程。采用 8 点触觉电极进行多频生物电阻抗分析的机器具有最小的误差,与参考体脂肪量有最高的一致性[8]。

- 空气置换体积描记法使用 BOD POD 身体成分分析系统(Life Measurement, Inc., Concord, CA),是一种不依赖技术专长或辐射的可靠的人体成分评估方法(图 15.5)。然而,它是昂贵的和不可携带的。这项测量要求受试者穿着紧身的衣服坐在一个蛋形的设备中。BOD POD 通过体重、体容积、胸肺容积和体密度计算体脂率。BOD POD 不适用于体重超过 227kg 或害怕密闭空间的人。BOD POD 对大多数个体来说是一种可靠的测量工具;然而,它可能会高估体重过轻者的体脂率,高估超重/肥胖者的体脂率[9]。当使用 BOD POD 评估儿童身体成分时,儿童特有的无脂肪质量密度值是必需的[10]。

- 双能 X 线骨密度仪(DEXA)是一种利用放射线来区分骨矿物质、无脂肪质量和脂肪质量来评估身体成分的高精度方法(图 15.6)[5]。虽然对某些人来说,这种测量工具没有

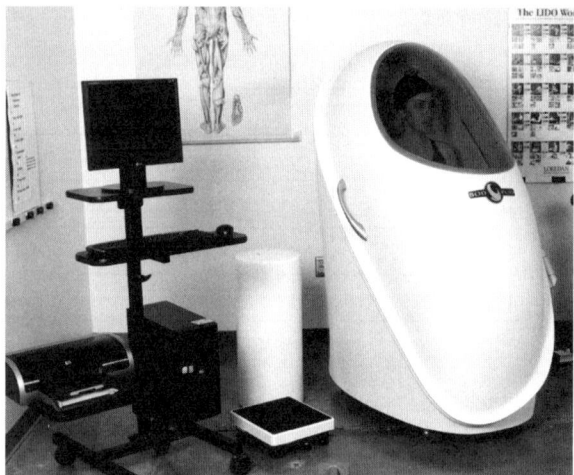

图 15.5　BOD POD 使用空气置换技术来测量身体成分。(Courtesy Life Measurements, Inc., Concord, Calif.)

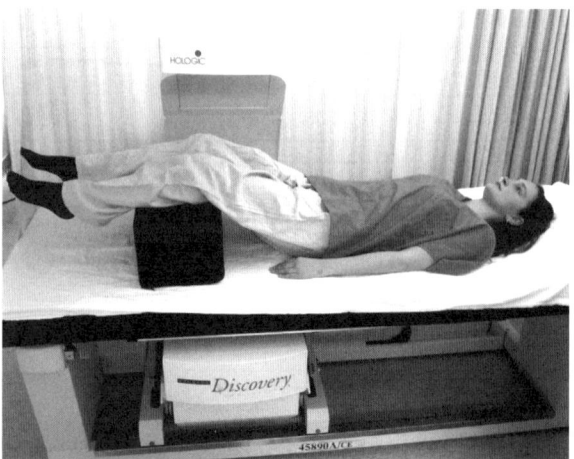

图 15.6　双能 X 线骨密度仪。(Courtesy University of Utah, Division of Nutrition and Integrative Physiology, Salt Lake City, Utah.)

水下称重或 BOD POD 那么令人生畏,但它比其他方法贵得多。目前,DEXA 是验证所有其他人体成分分析方法的金标准。双能 X 线骨密度仪很难对超出扫描仪测量范围的个体进行测量。

上述测量身体成分的方法对确定一个人的身体脂肪含量是有价值的评估。然而,它们都存在固有误差,迄今为止,没有足够的数据来确定总体规范。即使是在同一种分析方法中,通过:①使用不同的设置(例如运动员设置和非运动员设置);②使用相同的机器但使用不同的制造商;③使用不同的技术人员(对于某些方法);④管理员错误,可能会得到不同的结果。因此,对纵向测量保持相同的测试方案是准确确定身体成分变化的最佳方法。

体脂含量在总体重的 21%~26% 范围内(通常相当于 BMI≤25kg/m²)的成年男子通常患慢性疾病的风险最低。对于成年女性来说,这个范围稍高一些:34%~38%[11]。体脂率因性别、种族/民族和寿命而异。BMI 为 25kg/m² 的成年非西班牙裔黑人男性与相同 BMI 的非西班牙裔白人和墨西哥裔美国男性相比,身体脂肪的百分比更低。这种关系在成年女性中也类似(图 15.7)[11]。年龄较大的人(≥70 岁)在相同的 BMI 值下,可能去脂体重减少,而脂肪量增加[11,12]。鉴于人群中的这些差异,目前的研究还没有确定在不同种族/民族或整个生命周期中,与特定疾病风险相对应的特定 BMI 的理想体脂率。

体重维持目标的措施

标准身高/体重表

身高/体重表只是一般人群的指南,而不是个体的唯一诊断工具。在美国使用的标准表格之一是大都市人寿保险公司的理想体重/身高表。自 20 世纪 30 年代以来,该公司从人寿保险投保人中收集的预期寿命信息构成了这些图表的基础。许多人质疑这些表格能不能很好地代表当前的人口总数,因为这些数据是基于这样一个精选的个体群体(在最初的几十年数据收集中,大多数是中产阶级到上层阶级的白人男性),而可能没有考虑到在一个多样化的社区中广泛的个体差异。

最近的身高/体重表依赖于由美国国家研究委员会关于体重与健康的数据计算出的 BMI、现行的《美国居民膳食指南》和最近的医学研究。这些指南直接将身高和体重范围与慢性疾病的相对风险联系起来。在每个年龄组中,肥胖都与较高的全因死亡率显著相关[13]。

健康体重范围

哈姆维法是一种基本的计算方法,用于确定与性别和身高相关的健康或理想体重目标。

- 男性理想体重计算方式:假设身高 1.524m,标准体重 48kg,

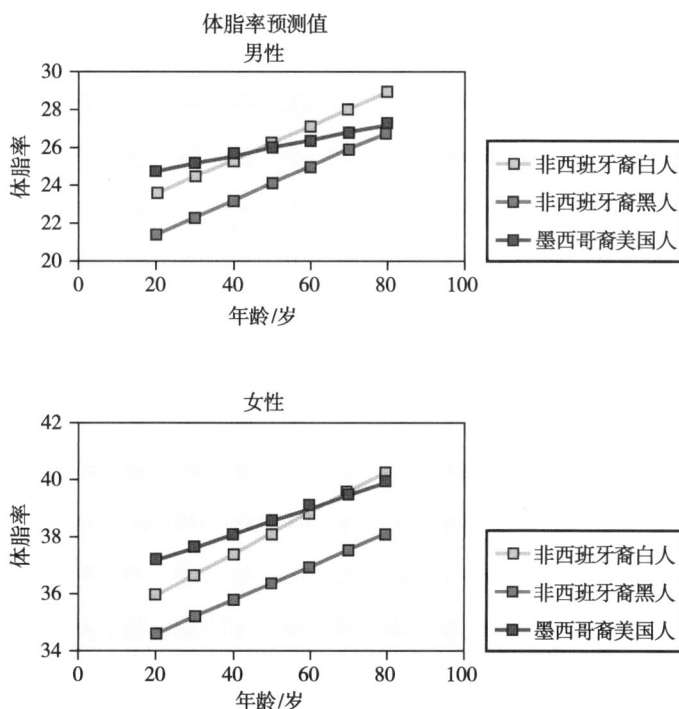

图 15.7 按年龄划分的体脂率:(A) 男性;(B) 女性。(Modified from Heymsfield, S. B., et al. [2016]. Why are there race/ethnic differences in adult body mass index-adiposity relationships? A quantitative critical review. *Obes Rev, 17*[3], 262-275.)

在此基础上每增加或减少 0.025 4m,体重相应增加或减少 2.72kg。体重范围为理想体重的正负 10%。

- 女性理想体重计算方式:假设身高 1.524m,标准体重 45kg,在此基础上每增加或减少 0.025 4m,体重相应增加或减少 2.27kg。体重范围为理想体重的正负 10%。

例如,身高为 1.68m 的女性的理想体重范围是 1.68-1.524=0.156m,0.156÷0.025 4=6.45+(6×2.27)=58.6kg±10%。因此,她的理想体重是 58.6kg,可接受的范围是 52.7~64.5kg。

与 BMI 一样,这种计算没有考虑到通常与年龄相关的变化(例如,随着年龄的增加,身高的下降和体重的轻微增加)或肌肉质量非常高的个体。一个人的理想体重可以给个人一个健康体重目标的大致数值。依靠理想体重计算必须考虑以下因素:体型大小、变化和体脂的重要性。

体型大小 我们可以用身高(cm)除以手腕周长(cm)来估计一个人的体型大小。为了精确测量,弯曲肘部的手臂,手掌朝上,手放松。用一根灵活的卷尺,测量关节远端(即向手方向)到茎突(即腕骨突出)的腕部周长。体型小的个体理想体重在理想体重范围的下端,体型大的个体则相反。面的例子显示了体型大小的标准,这对解释理想体重很有用。

身高:1.63m=163cm

手腕周长:15.8cm

163÷15.8=10.3=中等体型

体型大小	男性的比例	女性的比例
小体型	>10.4	>10.9
中等体型	10.4~9.6	10.9~9.9
大体型	<9.6	<9.9

个体差异 理想体重随着时间和环境的变化而变化。一个人的理想体重取决于许多因素,包括性别、年龄、体型、代谢率、基因、体育活动和整体健康状况。就像每个人的鞋码不一样,我们的体重也不一样。

体脂的必要性 一些身体脂肪对生存至关重要。人体内的每个细胞的细胞膜都有脂肪分子。脂肪提供绝缘、温度调节、重要器官的缓冲和许多其他功能。估计基本体脂水平(即维持健康所需的最低量)男性约为 3%,女性约为 12%。这是人体需要的最低体脂量而不是最佳水平。身体脂肪不足和严重的能量限制不利于健康和激素调节[14,15]。

肥胖与健康

极端的体重

临床上严重或显著的肥胖是一种健康危害,并通过对所有身体系统施加压力而造成其他医疗问题。体重的两个极端,极度肥胖和极度消瘦,这两种状态都会造成健康问题。

超重与健康问题

肥胖会增加高血压、2 型糖尿病、心脏病、关节炎和某些癌症等相关疾病的风险[16-18]。减重可以降低肥胖者升高的血糖水平和血压[19,20]。反过来,这些改善降低了心脏病和糖尿病的相关风险。

肥胖的原因

能量不平衡

一个人是怎样变胖的? 虽然有些人有**先天性肥胖**,但肥胖的主要原因是缺乏运动。包括体育活动在内的减重干预措施可以帮助人们在不依赖饮食摄入变化的情况下达到最佳体重、BMI、腰围、血压、血脂水平和胰岛素敏感性[21]。有规律的运动对增加瘦体重和降低与肥胖相关的慢性疾病的风险有显著的作用。

能量不平衡(例如,从食物和饮料中摄入的能量比通过身体活动和基础代谢需要输出的能量更多)导致体重的增加。过量摄入的宏量营养素会以脂肪的形式储存在体内。每 0.45kg 的体脂大约储存 3 500kcal 能量。每天摄入的能量只要超过消耗能量 100kcal(大约 14 颗杏仁),就会在一年内导致体重显著增加,如下所示:

100kcal/d×365 天/年=额外的 36 500kcal/年

36 500kcal÷3 500kcal/0.45kg=4.69kg/年

然而,一些超重的人只吃适量的食物,而一些平均体重的人,他们吃得更多,但似乎永远不会增加多余的体重。由于存在许多个体差异,我们知道,除了能量平衡之外,还有其他因素参与维持健康的体重。

激素调控

瘦素(leptin) 洛克菲勒大学(Rockefeller University)的一个研究小组首次在超重的实验室小鼠身上发现了"肥胖基因"。此后不久,这些研究人员找到了人类的相同基因[22]。这个基因编码瘦素。研究人员将这种激素命名为 leptin,来源于希腊语 leptos,意思是"苗条或纤细"。最初的理论是脂肪组织释放的瘦素控制饱腹感,在人体内通过充当负反馈机制来对抗总能量的过度消耗。体重增加后血浆瘦素水平升高,体重减轻后下降[23]。最近的研究表明,大脑产生瘦素,并参与许多不同的身体功能,如血压控制、心脏功能、免疫功能、自主调节、生殖和骨骼形成。肥胖与瘦素抵抗有关;然而,就像胰岛素抵抗一样,它通常取决于大脑区域或细胞功能[23]。一些严重的**早发性肥胖**患者缺乏瘦素受体,因此在能量摄入方面没有收到负面反馈[24-26]。即便如此,只有 3%的早期肥胖症患者缺乏瘦素受体。瘦素在人类肥胖的神经生物学中所起的确切作用尚不清楚。

胃饥饿素(ghrelin) 与瘦素对应的是肠肽胃饥饿素。胃饥饿素是胃分泌的一种刺激食欲的物质,它可以激活**食欲调节网络**。胃饥饿素增加食物摄入,似乎可促进脂肪生成[23,27]。某些形式的胃饥饿素在禁食时增加;然而,其他形式的胃饥饿素不会改变。尽管研究了多年,关于瘦素和胃饥饿素的作用,以及为什么有些人对血浆中这些物质的波动没有反应,仍有许多问题没有得到解答。

遗传与环境因素

基因遗传可能比其他任何因素都更能影响一个人肥胖的概率。家庭的食物和生活方式模式提供了一个环境,允许这种遗传特征表现出来(见文化思考"遗传与肥胖易感性")。

基因调控 在很大程度上,肥胖是一种多基因疾病,这意味着一个人的易感性存在多种差异。目前已经确定了200多种与肥胖有关的基因变异。表观遗传学研究表明,父母的肥胖以及产前环境也可能影响后代的长期生长和代谢[28,29]。这并不是说一个人不能控制自己的体重:基因的影响是易感因素,而不是决定因素。人们选择的日常生活、环境和习惯会影响这种基因特征的表达(图 15.8)。在一篇关于遗传和表观遗传对肥胖影响的综述中,研究人员得出结论,营养调整、脂肪量和去脂体重的变化以及运动干预可以抵消后天的表观遗传规划[30]。

家庭强化 家庭施加社会压力,教育孩子对食物的习惯和态度。在这个年龄建立不恰当的家庭饮食模式会强化一个人体内脂肪增加的遗传易感性。我们知道,超重和肥胖儿童在成年后仍然超重或肥胖的风险很大[3,31]。因此,高度鼓励在儿童和青少年时期发展健康的饮食和体育活动习惯,以建立平衡饮食和生活方式的模式。美国营养与营养学学会的健康儿童营养指南建议增加食物的营养密度(而不是能量密度),选择健康的食物(如水果和蔬菜),以及体育活动[32]。

生理因素 一个人体内脂肪的含量与体内脂肪细胞的数量和大小有关。肥胖的关键时期发生在生长早期,此时细胞在整个童年和青春期迅速繁殖。当身体增加了额外的脂肪细胞以储存更多的燃料后,这些细胞会在人的一生中保留下来,并可以储存不同数量的脂肪。基础代谢率、体力活动和肌肉量是决定个体脂肪储量的主要生理因素。女性在妊娠期间和绝经后会储存更多的脂肪,以应对荷尔蒙的变化。

心理因素 工作、家庭和社会环境可能会培养情绪压力,许多人通过吃"安慰食物"来应对这种压力。保持"理想"瘦体型的媒体信息和社会压力导致了持续节食的压力。这些信息通常是对立的(例如,好的食物和坏的食物;吃这个,不要吃那个),传达消极和过于简单的想法,这会使长期节食者的"溜溜球式节食"的困境持续下去(例如,体重减轻后又反弹),并导致基础代谢率和瘦体重的下降。

其他环境因素 许多环境因素加剧了日益严重的肥胖问题。以下只是与食品有关的几个例子:增加能量密集食品的供应,低成本的快速和方便的食品,增加分量,以及减少食品准备时间和烹饪技能。与导致能量失衡的生活方式相关的环境因素包括:身体活动减少,屏幕时间增加(如电视、电脑、视频游戏),休闲活动减少,日常生活对身体活动的需求减少(如洗衣机、吸尘器和洗碗机等家用电器;中央供暖、汽车、快递服务、电梯)。

> **哈姆维法**:一种根据性别和身高估算理想体重的公式。
> **临床上严重或显著的肥胖**:BMI≥40kg/m² 或 BMI 为 35~39kg/m²,并伴有至少一种肥胖相关疾病;也称为极度肥胖和病态肥胖。
> **先天性肥胖**:是婴儿或儿童时期的体内脂肪过度积累和储存,被认为是单基因疾病。
> **早发性肥胖**:一种遗传相关的肥胖,发生在儿童早期。
> **食欲调节网络**:食欲刺激和抑制的激素调控系统。

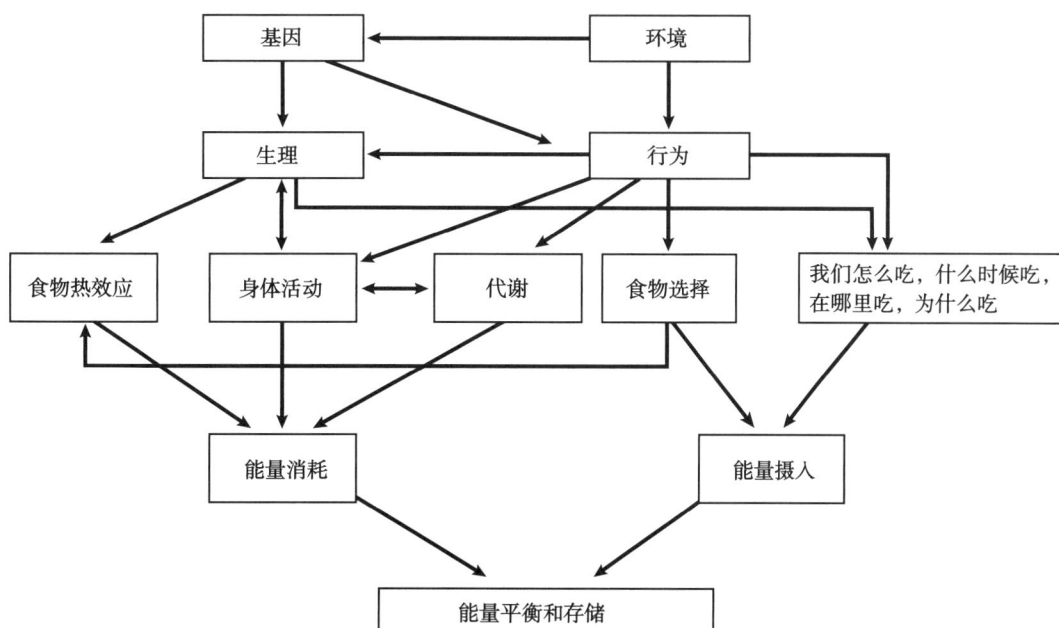

图 15.8 遗传、环境、生理、行为和能量平衡之间的相互影响

🌐 **文化思考**

遗传与肥胖易感性

当比较美国不同种族和民族的肥胖患病率时,研究人员发现不同种族/民族的男性和女性的肥胖风险存在显著差异(见图)[1]。非西班牙裔黑人、非西班牙裔亚裔和西班牙裔男性与同一种族和西班牙裔血统的女性相比,似乎也存在显著差异。

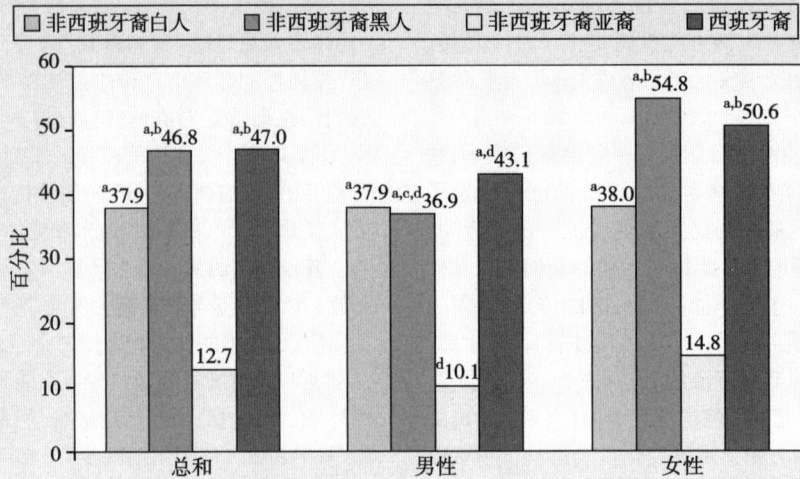

图例:□ 非西班牙裔白人　▨ 非西班牙裔黑人　□ 非西班牙裔亚裔　■ 西班牙裔

纵轴:百分比 (0–60)

总和:a 37.9　a,b 46.8　12.7　a,b 47.0
男性:a 37.9　a,c,d 36.9　d 10.1　a,d 43.1
女性:a 38.0　a,b 54.8　14.8　a,b 50.6

a 与非西班牙裔亚裔存在显著差异。
b 与非西班牙裔白人存在显著差异。
c 与西班牙裔人存在显著差异。
d 与同种族和西班牙裔的女性存在显著差异。
补充:所有估计值均通过直接方法根据 2000 年美国普查人口的 20~39 岁、40~59 岁 和 60 岁及以上年龄组进行年龄调整。
来源:NCHS,National Health and Nutrition Examination Survey,2015-2016.

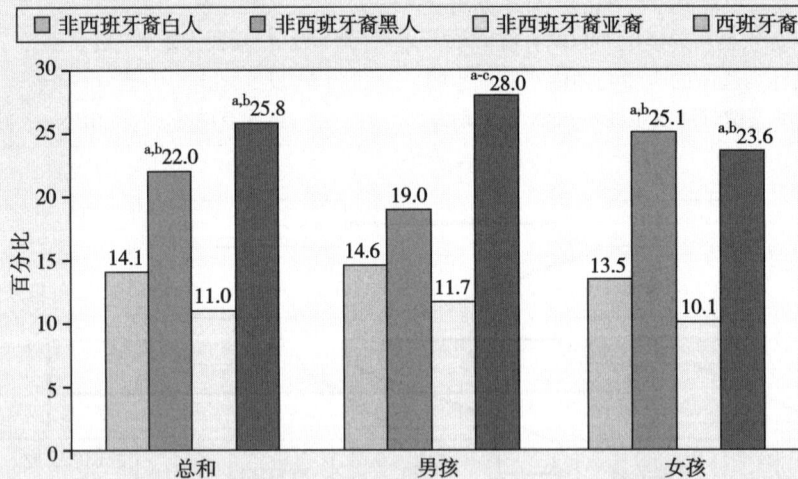

图例:□ 非西班牙裔白人　▨ 非西班牙裔黑人　□ 非西班牙裔亚裔　▨ 西班牙裔

纵轴:百分比 (0–30)

总和:14.1　a,b 22.0　11.0　a,b 25.8
男孩:14.6　19.0　11.7　a-c 28.0
女孩:13.5　a,b 25.1　10.1　a,b 23.6

a 与非西班牙裔亚裔存在显著差异。
b 与非西班牙裔白人存在显著差异。
c 与非西班牙裔黑人存在显著差异。
来源:NCHS,National Health and Nutrition Examination Survey,2015-2016.

查看不同种族和民族儿童(2~19 岁)的肥胖患病率数据时,还发现了另一个显著差异(见图)。数据显示,与非西班牙裔白人和非西班牙裔亚裔儿童相比,非西班牙裔黑人和西班牙裔青少年的肥胖患病率明显更高[1]。

尽管基因确实在肥胖的流行和易患性方面发挥了作用,但这些影响并不能解释整个人口中肥胖人数的增加。这些数据还表明,在试图减缓甚至扭转令人担忧的肥胖趋势时,可能有许多文化、种族、环境和社会经济因素必须加以解决。

参考文献
1. Hales, C. M., Carroll, M. D., Fryar, C. D., & Ogden, C. L. (2017). *Prevalence of obesity among adults and youth: United states, 2015-2016. NCHS data brief, no.288.* Hyattsville, MD: National Center for Health Statistics.

个体差异和极端实践

个体能量平衡水平

有些因素会影响一个人的能量平衡。估计能量需求是营养从业人员评估个人的能量需求一个有用的起点。

能量消耗　基础代谢率（BMR）、体型、瘦体质量、年龄、性别和体育活动等因素影响每日总能量消耗（见第 6 章）。有些人具有更多基于基因的代谢效率（即比其他人更容易"燃烧"能量的能力）。

能量摄入　当计算一个人的能量摄入时，营养成分标签（见第 13 章）和饮食分析软件只提供估计值。报告的食物和饮料值代表了许多同类食物样本的平均值。因此，确定一个人在一天中消耗的确切千卡量是很困难的。

极端的做法

不顾一切的减重尝试可能会驱使人们采取极端措施，这有时会加剧健康风险。

时尚饮食　承诺"融化脂肪"的减重书籍和减重补充剂不断涌入美国市场（表 15.1）。这些书籍和副刊通常只卖一段时间，然后就消失了，很大程度上是因为它们的权宜之计要么不起作用，要么不可持续。它们让人们相信减重是容易的，不费力气的，但事实并非如此。如此复杂的问题没有简单的答案。大多数流行的饮食都会在以下两点上以失败而告终。

1. 没有科学依据和错误信息：流行的饮食和补充剂往往营养不足，而且是基于错误的说法。

2. 未能解决改变长期习惯和行为的必要性：人们通常在维持健康体重方面失败。改变饮食和锻炼习惯来发展一种新的生活方式的复杂性常常被忽视。

对于一些饮食，能量限制的程度是不可能长期维持的。许多时尚减重者发现自己陷入了**慢性节食综合征**的恶性循环，以及它对身体和心理的有害影响。

极低能量饮食　极低能量（如<800kcal/d）饮食的极端方法需要持续的医疗监督。极低能量饮食的可能影响包括酸中毒、低血压、电解质失衡、瘦肌肉量减少和 BMR 降低。长期持续极低能量饮食对健康有害。由于极端的自然环境和高昂的医疗费用，许多人放弃了这些饮食[19]。当一个人在低能量饮食后恢复正常饮食时，他们通常会比最初减少的脂肪量增加更多[33]。

特定的宏量营养素限制　避免任何食物种类或宏量营养素（如碳水化合物、脂肪或蛋白质）作为减重的手段是没有根据的。这种极低脂肪或极低碳水化合物的饮食通常限制太大，无法长期维持，而且还会带来健康风险。

衣服和包裹身体　特殊的"桑拿服"和塑身服声称有助于减轻身体某些部位的体重或减少脂肪组织。有些人忍受像木乃伊一样的身体包裹，试图缩小体型。然而，由此产生的少量体重下降是暂时性失水的结果。脂肪不能融化掉；储存的能量必须在**脂肪细胞**中使用（即燃烧卡路里）。

减重药物　由于潜在的致命并发症，利尿剂和外源性激素用于改变体重或瘦组织质量需要严格的医疗监督。各种安非他明化合物曾经被广泛用于治疗肥胖；然而，它们会对健康造成危害，因此不再使用。常见的非处方药包括苯丙胺（Accutrim，Dexatrim），这是一种类似安非他明的兴奋剂；以及目前在美国被禁止的麻黄。此外，许多草药产品声称有减重功效。美国食品药品管理局（FDA）在其网站上保持更新受污染和潜在危险的非处方药和补充剂的清单。

> **慢性节食综合征**：是一种循环体重模式，即节食后体重迅速增加；这种异常的心理生理食物模式变成慢性的，将一个人的自然身体新陈代谢和相对身体成分改变为一个人的异常状态。
>
> **脂肪细胞**：脂肪组织中的脂肪细胞。

两种相关的减重药——芬氟拉明和芬特明——以前被合用在流行的"芬-芬"组合中用于减重。此后不久，医生发现八分之一使用"芬-芬"的客户出现瓣膜反流，这可能是致命的[34]。1997 年，在医学界的支持下，FDA 迅速将这些药物从市场上撤出。同样，在 2010 年，FDA 将西布曲明（Meridia）从美国市场撤出，因为使用西布曲明会增加心脏病发作和脑卒中的风险。西布曲明是另一种通过降低食欲和增加能量消耗而起作用的减重药物。虽然大众对减重药物的追求是强烈的，但目前很少有安全的选择。

治疗肥胖的处方药的作用机理通常有以下四种：

1. 通过抑制食欲来减少能量摄入。
2. 通过刺激 BMR 来增加能量消耗。
3. 减少肠道对食物的吸收。
4. 改变脂肪生成和脂肪分解。

FDA 于 1999 年批准奥利司他（Alli，Xenical）用于治疗临床显著肥胖。奥利司他抑制膳食脂肪吸收。奥利司他在减重方面非常有效，但报告表明，只有当它与包括产生能量负平衡在内的生活方式的改变相结合时，才能产生最大的好处，从而产生**负能量平衡**[35]。与许多药物一样，这种药物也有令人不快的副作用，包括腹泻、胀气和腹痛（见药物-营养素相互作用"奥利司他：一种非处方减重药物"）。

2012 年，FDA 批准了另外两种药物，主要用于肥胖和 2 型糖尿病患者；这些药物分别是氯卡色林（Belviq）和芬特明/托吡酯（Qsymia）。氯卡色林会影响某些血清素受体，增强饱腹感，从而减少能量摄入。芬特明/托吡酯通过减缓肠道排空减少能量摄入[35]。2014 年，FDA 批准利拉鲁肽（Saxenda）和纳曲酮/安非他酮（Contrave）用于减重。与氯卡色林和芬特明/托吡酯类似，这些药物最初被开发和批准用于治疗与体重无关的疾病。利拉鲁肽通过增加饱腹感从而减少能量消耗来减重。然而，利拉鲁肽比较昂贵的，并且需要注射，因此它使用范围非常小众。

纳曲酮和安非他酮的联合作用也会增强体内的饱腹感信号，从而导致食物摄入量和体重的减少。安非他酮有不良副作用，如恶心、便秘、呕吐、头痛、头晕、口干和血压变化。本品禁忌用于高血压及心血管疾病患者[35]。因此，尽管上

表15.1　常见减重饮食的比较

饮食	理念	摄入的食物	避免摄入的食物	饮食成分(平均3天)	推荐的补充物	是否经过科学证明?	实用性	是否减重或保持体重?
阿特斯金(低碳减肥)[a]	吃太多碳水化合物会导致肥胖和其他的健康问题;酮体导致饥饿感减轻;碳水化合物会抑制体内脂肪消耗	肉,鱼,家禽,鸡蛋,奶酪,高纤维蔬菜,黄油,油,坚果,种子	碳水化合物,特别是面包,意大利面,大多数水果和高碳水化合物蔬菜,牛奶,酒精	蛋白质:27% 碳水化合物:5% 脂肪:68%(饱和脂肪酸26%)	补充螯合铬,肉碱和辅酶Q10	没有长期有效的研究证据	限制食物选择,因为只有原味的蛋白类食物来源和有限的蔬菜,所以在饭店吃饭时很难执行	是的,但最初减轻的体重大多为水分,不能促进对食物的积极态度,由于限制食物选择,很难维持长期坚持
hCG[b]	每日注射人绒毛膜促性腺激素使身体处于合成代谢状态并降低饮食,结合极低能量的饮食,促进减重	每日500卡。早餐:不加糖的茶或咖啡;午餐和晚餐:100g瘦肉,蔬菜,面包棒,加一个苹果或一个橙子,或半个葡萄柚	油,黄油,调料,同时避免化妆,乳液,药物,按摩	蛋白质:53% 碳水化合物:36% 脂肪:11%	每天125IU hCG	没有长期有效的研究证据,研究发现有诸如血栓栓塞,甲状腺功能减退,骨密度下降及焦虑的危险	非常有限的食物选择和能量摄入	是的,通过限制能量摄入。限制食物选择不能长期坚持,饮食只能坚持26~40天
间歇性禁食[c,d]	每周1~2天禁食,其他时间没有限制。或者每隔2天或每天摄入500~600kcal,其他日子没有限制	所有食物都可以	禁食期间只限制总能量摄入量	取决于个人选择	无	存在短期内体重减轻的证据,但缺乏长期维持的研究	由于禁食期间能量摄入极度减少,执行起来可能会非常困难	或许可以减轻体重,如果每周同能量摄入量低于消耗量
原始饮食[e]	吃适应我们狩猎采集基因的饮食;高蛋白,低碳水化合物的摄入会降低患慢性病的风险并促进减轻体重	肉类,海鲜,水果,蔬菜,鸡蛋,坚果,种子,植物油	谷物,豆类,乳制品,精制糖,土豆,加工食品,盐	蛋白质:46% 碳水化合物:28% 脂肪:28%	无	无理论依据或长期结果未经验证	钙和维生素D不足	如果摄入能量少于消耗的情况下有可能
南滩饮食[f]	合适的碳水化合物可以阻止胰岛素抵抗,减轻饮食冲动,并使体重减轻	海鲜,鸡胸肉,瘦肉,低脂奶酪,坚果,油,大多数蔬菜,低脂乳制品;大多数全谷物和豆类	肥肉,全脂奶酪,精制谷物,糖果,果汁,土豆	阶段一: 蛋白质:34% 碳水化合物:14.8% 脂肪:50%	多种维生素和omega-3脂肪酸;第一阶段推荐补充纤维素	存在避免饱和脂肪酸可降低心脏病风险的证据	第一阶段是困难的,后面阶段多为健康的食物,更容易执行	是的,尽管最初减少的体重多为水分,但可通过减少能量摄入量可维持体重减轻

续表

饮食	理念	摄入的食物	避免摄入的食物	饮食成分（平均3天）	推荐的补充物	是否经过科学证明？	实用性	是否减重或保持体重
体重观察员[g]	通过饮食、锻炼、社会支持和行为改变来促进健康和减重。基于积分系统，每一种食物和活动有一个关联分值	主要是瘦肉蛋白（家禽和鱼）、黄豆、豆菜、水果、蔬菜	没有需要避免的食物，都可以在每日积分系统中进行安排	蛋白质:10%~35% 碳水化合物:45%~65% 脂肪:10%~35%（饱和脂肪<10%）	建议复合维生素片	证据支持可减重长达1年	依靠费用和健康教练的支持程度，有各种方案可供选择。根据可行性，它可能很难获得直接支持	是的，如果能量摄入低于消耗
Whole30[h]	30天不摄入加工食品可以重新平衡新陈代谢和增强激素水平	肉类、海鲜、鸡蛋、蔬菜、一些水果	添加糖、酒精、谷物、豆类、乳制品	蛋白质:53% 碳水化合物:30% 脂肪:19%	无	没有长期有效的研究证据	不能长期坚持。由于食物限制，在饭店吃饭很难执行	可能，如果能量摄入少于消耗
Zone 1-2-3 Program[i]	吃正确的食物组合会使身体机能处于最佳状态并且激素水平稳定的代谢状态，从而减少饥饿感、减轻体重、增加能量和增强对细胞炎症的控制	蛋白质、脂肪和碳水化合物比例最佳（40/30/30）；适量饮酒	水果（某些类型）、饱和脂肪	蛋白质:34% 碳水化合物:36% 脂肪:29%（饱和脂肪9%）酒精:1%	200IU的维生素E	无理论依据，长期结果未经验证	必须按照蛋白质、脂肪、碳水化合物的比例进食；菜单是单调而没有吸引力的；蔬菜量很大，很难计算各个组分	是的，通过能量限制；如果认真执行可维持体重；但是饮食模式死板，难以坚持

IU，国际单位。

[a]Atkins, R. C. (1999). Dr. Atkins' new diet revolution. New York: Avon Books.

[b]Simeons, D. A. (2010). Pounds & inches: A new approach to obesity. Rome, Italy: Popular Publishing. Goodbar, N., Foushee, J., Eagerton, D., Haynes, K., & Johnson, A. (2013). Effects of the human chorionic gonadotropin diet on patient outcomes. Ann Pharmacother, 47, E23-E23.

[c]Carter, S., Clifton, P. M., & Keogh, J. B. (2018). Effect of intermittent compared with continuous energy restricted diet on glycemic control in patients with type 2 diabetes: A randomized noninferiority trial. JAMA Netw Open, 1 (3), e180756.

[d]Leicht, L. (2018). Intermittent fasting. WebMD LLC. Retrieved April 8, 2019, from www.webmd.com/diet/a-z/intermittent-fasting.

[e]Cordain, L. (n.d.). The Paleo Diet™—live well, live longer. Retrieved December 3, 2014, from thepaleodiet.com/.

[f]Agatston, A. (2003). The South Beach Diet. Emmaus, PA: Rodale.

[g]Weight Watchers International, Inc. (n.d.). Weight Watchers. Retrieved April 8, 2019, from www.weightwatchers.com/us/.

[h]Hartwig, M., & Hartwig, D. (2014). It starts with food. Riverside, NJ: Victory Belt Publishing.

[i]Sears, B. (1995). The zone. New York: HarperCollins.

药物-营养素相互作用

奥利司他:一种非处方减重药物

2007 年 2 月,美国食品和药物管理局批准药物奥利司他(Alli)作为超重成人的非处方减重辅助剂。当与低脂肪、低能量饮食相结合时,该药物可以成为减重计划的有效辅助手段。奥利司他的作用是抑制肠道对脂肪的吸收,最多可抑制所消耗脂肪的三分之一,从而减少食物能量的影响[1]。

由于其作用机制,奥利司他还抑制脂溶性维生素的吸收。建议在服用奥利司他之前或之后至少 2 小时服用复合维生素,以防止维生素 A、D、E 和 K 的吸收不佳[2]。此外,奥利司他会引起不适的胃肠道副作用,如胀气和稀便。吃大量脂肪会增加这些副作用,而含有亚麻籽的纤维补充剂可能有助于减少这些副作用[3]。

目前,奥利司他是唯一被批准应用于 12~19 岁青少年的减重药物,因为它可能有助于降低 BMI 和腰围。但是,对于患有吸收障碍(例如胰腺炎、胆囊疾病)和不超重的人来说,它是禁忌的。奥利司他的服用时间不应超过 2 年。因为这种药物现在可以在柜台买到,客户可能会无所顾忌地服用奥利司他。对于临床医生来说,询问他们的客户正在服用的所有药物和膳食补充剂是很重要的,这样他们就可以准确地向这些人提供有关潜在相互作用和负面健康后果的建议。

参考文献

1. Rosa-Goncalves, P., & Majerowicz, D. (2019). Pharmacotherapy of obesity: Limits and perspectives. *American Journal of Cardiovascular Drugs*, 19(4), 349–364.
2. Paccosi, S., Cresci, B., Pala, L., et al. (2020). Obesity therapy: How and why? *Current Medicinal Chemistry*, 27(2),174–186.
3. Sumithran, P., & Proietto, J. (2014). Benefit-risk assessment of orlistat in the treatment of obesity. *Drug Safety*, 37(8), 597–608.

述药物有助于减重,但它们对许多人来说是不安全的,需要长期研究来确定广泛使用的安全性。如果没有足够的营养和生活方式的改变,当患者停止用药后可能导致体重反弹。

手术　减重手术是用其他方法长期减重没有成功的严重肥胖者选择的一种治疗方式。研究表明,减重手术可保持显著和持续的体重减轻,能够减少与肥胖相关的一些并发症和共病风险,从而降低了死亡的相对风险[19]。尽管手术一直是重度肥胖患者中最成功的永久性减重方法,但它也并非没有风险和并发症。

减重的手术主要有两种:限制性手术(例如,使胃变小)和限制性和吸收不良结合手术(例如,使胃变小并引起吸收不良)。胃限制手术通过创造一个小的胃袋,在任何时间只容许少量的食物,从而降低患者的食欲,减少食物摄入。对于胃束带,是外科医生在腹腔镜手术中将可调节的胃束带放在病人的胃上。使用一个小端口,可以根据需要对胃束带进行皮下调节(图 15.9A)。吸收不良手术可以改变小肠的位置,以减少肠道的长度和对营养吸收的效率。最常见的是 Roux-en-Y 减重手术(图 15.9B)。这一过程将胃限制在

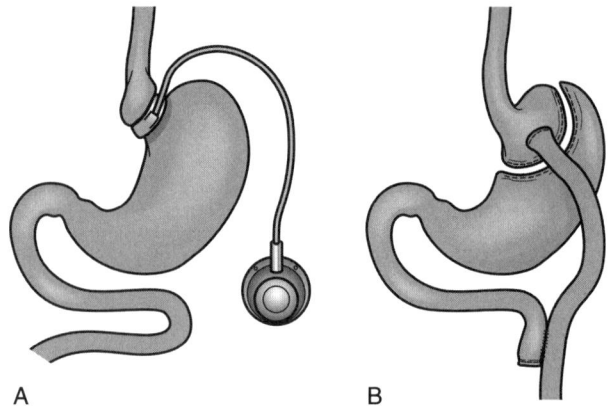

可调整的胃束带　　　　　胃旁路术

A　　　　　　　　　　　　B

图 15.9　治疗临床重度肥胖的外科手术。(A)胃束带术;(B)Roux-en-Y 胃旁路术

20~30ml,使小肠结构变形,并可能导致肠道内神经元和激素的变化。由于小肠结构变形,患者需要补充维生素和矿物质以维持余生。最常见的营养缺乏包括铁、钙、维生素 D 和维生素 B_{12}。手术的固有风险和术后营养不良是患者的关键问题[36,37]。

减重手术需要一个熟练的专家团队,进行营养诊疗,仔细选择患者,并与患者和他或她的家人保持联系,持续随访。在任何外科手术后,由注册营养师(RDN)给予咨询服务以避免如**倾倒综合征**在内的并发症是很重要的。RDN 将建议减少简单碳水化合物摄入的重要性,避免在食物中加入液体,确定份量和饮食计划,同时提供如何避免营养不良的指导。长期的成功依赖于患者能够维持营养、身体活动和有利于健康的行为改变。

20 世纪 80 年代发展起来的一种更有限的整容手术是一种局部除脂,称为**脂肪切除术**或抽脂术。脂肪切除术是指切除与整形美容相关的如腹部、臀部、大腿等部位的皮下脂肪。一根细管子通过皮肤上的一个小切口进入,并吸出想要的脂肪量。这个过程可能会很痛苦,还会带来感染、大面积毁容皮肤凹陷和血栓等风险,这些风险可能会导致危险的循环系统问题,甚至是肾衰竭。任何外科手术都有风险,可能会导致其他问题和副作用。

负能量平衡:消耗的总能量多于摄入的总能量。

倾倒综合征:胃中的高渗内容物快速排空到小肠中,导致液体从血管内腔转移到肠腔中。

脂肪切除术:通过插入表面切口的管子抽吸或通过大手术切口去除大量皮下脂肪。

健全的体重管理计划

基本特征

成功地长期控制体重或减轻体重没有捷径。减重需要努力和强烈的个人动机。体重管理需要个性化的**强化生活**

方式干预,集中在生活方式、食物和运动行为上。患者选择健康的精神和身体状态,并有充足的积极的社会支持是可取的。营养与饮食学会(Academy of Nutrition and Dietetics)关于体重管理的最新意见书指出,"成人超重和肥胖的成功治疗需要采取并保持生活方式行为的能力,这对能量平衡方程的两边都有帮助。"生活方式行为受到社会生态模型不同层面的一些因素的影响,其中包括个人内在、社区、组织、政府和公共层面的因素[36]。

行为矫正

基本原则

食物行为植根于人类的许多经验。以行为为导向的疗法帮助个人改变导致体重超标的模式,并能帮助他们制定建设性的行动计划以实现个人健康目标。这种行为方法必须从详细检查每种不良饮食行为的以下3个基本方面开始。

(1)线索或前因:是什么刺激了行为?

(2)反应:收到提示后,进食或久坐时发生了什么?

(3)后果:对饮食或久坐行为做出反应后会发生什么?

策略和行动

一个成功的体重管理的个人行为改变方案集中在以下几个方面:①饮食行为的管理(例如,饮食日记包括时间、地点、原因、方式和数量);②促进身体活动,增加能量输出;③追求情绪(压力)、社会和心理健康。以下概括了遵循个人策略规划的4个循序渐进的行动。

定义问题行为 具体定义问题行为、新行为的潜在障碍和期望的行为结果。这个过程清楚地确立了目标和贡献目标。

记录和分析基线行为 记录饮食和运动行为,并从身体环境和参与者的角度仔细分析。出现了什么类型的模式?这些模式多久出现一次? 什么样的条件会触发理想和不理想的行为? 什么结果事件似乎保持了习惯(例如,时间、地点、人物、社会反应、前后饥饿感、情绪状态,其他因素)?

> **强化生活方式干预**:以高强度进行生活方式干预(6个月内≥14次)。

计划一个行为管理策略 建立外部环境的控制,包括与所涉及的3个行为区域相关的情境力量:①在行为之前发生的刺激;②对行为的反应;③行为的结果。我们的目标是打破与旧的和不受欢迎的行为之间的联系,并重新调整它们以适应新的饮食和锻炼行为。临床应用"打破旧模式:改变饮食行为的策略"的表提供了一些将个人饮食和锻炼习惯调整为更积极的行为的例子。

饮食调理

基本原则

为了取得持久的成功,体重管理计划的核心饮食方法包括以下5个特点:

1. 现实的目标:目标必须是现实的总体体重的减轻和速度,平均每周0.23~0.45kg(或对于临床上严重肥胖的患者,每周不超过0.9kg)。基于现有文献的综述和指南指出,即使是少量的体重减轻(如体重的3%~10%)也可以降低与肥胖相关的健康风险[36,38]。因此,患者不需要专注于实现理想的体重,而是在现有体重的基础上实现相对体重下降。

2. 负能量平衡:影响减重最重要的因素是建立负能量平衡,每天减少约500kcal达到能量负平衡的最佳方法是通过减少能量摄入,同时增加能量输出。

3. 营养充足:饮食必须营养充足。少吃食物需要有意识地选择营养丰富的食物。此外,宏量营养素的比例应与各种各样的食物来源保持适当的平衡。

4. 文化吸引力:饮食计划必须与个人的文化饮食模式足够相似,以形成永久改变饮食习惯的基础。

5. 能量调整以维持体重:一旦患者达到了理想的体重,他们会根据维持体重的需要来调整卡路里的摄入量。

能量平衡的组成

能量平衡方程的两边是以食物和饮料的形式摄入能量和以代谢功和体力活动的形式输出能量。操纵等式的任何一边或两边都有助于成功的减重。

能量输入:食物行为 临床医生不应该在不了解病人的实际饮食习惯的情况下,随意分配一份的大小和数量。饮食日记有助于明确患者的日常饮食选择,通常吃的量,以及全天的膳食分配。根据这些基线信息,临床医生可以帮助开始确定一些小的改变,如吃小份,用水代替含糖饮料,降低食物的整体能量密度,并鼓励患者减慢进食速度,以品味食物的味道和提高饱腹感[36,39]。强调天然食品,尽量少吃加工食品。理想情况下,一天中能量的分布是均匀的。脂肪、糖、盐和纤维的使用应该被量化,如果有必要,根据《美国居民膳食指南》进行修改。表15.2提供了各种食物类别和亚类别的建议份量,以满足不同能量水平的推荐营养素摄入量。这些指南可以作为健全营养教育的重点。临床应用"打破旧模式:改变饮食行为的策略"提供了一些额外的建议。

能量输出:运动行为 通过身体活动增加能量输出,可以帮助个人达到负能量平衡。对于那些没有计划体育活动的人来说,有规律的日常锻炼计划是一个很好的开始,从每天大约半小时的简单散步开始,然后逐渐加快步伐。在一个成功的体重管理计划中,最好包括有氧运动(如游泳、跑步、骑自行车)和抗阻运动(参见扩展阅读"有氧运动对体重管理的好处")。运动课程可能有助于保持动力。鼓励个人尝试各种各样的活动,直到他们找到一个他们喜欢的,他们觉得可以长期维持。以下是《美国居民饮食指南》目前关于运动和体重维持或减轻的建议[40]。

- 选择适当能量水平的健康饮食模式,以帮助实现和保持健康的体重,保持营养充足,并减少患慢性疾病的风险。
- 增加每周的身体活动。

表15.2 适合2岁及以上年龄的健康美式饮食模式、食物组、亚组和成分每日或每周摄入量

卡路里 [b]	1 000	1 200	1 400	1 600	1 800	2 000	2 200	2 400	2 600	2 800	3 000	3 200
食物或亚组 [b]												
每组每日食物量 [c]（蔬菜和蛋白质组是每周的量）												
蔬菜(杯当量/天)	1	1½	1½	2	2½	2½	3	3	3½	3½	4	4
每周蔬菜亚组的量												
深绿色蔬菜(杯当量/周)	½	1	1	1½	1½	1½	2	2	2½	2½	2½	2½
红色和橙色蔬菜(杯当量/周)	2½	3	3	4	5½	5½	6	6	7	7	7½	7½
豆类、豌豆、扁豆(杯当量/周)	½	½	½	1	1½	1½	2	2	2½	2½	3	3
淀粉类蔬菜(杯当量/周)	2	3½	3½	4	5	5	6	6	7	7	8	8
其他蔬菜(杯当量/周)	1½	2½	2½	3½	4	4	5	5	5½	5½	7	7
水果(杯当量/天)	1	1	1½	1½	1½	2	2	2	2	2½	2½	2½
谷物(盎司当量/天)	3	4	5	5	6	6	7	8	9	10	10	10
全谷物(盎司当量/天) [d]	1½	2	2½	3	3	3	3½	4	4½	5	5	5
精制谷物(盎司当量/天)	1½	2	2½	2	3	3	3½	4	4½	5	5	5
乳制品(杯当量/天)	2	2½	2½	3	3	3	3	3	3	3	3	3
蛋白质食品(盎司当量/天)	2	3	4	5	5	5½	6	6½	6½	7	7	7
每周蛋白质食物亚组的量												
肉类、家禽、鸡蛋(盎司当量/周)	10	14	19	23	23	26	28	31	31	33	33	33
海鲜(盎司当量/周) [e]	2~3 [f]	4	6	8	8	8	9	10	10	10	10	10
坚果、种子、豆制品(盎司当量/周)	2	2	3	4	4	5	5	5	5	6	6	6
油脂(g/d)	15	17	17	22	24	27	29	31	34	36	44	51
其他用途的卡路里限量(kcal/d) [g]	130	80	90	100	140	240	250	320	350	370	440	580
其他用途的卡路里限量(%/d)	13%	7%	6%	6%	8%	12%	11%	13%	13%	13%	15%	18%

补充:总膳食模式不应超过膳食指南对添加糖、饱和脂肪酸和酒精的限制;蛋白质、碳水化合物和总脂肪在可接受的常量营养素分布范围内,并保持在能量限制范围内。值是四舍五入的估计值。

[a] 1 000、1 200和1 400kcal水平的模式旨在满足2~8岁儿童的营养需求。从1 600到3 200kcal的模式旨在满足9岁及以上儿童和成人的营养需求。如果4~8岁的儿童需要更多能量,遵循1 600kcal或更多卡路里的模式,乳制品组中推荐摄入量应为每天2.5杯当量。无论能量水平如何,9~18岁儿童的乳制品量为每天3杯当量。1 000和1 200kcal水平不适用于9岁及以上的儿童或成人。1 400kcal水平不适用于10岁及以上的儿童。

[b] 每个子组和亚组定义的食物为:

蔬菜

深绿色蔬菜:所有新鲜、冷冻和罐装深绿色叶类蔬菜和西蓝花,煮熟或生的:例如,克菜叶、罗勒、甜菜叶、苦瓜叶、白菜、西蓝花、菊花叶、牛皮菜、羽衣甘蓝、水芹、蒲公英叶、无头甘蓝、灰菜、芥菜、黎芦叶、长叶莴苣、菠菜、荨麻、羊头叶、萝卜叶和西洋菜。

红色和橙色蔬菜: 所有新鲜、冷冻和罐装红色和橙色蔬菜或果汁,煮熟或生的:例如南瓜、胡萝卜、红辣椒、红色或橙色甜椒、甘椒甜椒、红薯、100% 番茄汁和冬季的南瓜属植物,如松子、胡桃、南瓜和倭瓜。

豆类、豌豆、小扁豆: 均由干豆或罐装豆类、豌豆、鹰嘴豆和小扁豆烹制而成:例如,黑豆、黑眼豌豆、利马豆、绿青豆、木豆、扁豆、利马豆、斑豆、去皮豌豆、黄豆和白豆。不包括青豆或荷兰豆。

淀粉类蔬菜: 所有新鲜、冷冻和罐装淀粉类蔬菜:例如,马铃薯、玉米、绿青豆、利马豆、大蕉、白土豆、婆罗门参、西米、芋头、葛芋、山药和丝兰。

其他蔬菜: 所有其他新鲜、冷冻和罐装蔬菜,无论生熟的还是生熟的:例如朝鲜蓟、芦笋、鳄梨、卢笋、豆芽、甜菜、西蓝花、球芽甘蓝、卷心菜(绿色、红)、仙人掌肉、花椰菜、块根芹、芹菜、细香葱、黄瓜、茄子、茼香球茎、大蒜、姜根、绿豆、卷心莴苣、大头菜、韭菜、丝瓜、蘑菇、秋葵、洋葱、辣椒、菊苣、发芽的豆子(如豆苗)、小萝卜、芜菁甘蓝、海藻、雪豆、西胡芦、番茄、萝卜和冬瓜。

水果

所有新鲜、冷冻、罐装和干果和 100% 果汁,例如,苹果、杏、亚洲梨、香蕉、浆果(例如,黑莓、蓝莓、蔓越莓、露莓、弥猴桃、罗甘莓、桑葚、覆盆子和草莓)柑橘类水果(例如葡萄柚、金橘、柠檬、酸橙、蜜橘、柚子、金橘和橘柚)樱桃、枣、无花果、葡萄、番石榴、荔枝、芒果、甜瓜(例如哈密瓜、甜瓜、白兰瓜和西瓜)、油桃、木瓜、百香果、桃子、梨、李子、石榴、西梅、葡萄干、大黄、美国梅、刺果番荔枝、杨桃和橘角。

谷物

全谷物: 所有全谷物产品和用作配料的全谷物:例如,荞米、大麦、糙米、荞麦、黑小麦、谷物麦片、全麦面包、全麦薄饼、全麦精粮选择。

精制谷物: 所有精制谷物产品和用作配料的精制谷物:例如,白面包、白面粉、精制谷物麦片和饼干和饼干以及野生稻、玉米糁、奶油米、奶油小麦、大麦、大米、马萨、意大利面和白米饭。应丰富精粮选择。

乳制品

所有液态奶、干态奶或浓缩奶,包括无乳糖、低乳糖产品,强化大豆饮料(豆浆)酪乳、酸奶、冷冻酸奶、乳制品甜点和甜点和奶酪(例如布里干酪、卡门贝尔干酪、切达干酪、山羊奶酪、科尔比奶酪、伊丹奶酪、羊乳酪、芳蒂娜奶酪、山羊奶酪、豪达奶酪、蒙特利奶酪、格鲁耶尔奶酪、林堡奶酪、帕尔马奶酪、波萝芙洛干酪、乳清干酪和端士干酪。大多数选择应该是无脂或低脂的。由干钙含量低,不包括奶油、酸奶油和奶油奶酪。

蛋白质食物

肉类、家禽、鸡蛋: 肉类包括牛肉、山羊、羊肉、猪肉和野味肉(例如麋鹿、野牛、鹿)家禽包括鸡、鸽子、鸭子、野禽(例如驼鸟、野鸡和鹌鹑)鹅和火鸡。内脏肉包括大脑、猪小肠、鸡胗、鸡胗、心脏、肝脏、肾、小牛或小羊的腆脏或胸腺、舌头和牛肚。鸡蛋包括鸡蛋和其他禽蛋。肉类和家禽应该是瘦或低脂肪的。

海鲜

甲基汞含量较低的海鲜: 包括鳀鱼、黑鲈鱼、鲶鱼、鳕鱼、蛤蜊、螃蟹、螯虾、龙虾、壮蚝、牡蛎、鲈鱼、鲽鱼、鲑鱼、沙丁鱼、扇贝、小虾、比目鱼、鱿鱼、罗非鱼、淡水鳟鱼、淡金枪鱼和鳕鱼。

坚果、种子、豆制品: 坚果和种子包括所有坚果(树坚果和花生)坚果黄油、种子(例如,奇亚籽、亚麻、南瓜籽、芝麻和向日葵籽)和种子黄油(例如,芝麻油和葵花油)。大豆包括豆腐、豆豉和由大豆粉、大豆分离蛋白和大豆浓缩物制成的产品。坚果应该是无盐的。豆类、豌豆、扁豆。可被视为蛋白质食物组和蔬菜组的一部分,但应仅计入一组。

a 以杯当量(cup eq)或盎司当量(ounce eq)显示的食品组数量。

b 蔬菜、水果(1 杯当量):1 杯生或熟蔬菜或水果;1 杯蔬菜或水果汁;2 杯绿叶沙拉蔬菜;1 个中等大小(1 盎司)的切片面包、玉米饼或大饼;1 杯干麦片(约 1 杯片状麦片)

油以克(g)表示。 以下为每个食品组的数量当量。

谷物(1 盎司当量):1/2 杯煮熟的米饭、意大利面或麦片;1 个中等大小(1 盎司)的切片面包、玉米饼面或大饼;1 杯干麦片(约 1 杯片状麦片)

c 乳制品(1 杯当量):1 杯牛奶、酸奶或强化豆浆;1½ 盎司天然奶酪或切达奶酪或 2 盎司加工奶酪。

蛋白质食物(1 盎司当量):1 盎司瘦肉、家禽或海鲜;1 个鸡蛋;1/4 杯煮熟的豆子或豆浆;1 汤匙坚果或种子黄油;½ 盎司坚果或种子。

d 美国食品药品管理局(FDA)和美国环境保护署(EPA)就海鲜消费提供联合建议,以限制可能妊娠或已妊娠或哺乳的妇女和儿童接触甲基汞。根据体重,一些妇女和许多儿童应该选择甲基汞含量更低的海鲜,儿童只能食用甲基汞含量更低的海鲜。如需更多信息,请参阅 FDA 和 EPA 网站

e **如果每周食用多达 3 盎司的海鲜:** 儿童少吃的海鲜或者吃的海鲜少于健康美国式饮食模式中的含量。如果吃的海鲜多达 2 盎司的海鲜,儿童只能食用 FDA/EPA "关于吃鱼的建议" 中 "最佳选择" 列表中的熟食种:比目鱼、鲑鱼、罗非鱼、虾、螃蟹、螯虾、黑线鳕、鲽鱼、凤尾鱼、牡蛎、沙丁鱼、鱿鱼、小龙虾、鲭鱼、蛤蜊、鲱鱼和大西洋鲭鱼。如果每周食用多达 3 盎司的海鲜,则应避免食用许多常见的海鲜食品种,因为儿童每周食用 3 盎司的海鲜可能会超过安全的甲基汞限制;不应食用的例子包括:罐装淡金枪鱼(长鳍金枪鱼或白金枪鱼)、黑鲈鱼。如需完整列表。

f 食物被假定为营养丰富的形式,如果食物组建议达到所有食物组的总体限制,达到指定限制的能量可用于添加糖、精制淀粉或营养丰富的每个食物组的食物。如果满足食物组建议的营养丰富形式,瘦肉或最少的总脂肪和饱和脂肪,糖、精制淀粉或其他非用途的能量。则少量上路里保持在该模式的总体限制范围内(即限制其他非用途的能量。)达到指定限制的能量水平以及满足营养目标所需的每个食物组的食物。

g 食物组(即限制其他用途的食物)在分配能量范围的能量范围内以及满足营养目标所需的每个食物组的食物。

From U.S. Department of Agriculture and U.S. Department of Health and Human Services. (2020, December). *Dietary guidelines for Americans, 2020-2025* (9th ed.).

🔼 临床应用

打破旧模式:改变饮食行为的策略

旧习惯从来都不容易改变,但在导致身体脂肪过多并有害健康的不良饮食行为的情况下,努力是值得的。以下是一些实用的行为建议。

1. 管理行为线索

尽可能减少问题行为的线索。预测与问题食物相关的情况,然后将诱惑放在遥不可及的地方,并使问题行为尽可能难以执行。冷冻剩菜,从厨房中取出问题食品或将它们存放在难以到达的地方,或者从熟悉的面包店或快餐店以外的路线回家。

抑制不能完全消除的暗示。控制维持行为的社交环境,奖励替代的期望行为,让一个值得信赖的人帮助你对你的行为变化负责,不用食物来应对压力,尽量减少与过多食物的接触,使用更小的盘子使小份的食物看起来更大,并利用积极的非食物"治疗"活动(例如,远足、保龄球或按摩)。

加强对理想行为的暗示。设定 SMART 目标:具体、可衡量、可实现、现实和及时。不要把你的目标定得太高。遵循 MyPlate 指南和《美国居民膳食指南》,选择适当的食物和数量。不要成为一个痴迷的卡路里计数器。取而代之的是,了解一些家常饭菜的能量值,修改食谱或偶尔制作替代品,并经常阅读标签。使用食物行为辅助工具(例如记录、日记或日报)。在膳食和零食模式中分配适当的食物。避免没有早餐、早餐量太少或没有午餐和丰盛晚餐的常见模式。使理想的食物行为尽可能有吸引力和愉快。对于家庭用餐,尽量避免为自己(或减重计划中的其他人)制作单独的菜单。根据家庭膳食调整您的需求,然后调整调味料或制备方法以减少卡路里,特别是通过减少或省略脂肪。每个人都应该保持健康。外出就餐时,请注意您的份量。当你是客人时,限制额外的调味料和调料,并分切好你盘里的肉。在餐厅,选择单独准备的食物而不是组合菜肴。避免带有浓酱汁或脂肪调味料的食物以及油炸食品。选择水果或果子露作为甜点而不是糕点。更多地关注的是社交而不是食物。

2. 管理应对暗示的实际食物行为

减慢进食速度。一次咬一口,在两口之间将餐具放在盘子上。慢慢咀嚼每一口。啜饮水。有意识地与用餐伙伴对话。以慢动作进食。增强饮食的社交性。

品尝美食。慢慢吃,感受食物的味道、气味和质地。发展和练习这些感官感受,直到它们可以被描述并在之后被带到脑海中。寻找能够增强这一过程并让人想起体验食物的美好感受的食物调味料和组合。

如果你咬饮暴食,不要气馁。以前曾与暴食行为作过斗争的人可能偶尔会遇到挫折。尽量避免这些狂欢,并在可能的情况下为特殊场合提前计划。相应地调整第二天或当天剩余时间的饮食。改变暴食行为并不容易。心理和营养专家的帮助可能会起作用。

避免因压力而进食;因压力而进食可能会导致内疚和增加卡路里,而对压力源无能为力。相反,尝试做一些事情来更好地应对:写日记,和某人交谈,散步,拥抱朋友,保持一种爱好,深呼吸 10 次,或者喝一杯水。

3. 管理后续行为

使问题行为减速。让它放慢频率,当它发生时保持中立,而不是用消极的语言或想法作为回应。对问题行为发生的次数减少给予社会强化。承认不良行为在健康问题发展中的最终后果。

加速有益的行为。每天更新进度记录或个人日记。积极响应所有期望的行为,并为积极的行为提供物质强化行为。通过寻求亲密朋友或家人的帮助为改变行为做出建设性的努力。专注于"为什么这种变化对我很重要?"或者"我为什么要做出这种改变?"当它变得非常困难时,你将能够找到内在的动力。有些人发现每天重复将它作为口头禅很有帮助。

这样的计划需要耐心和动力。持续评估朝着期望行为的进展,同时保持一个现实的目标,然后计划个人或团体在延长的后续中的维护和支持活动。

• 减少久坐的时间。

第 16 章涵盖了具体的身体活动建议。

合理的饮食计划

详细的饮食史(见第 17 章)可以作为完善的个性化饮食计划的基础,包括能量和营养平衡原则、均衡分配和份量控制、食物指南和预防方法。

能量平衡　正常情况下,当一个人进入负能量平衡状态时,体重就会减轻。因为 0.45kg 脂肪大约等于 3 500kcal,每天减少 500kcal 的能量会导致每周大约减轻 0.45kg 的体重,而减少 250kcal 就等于每周减轻 0.23kg 的体重(框 15.2)。确

定个人当前的总能量需求是制订个性化食物计划的第一步(框 15.3)。对能量摄入和能量输出的调整可以产生负能量平衡。正如本文所讨论的,个人的能量需求差异很大。因此,假设所有正在减重的人应该限制能量摄入到 1 400kcal/d(或任何其他预制量)是不合适的。对于一个正常每天消耗 2 000kcal 的人来说,理想的情况是每天减少大约 500kcal。然而,这 500kcal 不应该全部来自饮食。减少 25% 的能量摄入(2 000×25%=500kcal)可能会让人感到饥饿,并不断地想着食物。相反,减重计划可以包括减少 250kcal 的能量摄入和增加 250kcal 的能量消耗,以达到总能量减少 500kcal(见案例研究"能量平衡和体重管理计划")。

有氧运动对体重管理的好处

体重管理的目标是达到和保持健康的身体成分。然而,当一个人试图通过减少食物摄入来达到体重目标时,他或她不仅会减掉体内多余的脂肪,而且还可能会减掉肌肉。

为了达到最佳的身体成分,请考虑将饮食管理和有氧运动相结合。有氧运动是持续时间足够长的活动在增加氧气的摄入量(因此称为有氧运动)的同时利用身体的脂肪储备作为燃料。瘦体组织在氧气存在的情况下燃烧脂肪。因此,有氧运动最有利于实现增加肌肉和减少脂肪组织的理想平衡。

在体重管理计划中,有氧运动对超重者的好处包括:

- 抑制食欲
- 减少全身脂肪
- 更高的基础代谢(BMR)
- 提高循环和呼吸功能
- 增加能量消耗
- 保留组织蛋白和增加瘦体重水平

一些人抱怨体重减轻速度缓慢,难以控制食欲,尽管持续进行饮食管理,但仍持续"松弛"。这些人可能会喜欢有助于减轻体重的有氧运动。建议包括每天快步走、跳绳、游泳、骑自行车、慢跑、跑步、有氧运动或动感单车课程,或其他能够增加心率以维持有氧效果 20~30 分钟的活动。仔细注意这项活动可能会给已经有一段时间没有锻炼或有与劳累相关的医疗问题的人带来的身体压力。这些人在自行或在健身中心开始此类计划之前应进行医学体检。然后程序应该慢慢开始,并逐渐增加时间和强度。

框 15.2　减重所需要的必要能量调整

> 每周减掉 454g,需要每天减少 500 卡的能量。
> **估计值**
> 1lb 体脂 =454g
> 1g 纯脂肪 =9kcal
> 1g 体脂 =7.7kcal(由于脂肪细胞中的水而产生的差异)
> 454g×7.7kcal/g = 3 496kcal/454g 体脂(或 ≈ 3 500kcal)
> 500kcal 能量 ×7 天 = 3 500kcal =454g 体脂 =1lb

营养平衡　维持营养平衡的基本饮食成分如下。

- 碳水化合物:大约占总能量的 45% 到 65%,强调复合形式,如全谷物,水果和蔬菜,都是纤维的良好来源。限制单糖摄入。
- 蛋白质:大约占总能量的 10% 到 35%,强调瘦肉食品和小份量。
- 脂肪:大约占总能量的 20% 到 35%,强调来自植物性食物的必需脂肪酸和最少的动物脂肪和反式脂肪。

框 15.3　估计成年人的能量需求

> **Miffiin-St.Jeor 方程**
> **男性**:总能量消耗(kcal/d)=［体重(kg)×10+身高(cm)×6.25-年龄×5+5］×体力活动系数
> **女性**:总能量消耗(kcal/d)=［体重(kg)×10+身高(cm)×6.25-年龄×5-161］× 体力活动系数
> **体力活动系数**
> 1.200 = 久坐不动(很少或没有运动)
> 1.375 = 轻度活动(每周 1~3 天的轻度锻炼或运动)
> 1.550 = 适度运动(每周进行 3~5 天适度锻炼或运动)
> 1.725 = 非常剧烈(每周进行 6~7 天的剧烈运动)
> 1.900 = 额外的活动(非常艰苦的锻炼或运动和体力劳动)

- 食物计划应该符合《美国居民膳食指南》的建议(参见第 1 章的图 1.5)。

没有必要使用特殊的"减重食品"。所有的食物都可以适度地纳入一个合理的减重计划并置于整体计划中。

分配平衡和份额控制　把一天的食物平均分配到包括早餐的 4~5 餐或加餐中,避免不吃饭,确保健康的饮食习惯[36]。饥饿感通常每 4~5 个小时就会达到顶峰。如果一个人一天中有某些"问题时间"(无法按时吃饭),在这些时间准备一些简单的零食有助于保持平衡。长时间不补充能量会导致低血糖和强烈的饥饿感后的暴饮暴食,通常是快速和容易获得的食物,通常是高能量的"垃圾食品"。均衡的膳食和健康的零食需要有远见的计划和准备。

持续摄入不适当的大份量食物导致许多人的能量摄入不平衡。在家或外出吃饭都可能会有问题,所以尽量使用较小的盘子和杯子,购买一半,或在用餐开始时打包一半食物。份量大小和份量控制是一个合理的饮食计划的重要因素。

食物指南　美国营养与饮食学学会出版了一本名为《选择你的食物:体重管理的食物清单》的书,其中的食物交换清单遵循《美国居民膳食指南》这个基本的食物交换系统对于比较食物的营养价值和分量、食物选择的多样性和基本的膳食计划是一个很好的参考指南。表 15.2 提供了满足 12 种不同能量水平营养需求的食物计划示例。MyPlate 指南(参见第 1 章的图 1.4)也提供了一些关于选择健康食品和饮料的建议。总体的食物指南应该包括大量的水果和蔬菜,全谷物和瘦肉蛋白,同时降低食物的能量密度,并且选择水为理想饮料。考虑到与减重和维持体重相关的变量的复杂性,RDN 与客户合作创建个性化的饮食计划是最有效的。

预防的方法　预防体重增加是健康体重管理最有效的方法。在肥胖形成之前,支持年轻的父母和孩子选择健康的生活方式,有助于预防成年后的许多问题。这种支持和指导应包括早期营养咨询和教育,这有助于建立积极的健康习惯,特别是以健康的饮食行为和通过积极玩耍和体育活动为整个家庭增加锻炼的形式。许多针对幼儿的项目,如学前教育、学校早餐和午餐项目、妇女、婴儿和儿童特别补充营养项

案例研究
能量平衡和体重管理计划

答案见附录 A。

一位 27 岁的女会计师因为长工作时间和 2 岁的儿子在家的原因而过着久坐的生活。她重 77.1kg，身高 168cm。她平均食物摄入量约为 2 400kcal/d。

分析问题

1. 使用 Mifflin-St.Jeor 方程选择她当前的能量需求。总能量消耗(kcal/d)=[体重(kg)×10+身高(cm)×6.25-年龄×5-161]×体力活动系数

　　a. 1 830kcal/d　　　　b. 1 720kcal/d
　　c. 1 900kcal/d　　　　d. 1 550kcal/d
　　e. 2 000kcal/d

2. 从提供的选项列表中进行选择，为以下陈述中缺少的信息选择最合适的选项。

使用 Mifflin-St. Jeor 方程估计她的能量需求，与她目前的能量需求相比，患者目前处于_____能量平衡，导致体重_____。

选项	
正的	增加
保持	负的
减轻	维持

她是一名大学运动员，直到现在从未与体重作过斗争。她想通过调整能量平衡的方式以一种健康、长期的方式减重。她想减脂，但担心失去肌肉质量。

3. 选择她每天应该减少的卡路里(不增加运动量)，以达到每周减掉 0.454kg。

　　a. 250kcal
　　b. 1 200kcal
　　c. 500kcal
　　d. 350kcal
　　e. 400kcal
　　f. 100kcal

4. 画×帮助她辨别可以减少能量以建立负能量平衡的有效和无效做法。

做法	有效	无效
增加体力活动		
减少能量>500kcal/d		
遵循健康的饮食模式,食用多样化的食物		
在电视机前吃饭		
增加久坐时间		
选择适当的能量限制≤500kcal/d		
食用能量密集的食物		
摄入更少的能量然后消耗掉		
增加运动		

5. 从提供的选项列表中进行选择，为以下陈述中缺少的信息选择最合适的选项。

基于患者的担忧，她应该考虑长期_____运动时间，以促进机体使用_____作为能源物质而不是肌肉。

选项 1	选项 2
无氧	脂肪
抗阻	糖原
有氧	酮体

6. 选择最好的评估工具来衡量减重计划的效率和患者减重的进展。

　　a. BMI、身体成分、腰围
　　b. 身体成分、体重、体脂百分比
　　c. 腰围、身高、年龄
　　d. 体重、年龄、身高
　　e. BMI、体重、年龄
　　f. 身体成分、体脂百分比、瘦体重百分比

目(WIC)(见第 13 章)，都通过对父母和儿童的教育和预防来解决肥胖问题。

食品错误信息和时尚

"食品时尚"是指一种广泛流行的时尚或追求。"食品时尚"是一种未经科学证实的信念，它认为某些食物可能会在特定的社区或社会中持续一小段时间。"谬论"这个词的意思是"欺骗性的、误导的或错误的概念或信念"。食物谬论是食品流行背后的错误或误导性的信念。"江湖郎中"(quack)这个术语是 quick salver 的缩写，几个世纪前，荷兰人用这个词来形容那些出售毫无价值的药膏、神奇的长生不老药和万灵药的伪物理学家或伪教授。在医学、营养学和相关的健康领域，庸医是一种带有欺诈性的伪装者，他们声称拥有他或她并不能真正拥有的技能、知识或资格。这种庸医的动机通常是为了钱，庸医利用骗局来满足他或她的受害者的生理和情感需求。

关于食物的不科学陈述常常会误导消费者，导致不良的饮食习惯。虚假信息可能来自民间传说或欺诈。然而，赋予个人识别错误信息的能力可以帮助他们根据负责任的营养专业人士提供的循证营养指南做出正确的食物选择。

食品时尚

食品宣传类型

食品时尚者会对某些食物进行夸张的宣传。这些主张通常可以分为以下 4 类。

1. 食物治疗：某些食物可以治疗特定的疾病。
2. 有害食物：某些食物食用后会造成伤害。
3. 食物搭配：特殊的食物搭配既能恢复健康，又能有效减重。
4. 天然食品：只有"天然"食品才能满足身体需要，预防疾病。"天然"一词通常指未加工或最低限度加工的产品，不含人工成分、着色成分或化学防腐剂。然而，在食品术语中，"天然"成分的定义并没有得到普遍认可。有些人认为所有加工食品都不健康，包括那些经过强化或强化的食品。

错误的主张

错误的主张需要仔细审查。表面上看，它们似乎是关于食物和健康的简单表述。然而，进一步的观察发现，他们关注的是食物本身，而不是食物中的特定营养物质，这些营养物质是生命和健康的实际生理调节剂。有些人可能对特定的食物过敏，应该避免食用。此外，某些食物可以提供相对大量的营养物质，因此是这些营养物质的良好来源。记住，人们需要特定的营养物质，而不一定是特定的食物。

危险

为什么卫生保健工作者要关注饮食时尚及其对饮食习惯的影响？流行食物会造成什么危害？流行食物通常会带来四种可能的负面影响。

对健康的危险 对健康负责是根本。然而，自我诊断和自我治疗可能是危险的，特别是当这种行为的来源有问题时。通过这样的过程，真正患有疾病的人可能错失适当医疗的机会。欺骗性的治疗方法误导了许多病人和焦虑的人，并延误了有效的治疗。

花费 时尚人士使用的一些食物和补充剂是无害的，但许多都很昂贵。把钱花在无用的东西上就是浪费。当经济紧张时，一个家庭可能会忽视购买满足基本需求的食物，而试图购买一种"神奇疗法"。

缺乏可靠的知识 错误信息阻碍了个人和社会的发展，忽视了科学的进步。某些迷信的长期存在会不利于健康方面的合理教育。

对食品市场的不信任 人们应该注意自己的食物环境，但全盘否定所有现代食物产品是没有道理的。人们必须采取明智和合理的方法来满足他们的营养需求。

答案是什么？

我们如何才能抵制那些与食物流行、错误信息有关的饮食习惯呢？有用的指导的基础是个人的信念、实践和热情。以下是积极教学的方法。

使用可靠的来源

良好的背景知识是必不可少的，应该包括以下策略：

- 了解正在推广的产品及其背后的人或公司。
- 了解人体生理学和生物化学机制。
- 了解科学的解决问题的方法（例如，收集事实，识别问题，确定合理的解决方案或行动，执行它，并评估结果）。

完善的社区资源包括：

- 推广教育者通过州和县推广服务办公室在社区工作，并指导非常成功的社区营养活动，如扩大食品和营养教育计划。这些专家制定了许多食品和营养指南，特别是针对那些受教育程度有限或以英语为第二语言的人。
- 美国食品药品管理局和美国农业部（USDA）制作了许多与食品和营养相关的免费教育材料（见第 13 章）。
- 公共卫生营养师和位于县和州公共卫生办公室的营养师，作为特殊项目（如 WIC）的一部分，可以提供信息。
- 当地医疗保健中心为住院病人、门诊诊所和私人诊所提供服务的营养师也是宝贵的资源。可在全国营养网络的营养与饮食学会找到一位专家。

对人类需求的认识

考虑食物和食物仪式可以帮助满足情感需求。这些需求是生活的一部分，它们可以对营养教学产生积极的影响。即使一个人用食物作为情感支柱，这种情感需求仍然是真实的。在没有提供更好、更明智的支持之前，永远不要撤掉支柱。食物和所有与之相关的事物构成了生活的基本乐趣。在作为乐趣的食物和作为燃料的食物之间保持平衡，是确定食物在人类需求方面的作用的挑战。健康饮食的制定必须考虑到所有这些人类需求；这可能涉及专业的帮助，比如行为治疗师提供的帮助。

利用任何机会提供合理的营养和健康信息，无论是正式的还是非正式的。了解前面描述的可用资源。培养沟通技巧，避免单调，运用良好的想象力。

科学思考

即使是非常小的孩子也可以使用解决问题的方法来探索日常食物行为的选择。孩子天生好奇。他们不断地问：为什么？——他们经常寻找证据来支持他们听到的陈述。在任何情况下，评估主张都有 3 个基本问题：①你是什么意思？②你怎么知道的？③你有什么证据？

食品与营养科学联盟是由 7 个专业科学学会组成的伙伴关系，它们联合起来传播合理的营养信息。该组织发布了 10 条警示信息，以帮助引导消费者在营养和健康问题上做出明智的决定（框 15.4）。当评估各种饮食、补充剂和其他与营养相关的流行饮食的报告和声明时，这个列表是一个很好的指南。

了解负责任的官方机构

FDA 在法律上负责控制在美国销售的食品和药品的质

框 15.4　食品与营养科学联盟的垃圾科学的 10 个危险信号

> 1. 承诺快速解决问题
> 2. 来自单一产品或方案的危险警告
> 3. 听起来好得令人难以置信的说法
> 4. 复杂研究得出的简单结论
> 5. 基于单一研究的建议
> 6. 被知名科学组织驳斥的戏剧性言论
> 7. "好"和"坏"食物清单
> 8. 为帮助销售产品而提出的建议
> 9. 基于未经同行评审发表的研究的建议
> 10. 忽略个体或群体差异的研究建议

Reprinted from the Food and Nutrition Science Alliance (FANSA). (1995). *10 Red flags of junk science*. Chicago:FANSA.

量和安全。然而,这是一项艰巨的任务需要公众的帮助。其他政府、专业和私人组织可以提供额外的资源。

体重不足

普遍原因和治疗方式

体重过轻和超重都可能导致健康问题。虽然在发达国家,普遍营养不良和过度消瘦的问题不像超重和肥胖那么常见,但它确实会发生,而且通常与不良的生活条件或长期疾病有关。体重不足是指比既定身高和年龄的平均体重低 10% 以上;低于平均体重 20% 以上会引起严重的健康问题。可能产生生理和心理上的影响,特别是在幼儿当中(例如,受到损害的免疫力、力量和整体健康)。

原因

体重不足与引起一般营养不良的情况有关,包括以下情况。

- 消耗性疾病:长期疾病,伴有慢性感染和发热,使 BMR 升高。
- 食物摄入量不足:由于心理因素导致的食物摄入量减少,导致一个人拒绝进食,食欲缺乏,或个人贫穷和获得食物的途径有限。
- 吸收不良:由于慢性腹泻、胃肠道病变、过度使用泻药或药物营养相互作用而导致的营养吸收不良。
- 激素失衡:甲状腺功能亢进或其他各种激素失衡,增加身体对能量的需求。
- 负能量平衡的情况:相对于能量需求而言,能量摄入不足。可能是由于大量增加的体力活动而没有相应增加的食物或缺乏可用的食物供应。
- 糟糕的生活状况:不健康的家庭环境导致饮食不规律和不足,吃饭被认为是不重要的,对食物存在漠不关心的态度。

饮食治疗

对体重过轻和营养不良的病人进行特殊营养诊疗以重建身体组织和恢复健康是必要的。食物计划应适应每个人的独特情况,涉及个人需求、生活状况、经济需求或任何潜在疾病。根据每个人的耐受性,膳食目标是增加能量和营养的摄入,并坚持以下需求:

- 能量和营养密集饮食:超过特定年龄和性别的标准要求。
- 高蛋白:重建组织。
- 高碳水化合物:以容易消化的形式提供主要的能量来源。
- 适量脂肪:提供必需脂肪酸,补充能量,但不超过耐受极限。
- 维生素和矿物质的良好来源:当个体缺乏时,可以通过多种营养密集的食物和膳食补充剂来提供。

富含营养的正餐和零食由你喜欢的食物以及各种诱人的食物组成,可以帮助恢复食欲,增加吃更多东西的欲望。一个基本目标是帮助建立良好的长期饮食习惯,以改善营养和体重状况。长期护理机构的人员尤其容易遇到体重降低的问题,他们有特殊的需求(见临床应用"长期护理机构中老年人的体重下降问题")。这个康复过程需要为客户和家庭提供个体化的咨询,以及实用的指导和支持。在某些情况下,管饲喂养或静脉喂养(例如,肠外营养)可能是必要的(见第 22 章)。

理想的增重包括瘦肉组织和脂肪组织。为了增加肌肉,体育锻炼必须是治疗的一部分。阻力训练可以增加瘦肉组织,进而促进食欲。根据个人的愿望,各种各样的举重和力量训练项目被鼓励作为健康增重的重要组成部分。

饮食失调

为了讨论紊乱或不正常的饮食,我们必须首先定义"正常饮食"。正常饮食是指一个人有能力做以下事情:

- 饿了就吃,饱了就停。
- 在食物选择上表现出适度的克制。
- 认识到暴饮暴食和饮食不足有时是可以接受的,并相信他或她的身体会建立一种平衡。
- 能够灵活安排自己的饮食时间。

饮食失调是一种不正常的饮食模式,它可以包括各种亚临床问题。这种类型的饮食或思维模式可以从不常见的短暂发作,到更常见的,如**其他特定的进食或进食障碍**,或持续到足以满足饮食障碍的诊断标准。饮食失调可能包括对摄入脂肪的不可克服的恐惧,也可能包括无法在公共场合进食。家庭和个人的紧张关系以及社会对以瘦为美的审美压力可能会导致严重的身体形象认识障碍和饮食问题。这会将紊乱的饮食行为发展成为临床饮食失调的地步。3 种最常见的饮食失调是**神经性厌食症**、**神经性贪食症**和**暴食症**(框 15.5)。

营养与饮食学学会将饮食障碍描述为精神疾病,诊断标准基于心理、行为和生理特征[41]。神经性厌食症是所有精神疾病中过早死亡率最高的。厌食症患者全因死亡的风险是一般人群中其他女性的 2.8 倍,死于自杀的可能性是其他女性的 3.1 倍[42]。研究还表明,患有其他精神疾病,尤其是与药物滥用有关的精神疾病的进食障碍患者的死亡率更

长期护理机构中老年人的体重下降问题

65 岁及以上的成年人口正在迅速增加。未来十年人口增长最快的将是 85 岁以上的老年人,其中许多老年人需要在疗养院进行长期护理。

老年居民遇到的问题之一是体重过低和无意识的快速体重降低。这些情况可能会成为严重的健康问题,它们是可能导致疾病和死亡的营养不良的敏感指标。由于体重减轻是临床环境中发病率和死亡率的重要预测因素,因此早期和持续观察以评估需求非常重要,特别是与导致体重减轻的因素有关。

一般来说,以下因素会导致该人群体重减轻:①衰老代谢变化的身体影响;②疾病对身体的影响;③某些改变进食数量和种类的因素。由于代谢异常、味觉改变、食欲不振、恶心和呕吐,身体疾病(例如癌症)会导致体重极度下降。其他影响体重的疾病包括胃肠道问题、不受控制的糖尿病、心血管疾病(例如充血性心力衰竭)、肺部疾病、感染和酗酒。心理因素或精神疾病也可能导致营养不良和体重减轻,包括抑郁、痴呆、精神错乱、淡漠和食欲不振。营养缺乏(例如,低水平的叶酸和复合维生素 B)以及蛋白质能量营养不良会导致精神状态改变。特定的营养支持可以纠正这些情况。

以下额外的生理、心理和社会因素可能会影响食物摄入量和体重,从而导致老年人营养不良。

- 身体成分变化:随着年龄的增长,身高和体重逐渐下降。体重通常在男性 34~54 岁和女性 55~75 岁达到峰值,之后通常会下降。体脂损失在很大程度上是微不足道的。体重减轻的原因之一是体内水分减少,部分原因是正常口渴机制的减弱。因此,为了保持液体状态,临床医生和护理人员必须经常提供水并鼓励饮水,因为口渴不能保证足够的水摄入量。持续注意液体摄入也有助于解决老年人口干症(即口干)的常见问题。口干症是由于唾液分泌不足导致进食困难,从而导致营养不良。肌肉也随着年龄的增长而下降,这导致基础代谢率降低,身体活动和能量需求减少。因此,鼓励任何可能增加的体力活动和营养丰富的食物的使用。
- 味觉变化:味蕾的再生随着年龄的增长而减慢,但其程度和对食物摄入的影响差异很大。嗅觉也会随着年龄的增长而下降,并可能对味觉产生负面影响。因此,在食物制备中使用更多的调味料和调味剂是有帮助的。
- 牙齿问题:大约一半的美国人在 65 岁时失去了部分或全部牙齿。许多人有假牙,但经常出现咀嚼问题。疗养院的居民经常报告咀嚼、咬和吞咽问题,这些问题会影响进食和充足的食物摄入。对特定需求和牙科护理解决方案的评估有助于纠正饮食问题。
- 胃肠道问题:胃排空延迟可能导致腹胀和食欲不振。胃分泌物减少,包括盐酸,可能会阻碍蛋白质、维生素 B_{12}、叶酸和铁的吸收,从而导致贫血和食欲不振。便秘是一种常见的主诉,通常会导致依赖泻药并干扰营养吸收。增加膳食纤维、液体和身体活动有助于提供更自然的方法来恢复正常的排便。
- 药物-营养素相互作用:老年人经常服用一些处方药和非处方药,其中一些是厌食、恶心和呕吐的直接原因。其他药物是间接原因,因为它们会导致营养吸收不良;这会导致营养缺陷,进而反过来导致厌食和体重减轻。老年患者的药物治疗应包括持续的医疗、营养和护理关注,以确保合理使用。
- 功能障碍:进食困难可能会妨碍或改变老年人摄取足够食物的能力。这些问题可能从难以将食物放入口中和吞咽困难的相关功能障碍(例如,通常需要训练有素的治疗师)到依赖贴身护理提供的喂养帮助。
- 社会问题:社会经济问题经常涉及老年人的护理。受过专门培训的老年社会工作者可以帮助获得可能的经济援助。社会孤立感也会导致食物摄入量减少。家庭支持,与疗养院工作人员和居民的接触,以及尽可能多地参与集体活动是有帮助的。老年医疗机构的卫生保健工作者需要继续接受教育,提高他们对患者体重过轻和意外体重减轻的潜在危险的认识。患有急慢性疾病和功能障碍的老年人面临最大的营养相关问题。这些客户需要持续的营养评估和体重监测。当营养不良的风险明显时,应放宽或停止对"特殊饮食"的一些限制,以增加营养摄入,使饮食尽可能愉快。

高[42,43]。饮食失调症比较隐私,而且调查往往样本量小;因此,很难对人口流行情况作出真实的估计。研究表明,饮食失调在男性中发生的频率低于女性,通常涉及以肌肉为导向的身体形象和达到理想肌肉而紊乱的饮食模式,而不是女性普遍追求的瘦[44]。人们常常对饮食失调的本质以及对饮食失调患者及其周围人的影响存在误解。框 15.6 列出了关于饮食失调的 9 个真相。大多数临床饮食失调都有类似的风险因素,都与遗传或环境因素有关。这些风险因素包括:

- 社会文化影响:瘦的理想化,感知到的瘦的压力,瘦的理想内化,和否认瘦的理想的代价[45]。
- 人格特征:消极情绪(焦虑、愤怒),完美主义;暴饮暴食,节食,消极的紧迫感、冲动,特别是患有神经性贪食症和暴食症的患者痛苦时[45,46]。
- 神经认知过程:认知灵活性下降(无法在多个任务之间切换),运动或认知抑制控制,以及血清素失调[47,48]。
- 儿童虐待:所有类型的儿童虐待都与饮食失调的风险增加有关。在男性中,性虐待和身体忽视的关系最强,而在女性中,性虐待和情感虐待的关系最强[49]。

框 15.5　饮食失调的诊断标准

神经性厌食症

表现出以下部分或全部特征的个人符合神经性厌食症的诊断标准：

A. 他们将能量摄入限制在远低于身体所需的水平。这种限制导致身体体重明显低于医疗保健提供者对其年龄、性别、发育状态和身体健康的预期体重。

B. 他们极度害怕体重增加或变胖；或者尽管他们目前的体重状况明显低于最低预期体重，仍坚持预防体重增加的行为。

C. 他们会经历以下一种或多种情况：他们感知体重或体型的方式受到干扰，他们的体型和体重错误地影响了他们的自我评估，或者他们继续否认他们目前低体重的严重性。神经性厌食症的诊断，医疗保健提供者可能会进一步将患者分类为以下两种类型。

1. 限制型：此类别的个体通过能量限制或过度运动来建立并保持非常低的体重（即，他们在过去 3 个月内没有经常进行暴饮暴食或催吐行为）。

2. 暴食型/催吐型：此类别中的个人在过去 3 个月内经常进行重复性暴食和催吐行为。

神经性贪食症

表现出以下部分或全部特征的个体符合神经性贪食症的诊断标准。

A. 他们经历反复发作的暴饮暴食，其特征如下：

• 他们在不连续的时间段内（例如，在任何 2 小时内）消耗的食物量比大多数人在类似情况或时间量下的消耗量要多。

• 在暴饮暴食期间，他们在进食时感到缺乏控制（例如，有一种无法停止进食或无法控制自己吃什么或吃多少的感觉）。

B. 他们反复使用不适当的补偿行为来防止体重增加，例如自我抠吐；滥用泻药、利尿剂或其他药物；禁食；过度运动。

C. 他们经历暴食发作和不适当的补偿行为，平均每周一次，持续 3 个月。

D. 他们的体型和体重不合理地影响了他们的自我评价。

E. 他们不会只在神经性厌食症发作期间经历这些障碍。

暴饮暴食症

表现出以下部分或全部特征的个体符合暴食症的诊断标准。

A. 他们经历反复发作的暴饮暴食，其特征如下：

• 他们在不连续的时间段内（例如，在任何 2 小时内）消耗的食物量比大多数人在类似情况或时间量下的消耗量要多。

• 在暴饮暴食期间，他们在进食时感到缺乏控制（例如，有一种无法停止进食或无法控制自己吃什么或吃多少的感觉）。

B. 美国精神病学协会将暴饮暴食描述为与以下至少 3 个特征相关的事件：

• 吃到不舒服的饱胀。

• 即使身体并不饿也进食大量食物。

• 吃得比平时快。

• 因为对自己的进食量感到尴尬而单独进餐。

• 在暴饮暴食后会感到厌恶、抑郁或内疚。

C. 他们因暴饮暴食而感到痛苦。

D. 他们平均每周经历一次暴食发作，持续 3 个月。

其他特定的进食或进食障碍

该诊断适用于饮食失调但不符合其他任何特定饮食失调诊断标准的个体

例如：

A. 他们符合神经性厌食症的所有诊断标准，除了他们的体重保持在或高于正常体重范围（无论是否有显著的体重下降）。

B. 他们符合神经性贪食症的所有诊断标准，但暴食和不适当的代偿机制发生的频率低于每周一次或持续时间少于 3 个月。

C. 他们符合暴食症的所有诊断标准，但暴食发作的频率低于每周一次或持续时间少于 3 个月。

D. 他们经常使用不适当的补偿行为，但没有暴食发作。

E. 他们反复经历夜食综合征，即他们在晚餐后或从睡眠中醒来时消耗大量食物。

Modified from the American Psychiatric Association. (2013). *Diagnostic and statistical manual of mental disorders* (5th ed., text revision). Washington, DC: American Psychological Association Press.

框 15.6　关于饮食失调的九点真相

1. 许多饮食失调的人看起来很健康，但可能病得很重。
2. 家人不应该受到责备，可以成为客户最好的治疗盟友。
3. 饮食失调诊断是一种破坏个人和家庭功能的健康危机。
4. 饮食失调不是选择，而是严重的受生物学影响的疾病。
5. 饮食失调影响所有性别、年龄、种族、民族、体型和体重、性取向和社会经济地位的人。
6. 饮食失调会增加自杀和医疗并发症的风险。
7. 基因和环境在饮食失调的发展中起重要作用。
8. 基因本身并不能预测谁会患上饮食失调。
9. 饮食失调完全康复是可能的，早期发现和干预很重要。

From Schaumberg, K., et al. (2017). The science behind the Academy for Eating Disorders' nine truths about eating disorders. *Eur Eat Disord Rev*, 25(6), 432-450.

神经性厌食症

估计终生神经性厌食症的患病率为 0.8%（男性为 0.12%，女性为 1.4%）[50]。这种复杂的心理障碍导致了自我强迫的饥饿。除了框 15.5 提供的诊断标准外，表 15.3 列出了一些与神经性厌食症和神经性贪食症相关的临床症状。神经性厌食症的一些特征包括[51,52]：

- 体重低
- 限制能量摄入
- 害怕体重增加
- **身体畸形障碍**
- 焦虑或抑郁
- 不合群
- 完美主义
- 低自尊

所有形式的饮食失调都需要一个跨学科的团队来成功治疗。恢复健康的体重和正常的饮食模式是针对神经性厌食症的关键营养治疗目标。

神经性贪食症

估计终生神经性贪食症的患病率为 0.28%（男性为 0.08%，女性为 0.46%）[50]。暴食症是一种饮食失调，包括反复暴饮暴食，然后通过一个或多个代偿机制来清除身体多余的能量。代偿机制包括自我诱发呕吐、滥用泻药、胰岛素误用、减重药、严格节食或禁食以及过度运动。暴饮暴食的成分会因人而异，但它通常涉及在短时间内摄入过多的食物。催吐行为引起的口腔和牙齿问题可能包括口腔黏膜刺激、唾液分泌减少（口干症）和不可逆的牙釉质侵蚀。表 15.3 提供了其他临床体征和症状。

与神经性厌食症患者相比，神经性贪食症患者往往不被注意和诊断。他们的体重一般在正常范围内，但可能会波动。神经性贪食症的一些特征包括以下几点[53]：

- 负面的自我评价
- 父母的影响，比如对体重的评价
- 父母肥胖
- 儿童期肥胖
- 高度使用逃避-回避式应对方式

- 社会焦虑
- 儿童期性虐待或身体虐待
- 抑郁症状

消除暴饮暴食和催吐是神经性贪食症患者的关键营养治疗目标。

暴食症

估计终生暴食症的患病率为 0.85%（男性为 0.42%，女性为 1.25%）[50]。这种饮食失调包括没有补偿行为的暴饮暴食。这种类型的暴食通常发生在压力或焦虑之后，作为一种情绪化的饮食模式，以减轻或缓解痛苦或紧张的感觉或体验。患有暴食症的人通常超重或肥胖，并经常患其他慢性疾病[54]。暴饮暴食症的一些特征包括[55]：

- 高度关注体型、体重和饮食
- 负面的自我评价
- 完美主义
- 儿童期肥胖
- 更强的享乐性饥饿感和不因能量需求而为快乐进食的动机
- 抑郁、焦虑或注意力缺陷/多动障碍
- 药物滥用障碍
- 身体虐待和性虐待

消除暴饮暴食发作是暴饮暴食障碍患者的关键营养治疗目标。治疗可能包括心理治疗、行为减重治疗和精神药理学。

其他特定的喂养或进食障碍：未严重到神经性贪食症或神经性厌食症诊断标准的饮食紊乱。

神经性厌食症：是一种对食物的极端心理生理厌恶，会导致危及生命的体重减轻；一种由对肥胖的病态恐惧引起的精神病性饮食失调，其中当一个人的身体因自我饥饿而营养不良和极度消瘦时，扭曲的身体形象会反映为肥胖。

神经性贪食症：是一种与人对肥胖的恐惧有关的精神性饮食失调，在这种情况下，进食大量食物与之后出现的补偿机制（例如，自我催吐、使用利尿剂和泻药）会形成恶性循环，以维持"正常"的身体重量。

暴食症：一种精神性进食障碍，其特征是每周至少发生两次暴食发作，持续 6 个月。

身体畸形障碍：对身体缺陷的一种感知困扰。

表 15.3　与饮食失调相关的症状和体征

常见的	体重明显减轻或波动、怕冷、虚弱、疲劳或嗜睡、头晕、昏厥、潮热或出汗
口腔和牙齿	口腔外伤或撕裂伤、髓周溶解症、龋齿、腮腺肿大
心肺	胸痛、心悸、体位性心动过速或低血压、呼吸困难、水肿
胃肠道	上腹不适、腹胀、早饱、胃食管反流、呕血、痔疮及脱肛、便秘
内分泌	闭经或月经稀发、性欲低下、应力性骨折、骨矿物质密度低、不育
神经系统	抑郁、焦虑、强迫症状和行为、记忆力减退、注意力不集中、失眠、自残、癫痫发作、有自杀念头
皮肤	脱发、胡萝卜皮病、老茧，自发呕吐所致的瘢痕、头发和指甲脆弱

Modified from Academy for Eating Disorders' Medical Care Standards Committee.（2016）. *Eating disorders: A guide to medical care*（3rd ed.）. Reston, VA: Academy for Eating Disorders.

治疗

　　这些心理障碍需要由熟练的专业人员组成的团队进行治疗,包括医生、心理学家和营养师。即使经过最好的护理,恢复也是缓慢的,很少能被治愈。许多饮食失调症的患者一生都对食物和体重有持续的关注。

　　患有进食障碍的病人通常会有神经系统障碍。最初的理论是这些化学干扰是饮食行为紊乱的原因。然而,当病人恢复正常体重和饮食模式时,通常神经化学也会恢复正常。因此,治疗饮食失调首先要解决的问题之一是让患者有一个健康的体重。当患者的神经障碍较少时,心理治疗更成功。接下来,专业团队必须共同努力,去恢复饮食习惯和对食物的态度,优化身心健康,治愈内心和人际问题。包括朋友、家人和健康护理专业人员在内的持续支持对长期治疗至关重要。

章节回顾

总结

- 在传统的医学模型中,肥胖是一种疾病和健康危害,在某种情况下确实如此。现代方法使用以人为本的积极健康模块,强调全身健康的重要方面。
- 为超重或体重不足的人规划体重管理计划必须考虑个人的新陈代谢和能量需求。该计划还考虑了个人的食物选择和习惯,和生命周期不同阶段的脂肪组织需求。
- 减重计划的重要方面包括改变饮食习惯和增加身体运动。
- 食品时尚和一些错误信息在社会各个方面越来越流行。识别有害做法并提供准确信息是医疗保健提供者的基本职能。
- 过瘦是健康问题的一个原因。各种医学和心理状况可能导致营养不良和体重不足。
- 饮食失调需要专业的团队治疗,包括医疗、心理和营养护理。

复习题

　　答案见附录 A。

1. 身高 160cm 的女性的理想体重范围是_____。
　　a. 40.8~45.4kg　　　　　　b. 45.6~52.3kg
　　c. 47~57.4kg　　　　　　　d. 157.4~62.1kg

2. Casey 超重了 9kg,她想为高中同学聚会减重 4.5kg。她应该从什么时候开始改变她的饮食和锻炼习惯,以促进健康和达到减重的目标?
　　a. 至少在聚会前 2 个月
　　b. 至少在同学会前 10 周
　　c. 至少在聚会前 4 周
　　d. 至少在聚会前 10 天

3. 健全的体重管理计划包括_____。
　　a. 体重逐渐减轻,营养摄入充足
　　b. 清除体内毒素的禁食期
　　c. 最少的碳水化合物摄入量
　　d. 使用市场上控制份量的产品

4. _____对减去多余的体脂并增加瘦体组织是有益的。
　　a. 低碳水化合物饮食　　b. 有氧运动
　　c. 蛋白质补充剂　　　　d. 减重手术

5. 为因吸收不良而体重不足的患者制订的膳食计划包括_____。
　　a. 高蛋白、高脂肪的食物
　　b. 高蛋白、低碳水化合物的食物
　　c. 高蛋白、高能量食物
　　d. 低蛋白、高脂肪的食物

案例分析题

　　答案见附录 A。

　　一位 22 岁的女性正在完成她硕士期间的第一个学期。她优先考虑优秀的平均学分绩点和身体形象。她不仅确保自己选择健康的食物,每周还去健身房 5 天,每次 1 小时。和朋友出去玩的时候,朋友注意到她吃的食物较少,而且痴迷于计算卡路里。在一次健身课程中,她感到脚部非常疼痛,并被诊断为应力性骨折。护士指出,患者在过去 4 个月内没有来过月经,而且她目前的体重比同年龄等身高的平均体重低 15%。她的母亲说,在过去的几个月里,她一直在称自己的体重。饮食回顾表明,她每天消耗大约 1 200kcal 的能量。

1. 从下面的选项中,选出使患者处于较高营养风险的所有因素。
　　a. 体重　　　　　　　　b. 能量摄入量
　　c. 运动模式　　　　　　d. 月经周期
　　e. 损伤　　　　　　　　f. 社会模式
　　g. 完美主义　　　　　　h. 份量
　　i. 食物选择

2. 根据所提供的信息,护士预计患者可能面临以下_____风险。
　　a. 神经性暴食症　　　　b. 暴饮暴食症
　　c. 神经性厌食症　　　　d. 厌食症
　　e. 其他特定的进食障碍

3. 画×辨别该患者转诊至哪些卫生专业人员是必要的或不必要的

健康专业人士	必要	非必要
医师		
体能教练		
健康教练		
注册营养师		
心理学家		
神经科医生		
营养师		

4. 在正确栏里画×辨别对患者有益和有害的健康教育

健康教育	有益	有害
食用富含能量和营养的饮食,以实现健康的体重		
食用鸡蛋、瘦肉、豆类和大豆等食物来重建组织		
多吃你一直避免的食物		
多喝液体补充剂,这样您就不必勉强进食		
选择面食、米饭和谷物等食物,以快速提供能量		
应该吃脂肪含量高的饮食,以提供必需脂肪酸并增加能量摄入量		
吃多样化的食物,并确保包括你最喜欢的食物		
应该避免食用任何富含饱和脂肪和添加糖的食物,如薯片和饼干		
应该限制碳水化合物,如米饭、面包和意大利面		

5. 对于以下评估结果,画×辨别护理和协作团队的干预有效(有助于达到预期结果)和无效(没有帮助达到预期结果)。

评估结果	有效	无效
治疗 2 周后体重增加了 2.27kg		
每天吃 3 顿饭		
食用各种水果和蔬菜		
大量进食后感到苦恼		
每天称 2 次体重		
食用类似甜点的食物后催吐		
避免酸奶、油、鳄梨和奶酪这样的食物		
每天去健身房 2 次,每周去 7 次		
开始在笔记本上记录情绪		
与家人和朋友一起吃饭		

(郭欣 译,陈伟 审校)

第16章
营养与身体健康

Kary Woodruff PhD,RDN,CSSD

内容提要

- 有规律的身体活动是整个生命周期健康生活方式的重要组成部分。
- 久坐的生活方式可引起身体不适和慢性疾病。
- 健康的个人锻炼计划包括力量运动和有氧运动。
- 不同水平的身体活动利用不同的体内能量来源。

本章阐述了均衡的营养和身体活动是整体健康生活方式的重要组成部分。两者都可以降低与慢性病相关的风险，并且都是治疗慢性病的重要疗法。医疗保健提供者应在建立健康行为的同时，向客户提供合理的营养和身体素质指南。

身体活动建议和好处

指南和建议

科技的发展正在迅速减少身体活动作为必要日常生活一部分。许多现代化的便利设施（如电梯、电子信息设备）导致久坐的生活方式以及随之而来的诸多健康问题。只有23%的美国人达到有氧运动和肌肉力量运动的推荐指南，而且只有53%的成年人每周参加150分钟中等强度的身体活动，这是最低建议值[1]。

增加规律性身体活动的参与是一项国家健康目标。美国卫生与公众服务部在其"健康公民2030"中为美国人制定了营养和身体活动目标，以及许多其他与健康相关的目标。参加身体活动的目标列于方框16.1中[2]。除了这些目标之外，《美国居民身体活动指南》《美国居民膳食指南（2020—2025）》、"MyPlate"以及"膳食参考摄入量"阐述了定期参与身体活动的必要性。

身体活动与运动的不同之处在于以下定义[3]：

- 身体活动：由骨骼肌收缩产生的身体运动，能量消耗大大增加，高于基础水平。
- 运动：是一类有计划、结构化、重复性的身体活动，目的是改善或维持一项或多项体能。

《美国居民身体活动指南》包含以下4部分内容[3]：

- 强度：一个人做活动的努力程度。
  - 中等强度相当于快步行走。
  - 高强度相当于跑步或慢跑。
- 频率：一个人多长时间进行一次有氧运动。
- 持续时间（特指有氧运动）：一个人在任意一段时间内进行活动的时长。
- 组和重复（特指肌肉力量运动）：一个人进行肌肉力量运动

框16.1 "*Healthy People 2030*"身体活动目标

成年人

- 降低不进行休闲身体活动的成年人比例。目标：21.2%。
- 增加符合现行有氧运动和肌肉力量运动指南的成年人比例。
  - 增加成年人进行有氧运动的比例，满足现行基本健康益处的最低指导标准（即每周至少150分钟中等强度运动、每周至少75分钟高强度运动或同等组合）。目标：59.2%。
  - 增加成年人进行有氧运动的比例，达到更广泛的健康益处所需的水平（即每周300分钟以上中等强度运动、每周150分钟以上高强度运动或同等组合）。目标：42.3%。
  - 增加成年人每周两天或两天以上进行肌肉力量运动的比例。目标：32.1%。
  - 增加成年人进行有氧运动和肌肉力量运动的比例，满足最低指导标准。目标：28.4%。

青少年

- 增加青少年（9~12岁）进行有氧运动和肌肉力量运动的比例，满足现行身体活动指南。
  - 增加青少年进行有氧运动的比例，满足现行有氧运动指南（即每周7天至少60分钟身体活动）。目标：30.6%。
  - 增加青少年每周3天或3天以上进行肌肉力量运动的比例。目标：56.1%。
  - 增加青少年进行有氧运动和肌肉力量运动的比例，满足最低指导标准。目标：24.1%。

From U.S. Department of Health and Human Services. (2020). *Healthy People 2030*. Retrieved February 21, 2021.

（如举重）的次数。

《美国居民身体活动指南》如下[3]：

- 儿童和青少年：3~5岁学龄前儿童全天都应进行身体活动。6~17岁儿童和青少年应每天进行60分钟及以上的身体活动。

- 有氧运动:每天 60 分钟及以上的有氧运动,大部分应该是中等强度或高强度的有氧运动,每周至少 3 天进行高强度有氧运动。
- 肌肉力量运动:儿童和青少年每天进行 60 分钟及以上的身体活动,每周至少 3 天进行肌肉力量运动。
- 骨骼力量运动:儿童和青少年每天进行 60 分钟及以上的身体活动,每周至少 3 天进行骨骼力量运动。
- 成年人:成年人每天要多动少坐。有身体活动总比没有好,成年人只要参加身体活动都会对健康有一定的益处。
  - 为获得实质性的健康益处,成年人每周至少进行 150~300 分钟中等强度有氧运动、75~150 分钟高强度有氧运动或同等中等强度和高强度有氧活动组合。整个一周都进行有氧运动是理想的。
  - 每周 300 分钟以上中等强度有氧运动更有益于健康。

- 成年人还应进行所有主要肌群参与的中等强度或高等强度肌肉力量运动,每周至少两天,这对健康更有益。
- 老年人:成年人指南也适用于老年人。此外,以下为针对老年人制定的指南:
  - 老年人每周都应进行身体活动,尤其要进行一些平衡训练以及有氧运动和肌肉力量运动。
  - 老年人应该根据其健康状况来确定他们的身体活动水平。
  - 患有慢性病的老年人应了解他们的病情,以及如何影响他们安全地进行有规律的身体活动。
  - 当老年人由于慢性病不能每周进行 150 分钟中等强度的有氧运动时,他们应在身体条件允许的情况下尽可能地进行一些身体活动。

图 16.1 提供了如何将推荐活动纳入日常生活的建议。

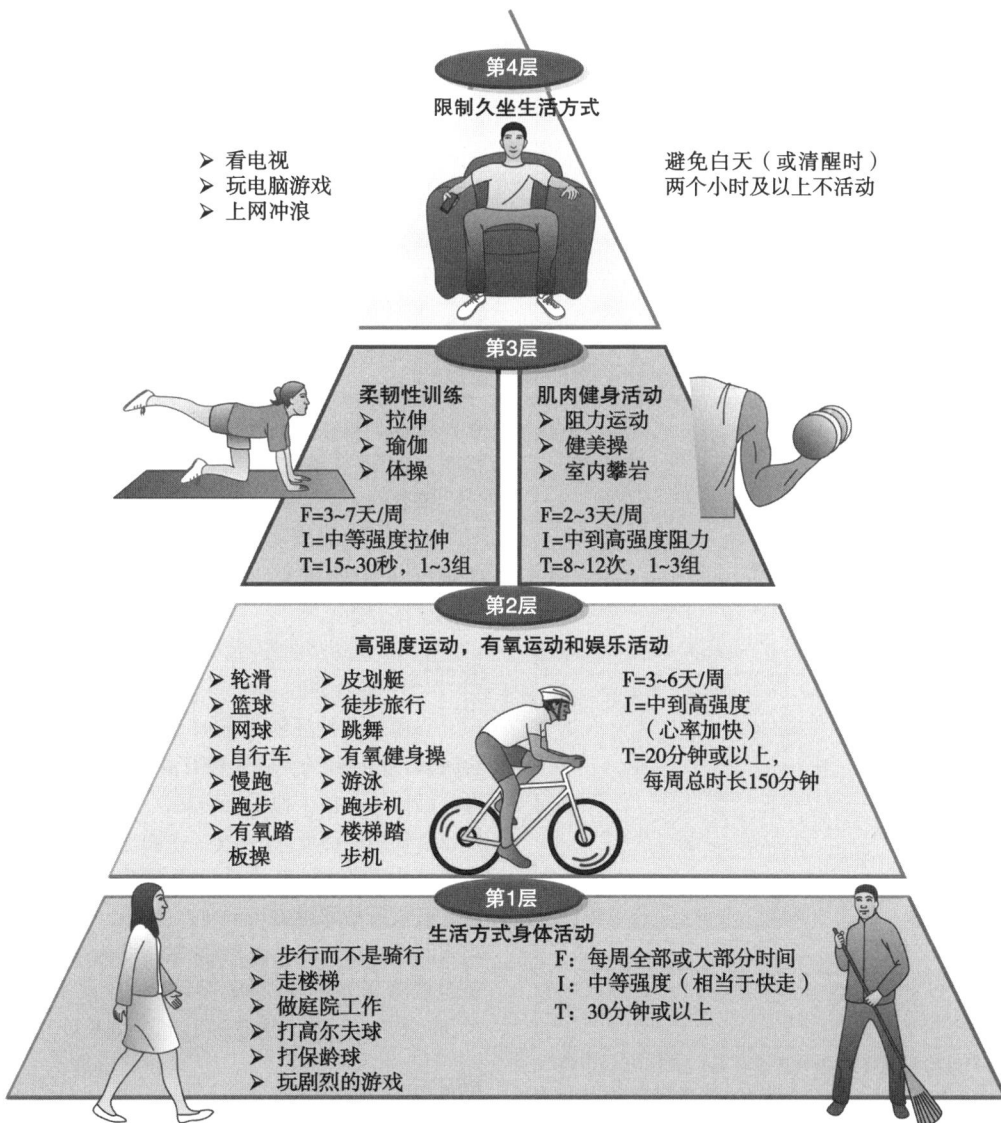

图 16.1 身体活动金字塔。F,频率;I,强度;T,时间

健康益处

所有人都可以通过个性化的计划形成健康的生活方式，以满足个人需求。制订定期的锻炼计划有助于活动的持续性。水上有氧运动、步行和其他低强度的锻炼深受欢迎，可以使更多的人参与其中（如不能举起重物或参加高强度有氧活动的人）。许多健身俱乐部的新成员都是老年人，他们的健康问题可能会通过适度锻炼得到改善。定期锻炼有助于健康管理，降低患慢性病的风险，促进独立性，提高生活质量（框 16.2）。

对大多数人来说，身体活动不应引起健康问题或危害。运动专业人员运动前健康筛查问卷（Exercise Pre-participation Health Screening Questionnaire for Exercise Professionals）旨在识别少数不适宜进行身体活动的成年人，或应获得最适合他们的活动类型体检合格证明的成年人（图 16.2）[4]。所有的卫生保健从业人员都有责任了解并在其执业范围内开具运动建议和处方。本章讨论一般性建议。与营养学领域非常相似，注册营养师（RDN）是公认的营养专家、运动科学家、生理学家，认证的私人教练是运动专家。

锻炼身体所获得的健身感有助于人们在身体、情感和心理上感觉良好。除了这种普遍的幸福感外，运动（特别是有氧运动）对有一定健康问题的人有下文所示的特别益处。

冠心病

锻炼通过改善心功能、降低血胆固醇水平、改善氧转运等多种途径降低患心脏病的风险。

心肌功能

心脏是四腔的大约有成人拳头大小的器官。运动——尤其是有氧训练，可以加强心肌，从而使每次心搏泵出更多的血量（即每搏输出量），提高其**有氧代谢能力**；换句话说，心脏每分钟可以泵出更多的血液，而不会引起心率的过度增加。因此，主要依靠有氧供氧系统供能的运动（例如走路、慢跑、使用心肺运动器械锻炼等）改善心脏功能。

血脂水平

阻力运动项目可能通过显著降低总胆固醇水平、低密度脂蛋白水平、总胆固醇与高密度脂蛋白比值、甘油三酯水平来改善血脂水平[5]。此外，中等强度有氧运动已被证明可增加高密度脂蛋白水平，而当强度增加时，低密度脂蛋白和甘油三酯水平降低[6]。两种运动效应（即改善心脏功能和胆固醇水平）都降低动脉病变的风险。

携氧能力

运动还通过增加血液的携氧能力来加强循环系统。随着训练的继续，氧的使用和摄取效率（VO_2）会提高，并提高人的整体健康水平。

高血压

心血管并发症随血压水平升高而增加。据美国心脏协会统计，近 46% 的美国人患有**高血压**[7]。运动引起的血压降低在高血压个体中似乎更明显，尽管血压在正常范围内的个体也有轻微的降低[8]。运动，一种非药物疗法，是高血压患者的第一道防线，是高血压患者降压药物的辅助治疗[9]。

有氧运动和阻力运动时血压都正常升高，两种运动形式均有利于高血压患者。然而，被诊断为高血压的锻炼者应避免过度劳累，防止对心血管系统产生严重的应激。举个例子，在锻炼的用力阶段屏住呼吸，比如举重。

糖尿病

身体活动的生活方式特别有利于 2 型糖尿病患者个体提高整体健康并降低糖尿病相关慢性并发症的风险[10]。运动通过增加胰岛素受体位点的敏感性来改善一个人自然产生的胰岛素的作用。运动还通过骨骼肌细胞从血液中清除

框 16.2　规律性身体活动的健康益处 [a]

儿童和青少年强证据或中等证据
- 改善体重管理（3~17 岁）
- 改善骨健康（3~17 岁）
- 增加心肺功能和肌肉适能（6~17 岁）
- 改善心脏代谢健康生物标志物（6~17 岁）
- 减轻抑郁症状（6~17 岁）
- 改善认知功能（6~17 岁）

成人和老年人强证据
- 早期死亡风险较低
- 较低的心血管疾病风险和相关死亡率
- 高血压的风险较低
- 血脂谱不良风险较低
- 2 型糖尿病风险降低
- 降低某些癌症（膀胱、乳腺、结肠、子宫内膜、食管、肾、肺、胃）的风险
- 体重减少
- 减重，尤其是合并卡路里摄入减少时
- 改善减重后的体重维持
- 改善心肺功能和肌肉适能
- 预防跌倒
- 减轻抑郁
- 减轻焦虑
- 更好的认知功能
- 痴呆的风险较低
- 改善睡眠
- 更好的功能健康
- 骨密度增加
- 跌倒相关损伤风险降低
- 改善生活质量

[a] 注释：咨询委员会对身体活动对健康有益的证据进行了评级分为强、中等和弱。为此，委员会审议了现有研究的类型、数量和质量，以及涉及每个结果的研究结果的一致性。委员会在分配证据等级强度时还考虑了因果关系证据和剂量反应证据。

From U.S. Department of Health and Human Services. (2018). *Physical activity guidelines for Americans* (2nd ed.). Washington, DC: DHHS.

运动专业人员运动前健康筛查问卷

通过标记所有真实陈述评估你的客户的健康需求

第1步

症状和体征

您的客户经历过吗?

——劳力性胸部不适

——无原因的呼吸困难

——头昏眼花,晕倒或眩晕

——踝关节肿胀

——因强而快或不规则的心跳而导致感觉不适

——短距离行走时小腿有发热或抽筋的感觉

如果您在症状下标记了任何陈述,**停止询问**;您的客户在进行或恢复锻炼前**应该**寻求体检合格证。您的客户可能需要使用设备并配有专业医务人员。

如果您没有标记任何症状,继续第2步和第3步。

第2步

当前活动

您的客户是否在过去3个月每周至少3天进行30分钟中等强度有计划的、有结构的身体活动?

是□　否□

继续第3步。

第3步

医学情况

您的客户是否曾经有或目前有:

——一次心脏病发作

——心脏手术,心脏导管插入术或冠状动脉成形术

——起搏器/植入性心脏除颤器/心律失常

——心脏瓣膜疾病

——心力衰竭

——心脏移植

——先天性心脏病

——糖尿病

——肾脏病

评估第2步和第3步

- 如果您**没有**标记步骤3中的任何陈述,则无需体检证明。

- 如果您在第2步标记了"**是**"并标记了第3步的任何情况。客户可以在不需体检证明情况下继续进行低到中等强度运动,如果要进行较大强度的运动,则推荐进行医学筛查。

- 如果您第2步标记了"**否**"并标记了第3步的任何情况,推荐进行医学筛查,客户可能同时需要医务监督(使用设备并有**专业医务**人员在场)。

图 16.2　运动专业人员运动前健康筛查问卷。(From Magal, M., & Riebe, D.[2016]. New preparticipation health screening recommendations. *ACSM Health Fit J*, 20[3], 22-27.)

葡萄糖的过程,在不需要胰岛素的情况下促进葡萄糖的摄取。当一个人正在治疗 1 型糖尿病时,平衡食物摄入和胰岛素注射通过运动类型和时间有助于防止血糖水平下降引起的反应(关于糖尿病的更详细的讨论见第 20 章)[10]。

体重管理

虽然单靠锻炼通常不足以显著减轻体重,但经常锻炼结合减少能量摄入可以支持体重减轻(见第 15 章)。有氧运动和阻力运动相结合,可以在保持或增加肌肉的同时,更大程度地减少脂肪量[11]。除了减重之外,肥胖者还从运动训练中获得重要的健康益处,包括上文概述的改善(例如血压、血脂水平、胰岛素敏感性的改善),以及改善身体素质和生活质量。

骨疾病

负重运动(例如行走、跑步)有助于通过增加**成骨细胞**活性来加强骨骼。负重使骨中钙沉积增加,从而增加骨密度,预防骨质疏松。尽管在青少年和青壮年生长高峰期,运动对骨密度的益处最为显著,但也要鼓励老年人定期进行负重运动,以防止骨密度进一步下降。

然而,过度的训练形式会产生破坏性的影响,在这种情况下,骨密度会因为过度训练或营养不足而丢失,或者两者兼而有之。

> **有氧代谢能力**:一种需要氧气才能进行的状态,每千克体重每分钟消耗氧气的毫升数量,受身体成分的影响。
> **高血压**:慢性血压升高,收缩压持续在 130mmHg 及以上或舒张压持续在 80mmHg 及以上。
> **成骨细胞**:负责骨的矿化和形成的细胞。

心理健康

运动可以通过生理生化机制改善情绪。例如,运动刺激了内啡肽(一种天然化学物质)的产生,它可以减轻疼痛,改善情绪,可能包括一种令人振奋的"快感"。最近的研究表明,锻炼可以改善对压力、焦虑和抑郁的管理。随着个体年龄的增长,身体活动与认知功能下降和痴呆的风险降低相关,同时可以改善睡眠质量和总体生活质量[12]。

身体活动类型

一个平衡的锻炼计划包括阻力运动、有氧运动、柔韧性和平衡练习以及各种日常生活活动。这种方案可以包括各种愉快的活动,这些活动可以有效地降低患多种疾病的风险。

阻力运动

抗阻训练可以产生和维持肌肉和骨强度,改善高血压前期、高血压患者的血压,增加胰岛素敏感性。理想的阻力计划应包括 8~10 个单独的练习(每个至少重复 8~12 次),专注于所有主要肌肉群,每周进行 2~3 天。一种更进一步的模型包括逐渐增加负荷以刺激肌肉超载,增加肌肉的特异性和变异性,以及每周 4~5 天的训练方案[13]。对于以获得力量为主要目标的个体来说,重复次数应该是高强度的,肌肉疲劳发生前重复次数少于 6 次。为了提高耐力,应该使用较低的重量,在肌肉疲劳发生之前至少允许 15 次重复。

有氧运动

持续一段时间有节奏的使人体大块肌肉运动的运动形式,包括游泳、跑步、慢跑、骑自行车、有氧舞蹈等活动,以及类似的锻炼(表 16.1)。也许最简单、最受欢迎的有氧运动形式是散步。图 16.3 说明有氧步行如何能适应几乎任何人的生活方式。如果脚步快到足以提高脉搏的速度,那么步行可以是一种很好的有氧运动形式。它很方便,除了好的步行鞋,不需要任何设备。表 16.2 提供了关于在给定体重下进行各种活动的每小时能量消耗的信息。

负重运动

有氧运动和阻力运动都可能符合这一类。散步、慢跑、有氧舞蹈、跳绳等负重运动对骨骼结构和力量至关重要。在这些运动中,肌肉在对抗重力。负重运动时施加在骨头上的负荷增加了骨密度,降低了跌倒的风险,这对年老的个体来说可能会使身体衰弱。

日常生活活动

许多日常生活活动并没有达到有氧水平(如步行上班或逛商店、遛狗、在操场上和孩子玩耍),但是愉快,而且是日常生活的重要组成部分。一项活动变得有益和可持续的可能性取决于从中获得的享受。日常生活活动创造全天积极活

表 16.1　有氧健身运动

运动类型	有氧形式
打球	手球
	短柄壁球
	网球
骑自行车	固定自行车
	旅游或山地自行车
跳舞	有氧舞蹈
	芭蕾
	尊巴
跳绳	快节奏
跑步或慢跑	快节奏
滑冰	滑冰
	滑旱冰
滑雪	越野滑雪
游泳	稳定速度
散步	快节奏

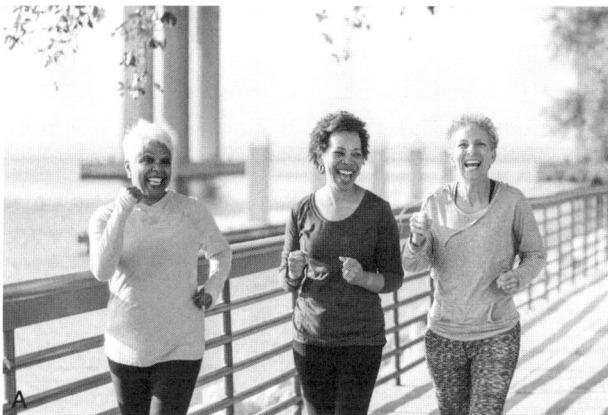

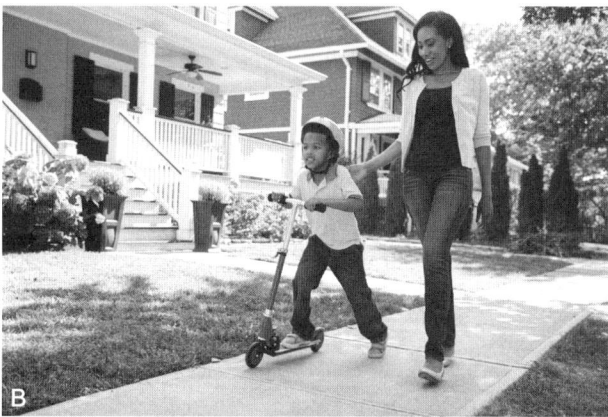

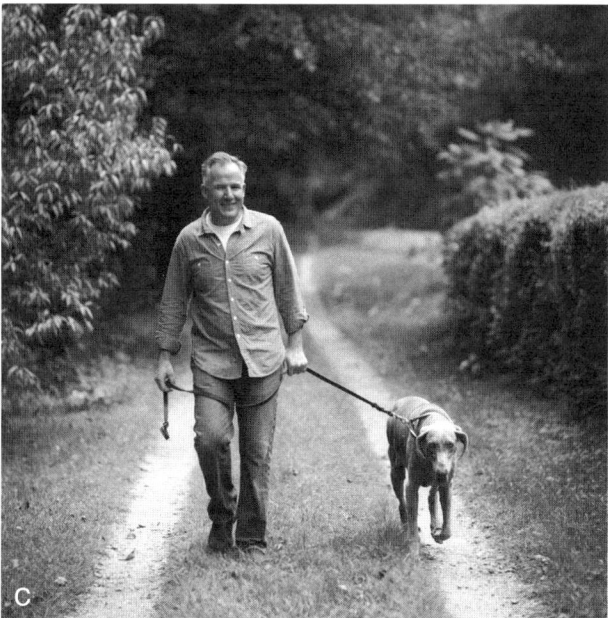

图 16.3　有氧行走是一种几乎可以适应任何人生活方式的运动。(Copyright iStock Photos；A，Credit：kali9；B，Credit：monkeybusinessimages；and C，Credit：stevecoleimages。)

表 16.2　在各种活动期间每小时的近似能量消耗

活动	能量消耗[a]/(cal/h)
睡觉	67
打字,坐	90
站	175
慢走(15min/km)	210
循环训练,中等强度	300
水中有氧健身操	385
高强度有氧运动	420
橄榄球(美式夺旗橄榄球或触身式橄榄球)	560
快走(7.5min/km)	580
山地自行车	595
楼梯机	630
游泳(高强度)	686
跑步(5min/km)	826

[a] 对于体重 70kg 的成年人。

修改自 Ainsworth, B. E., Haskell, W. L., Hermann, S. D., et al. (2011). 2011 Compendium of physical activities: A second update of codes and MET values. *Med Sci Sports Exerc*, *43*(8), 1575-1851.

卧或躺。美国人每天平均坐 8 小时。过度久坐的生活方式的危害众所周知,例如全因和心血管疾病死亡风险以及 2 型糖尿病发病率增加[14,15]。这些风险持续存在,与一个人所从事的运动量无关。只有那些从事大量中等到高强度的身体活动的人,才可能抵消部分增加的风险。对于美国人来说,关键的信息是他们需要少坐多动!

满足个人需求

健康状况和个人收益

在规划个人锻炼计划时,首先评估个人的健康状况、目前的体适能水平、个人需求以及设备和相关费用所必需的资源。从有资质的私人教练或运动生理学家那里寻求建议和指导将是大有裨益的。几个不同的组织认证私人教练,但有的比其他组织更有声誉。美国运动医学学院是认证专业人员为健康健身专家、认证的私人教练、临床运动专家、注册临床运动生理学家的主要机构之一。所选择的运动应该是既愉快又有有氧价值的运动。此外,个体要慢慢起步,逐步建立,避免倦怠和伤害。适度和规律是主要的原则。

实现有氧收益

要建立有氧能力,运动水平必须将脉搏率提高到个人最大心率的 60%~90% 以内。一个可以接受的估计最大心率的方法是从 220 减去年龄。对于大多数人来说,实现有氧运动收益需要每周进行总共 150 分钟最大心率 70% 的运动(表 16.3)。在开始运动之前检查静息脉率,然后在运动期间和之

动,不考虑结构性锻炼,同时保持力量和灵活性,减少久坐行为的时间。

久坐行为

久坐行为是以低能耗为特征的任何清醒行为,包括坐、

表 16.3 根据年龄达到有氧运动效果的运动目标心率区间

年龄/岁	可达到的最大限度	目标区间	
	（最大心率=220−年龄）	70% 最大心率	85% 最大心率
20	200	140	170
25	195	136	166
30	190	133	161
35	185	129	157
40	180	126	153
45	175	122	149
50	170	119	144
55	165	115	140
60	160	112	136
65	155	108	132
70	150	105	127
75	145	101	124

后立即再次检查,以监测朝着目标运动心率和有氧能力的进展。心率监测仪是一种方便的监测和跟踪心率的方法。

运动准备和护理

无论选择何种运动方式,准备和持续护理都很重要。探讨各种运动方案的细节不在这本营养专著的范围内。然而,一些非常基本的指导原则包括:预热肌肉以防止压力或损伤,以及在运动后花时间冷静下来。不要超出容忍限度;相反,倾听身体的声音。疲劳时休息,受伤时停止。如果症状没有缓解,请联系医生。当你准备好迎接更大的挑战时,你可以通过重复次数、重量强度或耐力逐渐提高运动水平——而不是三者同时进行。

运动期间的饮食需求

肌肉动作和能量

结构和功能

我们数以百万计骨骼肌肌量的特殊细胞同步作用使所有形式的身体活动成为可能。肌纤维内部的一系列细微协调的小束通过同时和交替的收缩和放松产生了一个流畅的动作交响乐。这种肌肉活动需要氧气和能量。

氧

如果不增加输送到工作肌肉的含氧血液,运动只能持续几分钟。有氧代谢或氧化代谢利用碳水化合物和脂肪作为长时间工作肌肉的能量。虽然很多因素决定了身体的运输和使用氧的能力,但是心血管系统的适能以及一个人的相对和绝对肌肉量是运动期间耗氧量的重要决定因素。

心血管健康 有氧代谢能力是定义心血管适应度的指标,它取决于机体为满足运动水平不断提高的要求而足量输送和使用氧气的能力。摄氧量随着运动强度的增加而增加,直至满足需求或超过供给能力。人体摄取氧气(即有氧能力)的最大量是最大摄氧量(maximal oxygen consumption, $VO_{2\,max}$)。这种能力是一个人能够进行的运动强度和持续时间的决定因素。

身体成分 身体成分是构成人体总体重的 4 个身体组成的反映:肌肉、脂肪、水和骨(见第 15 章)。与脂肪组织等其他身体组织相比,肌肉在新陈代谢方面更活跃(即每磅需要更多燃料)。因此,肌肉的多少(相对于总脂肪质量)影响一个人的体适能和氧消耗。

燃料来源

能量所需的燃料来源是基本的能量营养素:主要是碳水化合物(葡萄糖和糖原)和脂肪。身体在运动过程中只会极少量地氧化蛋白质,通常状况下并不是理想的或重要的能量来源。

运动过程中储存脂肪的能量利用取决于人的体适能水平和运动强度。训练有素的耐力运动员比未训练的运动员更有效地利用脂肪供能。无论训练状态如何,随着运动强度的增加,对碳水化合物作为燃料的依赖也会增加。把它想象成一个调光开关。持续、低强度运动(即 25%~65% $VO_{2\,max}$)主要依靠肌肉脂肪通过有氧途径储存能量并利用相对较少的碳水化合物[16]。随着强度的增加,碳水化合物对能量的相对贡献也随之增加。当运动强度超过大约 65% $VO_{2\,max}$ 时,碳水化合物成为主要的燃料来源,脂肪的贡献较少,尽管这个百分比可能会根据训练状态和饮食因素而变化。这在一定程度上是由于每一种宏观营养素被分解为三磷酸腺苷(ATP)的相对速率。由于脂肪是一种较为致密的营养物质,脂肪代谢比碳水化合物代谢缓慢,需要更多的氧气(表16.4)。

表 16.4 不同运动强度的能量来源

运动强度	肌肉消耗的燃料
<30% $VO_{2\,max}$(轻松行走)	主要是肌肉脂肪储存
40%~65% $VO_{2\,max}$(慢跑,快步走)	脂肪和碳水化合物比例相似
75% $VO_{2\,max}$(跑步)	主要是碳水化合物
>80% $VO_{2\,max}$(短跑)	100% 是碳水化合物

$VO_{2\,max}$,最大摄氧量。

$VO_{2\,max}$:运动时最大摄氧量;这是用来衡量一个人所能进行的运动强度和持续时间。

普通训练饮食

所有经常参加身体活动的个人必须适用运动和能量平衡的一般原则(前面所述)。一个经常锻炼的人成为运动员,通常很难确切地确定某人的营养需求什么时候需要额外注意。从营养学的角度来看,运动员的饮食与普通大众的饮食相比,主要的区别之一在于运动员有更大的与训练相关的液体和能量需求。然而,最佳的营养策略可以提高每个人的身体活动、运动表现和运动恢复[17]。

不能满足增加的能量和液体需求,会对这些个体产生重大的后果。对参与重型训练的运动员身体的极端要求使他们更容易受到免疫抑制。合理平衡膳食,从各种食物中摄取足够的能量、宏量营养素和微量营养素有助于预防运动引起的营养不良以及受伤和感染的风险[18,19]。

对成人的建议可能不适用于儿童和青少年运动员。这种人群的营养和能量需求是针对他们目前的发展需求。一个认证体育营养学专家(Certified Specialist in Sports Dietetics,CSSD)可以为这些运动员定制营养建议。

能量和营养存储

运动增加了能量需求,并有助于调节食欲以满足这种需求。一般活动消耗能量的一些示例见表 16.2。对于运动员和其他积极活动的个体来说,合理的膳食选择是实现日常能量需求、营养物质储备和最佳运动成绩的关键。在长时间的运动中,如果没有足够的能量,营养水平就会下降到很低,无法维持身体的持续需求。疲劳随之而来,并且可能导致精疲力竭。

本章涵盖参加身体活动的大多数人的能量和营养需求,请参见下一节内容。为满足高水平运动员的能量需求和最大限度地储存营养物质而提出的具体膳食建议不属于本文的范围,鼓励这些个体与经认证的体育营养师单独合作。

液体和能量需要

液体　血液主要是水,因此液体状态直接影响身体向工作肌细胞分配氧气和营养物质的能力。体重 2% 或以上的脱水会损害运动成绩,特别是在湿热气候环境中[20]。脱水程度取决于运动的强度和持续时间、环境条件、补液策略、体能水平和运动前的水合状态。随着持续的运动,体温会随着能量产生过程中能量的释放而升高。为了控制这种温升,人体通过血液向皮肤输送尽可能多的能量,能量从在皮肤上蒸发的汗液中逸出。随着时间的推移,特别是在炎热的天气里,过度出汗会导致脱水。如果持续地脱水,运动员可能会出现抽筋、谵妄、呕吐、体温过低或体温过高等问题。在运动中实施液体补充策略可能会预防许多这样的问题。

对于将会有相当大的液体流失的所有类型的运动员来说,液体摄入的计划是很重要的。对于从事更长时间和耐力要求更多运动项目(即超过 60 到 90 分钟)的运动员,特别是在温暖的环境中,可能得益于一种具有最佳胃排空和肠道吸收时间的电解质和葡萄糖运动饮料(见第 9 章扩展阅读" 饮用水、运动饮料或能量饮料")[20]。

总能量　当运动水平从轻度或中度上升到高强度水平时,能量需求也随之上升,以供给充足的燃料。确切的能量需求因性别、年龄、体型、遗传、身体成分、环境条件、药物和妇女月经周期的不同而不同。此外,训练类型和训练量也会改变能量需求,这种变化可能是日复一日的。充足的总能量摄入可以使运动员保持适当的体重和身体成分,同时最大限度地发挥成绩[17]。第 6 章介绍了计算基本能量需求的各种方法。Cunningham 方程(框 16.3)或 Harris-Benedict 方程可以估计总的能量需求,然后乘以与个人特定的每日能量消耗相关的活动因素。一名认证体育营养学专家(CSSD)可以根据运动员训练和比赛需要的细节来评估运动员的能量需求,并提供适当的能量建议。消耗多种最能满足运动员营养和能量需求的食物,如 MyPlate 指南所体现的(见图 1.4)。

框 16.3　Cunningham 方程[1]

$$kcal/d = 500 + 22 \times FFM\,(kg)$$

参考文献

1. Phillips, S. M. (2014). A brief review of critical processes in exercise-induced muscular hypertrophy. *Sports Medicine*, *44*(Suppl. 1), S71–77.

宏量营养素和微量营养素建议

碳水化合物　碳水化合物是人体运动前和运动中的首选燃料和关键能源,是人体恢复期的燃料。复合碳水化合物维持能量需求,提供必需的膳食纤维、维生素和矿物质。碳水化合物燃料来源有两种:循环葡萄糖和储存在肌肉和肝组织的糖原。当作为饮食的一部分食用时,复合碳水化合物(即淀粉)比单一碳水化合物(即单糖和二糖)更可取。淀粉逐渐分解,有助于维持血糖水平更均匀(从而避免低血糖),以及保持糖原储备作为恒定的主要燃料。

碳水化合物含量过低的膳食不能满足能量需求,导致运动表现不佳,疲劳增加,尤其是长时间的高强度运动[21]。低碳水化合物饮食会降低身体的工作能力,这种效应会随着时间的推移而增强。低碳水化合物饮食的身体活动者易发生疲劳、酮症酸中毒和脱水[21]。相反,碳水化合物摄入充足的饮食可以提高肌糖原浓度和运动成绩[21]。此外,在较长时间的运动中摄入少量碳水化合物可提高全身碳水化合物的氧化和代谢效率,特别是在运动前不摄入高碳水化合物的食物时[21]。因此,运动前和运动中食用碳水化合物充足的食物有助于维持剧烈运动所必需的葡萄糖浓度,延缓疲劳。

参加长期耐力项目比赛的运动员应该增加碳水化合物的能量摄入。每天每千克体重摄入 3~7g 碳水化合物通常满足一般训练需要,尽管这个量因训练和比赛时间表而异。耐力运动员碳水化合物需求更高每天每千克体重 7~10g,超耐力运动员则需要达到每天每千克体重 12g[17]。

脂肪　为支持身体活动而摄入脂肪的膳食建议与标准指南没有差异。在有氧的情况下,脂肪酸作为储存脂肪组织的燃料来源。没有足够的证据证明膳食脂肪摄入超过每日总能量摄入的 30% 能够改善身体活动能力。然而,如果饮食中缺乏必需脂肪酸(即亚油酸和 α-亚麻酸),极低的脂肪摄入可能是危险的。饮食中需要适量的脂肪,以保证必需脂肪酸的充足摄入和脂溶性维生素的吸收。

膳食脂肪是满足能量需求、补充必需脂肪酸和维持体重所必需的。如果膳食中脂肪提供能量占摄入总能量的百分比低于 20% 或高于 35%,则不会对身体活动有任何获益。请参阅扩展阅读"高脂肪饮食和运动表现"。

扩展阅读

高脂肪饮食和运动表现

体育界也受最近流行的低碳水化合物、高脂肪饮食(例如生酮饮食)的影响。虽然这些饮食不断推陈出新,但它们通常碳水化合物含量低(每天少于 50g),膳食脂肪含量高(占总能量的 70%~80%),蛋白质含量适中。这种饮食的支持者声称,与碳水化合物储存有限相比,即使是非常瘦的运动员也储存了丰富的脂质。高脂肪饮食诱导适应性,增加肌肉对脂肪的释放、转运、吸收和利用[1,2]。这种适应有助于避免运动员依赖碳水化合物作为能量来源,否则会限制运动能力。

事实上,对运动员适应低碳水化合物、高脂饮食的研究表明,代谢适应使其氧化脂肪的速度更快。然而,目前还没有足够的证据表明这对运动员的表现有好处[1]。相反,低碳水化合物或高脂饮食的运动员在高强度运动时表现不佳,这一情况适用于大多数竞技运动员[3]。

目前人们正在研究低碳水化合物、高脂饮食是否有助于改善体成分(即增加肌肉或减少脂肪质量)。然而,运动员必须知道这种饮食方式可能对运动成绩产生不利影响,从而权衡这一潜在的风险。在关键的训练和比赛中,适当的时间安排和充足的碳水化合物供应有助于取得最佳表现。

参考文献

1. Burke, L. M. (2015). Re-examining high-fat diets for sports performance: Did we call the 'nail in the coffin' too soon? *Sports Medicine*, 45(Suppl. 1), S33–S49.
2. Spriet, L. L. (2014). New insights into the interaction of carbohydrate and fat metabolism during exercise. *Sports Medicine*, 44(Suppl. 1), S87–S96.
3. Burke, L. M., et al. (2017). Low carbohydrate, high fat diet impairs exercise economy and negates the performance benefit from intensified training in elite race walkers. *Journal of Physiology*, 595(9), 2785–2807.

蛋白质　充足的膳食蛋白质对于组织修复和重塑、蛋白质周转以及代谢适应至关重要。运动的强度、持续时间和类型以及性别、年龄、能量摄入和碳水化合物利用率决定了蛋白质的需要量[22]。

对于耐力和力量训练的运动员,蛋白质需要量为每天 1.2~2.0g/kg[17]。一般单纯饮食摄入就能满足蛋白质的需要量,即使对素食者和训练有素的运动员也是如此(请参阅焦点关注"素食运动员")。例如,一名 72.7kg 的男子田径运动员可能需要 1.6g/kg 体重的蛋白质:72.7kg×1.6g=116g。20 岁

及以上的美国男性和女性平均每天蛋白质摄入量分别接近 100g 和 70g[23]。因此,即使是一名将阻力运动纳入训练的运动员,每天比美国人的平均摄入量增加 16g 蛋白质也能满足需要。一些运动员选择食用蛋白质补充剂来满足增加的蛋白质需求。食用少量至中等量的蛋白质补充剂可能是安全的。虽然高蛋白饮食可能不会对个体健康造成危害,但运动员不应以过量的蛋白质取代充足的碳水化合物和脂肪摄入。

扩展阅读

素食运动员

素食的形式多种多样,因不同动物性食物的数量和种类而异(见第 4 章)。越来越多的运动员采用素食,主要是由于其有益于健康和环境。问题在于这些运动员是否能够满足他们增加的营养需求。

最常见的问题是素食能否为运动员提供充足的蛋白质。事实上,均衡的素食饮食包括全天持续食用的各种植物性蛋白质来源,可以轻松满足所有运动个体的蛋白质需求。一个精心设计的膳食计划可以实现这一目标,素食运动员可能受益于特定的营养教育。最近的一项研究分析了素食和杂食(吃肉)运动员的蛋白质摄入量,发现两组运动员的蛋白质总摄入量没有明显差异,且两组均符合各自的蛋白质推荐摄入量[1]。根据饮食限制的程度,该人群需要关注的其他营养素包括能量、铁、锌、维生素 B_{12}、碘、钙、维生素 D 和 n-3 脂肪酸[2]。运动营养师可以评估素食运动员的饮食是否充足,以确定是否存在需要关注的特定营养素。

总之,素食饮食的营养质量似乎高于杂食饮食[3]。尽管将素食与运动表现相关联的研究很有限,素食不一定能提高成绩,但也不会妨碍运动表现[4]。运动员吃素食能够为他们的运动提供充足的能量。

参考文献

1. Lynch, H. M., Wharton, C. M., & Johnston, C. S. (2016). Cardiorespiratory fitness and peak torque differences between vegetarian and omnivore endurance athletes: A cross-sectional study. *Nutrients*, 8(11).
2. Thomas, D. T., Erdman, K. A., & Burke, L. M. (2016). Position of the Academy of Nutrition and Dietetics, Dietitians of Canada, and the American College of Sports Medicine: Nutrition and athletic performance. *Journal of the Academy of Nutrition and Dietetics*, 116(3), 501–528.
3. Clarys, P., et al. (2014). Comparison of nutritional quality of the vegan, vegetarian, semi-vegetarian, pesco-vegetarian and omnivorous diet. *Nutrients*, 6(3), 1318–1332.
4. Craddock, J. C., Probst, Y. C., & Peoples, G. E. (2016). Vegetarian and omnivorous nutrition-comparing physical performance. *International Journal of Sport Nutrition and Exercise Metabolism*, 26(3), 212–220.

维生素和矿物质　能量的产生不会氧化维生素和矿物质。然而,维生素和矿物质在酶促反应中作为催化辅助因子是必不可少的(见第 7 章和第 8 章)。运动期间增加的体力消耗不需要超过目前推荐摄入量的维生素和矿物质。均衡的饮食可以提供足量的维生素和矿物质。由于运动员对能

量的饮食需求增加,因此从营养丰富的食物中摄入更多的能量可自动增加他们维生素和矿物质的总摄入量。

补充多种维生素和矿物质不能改善饮食均衡的健康人的身体表现。然而,限制能量摄入、从饮食中排除一种或多种食物组或食用营养不均衡饮食的运动员可能摄入的微量营养素不足,需要补充。此外,对于某些缺铁性贫血患者,治疗性铁补充剂可能是必要的。卫生保健提供者还可以考虑评估室内运动员或阳光照射有限的运动员的维生素 D 状况。此外,闭经女性运动员需要评估其营养-能量状况。慢性负能量平衡在体操运动员、芭蕾舞演员和田径运动员中并不少见,他们也可能患有进食障碍。紊乱的膳食模式包括低钙、低蛋白和低能量摄入,可能对骨骼发育造成严重后果(参见临床应用"女运动员三联征:成绩和社会压力如何导致低骨量和月经失调")。

⬦ 临床应用

女运动员三联征:成绩和社会压力如何导致低骨量和月经失调

女运动员三联征(Triad)是一种女运动员所患的疾病,包括 3 个相互关联的组成部分:①能量利用率低,有或没有进食障碍;②月经失调;③骨密度(BMD)低。三联征的每一个组分都是高度可变的,必须综合考虑。在连续性的"健康"端,有足够的能量利用率、排卵周期和正常的骨密度。连续性的另一端是临床终点——低能量利用率,无论有无进食障碍、闭经和骨质疏松。医生的目标是早期关注和干预,防止三联征的任何组成部分发展成为临床疾病。

我们将能量利用率定义为:减去运动训练所需能量后剩余的膳食能量[1]。所有代谢过程都需要足够的能量;如果运动后剩余的能量平衡过低,正常代谢就会受到影响。能量利用率低的原因是膳食摄入不足,无法满足女运动员的训练和生理需求。这可能是由于限制饮食、节食、进食障碍(见第 15 章)或运动员缺乏有关能量需要量增加的知识。无论原因如何,长期低能量最终可能会导致月经失调。低雌激素环境和能量缺乏共同导致骨密度降低[2]。

参加竞争性耐力运动(如自行车、长跑)的女性,部分根据身体外貌(如滑冰、跳水或舞蹈)进行判断的女性,或参加重量分级项目(赛艇、武术)的女性,更可能承受保持低体重的压力。瘦身的社会和竞争压力会使情况恶化。运动员通常认为,低体重可以提高成绩,有些人愿意冒很大的健康风险来实现这一理想的身体形象。这种压力可能促使一些女性限制能量摄入,导致能量供应不足,尤其是在能量消耗高的情况下。当运动员注意力不集中和感觉疲劳时,表现可能会恶化。一些女性出现心理进食障碍,进而可能发展为其他健康问题,包括抑郁症、自卑、癫痫发作、心律失常、心肌梗死和其他健康并发症。

慢性能量摄入不足会导致月经不调。闭经是指以前正常月经停止 3 个月;原发闭经是 15 岁之后所有月经周期被抑制的情况。在竞争最激烈的圈子里,如果年轻女子体操运动员努力推迟青春期的开始以保持她们青春期前较小的身材,她们可能会经历这种情况。一些女性可能会出现月经过少,每年只有 3~9 次的偶发周期。新陈代谢、高强度运动、节食和压力均可改变调节月经的雌激素和孕酮水平。

骨密度在 30 岁之前达到峰值;因此,年轻女性必须在成年早期努力获得致密的骨骼,以便在以后的生活中获得健康的骨密度。当骨密度早期减少时会导致骨量减少;如果病情严重,则将来可能会出现骨质疏松症。实际上,有中度到高度三联征风险的女运动员承受骨应力损伤的可能性是其他运动员的 2~4 倍[3]。在能量利用率低的男运动员中,骨应力损伤的发生率也有所增加[4]。骨应力损伤导致后期骨密度降低。

负重活动(如体操)可以改善骨密度,并有助于防止后期骨密度下降。饮食不当的女运动员担心,月经周期一直不稳定会加快骨密度下降的速度。如果不监测饮食和运动水平,负重运动将无法克服骨密度降低的趋势。在当今注重体重的社会,重点不能放在完美的形象或身材上,而应放在健康和训练的平衡上。

三联征的主要治疗方法是解决能量利用率低这一根本原因。增加饮食摄入和调整运动训练有助于使能量状态正常化[2]。保证充足的能量供应是支持月经恢复和改善骨骼健康最有效的方式。必须评估摄入不足的原因,如果是由于缺乏知识,则需要对运动员进行教育;如果同时存在进食障碍,那么心理治疗也必须包括在内。

能量利用率低也可影响男运动员。运动相对能量缺乏一词(RED-S)指男女运动员能量利用率低导致的生理功能受损。RED-S 包括代谢率、骨健康、免疫、蛋白质合成和心血管健康方面的障碍,可影响所有运动员[5]。有必要对教练、运动员和卫生专业人员进行有关忽视营养的后果的教育,这对所有运动员的终身健康都有益处。

参考文献

1. De Souza, M. J., et al. (2014). 2014 female athlete triad coalition consensus statement on treatment and return to play of the female athlete triad: 1st International conference held in San Francisco, California, May 2012 and 2nd International conference held in Indianapolis, Indiana, May 2013. *British Journal of Sports Medicine*, 48(4), 289.
2. Daily, J. P., & Stumbo, J. R. (2018). Female athlete Triad. *Primary Care*, 45(4), 615–624.
3. Tenforde, A. S., et al. (2017). Association of the female athlete triad risk assessment stratification to the development of bone stress injuries in collegiate athletes. *The American Journal of Sports Medicine*, 45(2), 302–310.
4. Kraus, E., et al. (2019). Bone stress injuries in male distance runners: Higher modified female athlete triad cumulative risk assessment scores predict increased rates of injury. *British Journal of Sports Medicine*, 53(4), 237–242.
5. Mountjoy, M., et al. (2018). International Olympic Committee (IOC) consensus statement on relative energy deficiency in sport (RED-S): 2018 Update. *International Journal of Sport Nutrition and Exercise Metabolism*, 28(4), 316–331.

低血糖:一种异常的血糖水平低下,可引起肌肉震颤、冷汗、头痛和精神错乱。

闭经:没有月经或月经异常中断。

运动表现

对于运动员和那些运动强度高的人来说,营养有独特的影响。以下各节重点介绍了身体活动水平较高的人所关注的主题。

碳水化合物负荷

为了准备耐力赛,运动员有时会遵循一种饮食方法,即碳水化合物或糖原负荷。目前这种方法在比赛前一周进行,最适合耐力运动员。该方案包括适度地逐渐减少运动,同时增加饮食中碳水化合物的总摄入量,保证糖原的储存量达到最大。碳水化合物负荷方案的示例,请参见表 16.5。

赛前餐

理想的赛前膳食取决于运动员的耐力,以及要完成的运动的类型和持续时间。它通常是在赛前 2~4 小时吃的一顿少量至中等量的餐食,应含有充足的碳水化合物(每千克体重约 1~4g 碳水化合物),低脂肪和膳食纤维,蛋白质含量适中;还应提供足量的液体,并为运动员所熟悉[24]。脂肪、纤维和蛋白质会减缓胃排空的速度,因此在训练或比赛前大量摄入是没有益处的。

这个时间表让身体有时间消化、吸收,并将膳食转化为储存的糖原。适宜的食物可以选择意大利面、面包、米饭、燕麦棒和含脱脂牛奶的谷物。框 16.4 列举了一个赛前餐的例子。然而,最重要的是根据对特定运动员有效的方式来规划赛前餐。

运动期间的营养

对于持续 1 小时或更短时间的运动,大多数运动员在运动期间不需要膳食补充能量。然而,在耐力更长或强度更高的项目中,间歇性摄入碳水化合物可以提高成绩。对于持续 1 小时以上的高强度或耐力运动,建议每小时摄入 30~60g 碳水化合物;对于超过 2.5 小时的超耐力项目,运动员每小时可能需要高达 90g 的碳水化合物[25]。与一次性食用全部食物相比,在整个比赛期间,定期(即每 15~20 分钟)食用等

框 16.4   赛前餐示例

该赛前餐示例含有约 209g 碳水化合物;复合碳水化合物含量高,蛋白质、脂肪和膳食纤维含量低至中等:
- 1 个蓝莓面包圈(270kcal,52g 碳水化合物)
- 1 汤匙树莓酱(50kcal,13g 碳水化合物)
- 1 根中等大小的香蕉(105kcal,27g 碳水化合物)
- 1.5 杯低纤维谷物(240kcal,50g 碳水化合物)
- 1 杯脱脂牛奶(80kcal,12g 碳水化合物)
- 474ml 苹果汁(220kcal,56g 碳水化合物)

量的首选食物或饮料是理想的。运动员应在比赛前对各种形式的碳水化合物进行实验,从而确定其最能耐受的食物。运动员可以从多种运动饮料、凝胶和其他碳水化合物中进行选择。选择的食物应提供简单的碳水化合物,少量或不含脂肪、蛋白质或膳食纤维。

运动后营养:恢复

恢复期适当的营养非常关键,可以使机体补充耗尽的能量以及运动刺激后持续适应和生长。运动后尽快(不迟于运动后 2 小时)摄入含碳水化合物的食物和饮料,可最大限度地促进糖原的重新合成[21]。每千克体重每小时摄入 1~1.2g 碳水化合物,持续 4 小时,可提供足够的碳水化合物,特别是对于完成力竭运动的运动员或在下一次运动前恢复时间不足 24 小时的运动员。含碳水化合物的食物应该分散在几顿饭和零食中,而不是一次吃一顿大餐。为了最大限度地提高肌肉蛋白质合成,运动员应在运动后的最初几个小时内摄入 15~25g 优质蛋白质,并继续每隔 3~5 小时摄入含蛋白质的食物[26]。结合碳水化合物和蛋白质的食物选择包括水果和酸奶、火鸡和蔬菜三明治、巧克力牛奶和苹果,以及花生酱和香蕉三明治。

运动前、运动中和运动后的水分

水分充足是运动员需要考虑的重要因素。液体需要量取决于以下几个方面:①运动强度和持续时间;②环境温度、海拔和湿度;③个人的健康水平、身材大小和组成以及代谢率;④运动前的饮水情况。口渴并不能准确估计补充液体的量,因此运动员应根据其个性化需求制定具体的液体摄入计划。除了在极端条件下水分损失可能高达 2.4L/h 外,汗液还含有钠和少量的其他矿物质(如钾、镁、氯),可能需要根据汗液损失量进行补充。下文列出了取得最好成绩和避免脱水

表 16.5   比赛前碳水化合物负荷方案示例

天数	运动	饮食
第 1 天	70% 最大耗氧量 90 分钟	混合饮食;5g 碳水化合物/kg 体重
第 2 天和第 3 天	逐渐减少时间和强度:<40 分钟	与第 1 天相同
第 4 天和第 5 天	继续减少:<20 分钟	混合饮食;10g 碳水化合物/kg 体重
第 6 天	完全休息	与第 4 天和第 5 天相同
第 7 天	比赛日	高碳水化合物赛前餐

并发症的推荐量。

运动前

运动前 2~4 小时,饮用 5~10ml/kg 体重的水或运动饮料,建立正常的水合作用。比赛前避免摄入过多的液体,不要试图过度水化。

运动中

运动期间要喝水,以避免过多的水分丢失(定义为体重因水而减少 2% 以上),所需的液体量因人而异。

运动后

运动结束后,每减轻 0.45kg 体重,喝 474~710ml 的液体,以补充丢失的水分[20]。

许多添加了糖、电解质和调味品的运动饮料可选用,但人们对其使用或误用提出了疑问(请参阅第 9 章扩展阅读"用水、运动饮料或能量饮料补充水分")。除了持续时间超过 1 小时的耐力项目外,普通水通常是首选的补液。对于持续时间超过 60~90 分钟的项目,含 6%~8% 碳水化合物或选电解质的饮料可能有益处。

增补剂与错误信息

从古至今,运动员一直在寻找和试验能够增加竞争力的"神奇"物质或治疗方法。营养补充剂和**增补剂**在体育界非常普遍,尽管这些物质中很少被证明能够轻微提高成绩,而且有几种物质在安全性方面受到质疑。大多数市售的增补剂并不像声称的那样有效,但它们相对无害(参见药物-营养素相互作用"营养和增补剂")。

雄性甾体激素的使用备受关注。这很危险,在竞技体育中是违法的。使用类固醇虽然在娱乐运动员中极为普遍,但优秀运动员和健美运动员也广泛使用。一些运动员早在初中就开始尝试使用类固醇[27]。类固醇是合成的性激素,具有两种作用:①合成代谢(即组织生长);②雄激素作用(即**男性化**)。运动员服用了 10~30 倍机体正常激素水平的大剂量类固醇,增加肌肉大小、力量及提高成绩。然而,生理副作用非常明显,包括男性化和男性乳腺增生、肝脏异常(如功能障碍、肿瘤和肝炎)、动脉粥样硬化风险增加、睾丸萎缩和精子生成减少。心理影响包括情绪波动、抑郁、躁狂或轻躁狂。

运动员及教练特别容易受到关于食物和膳食补充剂的说法和神话的影响。所有运动员,尤其是参与竞争非常激烈项目的运动员,一直寻求竞争优势。厂商当然知道这一点,有时会对其产品做出歪曲或虚假的声称。运动员应该知道没有速效药。关于补充剂和增补剂,有五个问题需要问:它安全吗? 合法吗? 合乎伦理吗? 是纯品吗? 有效吗? 卫生保健提供者应该熟悉社会中流传的常见说法和神话,接近他们并知道推荐什么作为有效的替代品。

增补剂:能够增加运动量;增加工作、运动能力和量的各种物质。

男性化:表现为男性特征(如面部毛发)的状态,生理上是男性成熟的一种表现,病理上表现为两性。

男性乳腺增生:是指男性乳腺的过度发育,通常是由于雌激素水平升高所致。

💊 药物-营养素相互作用

营养与增补剂

膳食补充剂有多种产品,包括必需维生素和矿物质、运动食品(如蛋白质粉和运动饮料),以及针对健康和性能优化的产品。增补剂在竞技运动员及其他希望获得表现力的人群中很受欢迎。研究表明,少量使用补充剂可稍微提高成绩,而超量使用则可能对健康或成绩造成不利的影响。运动员服用补充剂时应小心谨慎,并在使用前考虑好潜在的风险和收益。根据现有的科学证据,增补剂可分为已确定的物质、可疑的或正在研制的物质、世界反兴奋剂机构(WADA)和美国大学生体育协会(NCAA)等组织禁用的物质。

确定能提高成绩的补充剂

肌酸 服用肌酸可通过提高 ATP 再合成速率,快速提高高强度运动的成绩,并对阻力运动项目长期有益。服用肌酸后水潴留增加,因而体重增加很常见,对重量分级运动员或耐力运动员没有好处[1]。

咖啡因 咖啡因是一种兴奋剂,在多项运动中都可提高成绩,包括耐力运动和短期重复短跑[2]。更高剂量不能提高成绩,还可能增加副作用的风险,如恶心、失眠、焦虑和烦躁不安。

硝酸盐 硝酸盐(NO_3^-)是一种常见的补充剂,可增加机体一氧化氮的生成,从而提高运动效率和经济性。硝酸盐丸能在 2~3 小时内快速提高成绩。延长补充 3 天可以增加其收益。受过训练的人对硝酸盐补充剂的反应弱于未经训练的人[3]。补充剂可能会导致易感运动员胃肠道不适,因此应在比赛前进行试验。

β-丙氨酸 β-丙氨酸可增强肌肉收缩期间的细胞内缓冲能力,因此可减少疲劳,尤其适用于未经训练的人。一天中分剂量长期服用可增加缓冲能力,减少皮疹、一过性感觉异常等副作用[4]。

碳酸氢钠 碳酸氢钠能够快速缓冲肌肉收缩时细胞外液中的血液,减少高强度运动带来的疲劳。补充剂并非对所有人都有效,在开始运动前的不同时间点进行不同剂量的试验非常重要[5]。补充剂常引起胃肠道不适,但同时摄入少量富含碳水化合物的膳食或分次给药可以将不适降至最低。

可能会提高成绩的补充剂

柠檬酸钠 柠檬酸钠类似于碳酸氢钠,通过增加细胞外液的 pH 值起到血液缓冲作用,但补充剂的功效仍需进一步阐明[6]。

磷酸盐　补充磷酸盐具有增补剂的作用,包括在快速无氧糖酵解期间增强 ATP 再合成速率和增加缓冲能力[7]。在给出确定能提高成绩的推荐量之前,需要进一步研究补充方案。

肉碱　肉碱主要位于骨骼肌内,在能量产生特别是脂肪酸氧化中发挥重要作用,其增补剂作用仍需进一步研究证实[6]。

正在研制的补充剂

益生菌、维生素 C、维生素 D、ω-3 脂肪酸、抗炎剂(如槲皮素、姜黄素、花青素等食物多酚),只是一少部分正在研制的增补剂,但在给出其推荐使用量之前还需要进一步研究[7]。

世界反兴奋剂机构禁用的物质

包括:雄性甾体激素;肽激素、生长因子及模拟物;β-2 激动剂(沙丁胺醇);兴奋剂(苯丙胺);利尿剂和掩蔽剂;麻醉剂;β 受体阻断剂;糖皮质激素;大麻素;促红细胞生成素。

美国大学生体育协会禁用的物质

包括:兴奋剂;雄性甾体激素;酒精和 β 受体阻断剂(仅为偷用);利尿剂和其他掩蔽剂;街头毒品;肽激素和类似物;抗雌激素;β-2 激动剂。

参考文献

1. Kreider, R. B., et al. (2017). International Society of Sports Nutrition position stand: Safety and efficacy of creatine supplementation in exercise, sport, and medicine. *Journal of the International Society of Sports Nutrition, 14*, 18.
2. Maughan, R. J., et al. (2018). IOC consensus statement: Dietary supplements and the high-performance athlete. *International Journal of Sport Nutrition and Exercise Metabolism, 28*(2), 104–125.
3. Van De Walle, G. P., & Vukovich, M. D. (2018). The effect of nitrate supplementation on exercise tolerance and performance: A systematic review and meta-analysis. *Journal of Strength and Conditioning Research, 32*(6), 1796–1808.
4. Saunders, B., et al. (2017). Beta-alanine supplementation to improve exercise capacity and performance: A systematic review and meta-analysis. *British Journal of Sports Medicine, 51*(8), 658–669.
5. McNaughton, L. R., et al. (2016). Recent developments in the use of sodium bicarbonate as an ergogenic aid. *Current Sports Medicine Reports, 15*(4), 233–244.
6. Peeling, P., et al. (2018). Evidence-based supplements for the enhancement of athletic performance. *International Journal of Sport Nutrition and Exercise Metabolism, 28*(2), 178–187.
7. Burke, L. M. (2017). Practical issues in evidence-based use of performance supplements: Supplement interactions, repeated use and individual responses. *Sports Medicine, 47*(Suppl.1), 79–100.

章节回顾

总结

许多肌肉纤维和细胞的协同作用使得身体活动成为可能。以复合碳水化合物或淀粉为主要形式存在的碳水化合物是维持这一系统运行的主要燃料。

碳水化合物代谢产生的循环血糖与储存在肌肉和肝脏中的糖原作为主要能量来源,储存在体内的脂肪以脂肪酸形式作为补充,蛋白质则一般不用于运动供能。维生素和矿物质是能量生成过程中辅酶的重要组成部分。

日常生活中的活动、有氧运动和阻力运动有着诸多好处,且会随着持续时间增加而愈发明显。良好的有氧运动包括快走、骑自行车、慢跑、游泳、有氧舞蹈或类似的活动。阻力运动不仅可以增加肌肉力量,而且对机体代谢率和骨密度也有着直接影响。此外,负重训练对于保持骨密度也有着十分重要的意义。

运动员对宏量营养素的需求因运动类型、训练频率和运动量而异。一般来说,运动员对蛋白质、碳水化合物、能量和水分的需求高于常人。及时补水是避免脱水的最佳方法,且要注意在饮食中补充因流汗而丢失的电解质。

及时补充水分,合理安排饮食和零食不仅可以帮助运动员更好地进行训练,而且也有助于其在运动后快速有效的恢复。同时,重要的不仅仅是运动员所摄入的食物,合适的摄入时间和摄入量同样重要。

复习题

答案见附录 A。

1. 哪类运动有助于降低高血压患者的血压?

　　a. 有氧运动

　　b. 阻力运动

　　c. 有氧运动和阻力运动

　　d. 平衡和柔韧性运动

2. 一位患有慢性病的男性老年人无法达到每周 150 分钟中等强度的有氧运动量,你可以建议他_____。

　　a. 每周进行 75~150 分钟的阻力运动

　　b. 在能力范围内尽可能多的进行身体活动

　　c. 进行瑜伽或其他伸展运动

　　d. 避免运动

3. 主要以脂肪为能量来源的运动类型是_____。

　　a. 高强度有氧运动　　b. 低强度有氧运动

　　c. 高强度阻力运动　　d. 低强度阻力运动

4. 下列哪种零食最适合运动后的体力恢复?

　　a. 一个果酱面包圈和一根香蕉

　　b. 一份含 50g 全蛋白的蛋白质补充剂

　　c. 混有各种水果的希腊酸奶

　　d. 涂有牛油果泥的全麦吐司

5. 一名运动员要在 50℃ 的天气跑步 40 分钟,最适合其恢复体力的饮料是_____。

　　a. 能量饮料　　　　b. 运动饮料

　　c. 稀释的苹果汁　　d. 水

案例分析题

答案见附录 A。

一名 20 岁的男子三项全能运动员身高 165cm;体重 56.7kg,最近小腿肌肉受伤。他每周训练 5 天,虽然每天都有 7~8 小时的睡眠,但在大学课堂上仍感到疲惫不堪。最近由于链球菌性咽喉炎,他缺席了几天,现在在对去学校感到焦虑。他注意到自己的肌肉在训练时常感到酸痛。其膳食回顾如下:

早餐:鸡蛋(2 个)、培根(3 条)和水

零食:奶酪串(1 串)、胡萝卜(1/4 杯)和田园沙拉酱(2 匙)

午餐:鸡肉饼、中等大小的苹果、芹菜(1/4 杯)和花生酱(2 匙)

零食:牛肉干(56.7g)

晚餐:三文鱼(85g)、芦笋(1/2 杯)和菜花炒饭(1/2 杯)

零食:混合坚果(1/2 杯)

1. 从下面列表中选择所有可能是由营养问题所致的因素。

- a. 每周训练 5 天
- b. 肌肉酸痛
- c. 上课睡觉
- d. 小腿肌肉受伤
- e. 用餐频率
- f. 睡眠时间
- g. 链球菌性咽喉炎

2. 从所提供的选项列表中选择最可能的选项,补全下面缺失的信息。

此运动员的膳食摄入表明其__1__摄入量不足,而这是运动员进行__2__时首选的能量来源。

选项 1	选项 2
蛋白质	糖酵解
脂肪	阻力运动
维生素	耐力运动
矿物质	高强度运动
碳水化合物	无氧运动

3. 从所提供的选项列表中选出最可能的选项,补全下面缺失的信息。

在三项全能比赛前几天,此运动员可能从__1__中受益,以确保最大限度的__2__储备。

选项 1	选项 2
蛋白质补充	甘油三酯
碳水化合物计数	氨基酸
脂肪补充	糖原
碳水化合物负荷	胆固醇

4. 在下方列表选项中用"×"来表示这一条健康教育对该运动员是适宜的(适合或必要的)还是禁忌的(可能有害的)。

健康教育	适宜	禁忌
运动前 2~4 小时,食用含碳水化合物食物		
运动前 1~4 小时,食用含有大量脂肪、膳食纤维和蛋白质的食物		
在超过 1 小时的运动过程中,摄入碳水化合物		
运动后避免食用含碳水化合物食物		
运动中食用含脂肪、蛋白质和膳食纤维的食物		

5. 对于每一项评估结果,在下列列表选项中用"×"来表示这一项护理或干预是有效(有助于达到预期结果)还是无效(不能达到预期结果)。

干预	有效	无效
运动前 3 小时,食用加脱脂牛奶的麦片		
在 45 分钟的运动过程中,饮用运动饮料		
在 2 小时的运动过程中,食用水果		
运动后 2.5 小时,食用鸡肉和西蓝花		
能够以更少的休息时间完成训练		

(赵艳 译,张片红 审校)

第17章
营养诊疗

内容提要

- 以患者个体化需求为核心的营养支持以患者/委托人为中心,是医疗保健最有效的实施方式。
- 一支由医疗专业人员和支持人员组成的团队可以更好地提供全面的医疗。
- 个性化医疗计划、评价以及后续诊疗指导行动,以促进治疗和康复。
- 药物-营养素相互作用可造成严重的内科并发症。

人们在各种环境和不同的地方面临着急慢性疾病及其治疗。营养支持是疾病成功治疗的基础,且往往是最基本的治疗方法。为了满足患者的营养需要,须全面了解其的营养状况、营养需要,并确定满足既定需要的方法。每一位多学科团队成员都在制定和维持以患者为中心的医疗计划中发挥重要的作用。

本章重点介绍由注册营养师(RDN)为患者提供满足患者营养需求的综合诊疗过程。护士密切参与到营养诊疗过程中,且常在**护理诊断**中确定营养需求。一个有效的诊疗计划涉及所有的医疗团队成员以及患者、家庭以及其支持体系。

概要

诊疗的背景和关注点

营养支持可以在各种环境下以各种形式实施。例如,个人可以在私人场所、门诊、医院、长期诊疗机构、康复中心、公共卫生社区或在家寻求和接受营养支持。营养支持的最终目标是建立符合个体特定需求的能量和营养素平衡。

现代医院是医疗技术的奇迹,但医疗的进步有时会给那些身患疾病且置于复杂诊疗系统中的患者带来困惑和焦虑。不同的医务人员与住院患者之间的互动时间表截然不同。有时由于团队成员沟通或治疗需要的改变,一天预订的计划表没有按计划进行。患者需要专业的营养专家。医务人员如护士和营养师可以为这些患者提供必要的支持和个性化的营养诊疗。

根据需要,营养支持的类型多样。营养支持包含从帮助患者实现平衡膳食到通过静脉提供营养支持疗法。患者的需求和以患者为中心的方法是推动有效的营养诊疗的基础。图17.1显示的**营养诊疗流程**中,医患沟通在患者、营养专业人员和患者的诊疗计划之间的建立联系。患者的营养状况总是决定了其目前的需要量,而这需要量常发生变化,因此需要不断的监测和调整。这种个性化诊疗需要医疗团队成

员大力的支持。尽管本章和其他章节描述了所有的方法、工具和技术,但记住这个基本事实:治疗性的运用自我(the therapeutic use of the self)是常用的最有效的治疗方法。这是个简单而又意义深远的道理,因为人与人之间的交流是医务人员实现发挥自身能力和技能的方法。

多学科诊疗团队

在营养诊疗过程中,RDN,也叫注册营养师(RD),在**医学营养治疗**中起主要作用。扩展阅读"注册营养师的资格"概括了成为一名注册营养师的必要条件。营养师与医生密切合作,确定患者营养治疗需要,并制订诊疗计划。在整个过程中,团队相互协作至关重要。护士作用很重要,必要时可以将患者转诊给营养师,让专业人士为其制定营养支持方案。在所有的医疗团队成员中,护士一直与住院患者及其家属联系紧密。这种联系的重要性在于可以确保患者获得最佳的诊疗方法并及时根据患者病情变化而调整。

医生和其他医务人员

在多学科团队里,由医师主导,根据患者的需要,也可以纳入其他几名相关专业医务人员。团队可以包括以下部分或全部成员:护士、营养师、物理治疗师、职业治疗师、言语病理学家、精神科医生、呼吸治疗师、放射科医生、医师助理、**运动康复师**、药师和社会工作者。所有医务人员发挥自身专业特长,为患者提供最佳的诊疗服务。

护士和营养师的作用

确切地说,成功的营养诊疗取决于营养师、护士和患者之间的密切合作。营养师确定营养需求、计划和管理营养治疗,评价诊疗计划并记录结果。在整个诊疗过程中,护士帮助制定、支持以及执行诊疗计划。这种团队合作对于有严格或复杂的营养需求的患者尤为重要。患者在住院期间,营养师只能见其1~2次,而护士和患者有密切接触,因此护士通常是处理即时营养相关问题的第一人。

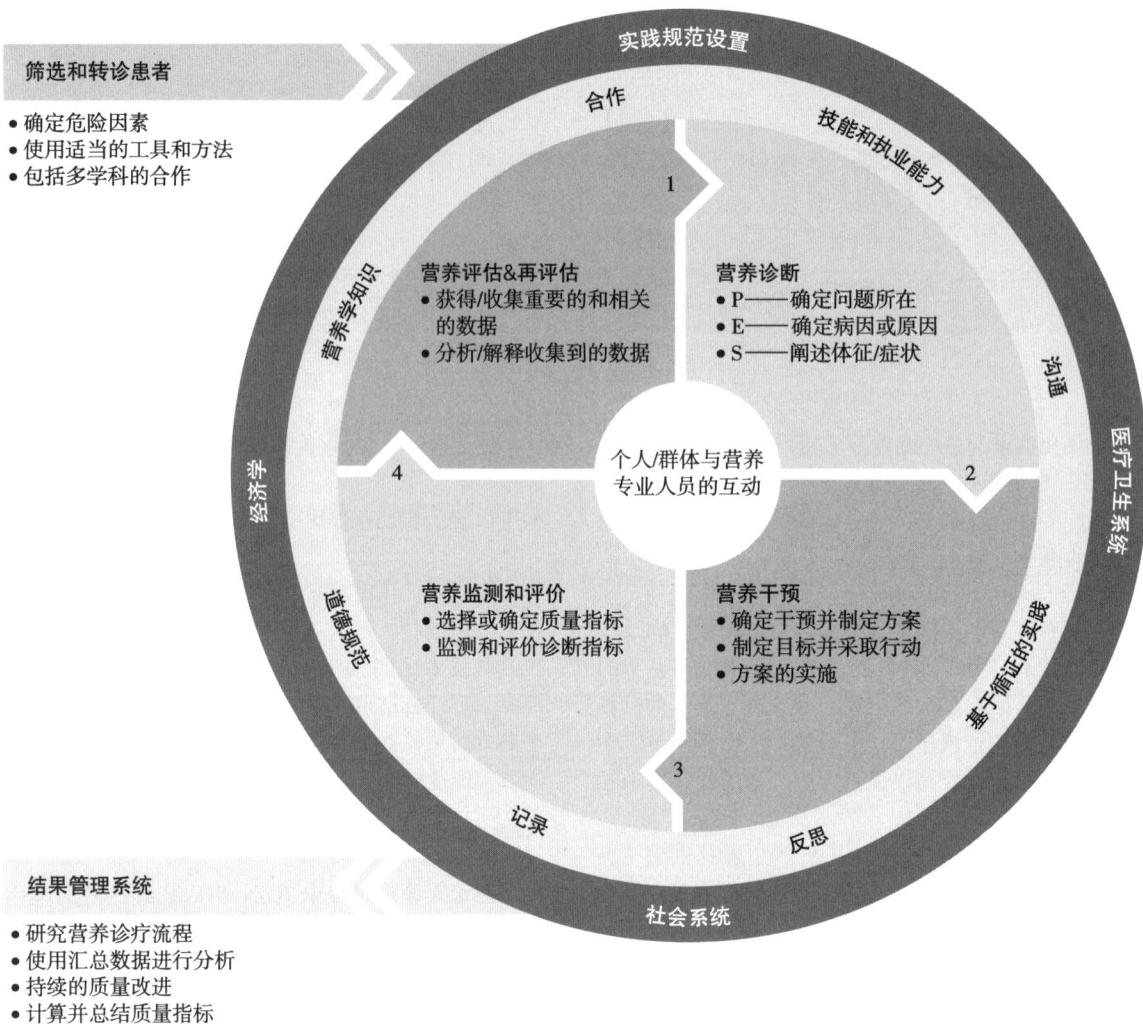

图 17.1   营养诊疗流程模式。(Reprinted from Swan, W. I., et al. [2017]. Nutrition Care Process and model update: Toward realizing people-centered care and outcomes management. *J Acad Nutr Diet*, *117*[12], 2003-2014.)

🔍 扩展阅读

注册营养师的资格

什么是注册营养师?

注册营养师是食物和营养专家,符合学术和专业要求,包括:

- 获得学士学位,课程工作由美国营养与饮食学会下属的营养与饮食教育认证委员会(ACEND)批准。课程通常包括食物和营养学、生物化学、生理学、微生物学、化学、社会学、传播学、食品服务系统管理、商业和计算机学。

  注意:从 2024 年 1 月 1 日开始,所有申请参加国家注册委员会 RDN 考试者必须至少拥有硕士学位。

- 完成 ACEND 认可的、监督的实践实习(通常 6~12 个月)。实习通常与学士或硕士学位相结合的方式,或者在医疗保健机构或社区机构完成。

- 在完成这些条件后,还必须通过由营养注册委员会管理的国家考试。

- 注册营养师必须每 5 年完成 75 小时的经批准的继续教育要求,以保持专业水平。

  一些注册营养师还在专业实践领域持有其他的认证,如儿科营养、肾脏营养、营养支持、糖尿病教育、体重管理和运动营养。营养注册委员会为这些认证提供所需的培训,并给予资助。

注册营养师与营养师有何不同?

- 注册营养师或营养师(如果愿意)凭证是一个受法律保护的称谓,只有获授权的执业人员(由美国营养与饮食学会营养注册委员会授权)可以使用该称号。

- 一些 RDN 可能自称为"营养学家",但并非所有的营养学家都是注册营养师。营养学家一词的定义和要求各不相同。一些州有许可法,对使用该称谓的人明确了执业范围,但是,在有些州,任何人都能自称为"营养师",无论他们是否受过教育或者接受过培训。

护理过程是护士向患者提供护理的具体过程,包括以下步骤:评估、诊断、结果/计划、贯彻实施以及评价。护理诊断是护士对患者的实际或潜在的健康状况或需求的临床判断[1]。护理诊断可以包括与营养相关的几个问题,如腹泻、营养不良、发育迟缓、液体丢失。虽然护理的工作内容不在本文的范围之内,但是对于护士和营养师之间相互密切的配合工作对营养诊疗非常重要。

一名熟练的护士是将健康诊疗团队里面每一位成员联系在一起的纽带。护士是熟练的多任务工作人员,在临床环境中,她们承担大量的工作任务。必要时,她们也可为患者充当协调员、倡导员、解说员、教师和顾问。

> **护理诊断**:根据美国护理诊断协会定义"[a]护士针对个人、家庭、社区现存的或潜在的健康问题或生命过程做出的判断。护理诊断为选择护理干预措施提供依据,是护士的职责之一。"
>
> **营养诊疗流程模式**(Nutrition Care Process model):提供高质量、个性化营养诊疗的系统方法。这个模式由以下几个部分组成:评估、诊断、干预、监测和评价。
>
> **医学营养疗法**(medical nutrition therapy):用于治疗疾病、损伤或状态的特定营养服务或程序,它涉及对患者进行深入的营养评估、营养诊断、营养干预(包括饮食治疗、咨询或专门的营养补充剂的应用)、营养监测和评价。
>
> **运动康复师**(kinesiotherapist):以科学的基础锻炼原则,从而达到治疗疾病、损伤和先天性疾病的医疗保健人员。服务对象包括功能限制的个体或那些需要延长锻炼的患者,以训练器力量、耐力和活动能力。

协调员和倡导员 通常情况下,护士比其他的医疗人员与患者的关系更为密切。所以她们能更好地协调好患者所需要的服务和治疗,并能根据患者的需要将她们分诊给其他的专业医务人员。例如,营养不良在医院非常常见,涉及的原因有很多(例如,疼痛或药物引起的厌食、手术以及情绪或心理压力)。然而,有时,由于与医疗流程发生了冲突,在用餐时间预约了医生,或者医院的日常饮食不能满足患者的文化或宗教饮食习惯等原因,患者食物摄入减少。护士可以根据患者的意愿以及预约的程序,帮助协调送餐的种类或具体的送餐时间。

解说员 护士可以通过对各种治疗和诊疗计划进行仔细、简短和易于理解的解释,以助于减轻患者的焦虑。这包括强化治疗饮食处方以及相应的食物选择,以维持依从性。对于不感兴趣的患者来说这些解释可能很有困难,但了解这些患者的行为对于弥合分歧至关重要。患者的心理和情绪状态对其处理目前的医疗问题并遵守治疗方案有很大影响。对没有获取关于预后或后续诊疗计划正确的解释的出院患者可能出现没有依从性的现象,并经历不必要的压力、困惑、并发症和再入院。护士通常帮助患者解答营养诊疗计划的问题,但是如果不是最佳的答案,护士也可以将患者转交给营养师以获取进一步解释。

教师和咨询员 基础教学和咨询技能在护理中必不可少。在日常诊疗中,护士和患者可以就合理的医疗和营养原则进行多次交谈,这将加强患者的诊疗计划。了解医疗需求(包括营养)应从患者入院或初次接触开始,并持续到整个治疗过程当中,居家环境中也可以继续进行,必要时社会资源的支持也加入进来。

诊疗流程的步骤

美国营养与饮食协会已经为注册营养师(RDN)制定了标准化的营养诊疗流程。营养诊疗流程是"营养和膳食从业者用来提供营养诊疗的系统方法"[2]。由以下4个不同的且相互关联的步骤组成:①评估;②诊断;③干预;④监测和评价。营养诊疗流程为营养专业人员提供一个一致性的结构和框架,可为患者提供个性化的诊疗。这一流程适用于已经明确营养风险因素和需要实现或维持健康目标的患者、委托人和群体。

营养评估

营养评估的目的是收集、分类和综合尽可能多的关于患者的信息,评估其营养状况。收集入院时或初次就诊期间的患者信息可采用家族史和病史问卷调查。最佳的营养诊疗应包括患者的营养状况、饮食习惯、生活条件及其需求、愿望和目标。患者及其家属是这些信息的首要来源。其他的来源还包括患者的病历、与医院工作人员的口头或书面交流以及相关研究。尽管营养诊疗流程开始于营养评估,但是实际上营养评估是一个动态过程,需要对患者的营养状况进行反复的评估和分析[2]。在营养评估中,应包括以下5个部分的数据:

- 食物和营养相关史
- 人体测量
- 生化检测和临床检验
- 营养相关的体格检查
- 个体健康史

食物和营养相关史

大多数情况下,注册营养师(RDN)负责评估患者的膳食。了解患者的基本饮食习惯有助于识别可能存在的营养不足。临床应用"营养史:一天与活动相关的食物模式"展示了收集一份营养史的一般指南的例子。有时营养师可通过3天(有时更久)的食物记录来获取更加详细的食物史。这需要患者详细记录3天的所有经口进食的食物的种类和数量。全面了解膳食不仅能了解个人的饮食习惯,还能反映个人的社会经济地位、食物获取途径、家庭、居住状况以及一般的支持系统。

临床医生需要注意的是,在儿童和成人中,普遍存在能量摄入不足,这可能会影响到膳食评估和建议[3-7]。收集膳食摄入量的方法有很多,每种方法都有优点和缺点(表17.1)。患者不会主动提供关于膳食补充剂的信息(见药物-营养素相互作用"膳食补充剂应用")。因此,可以直接询问膳食补充

🔷 临床应用

营养史：一天与活动相关的食物模式

姓名：＿＿＿＿＿＿＿＿＿＿＿＿＿＿＿＿＿＿＿＿＿＿＿　　　　　　日期：＿＿＿＿＿＿＿

身高(m)：＿＿＿＿＿　体重(kg)：＿＿＿＿＿　身体质量指数：＿＿＿＿＿kg/m²

理想体重(kg)：＿＿＿＿＿　实际体重(kg)：＿＿＿＿＿

推荐：

诊断：

饮食排序：

过敏/不耐受：

职业：

娱乐、体力活动：

目前的食物摄入量：

时间/地点：	食物(和制备方法)：	食用量：	耐受/备注：
早餐：			
上午加餐：			
午餐：			
下午加餐：			
晚餐：			

总结：每种类别的食物总份数：

面包/谷类：＿＿＿＿＿　蔬菜：＿＿＿＿＿　水果：＿＿＿＿＿　奶制品：＿＿＿＿＿　肉类：＿＿＿＿＿　脂肪/糖：＿＿＿＿＿

膳食补充剂、草本植物、补充/替代药物：

补充剂的名称：＿＿＿＿＿＿＿＿＿＿＿　每日剂量：＿＿＿＿＿＿＿＿＿

表 17.1　用于评估膳食摄入量方法的优点和缺点

方法	简要描述	优点	缺点
24h 膳食回顾	受过培训的调查者要求受试者详细回顾前 24h 内所有的食物和饮料	快速 经济实惠 易于执行 能提供关于食物种类的详细信息 受试者负担低 不依赖于受试者的教育、文化或写作能力 不改变受试者的通常饮食习惯	一次 24h 膳食回忆不能说明平时的膳食摄入情况； 少报和多报常见 依赖于受试者的记忆 准确性在某种程度上依赖于调查者的能力 调味品和饮料的遗漏会低估能量摄入量
食物记录法	受试者记录 3~7 天所消耗的所有食物和饮料的种类和数量	由于应答者在消费后立即记录摄入情况，因此不依赖于受试者的记忆 能提供详细的摄入数据 多日的数据更能代表日常摄入量 合理有效高达 5 天	需要受试者高度合作 受试者需要一定的识字和写作能力 花费更多的时间获取数据 数据分析是劳动密集型的 记录食物摄入量的行为常改变通常的摄入量 少报和不准确的估计食物份额大小的情况常见 应答者有负担导致应答率低
食物频率法	通过使用由数百种食物或食物组组成的问卷，受试者提供 1 天、1 周、1 个月或 1 年所食的各种食物的次数	可以自我管理 结果机器可读 费用相对便宜 可能比几天的膳食记录更能代表更长时间内的通常摄入量 不改变受试者的通常饮食习惯	对应答者有一定的要求 可能不代表通常的食物或对食物份额大小的不准确 不包含文化、民族特定的食物 当多种食物归到一组时，摄入量的分析会受到影响 需要识字和良好的长期记忆 对监测短期饮食变化无效

续表

方法	简要描述	优点	缺点
膳食史法	一位经过培训的营养专业人员向被调查者询问每天吃饭的数量、食欲和不喜欢的食物有无胃肠不适膳食补充剂的应用其他的生活方式选择	评估平时的营养摄入量可以检测季节性的变化可以获取所有的营养素的数据可以很好地与生化指标相关联	冗长的调查过程需要高度训练有素的调查者可能高估了营养素摄入量需要应答者有能力回忆其平时的饮食分组分析困难且昂贵

💊 药物-营养素相互作用

膳食补充剂的应用

　　膳食补充剂包括维生素、矿物质、氨基酸、脂肪酸、草药、植物性提取物以及其他对身体有生理作用的物质。正如本书中药物-营养素相互作用中所提到,膳食补充剂之间可以相互影响,且与药物相互作用可导致对人体产生有益或有害的影响。来自食物中营养素摄入加上补充剂和强化食品及饮料中高剂量的微量营养素,可能导致许多维生素和矿物质超过可耐受最高摄入量(UL)。超过 UL(见附录 B)在一些人中可能出现胃肠道症状或明显的毒性症状。

　　补充替代医学(CAM)的应用,如维生素、矿物质和草药补充剂的应用,在美国非常流行。一半的美国成人和三分之一的儿童定期服用某种形式的膳食补充剂(男性 49%,女性 59%,儿童 32%)[1,2]。然而,只有一半的 CAM 用户向初级卫生保健提供者(primary health care provider)报告了他们的使用情况,仅 34% 的住院患者向住院医师汇报了他们的 CAM 使用情况[3,4]。这种疏忽可能因为患者不知道 CAM 与药物或其他疗法的潜在相互作用,或者是患者只是忘记他们在使用补充剂。另一方面,也可能是卫生保健提供者未能具体询问者使用 CAM 的情况。如果没有充分了解患者使用 CAM 的情况,医疗团队就不能评估药物-营养素之间的相互作用或提供替代解决方案。

　　许多患者需要接受更多的教育,了解向卫生保健提供者报告他们使用维生素、矿物质和草药补充剂的重要性。此外,卫生保健提供者可能需要接受进一步的培训,以便从患者,尤其是住院患者中获得有关膳食补充剂的信息。作为一位卫生保健提供者,在与患者或他们的照护者交谈时,应对 CAM 的应用持客观态度。此外,为了避免潜在的药物-营养素相互作用,应鼓励患者和医师或药师讨论补充剂的应用。

参考文献

1. Cowan, A. E., et al. (2018). Dietary supplement use differs by socioeconomic and health-related characteristics among U.S. adults, NHANES 2011-2014. *Nutrients*, 10(8).
2. Jun, S., et al. (2018). Dietary supplement use among U.S. children by family income, food security level, and Nutrition Assistance Program participation status in 2011-2014. *Nutrients*, 10(9).
3. Yeo, Y., et al. (2016). Use of electronic personal health records (PHRs) for complementary and alternative medicine (CAM) disclosure: Implications for integrative health care. *Complementary Therapies in Medicine*, 26, 108–116.
4. Ben-Arye, E., et al. (2017). Mind the gap: Disclosure of dietary supplement use to hospital and family physicians. *Patient Education and Counseling*, 100(1), 98–103.

剂的使用情况(如:维生素、矿物质、复合维生素矿物质、草药),更能全面了解营养素的摄入情况。注意食物过敏和不耐受可以指导替代建议,满足营养素需求而不引起负面作用。

　　体力活动的记录同膳食摄入量的记录是一样的,患者需要记录一天中所有的活动量,从而更好地计算能量消耗量。同膳食记录相似,与金标准**双标记水法**相比,体力活动问卷不太准确且高估了实际的能量消耗量[8,9]。一些不太主观的测量工具,如计步器、加速度计、运动传感器、心率监测仪比问卷调查更能准确地预测能量消耗量,但有些设备与双标记水法相比仍有较大的差异[10-12]。营养师在提供营养建议时必须考虑到用于评估总能量消耗方法的准确性。

人体测量

　　为了减少误差,所有负责进行**人体测量**的人员都应该学会正确的测量方法。身高、体重、身体质量指数(BMI)是最常用的人体测量指标,是临床上可用于预测基本营养风险的参数。有些情况下,RDN 也可以测量人体成分和腰围。

　　身高　医务人员可以使用壁装身高高度计测量身高。如有可能,可用带有平台的可移动测量杆测量。测量时,要求脱掉鞋子或帽子,身体尽可能地站直。当测试 2 岁以下的儿童身高时,采用卧姿,固定头部,移动脚踏板(图 17.2)。对于无法站立、下肢截肢或无法下床的患者,可采用替代措施(框 17.1)。

> **双标记水法**:测量能量消耗的金标准。参与者摄入已知氢氧同位素浓度标记过的水。技术人员测量同位素的清除情况来预测能量消耗和代谢率。
>
> **人体测量方法**:用于健康评估的人体测量方法包括身高、体重、皮褶厚度、围度(即头围、臀围、腰围、腕围以及上臂肌围)。

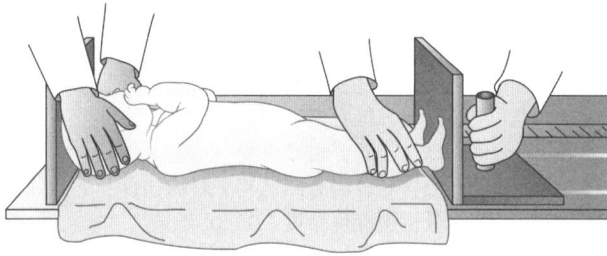

图 17.2 婴儿身长测量。(Reprinted from Mahan, L. K., & Escott-Stump, S. [2012]. *Krause's food & nutrition therapy* [13th ed.]. Philadelphia: Saunders.)

框 17.1 行动不便患者的身高替代测量方法

全臂跨度

- 使用柔性卷尺,从一只手的指尖跨过锁骨前方至另一只手的指尖,测量患者全臂长度
- 对于单臂活动受限的患者,测量其可以活动手的指尖到胸骨中点的长度,然后翻倍

膝高

- 患者仰卧,将膝盖和脚踝弯曲成 90°
- 应用膝盖高度卡尺,测量左膝膝盖下的外侧骨点(即腓骨头)至床面的距离,精确到 0.1cm。
- 用以下的公式计算身高:
  - 男(cm):64.19-(0.04×年龄)+(2.02×膝高 cm)
  - 女(cm):84.88-(0.24×年龄)+(1.83×膝高 cm)

卧床长度

- 调整身体,使下肢、躯干、肩膀和头在一条直线上
- 在床单上标记脚跟和头顶的位置
- 用卷尺测量距离

分段高度测量

- 人躺在坚硬的表面上,分段测量
- 用卷尺测量以下 4 个分段:头顶到颈底、颈底到尾骨、大转子到膝和膝到足跟(足屈)
- 将分段测量的长度加在一起

From Academy of Nutrition and Dietetics. (2019). *Nutrition care manual*. Chicago, IL: Academy of Nutrition and Dietetics.

体重和身体质量指数(BMI) BMI 是通过身高和体重计算,是整个生命周期中一种有益的评估方法。为了获得准确的结果,测试者应在相同的时间(如在膀胱排空后和早餐前的清晨),穿上相同或相似的衣服(如检测服)称量体重。询问患者平时的体重,并将其与标准 BMI 表进行比较(见本书封底的 BMI 表)。询问患者近期体重丢失情况(如在多长时间减了多少)。快速的非刻意的体重丢失,尤其老年患者,其与健康风险和死亡率增加显著相关[13]。医务人员应当将任何在 1 个月内体重丢失≥5% 或任何时间内没有任何原因的体重丢失≥10% 的患者转诊给 RDN,以做进一步的评估(营养不良诊断原则见表22.1)。注意近期的体重增加同样重要,了解随时间变化的患者体重史(什么年龄是最高点和最低

点),可以全面了解一个人的一般体重波动情况。

人体成分和腰围 营养师可以测量人体成分,确定瘦体组织的相对水平。第 15 章介绍了评估人体成分的几种方法。这些方法包括用皮褶厚度计测量皮褶厚度、水下称重法、生物电阻抗法、双能 X 线吸收法和 BOD POD 体成分跟踪系统(COSMED,USA,Concord,CA)。上臂肌围和肱三头肌皮褶厚度是两种简单、快速的人体测量方法,在临床上常用于评估人体成分的变化。

BMI 和人体成分测量可提示超重和肥胖(即体脂)的风险,但是不能评价多余的脂肪储存的部位或患者相对健康水平。由于不是所有的体脂都具有相同的营养风险,因此体脂的位置是营养评估的重要因素。体脂储存在腹部的人其健康风险明显高于相同体重但是体脂存储在臀部和大腿的人。《肥胖患者临床诊疗实践指南》指出,为了降低健康风险,男性的腰围应小于 102cm,女性腰围应小于 88cm(在亚洲一些国家甚至更低)[14]。对于超重和正常体重的人,腰围和腰围身高比也是两个预测慢性病的风险重要指标(如 2 型糖尿病、心血管疾病、高血压、某些癌症、全因死亡率)[15-20]。

实验室检查、医学检查以及操作规范

实验室数据和影像学检查有助于评估患者的营养状况。此类报告可在患者的病历中找到。与营养相关的实验室检查包括但不限于以下:

- 血尿素氮和血清电解质:评价肾功能
- 全血细胞计数:评价贫血
- 肌酐-身高指数:评价蛋白组织分解
- 空腹血糖:评价高血糖和低血糖
- 血脂:评价血脂和脂蛋白水平
- 转氨酶:评价肝功能
- 血浆蛋白:血清白蛋白和前白蛋白以评价蛋白质营养状态
- 淋巴细胞计数:评价免疫功能
- 尿素氮排泄:评价氮平衡

一般来说,用于营养评估的医学检查对于任何年龄的人都是可靠的,但是在审查实验室检查结果时,有些条件可能会干扰测试结果。例如,身体的水合状态、慢性病史、器官功能的改变、最后一餐的时间和某些药物都可以改变检查结果。其他医学检查或操作流程的必要性取决于患者,例如:

- 胃肠道功能:医学程序也可用于评价胃肠道功能、疾病或障碍(如胃排空障碍、消化性溃疡、炎性肠病)
- 骨骼系统完整性:一些检查可以评估骨量减少或骨质疏松的风险,尤其是老年患者;X 线、双能 X 线吸收法和骨扫描有助于确认骨骼的完整状态。
- 静息能量代谢率:评估患者的静息能量代谢率有助于确定总的能量需要。第六章介绍了直接和间接测热法。

基于营养的体格检查

仔细观察患者身体各个部位可能会发现营养不良的迹象。表 17.2 归纳了与患者营养状况相关的临床症状和体征。

表 17.2　营养失衡的症状和体征

部位	可能缺失	可能过量
头发		
无光泽、干燥、易脆	蛋白质	
没有疼痛就能轻松拔下	蛋白质	
脱发	蛋白质、锌、生物素	维生素 A
旗帜征(即头部周围毛发色素的丢失)	蛋白质、铜	
头和颈		
囟门膨出(婴儿)		维生素 A
头痛		维生素 A、D
鼻衄(鼻出血)	维生素 K	
甲状腺肿大	碘	
眼睛		
结膜和角膜干燥症	维生素 A	
结膜苍白	铁	
巩膜变蓝	铁	
角膜血管化	维生素 B_2	
口		
唇干裂或口角炎(即嘴角的病变)	维生素 B_2	
舌炎(舌红、舌痛)	烟酸、叶酸、维生素 B_{12} 和其他 B 族维生素	
牙龈炎(即牙龈肿痛)	维生素 C	
味觉减退或味觉障碍(即味觉差或味觉障碍)	锌	
龋齿	氟	氟
牙斑		
舌乳头萎缩	铁、B 族维生素	
皮肤		
干燥、鳞屑	维生素 A、锌、必需脂肪酸	维生素 A
滤泡性角化过度(与鸡皮疙瘩相似)	维生素 A、必需脂肪酸、B 族维生素	
湿疹样病变	锌	
瘀斑	维生素 C、K	
鼻唇皮脂溢出(即鼻子和嘴唇之间油腻的鳞片状区域)	烟酸、维生素 B_{12}、B_6	
暴露在阳光下的皮肤变黑和脱皮	烟酸	
伤口不愈	蛋白质、锌、维生素 C	
指甲		
匙状指	铁	
易脆	蛋白质	
心脏		
心脏扩大、心动过速或心衰	硫胺素	
小心脏	能量	
突然心衰或死亡	硒	钾
心律失常	镁、钾、硒	
高血压	钙、钾	钠
腹部		
肝肿大	蛋白质	维生素 A
腹水	蛋白质	
四肢		
肌肉萎缩(尤其是颞部)	能量	

续表

部位	可能缺失	可能过量
水肿	蛋白质、硫胺素	
小腿压痛	硫胺素、维生素 C、生物素、硒	
儿童肋骨串珠状	维生素 C、D	
骨关节压痛	维生素 C、D、钙、磷	
膝内翻、弓形腿或骨脆性增加	维生素 D、钙、磷、铜	
神经		
感觉异常（即四肢疼痛和刺痛或感觉改变）	硫胺素、维生素 B_6、B_{12}、生物素	
虚弱	硫胺素、维生素 C、B_6、B_{12}、能量	
共济失调、位置感和振动感减弱	硫胺素、维生素 B_{12}	
震颤	镁	
肌腱反射减弱	硫胺素	
虚构或定向障碍	硫胺素、维生素 B_{12}	
嗜睡	硫胺素	维生素 A、D
抑郁	硫胺素、维生素 B_{12}、生物素	

此外，医疗团队的其他成员（如医生、护士或理疗师）可将他们体格检查结果记录在病历中，营养评估时可以参考。

个人史

引导式询问可以帮助患者识别和想起与评估相关的个人史、家族史和病史。如前所述，患者经常忘记提及他们使用过膳食补充剂，例如草药。此时直接询问有助于鉴别其他补充剂和替代药物的使用情况。患者的个人史可影响其营养状况，有助于指导诊疗计划。个人史包括：社会经济地位、宗教、文化、民族、家庭互动、教育水平、食品安全以及就业状况等。在高风险人群，经济需求对很多人来说至关重要。如果健康诊疗提供者对患者个人和文化需求有一定的认知，那么当帮助患者制定即时和长期的营养需求时会更加有效。

心理和情绪问题会严重影响患者的预后和健康。例如，长期生活在照顾机构的老年患者不成比例的患有抑郁和营养不良，当患者的健康状况已经受损时，问题就更为复杂了[21-23]。虽然营养状况差和非刻意的体重丢失与抑郁症有关，但是抑郁症是营养不良的原因还是后果并不是很清楚。因此在营养评估中对患者进行心理健康状况的调查可有助于识别和解决一些可调整的影响因素。

在收集数据过程结束后，医务人员必须区分相关数据和不相关数据，加以验证，然后在进入下一个阶段前判断是否需要获取更多的信息。营养评估应持续进行，医务人员在整个诊疗过程中要不断地重新评估患者的营养状况。

营养诊断

营养诊断涉及"需要营养和膳食学专业人员处理的现有营养问题的识别和标记"[2]。收集到的所有信息可反应患者的基本需求。随着住院时间的延长，会有新的临床需要，并根据需要制定相应诊疗计划。以下是营养诊疗各个阶段都需要评估的内容：

- 摄入量：与患者自己的需求相比，实际摄入了多少？
- 临床状况：患者有哪些与其诊断相关的营养问题？
- 行为和环境因素：患者的知识、信念、身体以及社会经济环境如何影响其获取食物？

最终的营养诊断应包括 3 个清晰而简洁的内容：问题、病因和体征、症状，我们称之为 PES 声明。

问题

在作出营养诊断时，需要仔细评估营养指标，详细分析数据。营养诊断内容包括营养不足（如缺铁性贫血）或需要调整饮食的基础疾病（如肾脏疾病或肝脏疾病）。这种务实的诊断包含可测量的指标，可以用于制定适宜的干预措施，以取得有效的临床效果。

病因

病因或诱因直接导致出现上述问题。美国营养与膳食学会将病因定义为"在营养评估期间收集到的导致引起或维持患者病理生理、社会心理、情景、发育、文化或环境问题的因素"。正确地识别病因是充分制定干预计划的唯一途径。在营养诊断 PES 陈述中，"与…相关"这个词要置于病因之前。

体征和症状

营养问题的体征和症状是患者健康状况的主观和客观变化的体现，这些变化提示患者存在营养问题，并且是已知病因所导致。营养诊断随着患者的营养需求的变化而变化。在营养诊断 PES 陈述中，"表现为"这个词要放在症状和体征前面。下面是一个营养诊断 PES 陈述的举例：

过去 15 个月,过度能量摄入(问题)与频繁食用高能量密度膳食(病因)相关,表现为日均能量超过推荐量 350kcal/d,且体重增加 4.5kg(体征)。

营养干预

在完成营养评估和诊断后,营养师应准备计划和实施最适宜的营养干预方式。营养干预是"有计划的行动,旨在改变与营养相关的行为、危险因素、环境因素或健康状况等"[2]。目的是解决与营养相关的病因或诊断。诊疗计划的目标来源于患者,因此需要重点关注患者的个人需求、目标以及已经明确的对患者的医疗需求。营养师必须与患者共同合作,建立合适的和现实的行动来执行个人诊疗计划。理想情况下,行动的实施还包括家庭成员、看护人以及任何必要的跨学科专业人员。以下部分分别介绍了在营养干预期间所涉及的内容:

- 食物和营养素供给
- 营养教育和咨询
- 营养诊疗的协调

食物或营养素供给

个人适应　满足个人需求的个性化饮食是实现成功营养治疗的必要条件。这需要与患者及与其日常生活密切参与的家人或朋友一起精心安排。注册营养师必须了解患者以下四个方面需求。

1. 个人需求:个人或文化愿望、关注点、目标或生活状况需要什么?

2. 诊断:患者的疾病或健康状况如何影响其机体及正常的代谢功能?

3. 营养治疗:根据紧急性、影响程度和资源来对诊断进行优先排序。饮食如何和为什么必须改变来满足患者在特定疾病或健康状况下的需求? 相对于患者的情况,目前基于循证医学指南的医学营养治疗是什么?

4. 食物计划:这些必要的营养改进如何影响每日食物的选择? 围绕病因,营养师需要写一个营养干预计划来满足这些特定需求。

喂养方式　患者的正常营养需求决定了饮食治疗的基本原则,根据其身体状况调整需要量。应从以下 4 个方面对患者饮食进行调整。

1. 能量:总能量的增加或减少,用千卡(kcal)表示。

2. 营养素:一种或多种必需营养素在数量或形式上调整(即蛋白质、脂肪、矿物质、维生素和水)。

3. 质地:食物质地或形式调整(如流质和少渣饮食)。

如果通过饮食不能满足患者的营养素需求,那么 RDN 应考虑采用其他途径来补充营养。当患者的胃肠道功能正常,但是不能经口进食,这时**肠内营养**是一种选择。通过营养管的肠内营养利用了口腔以下部位的胃肠道消化和吸收功能。营养管确切的放置位置应该位于患者能够耐受食物或营养素的地方。可经鼻经过食管至胃或小肠进行短期喂养。手术置管可直接放入胃肠道,避免经过鼻腔,可进行长期肠内营养。第 22 章详细介绍了何时使用肠内营养,营养管的放置以及配方的选择。

如果患者胃肠道不能耐受任何肠内营养,这时必须考虑**肠外营养**。由于是通过静脉途径给予营养素,所以肠外营养治疗会带来与侵入性相关的并发症风险。但是,它是满足胃肠道功能不正常患者的一种有效营养途径。第 22 章详细介绍肠外营养。

营养教育和咨询

与患者沟通具体的营养干预计划是营养治疗成功的关键一步。若患者和家属充分理解膳食和营养供给方式的必要改变,则能体会到这种调整的好处,并更有可能维持依从性。教育可以是营养师和患者的一对一的形式,也可以以小组的形式进行。必要时,住院期间的教育和咨询可以出院以后在门诊继续进行。

营养干预计划通常是对长期的生活方式的改变,旨在促进和改善健康。有些患者要做的更多的改变,对于这些患者需要持续的营养咨询支持才能达到目标。制定一个长期的营养计划需要教育、咨询以及专业和个人的支持。随着时间的推移,对诊疗计划的修改反映了患者对干预的反应。

营养诊疗的协调

多个医务人员可能参与到一个营养干预计划中。例如,肠内营养管喂需要营养师、护士、处方医生以及临床药师的配合。医疗保健内部的跨学科联系使得营养诊疗的协调成为可能,也更加有效。此外,家人、朋友、医务人员及患者个人支持小组的其他成员也可能在患者的诊疗协调中其作用。这一步骤包括执行和维持干预所需的所有专业和个人资源及转诊。

> **肠内营养**:一种通过口服或管饲,通过胃肠道的提供营养喂养方式。
>
> **肠外营养**:一种不利用胃肠道,通过静脉输注营养液以提供营养支持的喂养方式。

营养监测和评价

营养诊疗流程的第四步是营养监测和评价。在这一步中,注册营养师需要确定患者是否完成营养目标。营养监测和评价包含 3 个部分:①监测进展情况;②测量结果;③评价结果[2]。

除了不包括病史,营养监测和评价内容与营养评估的内容是一致:

- 食物和营养相关史
- 人体测量
- 生化检测和临床检验
- 营养相关的体格检查

在这一阶段,营养专业人员将收集目标相关的数据,然后与以前的数据进行比较,评估进展情况。为了准确且有意义的评价已实施的营养干预策略,注册营养师必须确定反映具体目标进展的质量指标。例如,如果目标是让患者每天通过管饲喂养 74g 的高生物价蛋白质,那么测量体重变化并不能反映此目标是否达到;相反,分析患者的喂养计划和肠内营养配方的服用记录是评估患者是否完成这一目标的更为合适的方法。

评估营养干预计划的疗效可指导调整营养干预方案。如果调整营养方案没有必要,且患者的营养目标已经达到,那么营养师会解除与患者的营养服务。如果未达到患者的营养目标,营养师可与患者继续合作,重新审定诊断,并更新干预方案。然后营养专业人员继续监测和评价患者的营养治疗进展。

饮食-药物相互作用

有各种各样的饮食-药物的相互作用,这些对患者有不同程度的临床意义。饮食-药物相互作用的描述可以有几种方式,如药物-饮食相互作用、食物-药物相互作用、药物-营养素相互作用及药物-食物相互作用。多数情况下,在本文中及其他章节中,我们采用了"药物-营养素相互作用"这个词。在本节中,饮食-药物相互作用一词比较合适,因为我们正讨论的不仅仅是单一的营养素与药物的相互作用。

复方药物可能会有很多的副反应,尤其对老年患者,他们也可能服用膳食补充剂和草药产品[24-26]。近一半的美国人每天至少服用一种处方药,21.5% 的人服用 3 种或 3 种以上,10.9% 的人每天服用 5 种或 5 种以上的处方药[27]。每天服用多种处方药的人群绝大多数年龄在 65 岁以上。患者可能会遇到不同的饮食-药物的相互作用,这些作用可根据患者正常的饮食习惯、营养状况、疾病及其严重程度、依从性以及目前正在服用的药物或补充剂改变而改变。图 17.3 展示了饮食-药物相互作用可能改变患者结局的机制。

收集患者所有药物使用信息对营养治疗至关重要,包括非处方药、处方药、膳食补充剂、替代/补充药物、酒精等。由于饮食-药物相互作用涉及由医生开具的处方药、药师调配的药物以及患者的食物或服用的营养素,因此医生、药师、营养师以及患者都需要了解这种相互作用。护士也必须特别熟悉饮食-药物相互作用,因为她们是最常给患者用药和食物的人。饮食-药物相互作用通常分成以下 5 类[25,28]:

- 第一类:肥胖和营养不良对药效的影响
- 第二类:营养对药效的影响
- 第三类:特定营养素或膳食补充剂对药效的影响
- 第四类:药物对营养状况的影响
- 第五类:药物对营养素的影响

全面介绍可能的饮食-药物相互作用不是本教材的范畴。但是在本书中有很多的药物-营养素相互作用框,突出每章中读者感兴趣的相互作用。框 17.2 提供了知名的饮食-药物相互作用的简要资源列表。以下部分描述了不同类型的饮食-药物相互作用。

框 17.2 饮食-药物相互作用的资源

- Asher, G. N., Corbett, A. H., & Hawke, R. L. (2017). Common herbal dietary supplement-drug interactions. *Am Fam Physician, 96*(2), 101–107.
- Little, M. O. (2018). Updates in nutrition and polypharmacy. *Curr Opin Clin Nutr Metab Care, 21*(1), 4–9.
- Mohn, E. S., et al. (2018). Evidence of drug-nutrient interactions with chronic use of commonly prescribed medications: An update. *Pharmaceutics, 10*(1).
- Peter, S., et al. (2017). Public health relevance of drug-nutrition interactions. *Eur J Nutr, 56*(Suppl. 2), 23–36.
- Spanakis, M., et al. (2019). PharmActa: Empowering patients to avoid clinical significant drug-herb interactions. *Medicines (Basel), 6*(1).
- A Pocket Guide to Food-Medication Interactions: www.foodmedinteractions.com.
- U.S. Food and Drug Administration: Search "Avoiding Drug Interactions" at www.fda.gov.

药物-食物相互作用

食物增加或减少药物的药效都会对患者的健康造成负面影响。某些食物会影响药物的吸收、分布、代谢或清除,从而改变药物预期的剂量反应(见图 17.3)。与给药相关的膳食时间、食物份量以及食物结构都是药物-食物相互作用的共同原因。例如,高脂饮食增加了一些脂溶性药物的吸收,而高膳食纤维饮食会结合药物并减少药物的吸收。

多年来,葡萄柚汁与几种药物之间的相互作用一直处于严格的评估当中,葡萄柚汁中一种叫作呋喃香豆素的物质可以极大地改变某些药物的生物利用度,使其达到毒性水平[29]。抗凝药物法华林是心脏病患者常见的药物。它也是与某些食物高度相互作用的药物,尤其是那些富含维生素 K 的食物,如绿叶蔬菜。许多患者并不熟悉富含高维生素 K 的食物,因此当选择这些食物时,她们可能没有意识到两者之间的存在相互作用。其他的药物-食物相互作用的例子还包括:①因味觉或嗅觉改变而干扰食欲的药物(如阿米替尼、甲硝唑);②刺激食欲的药物(如抗组胺药物、类固醇药物)。随着时间的推移,这些食欲的改变可能会影响营养状况。

药物-营养素相互作用

将药物与非处方药物,如维生素和矿物质补充剂一起服用可能引起有害的药物-营养素相互作用(见案例研究"药物-营养素相互作用")。表 17.3 提供了一些潜在药物-营养素相互作用及其已知的风险因素。作为一名医务人员,应该要询问患者正在服用的其他药物,尤其是维生素、矿物质和草药补充剂。饮食-药物相互作用可能导致营养素的消耗或营养素可能引起药物的代谢速率发生变化。文化思考"处方药和膳食补充剂的使用"列举了同时服用膳食补充剂和处方药患者的患病率和一般人口学特征。

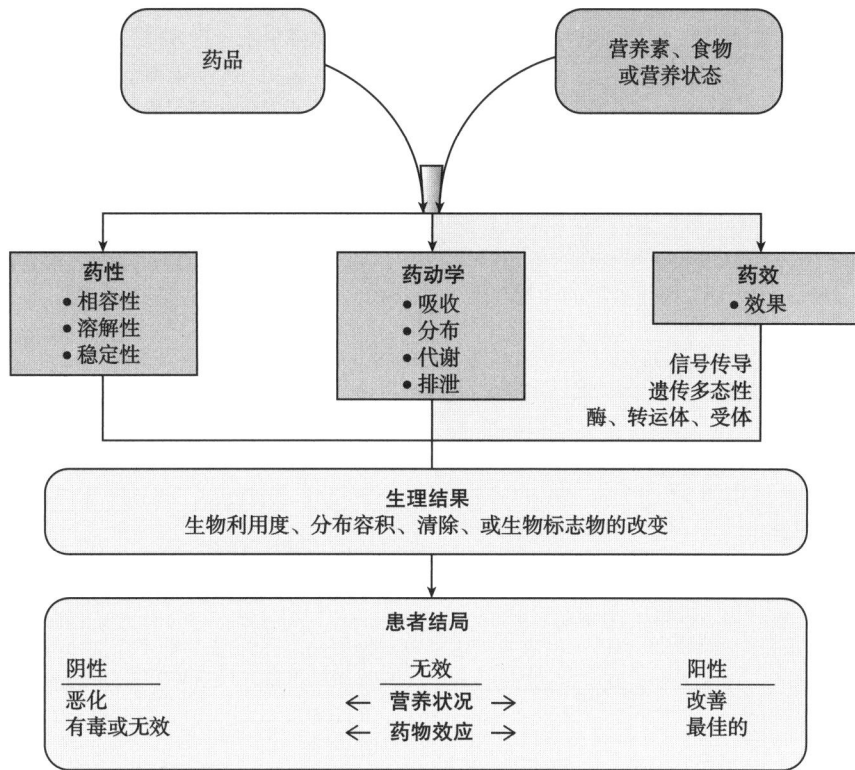

图 17.3　影响患者预后的药物-营养素相互作用机制。(Reprinted from Boullata, J. I., & Hudson, L. M. [2012]. Drug-nutrient interactions: A broad view with implications for practice. *J Acad Nutr Diet*, *112* [4], 506-517.)

案例研究
药物-营养素相互作用

答案见附录 A。

一位 26 岁的女性向医生汇报了她的症状,包括疲劳、头痛、肌肉、关节和骨痛、皮肤干燥、脱皮、脱发、恶心和呕吐以及体重丢失。经过体格检查和实验室检查后,确定她有肝损伤。她唯一服用过的药物是异维 A 酸,用于治疗痤疮。异维 A 酸又叫 13-顺式视黄酸,是一种维生素 A 相关性复合物。患者还汇报服用了多种膳食补充剂,包括多种维生素、维生素 E、维生素 D,这些维生素均包含 500% 的膳食推荐摄入量;此外还有含有 β-胡萝卜素的抗氧化液体混合物;以及偶尔服用包含维生素 A、C、E 和锌的高抗氧化补充剂。

1. 从以下所提供的选项中,选择对下面语句中缺失的信息最有可能的选项

注册营养师(RDN)确定患者的症状最有可能是由超过 __1__ 引起的,引起维生素 __2__ 。

选项 1	选项 2
可耐受最高摄入量	缺乏
推荐摄入量	流动性
适宜摄入量	中毒
平均摄入量	活化

2. 选择最可能与患者症状和体征有关的化合物。

a. 维生素 D	b. 维生素 C
c. 锌	d. 铜
e. 维生素 A	f. 维生素 E

3. 从以下所提供的选项中,选择对下面语句中缺失的信息最有可能的选项。

患者的维生素 __1__ 与她的肝脏损伤有关,因为肝脏是这种维生素 __2__ 主要场所。

选项 1	选项 2
缺乏	失活和排泄
活化	排泄和清除
中毒	吸收和消化
流动性	储存和代谢

4. 在服用异维 A 酸时,请对以下选项打"×"。

项目	安全	禁忌
西蓝花		
酒精		
红薯		

<table>
<tr><td colspan="3">续表</td></tr>
<tr><td>项目</td><td>安全</td><td>禁忌</td></tr>
<tr><td>多种维生素</td><td></td><td></td></tr>
<tr><td>维生素 A 补充剂</td><td></td><td></td></tr>
<tr><td>胡萝卜</td><td></td><td></td></tr>
<tr><td>抗氧化补充剂</td><td></td><td></td></tr>
</table>

这位女士提到她正准备妊娠,所以护士就她的药物和补充剂提出了建议。

5. 选择所有适合于这个患者的所有建议。

a. 像以前一样,继续服用药物/补充剂
b. 避免一切含有维生素 A 的食物
c. 立即停止服用异维 A 酸
d. 与您的医生谈谈妊娠期间的药物-营养素相互作用
e. 停止服用补充剂,但继续服用异维 A 酸是安全的
f. 此时避免从补充剂中摄取大剂量的维生素 A

6. 选择评估患者肝功能的最佳指标。

a. 血尿素氮　　　　　b. 全血细胞计数
c. 空腹血糖　　　　　d. 谷草转氨酶
e. 谷丙转氨酶　　　　f. 白细胞计数

表 17.3 具有已知风险的潜在药物-营养素相互作用

药物类别	名称	营养素	对营养素状况或功能的影响	危险因素
抑酸药物	质子泵抑制剂	维生素 B_{12}	降低	高龄
		维生素 C	降低	幽门螺杆菌感染
		铁	降低	遗传学(慢代谢)
		钙	降低	低膳食摄入量(素食者)
		镁	降低	既往存在铁缺乏
		锌	降低	女性
		β-胡萝卜素	降低	药物使用时间
非甾体抗炎药	阿司匹林	维生素 C	降低	无感冒病毒暴露
		铁	降低	高龄
				幽门螺杆菌感染
抗高血压药物	利尿剂(祥利尿剂,噻嗪类)	钙	降低(祥利尿剂)	药物使用的剂量/时间
		镁	增加(噻嗪类)	祥利尿剂的形式
	利尿剂(保钾利尿剂)	硫胺素	降低(祥利尿剂和噻嗪)	高龄
			降低(祥利尿剂)	心力衰竭镁摄入低
	血管紧张素转换酶抑制剂	锌	降低(噻嗪类)	酒精膳食硫胺素摄入低
			降低(噻嗪类)	胃肠道疾病
	钙通道阻滞剂	钾	增加	肾脏疾病
		叶酸	N/A	膳食锌摄入低
		铁	降低	噻嗪的形式
		叶酸		低叶酸状态
				肝功能受损
				肝硬化(酗酒者)
				卡托普利的使用
				肾脏疾病
				糖尿病
				钾补充剂的使用
				牙菌斑的存在
				口腔卫生差
				同时使用 β-受体阻滞剂
高胆固醇血症	他汀类	辅酶 Q10	降低	剂量
		维生素 D	增加/降低	高龄
		维生素 E/β-胡萝卜素	增加/降低	他汀类药物相关性疾病
				心脏病
				维生素 D 缺乏
低糖血症	双胍(二甲双胍)	维生素 B_{12}	降低	药物使用的剂量/时间
	噻唑烷二酮	钙/维生素 D	降低	高龄
				素食者
				女性钙/维生素 D 摄入低

药物类别	名称	营养素	对营养素状况或功能的影响	危险因素
皮质类固醇	糖皮质激素(口服)	钙/维生素 D 钠 钾 铬	降低 增加 降低 降低	钙/维生素 D 摄入低 骨折或骨丢失风险
支气管扩张剂	皮质类固醇(吸入)	钙/维生素 D	降低	COPD 的存在 吸烟 骨折或骨丢失风险 钙/维生素 D 摄入低
抗抑郁药	选择性血清再吸收抑制剂	叶酸 钙/维生素 D	增加 降低	叶酸摄入低 遗传学(MTHFR 突变体) 酗酒 骨折或骨丢失风险 钙/维生素 D 摄入低
口服避孕药	雌激素和/或孕酮	维生素 B_6 维生素 B_{12}/叶酸 钙 镁 维生素 C/维生素 E	降低 降低 增加/降低 降低 降低	素食者 叶酸摄入低 遗传学(叶酸代谢) 药物使用时间 体力活动水平 钙摄入低 开始使用年龄 种族 复方口服避孕药使用类型

Modified from Mohn, E. S., et al. (2018). Evidence of drug-nutrient interactions with chronic use of commonly prescribed medications: An update. *Pharmaceutics*, 10(1).

🌐 文化思考

处方药和膳食补充剂的使用

美国处方药和膳食补充剂同时服用很常见。大约一半的成人经常使用膳食补充剂[1]。同时约有一半的成人还定期服用处方药[2]。随着年龄的增长,处方药和膳食补充剂的使用急剧增长(见图)

处方药和膳食补充剂同时使用

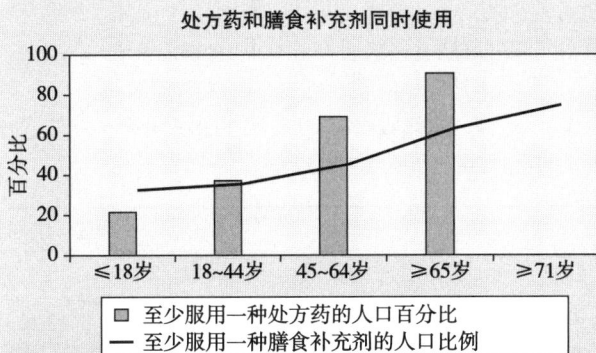

(Source: National Center for Health Statistics. [2018]. Health, United States. In *Health, United States, 2017: With special feature on mortality*. Hyattsville, MD: National Center for Health Statistics [US]; Cowan, A. E., et al. [2018]. Dietary supplement use differs by socioeconomic and health-related characteristics among U.S. adults, NHANES 2011-2014. *Nutrients*, 10[8]; Jun, S., et al. [2018]. Dietary supplement use among U.S. children by family income, food security level, and nutrition assistance program participation status in 2011-2014. *Nutrients*, 10[9].)

由于药物-营养素相互作用存在较大风险,因此对医务人员和患者来说,不提供补充剂的使用情况都会给他们带来很大的问题,尤其当患者还同时服用处方药的时候。了解某些人口学群体高度服用膳食补充剂情况对医务人员是有帮助的。对这些患者实施营养诊疗时,医生应特别关注这个问题。虽然会有例外,但是使用某些形式的膳食补充剂的美国成人还是有一些共同人口学特征,如下[1]:

- 女性
- 年龄≥50 岁
- 非西班牙裔白人
- 教育程度较高
- 高收入
- 食品安全

由于很大一部分人即使用膳食补充剂,同时还使用处方药,因此医务人员必须具体询问患者使用补充和替代药物的情况。

参考文献

1. Cowan, A. E., et al. (2018). Dietary supplement use differs by socioeconomic and health-related characteristics among U.S. adults, NHANES 2011-2014. *Nutrients*, 10(8).
2. National Center for Health Statistics. (2018). *Health, United States*. In *Health, United States, 2017: With special feature on mortality*. Hyattsville, MD: National Center for Health Statistics (US).

药物-草药相互作用

　　处方药和草药之间的相互作用是最不明确的。科学家们已经研究了最常见的药草-药物相互作用,如圣约翰草(贯叶金丝桃)和银杏叶[30,31]。草药和药物之间相互作用的确切机制各不相同。圣约翰草与许多药物之间都有相互作用,有些在临床上会引起严重的后果,但是不是所有的都会产生不利的影响[32]。有文献表明服用圣约翰草后有不良反应的药物有抗肿瘤药物、抗组胺药、抗生素及支气管扩张剂、心血管药物、皮质类固醇、降糖药、免疫抑制剂、降脂药物、非类固醇抗炎药、阿片类药物、口服避孕药和用于肠黏膜的药物[33,34]。一些专家建议患者在服用圣约翰草时,避免同时服用任何非处方药和处方药[32]。

　　参与药物相互作用的其他常用草药包括银杏(银杏叶)、生姜(姜)、人参(人参)和大蒜(大蒜)[35]。许多草药也有临床证明的药用特性。医疗团队应该评估患者草药使用情况,以确定其是否适合目前的饮食习惯和药物。

章节回顾

总结

- 有效的以患者为中心的营养诊疗的基础是从患者的营养需求开始,必须涉及患者及其家庭或医务人员。
- 详细评估营养状况需要收集多方面信息(例如生理、心理、医学、文化、个人等)。
- 患者个人和身体的需要决定营养治疗。成功的治疗需要营养和膳食专业人员、医生以及护理人员的密切合作。护士在加强患者及其家庭或看护者执行饮食营养方案时处于特殊的位置。
- 药物与营养素、食物或其他的药物的相互作用可能引起医疗相关并发症。仔细询问,确定所有的处方药和非处方补充剂和药物的使用情况有助于弄清患者的教育需求。

复习题

　　答案见附录 A。

　　1. 一种简单的人体测量学方法,可以有助于表明患有慢性病的风险,即使是体重正常的人,是测量_____。
　　　　a. 腰围　　　　　　　　b. 血清白蛋白水平
　　　　c. 膝盖高度　　　　　　d. 血红蛋白水平

　　2. 一位最近被诊断为 2 型糖尿病的患者需要确定能量摄入量。医疗团队中帮助他的最合适的人是_____。
　　　　a. 注册护士　　　　　　b. 医师
　　　　c. 注册营养师　　　　　d. 药师

　　3. 营养诊疗流程中四个步骤的正确顺序是_____。
　　　　a. 计划、干预、诊断、监测和评价
　　　　b. 计划、干预、监测、随访和评价
　　　　c. 评估、诊断、干预、监测和评价
　　　　d. 评估、诊断、计划、随访和出院

　　4. 法华林能与富含_____的某些食物发生特异性相互作用。
　　　　a. 维生素 K　　　　　　b. 维生素 B
　　　　c. 钾　　　　　　　　　d. 铁

　　5. 在营养干预方面,对于刚确诊为慢性肾脏病的患者,护士在医疗团队中作用是_____。
　　　　a. 评估每天所需的蛋白质、能量和液体需求
　　　　b. 加强患者和家庭的膳食营养方案的执行
　　　　c. 制订一份患者最满意的膳食计划
　　　　d. 确定最适合患者的膳食补充方案

案例分析题

　　答案见附录 A。

　　一名 60 岁男性(身高 170cm,体重 63.5kg)出现胃痛、恶心和腹泻等胃肠道症状。无既往病史。患者述最近增加一种新的膳食补充剂后,开始出现症状。因记忆大不如前,记不起补充剂的名称。病历记录显示目前没有服用任何的处方药,但偶尔服用泰诺。医生认为他可能存在潜在的食物-药物相互作用。当被问及膳食摄入时,他努力地回想着前一天吃了什么。

　　1. 下面选项中,从患者的描述中选择所有需要随访的因素
　　　　a. BMI　　　　　　　　b. 胃痛、恶心和腹泻
　　　　c. 药物　　　　　　　　d. 膳食补充剂
　　　　e. 膳食史　　　　　　　f. 病史

　　2. 下面的选项中,哪一方法是评估患者膳食摄入量最佳方法
　　　　a. 24h膳食回顾法　　　b. 食物记录法
　　　　c. 食物频率问卷　　　　d. 膳食史法
　　　　e. 双能 X 线吸收法　　　f. BOD-POD

　　3. 请对正确的选项打"×"

干预	适宜	禁忌
膳食补充剂在进餐时间服用		
教育患者关于膳食补充剂的效果和应用		
教育患者关于膳食补充剂的服用时间和合适的剂量		
尽可能避免与其他的卫生保健专业人员协调		
教育患者严格执行一天的膳食计划,避免药物-营养素相互作用		
在考虑患者的生活方式之前,优先安排进食		

(陈春霞 译,饶志勇 审校)

第18章
胃肠道及附属器官疾病

18

内容提要

- 胃肠道及附属器官疾病会影响机体正常的消化、吸收和代谢功能。
- 食物过敏是暴露于机体食物中某些特定蛋白后引起的异常免疫反应。

- 潜在的遗传疾病可能会导致代谢缺陷,进而影响机体处理某些特定食物的能力。

我们理所当然地认为机体有一整套精确且相互密切协调配合的食物处理系统,然而,当该系统出现问题时,整个机体都会受到影响。胃肠道则像一面镜子,能直接或间接的反应个体的健康状况。

本章节将着眼于食物及营养素的处理系统。消化过程是贯穿于整个胃肠道的一系列运行过程,每一步都环环相扣。来源于诸如胰腺、肝脏及胆囊等器官的分泌物则在该过程中发挥着重要的作用。胃肠道疾病医学营养治疗的目的在于维持消化系统的稳定及机体的正常功能状态。

从口腔至肛门,消化道的任何部位均可患病。本章则主要阐述胃肠道中最易受影响的部位,相应标题旨在表明主要问题出现或存在的部位。

上消化道

口腔

牙齿问题

龋齿(即蛀牙)是在细菌及可发酵碳水化合物同时存在条件下,相互作用产生的。细菌分解碳水化合物,产生酸性物质,这些物质可腐蚀牙齿。近十年来,由于公共生活用水及牙膏常规加氟,同时牙齿的卫生状况也不断改善,龋齿的发病率已有所下降。当含氟牙膏氟的浓度达到 1 000ppm 时即可起到预防龋齿的作用[1],然而,在美国,仍有 20% 的儿童及 32% 的成年人遭受蛀牙的困扰[2]。

部分老年人,由于牙齿缺失或假牙不合适,在选择食物时会避免选择难以进食或进食可能引起疼痛的食物,因此更容易出现营养状态受损[3-5]。具体来说,牙齿健康状态较差的人往往不会去选择完整的水果、蔬菜、肉类以及其他高纤维的食物,而更倾向于选择能量密度高、好咀嚼的食物。在美国,大约43% 的 50 岁以上成年人牙列已无功能(即剩余牙齿数量小于 21 颗),这个比例在社会经济地位较低的人群中可能更高(见文化思考"社会地位差异与牙齿状态")[6]。有时,牙齿缺失者可适当地选择一些**特制的软食**。这类食物烹调的较为软烂,食物中的肉类与调味汁及肉汁混合后经过精细的研磨,因此无需费力咀嚼。

外科手术

颌骨骨折及涉及口腔和颈部的手术均可引起明显的进食问题。此时,患者需要高蛋白、高能量的流食。亦有其他的商品化的特殊配方食品,将在第 22 章讨论。随着疾病的康复,可适当地增加一些软食,并根据患者的状态及耐受程度逐渐过渡为普食。

口腔炎症

口腔的状态常常影响一个人整体的营养状态。营养不良,尤其是重度营养不良可引起口腔状态的恶化,导致局部的感染或损伤进而引起疼痛和进食困难。以下口腔问题均可导致营养不良:

- 牙龈炎:牙龈的炎症可累及口腔黏膜上皮及牙齿根部周围的纤维组织(图 18.1A)。
- 口腔炎:可累及口腔内的所有黏膜(图 18.1B)。
- 舌炎:累及舌组织的炎症(图 18.1C)。
- 唇裂:在口周出现干裂、脱皮,可累及唇部及口角,张口进食时可引起不适(图 18.1D)。

感染常常会引起口腔溃疡,例如:①单纯疱疹病毒感染可引起脸颊及唇内部黏膜和唇外部的溃疡,俗称唇疱疹或发热水泡;②白念珠菌感染后可导致口腔黏膜溃疡,俗称鹅口疮或白念珠菌病;③溶血性链球菌感染后可导致黏膜溃疡,即我们通常所说的口腔溃疡。口腔溃疡是自限性疾病,病程较短。此外,还有一些其他的原因,比如刷牙时牙刷擦伤或过敏等。有时口腔溃疡也预示着一些疾病的潜在可能性,如肿瘤或人类免疫缺陷病毒(human immunodeficiency virus,HIV)感染,上述疾病均可削弱人体的免疫系统。化疗及口腔部位的放疗亦会破坏口腔组织中快速增殖的细胞,导致破溃及疼痛(见第 23 章)。

上述情况下,进食可引起疼痛。一般来讲,患者通常从高蛋白高能量的流食逐步过渡至温和、无刺激的软食(例如非酸性的、温和的、不刺激的流食)。尽量避免摄入过冷或过热的食物,常温的软食或流食耐受性更好。口腔疼痛者在进食前选用含温和局麻药的漱口水能明显减轻进食引起的疼

🌐 **文化思考**

社会地位差异与牙齿状态

口腔的健康状况可以反应机体总体的健康状态。未加治疗的龋齿及牙齿缺失已成为世界范围内的普遍问题，降低了健康相关及口腔健康相关的生活质量[1,2]。牙列缺失，即全部的牙齿均已脱落。鉴于牙齿在食物的物理性消化过程中发挥的重要作用，牙列缺失已成为极为重大的营养健康状况隐患。绝大多数基本卫生保障体系并不包含牙齿保健，而额外的医疗保险因其高昂的价格很多家庭及个人（尤其是年龄大且低收入）常常不愿购买。

出现龋齿却不加以治疗、牙齿缺失这些问题与高龄、种族信仰、低收入和受教育水平密切相关[3-6]。下图描述了不同社会经济状态下牙列缺失水平的差异。大多数牙齿缺失者恰恰是无法负担安装假牙费用者。

上面这组数据为卫生保健政策制定者提供了依据，使其在关于减少牙齿丢失的健康教育及干预中有的放矢。对大多数卫生保健工作者而言，向群众讲授脱贫的办法并不是他们的主要职责所在，但关于口腔卫生的健康宣传教育则相对容易且好操作。即使不能做到一年两次的口腔科随诊，但坚持使用含氟牙膏及规律的使用牙线清洁牙齿，无论处于何种经济社会阶层均可减少牙齿的脱落。

鉴于牙齿脱落的卫生保健意义及其高患病状态，改善口腔卫生并保持牙齿健康对改善全民健康水平意义重大。

美国 65 岁及以上人群不同贫困状态下牙列缺失的患病情况

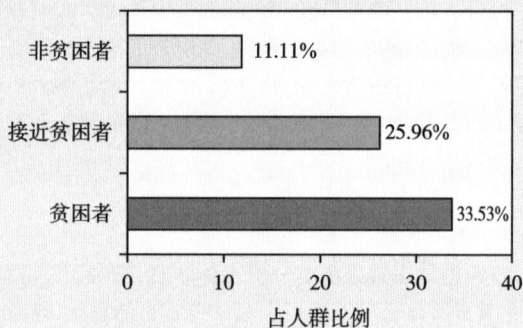

非贫困者	11.11%
接近贫困者	25.96%
贫困者	33.53%

横轴：占人群比例 0　10　20　30　40

贫困：低于联邦贫困线 100%；接近贫困：联邦贫困线 100%~199%；非贫困：联邦贫困线 200% 及以上。(From Dye, B. A., Weatherspoon, D. J., Lopez, G., & Mitnik G.[2019]. Tooth loss among older adults according to poverty status in the United States from 1999 through 2004 and 2009 through 2014. *J Am Dent Assoc*, 150[1], 9-23.e3.)

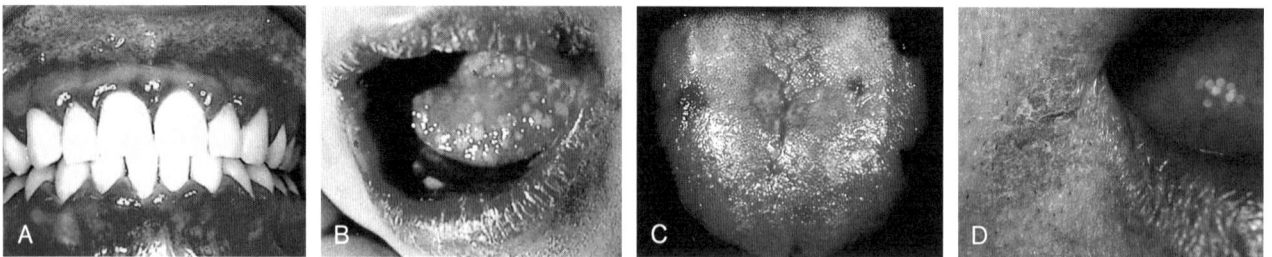

参考文献

1. Ferreira, R. C., et al. (2019). Is reduced dentition with and without dental prosthesis associated with oral health-related quality of life? A cross-sectional study. *Health Qual Life Outcomes*, 17(1), 79.
2. GBD 2016 Disease and Injury Incidence and Prevalence Collaborators (2017). Global, regional, and national incidence, prevalence, and years lived with disability for 328 diseases and injuries for 195 countries, 1990-2016: A systematic analysis for the Global Burden of Disease Study 2016. *Lancet*, 390(10100), 1211–1259.
3. Dye, B. A., Weatherspoon, D. J., Lopez, G., & Mitnik, G. (2019). Tooth loss among older adults according to poverty status in the United States from 1999 through 2004 and 2009 through 2014. *J Am Dent Assoc*, 150(1), 9–23.e3.
4. Elani, H. W., et al. (2017). Social inequalities in tooth loss: A multinational comparison. *Community Dentistry and Oral Epidemiology*, 45(3), 266–274.
5. Gupta, N., et al. (2018). Disparities in untreated caries among children and adults in the U.S., 2011-2014. *BMC Oral Health*, 18(1), 30.
6. Hybels, C. F., et al. (2016). Trends in decayed teeth among middle-aged and older adults in the United States: Socioeconomic disparities persist over time. *J Public Health Dent*, 76(4), 287–294.

图 18.1　口腔炎症。(A)牙龈炎;(B)口腔炎;(C)舌炎;(D)唇裂。(A, Reprinted from Murray, P. R., Rosenthal, K. S., & Pfaller, M. A.[1994]. *Medical microbiology*[2nd ed.]. St Louis: Mosby. B, Reprinted from Doughty, D. B., & Broadwell-Jackson, D.[1993]. *Gastrointestinal disorders*. St Louis: Mosby. C, Reprinted from Hoffbrand, A. V., & Pettit, J. E.[Eds.].[1988]. *Sandoz atlas of clinical hematology*. London: Gower Medical. D, Reprinted from Lemmi, F. O., & Lemmi, C. A. E.[2000]. *Physical assessment findings*[CD-ROM]. Philadelphia: Saunders.)

痛。症状严重者或疼痛持续时间较长达 7~10 天者,营养医师需给予营养评估以确保进食量可满足其营养需求。

唾液腺

唾液腺异常(图 18.2)亦可影响进食导致相关的营养问题。如腮腺炎病毒导致的**腮腺**感染、常常累及下唇及脸颊内部的黏液囊肿、腮腺导管堵塞等问题。唾液分泌过多和过少均会影响进食及腮腺功能。神经系统异常、口腔的局部感染、损伤及药物的不良反应均可导致唾液分泌增多。恐惧、感染或药物的不良反应亦可导致口腔干燥、唾液分泌减少,但这种影响往往是暂时性的。长期口干在临床上被称为口干症,通常与类风湿性关节炎或放射治疗有关,也可能源于长期用药的副作用。口干症可引起吞咽和说话困难、味觉异常及蛀牙。

在常规膳食中加入一些液体食物,如饮料、汤、炖菜、水果汁、酱汁或肉汁等有利于进食。喷洒人工唾液可缓解口腔干燥。两餐之间咀嚼无糖口香糖或无糖硬质糖果亦有助于增加唾液分泌。

吞咽障碍

吞咽动作过程复杂,涉及口、咽、喉和食管一系列动作的高度整合。此外,吞咽功能一旦启动,便不再受自主神经控制。吞咽困难是临床常见问题,原因很多。有些吞咽困难是一过性的(如一块食物卡在喉咙后部),这时可能需要**腹部加压冲击**急救法。但在某些人群,**吞咽困难**可长期存在,常见于阿尔茨海默病、帕金森及脑卒中后遗症患者[7]。其他引起吞咽困难的常见原因还包括头颈部肿瘤、牙齿脱落、口干症、神经及肌肉的退行性病变、气管插管后损伤及喉部肌肉无力。完成吞咽动作的任何一个环节出现问题都会出现吞咽困难,该环节可能发生在口腔、咽、食管中的某个部位或某些部位。为更好治疗吞咽困难,**语音语言病理学家**需要辨别病因是否

为组织结构损伤或神经肌肉功能障碍,并根据情况作出诊断。

当出现不明原因的进食量下降或反复发作的吸入性肺炎时,需警惕吞咽困难的存在。与非吞咽困难者相比,存在吞咽困难的患者住院时间明显延长、医疗费用增加、并发症增多、死亡风险及营养不良风险增加[8-9]。卫生工作者需有警觉意识,以下症状是可能出现吞咽困难的信号,如不愿食用某些食物或任何食物、咀嚼缓慢、进食疲劳、经常清嗓子、主诉食物黏嗓子、食物含在嘴里不咽、吞咽伴随疼痛感、反流以及尝试进食时出现呛咳甚至窒息。吞咽困难者并不总是伴有诸如进食后咳嗽等这样明显的症状,伴有呛咳的吸入性肺炎往往是最常见的并发症。

吞咽困难的治疗需要多学科专家团队合作,这些专家包括内科医生、护士、注册营养师(registered dietitian nutritionist, RDN)、语言病理学家及康复治疗师。语言病理学家会指导患者使用一些吞咽技巧预防误吸,如进食时上身要坐直、进食流质食物时下颌要朝下,进行吞咽训练清理咽喉等。对于吞咽困难者,进食诸如水这样的清流食是最容易出现问题的。因此,除了使用一些技巧训练,在满足个体需求前提下尽量给予厚流食或泥状食物。泥状食物通常指类似于土豆泥或布丁厚度的食物。照护者可以使用食物加工工具把平日餐里的普通食物加工成泥状。目前市场上也有成品的泥状食物及各种肉类及蔬菜的加工模具。但使用厚流质和泥状食物以及改变食物性状的接受度、有效性及依从性还存在争议[10-12]。更多细节见扩展阅读"用于吞咽困难者的厚流食及改良质地的食品"。

食管

中心管腔

食管是一个长条形的肌性管道,上接咽部下接胃部。食管两端的肌肉为环状肌,类似括约肌,充当阀门的作用来控

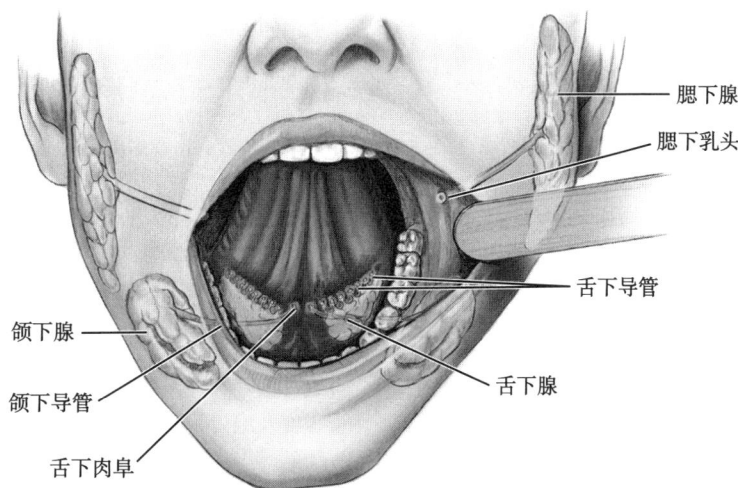

图 18.2　唾液腺分布。(Reprinted from Fehrenbach, M. J., & Herring, S. W.[2007]. *Illustrated anatomy of the head and neck*[3rd ed.]. St Louis:Saunders.)

腮下腺
腮下乳头
舌下导管
舌下腺
颌下腺
颌下导管
舌下肉阜

用于吞咽困难者的厚流食及改良质地的食品

长期以来,吞咽困难者需要食用厚流食和经过专门加工的特殊质地食品已是约定俗成的原则。然而,对食物的稠度或厚流食的稠度尚无统一的命名和定义。由此引发的问题是加工食品的质地与患者的膳食医嘱很难吻合。因此,国际吞咽困难者饮食标准化倡议(International Dysphagia Diet Standardization Initiative,IDDSI)提出了一个描述性框架,该框架用于对吞咽困难膳食涉及的 7 种食物和液体的黏稠度进行检测和清晰地分类[1]。

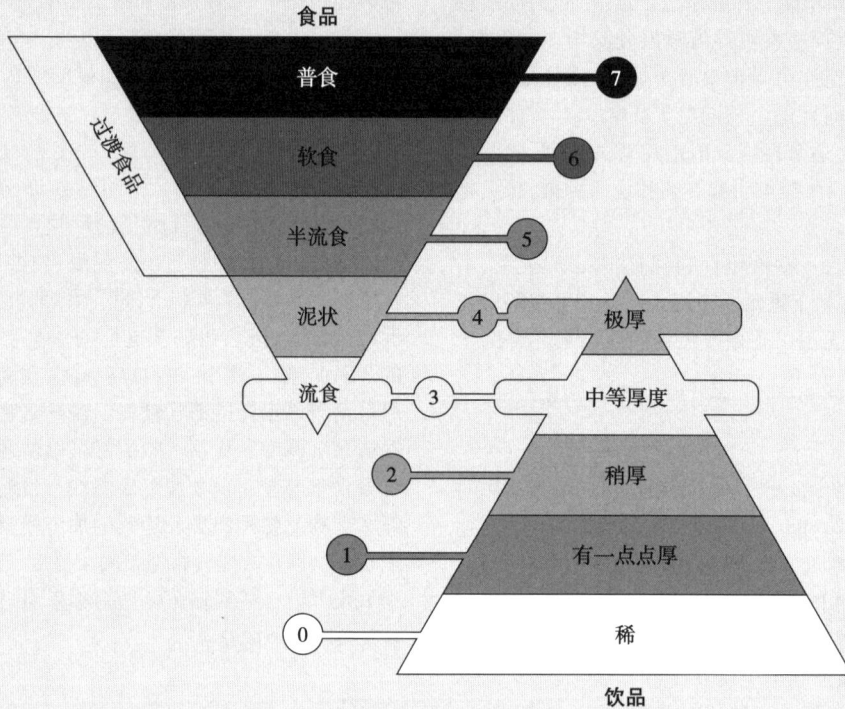

国际吞咽困难者饮食标准化倡议框架。(From Cichero, J. A., et al.[2017]. Development of international terminology and definitions for texture-modified foods and thickened fluids used in dysphagia management:The IDDSI framework. *Dysphagia*,*32*[2],293-314.)

IDDSI 的官方启用日期为美国时间 2019 年 5 月 1 日。训练有素的医疗保健提供者应该能够使用简单的工具,例如注射器、叉子或勺子便能精确测试食物稠度或液体黏度以确保能够严格遵循饮食医嘱。近期有研究对改良质地食品的使用提出质疑,不单单是因为患者使用时的依从性差,还在于该类食品对患者来讲健康收益并不明显[2-4]。但是,研究者们在 IDDSI 框架实施之前已进行这方面数据的收集,在后期的随访中,将密切关注采用该框架标准后患者的接受度及依从性、吞咽困难并发症发生情况、生活质量及临床结局,并根据这些数据决定是否继续使用该准则。

参考文献

1. Cichero, J. A., et al. (2017). Development of international terminology and definitions for texture-modified foods and thickened fluids used in dysphagia management: The IDDSI framework. *Dysphagia*, 32(2), 293–314.
2. O'Keeffe, S. T. (2018). Use of modified diets to prevent aspiration in oropharyngeal dysphagia: Is current practice justified? *BMC Geriatrics*, 18(1), 167.
3. Painter, V., Le Couteur, D. G., & Waite, L. M. (2017). Texture-modified food and fluids in dementia and residential aged care facilities. *Clinical Interventions in Aging*, 12, 1193–1203.
4. Seshadri, S., Sellers, C. R., & Kearney, M. H. (2018). Balancing eating with breathing: Community-dwelling older adults' experiences of dysphagia and texture-modified diets. *Gerontologist*, 58(4), 749–758.

制食物的通过。仅在吞咽时食管上端括约肌才打开,其他时间均处于关闭状态以防止气体进入食管和胃部。吞咽时括约肌自动打开,随后又立即闭合。任何管腔异常均会影响正常吞咽,如肌肉痉挛或不协调的收缩、陈旧性瘢痕所致的管腔狭窄、摄入腐蚀性物、肿瘤或**食管炎**。上述问题均会影响进食,因此,临床除药物治疗外,还需拉伸或手术治疗以扩大

官腔并治疗炎症。膳食可给予流食、半流食、软食,视疾病严重程度及患者耐受性。

食管下括约肌

食管下括约肌(lower esophageal sphincter,LES)功能失调可源于胃部肌肉的功能异常,亦可源于受神经、肌肉和激

素控制的异常蠕动(见第 5 章)。当 LES 持续处于高张力状态时便会出现肌肉痉挛,甚至休息时亦会持续存在,导致无法正常吞咽,上述现象称为**贲门失弛缓症**,然而常常被误认为心绞痛。贲门失弛缓症的症状包括吞咽困难、频繁呕吐、胸骨后哽咽感、体重丢失、营养不良及由于食物误吸导致的肺部感染及其他并发症。贲门失弛缓症的外科治疗包括扩张或切割(食管肌切开术)LES 肌肉。两种方式均可使 LES 松弛,但均不能使其蠕动过程恢复正常。

术后医学营养治疗(medical nutrition therapy,MNT)可从经口进食流食开始,并根据患者的耐受程度逐步过渡至普食。尽量避免进食过冷或过热食物、柑橘汁和含刺激性调味品食物,以减少刺激。少食多餐、小口缓慢进食及充分咀嚼均可改善预后。

> **特制的软食**:把食物切碎、混合、研磨并与一些其他液体类食物混合,以方便咀嚼和吞咽。
> **腮腺**:三大唾液腺中最大的一对腺体,分布在面颊的两侧,下颌骨上方,外耳道前下方。可持续分泌唾液,并通过腮腺导管排入口腔,腮腺导管在口腔的开口位于面颊内侧,位置相当于上部第二磨牙的位置。
> **咽**:一肌性管道,前接口腔,后与鼻腔后壁相连,延至喉及食管。
> **腹部加压冲击**(旧称海姆利克急救法)治疗因吞食异物引起的急性呼吸道阻塞的急救方法。救护者站在受害者身后,从背后抱住腰部,一手握拳置于胸骨下方,另一手掌捂按在拳头之上,双手急速用力向里向上用力反复挤压,直至阻塞物吐出出为止。
> **吞咽困难**:正常吞咽动作难以完成。
> **语音语言病理学家**:致力于病患声音、语言交流及吞咽障碍的评估、诊断、治疗及预防的专家。
> **食管炎**:食管罹患炎症性疾病。
> **贲门失弛缓症**:食管肌肉痉挛所致的功能障碍,进而引发吞咽困难。

胃食管反流病

胃食管反流病(gastroesophageal reflux disease,GERD)是成人最常见的胃肠道疾病之一。常见症状为食管内的烧灼感。该病是由于 LES 功能障碍所致胃内容物反流至食管导致的一系列症状(图 18.3)。食管黏膜不同于胃,无法保护食管免受胃酸及胃蛋白酶的腐蚀。酸性胃内容物持续反流入食管下部导致糜烂性食管炎。食管蠕动受损、持续性或自发性 LES 松弛、使用某些药物(如抗胆碱能药、选择性 5-羟色胺再摄取抑制剂抗抑郁药)、食管裂孔疝、**硬皮病**和肥胖是慢性 GERD 的常见诱因[13,14]。典型症状包括进食一小时后出现频繁且严重的胃灼热、进食困难和过度嗳气。疼痛有时可放射至颈部、下颌或肩部。远期并发症包括误吸及肺炎、食管狭窄、食管溃疡或穿孔、食管癌和**巴雷特食管**。

表 18.1 列举了可改善 LES 功能及减少 GERD 症状的一

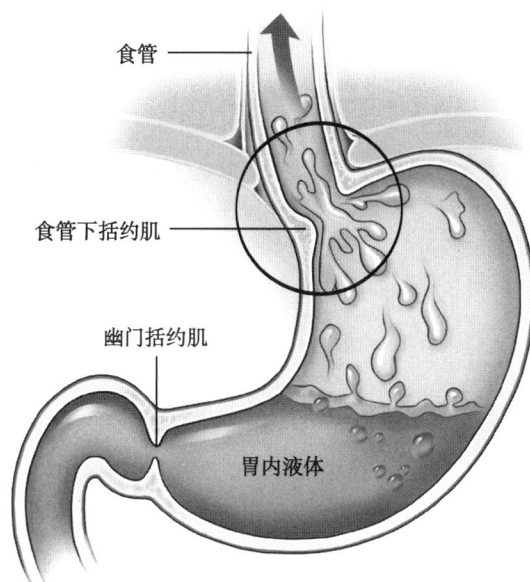

图 18.3　罹患胃食管反流病者胃酸通过食管下括约肌反流至食管。(Reprinted from Thibodeau, G. A., & Patton, K. T. [2010]. *Anatomy & physiology* [7th ed.]. St Louis:Mosby.)

些保守治疗措施及膳食建议。肥胖患者(尤其是腹型肥胖者)随着体重减轻,GERD 的症状及药物治疗的必要性随之降低,因此,对肥胖者来讲,控制体重是 GERD 医学营养治疗非常重要的策略之一[15,16]。GERD 患者常预防性选择抗酸药和抑酸药(如组胺 H_2 受体拮抗剂)来减轻症状。质子泵抑制剂(proton pump inhibitor,PPI)是治疗 GERD 的首选药物,疗效确切[13,17]。**胃底折叠术**是一种可恢复 LES 功能及食管蠕动的外科手术,从病因入手而非仅仅缓解症状,该手术效果持久、可明显改善病人的生活质量,适用于 PPI 治疗无效GERD 患者[18]。

> **硬皮病**:皮肤及结缔组织的硬化及萎缩性疾病。
> **巴雷特食管**:严重胃食管反流病的并发症,食管下段的鳞状上皮被类似于小肠组织的柱状上皮所覆盖,增大患食管癌风险。
> **胃底折叠术**:治疗胃食管反流病的一种外科手术,是将胃底沿着食管进行包绕并缝合,以使食道穿过胃部肌肉,通过该种方式增强食管下括约肌的力量以防止酸性胃内容物反流。

食管裂孔疝

食管下端通常通过横膈膜上的开口进入胸腔,该开口为食管裂孔(图 18.4A)。食管裂孔疝是指胃底从食管旁横膈膜上的裂孔进入胸腔,如图 18.4B 和 C 所示。鉴于该病在肥胖人群中多发,故减重为治疗所必须。建议食管裂孔疝患者减少每餐进食量、避免饭后立即卧位、睡眠时抬高床头以预防胃内容物反流。胃酸、酶及食物的混合物会刺激食管

表 18.1 胃食管反流病(GERD)的医学营养治疗

医疗保健工作者应为 GERD 患者启动有循证医学证据的干预措施(以下用 a 注明),并建议其尝试改变其他生活方式和饮食,以评估这些是否有益

目标	具体措施
提高食管下括约肌压力	避免使用降低 LES 压力的药物(例如抗胆碱能药、钙通道阻滞剂、鸦片、黄体酮) 有人发现避免摄入过多的高脂肪食物(例如油炸食品、高脂肪肉类、奶油)、薄荷和含薄荷的食品是有益的
降低反流量及频次	保持理想体重[a] 睡前 3~4 小时避免进食[a] 床头抬高 15~23cm 有人发现少食多餐、用餐时饮少量液体、饮水尽量在两餐之间、摄入充足膳食纤维和水来避免便秘、规律进行身体活动(例如,一周中有至少 5 天,每天进行 30 分钟运动)是有益的
清理食管中食物	进餐时选择直立坐位 进食后至少 2 小时内不要斜躺[a] 有人发现穿宽松衣物(尤其是饭后)和选择安静的就餐环境均有益
减少对食管的刺激	避免常见刺激物,如饮酒、吸烟、咖啡、浓茶、巧克力、碳酸饮料、西红柿和柑橘汁及辛辣食物

[a] 表示有循证医学证据的可缓解 GERD 症状的措施。

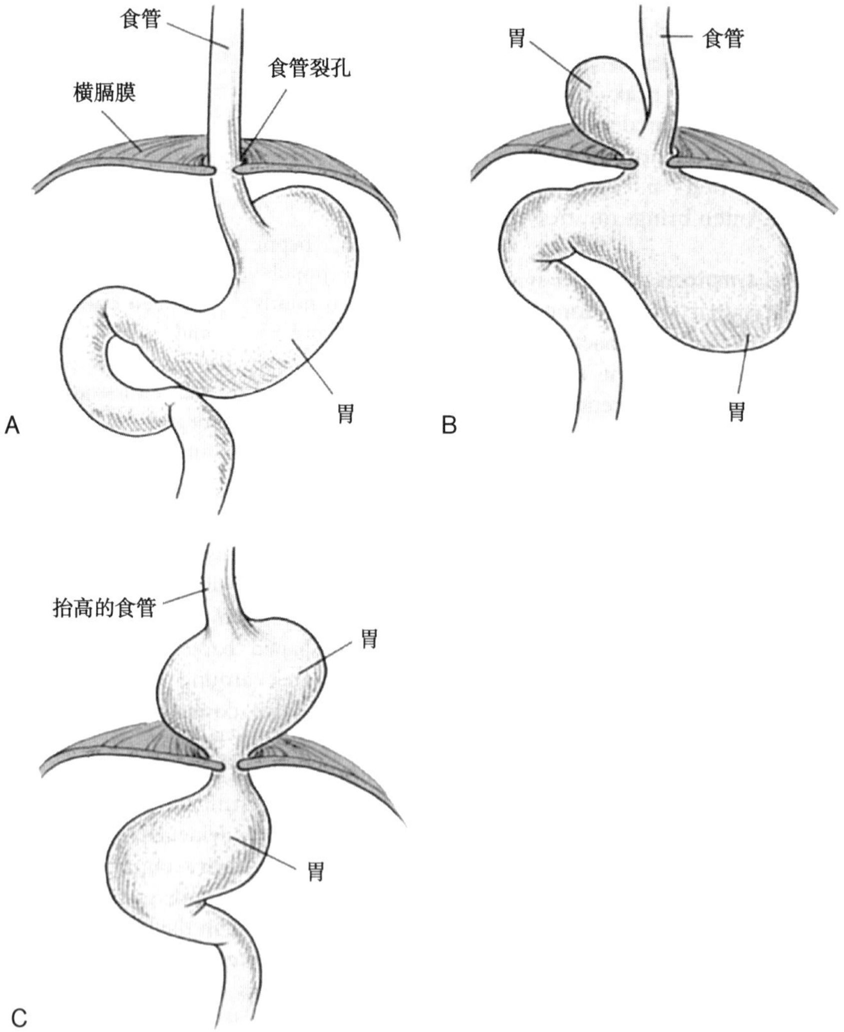

图 18.4 食管裂孔疝与正常位置胃部对照。(A)正常的胃部。(B)食管裂孔,食管在正常位置。(C)食管裂孔疝,食管被抬高。(Courtesy Bill Ober.)

下段及胃底成疝部位。频繁使用抗酸药有利于控制胃灼热的症状。较大的食管裂孔疝或较小的滑动疝通常需要手术修复。

胃和十二指肠：消化性溃疡

胃及十二指肠的黏膜屏障可保护其不受胃酸及胃蛋白酶（消化食物所必需）的侵袭。一旦黏膜的屏障作用减弱或受外来因素的破坏，便会受到酸性胃内容物的侵袭，引起相应组织和器官的损伤。**消化性溃疡**是指累及胃肠道中段部位的糜烂性黏膜损伤，病变可累及食管下段、胃及十二指肠（即十二指肠球部）。十二指肠球部为胃内容物集中排空位置，故更易发溃疡。消化性溃疡可累及胃及十二指肠的黏膜甚至黏膜肌层，病变呈火山口样（图 18.5A）。严重者，溃疡可穿孔，病死率相对较高。

病因

长期以来，一直将消化性溃疡归因于压力过大、进食酸性及辛辣刺激性食物，直至 1982 年，科学家们发现幽门螺杆菌感染是消化性溃疡性疾病（peptic ulcer disease，PUD）的主要病因。虽然上述因素确实会加重病情，但绝大多数胃及十二指肠溃疡源于幽门螺杆菌感染，而长期使用非甾体抗炎药（nonsteroidal anti-inflammatory drugs，NSAIDs）则为第二

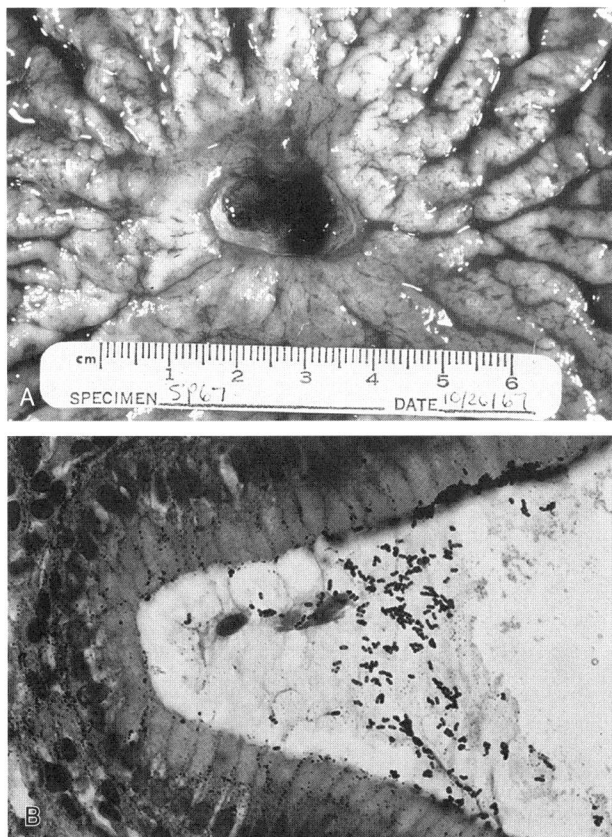

大病因。当致病因素与胃肠黏膜的防御及修复功能出现不平衡则导致病变发生，是否出现病变取决于以下 3 种因素，可同时出现亦可单独存在：①胃酸及胃蛋白酶的数量；②幽门螺杆菌感染严重程度；③组织的抗侵袭能力及黏膜的完整性。

幽门螺杆菌　幽门螺杆菌是一种常见的螺旋性棒状细菌，栖息在胃肠幽门瓣周围的区域（图 18.5B），该肌肉性的瓣膜组织连接胃的下部及十二指肠球部。幽门螺杆菌喜酸性环境，其感染是导致慢性活动性胃炎的一个主要决定因素，与胃酸及胃蛋白酶一起，为引发溃疡的关键成分。全世界约一半以上的人口饱受幽门螺杆菌感染的困扰，但并非所有感染者均出现溃疡[19]。由于积极的抗幽门螺杆菌治疗，近年来 PUD 的发病率已有所下降[20-22]。幽门螺杆菌的传播机制目前尚不清楚，目前认为通过粪口途径、口口途径进行人与人的传播。

非甾体抗炎药　NSAIDs 是常用药，包含布洛芬和阿司匹林（对乙酰氨基酚）。长期或超量使用 NSAIDs 会损伤胃黏膜、破坏黏膜的完整性，引起糜烂、溃疡及出血[22]。NSAIDs 至少包含十几种抗炎药，如此命名主要是与肾上腺皮质激素的合成变体——甾体类抗炎药加以区分。

心理因素　身体及心理因素均属于诱发溃疡的环境危险因素。每种心理因素对 PUD 发生发展的影响各不相同，但没有研究证明哪一种特定的人格类型可免于此种疾病。生活压力大（无论是实际的还是感知的）或精神脆弱的人更容易患上溃疡，这与其他已知的风险因素如幽门螺杆菌感染或使用非甾体抗炎药无关[23-25]。

肠-脑轴的健康意义重大，可影响 GI 的健康及对疾病的易感性[26-31]。近期，一项纳入 467 000 名研究对象的研究发现，夜间环境噪声令人产生的不愉快感与 PUD 的流行密切相关[32]。虽未见因果联系，但鉴于研究的规模，压力对胃肠道的影响需引起重视。长期压力下对神经及心理的变化可严重影响胃肠功能，如影响肠蠕动、胃分泌物、黏膜渗透性、菌群多样性及肠道屏障功能；影响内脏敏感性、黏膜损伤后修复功能受损、血流量减少等[33]。

临床症状

PUD 的典型表现为腹部疼痛及烧灼感。症状因人而异，因溃疡的病变部位而异。十二指肠溃疡者胃酸的浓度及剂量均升高，但胃溃疡者可无明显异常。有些疼痛进食后加重，而有些疼痛进食后缓解。临床上贫血可能为首发症状。膳食摄入不足、缺铁性贫血及非自主体重下降均预示 PUD 相关的营养风险[14]。放射线检查及胃镜可确诊。

医疗干预

心理创伤及压力可导致胃酸分泌增多。幽门螺杆菌感染后，在上述高酸环境中，快速繁殖形成炎症导致溃疡。因此，消化性溃疡的治疗首先在于消除病因（即幽门螺杆菌及致黏膜损伤的药物），同时改善导致胃酸分泌过多及损害肠道健康的环境。

图 18.5　（A）胃溃疡。（B）幽门螺杆菌（黑色颗粒状）感染胃黏膜。（Reprinted from Patton, K. T., & Thibodeau, G. A.［2016］. *Anatomy & physiology*［9th ed.］. St Louis：Mosby.）

PUD 治疗的 4 个基本目标为:①减轻症状;②促进修复;③消除病因;④预防并发症。

药物治疗 PUD 的内科治疗主要使用以下 4 类药物[34,35]:

1. 抗生素,用于治疗幽门螺杆菌感染,如阿莫西林,克拉霉素,四环素和甲硝唑。更多有关四环素与营养素的相互作用的内容见药物-营养素相互作用"四环素与矿物质吸收"。

2. 抗酸药,主要用来中和胃酸,常见的有铋剂(水杨酸亚铋)和镁——铝剂(如胃能达,美乐事)。

3. 抑酸药:

- H$_2$ 受体拮抗剂(H$_2$ 阻滞剂)减少盐酸产生和分泌。非处方药,包括西米替丁、雷尼替丁、法莫替丁和尼扎替丁。
- PPI 通过减少 H$^+$分泌抑制盐酸产生,包括兰索拉唑、奥美拉唑、埃索美拉、泮托拉唑、雷贝拉唑。

4. 黏膜保护剂,可促使胃蛋白酶失活并形成凝胶样的黏膜保护层覆盖在溃疡的表面,以使受损黏膜修复时免受胃酸及胃蛋白酶侵蚀,如水杨酸亚铋和硫糖铝。

药物-营养素相互作用

四环素与矿物质吸收

四环素为广谱抗生素,广泛用于治疗胃溃疡、呼吸道感染、痤疮及皮肤感染。2 价阳离子,如钙、铁、镁等可与四环素结合形成无活性化合物,该化合物不能被人体吸收,随粪便排出体外。尤其是钙,能显著降低四环素的吸收利用率,造成四环素药物浓度降低及矿物质吸收障碍。

为保证药物及矿物质的吸收,建议四环素治疗期间避免高钙食物(如牛奶)及含钙或铁膳食补充剂,含镁抗酸药或致泻药需在服用四环素前 1~2 小时或后 3~4 小时服用。

药物维持治疗有助于预防溃疡复发,常规疗程结束后可选择低剂量维持治疗。有些患者则会选择常规疗程的治疗剂量进行间歇性终身治疗或出现症状时的自行用药治疗。规律使用 PPI,H$_2$ 受体阻滞剂或硫糖铝,溃疡治愈后,大部分人不再复发。治愈率取决于个体既有的影响复发的危险因素情况(框 18.1)。

生活方式 如前所述,胃肠道功能紊乱与精神压力有关。虽具体机制尚未清楚,但在敏感个体,压力所致的胃肠功能改变及某些生活习惯会加速胃溃疡的发生及发展是明确的。充分的休息及睡眠可增强机体免疫力及自愈能力,因此,将放松技巧融入日常生活中有助于缓解压力。同时,应尽量避免导致溃疡发生的一些生活习惯,如吸烟、饮酒、服用 NSAIDs 等。

消化性溃疡性疾病的医学营养治疗

过去,医生会建议 PUD 患者进食严格限制的清淡膳食,然而临床实践早已证明,清淡膳食因无法提供充足营养并不

框 18.1 复发性消化性溃疡的危险因素

高危因素
医疗的/生理的
- 幽门螺杆菌感染
- 曾患消化性溃疡同时伴有并发症
- 胃酸分泌过量
- 直系亲属有消化性溃疡性疾病病史

行为的
- 未能遵循饮食遗嘱及药物治疗遗嘱
- 频繁服用阿司匹林及其他非甾体抗炎药
- 吸烟

中危因素
医疗的/生理的
- 年龄 50 岁及以上

行为的/情感的
- 饮酒
- 不良饮食习惯
- 持续缓解不了的情感压力

利于临床治疗。因此,现在的治疗方案中,不再强调膳食必须清淡,许多方案均可有效控制胃酸分泌及促进溃疡面愈合。营养师可根据患者对不同食物的反应制定个体化的医学营养治疗(medical nutrition therapy,MNT)方案。营养治疗作为医学治疗的一部分,需发挥两方面的作用。

保证均衡健康的膳食 上皮组织的修复能力取决于营养素的利用率及机体的抗氧化能力[36]。因此,营养治疗的首要目标是提供均衡健康的膳食以增加抗氧化物质摄入、维持肠道菌群健康、提高组织的修复能力以及纠正营养缺乏[14]。膳食中摄入大量抗氧化剂及植物化学物(来源于蔬菜和水果),同时避免引起氧化应激的食物及生活习惯(如,反式脂肪酸、吸烟和酗酒)有助于保证胃肠道健康、维持菌群多样性及减少炎症反应[37]。营养素的膳食参考摄入量及营养餐盘分别见附录 B 和图 1.4,更多信息可参照《美国居民膳食指南(2020—2025)》(图 1.5)。

避免酸性刺激 PUD 患者要尽量避免引起胃酸分泌过多的膳食及行为习惯,以防刺激胃黏膜。以下几个进食相关的习惯可影响胃酸分泌:

- 进食量:每餐进食量不可过多以防胃胀。睡前尽量不进食,以免引起胃酸分泌。
- 刺激物:以个人可耐受为宜。一些刺激性调味品,如辣椒、黑胡椒及辣椒粉等可刺激本已变薄的黏膜层。咖啡、含咖啡因食物、巧克力、茶及酒精可增加胃酸分泌量或导致机体修复功能受损,因此,需根据自身情况决定是否摄入上述食物。
- 吸烟:如果能彻底戒烟是最好的。吸烟可引起胃肠道黏膜损伤、减少肠道有益微生物多样性、通过生理及生化途径抑制溃疡愈合[38,39]。吸烟亦会影响胃酸分泌,导致氧化应激反应,影响药物治疗效果。

下消化道

小肠疾病

小肠疾病因肠道功能受损导致吸收障碍,一种或多种必需营养素吸收不良称为吸收不良综合征,下述涉及消化或吸收的任一环节异常均可导致吸收障碍:

- 宏量营养素的消化:在酶、胃酸和胆汁酸的作用下,碳水化合物、蛋白质、脂肪在小肠被分解为最基本的单元(例如单糖、双糖、氨基酸、脂肪酸和甘油)。
- 刷状缘的终末消化:双糖和寡肽会在刷状缘双糖酶和寡肽酶的作用下进一步水解,生成单糖和氨基酸。
- 吸收:宏量营养素的代谢产物、微量营养素(维生素和矿物质)及水在小肠黏膜上皮细胞吸收后进入血液循环或淋巴循环。

吸收功能障碍可导致多器官系统的功能异常。维生素、矿物质及宏量营养素长期慢性缺乏可导致多种类型的贫血(叶酸、铁、维生素 B_{12})、营养特异性疾病(骨质减少、骨质疏松症)及其他肌肉骨骼、内分泌及神经系统异常。

吸收功能障碍最常见症状为慢性腹泻和脂肪泻。

本部分主要介绍两种导致吸收障碍的疾病——囊性纤维病(cystic fibrosis,CF)和炎症性肠病。表 18.2 列举了其他几种主要吸收不良综合征。腹泻往往是某种疾病的临床症状,而不是一种独立的疾病,本部分单独列出是因为腹泻与大多数吸收障碍有关。

> **胃镜**:是一种可对上消化道进行检查的纤细、柔软的管子,管的直径约为 9mm,前端装有内视镜,有诊断需要可拍照或进行病理活检。
>
> **脂肪泻**:脂肪吸收不良所致腹泻,粪便中含有大量未消化吸收脂肪成分。

囊性纤维病

囊性纤维病(CF)是一种常见的致死性基因遗传性疾病,在美国,每出生 2 500~3 500 个高加索人中有 1 人患病,

表 18.2　主要吸收不良综合征

症状	病因
消化道等官腔内原因所致消化不良	
蛋白质和脂肪消化不良	胰腺炎或囊性纤维病所致胰腺功能不全
	卓-艾综合征[a],因胃酸分泌过多所致胰酶失活
胆汁分泌缺陷所致脂肪溶解性改变	回肠功能异常或切除,胆汁酸盐重吸收减少
	梗阻或肝脏功能异常导致胆汁分泌异常
营养成分丢失或被异常分解破坏	肠道细菌过度生长
原发性黏膜细胞异常	
终末消化异常	双糖酶缺乏(乳糖不耐受)
	细菌过度生长伴随刷状缘损伤
上皮转运功能异常	载脂蛋白 B 缺乏症[b]
	因胆汁酸转运载体基因变异所致原发性胆汁酸吸收障碍
小肠吸收面积减少	减重手术
	癌症
	乳糜泻
	克罗恩病
	远端回肠切除术或空肠回肠旁路术
	部分或全胃切除术
	短肠综合征
淋巴阻塞	淋巴瘤
	结核病和结核性淋巴结炎
感染或炎症	急性传染性肠炎
	寄生虫感染
	放射性肠炎
	小肠细菌过度生长
	惠普尔病(肠源性脂肪代谢障碍症)

[a] 是一种罕见的疾病,患者胰腺或十二指肠存在产胃泌素瘤,可分泌大量的胃泌素激素,刺激胃酸分泌极度增加,作用在胃和十二指肠形成溃疡。
[b] 遗传性载脂蛋白 B 合成障碍所致的脂肪代谢障碍。

From the National Institute of Diabetes and Digestive and Kidney Diseases. (n.d.). Zollinger-Ellison syndrome.;and Kumar, V.,Fausto, N.,& Abbas,A.(2005). *Robbins & Cotran pathologic basis of disease*(7th ed.). Philadelphia:Saunders.

每出生 17 000 名非裔美国人及 31 000 亚裔美国人中有 1 人患病[40]。除呼吸系统外,可累及全身多个系统,包括胃肠道。鉴于呼吸系统疾病不在本章节讨论范围,本章重点关注 CF 对营养的影响。

疾病过程 CF 是一种常染色体隐性遗传病。代谢的缺陷会影响正常的氯离子通道的功能,影响组织细胞对氯离子和水份的交换。氯离子在细胞中堆积增多,使通道中的黏液黏稠,导致全身多处器官系统出现并发症,尤其消化系统和呼吸系统,出现相应的症状。

以往,CF 患儿生存期短,主要死于并发症,如气道阻塞,肺部感染、胰腺纤维化和营养不良。然而,CF 致病基因的发现及对致病机制的深入了解极大地改善了疾病的管理,延长了患儿的生存周期,一般可成活至成年。

CF 主要有以下几种典型症状:

- 肺部黏稠的黏液:导致气道受损、呼吸困难加剧、持续咳嗽和肺部感染(支气管炎和肺炎)。
- 胰腺功能不全:胰腺外分泌酶缺乏所致的宏量营养素消化异常、胰岛 β 细胞胰岛素分泌功能持续降低,最终有 50% 以上的成年 CF 患者患有糖尿病[41]。
- 吸收障碍:食物无法充分消化和吸收,导致腹泻、脂肪泻、营养不良、生长发育迟缓及青春期延迟。
- 肝脏和胆囊疾病:胆管阻塞导致进行性的肝功能下降。
- 汗液氯离子浓度增高:过度出汗导致盐耗竭。

囊性纤维病的医学营养治疗 以下内容可明显增强治疗效果:①新生儿筛查和诊断;②早期启动营养管理;③对患者进行营养知识的宣传教育;④胰腺功能不全时给予相应的营养素补充及胰酶替代治疗。医学营养治疗是 CF 治疗不可或缺的一部分,可明显促进生长、增强肺功能及提高生存率。医学营养治疗的目标之一是促进婴幼儿及儿童正常生长发育及维持成人合理 BMI 和瘦体组织(衡量标准在婴幼儿采用年龄别体重及身长百分位,在儿童采用年龄别身高、体重及 BMI 百分位,在成人则采用 BMI)[42]。为达到上述标准,必须满足其营养需求。

当患者自身胰腺不能够分泌充足的胰酶供宏量营养素消化,充足的胰酶替代疗法是促进摄食量满足生长发育的有效治疗方法。胰酶替代疗法的产品(例如胰脂肪酶)包括消化宏量营养素的胰酶(主要是胰脂肪酶和胰蛋白酶)。制药公司将胰酶制成肠溶胶囊或微球粒。不同的年龄、体重和症状的患者在饭前摄入肠溶胶囊后,在十二指肠碱性环境中溶解。

CF 患者营养需求量明显高于该年龄段的膳食推荐摄入量(dietary recommended intakes, DRI),具体需求量取决于疾病的严重程度、是否出现感染及胰腺功能不全程度。因此需进行严密的营养状态评估(每 3~6 个月一次),不断调整能量供给以促进生长发育及维持良好的营养状态[42]。准确计算能量需求是制定营养方案的第一步,高能量、营养充足膳食是必需的,必要时需给予口服或全肠内营养补充,以维持合理体重、预防营养不良。CF 患者的营养治疗包括调整饮食以满足患者营养需求、预防营养不良及减轻 CF 相关疾病带来的营养损害(如骨质疏松、糖尿病及胃肠道并发症);健康生活方式及饮食习惯的宣传教育及咨询;营养支持治疗(口服或全肠内营养)[42]。框 18.2 列举了现阶段 CF 管理涉及的营养相关措施。尝试将这些原则用于案例研究“囊性纤维病”的讨论中。

框 18.2 囊性纤维病的医学营养治疗

基于循证医学的建议

1. 鉴于维持良好肺功能的需求,儿童需保持合适的年龄别体重及年龄别身高,成人需保持合适的身体质量指数(body mass index, BMI),尤其是瘦体重的保持至关重要。最佳范围如下:
   - 儿童,年龄最大可至 20 岁:大于等于推荐值 50% 百分位
   - 女性:BMI 最低值 18.5kg/m², 目标值 22kg/m²
   - 男性:BMI 最低值 18.5kg/m², 目标值 23kg/m²
2. 提高能量供给至健康人群需求标准 110%~200% 以保证良好的营养状态。
3. 胰腺功能不全者给予胰酶替代疗法。
4. 评估微量营养素水平,尤其是脂溶性维生素水平,水平不佳时给予相应的营养素补充。
5. 规律监测 CF 相关疾病所致的营养并发症,如糖尿病、骨骼疾病、肝脏病和缺铁性贫血,必要时调整膳食或给予营养支持。
6. 规律评估对口服营养补充的需求,是否需要持续给予口服营养补充。

一般饮食原则

1. 每日 3 餐正餐及 2~3 次加餐。
2. 无明显饮食禁忌者鼓励摄入高脂食物。
3. 鼓励摄入全谷物、坚果、蔬菜和水果以保证维生素和矿物质摄入。
4. 为患者提供营养咨询,同时根据患者平日进食量和饮食习惯制定合理膳食方案,提高能量供给满足其能量需求。
5. 提供高盐膳食以补充患者因大量流汗导致的电解质丢失。

口服摄入量不足且短期内得不到改善

1. BMI 小于 18.5kg/m² 者及给予干预后体重仍不能达到预期目标者可考虑肠内营养补充。
2. 除日间的正常进食外,经胃造瘘管夜间注食可保证患者夜间额外营养补充。
3. 给予患者个体化的高能量密度肠内营养制剂,亦可给予半要素制剂。
4. 胰腺功能不全者进行胰酶替代治疗同时给予营养支持治疗。

Academy of Nutrition and Dietetics. (2019). *Nutrition care manual.* Chicago. Turck, D., et al. (2016). ESPEN-ESPGHAN-ECFS guidelines on nutrition care for infants, children, and adults with cystic fibrosis. *Clin Nutr*, 35 (3), 557-577.

案例研究
囊性纤维病

答案见附录 A。

16 岁女孩,患有囊性纤维病,因肺炎及严重呼吸困难,入院治疗。身高 155cm,体重 43kg,食欲可,但进食时疲劳感强烈,腹泻,粪便中含未消化食物。

1. 患者目前的情况,可能出现以下哪几项营养问题?
   a. 能量需求升高
   b. 吸收不良
   c. 消化酶不足
   d. 水溶性维生素需求增多
   e. 体重增加过多
   f. 营养不良

2. 以下问题对应的原因分别是什么,请将正确答案对应的字母填入适当位置。

患者存在的问题	对应的原因选项
能量需求增加	
粪便中含有未消化物质	
能量摄入不足	
低体重	

原因选项
   a. 能量摄入不足   b. 缺乏消化酶
   c. 进食容易疲劳   d. 呼吸困难

患者一直通过口服营养补充剂(如安素、麦力添能)的方式增加膳食摄入量,但体重未见增长且膳食摄入仍无法满足营养需求。

3. 请选择合适选项将下列内容补充完整。
病人虽提高了营养摄入量,但由于_____功能缺乏,体重仍未增长。患者最有可能受益于_____替代治疗。

选项	
淋巴	激素
胆汁	酶
胰腺	胆囊

4. 该病例中,注册营养师最应该关注的是哪种维生素?
   a. 维生素 A
   b. 维生素 B_1
   c. 维生素 D
   d. 维生素 E
   e. 维生素 C
   f. 维生素 K

患者出院前给予评估,她需要了解为避免体重下降及再次营养不良,需从何处着手以增加整体能量摄入。

5. 该患者为增加体重以下哪些措施是有效的,哪些是无效的,用×表示。

措施	有效	无效
每日 3 餐		
2~3 次加餐		
高脂肪食物		
限制高脂肪食物		
限制高钠食物		
食物多样		
必要时使用口服营养补充剂		
不鼓励使用高能量密度食物		

6. 下面为一些评估结果,用×表示哪些营养及护理干预是有效的(有助于实现预期目标),哪些是无效的(无助于实现预期目标),哪些是不相关的(与预期目标无关)。

评估结果	有效	无效	不相关
BMI 升至 $18.9kg/m^2$			
规律肠蠕动			
粪便中出现脂肪微粒			
每餐至少进食 75%			
呼吸困难			
营养需求量增多			

炎症性肠病

炎症性肠病(inflammatory bowel disease,IBD)是一类因肠道黏膜免疫系统针对健康肠道菌群引起的异常免疫所介导的肠道慢性炎症。慢性炎症破坏了肠道上皮屏障,导致黏膜表面溃疡和肠道节段性破坏。病变肠道功能被损坏,导致吸收障碍。IBD 的长期并发症(如骨质疏松、缺铁性贫血及肾结石)与宏量及微量营养素长期吸收异常导致的营养不良相关[43,44]。其中,缺铁性贫血,是 IBD 患者特别常见的并发症[45]。如因病情进展有必要进行反复手术切除小肠的治疗,则可能导致**短肠综合征**。

科学家们认为,除了遗传因素,从出生开始,便有大量的环境因素暴露会增加 IBD 的发病风险。儿童时期缺乏母乳喂养和过度使用抗生素是增加 IBD 风险的两个重要因素[46,47],成年期使用口服避孕药、非甾体抗炎药、患有细菌性胃肠炎或肠道菌群失调、西方膳食模式及吸烟均可增加 IBD 风险[46,48,49]。

相比其他地区,IBD 多发于欧洲和北美洲。然而,随着工业化进程的推进,全球发病率呈上升趋势,表明环境危险因素在发挥作用。在北美洲,IBD 的患病率为(96~319)/10万,在欧洲北部城市挪威,IBD 的发病率高达 505/10 万[50]。炎症性肠病主要包括溃疡性结肠炎和克罗恩病,这两种**特发**

性疾病在症状及管理策略上有许多相同之处,但临床表现亦有很多不同(表18.3)。

克罗恩病　克罗恩病可累及从食管到肛门的全消化道,多发于回肠和结肠。肠道炎症呈节段性分布且每次发病累及多个部位(图18.6)。症状不一,取决于炎症累及部位,常见症状主要包括:腹痛、发热、乏力、食欲不振、体重下降及腹泻。两次发作期间患者可经历较长时间的无症状期,亦可呈持续性、进展性加重。一些并发症,如肠梗阻、狭窄、瘘管和脓肿等可导致严重的肠道损伤甚至失去功能。除了上述已提及的 IBD 危险因素,犹太血统对克罗恩病尤其易感。由于吸收障碍及摄入不足,克罗恩病患者常常存在营养不良及微量营养素缺乏。已出现明确营养缺乏症者需给予营养补充或营养支持。溃疡愈合期间营养需求高,而此时常常存在营养素吸收利用率下降。手术切除病变肠道及药物对营养素吸收的干扰均会加重营养吸收不良及并发症。例如,长期激素治疗增加患者骨质疏松发生风险[43]。营养不良不但降低了生活质量,还会造成长期的负面结果。因此,营养风险筛查及早进行营养诊断及积极的营养治疗是此类疾病管理的重要内容。

溃疡性结肠炎　溃疡性结肠炎(ulcerative colitis,UC)为一种仅侵袭结肠和直肠的炎症性疾病,因其与克罗恩病同属炎症性肠病范畴且临床表现有相似之处,故一并在小肠疾病部分讨论。主要症状有血便、腹痛、恶心/呕吐、体重丢失和发热。炎症反应并不会节段性发生,更确切的说炎症起始于肛门(图18.6)。溃疡性结肠炎的严重并发症为巨结肠及疾病可能进展至需切除全部结肠的程度。

因炎症部位的差异,与克罗恩病引起的多种微量营养素缺乏不同,溃疡性结肠炎仅引起缺铁性贫血及维生素 K 缺乏[44]。然而,随着疼痛的加剧或炎症的进展及进食量的减少,可能会出现其他营养缺乏症状。随着越来越多的肠道受累或因治疗需要外科手术切除肠道,所有炎症性肠道疾病均可导致严重的甚至致死性的营养损害,此外,营养不良会使患者病情加重且阻碍疾病恢复,因此,保持良好的营养状态是肠道组织修复及保证健康的基本要求。

> **短肠综合征**:因具有功能的小肠缺失引起的营养吸收障碍。
> **特发性疾病**:病因不明的疾病。
> **巨结肠**:结肠异常扩大增粗。

炎症性肠病的医学营养治疗　现有研究及临床实践证明,IBD 患者可耐受的、且符合其病情的营养丰富膳食对患者是有益的。炎症性肠病的医学营养治疗需要多学科合作,协同完成,涉及内科医生、注册营养师及护士,因患者食欲一般较差,而充足的营养摄入又必不可少,因此,多学科工作组需制定一系列喂养计划,包括肠内营养及必要的肠外营养,以满足必要的营养需求。

IBD 患者持续的营养管理有以下几点原则[14]:

炎症期:

• 必要时给予肠内营养,**聚合配方**或**要素配方**均可帮助患者

表18.3　克罗恩病和溃疡性结肠炎的临床表现

临床表现	炎症性肠病的相同点
病因	不详
遗传学	超过 200 个基因位点与 IBD 相关,IBD 最重要的危险因素是遗传易感性
肠道菌群	肠道菌群在 IBD 的发病中发挥作用,但尚未确定哪种微生物可能为潜在的病因
免疫反应	与 T 细胞异常激活及调节性 T 细胞功能失调有关
症状	腹部疼痛,腹泻和体重下降
并发症	营养不良、骨质疏松、皮炎、眼部症状、肝胆并发症及肾结石

两种疾病的不同之处		
	克罗恩病	溃疡性结肠炎
发病率	(96~319)/10 万	(140~286)/10 万
其他危险因素	犹太血统及吸烟	戒烟者发病风险高于吸烟者及从未吸烟者
受累肠道	回肠及结肠	局限于结肠
病变分布	节段分布	病变连续
炎症和溃疡	黏膜及全层肠壁	黏膜及黏膜下层
脂溶性维生素吸收不良	如病变在回肠,则存在	无
手术治疗效果	差或一般	好
长期并发症	纤维化狭窄、瘘管、癌症、维生素 B_{12} 和胆汁盐吸收不良,恶性贫血和脂肪泻、肠梗阻、多发性关节炎、骶髂关节炎、强直性脊柱炎、结节性红斑和杵状指	穿孔及中毒性巨结肠,患癌风险性增高

克罗恩病　　　　　　　溃疡性结肠炎

节段性病变　　　　起始于直肠延续
　　　　　　　　　　至结肠的连续性
　　　　　　　　　　病变

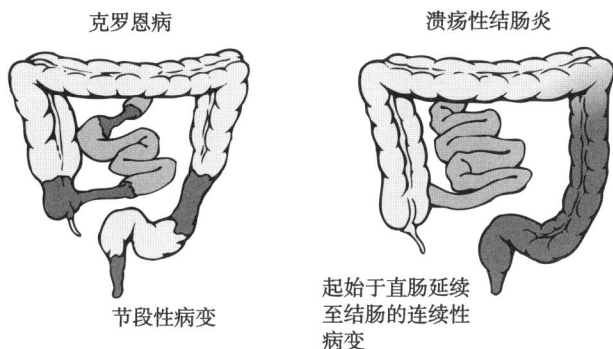

图 18.6　克罗恩病与溃疡性结肠炎病变分布状况对比。（Reprinted from Kumar, V., Fausto, N., & Abbas, A. [2005]. *Robbins & Cotran pathologic basis of disease* [7th ed.]. Philadelphia: Saunders.）

恢复营养均衡和缓解症状（见第 22 章），指南推荐全肠内营养治疗为儿童患者的一线治疗方案[51]。

- 如果患者存在肠内营养禁忌证或不能耐受肠内营养，使用肠外营养。
- 如果患者耐受正常饮食，给予低脂肪、高蛋白及高能量密度膳食，且少量多次。
- 急性期患者或并发肠腔狭窄者，给予低纤维膳食。除此之外，均可逐渐提高膳食纤维供给量。
- 补充富含维生素 D、钙、锌、镁、叶酸、维生素 B_{12} 及含铁的维生素和矿物质补充剂。

缓解期：
- 满足能量及蛋白质需求，提高营养储备。
- 如克罗恩病患者出现**高草酸尿**，避免摄入草酸含量高食物（见第 21 章框 21.3 高草酸食物清单）。
- 提高抗氧化剂摄入，可给予 Ω-3 脂肪酸及谷氨酰胺补充。
- 考虑使用**益生菌**和**益生元**。

腹泻

腹泻通常不是小肠或大肠疾病，而是另一种潜在疾病的症状或结果。某些情况下，腹泻源于某些特定食物或营养素不耐受，如乳糖不耐受（见第 2 章）或急性食物中毒（见第 13 章）。细菌（如空肠弯曲菌、艰难梭菌、大肠杆菌、单核细胞增生李斯特菌、沙门菌、志贺氏菌）、寄生虫（如贾第鞭毛虫、隐孢子虫、环孢子虫、溶组织内阿米巴）和病毒感染（轮状病毒、诺如病毒）是腹泻的已知病因。虽常常将腹泻归因于饮食不规律、进食不明食物、旅行紧张及通常所说的胃肠功能紊乱进食，但实际上，约 90% 的腹泻源于细菌感染，其中大肠杆菌感染最常见，剩余病例的 10% 源于诺如病毒及环状病毒感染[52]。

慢性腹泻（即腹泻持续 4 周及以上）是全球重要的致死疾病，特别是对于 5 岁以内的儿童和 70 岁及以上的老年人。尽管过去 20 年腹泻所致死亡的发生率已明显下降，但仍为全球范围内寿命损失年常见病因的第五位[53]。改善卫生条件及获得安全饮用水可减轻腹泻致病及致死负担。

除了确定和处理腹泻的潜在病因，及时补液及恢复电解质和酸碱平衡是复苏的关键。有些人可通过口服补充电解质溶液的方式缓解脱水，而有些人则需要通过静脉补液。腹泻医学营养治疗的其他目标还包括通过粪便增稠来减缓胃肠蠕动及给胃肠道植入健康、多样的菌群[14]。只要患者能耐受，便需不断的调整再喂养计划以预防营养不良。详尽的营养干预内容需根据导致腹泻的物质、腹泻的时间、电解质及酸碱失衡程度及营养状态而定。

应严密监测重度营养不良患者恢复营养摄入的情况。**再喂养综合征**是一种具有致死性的严重的代谢紊乱，可出现液体及电解质失衡，甚至可导致心脏衰竭。营养不良患者，恢复营养供给时，如果制订的营养计划过于激进，电解质水平的突然变化将导致严重的低磷、低钾、低镁、低血糖及低硫胺素。营养不良患者恢复营养供给时需要制定严格的营养标准并进行密切监测。

大肠疾病

肠憩室病

肠憩室病的特征为在结肠黏膜表面排列着向外突出的袋样儿结构。通常，节段性环状肌有条不紊地收缩将废物沿结肠向下推动，形成粪便排出体外。然而，异常的肠蠕动会增加结肠压力，当这种情况发生在肠壁薄弱的结肠节段时，**小憩室**可能会"弹出"或形成疝（图 18.7）。如果憩室被滞留的粪便感染，便形成**憩室炎**，症状为左下腹局部疼痛和压痛。也可能表现为胃肠道出血、腹泻和发烧，甚至出现更为严重的并发症，如脓肿、败血症和穿孔等，可能需要手术治疗。

该病发生与多种因素有关，是美国最常见的胃肠道疾病之一，每年近 200 万人次就诊[54]。在西方社会，憩室在老年人群中尤为常见，但大多数患者无临床症状，亦无并发症。只有 10%~20% 的憩室病患者会出现急性憩室炎。

憩室病至今病因不明。然而，最近有研究发现，憩室病患者存在共同的基因变异，可引起肠道神经肌肉、平滑肌和结缔组织功能障碍[55,56]，增加肠道运动异常风险和薄弱结缔组织形成憩室的可能性。除基因及肠道异常蠕动因素，有研究表明，年龄相关的憩室病可能与异常免疫反应、**微生物组**变化和内脏超敏反应有关[57]。

伴有脓血便的急性期憩室炎患者，需禁食或仅给予清亮液体直至其可以缓慢过渡为营养充足的普食。炎症和出血控制前，低纤维膳食。憩室病的膳食管理要求每日膳食纤维尤其是可溶性膳食纤维摄入量提高至 26~45g/d，同时足量饮水[14]。尽管一直推荐但并无证据证明，避免摄入诸如花生、种子等易在肠道憩室堆积的食物有助于预防炎症。新兴治疗方法包括使用益生菌及益生元改善肠道菌群维持肠道健康，使用抗生素治疗潜在炎症。

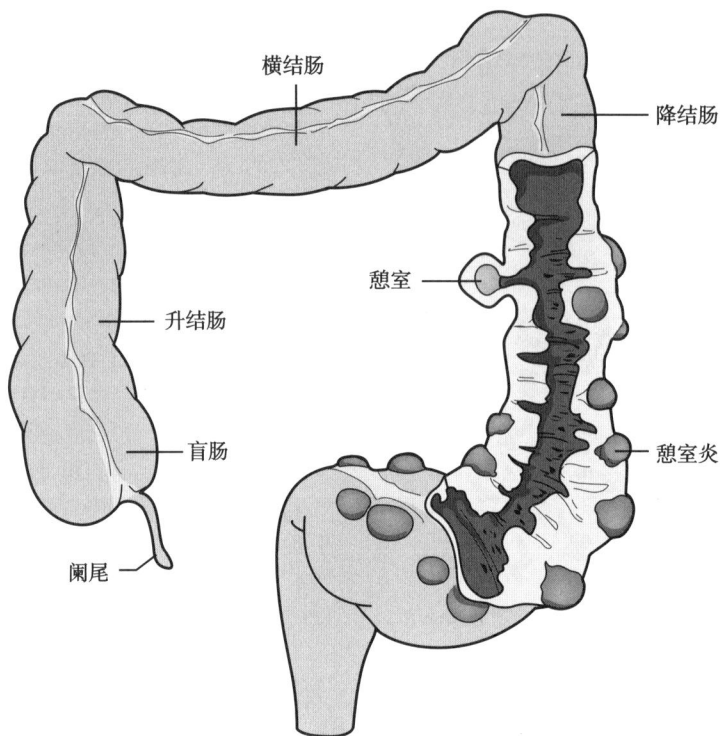

图 18.7 结肠憩室形成

聚合配方: 一种由完整蛋白质、多糖和中链脂肪酸组成的营养支持配方。

要素配方: 一种由简单营养成分组成的营养支持配方,上述营养成分不需要进一步消化便可直接吸收,该类配方的蛋白质来源为游离氨基酸,碳水化合物来源为单糖类。

高草酸尿: 尿中草酸含量过多。

益生菌: 含活性微生物的食物,所含的微生物可通过改善肠道菌群使宿主受益,如酸奶中的乳酸杆菌。

益生元: 不能被消化的食物,但可促进肠道有益微生物生长。

再喂养综合征: 严重营养不良者如突然进食大量高碳水化合物食物,会出现血清磷、钾、镁的急剧下降,严重的水和电解质失衡,可累及多个器官,甚至产生致死性并发症。

憩室: 在结肠黏膜可穿过肌层的、小的、突出的小袋儿或疝。

憩室炎: 发生在结肠黏膜表面突起的小袋儿样组织(憩室)的炎症。

微生物组: 特定环境中微生物群的总和。

肠易激综合征

肠易激综合征(irritable bowel syndrome,IBS)为最常见的胃肠道功能紊乱。因各流行病学研究中对 IBS 的定义不一,因此,具体发病率不详。此外,许多有症状者未就医诊治,且该病常与其他胃肠道相关及非胃肠道的功能紊乱交叉重叠(如抑郁、焦虑、臆想症、纤维性肌痛和慢性疲劳综合症),也加大获得准确发病率的难度[58,59]。IBS 是以腹痛伴排便或排便习惯改变为特征的一种功能性胃肠病[59,60]。主要症状有 3 类:①下腹部长期反复疼痛;②小肠功能失调,表现为便秘或腹泻,或两者同时存在;③产气增多,导致腹胀或排气增多。

目前,关于 IBS 的病因尚无普遍共识。它是一种多因素疾病,涉及遗传易感性、胃肠道感觉和运动改变、感染、炎症、食物不耐受、肠道通透性改变、**肠道菌群失调**和肠脑轴功能改变[14,61]。鉴于每个 IBS 患者的症状及诱发因素不同,管理方法也不尽相同。IBS 的治疗核心是缓解症状,可通过药物治疗、膳食及生活方式干预(如,运动)、心理/行为疗法等[59]。

高度个体化的营养治疗是必要的。营养师可根据患者的饮食喜好及症状类型,与患者一同制订合理的饮食计划,注意遵循以下几点基本原则[14]:

• 遵循常规膳食,合理供给能量及各种营养素

• 避免食物过敏原及不耐受食物。除了已知的过敏原和不耐受成分外,需评估患者对以下食物的耐受性,如可发酵低聚糖、双糖、单糖和糖醇(fermentable oligosaccharides,disaccharides,monosaccharides and polyols,FODMAPs)。

• 避免摄入可产气或导致胀气的食物。有些食物含有胀气因子,如含有难以消化短链糖类(低聚糖)的豆类。同时注意避免一些对某些个体来讲可能导致产气增多造成不适的食物。

• 考虑使用益生菌和益生元。

- 考虑做膳食日志，记录营养摄入、环境、情绪、活动和症状将有助于确定敏感及不耐受因素，以便在未来治疗中尽量避免。

每位 IBS 患者常出现的症状可能是完全不同的，包括腹泻、便秘、下腹部疼痛、排气增多或腹胀（可能并不同时出现），因此，每个人的膳食管理方案也是因人而异的。正因为生活方式和饮食习惯具有高度个体化的特点，IBS 的膳食管理从另一个角度可以理解为引导每位患者建立更加健康的生活习惯，因此，IBS 患者在管理过程中与其建立真诚且相互信任的关系是非常必要的。

便秘

每年解决便秘相关的健康问题耗费了许多医疗资源。便秘的临床诊断标准为：排便困难，且排便次数<3 次/周，上述情况至少持续 3 个月，不使用泻药没有稀便且不符合 IBS 诊断标准。临床上多种情况可导致便秘，如妊娠、结肠癌、神经或神经肌肉病变及代谢紊乱等。此外，用药、麻醉、频繁使用泻药、低纤维膳食、紧张及久坐也可导致便秘。

预防及治疗便秘最重要的是做风险评价以确定便秘的潜在病因。改善饮食、运动及建立良好的排便习惯有助于治疗便秘，避免依赖泻药或灌肠。有许多非处方药和处方药可供选择，但每种药物的药效及价格各不相同[62]。便秘的医学营养治疗主要包括摄入充足的膳食纤维（尤其是来源于蔬菜、水果、麸皮及全谷物食品的膳食纤维）和足量饮水（每天至少 1 800ml）。此外，便秘患者可获益于运动及益生菌/益生元补充[14]。便秘可发生于所有年龄，个性化的管理方法是基础。

食物不耐受及过敏

导致食物不耐受或食物过敏的情况很多。与食物过敏不同，食物不耐受并不会危及生命，亦不是免疫性的。食物过敏则为机体的免疫系统将食物中的蛋白质识别为具有威胁性的外来物质，进而引起自身免疫系统过强或异常的免疫反应。乳糜泻，则为机体接触致敏蛋白后引起自身免疫反应导致的。

食物不耐受

食物不耐受是指机体对食物或食物中某些成分产生的不良反应，非免疫介导。世界范围内最常见的食物不耐受为乳糖不耐受，是由于机体乳糖酶缺乏无法将奶制品中的乳糖分解为葡萄糖和半乳糖，导致乳糖不能被人体吸收利用（见第 2 章）。食物不耐受可表现为胃肠功能紊乱、荨麻疹、皮肤潮红或头痛。通过回避不耐受的食物可预防不良反应。

食物过敏

"**过敏**"这个词来自两个希腊词，意思为"反应性改变"，是指免疫系统对环境或食物中的许多物质产生的异常免疫反应。疾病预防与控制中心报告的数据显示，美国 18 岁以下儿童中 5.8% 可能存在食物过敏症，进入成年后发病率下降[2]。全球成年人食物过敏的患病率约为 3.5%。近几十年报告的食物过敏病例有所增加，但确切发病率尚不清楚，因为自我报告病例及常用的过敏评估方法（如皮肤点刺和特性行斑贴试验）通常会过高估计实际情况[63-65]。食物过敏与基因和环境因素均有关（图 18.8）[65]。

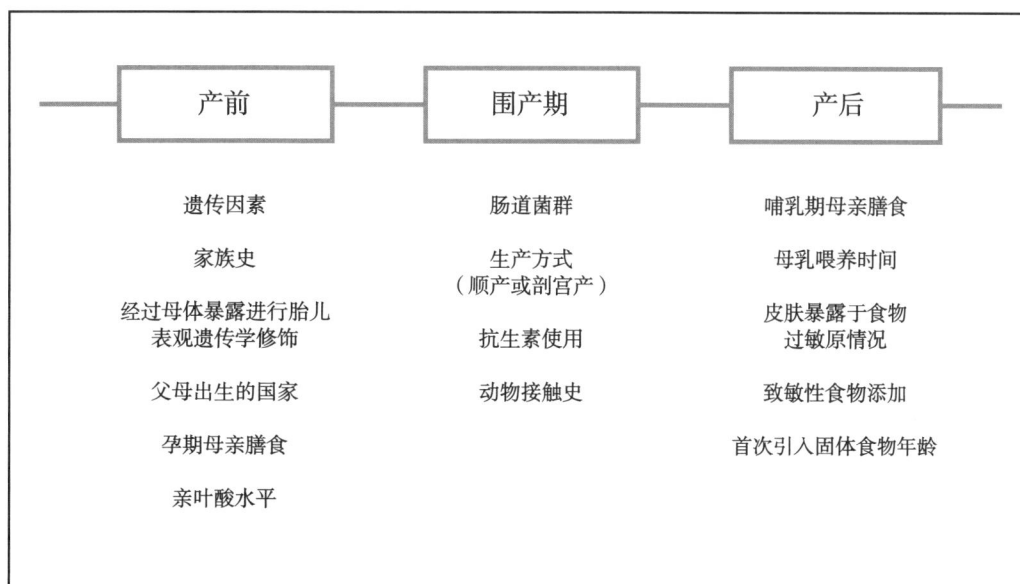

图 18.8　决定食物过敏的环境和基因因素。(From Oria, M. P., & Stallings, V. A.[Eds.].[2016]. *Finding a path to safety in food allergy：Assessment of the global burden，causes，prevention，management，and public policy.* National Academies of Sciences, Engineering, and Medicine. Washington, DC：National Academies Press[US]. Copyright 2017 by the National Academy of Sciences. All rights reserved：Washington, DC.)

常见食物过敏原

最常见的食物过敏原包括鸡蛋、牛奶、花生、坚果、贝类、小麦、鱼类和大豆中蛋白质[64]。儿童长大后可能不再对牛奶、鸡蛋、豆类和小麦过敏,但不再对花生和坚果过敏的可能性则极小。虽然过敏常见于两岁前的婴幼儿,但实际上过敏可发生于任何年龄段。

症状和体征　食物过敏的症状差异较大,可能累及皮肤或胃肠道、呼吸系统或心血管系统。常见的症状有荨麻疹、口腔、咽喉或眼睛瘙痒、恶心、腹泻、腹痛或哮喘。**过敏性休克**是最严重的过敏反应,可出现面部及喉头肿胀、呼吸困难、焦虑、呼吸加快,如不及时处理,可出现血压下降和意识丧失,死亡速度较快。过敏者的喉咙、嘴唇和舌头肿胀后可阻塞气道,最终使人窒息。花生、坚果和海鲜致敏性最高。

诊断　目前尚无简单又有效的检测方法评估食物过敏。仅靠皮肤针刺试验或血液检测尚不足以诊断食物过敏,况且许多医生对阳性结果存在误读和误用[66,67]。鉴于相当多怀疑存在食物过敏者并非真正的食物过敏,食物过敏专家委员会建议所有可疑患有食物过敏者需进行诊断确认。非必要的回避某些食物或某种食物不仅难以实现,还会影响食物及营养素的多样性。此外,有类似过敏症状但并未确诊就回避某些食物,可使机体在接触真正过敏原后产生更严重并发症的危险性升高[65]。如机体出现过敏反应体征,可以结合病史、体格检查、食物规避试验、特定食物皮肤点刺试验、特定食物血清 IgE 检测和口服激发试验进行联合诊断。过敏的病理生理学有助于指导选择最合适的检测方法,但没有哪种检测方法是被普遍认可的,通常也没有必要将所有的食物过敏检测都做一遍,当然,仅做一种检测也是不够的[65,68]。

美国国家科学院出版的 "*Finding a Path to Safety in Food Allergy: Assessment of the Global Burden, Causes, Prevention, Management, and Public Policy*" 是一本关于食物过敏的非常优秀的著作。书中对食物过敏的诊断、治疗、目前使用的各种诊断方法的利弊均进行了专业的推荐和详细的阐述。

> **肠道菌群失调**:肠道微生物不平衡。
>
> **过敏**:对环境中特定物质高度敏感的状态,这些物质作用于身体组织,导致受影响组织的功能出现问题;所涉及的物质(即过敏原)可能是食用的食物或是吸入或接触的物质(例如花粉)。
>
> **过敏性休克**:一种严重的、有时是致命性的过敏反应,该反应源于机体接触了某些蛋白质后被机体视为外来的蛋白质,从而引起的涉及机体多个器官以及全身的反应。

食物过敏医学营养治疗　食物过敏的医学营养治疗主要有两方面的目标:①避免接触致敏性食物;②选择营养丰富的替代食物[14]。向注册营养师寻求家庭营养支持、教育和咨询对食物过敏者是有帮助的。必要时可向营养师咨询有关食品替代、特制食品及食谱调整等内容以满足维持生长

发育的营养需求。随着年龄的增长,儿童的食物过敏可能会逐渐好转,但从过敏那一刻起,在烹饪指导和家庭教育中引导孩子解读食品标签是必不可少的。此外,如果存在过敏反应风险,应在家庭医生指导下,准备可供自身或家庭急救的药物,以备不时之需。

尽管导致食物过敏发生发展的许多危险因素是不可改变的,但在孕期和生命早期关注一些膳食因素可减小婴幼儿食物过敏的风险性。现阶段的建议主要有以下几点[14,65,69]:

- 孕期膳食尽量均衡,不要刻意回避某种特定的过敏原(除非过敏)。
- 尽量全母乳喂养至少 4~6 个月,哺乳期间母亲不要刻意回避食物过敏原(除非过敏)。婴儿选择母乳替代品时,除非因确认过敏或不耐受而得到特别建议,否则不要喂食大豆配方食品。
- 婴儿在 4~6 个月大时,引入固体食物,包括过敏性食物,引入固体食物的时间不可过早或过晚(见第 11 章)。

乳糜泻

乳糜泻(celiac disease,CD)为一种自身免疫性的炎症性疾病,而不是严格意义上的过敏。之所以在此章节讲述该疾病是因为该病的医学营养治疗与过敏有许多相似之处。

乳糜泻全球患病率为 1%,美国的患病率稍低于全球平均水平(约为 0.8%),且主要患病人群为非西班牙裔白人[70,71]。约 40% 的患者具有致乳糜泻的基因多态性,但仅有 2%~3% 的人发病,提示环境因素和其他遗传因素可能影响该病的发病[72]。

疾病过程　乳糜泻发病的病理基础为机体对小麦、大麦和黑麦蛋白中的特定氨基酸序列产生了免疫反应。我们将导致乳糜泻的蛋白统称为麸质。然而,只有小麦及其制品含有麸质蛋白,大麦及黑麦中引起不良反应的蛋白为大麦醇溶蛋白和黑麦碱。为了简单起见,也便于公众理解,本篇中我们会把导致乳糜泻的所有膳食来源蛋白统称为麸质。然而,食品制造商经常在加工小麦产品的设施中加工燕麦,这可能导致交叉污染。

针对麸质产生的自身免疫反应损害了小肠上皮黏膜,导致绒毛变形及功能性微绒毛减少(图 18.9),损伤的粘膜吸收面积减少,进而影响宏量营养素及微量营养素的吸收。

症状不一,主要取决于小肠损伤的程度。主要症状有腹泻、脂肪泻、非自主体重丢失,进行性营养不良则为对麸质产生免疫反应的继发效应。

诊断　乳糜泻的临床诊断要求被检者在检测的时候依然进食含麸质食物,否则,生化检测结果是不准确的。医生可仅凭血清学检测进行诊断或联合血清学检测及活检进行诊断。有症状的患者首选检测组织转谷氨酰胺酶-免疫球蛋白 A(tissue transglutaminase-immunoglobulin A,TG2-IgA)。如检查结果显示,TG2-IgA 值高于参考值上限 10 倍以上,则进行第二项血清学检测,即肌内膜抗体 IgA 检测,如该结果为阳性,则可确诊为乳糜泻。如 TG2-IgA 检测结果为阳性但值较低,则可通过十二指肠黏膜活检确诊[73]。

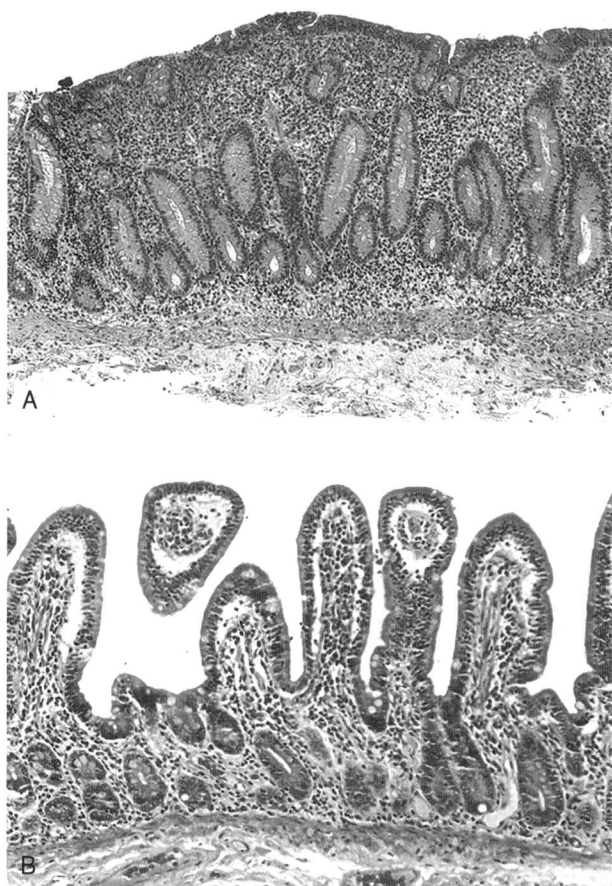

图 18.9 乳糜泻,麸质敏感性肠病。(A)正常黏膜活检。(B)病变黏膜经口空肠活检,可见严重黏膜萎缩、绒毛变钝伴有固有层细胞慢性炎症浸润。(Reprinted from Kumar, V., Fausto, N., & Abbas, A.[2005]. *Robbins & Cotran pathologic basis of disease*[7th ed.]. Philadelphia:Saunders.)

乳糜泻医学营养治疗 营养管理的目的是避免接触所有食物来源的麸质,同时通过健康的食物替代预防营养不良。膳食回避小麦、黑麦和大麦,选择其他多种类型的谷物(表 18.4)。某些乳糜泻患者对燕麦同样过敏,故应避免摄入含燕麦食品。家长及患儿均需认真阅读食物标签,因为有很多商品使用含麸质谷物作为增稠剂或填充物。很多商品标签上有免麸质标识便于消费者选择(图 18.10)。鉴于市场上加工食品和民族特色菜肴的品种众多,所有食物都进行麸质检测难度较大。提供家用麸质检测试剂盒可使食用无配料明细食物者受益。

对乳糜泻患者来讲,终身坚持无麸质膳食是保持黏膜健康的唯一有效途径。但无麸质膳食也存在相应的问题,如矿物质(尤其是钙和铁)、膳食纤维及 B 组维生素含量普遍偏低[14,74]。此外,鉴于乳糜泻本身均有吸收障碍的特性,疾病发作期有出现营养缺乏及营养不良的风险。此外,还需考虑药物与营养素之间的相互作用及对营养物质吸收的影响。因此,所有乳糜泻患者均应该与一个医疗保健团队合作,且该团队中需配有一名注册营养师,以确保其膳食营养充足,同时解决与限制性膳食处方相关的生活质量问题。

表 18.4 乳糜泻患者适用的无麸质食物 [a]

可接受谷物及谷物替代品	
植物性食物 [b]	不能耐受的谷物
苋菜	小麦
葛根	大麦
荞麦	黑麦
木薯	燕麦 [c](除非是在无麸质环境中包装)
玉米	
亚麻	
豆类	
小米	
坚果	
土豆	
藜麦	
大米	
种子	
高粱	
大豆	
木薯淀粉	
野米	
丝兰	

[a] 需遵循的膳食原则:①选择全麦、无麸质食品;②选择浓缩的、无麸质食品,而不是精制的、未浓缩食品;③多食用替代植物加工成的食品,如苋菜、藜麦和荞麦,均是膳食纤维、铁和 B 族维生素的良好来源;④进食充足的非谷物食品以满足人体所有营养需求(如瘦肉、家禽、猪肉、鱼类、奶制品、豆类、种子、坚果、蔬菜和水果);⑤考虑服用无麸质矿物质及维生素补充剂。

[b] 不是个体可耐受的谷物替代品的详尽清单。

[c] 可耐受燕麦和燕麦制品者不要回避

From Academy of Nutrition and Dietetics.(2019). *Nutrition care manual*. Chicago.

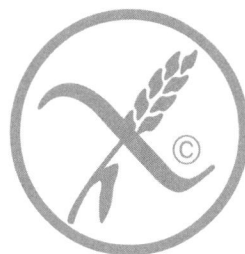

图 18.10 免麸质标识。(Copyright Coeliac UK, Bucks, UK, 2004.)

胃肠道附属器官

胃肠道有 3 个主要的附属器官,分别为肝脏、胆囊和胰腺,他们分泌的辅助消化物质进入肠道,帮助食物进行消化和吸收(见图 5.3)。充分了解上述器官的解剖和生理对理解该器官出现疾病后如何影响胃肠道及营养代谢至关重要。

肝脏疾病

肝脏在基础代谢及机体功能调节方面扮演着许多重要的角色(见框 5.1)。一旦肝脏出现病变则可能影响以上所涉及的任何功能,值得庆幸的是,肝脏具有强大的再生功能。因此,在肝脏疾病早期时,如果能去除病因,肝脏本身是可再生的,也正是这种再生能力使肝脏活体移植成为可能。健康活体捐赠者**肝叶切除术**后大概一周,其剩余的肝脏便可再生出绝大部分的体积[75,76]。充足的营养对器官的再生重建是非常必要的。

脂肪肝

脂肪肝系指脂肪在肝脏过多堆积(即脂毒性)。如脂肪肝源于酒精滥用,则为酒精性脂肪肝(alcohol liver disease, ALD),否则,为非酒精性脂肪肝(nonalcoholic fatty liver disease, NAFLD)。随着病情进展,炎症随之而来。脂肪性肝炎则为脂肪堆积("脂肪")与肝内出现炎症("肝炎")两个词合成而来。脂肪性肝炎主要分为两种类型:酒精性脂肪肝炎(alcohol steatohepatitis, ASH)和非酒精性脂肪肝炎(nonalcoholic steatohepatitis, NASH)。

血液循环中脂肪酸的浓度过高、脂肪生成过多或脂肪分解受损均可导致脂肪在肝脏堆积,形成脂肪肝,换而言之,一旦肝脏储存的脂肪超出其氧化分解的能力,则会出现脂肪肝。酒精所致的肝脏功能紊乱是多方面的,从毒性、脂肪变性和大范围炎症到最后器官功能衰竭。如不加以治疗,脂肪性肝炎则可进展为肝硬化。遗传及环境因素如肥胖、代谢综合征、糖尿病、胰岛素抵抗、血脂异常和菌群失调等可增加 NASH 患病风险[77,78]。有研究指出,胰岛素抵抗直接导致非酒精性脂肪肝[79]。

脂肪肝及脂肪性肝炎的基本营养治疗原则包括均衡膳食、戒酒(视病情而定)、减重(视病情而定)和严格控制血糖,如酒精性脂肪肝炎患者出现营养不良则需及时咨询营养师,以保证充足的营养摄入。

> **肝叶切除术**:外科手术切除肝叶。
> **脂肪肝**:肝细胞中脂肪堆积。

肝炎

细菌、病毒、寄生虫或毒物(如氯化物、酒精、烟草和脂毒性)均可导致急性肝炎。肝炎的最常见病因为病毒感染和酗酒。病毒感染最常见的传播途径为粪口传播(如甲肝),这也是污染的食物和水引起疾病流行的最常见传播方式。此外,污染的血液、针头或注射器也可传播病毒(如乙肝)。肝炎的症状包括厌食和黄疸,同时可能伴有潜在的营养不良。

治疗的要点即卧床充分休息及营养治疗以减轻炎症及为肝脏的再生及修复提供充足的营养(见案例研究"肝炎")。与慢性肝炎不同,急性期无需严格限制饮食。以下为营养治疗原则[14]:

- 避免接触肝毒性物质(如酒精、烟草和毒物)。
- 每日 4~6 餐,大部分患者可通过口服营养补充,部分患者可能需要全肠内营养支持。
- 能量:膳食需含有充足的能量、宏量营养素及微量营养素。
- 蛋白质:蛋白质对促进肝细胞再生及预防因脂肪浸润所致的肝组织损害必不可少。无并发症条件下,每千克理想体重需提供优质蛋白 1.0~1.2g。
- 碳水化合物:充足葡萄糖可恢复肝脏糖原储备,同时满足疾病状态下机体的能量需求及防止蛋白质分解供能,以满足组织再生对蛋白质的需求。碳水化合物供能需占总能量需求的一半。部分肝病患者可出现葡萄糖不耐受及高血糖,因此,碳水化合物的具体供给量需根据个体需求及并发症(如糖尿病)情况而定。
- 脂肪:如出现脂肪泻,脂肪供能低于能量需求的 30%。
- 为避免水潴留(视病情而定),钠每日摄入量需限制在 2 000mg。
- 随着患者食欲的改善及食物耐受度的提高,可根据患者的饮食喜好安排普食,并通过各种方式增加患者进食量。

肝硬化

肝硬化系指长期反复的肝组织损伤超出肝脏自我修复能力,而形成的以脂肪浸润和结节性肝组织为特征的一种病变(图 18.11)。结节性肝组织阻止肝脏正常的血液回流从而使其无法发挥正常的代谢功能。在美国,一半的末期肝病是由饮酒造成的,且肝硬化所致末期肝病已成为慢性病致死的第九大病因[2]。引起肝硬化的其他病因还包括:乙型肝炎、

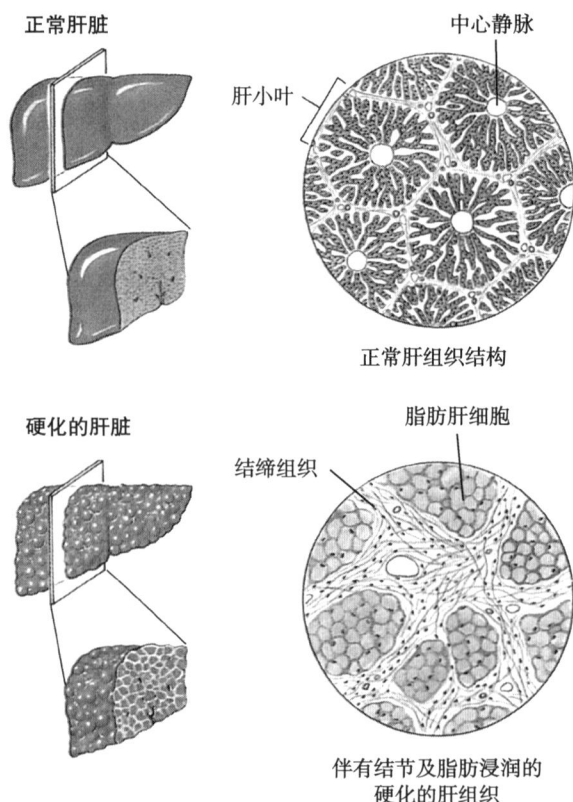

正常肝脏 · 中心静脉 · 肝小叶 · 正常肝组织结构

硬化的肝脏 · 脂肪肝细胞 · 结缔组织 · 伴有结节及脂肪浸润的硬化的肝组织

图 18.11 肝脏从脂肪变性进展为肝硬化

案例研究

肝炎

答案见附录 A。

患者,20 岁,男性,大学生,身高 177.8cm,体重 74.8kg,暑期南美旅居史,参加公益组织指导当地贫困地区安全用水。此前,该地区居民所有用水(如饮水、烹调、洗澡及洗衣)均来自当地的一条河流。返乡后发病,主要表现为疲劳、食欲缺乏、头痛及进食后不适感。自觉恶心,并开始出现腹泻,随后发热,出现黄疸迹象。

1. 从以下选项中,选择所有与肝炎有关的症状和体征。

   a. 厌食

   b. 便秘

   c. 黄疸

   d. 营养不良

   e. 浮肿

   f. 体重增加

2. 选择合适的选项将下列内容补充完整。

患者最有可能患有___1___,一种与___3___有关的___2___感染。

选项 1	选项 2	选项 3
甲肝	细菌	污染的食物和水
丙肝	病毒	血液传播
乙肝	真菌	污染注射器
K 型肝炎	寄生虫	污染针头

患者入院进行诊断和治疗,体格检查及实验室检查显示肝功能损害,肝脾肿大,触诊、质软。临床诊断为传染性肝炎。持续无食欲,进食困难。

3. 选择合适的选项将下列内容补充完整。

食欲缺乏使患者_____风险性增加。充足的能量及蛋白质摄入利于患者肝细胞_____。

选项	
营养不良	降解
厌食	再生
菌群失调	代谢

4. 从以下选项中,选出适合的干预手段。

   a. 严格限制饮食

   b. 每天 4~6 餐

   c. 低蛋白

   d. 高脂肪(脂肪供能>30%)

   e. 限制钠每天少于 2 000mg

   f. 充足能量及碳水化合物

   g. 避免酒精及烟草

   h. 卧床休息

患者肝炎,肝功能受损住院治疗。一周后,腹泻、呕吐及发热症状缓解,但出现体重下降。注册营养会诊,制定饮食方案,评估能量需求为 2 250kcal/d。

5. 基于肝炎医学营养治疗原则,计算患者碳水化合物、蛋白质和脂肪适宜摄入量。为每种宏量营养素选择合适的推荐摄入量。并非所有选项都会用到。

选项	宏量营养素	答案
a. 165g/d	碳水化合物	
b. 281g/d	蛋白质	
c. 1 125g/d	脂肪	
d. 50g/d		
e. <75g/d		
f. 75~90g/d		
g. <96g/d		

6. 对下述评估结果,用 × 表示营养及护理干预措施有效(有助于达到预期结果)或无效(无助于达到预期结果)

评估结果	有效	无效
食欲改善		
体重丢失		
皮肤轻微发黄		
能量摄入增多		
大便成形		
不伴有恶心		
体温 37℃		

自身免疫性肝炎、NASH、肝豆状核变性、血色素沉着症(见第 8 章)及半乳糖血症(见第 5 章)。任何形式的肝炎均可发展为肝硬化。

肝脏的主要功能之一是通过尿素循环将血氨转化为尿素并通过尿液排出体外。然而,在脂肪性肝炎情况下,浸润的脂肪组织杀死肝细胞使肝脏成为无功能的纤维性结节组织,此时,血液无法流经肝脏,导致**门脉高压**。血氨无法入肝脏清除,直接回流入脑,产生氨毒性导致**肝性脑病**。门脉高压亦可引起食管周围小血管压力升高,导致**食管静脉曲张**,血管破裂伴有大量出血可导致死亡。

肝脏负责处理和代谢营养素及药物。因此,一旦出现肝硬化,医学治疗局限于营养治疗及去除胃肠道内过量的氨。临床最常用的药物为乳果糖和新霉素。乳果糖不能被人体吸收,可将水和氨吸入结肠并排出体外。新霉素则通过破坏肠道内产氨细菌发挥作用。

肝硬化患者常见的营养问题为蛋白质能量营养不良及维生素/矿物质缺乏。上述营养问题可加剧健康相关不良生活质量并导致腹水[80,81]。医学营养治疗关注内容主要如下[14]:

- 避免肝毒性物质(如酒精、烟草、毒物)。
- 每日 4~6 餐,必要时可给予营养补剂。

- 保证充足的能量、宏量营养素及微量营养素摄入,为满足营养需求可服用维生素及矿物质补充剂和/或给予肠内或肠外营养治疗。需监测脂溶性维生素摄入情况以免中毒。
- 能量:能量供给需在基础代谢需求基础上增加20%,需要注意的是能量需求计算基于干体重,如有水肿需根据实际体重计算。高代谢者或有减重需求者需重新调整能量供给。
- 蛋白质:无肝性脑病条件下,蛋白质供给为0.8~1.2g/kg干体重或理想体重。充足的蛋白质供给有助于改善营养不良、促进肝组织恢复及提高血清蛋白水平。
- 碳水化合物:碳水化合物供能占总能量的50%。具体量需根据个体需求及并发症情况而定(如,糖尿病、肥胖)。
- 脂肪:如有脂肪泻,脂肪供能不超过30%。
- 为减轻水肿,日膳食钠摄入需控制在2 000mg。
- 出现低钠血症或水肿需限制入液量。
- 强调日常体力活动的健康收益。

门脉高压:门静脉血管压力升高。

肝性脑病:肝脏疾病引起的血液毒素入脑,导致大脑功能紊乱所出现的一组病症,临床主要表现为冷漠、困惑、行为不当、意识改变甚至昏迷。

食管静脉曲张:肝硬化所致的食管壁内血管病理性扩张,这些血管可以持续扩张至破裂。

腹水:腹腔内液体量增多。

胆囊疾病

　　胆囊的基本功能是浓缩和储存胆汁。当脂肪入小肠后,胆囊释放胆汁入肠腔并乳化脂肪,便于脂肪被消化,消化分解后的脂肪由胆汁携带入小肠壁黏膜细胞进入淋巴循环(见第3章)。

胆囊炎和胆石症

　　疾病过程　胆囊炎症(胆囊炎)通常由低度慢性感染或梗阻引起,而胆石症则是由胆固醇代谢受损和胆固醇过多引起。除已知的几种基因变异可导致胆石症外[82],许多外在因素亦增加了患胆石症的风险,如肥胖、缺乏体力活动、激素替代治疗及膳食摄入过多简单碳水化合物及饱和脂肪酸[83-85]。糖尿病、代谢综合征、血脂异常及肝病可增加患胆囊疾病风险。随着肥胖和2型糖尿病在西方社会患病率的升高,胆石症发病率随之升高,甚至在儿童中也呈现同样的趋势[86-90]。

　　胆结石的主要成分为胆固醇、胆红素和脂肪酸,主要分为3种类型,分别为胆固醇结石、胆色素结石和原发性胆管结石,其中胆固醇结石最为常见。正常情况下,非水溶性胆固醇可溶于胆汁,但当胆固醇浓度过高时,可析出并结晶形成胆结石。大多数胆石症患者无症状,但有些患者可出现剧烈疼痛。对于出现疼痛者及慢性胆石症者典型的治疗手段是可手术切除胆囊。胆石症的其他医学治疗包括溶石疗法以溶解结石和冲击波碎石术以粉碎结石。

　　胆囊疾病医学营养治疗　脂肪进入小肠后,胆囊收缩素引起胆囊收缩释放胆汁,患有胆囊炎或胆石症时,胆囊收缩常常引起患者疼痛。医学营养治疗的核心是控制脂肪摄入(即脂肪供能小于30%)及少食多餐[14]。表18.5列出了低脂膳食的基本要求,具体可根据患者个体需求、敏感度和治疗计划而定。

　　胆囊切除术后,因肝脏仍可产生胆汁并直接释放入十二指肠消化脂肪,大多数患者术后几个月便可调整为正常膳食。但因缺少胆囊储存胆汁,进食大量高脂肪食物可引起不适。

表 18.5　低脂膳食 [a]

食物	允许摄入食物	限制摄入或禁忌食物
饮料	脱脂奶、咖啡、茶、碳酸饮料和果汁	全脂奶、奶油和炼乳
面包和谷物	大多数	瑞士卷、华夫饼和煎饼
甜点	明胶、果冻、冰糕、不加奶油的水果捞、天使蛋糕、米饭、以脱脂奶为原料的木薯布丁	糕点、派、蛋糕和饼干、冰淇淋
水果	新鲜水果	油炸的水果、有奶油的水果或冰淇淋中的水果
鸡蛋	水煮蛋和蛋清	煎蛋和蛋黄
脂类	不饱和脂肪酸、蔬菜涂抹酱、鳄梨(少量)	饱和脂肪酸、起酥油和蛋黄酱
肉类	瘦肉,例如牛肉、牛排、羊肉、瘦鱼和没有过烘烤的家禽肉	炸肉、培根、火腿、猪肉、鹅肉、鸭肉、肥鱼、鱼罐头和冷盘
奶酪	低脂或无脂干酪	其他奶酪
土豆及其制品	土豆、米饭、通心粉、面条和无添加脂肪的意大利面	炸土豆和薯片
汤品	没有脂肪的汤品、含脱脂奶的汤	奶油汤
甜食	不含坚果或巧克力的果酱、果冻和糖果	巧克力、坚果和花生酱
蔬菜	所有蔬菜	油炸蔬菜、用黄油或奶油加工过的蔬菜

[a] 饮食中对脂肪的限制通常针对急性期或未痊愈的患者。

胰腺疾病

胰腺是保证机体正常消化和代谢的关键器官,既是外分泌腺,又是内分泌腺。在激素调节下,胰腺分泌消化酶和碳酸氢盐,这对宏量营养素的消化降解至关重要。胰腺的内分泌功能包括分泌调节血糖的胰岛素和胰高血糖素。胰腺的内分泌功能将在第 20 章阐述。

胰腺炎

疾病过程 胰蛋白酶在胰腺过早激活,引起胰腺组织的自我消化和炎症[91]。胰腺炎抑制了胰腺的内分泌及外分泌功能,其中包括消化酶的分泌,导致消化和吸收功能严重受损,慢性胰腺炎者亦会出现血糖异常。轻中度胰腺炎可治愈,但可能反复发作最终演变为慢性胰腺炎。胰腺炎临床表现为剧烈的腹痛可伴有恶心、呕吐和脂肪泻。

过量饮酒是导致胰腺炎的首要病因,其他因素还包括遗传、胰腺导管梗阻、高甘油三酯血症、囊性纤维病、肾功能衰竭和感染。

胰腺炎医学营养治疗 因缺少充足的胰酶,胰腺炎患者不能对食物进行正常消化,导致营养不良。因此,慢性胰腺炎患者需进行胰酶替代疗法。营养治疗需根据患者症状的严重程度及患病时长而确定。轻至中度胰腺炎的医学营养治疗主要包括以下几点[14,92]:

- 急性期根据每个人的情况进行积极的液体复苏。一些患者因补液及纠正电解质和酸碱平衡时胰腺得到充分休息而获益。
- 在患者能耐受情况下尽早经口进食(如 24 小时内)。重症胰腺炎患者可能需要持续肠内营养治疗。重症病例不能耐受口服或肠内营养补充时可考虑给予静脉营养支持。(见第 22 章)
- 充足的能量及蛋白质可预防营养不良及体重下降。经口进食不能满足基本营养需求时,需评估患者是否需要给予维生素及矿物质补充。
- 需给予高蛋白、低脂肪的治疗膳食。根据患者是否出现脂肪不耐受现象(如脂肪泻)决定患者膳食脂肪量。
- 严格限制吸烟及饮酒。

章节回顾

总结

- 胃肠道疾病的营养治疗根据每种疾病所引起的食物摄入、消化、吸收和代谢受损程度不同而异。
- 上消化道疾病主要累及咀嚼、吞咽或食物从食管入胃部的输送过程。食管疾病主要影响食物入胃部,消化性溃疡则主要是胃或十二指肠球部黏膜受到酸性腐蚀。营养治疗需要个体化,目标是纠正营养不良及促进疾病治愈。
- 下消化道疾病包括一些常见的功能紊乱,如消化不良和腹泻等,该类情况的治疗以个体化的对症治疗为主。乳糜泻和囊性纤维病的个体化营养支持涉及内容较为广泛。炎症性肠病受累组织损伤面积较大,有时可能涉及外科手术切除,造成肠道营养吸收面积受损。大肠的问题经常是多因素的且难以解决。上述每一种情况的医学营养治疗原则均不同,需注册营养师全程参与。
- 胃肠道附属器官疾病同样可导致营养问题。常见的肝脏疾病包括肝炎和肝硬化。治疗膳食的能量及营养素供给需根据病情而定。胆囊疾病,包括感染和结石,急性期需限制脂肪摄入。胰腺炎最主要的治疗措施是缓解疼痛,然后是营养支持。

复习题

答案见附录 A。

1. 预防便秘的最有效方法_____。
   a. 每天使用两次大便软化剂
   b. 摄入充足的可溶性膳食纤维和液体
   c. 每周使用一次泻药
   d. 每天食用维生素、矿物质补充剂

2. 下列选项中,最适合胃食管反流病者的膳食为_____。
   a. 咖啡、橙汁、香肠汉堡和饼干
   b. 脱脂奶、炒鸡蛋和全麦吐司
   c. 番茄汁、炸牛排和薯饼砂锅(一种土豆丝加牛奶、鸡蛋、肉末和起司烤制的食品)
   d. 脱脂奶、薄荷茶、炸鸡和炸土豆

3. 限制下列_____类食物摄入,有助于避免肝硬化患者发展为肝性脑病。
   a. 脂肪   b. 能量
   c. 蛋白质   d. 硫胺素

4. 以下_____为引起胰腺炎的主要病因。
   a. 进食过多蛋白质
   b. 蛋白质-能量营养不良
   c. 慢性食物过敏
   d. 大量饮酒

5. 乳糜泻患者需避免下面_____膳食。
   a. 大麦蔬菜汤
   b. 烤鸡饭
   c. 草莓年糕
   d. 新鲜烤虾和烤土豆

案例分析题

答案见附录 A。

患者,男性,56 岁,身高 165cm,体重 90.7kg,进食 1 小时后出现胸痛和频繁嗳气。平日除每天服用多种维生素补充剂外不服用任何药物。由于工作性质关系,每周只能进行1次或2次的体育锻炼,最近一直在加班,感觉压力很大。营养师对其进行24小时膳食调查,具体如下:

早餐:咖啡(1杯)、橙汁(1杯)、炸薯饼(1/2份)、美式香肠(2根)、涂有黄油(1汤匙)的煎饼(2个)

午餐:意大利面和肉丸(4杯)配蒜片和面包(2片)、苏打水(2杯)和糖果棒(1颗)

晚餐:炸鸡排(170g)、土豆泥(1杯)、通心粉和奶酪(1杯)和酒精(355ml)

1. 从以下选项中,选出跟营养有关的因素。

　　a. BMI　　　　　　　　b. 服药

　　c. 服用营养补充剂　　　d. 缺乏体育锻炼

　　e. 压力　　　　　　　　f. 饮食喜好

2. 选择最贴切的选项将下列内容补充完整。

营养评估结果显示,患者体型__1__,膳食类型为高__2__高__2__膳食。

选项1	选项2
正常体重	纤维
超重	脂肪
低体重	钠
肥胖	液体

3. 根据患者的症状、体征和病史,可以推测患者患有以下哪种疾病?

　　a. 幽门螺杆菌感染　　　b. 胃食管反流病

　　c. 克罗恩病　　　　　　d. 溃疡性结肠炎

　　e. 肠易激综合征　　　　f. 憩室炎

4. 从下列回复选项中,选出合适的答案来回复患者的提问。

患者的问题	护士回答患者的问题最合适
我可以服用什么药物来改善现在的情况吗?	
我可以继续饮酒吗?	
我可以减重吗?	
每天需要多少运动量?	

护士的回答

　　a. 增加食管下段括约肌压力的药物可改善病情,如抗胆碱能药物和钙离子通道阻断剂。

　　b. 减重可以减轻腹部压力。

　　c. 抗酸药物和质子泵抑制剂常用来减轻酸度和胃酸产生。

　　d. 可保持原有的饮食习惯。

　　e. 最好能戒酒或尽大程度减少饮酒量,减少酒精的刺激。

　　f. 减重可能有助于提高腹部压力。

　　g. 一周一半以上的时间能够坚持每天30分钟的体力活动有益于病情缓解。

　　h. 现阶段情况下不适合体力活动

5. 以下宣教内容,用×表示哪些内容推荐哪些内容不推荐。

健康教育内容	推荐	不推荐
直立位进食		
进食后,建议食物未消化完便平卧		
穿紧身衣,尤其是进食后这点更重要		
减少每餐进食量		
进食的同时饮用大量液体		
避免刺激性食物,如酒精、咖啡因、巧克力、碳酸饮料、番茄和辛辣食物		
进食低脂肪高纤维食物		

6. 对下述评估结果,用×表示营养及联合治疗措施有效(有助于达到预期结果)或无效(无助于达到预期结果)。

评估结果	有效	无效
1个月减重3.6kg		
全天均食用蔬菜和水果		
用苏打水代替含酒精饮料		
进食后胸痛减少		
不吃早餐以减少全天能量摄入		

(张鑫 译,张片红 审校)

第19章
冠状动脉性心脏病和高血压

内容提要

- 心血管疾病是美国人死亡的主要原因。
- 冠状动脉心脏病和高血压的危险因素有很多,其中许多危险因素可以通过改善饮食和生活方式来预防。
- 心血管疾病的其他危险因素是不可控的,如年龄、性别、家

族史和种族。
- 高血压可分为原发性高血压和继发性高血压。
- 高血压会损害血管内皮。
- 早期教育对于预防心血管疾病至关重要。

　　心血管疾病(cardiovascular disease,CVD)是美国人死亡的主要原因,每年死亡人数超过 63.5 万人(图 19.1)[1]。其他大多数发达国家也存在类似的情况,每天都有成千上万的人心脏病发作和脑卒中,还有数百万人伴随着各种类型的风

湿性和充血性心脏病生活。

　　本章讨论**动脉粥样硬化**和高血压主要的疾病发展过程以及涉及的各种危险因素。此外,我们将探讨如何通过改善营养和生活方式来降低危险因素,从而达到预防疾病的目的。

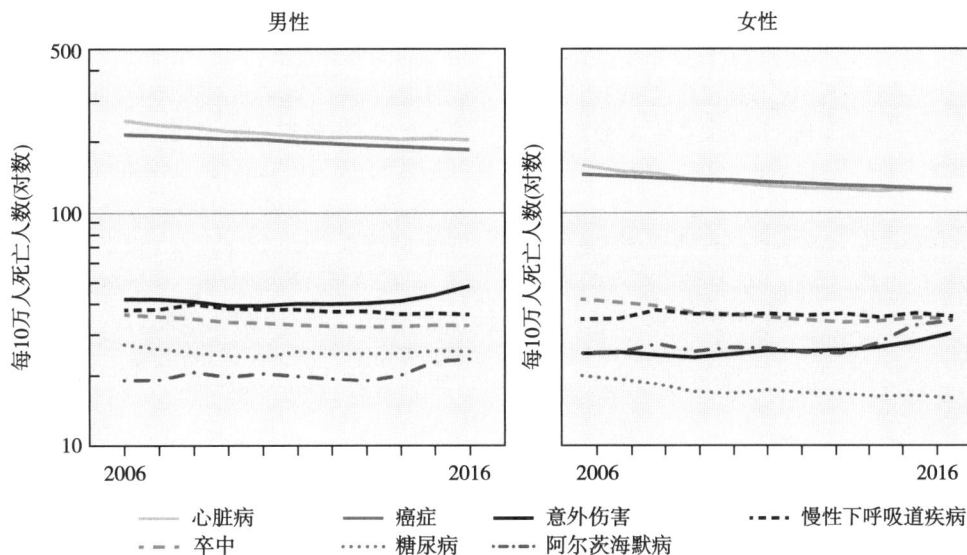

图 19.1　美国 2006—2016 年不同性别各年龄段人群的不同死因的年龄调整死亡率。(National Center for Health Statistics. [2018]. *Health*, *United States*, *2017*: *With special feature on mortality*. Hyattsville, MD: National Center for Health Statistics [U.S.].)

冠状动脉性心脏病

　　冠状动脉是供给心脏血液的主要动脉及分支。冠状动脉横跨心脏的头顶部,像一顶王冠。我们把引起这些血管发生病变的疾病称为**冠状动脉性心脏病**。

动脉粥样硬化

疾病过程

　　动脉粥样硬化是心血管疾病发生的主要原因,也是冠状

动脉性心脏病发生的病理基础。该疾病主要以血管内壁形成脂肪**斑块**为特点,其斑块主要由胆固醇组成。目前我们还不清楚参与动脉粥样硬化发生发展的所有因素,但科学家认为,斑块的形成与动脉内皮的损伤和炎症有关。

　　在易感人群中,动脉粥样硬化斑块可能早在儿童时期就开始形成。经检查,用肉眼可以在晚期病变中看到胆固醇。随着疾病的进展,脂肪斑块逐渐增厚,形成纤维斑块,使血管管腔变窄。动脉增厚或形成的血凝块最终会使血流受阻(图19.2)。

　　细胞若失去正常的血液供应就会死亡,因缺血而引起的

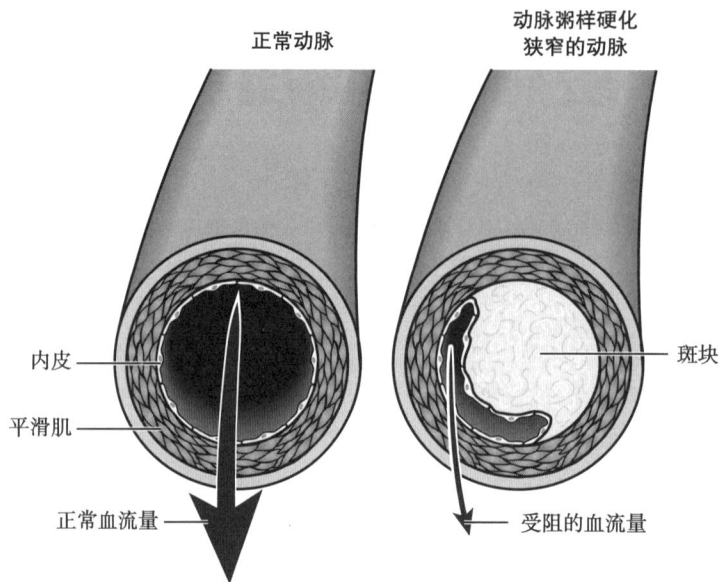

图 19.2   动脉内的动脉粥样硬化斑块

局部组织死亡称为梗死。如果累及的血管是向心肌提供重要营养和氧气的主要动脉,就会导致**心肌梗死**或心脏病发作。心肌梗死的常见症状表现为**心绞痛**或胸痛,并放射至左臂。如果堵塞的血管是向大脑供血的主要动脉,就会导致**脑血管意外**或脑卒中。

> **动脉粥样硬化**:是冠状动脉性心脏病的病理基础,也是动脉硬化的一种常见形式,以富含胆固醇的脂质沉积为特征,并逐渐在冠状动脉等主要血管内壁形成硬化斑块。
>
> **冠状动脉性心脏病**:为心肌提供血液、氧气和营养物质的冠状动脉发生动脉粥样硬化而引起的心脏病。
>
> **斑块**:动脉内壁形成的厚的、蜡状附着物,主要由胆固醇、脂肪物质、细胞碎片、钙和纤维蛋白组成。
>
> **心肌梗死**(myocardial infarction, MI):由于冠状动脉被脂质斑块堵塞而导致心肌缺乏正常的血液循环,从而使累及心肌的氧气输送受阻的一种心脏病。
>
> **心绞痛**:是心脏病发作的一种症状,由于心脏缺氧而引起的痉挛性、窒息性的胸痛,可由重体力劳动或情绪激动诱发。
>
> **脑血管意外**:又称中风,由于大脑血管内壁发生动脉粥样硬化,导致累及脑组织的氧气供应受阻,从而使累及脑组织控制的功能丧失。
>
> **高胆固醇血症**:血液中的胆固醇水平升高。

与脂肪代谢的关系

参与动脉粥样硬化疾病过程的膳食脂质的详细内容可参见第 3 章。本章再简要介绍一下与心血管疾病尤为相关的 3 种物质。

总胆固醇   尽管胆固醇是人体内一种重要的化合物,血液中胆固醇总水平过高会增加易感个体患心脏病的风险。血液胆固醇水平增高后,胆固醇、脂肪、纤维组织和巨噬细胞更易沉积于全身的动脉,从而发生动脉粥样硬化。美国疾病预防控制中心(Centers for Disease Control and Prevention)报告 20 岁以上美国成年人血液总胆固醇偏高者高达 27.1%,其胆固醇水平超过 240mg/dl,或正在服用降胆固醇的药物[1]。随着年龄的增长,患病率迅速上升。许多高胆固醇血症患者同时还患有肥胖症和高血压,存在这些合并症的患者通常需要医学干预,而营养治疗是干预的重点。

脂蛋白   脂肪不溶于水,与蛋白质结合成脂蛋白,在血液中循环转运。人体摄入含有脂肪的食物后,可在肠黏膜细胞中内源性合成脂蛋白,也可在肝脏作为脂肪代谢过程的部分环节形成脂蛋白。脂蛋白负责运送脂肪和胆固醇至全身组织进行细胞代谢,而后再根据需要转至肝脏进行代谢。脂蛋白的密度取决于它的主要成分蛋白质、脂肪和胆固醇的含量百分比,并根据其密度对脂蛋白进行分类。蛋白质的密度比脂肪和胆固醇高,所以蛋白质含量高的脂蛋白密度也更高,反之亦然。以下脂蛋白与心脏病风险显著相关。

1. 乳糜微粒:主要由胃肠道消化吸收的膳食甘油三酯组成,是将吸收的膳食脂肪运输至血浆和组织(肝脏为主)的脂蛋白颗粒(图 19.3A)。

2. 极低密度脂蛋白(very low density lipoprotein, VLDL):在肝脏由脂肪转化形成,转运相对较多的甘油三酯至全身细胞,其胆固醇含量大约占 12%,而蛋白质密度非常低(图 19.3B)。

3. 中密度脂蛋白(intermediate-density lipoprotein, IDL):是极低密度脂蛋白在血液中的代谢物,与极低密度脂蛋白类似,可以继续将甘油三酯转运至全身的组织和细胞。

4. 低密度脂蛋白(low-density lipoprotein, LDL):除其他

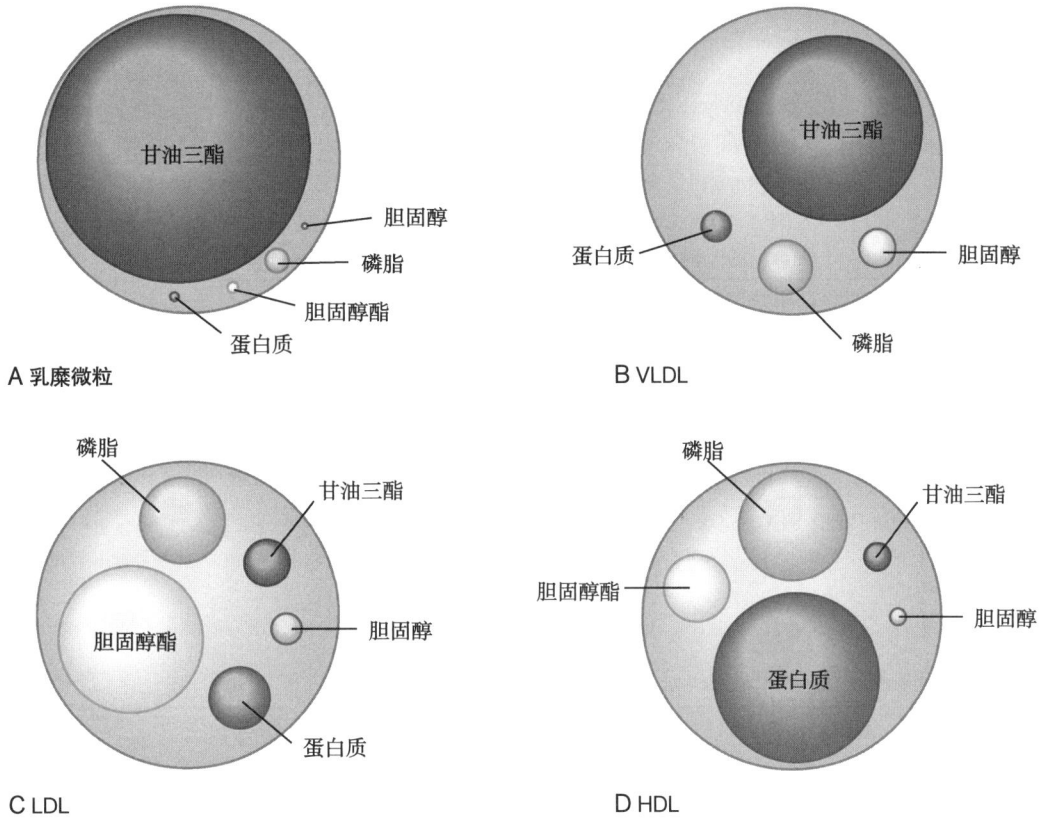

图 19.3　血清不同脂蛋白的脂质组成。(A)乳糜微粒。(B)极低密度脂蛋白。(C)低密度脂蛋白。(D)高密度脂蛋白

脂质外,低密度脂蛋白胆固醇至少转运三分之二的血浆总胆固醇至全身组织(图 19.3C)。低密度脂蛋白在肝脏内源性生成,也是血清中 VLDL 和 IDL 的代谢产物。因为 LDL 将胆固醇转运至全身组织,它们常被认为是有害的胆固醇。LDL 胆固醇是心血管疾病相关的主要脂蛋白,也是药物治疗的主要关注点[2-4]。有时会将所有非高密度脂蛋白(即 VLDL and LDL)组分作为 CVD 风险的标志物。LDL 的蛋白质密度较低,而载脂蛋白 B(apolipoprotein B,apoB)是 LDL 和 VLDL 胆固醇中的主要蛋白质,也是动脉粥样硬化风险的独立标志物。

5. 高密度脂蛋白(high-density lipoprotein,HDL):与其他脂蛋白相比,HDL 胆固醇携带的总脂肪量更少,其蛋白质密度更高(图 19.3D),将胆固醇从组织和血管运输回肝脏进行代谢。肝脏内源性生成 LDL。与 LDL 胆固醇相比,HDL 是"好胆固醇",其较高的血清水平是低 CVD 风险的标志。遗传在人体 HDL 胆固醇产生过程中发挥重要的作用,而药物干预和生活方式改善同样会影响 HDL 的代谢。腰臀比正常、BMI 指数非肥胖、规律锻炼个体的 HDL 胆固醇水平更高[5]。

人体不能消耗食物中的 VLDL、IDL、LDL 或 HDL 胆固醇,所以少吃 LDL 胆固醇或多吃 HDL 胆固醇并不能解决**血脂异常**问题。调整饮食可以改善血脂谱,但并不是通过直接摄入或避免摄入这些脂蛋白组分实现。

甘油三酯　体内和食物中的脂肪称为甘油三酯。检测循环血液中总甘油三酯水平可以进行 CVD 筛查。**高甘油三酯血症**通常与低 HDL 胆固醇水平相关,两者都是 CVD 的独立危险因素[3,4,6]。

医生不会把血脂水平作为开始使用降胆固醇药物的唯一标准。使用药物治疗还要考虑很多因素,包括年龄、种族、性别、家族史、血压、合并症[如糖尿病、**代谢综合征**(表 19.1)慢性肾病、多囊卵巢综合征]和生活方式(如吸烟、运动习惯)。

危险因素

动脉粥样硬化性心血管疾病(atherosclerotic cardiovascular disease,ASCVD)潜在的疾病过程具有多种危险因素(框 19.1)。美国心脏病学会(American College of Cardiology)在其网站上提供了 10 年动脉粥样硬化性 CVD 风险评估器。目前的临床实践指南建议医疗保健机构使用这种风险评估工具,结合血脂水平,定期为个体评估 CVD 风险[6]。在考虑 CVD 的危险因素时,相对个体不能控制的因素(即不可改变因素),要关注个体可以控制的可变因素。

- 年龄:一般来说,CVD 的风险随着年龄的增长而增加。
- 家族史:有早发 CVD 家族史的人患 CVD 的风险会增加。对有高危家族史的儿童和青少年进行早期筛查非常重要,可以在冠状动脉出现脂纹之前就开始适当调整饮食和生活方式。

表 19.1　代谢综合征的诊断标准

参数 [a]	临界值
腰围增大 [b,c]	男性≥102cm，女性≥88cm
甘油三酯水平升高	≥175mg/dl（2.0mmol/L），或药物治疗甘油三酯升高 [d]
HDL 胆固醇水平降低	男性<40mg/dl（1.0mmol/L），女性<50mg/dl（1.3mmol/L），或药物治疗 HDL 胆固醇降低 [d]
高血压	收缩压≥130mmHg，或舒张压≥85mmHg，或药物治疗高血压
空腹血糖升高	≥100mg/dl，或药物治疗血糖升高

[a] 这 5 项标准中符合任意 3 项都可以诊断为代谢综合征。

[b] 测量腰围时，于右髂嵴上缘放置卷尺，在髂嵴水平沿水平方向围绕腹部一周。阅读卷尺读书前，确保卷尺贴近皮肤，但不压迫皮肤，并确保卷尺与地面平行。在正常呼气末完成腰围检测。

[c] 腰围略有增加（如男性 94~101cm，女性 80~87cm）的一些非亚裔美国成年人（如高加索人、非洲裔和西班牙裔美国人）对胰岛素抵抗具有很强的遗传倾向，也可以从改变生活方式中获益，这与腰围绝对增高的男性是类似的。对于亚裔美国人更适合较低的腰围界值。

[d] 苯氧酸类（fibrates）和烟酸类（nicotinic acid）药物常用于治疗甘油三酯升高和 HDL 胆固醇降低。可以推测正在服用一种此类药物的人具有高甘油三酯水平和低 HDL 胆固醇水平。

From Grundy, S. M., et al. (2019). 2018 AHA/ACC/AACVPR/AAPA/ABC/ACPM/ADA/AGS/APhA/ASPC/NLA/PCNA guideline on the management of blood cholesterol: A report of the American College of Cardiology/American Heart Association Task Force on Clinical Practice Guidelines. *J Am Coll Cardiol*, 73(24), e285-e350.

框 19.1　心血管疾病和未来动脉粥样硬化性心血管疾病事件的危险因素 [a,b]

主要危险因素
- 血脂异常：
  - LDL 胆固醇升高（≥160mg/dl）
  - 非 HDL 胆固醇（≥190mg/dl）
  - 甘油三酯升高（≥175mg/dl）
  - 总胆固醇升高，同时甘油三酯、非 HDL 胆固醇或 LDL 胆固醇升高
  - HDL 胆固醇水平降低（男性<40mg/dl；女性<50mg/dl）；HDL 胆固醇>60mg/dl 具有心脏保护作用
- 存在特定合并症，如高血压，糖尿病，代谢综合征，炎症性疾病（如类风湿性关节炎、银屑病、HIV），绝经过早（40 岁之前），慢性肾脏病，充血性心力衰竭
- 家族史：
  - 早发动脉粥样硬化性 CVD（男性<55 岁；女性<65 岁）
  - 家族性高胆固醇血症

- 遗传性高脂血症家族史
- 高危种族/民族（如南亚血统）
- 高龄（≥65 岁）
- 吸烟

其他危险因素
- 不良饮食习惯，如动物蛋白、含糖饮料、饱和脂肪酸、反式脂肪酸和钠摄入多；蔬菜、水果、全谷物、不饱和脂肪酸、坚果和种子摄入少
- 久坐不动的生活方式
- 超重或肥胖，尤其是腹部肥胖
- 脂蛋白（a）水平升高（≥50mg/dl）
- 载脂蛋白 B 水平升高（≥130mg/dl）
- 炎症标志物升高，如高敏性 C-反应蛋白（≥2.0mg/L）
- 踝肱指数（<0.9）

HDL，高密度脂蛋白；LDL，低密度脂蛋白。

[a] 动脉粥样硬化性 CVD 事件的例子包括急性冠脉综合征、心肌梗死、脑卒中、短暂性脑缺血发作、心绞痛和周围动脉疾病。

[b] 2019 年的高胆固醇治疗指南纳入了所有的危险因素。医生不能完全将治疗作为单一的参数。

Data from Arnett, D. K., et al. (2019). 2019 ACC/AHA guideline on the primary prevention of cardiovascular disease. Circulation, Cir0000000000000678; Grundy, S. M., et al. (2019). 2018 AHA/ACC/AACVPR/AAPA/ABC/ACPM/ADA/AGS/APhA/ASPC/NLA/PCNA guideline on the management of blood cholesterol: A report of the American College of Cardiology/American Heart Association Task Force on Clinical Practice Guidelines. *J Am Coll Cardiol*, 73(24), e285-e350; and Jellinger, P. S., et al. (2017). American Association of Clinical Endocrinologists and American College of Endocrinology guidelines for management of dyslipidemia and prevention of cardiovascular disease. *Endocr Pract*, 23(Suppl. 2), 1-87.

- 遗传：美国某些群体（如非裔美国人、西班牙裔或拉丁美洲裔美国人、美洲原住民和南亚裔美国人）的 CVD 发病率比其他种族高[4]。这种高发病率可能与种族相关的生活方式、文化程度和社会经济地位有关，这些因素均会影响某些群体的 CVD 风险，而不仅仅是遗传因素在发挥作用。遗传因素导致高血脂水平的疾病包括**家族性高胆固醇血**症和家族性高甘油三酯血症。这两种疾病需要在生命早期就开始饮食和药物治疗，这也是对有早发 CVD 家族史的儿童进行脂质谱筛查的重要所在，预防动脉粥样硬化斑块的形成比发病后治疗更有效。

- 血胆固醇谱：高总胆固醇、高 LDL 胆固醇和低 HDL 胆固醇是疾病发展的主要危险因素。医生通常检测非 HDL 胆固

醇(除 HDL 外的所有胆固醇),因其为动脉粥样硬化形成的标志物。

- 饮食质量差:导致 CVD 最常见的饮食问题是钠过量、坚果摄入少、过度加工肉类、低海产品来源的 ω-3 脂肪酸、过量含糖饮料及蔬菜、水果和全谷物不足[7]。
- 缺乏运动:久坐是全因死亡,尤其是 CVD 的主要危险因素。在美国,只有不到 22% 的成年人达到了国家建议的定期进行体育活动的标准[8]。更多关于身体活动和锻炼的内容可参见第 16 章。
- 吸烟:吸烟和接触二手烟是动脉粥样硬化斑块形成和 CVD 的主要危险因素[9]。
- 身体综合状态:肥胖相关的合并症,如 2 型糖尿病、高血压、代谢综合征、绝经过早、炎症性疾病(如类风湿性关节炎、银屑病、HIV)会增加 CVD 发生的风险。

血脂异常:脂质谱异常,包括总胆固醇、LDL 或甘油三酯增高;和/或 HDL 降低。

高甘油三酯血症:血液中的甘油三酯增高。

代谢综合征:一组代谢紊乱症候群,其同时发生时会增加心血管疾病和糖尿病的风险,也被称为 X 综合征。

家族性高胆固醇血症:虽改善生活方式,血液胆固醇水平仍升高的一种遗传性疾病,由低密度脂蛋白受体缺失或失活引起,需要药物治疗。

家族性高甘油三酯血症:虽改善生活方式,血液甘油三酯水平仍升高的一种遗传性疾病,需要药物治疗。

降低发病危险的建议

关于心血管疾病的一级预防,美国心脏病学会(American College of Cardiology,ACC)和美国心脏协会(American Heart Association,AHA)发布的临床实践指南称"终身倡导健康的生活方式是预防动脉粥样硬化性血管疾病、心力衰竭和心房颤动的最重要的方法"[6]。此声明是来自 2019 年的最重要的信息,也象征着改善生活方式对于 CVD 风险的巨大影响和养成终身健康习惯的重要性。

饮食质量差是美国 CVD 致死和致残的最主要的危险因素之一,而且在各年龄段都很普遍[8,10]。

几乎一半(45.4%)CVD 相关的死亡是由于可调整的不良饮食造成的[7]。只有 0.6% 的儿童和 1.5% 的成年人饮食习惯达到健康饮食推荐的 80% 及以上(定义为蔬菜和水果≥4.5 杯/d,鱼≥2 次,全谷物≥3 次/d,含糖饮料<每周 1 020g,钠≤1 500mg/d)[8]。关于美国人饮食行为更多的详细信息可参见扩展阅读"心脏病可控的危险因素"。

膳食建议　《美国居民膳食指南 2020—2025》(见第 1 章)和美国心脏协会推荐可以通过限制脂肪和胆固醇丰富的食物来减少心脏病的风险,而整体的膳食模式却更为重要。改变不良饮食中某一种营养素可能不会对整体的健康风险产生重大的影响,而更平衡、更全面的饮食结构和生活方式才是当前临床实践指南为预防 CVD 首要关注的焦点(框 19.2)[6]。

可以按照框 19.2 的内容调整饮食模式,以适应恰当的能量需求、个体及文化饮食偏好及满足营养治疗其他合并症(如糖尿病、肥胖和肾病)的需求。健康的饮食模式应有助于达到并维持健康的体重。人们可以通过遵循终止高血压膳食(Dietary Approaches to Stop Hypertension,DASH)(将在本章后面讨论)、"MyPlate"膳食指南(参见第 1 章)或地中海饮食模式(参见第 14 章的图 14.5、表 14.4 和临床应用"地中海饮食与心脏病")等以实现健康的饮食模式。这种健康的饮食模式有助于降低 CVD 风险,并预防肥胖相关的代谢性疾病。

生活方式建议　除了建议健康的饮食模式外,专家委员会还建议成年人要进行规律的体力活动、减少久坐、戒烟及避免接触二手烟,这些都是降低 CVD 风险的重要因素[6]。吸烟个体的戒烟策略包括行为干预和药物治疗两个方面,以辅助戒烟过程。

卫生保健人员应鼓励超重和肥胖者减重,并建议他们咨询注册营养师,进行个体化的生活方式干预。患者可以通过

框 19.2　美国心脏协会预防心血管疾病的饮食和生活方式建议

体重与身体活动

- 消耗的能量至少和摄入的一样多
- 每周至少进行 150 分钟的中等强度运动或 75 分钟的高强度运动(或两者同时进行)
- 增加体力活动的持续时间或强度,以消耗比摄入更多的能量,达到减重的目的

选择的食物

- 食物多样,种类齐全
- 经常选择新鲜的蔬菜和水果,富含纤维的全谷物,坚果,豆类和无脂或低脂的奶制品
- 选择瘦肉,如不添加饱和脂肪酸或反式脂肪酸加工的去皮家禽
- 吃各种鱼类,每周至少两次
- 使用单不饱和脂肪酸和多不饱和脂肪酸代替热带油和其他形式的饱和脂肪酸

限制或适量食用的食物

- 限制饱和脂肪酸的摄入量。对于血液胆固醇水平升高者,每天最大摄入量限制在供能比的 5%~6%
- 避免反式脂肪酸
- 限制钠的摄入。对于高血压者,钠最大摄入量为 2 300mg/d,目标摄入量降低至 1 500mg/d
- 限制红肉、加工肉和精制的碳水化合物
- 少吃营养密度低的食物,如含糖饮料

其他建议

- 适量饮酒,如果饮的话,女性每天一杯,男性每天两杯
- 按照美国心脏协会的建议,外出就餐时,选择适宜的份量
- 不吸烟,避免接触烟草的烟雾

Modified from the American Heart Association. (n.d.). *Diet and lifestyle recommendations*. Retrieved July 24, 2019.

🔍 扩展阅读

心脏病可控的危险因素

美国心脏协会(American Heart Association)使用一种七维度评价系统评估心血管的健康状况,包括吸烟、体重、身体活动、饮食、血液总胆固醇水平、血压和空腹血糖水平。调整饮食和生活方式可改善每一个可控的危险因素。在所有健康相关的行为中,不良的饮食习惯是导致美国人心血管疾病最大的可控危险因素[1,2]。不巧的是,不良的饮食习惯会反过来负面影响其他大多数危险因素(如体质指数、血液总胆固醇、血压和空腹血糖)。许多人在评估时都会高估自己饮食的质量。然而,其饮食实际摄入量与具有循证证据的膳食推荐分析比较时,99.4%的儿童和98.5%的成年人都没有达到膳食推荐标准(成人的数据见下图)[2]。

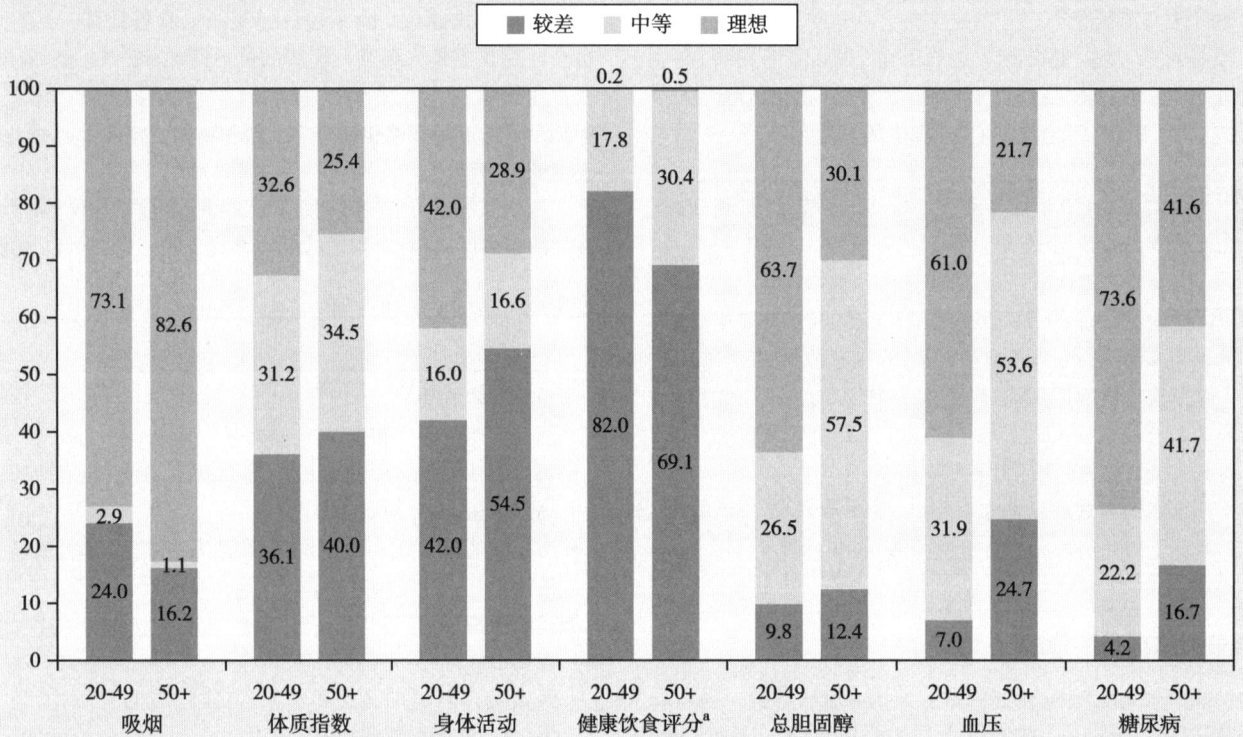

图例: ■ 较差　■ 中等　■ 理想

	20-49	50+
吸烟	73.1 / 2.9 / 24.0	82.6 / 1.1 / 16.2
体质指数	32.6 / 31.2 / 36.1	25.4 / 34.5 / 40.0
身体活动	42.0 / 16.0 / 42.0	28.9 / 16.6 / 54.5
健康饮食评分[a]	0.2 / 17.8 / 82.0	0.5 / 30.4 / 69.1
总胆固醇	63.7 / 26.5 / 9.8	57.5 / 30.1 / 12.4
血压	61.0 / 31.9 / 7.0	21.7 / 53.6 / 24.7
糖尿病	73.6 / 22.2 / 4.2	41.6 / 41.7 / 16.7

美国心脏协会针对美国 20~49 岁及≥50 岁成年人 2020 年目标中七个心血管健康指标的达标情况(分为较差、中等和理想,未经调整),数据来源于美国国家卫生统计中心 2013—2014 年国家健康与营养调查(National Health and Nutrition Examination Survey, NHANES)。

[a] 健康饮食评分来源于 NHANES 2011—2012 年的数据。

鉴于不良饮食习惯的普遍性和其对死亡率和发病率的影响,改善饮食结构具有重要的意义。美国心脏协会针对预防成年人心血管疾病的膳食和生活方式建议可参见框 19.2。

参考文献

1　Micha, R., et al. (2017). Association between dietary factors and mortality from heart disease, stroke, and type 2 diabetes in the United States. *Journal of the American Medical Association*, 317(9), 912–924.

2　Benjamin, E. J., et al. (2018). Heart disease and stroke statistics-2018 update: A report from the American Heart Association. *Circulation*, 137(12), e67–e492.

减少能量摄入和体力活动增加能量消耗相结合的形式实现能量的负平衡(科学减重的方法参见第十五章)。年龄较大、肥胖或者有心血管疾病或高血压病史的人开始运动前,运动负荷试验是明确他们运动极限的理想方法(图 19.4)。

健康相关的社会因素会影响个体的 CVD 风险。一个成功的、**以团队为基础的保健策略**应根据个体的社会经济地位,教育程度,健康素养,文化、工作及家庭背景制订干预建议和治疗计划[6]。为了提高治疗效果和治疗依从性,该保健计划必须考虑患者要获得适当的住房、食物、交通、经济来源、社会支持和安全。此外,有必要给患者提供具体的食物例子和健康饮食模式的细节,这样才能将干预的建议转化为有意义的行动(见临床应用"转换为广义术语建议")。

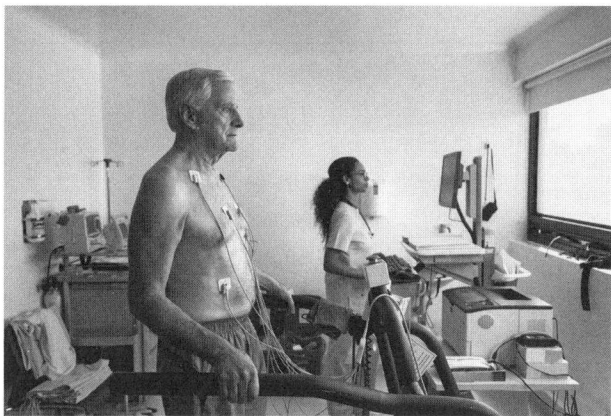

图 19.4　有心脏病病史的患者通过跑步机压力测试试验进行运动耐量评估

以团队为基础的保健策略: 指由多学科卫生保健专业人员组成团队进行协同工作。

药物治疗

如果 LDL 胆固醇高于目标值或具有多个 CVD 危险因素,《AHA/ACC 血液胆固醇管理指南》为其提供了选择合适降脂方案的路径[4]。随着危险因素数量和严重程度的增加,药物治疗的必要性也随之增加。例如,一个人如果没有或很少有 CVD 的危险因素,那么 LDL 胆固醇超过 190mg/dl 才开始进行药物治疗;而一个人如果具有显著的 CVD 危险因素,LDL 胆固醇水平超过 100mg/dl 就要考虑药物治疗。该指南推荐以下几种情况进行药物治疗[4]。

- 年龄≤75 岁、有心血管疾病或多种危险因素的人。
- 年龄>75 岁的 CVD 患者满足以下条件:患者有治疗意愿;有降低风险的可能;没有显著不良事件的风险或药物的相互作用。
- 缺血性心脏病引起射血分数降低的心力衰竭患者具有可观的预期寿命。

CVD 治疗的临床实践指南建议,在各级药物治疗中,继续将健康的饮食模式和规律的体力活动作为辅助治疗部分[6]。

急性心血管疾病

随着 CVD 的进展,主要的冠状动脉血液供应中断时,可能会发生严重的血管事件(即 MI)。为促进恢复,有必要在急性期发作初期调整饮食。

心脏康复

梗死指局部组织因缺氧而坏死。梗死后,受损的心肌会释放酶和蛋白质,这些酶和蛋白质作为心肌损伤的标志物,可用于梗死的诊断。发生 MI 后,医疗小组会立即采用 MONA 方案(如使用吗啡、补充氧气、静脉注射硝酸甘油和给予阿司匹林)治疗患者。在特定情况下,需要对患者个体化地执行 MONA 方案,并排除患者日常服用的阿司匹林。例如,如果患者没有疼痛的症状或氧气水平在正常范围,则没必要使用吗啡或供给氧气。此时,医师可能应用其他药物进行治疗,如他汀类药物或 β 受体阻滞剂。为保证心脏康复,医疗小组将把控包括饮食在内的所有治疗环节,以促进受损的心脏恢复正常的功能。

急性心血管疾病的医学营养治疗

MI 患者医学营养治疗(medical nutrition therapy,MNT)的目标如下:①促进康复和恢复体力;②降低 LDL 胆固醇和其他已知的风险因素,以预防进一步 CVD 事件的发生[11]。急性期初期,营养师的饮食建议会具体到能量值和饮食质地。急性期以后,则根据潜在的病因及其合并症进行饮食指导。

能量　疼痛、药物副作用或其他并发症导致食欲下降的患者,能量摄入减少而减轻受损心脏的代谢负荷,短期内能够获益。每日少量多餐有助于降低受损心脏的基础代谢水平。随着疾病的治愈,患者摄入越来越多,食欲也恢复正

临床应用

转换为广义术语建议

卫生保健人员建议患者遵循"健康的饮食模式"(如框 19.2 概述的模式、地中海饮食或 DASH 饮食)时,必须为其提供具体的例子和细节,以使这些建议转化为有意义的行动。告知患者"多吃蔬菜和水果,用单不饱和脂肪酸代替饱和脂肪酸"通常不够明确,不足以在典型的西方饮食中进行可度量的改变。例如,"多"只是一个相对的概念,如果患者不吃任何植物性食物,他/她得知这项建议又该如何做呢?多吃一份蔬菜或水果会不会对改善患者的饮食危险因素有意义?如果患者多吃的植物性食物是炸薯条,对健康又有什么益处?同样,用不饱和脂肪酸代替饱和脂肪酸的建议也难以诠释用以实践。如果患者不知道哪些食物含

有饱和脂肪酸或哪些食物含有单不饱和脂肪酸,他们又会如何选择食物呢?

精确的、可度量的、与文化和社会经济条件相适应的健康生活方式建议对于改变并维持患者的健康良好行为非常重要。患者开始实施科学的饮食计划时,一份非常详细的每日食谱会很有帮助,特别是当患者的日常饮食与具有循证证据的推荐有很大不同的时候。MyPlate 可以提供食谱举例和一些饮食建议,患者可以根据个人需求来满足这些饮食建议,以降低 CVD 风险。关于"MyPlate"的更多内容可参见第 1 章。卫生保健人员应该建议所有 CVD 患者咨询注册营养师,以进行个体化的饮食指导。

常。在恢复期,营养师会调整能量摄入值,以使患者达到理想体重。

食物质地　早期应摄入质地较软或容易消化的食物,避免进食时过度用力或形成气体而不适。有些个体可以在辅助喂养过程中短期获益,尤其是那些食欲不佳或因进食费力而呼吸急促的患者。不需要按照常规的进餐习惯,少量多餐也可以提供必需的营养。根据患者的具体情况,避免摄入产气食物、含咖啡因的饮料和过热或过冷的固体及液体食物可能对患者有益。

长期饮食改善

为了降低其他心血管事件和 CVD 进展的风险,卫生保健人员应该建议有过 MI 经历的患者遵循饮食和生活方式预防 CVD 的相关指南(见框 19.2)。地中海饮食和 DASH 饮食(本章后面介绍)也适合患有 MI 的 CVD 患者进行长期的饮食管理。

地中海饮食　地中海饮食的基本构成是植物性食物,坚果,全谷物,鱼禽肉,限制红肉,适量的乳制品和鸡蛋,食用油以橄榄油为主,香草和香料代替盐,随餐适量摄入红酒,新鲜水果作为加餐,尽量少摄入加工类食物。地中海饮食鼓励的生活方式还包括规律的休闲和体力活动及有组织的锻炼(见图 14.5)。关于地中海饮食模式的更多内容可参见第十四章。

因为地中海饮食的定义具有主观性,所以很难开展和解释评估地中海饮食健康益处的科学研究。然而,在以地中海饮食为标准的地区(如西班牙和意大利)开展的研究,或给予受试者特定膳食计划或食物的研究中,其研究结果还是比较明确的。最近来自 1 280 万人数据的文献综述报道,遵循地中海饮食模式的人死亡率、神经退行性疾病、癌症、糖尿病、认知损害和 CVD 的风险均有所降低[12]。此外,依从性良好的地中海饮食还与 MI 后炎症标志物的减少和内皮功能的改善有关[13,14]。

钠　选择含钠低的食物也很重要(框 19.3)。高血压患者为控制水肿,限制钠摄入量为 2 300mg/d 或更少。烹饪时少放盐或不放盐,食用时不加盐及避免食用含盐的加工食品,均有助于患者实现减盐目标。食品营养标签标有每份食物钠含量的具体信息,患者可以根据个人的情况,利用食品营养标签这项工具,选择自己合适的食物(见第 13 章)。病例分析"心肌梗死"需应用急性心血管疾病的 MNT 指南。

心力衰竭

充血性心力衰竭是一种慢性心脏病。逐渐衰弱的心肌无法维持足够的心排血量来保证正常的血液循环,由此造成的体液失调使基本的生命活动(如呼吸、进食、行走、睡眠)无法进行。心力衰竭最重要的危险因素是冠状动脉性疾病、肥胖、吸烟、高血压和糖尿病。

控制肺水肿

充血性心力衰竭患者饮食治疗的目标是处理呼吸急促和疲劳,控制易引起**肺水肿的体液失衡**。液体积聚主要由改

框 19.3　限盐的饮食建议 a

- 选择新鲜、冷冻或罐装的低盐或不加盐的蔬菜。
- 烹饪时不加盐,并避免在制备好的食物中加盐。
- 避免食用盐渍食品,如盐渍或烟熏肉(如培根、培根脂肪、干牛肉或碎牛肉、咸牛肉、法兰克福香肠、火腿、犹太肉、午餐肉、咸猪肉、香肠),咸鱼或熏鱼(如凤尾鱼、鱼子酱、腌干鳕鱼、鲱鱼、沙丁鱼和鱼罐头),酸菜和橄榄 b。用新鲜的家禽、鱼和瘦肉代替。
- 避免高盐食物(如饼干、椒盐脆饼、薯片、玉米片、咸坚果和咸爆米花)。选择低钠食物。
- 限制通常含盐高的加工食品和方便食品(如:奶酪、花生酱、调味的米饭和意大利面、冷冻餐、罐头汤),或选择钠含量低的同类产品。
- 限制香料和调味品,如肉羹块、番茄酱、辣椒酱、香芹盐、蒜盐、洋葱盐、味精、肉酱、肉嫩剂、泡菜、芥末、调味料、辣酱油和酱油 b。如果有的话,选择低钠、减钠或无盐的同类食品和调味品。

a 该限钠建议适用于适度低钠饮食(即 2~4g/d),很多患者需要进一步减少钠的摄入量(如 1.5~2.3g/d)。

b 可以选择低钠品牌的产品。

变的液体转移机制和不适当的激素反应引起。

液体转移机制　随着心功能的下降,血液积聚在循环系统中。该积聚作用破坏了原有液体流动的平衡,使液体不在系统中流动,而进入细胞间隙。

激素改变　肾脏血流量减少,通常提示脱水和低血容量现象,由此会继发性引起血管升压素和肾素-血管紧张素-醛固酮系统兴奋,以升高血压(参见第 9 章)。与脱水不同,心脏泵血不足会导致血流量降低,而不改变血容量。血管升压素,又称为抗利尿激素,由垂体释放,能刺激肾脏水分的重吸收。此外,肾上腺分泌的醛固酮也会引起肾脏对钠和水的重吸收。因此,液体潴留会通过增加血容量而加剧水肿的发生。

心力衰竭的医学营养治疗

心力衰竭患者的 MNT 指南重点要保证食物营养充足,并限制钠和液体的摄入,以控制水肿[11]。

膳食钠的主要来源是食盐或氯化钠。人们通过食盐来改善食物口味,有些人在没有品尝的情况下习惯性地在食物中加很多盐,而养成高盐重口味的习惯。另一些人则通过逐渐减少盐的用量而习惯少盐清淡的口味。成人钠的适宜摄入量是 1 500mg/d。2019 年,DRI 委员会将钠**降低慢性疾病风险**的最大摄入量确定为 2 300mg/d(即为降低慢性疾病的风险,成人钠的摄入量不应超过 2 300mg/d)[15]。在典型的美国成年人饮食中,每日钠的摄入量波动范围很大,男性平均摄入 4 107mg/d,女性平均摄入 3 007mg/d[16]。除了烹饪或吃的时候添加的食盐,食品制造商在食物加工过程中也会将钠作为防腐剂广泛使用。钠的其他来源还包括某些食物天然存在的矿物质钠。

案例研究
心肌梗死

答案见附录 A。

一位 46 岁的男性，是一个艰难维持运转的小企业的主要负责人，工作时间长。在最近的一次体检中检查发现：轻度高血压，血胆固醇水平升高，超重，身体质量指数（BMI）为 28.5kg/m²。没有心脏病的家族史，主诉否认饮酒，从事办公室工作，很少锻炼，而且因为经济压力的不断增加，吸烟增多，饮食也不规律。

1. 以下选项中，哪些是该患者病史中提到的冠状动脉性心脏病的危险因素？
    a. 年龄
    b. 家族史
    c. 血胆固醇水平升高
    d. BMI 28.5kg/m²
    e. 办公室工作
    f. 吸烟
    g. 经济压力大，工作时间长
    h. 性别
    i. 高血压
    j. 饮酒
    k. 遗传
    l. 饮食不规律

2. 哪些是增加冠状动脉性心脏病风险的方式，从以下每项危险因素选出合适的答案。

危险因素	答案	依据
年龄增高		a. 饱和脂肪酸和钠含量高的饮食增加冠状动脉性心脏病的风险
血胆固醇水平增高		b. 动脉粥样硬化是随着时间的延长而逐渐进展的一种疾病
饮食质量差		c. 动脉粥样硬化斑块的主要成分
缺乏锻炼		d. 增加血压，并导致斑块形成
吸烟		e. 由此引起体重增加、高血压和胆固醇水平增高，并导致斑块形成
高血压/肥胖		f. 合并症可使斑块进一步发展

患者在下班途中突然感到胸部疼痛，越来越焦虑。到家时疼痛加剧，出冷汗，并感到恶心。吃晚饭时进一步加重，他的室友通知了医生，患者被送去医院就医。

就医后检查发现，非 HDL 胆固醇和甘油三酯水平升高，HDL 胆固醇水平降低。心电图显示后壁心肌梗死。

患者开始进食时，只能摄入流质食物。随着病情的稳定，营养师增加患者饮食至 1 500kcal，并摄入饱和脂肪酸和钠含量低的食物。第一周结束后，营养师将患者全部饮食增加至 2 000kcal。其中，脂肪供能比≤25%，用单不饱和脂肪

酸和多不饱和脂肪酸来源的食物替代饱和脂肪酸的食物。

3. 从提供的选项中为以下缺失的内容选出最可能的选项。

过量摄入__1__脂肪酸会导致__2__，其中斑块引起动脉狭窄，而斑块主要由__3__组成。

选项 1	选项 2	选项 3
不饱和	动脉粥样硬化	甘油三酯
饱和	多发性硬化症	胆固醇
单不饱和	骨质疏松症	蛋白质

4. 从以下选项，选出患者调整饮食的正确依据是？
    a. 过多的脂肪可能会导致动脉粥样硬化
    b. 饱和脂肪酸有利于预防心血管疾病
    c. 不饱和脂肪酸具有抗炎和保护作用
    d. 不饱和脂肪酸更耐储存
    e. 饱和脂肪酸会增加 LDL 水平
    f. 不饱和脂肪酸会降低 HDL 水平

患者心肌梗死发作后，在接下来的一段时间逐渐好转，可以出院回家。医生、护士和营养师与患者和陪护进行了谈话，讨论康复期居家护理需要完成的事项。他们解释因为血脂异常，患者有必要根据 ACC/AHA 心血管疾病一级预防指南调整生活方式，以改善心脏代谢。

5. 用"×"标注患者的干预措施是有效（对于达到预期结果有用）还是无效（对于达到预期结果无用）。

干预措施	有效	无效
遵循地中海饮食模式		
遵循终止高血压饮食模式		
遵循生酮饮食		
限制钠至 2 400mg/d		
每周摄入两次鱼		
增加精制谷物的摄入		
增加蔬菜和水果的摄入		
体重增加		
增加身体活动		

6. 从以下选项中，选出能提示生活方式改善和干预措施对患者有效的评估指标。
    a. BMI：24kg/m²
    b. 血压：120/80mmHg
    c. HDL：45mmol/L
    d. 总胆固醇：250mg/dL
    e. 腰围：约 114cm
    f. 甘油三酯：175mmol/L

MNT指南重点如下[11]:

- 限制钠的摄入(每日2g):适用于中度至重度心力衰竭的患者。鼓励患者食用新鲜的食物,包括无钠调味品,如香草。避免摄入含盐的加工食品(如咸菜、橄榄、培根、火腿、玉米片和薯片),避免用餐时添加盐。框19.4列出了可供选择的无钠/低钠的调味品,帮助患者对其食物进行调味。
- 限制液体量:对于血钠水平低于130mEq/L的患者,每日液体量应限制为2L。

框19.4　无钠/低钠调味品的建议

鱼
裹面包屑,炸鱼片
　干芥末,洋葱,牛至,罗勒,大蒜,百里香
烤鱼排或烤鱼片
　辣椒或咖喱粉,龙蒿
鱼饼
　龙蒿,香草,干芥末,白胡椒,红辣椒,牛至

牛肉
瑞士牛排
　迷迭香,黑胡椒,月桂叶,百里香,丁香
烤牛肉
　罗勒,牛至,月桂叶,肉豆蔻,龙蒿,马郁兰
炖牛肉
　辣椒粉,月桂叶,龙蒿,香菜,马郁兰
俄式牛柳丝
　红辣椒,洋葱,大蒜,肉豆蔻,咖喱粉

禽类和小牛肉
烤鸡或火鸡
　姜,蒜,洋葱,百里香,龙蒿
炸鸡肉丸子
　莳萝,咖喱,辣椒,孜然,龙蒿,牛至
小牛肉饼
　意大利调味料,龙蒿,莳萝,洋葱,芝麻
烧烤鸡肉
　大蒜,干芥末,丁香,多香果,罗勒,牛至

肉汁和酱汁
烧烤汁
　月桂叶,百里香,红辣椒,肉桂,姜,多香果,干芥末,辣椒粉
布朗肉汁
　山萝卜,洋葱,月桂叶,百里香,肉豆蔻,龙蒿
鸡汁
　干芥末,姜,蒜,马郁兰,百里香,月桂叶

汤
鸡汤
　百里香,香料,姜,丁香,白胡椒,多香果
蛤蜊浓汤
　罗勒,牛至,肉豆蔻,白胡椒粉,百里香,蒜粉
蘑菇汤
　姜,牛至,百里香,龙蒿,月桂叶,黑胡椒,辣椒粉
洋葱汤
　咖喱,香菜,马郁兰,大蒜,丁香

番茄汤
　月桂叶,百里香,意大利调味料,牛至,洋葱,肉豆蔻
蔬菜汤
　意大利调味料,辣椒粉,香菜,迷迭香,百里香,茴香

沙拉
鸡肉
　咖喱或辣椒粉,意大利调味料,百里香,龙蒿
凉拌卷心菜
　莳萝,香菜,罂粟籽,干芥末,姜
鱼和海鲜
　莳萝,龙蒿,姜,干芥末,红辣椒,洋葱,大蒜
通心粉
　莳萝,罗勒,百里香,牛至,干芥末,大蒜
土豆
　辣椒粉,咖喱,干芥末,洋葱

意大利面,豆子和米饭
烤豆
　干芥末,辣椒粉,丁香,洋葱,姜
大米和蔬菜
　咖喱,百里香,洋葱,辣椒粉,迷迭香,大蒜,姜
西班牙大米
　孜然,牛至,罗勒,意大利调味料
意大利面
　意大利调味料,肉豆蔻,牛至,罗勒,红辣椒,龙蒿
手抓饭
　莳萝,百里香,香料,黑胡椒

蔬菜
芦笋
　姜,芝麻,罗勒,洋葱
西兰花
　意大利调味料,马乔兰,罗勒,肉豆蔻,洋葱,芝麻
卷心菜
　香菜,洋葱,肉豆蔻,多香果,丁香
胡萝卜
　姜,肉豆蔻,洋葱,莳萝
菜花
　干芥末,罗勒,辣椒粉,洋葱
西红柿
　牛至,辣椒粉,莳萝,洋葱
菠菜
　香薄荷,百里香,肉豆蔻,大蒜,洋葱

- 膳食补充剂:患者需要补充维生素 B$_1$ 或钾,以弥补利尿药物对其造成的损失。营养师应该评估患者的饮食,通过食物或膳食补充剂,保证叶酸、维生素 B$_{12}$ 和镁的摄入量达到 DRI 水平。
- 酒精:习惯饮酒的成年人,女性每日限饮一杯,男性每日限饮两杯。如果因酒精导致其心脏病,则必须完全禁饮酒。

如果患者进食劳累或不适,摄入软食会耐受更好。为预防进食疲劳,少量多餐(如每日 5~6 餐)比一次大量进餐更适合。营养师应该评估患者饮食,保证不会因为饮食限制而导致营养不足。

高血压

发病率和特点

高血压是世界范围内最常见的血管疾病之一,专家预测大多数人都会在晚年患上高血压。高血压经常因为没有任何表现,而被称为"无声的杀手"。如果不发现、治疗和控制高血压,会对健康产生危害和致命的影响。采用 2017 年建立的高血压诊断标准,可诊断46% 的美国成年人(≥20 岁)患有高血压(图 19.5),其中很多人并不知道自己患有高血压[17]。患有高血压的成年人中,大约一半的人血压还没有得到控制。黑人或非裔美国人高血压的发病率高于白人、西班牙裔或亚裔美国人[1]。

血压会在如过度劳累、焦虑或压力等情况下偶尔升高,而高血压主要指血压慢性升高的状态。框 19.5 列出了**原发性高血压**(高血压的主要形式)常见的可控和不可控的危险因素。**继发性高血压**是其他原发性疾病的一种症状或副作用。例如,患有肾脏疾病的人通常有继发性高血压。大约 10% 的高血压患者是继发性高血压,而少量患者由基因突变引起。

> **充血性心力衰竭**:心肌功能逐渐减弱的慢性疾病,心肌不能通过心肺循环正常泵血,而导致肺内淤血。
> **肺水肿**:肺组织液体积聚。
> **降低慢性疾病风险**(chronic disease risk reduction, CDRR):膳食营养素参考摄入量中的新类别,有充分的证据证明能降低慢性疾病风险的营养素摄入水平。钠是第一个建立 CDRR 的营养素。
> **原发性高血压**:病因未明、动脉压增高的一种特发形式,有家族聚集倾向。
> **继发性高血压**:有明确病因的血压升高,是其他原发性疾病的一种症状或副作用。

有高血压家族史的人患高血压的风险会大大增加。父母患有高血压的孩子更有可能在他们生命的前十年患上高

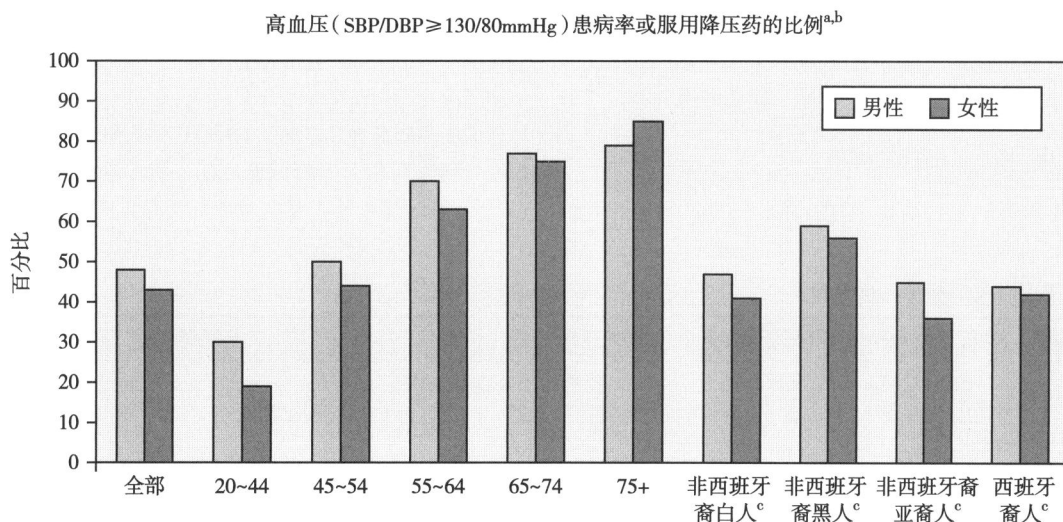

图 19.5　美国不同性别、年龄和种族 20 岁及以上成人高血压人群分布。(Source:Whelton,P. K.,et al.[2018]. 2017ACC/AHA/AAPA/ABC/ACPM/AGS/APhA/ASH/ASPC/NMA/PCNA guideline for the prevention, detection,evaluation,and management of high blood pressure in adults:A report of the American College of Cardiology/American Heart Association Task Force on Clinical Practice Guidelines. *Hypertension*,*71*[6], e13-e115.)

框 19.5 高血压的危险因素

可控的危险因素
- 吸烟和接触二手烟
- 2 型糖尿病
- 高胆固醇血症
- 超重/肥胖
- 久坐或缺乏身体活动
- 饮食质量差

难以改变的危险因素
- 社会经济地位低
- 教育程度低
- 阻塞性睡眠呼吸暂停
- 慢性肾脏病
- 社会心理压力

不可控的危险因素
- 家族史
- 种族/民族
- 年龄增长
- 男性

血压,儿童和青少年时期的高血压与成年期高血压密切相关[18,19]。肥胖会通过多种机制加重高血压,包括炎症反应、氧化应激、肾损伤、血液循环改变、内分泌失调、内皮损伤和交感神经系统功能障碍[20,21]。吸烟因尼古丁引起血管收缩和促进斑块形成,限制血液流动,而使血压升高[9]。高血压其他危险因素还包括过量饮酒、高钠摄入,以及膳食钾、镁、钙、植物蛋白、纤维和鱼中还有的不饱和脂肪酸摄入不足[17]。

高血压水平

测量血压显示上臂动脉压力随着心跳而激增。卫生保健人员测量动脉压力强度以毫米汞柱(mmHg)为单位。分数中分子表示心脏收缩时血液对血管壁产生的压力,称之为收缩压。分数的分母表示心脏在两次跳动之间舒张末期动脉残留的压力,称之为舒张压。成年人的正常血压低于120/80mmHg。目前的高血压筛查和治疗规范会根据高血压的严重程度和并发症来对患者进行分类(表 19.2)[17]。然后,卫生保健人员结合混杂因素,和患者一起制订适宜的干预计划。

高血压前期

我们将血压高于正常值,但未达到高血压诊断标准的称为高血压前期,这与糖尿病前期相似。如果在高血压前期不进行干预,患者很可能进展到 1 期高血压。

高血压治疗的重点是改变生活方式。美国心脏病学会(ACC)和美国心脏协会(AHA)关于成人高血压筛查、评估、治疗的临床实践指南中建议的生活方式如下:①如果有指征,则减轻体重;②选择益于心脏的饮食模式,如 DASH 饮食;③减少钠的摄入量;④增加钾的摄入量;⑤适量饮酒;⑥定期进行有计划的身体活动;⑦如果需要的话,戒烟和避免接触二手烟[17]。以上生活方式改变能够降低患慢性疾病的风险,并显著改善血压(表 19.3)。这些建议适用于所有血压升高的人,无论是仅改善生活方式,还是联合采用药物治疗的个体。

1 期高血压

对于血压升高的个体,卫生保健人员除了建议调整健康的生活方式外,还会根据合并症将降血压药物(即降压药或抗高血压药)纳入治疗方案。表 19.2 列出了 ACC/AHA 指南总结的不同高血压阶段启动药物治疗情况。

利尿剂是用于降低血压的一线药物。随着体内水分流失的增加,连续使用某些利尿剂会导致钾的丢失。因为钾对

表 19.2 成人血压的分类和治疗建议 a

血压分类	收缩压/mmHg	舒张压/mmHg	改善生活方式	药物治疗
正常	<120	和<80	鼓励	不采用
升高 b	120~129	和<80	是	未指示,3~6 个月再评估
1 期高血压	130~139	或 80~89	是	如果患者的 10 年 CVD 风险 c<10%,一线治疗是严格遵守生活方式改变,并在 3~6 个月后重新评估。如果患者被诊断为动脉粥样硬化性 CVD 或 10 年 CVD 风险较高(≥10%),则开始服用降压药物,并在 1 个月后重新评估
2 期高血压	≥140	或≥90	是	启用降压药,1 个月后重新评估。如果目标没有实现,则调整药物剂量或在治疗方案中增加其他药物

a 基于≥2 个时间点≥2 次测量的平均值,最高血压的类别决定其治疗方案。
b 血压高于最佳水平,但没有高到诊断高血压的水平。
c 10 年动脉粥样硬化性心血管疾病风险评估工具。

Modified from Whelton, P. K., et al. (2018). 2017 ACC/AHA/AAPA/ABC/ACPM/AGS/APhA/ASH/ASPC/NMA/PCNA guideline for the prevention, detection, evaluation, and management of high blood pressure in adults: A report of the American College of Cardiology/American Heart Association Task Force on Clinical Practice Guidelines. *Hypertension*, 71(6), e13-e115.

表 19.3 预防和治疗高血压的最佳生活方式干预 [a]

生活方式干预	目标	对 SBP 的近似影响	
		高血压	正常血压
减轻体重/体脂肪	对于大多数超重的成年人,最佳的目标是达到理想体重,但至少要减轻体重 1kg。体重每减轻 1kg,血压预计可下降 1mmHg	−5mmHg	−2~3mmHg
健康的饮食习惯(如 DASH 膳食模式)	多吃蔬菜、水果、全谷物和低脂乳制品,减少总脂肪和饱和脂肪酸的摄入	−11mmHg	−3mmHg
减少膳食钠的摄入	最佳目标是<1 500mg/d,但对于大多数成年人至少减少 1 000mg/d	−5~6mmHg	−2~3mmHg
增加膳食钾的摄入	目标是 3 500~5 000mg/d,最好摄入富含钾的食物	−4~5mmHg	−2mmHg
有氧运动	每周 90~150 分钟,运动心率为心率储备的 65%~75% [b]	−5~8mmHg	−2~4mmHg
动态阻抗运动	每周 90~150 分钟,运动强度为 1 次最大重复值的 50%~80%,6 次运动,3 组/次,重复 10 次/组	−4mmHg	−2mmHg
等长阻抗运动	4 次 2 分钟(手握),运动间休息 1 分钟,强度为最大肌力的 30%~40%,每周 3 次,8~10 周	−5mmHg	−4mmHg
适量饮酒	对于饮酒的个体,酒精减少 [c] 至男性每天≤2 杯,女性每天≤1 杯	−4mmHg	−3mmHg

[a] 干预类型、剂量和对血压正常人和高血压患者 BP 的预期影响。

[b] 心率储备是最大心率和静息心率的差值。

[c] 在美国,一杯"标准"酒大约含有 14g 纯酒精,一般指 340g 普通啤酒(通常约 5% 的酒精)、142g 葡萄酒(通常约 12% 的酒精)和 42.5g 蒸馏酒(通常约 40% 的酒精)。

DASH,终止高血压饮食;SBP,收缩压。

Modified from Whelton, P. K., et al. (2018). 2017 ACC/AHA/AAPA/ABC/ACPM/AGS/APhA/ASH/ASPC/NMA/PCNA guideline for the prevention, detection, evaluation, and management of high blood pressure in adults: A report of the American College of Cardiology/American Heart Association Task Force on Clinical Practice Guidelines. *Hypertension*, 71 (6), e13-e115。

于维持正常心脏肌肉的活动所必需,耗竭可能有生命危险,有时有必要进行补钾。饮食增加富含钾的食物(如水果,尤其是香蕉和橙汁;蔬菜;豆类;坚果;全谷物)是治疗的重要组成部分。附录 C 列出了各种食物钠和钾的含量。对于仅通过食物无法满足钾需求的人,有必要使用膳食补充剂。然而,钾补充剂的使用应该是医疗团队整体治疗计划的一部分,某些患者还要警惕高钾血症的发生(见第 8 章)。

2 期高血压

除了 1 期高血压患者采用的生活方式改善外,2 期高血压有必要进行药物治疗。ACC/AHA 指南提供了启动药物治疗和评估高血压药物治疗疗效的详细流程[17]。与治疗高血压和 CVD 常用药物潜在的相互作用可参见药物-营养素相互作用"葡萄柚汁与药物代谢"。营养治疗对于不同程度的高血压治疗都很重要,此外,还包括其他非药物治疗,如身体活动、戒烟和适量饮酒。

高血压的医学营养治疗

无论高血压处于什么阶段,所有高血压患者都应该进行以患者为中心、与文化相适宜的指导,实现行为和生活方式的改变。这些生活方式干预是高血压治疗的基础。高血压是 CVD 和脑卒中最重要的危险因素之一,所以,美国心脏协会的饮食和生活方式建议(见框 19.2)可以作为所有成年人降低 CVD 风险的标准推荐。此外,以下建议特别适用于能够从血压下降中获益的成年人。

体重管理

根据患者的具体情况,进行体重管理时需要减掉身体多余的脂肪,保持健康的体重。第十五章探讨了减重的科学方法,第 16 章对如何增加身体活动进行了指导。因超重与高血压的危险因素密切相关,一份科学的减重与身体活动个人计划是治疗高血压的基础。ACC/AHA 指南指出,适宜的减重是治疗高血压最重要的干预措施[17]。但没必要为了获得这些益处而过度减重。超重的患者体重每减轻 1kg,收缩压平均会下降 1mmHg[17]。例如,对于一个超重/肥胖的人,收缩压测量值为 130mmHg(1 期高血压),大约减重 10kg 才能使血压降至正常范围内。

身体活动

在全生命周期,进行规律的身体活动对于身体健康都很重要。每周大部分时间每天进行至少 30 分钟的有氧运动会使高血压患者的收缩压降低 5~8mmHg。ACC/AHA 指南建议患者可以通过进行中到高强度的有氧运动、动态阻抗运动和等长阻抗运动来降低血压(见表 19.3)[17]。对一些患者来说,减重和身体活动足以纠正慢性血压升高,使其停止药物治疗。

DASH 饮食

DASH 饮食是通过调整饮食成功治疗高血压的标志性研究成果,能够在两周内仅通过改善饮食而使血压显著下

药物-营养素相互作用

葡萄柚汁与药物代谢

药物代谢常见的途径是通过 CYP3A 酶的作用,该酶可以使脂溶性药物氧化,进而更易溶于水,有助于药物经尿液排泄。随着酶氧化更多的药物,只有很少的药物能够达到预期的生物利用度。科学家通过计算治疗必要的药物剂量,来推测酶的作用,并知道只有百分之一的治疗药物真正地进入循环当中。

葡萄柚汁中称为呋喃香豆素的化合物能够抑制 CYP3A 的活性,进而增加进入循环的药物数量。仅仅 226.8g 葡萄柚汁就可以在服用后长达 72 小时内增加某些药物的吸收。

这些药物的吸收增加可能会导致不良事件,甚至是致命的。由于有效成分的吸收急剧增加,患者按照处方剂量服用也会产生药物毒性反应。

有几种治疗心血管疾病的药物是通过 CYP3A 途径代谢的,下表列出了一些对葡萄柚抑制 CYP3A 作用敏感的心血管系统疾病的药物及其副作用。医院和住院部不应提供葡萄柚汁,正在服用通过 CYP3A 通路代谢药物的患者居家也应避免饮用葡萄柚汁。

药物名称	药物类别和作用	副作用	补充说明
胺碘酮	抗心律失常;广谱抗心率失常药、血管扩张药	厌食、恶心、呕吐、便秘	高浓度可能导致致命的肺毒性
氨氯地平 硝苯地平 尼索地平	钙通道阻滞剂;抗高血压药	恶心、消化不良、便秘,外周水肿,肌肉痉挛,潮红	可选择其他钙通道阻滞剂(如维拉帕米),其不会和葡萄柚汁相互作用
阿托伐他汀 洛伐他汀 辛伐他汀	3-羟基-3-甲基戊二酰辅酶 A 抑制剂/他汀类药物;降血脂药	恶心、消化不良、腹痛、便秘、腹泻,可能引起肌病	可选择该类药物中与葡萄柚汁没有显著相互作用的其他药物(如氟伐他汀、普伐他汀、瑞舒伐他汀)

降[22]。DASH 饮食建议除了食用瘦肉、坚果、种子、干豆类和高纤维谷物,每天吃 4~6 份水果、4~6 份蔬菜和 2~3 份低脂乳制品。遵循这种饮食的人 CVD、冠状动脉性心脏病和脑卒中的总体发病率会下降,血压、总胆固醇、LDL 胆固醇、空腹血胰岛素、HbA1c(葡萄糖水平的标志物)和体重显著降低[22-24]。当 DASH 饮食与低钠饮食相结合时,降血压的效果明显提高[25]。因此,DASH 饮食除了控制血压外还有很多益处。

ACC/AHA 指南明确 DASH 饮食通过改变生活方式,以非药物的形式控制血压。专家建议高血压患者、血压处于升高范围、有高血压家族史及欲减少降压药使用的人群可以采用 DASH 饮食[17]。执行 DASH 饮食的第一步是根据预期的体重和身体活动,确定适宜的能量水平(千卡)(参见第 6 章)。根据总能量需求明确每天各类食物的摄入份数。表 19.4 概述了 DASH 饮食构成及各类食物每份的含量;框 19.6 列出了 2 000cal DASH 饮食的 1 日食谱举例。

限制钠摄入

钠摄入量和血压之间存在直接相关性(即低钠摄入会降低血压),即使是患有**顽固性高血压**的儿童和成年人也是如此[26-30]。虽然科学家们还不清楚其中的机制,但专家们认为,大约一半的高血压患者和四分之一的血压正常人群对盐敏感,这意味着他们饮食中的钠摄入量会显著且迅速地影响血压[31-33]。随后,所有的膳食指南都普遍建议将膳食钠摄入量限制在 1 500~2 300mg/d,以控制血压[6,11,15,17,34]。然而,对

于严重依赖加工食品的人来说,既要实现美味的饮食,又要将钠摄入量限制在每天 2g 以下可能很难。值得注意的是,2.3g 钠相当于约 5.75g 的氯化钠(即食盐)。有关限制钠摄入量的方法参见框 19.3。

钾

对于高血压患者,钾的摄入量与血压呈负相关(即高钾摄入会降低血压)[30,35]。由于含钾蔬菜水果丰富的饮食(如 DASH 饮食)可以降低高血压和其他慢性疾病的风险,目前血压管理的指南提倡使用天然食品和总体益于心脏健康的饮食,而不是仅仅依靠膳食补充剂来满足钾的需求[17]。推荐富含钾的饮食也是《美国居民膳食指南(2020—2025)》和《心血管疾病预防指南》的一部分[6,34]。

其他营养素

ACC/AHA 工作组的结论是,目前还没有足够的证据来确定高血压和镁、钙等营养素膳食摄入量之间的明确且独立的关系[17]。

顽固性高血压:使用 3 种降压药治疗后,仍存在高血压。

其他生活方式调整

ACC/AHA 指南建议男性每天饮酒不超过两杯,大多数

表 19.4　DASH 饮食计划

每日卡路里/kcal	谷物 a	蔬菜	水果	脱脂或低脂牛奶及奶制品	瘦肉、家禽和鱼类	坚果、种子和豆类	油脂 b	糖果和添加糖
				每日份数（另有说明除外）				
1 600	6	3~4	4	2~3	3~6	每周 3	2	0
2 000	6~8	4~5	4~5	2~3	≤6	每周 4~5	2~3	每周 ≤5
2 600	10~11	5~6	5~6	3	6	1	3	≤2
3 100	12~13	6	6	3~4	6~9	1	4	≤2
每份食物的含量	1 片面包；28.3g 干谷物 c；½ 杯煮熟的米饭，意大利面或麦片	1 杯生的叶菜，½ 杯切碎的生或熟的蔬菜，½ 杯蔬菜汁	1 个中等大小的水果；¼ 杯干果；½ 杯新鲜，冷冻或罐装水果；½ 杯果汁	1 杯牛奶或酸奶，42.5g 奶酪	28.3g 熟的肉，家禽或鱼；1 个鸡蛋 d	⅓ 杯或 42.5g 坚果，2 汤匙花生酱，2 汤匙或 14.2g 种子，½ 杯煮熟的豆类（干豆类和豌豆）	1 茶匙软人造黄油，1 茶匙植物油，1 汤匙蛋黄酱，2 汤匙低脂沙拉酱	1 汤匙糖，1 汤匙果酱或果冻，½ 杯冰糕，明胶；1 杯柠檬水

a 专家建议，在大多数谷物食品中，全谷物是纤维和营养的良好来源。

b 油脂的食用量取决于脂肪的含量。例如，1 汤匙普通沙拉酱等于 1 份，而 1 汤匙低脂低脂沙拉酱等于半份，1 汤匙无脂沙拉酱等于 0 份。

c 每份的份量从 ½ 杯到 1¼ 杯不等，取决于谷物的种类。可查阅食品营养标签。

d 因为鸡蛋的胆固醇含量很高，所以将蛋黄的摄入量限制在每周不超过 4 个；两个蛋清的蛋白质相当于 28.3g 肉。

Modified from National Heart, Lung, and Blood Institute. (2006). *Your guide to lowering your blood pressure with DASH* (NIH Publication No. 06-4082). Washington, DC: U.S. Department of Health and Human Services, National Institutes of Health.

框 19.6 2 000kcal DASH 饮食的 1 日食谱举例

早餐
- ¾ 杯麦片
- 1 个中等大小的香蕉
- 1 杯低脂牛奶
- 1 片全麦面包
- 1 茶匙无盐软人造黄油
- 1 杯橙汁

午餐
- ¾ 杯鸡肉沙拉
- 2 片全麦面包
- 1 汤匙第戎芥末酱
- 用以下原料制作的沙拉：
  - ½ 杯新鲜黄瓜片
  - ½ 杯番茄块
  - 1 汤匙葵花籽
  - 1 茶匙低能量的意大利酱
- ½ 杯果汁包装的水果饮料

晚餐
- 85g 后腿牛肉
- 2 汤匙无脂肪的牛肉汁
- 1 杯四季豆，用 ½ 茶匙菜籽油调味
- 1 个用以下原料制作的小烤土豆：
  - 1 汤匙无脂的酸奶油
  - 1 汤匙减脂磨碎的天然切达奶酪
  - 1 汤匙葱花
- 1 个小全麦卷
- 1 茶匙无盐软人造黄油
- 1 个小苹果
- 1 杯低脂牛奶

零食
- ⅓ 杯无盐的杏仁
- ¼ 杯葡萄干
- ½ 杯不含脂肪、不添加糖的水果酸奶

Modified from National Heart, Lung, and Blood Institute. (2006). *Your guide to lowering your blood pressure with DASH* (NIH Publication No. 06-4082). Washington, DC: U.S. Department of Health and Human Services, National Institutes of Health.

女性和体型较小的男性每天不超过一杯。一杯酒精饮料相当于 340g 普通啤酒，142g 葡萄酒，或 42.5g 80 度威士忌。适量饮酒可使收缩压降低 4mmHg[17]。

与高血压相关的其他生活方式包括吸烟、接触二手烟和长期的社会心理压力[17,36,37]。戒烟和避免接触环境中的香烟烟雾是可行的生活方式改善方法，能够大大降低 CVD 的负担。社会心理压力、精神压力和情感压力都是成年人生活面临的典型问题。然而，长期的压力会对身体造成损害，并可能导致易感人群血压升高[37]。不幸的是，减压方法（如冥想、瑜伽）对于降低血压在临床试验中至今都未能成功[38,39]。

教育和预防

教育和疾病的预防在老龄化社会中极其重要。本书涉及的许多疾病可以仅仅通过改善饮食和生活方式来预防。因此，这里所述的内容适用于所有可预防的慢性疾病，而不仅仅是 CVD。因为 CVD 是美国引起死亡的主要原因，我们在本章讨论这个主题。

营养教育

食品规划和采购

《美国居民膳食指南（2020—2025）》（见图 1.5）和"MyPlate"指南（见图 1.4）为科学的饮食行为提供了指导和依据[34]。美国心脏协会和美国营养与饮食学会（Academy of Nutrition and Dietetics）也提供了益于心脏健康的饮食知识。

购买食品时一个非常重要的环节是仔细阅读食品营养标签。食品营养标签以一种易于识别和表达清晰的标准形式提供食品营养的基本信息。所有有健康声明的食品都必须严格遵循美国食品药品管理局（U.S. Food and Drug Administration）提出的指导原则。一般科学的指导应该使用新鲜的，主要是天然的食品，必要时可选择有限的加工食品。关于食品供应和营养标签的背景资料可参见第 13 章。

食品制备

公众比以往任何时候更意识到有必要制备饱和脂肪酸、反式脂肪酸和盐较少的食物。为此，烹饪行业为不同年龄和习俗的人提供了大量的指导和食谱。许多调味料（如香草，香料，柠檬，葡萄酒，洋葱，大蒜，脱脂牛奶和酸奶，脱脂/低钠的肉汤）能够有助于适应低钠的食物。可以使用较少的、瘦的和小份量的动物食品及复合碳水化合物（如土豆、南瓜、米饭、全麦和豆类）制备更健康的主菜。全麦面包和谷物可以提供需要的膳食纤维，而多吃鱼可以增加健康脂肪的摄入，各种蔬菜水果可以增加食物的趣味、口感和营养。

美国心脏协会出版了几本烹饪方面的书籍，指导人们如何更轻松、更有品味、更健康地制备食物。

以人为中心的教育方法

营养指导和营养咨询时，制订个人适宜的饮食原则非常重要。卫生保健人员必须特别关注个人意愿、饮食种族特色、经济条件、食物供应和饮食习惯（见第 14 章）。有效的饮食计划必须同时满足个人和健康的需要，而最有效的生活方式改善应该是合理的、可持续的，并涵盖整个家庭。

教育原则

早期开始

高血压和心脏病的预防始于儿童时期，特别是对于来自高风险家庭的儿童。美国国家数据显示，6~19 岁的年轻人

有 20% 至少有一种血脂水平异常[40,41]。此外，超重和肥胖儿童的总胆固醇、LDL 胆固醇和甘油三酯水平大大高于非超重儿童[42]。家庭饮食习惯方面的预防措施包括维持健康的体重、规律的身体活动以及限制食用含高盐、饱和脂肪酸和反式脂肪酸的食物。对于 CVD 指标较差（如血脂水平、血压）或被诊断患有心脏病的儿童和成年人，学习相关的营养知识应该是整体治疗的一个组成部分。

如果发生 CVD 相关的事件，如心脏病发作或脑卒中，营养和生活方式教育应在康复期早期开始，而不是在出院时。这样的话可以帮助患者及其家庭掌握明确、积极、可行的生活方式方面的必要知识，也可以有更多的时间为门诊其他患者进行指导和解决问题。

关注高危人群

卫生保健人员尤其应该针对有一个或多个高危因素的人开展有关心脏病和高血压的教育（见框 19.1）。例如，在某些高危人群中，包括美国原住民、南亚裔美国人、受教育程度低的人、社会经济资源低的人和超重/肥胖的人，早发心血管疾病的死亡率明显增高[1]。关于高危人群的更多内容可参见文化思考"社会人口因素对心脏病患病率的影响"。

利用各种资源

随着对心脏病和高血压研究的不断增多，美国心脏协会和其他卫生机构可以提供许多优质资源。公众和相关专业人员可以从营养和饮食学会提供的网站上获取有用的教育工具，其中有一些适用于心脏病。随着专业人员和公众对健康需求和疾病预防认识的不断提高，在大多数社区都可以获得越来越多的资源和方案，包括各种体重管理计划，私人诊所或医疗中心注册营养师提供的营养咨询，以及"轻食"烹饪课程和烹饪书籍中实用的食品制备材料。书店、公共图书馆及健康中心和诊所的健康教育图书馆也提供大量关于健康促进和自我保健的资料。

🌐 文化思考

社会人口因素对心脏病患病率的影响

尽管自 20 世纪 60 年代以来，心脏病的死亡率大幅下降，但它仍然是美国人死亡的主要原因。心脏病、高血压和高血胆固醇等主要疾病在美国某些社会人口特征的人群中更为普遍。有些 CVD 的危险因素是不可改变的（如种族、性别），有些是可以改变的，但很难（如教育和贫困程度），还有一些通过更健康的选择和支持是可以改变的（如饮食和身体活动习惯）。请注意下图中 CVD 患病率与受教育水平和贫困程度之间的相关性。

不同教育水平和贫困程度的心脏病患病率

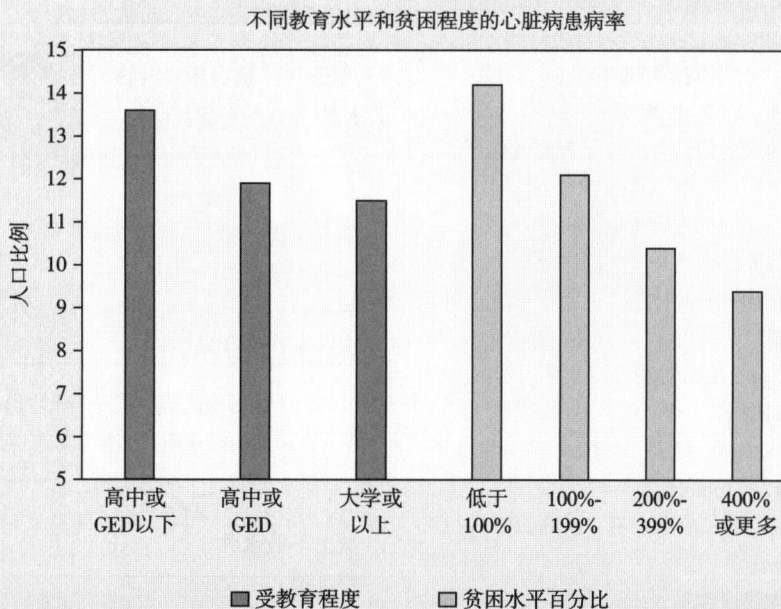

（ From National Center for Health Statistics. [2018]. *Health*, *United States*, *2017*: *With special feature on mortality*. Hyattsville, MD: National Center for Health Statistics [U.S.].）

认识到与疾病风险相关的环境和遗传因素对于帮助识别可控的疾病病因非常重要。只有在认识到这些因素后，卫生保健人员才能针对个人情况实施预防和治疗方案。教育水平、家庭年收入和就业状况等社会人口因素的错综联合作用会增加个体 CVD 的死亡风险。明确了与这些因素相关的风险，并将教育和资源倾向于高危人群，卫生保健人员可以更早地发现预警信号。

章节回顾

总结

- 冠状动脉性心脏病是美国人死亡的主要原因,动脉粥样硬化是潜在的血管疾病。如果脂肪在血管内壁表面堆积严重,就会切断氧气和营养物质对细胞的供应,从而导致细胞死亡。当这种情况发生在冠状动脉主干时,就会发生心肌梗死。
- 动脉粥样硬化的风险随着血液循环中血脂和脂蛋白数量和种类的增加而增加。
- 目前有助于预防冠状动脉性心脏病的建议包括科学和均衡的饮食,控制体重,增加身体活动。
- 对急性 CVD 的饮食建议包括确保心脏康复的措施,充血性心力衰竭在内的慢性心脏病患者能够从低钠饮食控制肺水肿中获益。
- 高血压患者可以通过控制体重、锻炼、限制钠的摄入以及多吃水果、蔬菜、全谷物、瘦肉和低脂乳制品的饮食来改善其病情。

复习题

答案见附录 A。

1. 下列哪种脂蛋白的血清水平高能预防 CVD？
   - a. HDL胆固醇
   - b. LDL胆固醇
   - c. 甘油三酯
   - d. VLDL胆固醇

2. 对于限制钠摄入的患者来说,最好的三明治选择很可能是_____。
   - a. 烤鸡
   - b. 硬香肠
   - c. 包装好的火腿片
   - d. 熏牛肉

3. 将_____和低钠饮食相结合可以显著降低血压。
   - a. DASH饮食
   - b. Atkins饮食
   - c. Paleo饮食
   - d. Whole 30饮食

4. 符合代谢综合征特征的举例是_____。
   - a. 19岁男性,腰围 106.7cm,甘油三酯水平 225mg/dl,血压 166/84mmHg
   - b. 20岁男性,腰围 86.4cm,甘油三酯水平 134mg/dl,血压 123/68mmHg
   - c. 28岁女性,空腹血糖 83mg/dl,HDL胆固醇水平 58mg/dl,血压 124/76mmHg
   - d. 32岁女性,腰围 70cm,空腹血糖 110mg/dl,HDL胆固醇水平 63mg/dl

5. 降低高血压的具体建议包括_____。
   - a. 减少钾的摄入
   - b. 增加钾的摄入
   - c. 减少镁的摄入
   - d. 增加镁的摄入

案例分析题

答案见附录 A。

患者女性,45 岁,身高 183cm,体重 104kg,诊断为充血性心力衰竭,有冠心病、高血压病史,每天抽 2 包烟。患者感到呼吸急促,进食困难,摄入约为需求估计值的 50%,下肢有明显的水肿。

1. 从提供的选项中为以下缺失的内容选择最可能的选项。患者肾血流量减少可使肾上腺分泌__1__,导致__2__和__2__潴留,很可能是引起她水肿的原因。

选项 1	选项 2
肾素	水
醛固酮	钙
血管紧张素	钠
血管紧张素原	磷
可的松	钾

2. 从下列选项中,选出患者所有推荐的饮食干预策略?
   - a. 限制液体
   - b. 限制钠
   - c. 使用利尿剂
   - d. 补充叶酸、维生素 B_{12} 和镁
   - e. 增加钠的摄入
   - f. 限制钾的摄入
   - g. 频繁地大量摄食
   - h. 如果进食劳累,可以多吃软食

3. 用"×"为下列健康教育内容标注是对患者可用(适当或必要)还是禁忌(可能有害)。

健康教育内容	可用	禁忌
使用香草为食物调味		
避免含盐的加工食品,如薯片、泡菜、橄榄和火腿		
如果服用利尿剂,补充硫胺素和钾		
不必限制饮酒		
如果难以摄入足够的能量,就把餐次限制在 2~3 餐		

4. 评估每项内容,用"×"标注出护理和干预措施是有效(对于达到预期结果有用)还是无效(对于达到预期结果无用)。

评估内容	有效	无效
减少下肢水肿		
每天摄入 2 300mg 钠		
每天液体量限制在 2L		
进食困难时,可以吃土豆泥、苹果酱和豌豆泥等食物		
低钾饮食		
用不含钠的香料如胡椒和蒜粉来调味鸡肉		

(黄晓莉 译,陈伟 审校)

第 20 章

糖 尿 病

内容提要

- 糖尿病是葡萄糖代谢紊乱性疾病,具有多种病因和表现形式。
- 持久健康的膳食模式是糖尿病护理和管理的重要组成部分。
- 日常的自我管理可以减少糖尿病患者发生并发症的风险,

并使其保持健康。

- 对于使用外源性胰岛素的患者,血糖监测是有效控制血糖的关键。
- 包括平衡膳食摄入、运动和胰岛素调节的个性化护理对于糖尿病管理的成功至关重要。

美国约有 3 030 万人患有糖尿病,占总人口的 9.4%。成年人的发病率高于儿童,约有 3 020 万例,其中 730 万例未确诊。糖尿病的患病率随着年龄的增长而增加。目前,65 岁及以上的成年人大约有 25% 患有糖尿病[1]。

1922 年发现**胰岛素**之前,糖尿病导致许多年轻患者发生死亡。随着对疾病认识的提高和自我管理教育的增加,糖尿病患者的寿命得以延长。然而,目前还没有治愈糖尿病的方法,若没有得到医疗保健和合理的药物治疗,患者会出现严重的并发症,并缩短寿命。专业的指导、支持、教育可以帮助糖尿病患者减少长期并发症,包括坚持就医、定期服药、保持健康饮食、体育锻炼和体重管理等生活习惯。

本章探讨了糖尿病的本质,并解释了为什么日常自我护理对糖尿病患者的健康至关重要。

糖尿病的本质

决定性因素

葡萄糖是人体主要和首选的能量来源。如第 2 章所述,碳水化合物在胃肠道被消化分解,主要以葡萄糖的形式被吸收入血,随后在全身循环。细胞利用葡萄糖作为能量时,葡萄糖必须离开血液并进入细胞。这一过程在大多数细胞中能正常发生,必须有胰岛素这种激素,且胰岛素受体功能正常。胰腺 β 细胞分泌胰岛素(详见扩展阅读"胰岛素的历史和发现")。糖尿病患者产生很少甚至没有胰岛素(胰岛素缺乏)、不能有效利用胰岛素(胰岛素抵抗)或产生的胰岛素(胰岛素不足)。没有足够的胰岛素,血液中的葡萄糖积累成异常的高水平。美国糖尿病协会(ADA)将糖尿病定义为一组因胰岛素分泌缺陷、胰岛素作用缺陷或两者共同引起高血糖症的代谢性疾病[2]。

糖尿病和糖耐量异常的分类

糖尿病的分类取决于其各种形式的发病过程。分类是将治疗与糖尿病类型相匹配的关键环节,但并非总是能够在

初始诊断时确定分类[2]。随着疾病的进展,正确的诊断变得更加明显。1 型和 2 型糖尿病均发生于所有年龄段。

1 型糖尿病

胰腺 β 细胞的自身免疫破坏会导致 1 型糖尿病。这种糖尿病占所有糖尿病病例的 5%~10%。在大多数患者中,科学家们已经确定了至少五种引起破坏的自身抗体:胰岛细胞自身抗体、胰岛素自身抗体、谷氨酸脱羧酶自身抗体(GAD65)、酪氨酸磷酸酶自身抗体(IA-2 和 IA2β)和锌转运蛋白自身抗体(ZnT8)[2,3]。1 型糖尿病患者也有患其他形式自身免疫性疾病的风险,如格雷夫斯病、桥本甲状腺炎、艾迪生病、乳糜泻、白癜风、自身免疫性肝炎、重症肌无力和恶性贫血[2]。多种遗传因素参与了 1 型糖尿病的复杂病因,其确切机制仍在研究中[2,3]。环境因素产生的可能影响也在研究中。糖尿病的发生取决于 β 细胞的破坏速度。1 型糖尿病在儿童和青少年中发病迅速(因此得名青少年发病型糖尿病),但其实它可能发生在任何年龄,有时甚至会在八九十岁发病[2]。在婴儿和儿童中,典型的症状包括多尿和多饮,近三分之一患者在诊断时患有**糖尿病酮症酸中毒(DKA)**。对于大多数成年人来说,β 细胞的破坏速度较慢,症状出现的速度也较慢。1 型糖尿病患者的生存依赖**外源性**胰岛素(因此又叫胰岛素依赖型糖尿病)。在诊断时,肥胖患者不应排除 1 型糖尿病[2]。

2 型糖尿病

糖尿病患者中,2 型糖尿病大约占 90%~95%。这与生活方式和环境因素密切相关,缺乏身体活动等因素会导致身体脂肪过多,特别是在腹部区域[2]。全基因组关联研究已经确定了肥胖和 2 型糖尿病发展的几个遗传风险因素。尽管科学家已经确定许多特定的遗传变异(迄今为止有 130 种)与 2 型糖尿病风险相关,但它们并不能解释所有的病例[3]。框 20.1 列出了发生 2 型糖尿病的危险因素。ADA 建议卫生保健人员对身体质量指数(BMI)≥25kg/m²(或亚裔美国人≥23kg/m²)和存在框 20.1 中列出的一种或多种风险因素的

🔍 扩展阅读

胰岛素的历史和发现

早期历史和名称

在公元 1 世纪,希腊医生 Areatus 曾描述一种疾病,患者的身体"吃自己的肉",并产生大量的尿液。他将其命名为 diabetes,源于希腊语,意思是"虹吸"或"通过"。17 世纪,由于尿液呈甜味,人们引入了拉丁语 mellitus 这个单词,代表着"蜂蜜"的意思。引入 mellitus 后将这种疾病与另一种疾病尿崩症区分开来,尿崩症的患者排尿过多,但没有出现糖代谢紊乱。与糖尿病不同,尿崩症是由抗利尿激素缺乏引起的一种罕见疾病。今天,diabetes 一词通常指糖尿病。

糖尿病黑暗时代

在整个科学时代的开端中,许多早期的科学家和医生一直对糖尿病的奥秘迷惑不解,病因仍然不清。对于医生和患者来说,这些年是"糖尿病黑暗时代"。糖尿病患者寿命短,靠各种半饥饿和高脂肪饮食存活。

胰岛素的发现

第一个突破来自一条提示胰腺参与疾病过程的线索。一名年轻的德国医学生 Paul Langerhans(1847—1888 年)发现胰腺中散布着特殊的细胞簇,形成了一个个细胞岛,为后期发现提供了线索。尽管朗格汉斯还不了解它们的功能,但他可以看出这些细胞与组织的其他部分不同,并认为它

们一定具有重要功能。后来当他的怀疑被证实时,科学家们将这些细胞群命名为朗格汉斯岛,以纪念这名年轻的发现者。1922 年,加拿大科学家利用这一重要线索,首次从动物身上提取出胰岛素,它被证明是一种调节血糖氧化的激素,有助于将血糖转化为能量。他们称这种激素为胰岛素,源于拉丁语单词 insula,意思是"岛"。胰岛素被证明是治疗糖尿病的有效药物。1922 年,第一个孩子接受了胰岛素的治疗,他叫 Leonard Thompson,活到成年,却在 27 岁时去世,不是死于糖尿病,而是由于糖尿病饮食引起的冠心病,他的饮食中 70% 的能量来自脂肪,不出所料,他的尸检显示有明显的动脉粥样硬化。

成功运用饮食和胰岛素

胰岛素发现团队第三次进行胰岛素治疗更为成功,患者是一名 11 岁女孩。最初,医护人员为她制订了一套饥饿饮食计划,3 年期间,她的体重从 34kg 下降到 21kg。然而,更加幸运的是,医学研究团队认识到均衡饮食对正常生长和健康的重要性。因此,通过良好的饮食和新的胰岛素疗法,这个名叫伊丽莎白·休斯的女孩体重增加,精力旺盛,过上了正常人的生活,并且结了婚,生了 3 个孩子。她使用了 58 年胰岛素,最后死于心力衰竭,享年 73 岁。

框 20.1 2 型糖尿病的危险因素

不可控的风险因素	可控的风险因素
• 有患糖尿病的一级亲属(如母亲、父亲、兄弟、姐妹)	• BMI≥25kg/m^2(或≥23kg/m^2 的一些亚裔美国人)
• 年龄 45 岁或以上	• 久坐的生活方式或不活动
• 非裔美国人、西班牙裔/拉丁裔、美国印第安人、阿拉斯加原住民、亚裔美国人、夏威夷原住民或太平洋岛民	• 高血压
• 有多囊卵巢综合征或妊娠糖尿病史	• 心脏病或脑卒中
	• 低水平高密度脂蛋白胆固醇
	• 高水平甘油三酯

Data from Centers for Disease Control and Prevention (CDC). (2019). *Who's at risk*. Retrieved June 18, 2019; and National Institute of Diabetes and Digestive and Kidney Disease (NIDDK). (2016). *Risk factors for type 2 diabetes*. Retrieved June 18, 2019.

个体进行糖尿病检测。一旦个人年满 45 岁,他们的卫生保健人员应考虑对其进行糖尿病的常规检测。

与 1 型糖尿病不同,自身免疫反应不会引起 2 型糖尿病。这种形式的糖尿病是由胰岛素抵抗引起的,在某些情况下,会导致胰岛素不足。要么身体不能有效地使用产生的胰岛素,要么胰腺产生的胰岛素不足以覆盖葡萄糖负荷。一些 2 型糖尿病患者会同时出现胰岛素抵抗和胰岛素不足。最初,这些患者不需要外源性胰岛素;相反,他们依赖于健康的饮食、运动和口服药来进行疾病管理。2 型糖尿病是一种进行性疾病,许多患者最终需要胰岛素来控制血糖水平。之前,我们将 2 型糖尿病称为成人发病的糖尿病或非胰岛素依赖型糖尿病,因为主要在 40 岁以上的成年人中发病。然而,在

2002 至 2012 年期间,10~19 岁青少年 2 型糖尿病发病率相对年增长近 5%,所有少数民族的发病率都显著增加[4]。因

胰岛素:是胰腺 β 细胞产生的一种激素,附着在细胞膜上的胰岛素受体上,并使葡萄糖被细胞吸收。

高血糖症:血糖水平升高。

糖尿病酮症酸中毒(DKA):也称为酮症酸中毒,酮的产生过量;一种代谢性酸中毒,糖尿病未控制或因燃烧体内脂肪获取能量而导致饥饿的情况下发生;持续未控制可能导致昏迷和死亡。

外源性:来自身体外部。

此，这种疾病正日益成为一种导致儿童发病且不再被视为成人发病的疾病（参见文化思考"2 型糖尿病患病率"）。

许多患有 2 型糖尿病的成人和儿童能够通过控制体重、健康饮食和增加体育活动来改善症状。卫生保健人员和公众可以使用几种工具来确定个体患前驱糖尿病或 2 型糖尿病的风险。符合一定标准的个体可与其医疗保健团队一起筛查他们的糖尿病风险，并进行特定的诊断试验。表 20.1 总结了 1 型和 2 型糖尿病的主要区别。

妊娠糖尿病

妊娠糖尿病（GDM）是一种发生在妊娠中期或晚期的糖尿病，通常在分娩后血糖恢复正常。在妊娠前曾患有 1 型或 2 型糖尿病的孕妇不属于这一类。如果孕妇不仔细监测和管理自己的血糖，GDM 会增加母亲和胎儿并发症的风险。

🌐 **文化思考**

2 型糖尿病的患病率

糖尿病、糖耐量受损、肥胖，甚至心血管疾病（CVD）这些疾病一直困扰着成年人，现在开始以相似的方式困扰着美国儿童。

儿童

研究人员在 2008 年得出结论，胎儿时母亲患有糖尿病是导致儿童 2 型糖尿病患病率增加的一个因素，尤其是在不同种族群体中[1]。随着科学家继续关注这一研究人群，电视和电脑屏幕时间的延长正在成为与 HbA1c 水平升高高度相关的另一因素[2]。具有患 2 型糖尿病风险的种族包括非裔美国人、西班牙裔和拉丁美洲裔美国人以及美洲印第安人/阿拉斯加原住民。20 岁以下的 2 型糖尿病新病例每年超过 5 300 例[3]。

成人

疾病控制和预防中心监测美国不同种族前驱糖尿病、1 型糖尿病和 2 型糖尿病的患病率。此外，他们还分析了诊断结果与年龄、性别、受教育程度和社会经济水平的相关性。最新数据报告了 2013 年至 2015 年 18 岁以上成人不同种族糖尿病的患病率。与儿童相似，某些种族的成年人 2 型糖尿病的患病率高于白人、非西班牙裔人群[3]。风险增加的具体情况见下图。

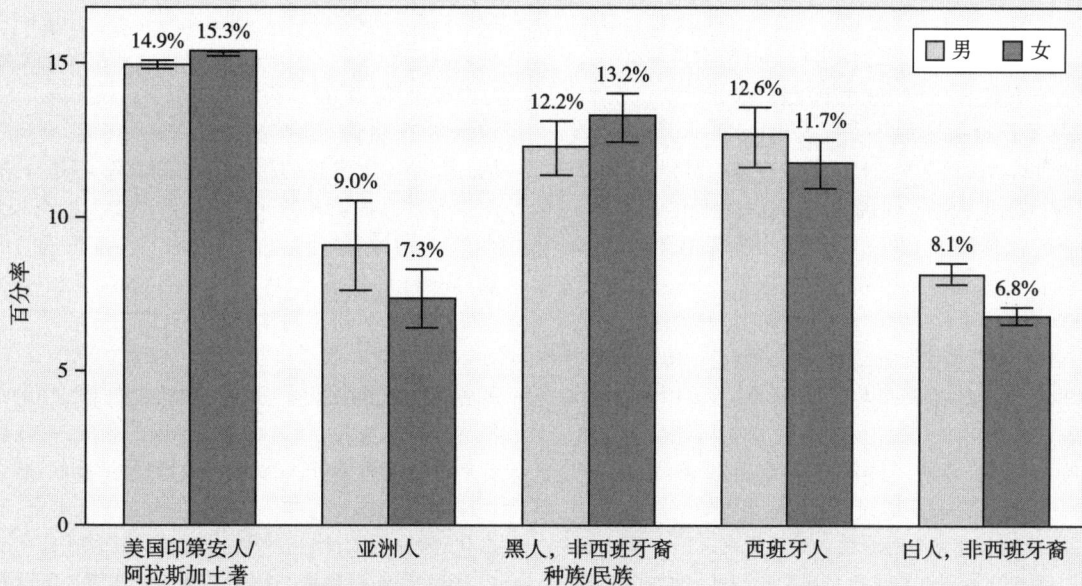

注意：误差条表示95%置信区间的上限和下限。

(From Centers for Disease Control and Prevention. [2017]. *National diabetes statistics report：Estimates of diabetes and its burden in the United States*. Atlanta：U.S. Department of Health and Human Services，CDC.)

参考文献

1. Dabelea, D., et al. (2008). Association of intrauterine exposure to maternal diabetes and obesity with type 2 diabetes in youth: The SEARCH Case-control study. *Diabetes Care, 31*(7), 1422–1426.
2. Li, C., et al. (2015). Longitudinal association between television watching and computer use and risk markers in diabetes in the SEARCH for Diabetes in Youth study. *Pediatric Diabetes, 16*, 38s–91.
3. Centers for Disease Control and Prevention. (2017). *National diabetes statistics report: Estimates of diabetes and its burden in the United States, 2017*. Atlanta: U.S. Department of Health and Human Services, CDC.

表 20.1 1 型糖尿病和 2 型糖尿病的区别

因素	1 型糖尿病	2 型糖尿病
种族	北欧血统人群的发病率增加	美国原住民、西班牙裔、非洲裔、亚裔、太平洋岛人的发病率最高
发病年龄	一般小于 30 岁,高峰在青春期前开始;可以发生在成年期	一般年龄超过 40 岁,但在较年轻时发病率增加;包括青年
体重	通常正常或体重过轻;无意识的体重减轻通常先于诊断;但肥胖不应排除诊断的可能	肥胖是一个危险因素;但瘦的人也会发生
治疗	需要胰岛素;长期方案包括坚持运动、健康饮食和体重管理,以预防或延迟并发症;仍会产生胰岛素抵抗	适当的减重目标为 5%~10%,健康饮食和增加身体活动;通常从口服降糖药开始,后期可能需要胰岛素控制血糖
β 细胞功能	胰岛素缺乏,可能基于生活方式的选择,发展成胰岛素抵抗;在"蜜月期"(诊断后约 1 年的时间内产生残余的胰岛素)后极少或不产生胰岛素	胰岛素抵抗可能导致胰岛素不足;2 型糖尿病是一种进行性疾病,胰岛素的产生通常会随着病程的延长而减少

American Diabetes Association. (2019). Standards of medical care in diabetes-classification and diagnosis of diabetes. *Diabetes Care*, *42* (Suppl. 1), S13-S28. Skyler, J. S., et al. (2017). Differentiation of diabetes by pathophysiology, natural history, and prognosis. *Diabetes*, *66*, 241-255.

持续的高血糖与宫内胎儿死亡和巨大儿风险增加有关。

孕妇 GDM 的发病率约 7.6%[5]。GDM 的危险因素与 2 型糖尿病相似(参照表 20.1)。卫生保健人员应在孕妇第一次产前检查期间通过测量空腹血糖和糖化血红蛋白 A_{1c}(HbA$_{1c}$)来筛查 GDM 高危人群。卫生保健人员将在此期间符合糖尿病诊断标准的妇女诊断为糖尿病(通常是 2 型),而不是妊娠糖尿病。所有不清楚是否患有糖尿病或处于高风险的妇女,应在妊娠 24~28 周之间进行葡萄糖耐量测试[2,6]。GDM 的筛查方案见第 10 章"妊娠糖尿病"部分。

GDM 患者管理血糖的一线治疗包括医学营养治疗(MNT)、身体活动和血糖自我监测。建议规律检测,并达到以下目标:空腹血糖低于 95mg/dl;**餐后** 1 小时血糖低于 140mg/dl 和餐后 2 小时血糖低于 120mg/dl[6,7]。卫生保健团队每周检查一次结果,如果血糖持续超过目标水平,则一线治疗起始于胰岛素治疗。过去,由于担心致畸作用,卫生保健人员为 GDM 患者开具处方时避免使用口服降糖药。但是,如果 GDM 患者拒绝使用胰岛素或无法负担胰岛素费用,或医疗团队担心患者没有能力安全使用胰岛素,他们可能会考虑使用口服药物[6]。研究表明,与胰岛素治疗相比,应用口服药物治疗 GDM 的母亲和胎儿结局更差。但当不能应用胰岛素治疗时,口服药物可能是一种合适的替代方案[6,8,9]。卫生保健人员告知患者口服药物的风险是非常重要的,例如口服药物疗效低、药物穿过胎盘及对后代未知的长期影响[6]。

将血糖控制在目标范围内,患者可以大大降低自己和婴儿发生 GDM 并发症的风险。糖尿病管理指南还建议患有 GDM 的女性保持健康的体重或体重增加模式,并参与卫生保健人员的随访。GDM 患者下次妊娠合并糖尿病的风险更大,并且后期更容易发展为 2 型糖尿病。ADA 建议在产后 4~13 周通过 75g 口服葡萄糖耐量试验(OGTT)随访血糖水平;如果 OGTT 结果在正常范围,根据其他危险因素,卫生保健人员可以进一步评估使用诊断试验(如糖化血红蛋白、空腹血糖或 75g OGTT 试验)[6,7]。分娩后继续遵循健康饮食、定期体育活动和体重管理等建议以调整生活方式,将患 2 型糖尿病的风险降至最低[10]。

其他类型的糖尿病

许多影响胰腺的疾病或药物可能会引起继发性糖尿病,包括以下因素:

- 单基因糖尿病综合征:β 细胞或胰岛素作用缺陷可导致几种形式的糖尿病。这些类型的胰岛素没有 1 型糖尿病自身免疫破坏的特征。科学家们至少已经发现了 11 个基因位点突变,尽管不影响胰岛素的功能,却影响胰岛素的分泌。其他不太常见的胰岛素功能缺陷(不是分泌量缺陷)也会导致高血糖和糖尿病。这两种类型的糖尿病包括 6 个月以下诊断的新生儿糖尿病和青少年发病的成人糖尿病(MODY)。这一人群占糖尿病患者的比例不到 5%,但通过基因检测进行正确诊断对于合理治疗和减少并发症至关重要[2]。

- 胰腺损伤或胰腺疾病:任何引起胰腺细胞损伤的状况都可能导致糖尿病,包括影响胰岛细胞的肿瘤;一些病原体引起的急性病毒感染,如腮腺炎病毒;胆道疾病、胆结石或酒精中毒引起的急性胰腺炎;慢性胰腺功能不全,如囊性纤维化;胰腺手术;以及严重的外伤性腹部损伤。

- 内分泌疾病:胰岛素与体内其他几种激素一起作用。生长激素、皮质醇、胰高血糖素和肾上腺素等激素都对胰岛素具有拮抗作用。因此,患有**库欣综合征**、**胰高血糖素瘤**、**嗜铬细胞瘤**和甲状腺功能亢进等疾病的患者可能会因过量产生胰岛素拮抗激素而导致高血糖症。

- 药物或化学诱导的糖尿病:包括器官移植手术后,为防止器官排斥反应使用类固醇和免疫抑制方案。服用此类药物和预防器官排斥反应的好处远远超过可能患糖尿病、需要药物治疗的风险。此外,某些药物和毒素会损害胰岛素分泌或胰岛素功能。以下药物和毒素与易感个体的糖耐量受损和糖尿病有关:鼠毒、喷他脒、烟酸、糖皮质激素、甲状腺激素、噻嗪、二氮嗪、苯妥英钠、β-肾上腺素能激动剂和 α-干扰素[2]。

> **餐后**：指进食后；通常是饭后 1~2 个小时。
> **库欣综合征**：肾上腺皮质过度分泌糖皮质激素；症状和并发症包括蛋白质流失、肥胖、疲劳、骨质疏松、水肿、毛发过度生长、糖尿病和皮肤变色。
> **胰高血糖素瘤**：在胰腺 α 细胞中发现的一种非常罕见的神经内分泌肿瘤，会导致胰高血糖素的过量产生；可能以糖尿病、体重减轻、高水平的胰高血糖素和低氨基酸血症为特征。
> **嗜铬细胞瘤**：是肾上腺髓质或交感神经系统的一种肿瘤，其中受影响的细胞分泌过量的肾上腺素或去甲肾上腺素，并引起头痛、高血压和恶心。

葡萄糖耐量受损

ADA 将空腹血糖水平高于正常水平（≥100mg/dl）但低于糖尿病临床诊断水平（≥126mg/dl 和/或糖化血红蛋白为 5.7%~6.4%）的个体定义为糖耐量受损（IGT），也称为糖尿病前期[2]。IGT 的危险因素与 2 型糖尿病相似。ADA 和美国疾病预防控制中心（CDC）提供了几种针对 IGT 和/或 2 型糖尿病的自我管理筛查工具。ADA 建议所有人从 45 岁开始进行 IGT 筛查，如果其 BMI≥25kg/m²（或亚裔美国人的 BMI≥23kg/m²），并有一种或多种 2 型糖尿病的危险因素，则应更早进行。如果血糖测试结果在正常范围内，ADA 建议每 3 年测试一次，除非风险因素或其他条件发生变化。如果结果在 IGT 范围内（即空腹血糖为 100~125mg/dl），卫生保健人员应每年对患者进行筛查[2]。IGT 是 2 型糖尿病和心血管疾病（CVD）发展的一个重要危险因素。糖尿病预防计划（DPP）表明，患有 IGT 的超重成年人可以通过适当减重（体重的 5%~10%）和规律的体育锻炼（每周至少 150 分钟）将患 2 型糖尿病的风险降低 58%[11]。这种风险的降低会持续多年。研究人员发现，干预 10 年参与者的风险降低了 34%，干预 15 年参与者的风险降低了 27%[12,13]。有氧运动和抗阻训练是治疗中尤为重要的部分，它们能够增加骨骼肌的胰岛素敏感性和葡萄糖的利用[14,15]。

IGT 患者通常有一系列复杂的潜在疾病（如血脂异常、肥胖、高血压、慢性炎症），这些疾病相互叠加，形成代谢综合征（代谢综合征的诊断标准见表 19.1）。一项 DPP 随访 10 年研究中，与未参加 DPP 的匹配人群相比，参与者适度身体活动水平更高、久坐时间更少[16]。这些结果表明生活方式干预计划对长期行为改变的影响。这对代谢综合征的个体尤其重要，并表明随着时间的推移，缓慢和适度的改善（例如，更多的身体活动和更少的久坐行为）可以帮助减少成年后许多慢性疾病的风险，包括糖尿病、CVD、高血压和代谢综合征。

一些生活方式干预方案（基于最初的 DPP[11]）可用于帮助个人进行适度的减重，并预防或延缓 2 型糖尿病的发生。

美国疾病控制与预防中心管理国家糖尿病预防计划课程，并提供一个项目定位器，提供现场和虚拟项目，以满足个人偏好。

糖尿病的症状

始发症状

糖尿病的早期症状主要包括 3 个：①口渴增加（多饮）；②排尿增加（多尿）；③饥饿感增加（多食）。无意识的体重减轻多见于 1 型糖尿病，有时未确诊 2 型糖尿病后期患者也会发生。其他症状包括视力模糊、疲劳、脱水、皮肤刺激或感染，以及全身虚弱和无力。由于上述症状是多年逐渐发展而来，2 型糖尿病患者往往无法识别这些体征。通常，2 型糖尿病患者在诊断时就已经出现一些与糖尿病相关的长期并发症。

实验室检查

实验室检查显示高血糖、葡萄糖耐量试验异常、糖化血红蛋白升高和糖尿（即尿液中含葡萄糖）。虽然尿中葡萄糖的排泄与血糖水平的升高相关，但它在 2 型糖尿病患者中并不像 1 型糖尿病患者那样敏感[17]。糖化血红蛋白 A1c，通常缩写为 HbA1c 或 A1c，代表 3 个月内的血糖水平。HbA1c 在 5.7%~6.4% 范围内的个体患有 IGT，并且进展为糖尿病的风险非常高[2]。HbA1c 水平为 6.5% 或以上，提示患有糖尿病。框 20.2 概述了糖尿病的诊断标准，表 20.2 提供了糖化血红蛋白值与血糖水平之间的相关性。表 20.3 总结了大多数成人糖尿病患者的血糖建议值。

框 20.2　糖尿病的诊断标准

> **糖尿病的诊断标准**
>
> FPG≥126mg/dl（7.0mmol/L）。禁食指至少 8 小时内无能量摄入。[a]
> 或者
> OGTT 期间 2h PG≥200mg/dl（11.1mmol/L），该检查应按照 WHO 的标准，检测含有相当于 75g 无水葡萄糖溶解于水中后的葡萄糖负荷。[a]
> 或者
> HbA1c≥6.5%（48mmol/mol），该检查应在实验室进行，使用 NGSP 认证和 DCCT 检测标准化的方法。[a]
> 或者
> 对于有典型高血糖或高血糖危象症状的患者，随机血糖≥200mg/dl（11.1mmol/L）。

DCCT，糖尿病控制和并发症试验；FPG，空腹血糖；OGTT，口服葡萄糖耐量试验；WHO，世界卫生组织；2h PG，2 小时血糖。

[a] 在没有明确的高血糖的情况下，诊断需要来自同一样本或两个单独的检测样本的两个异常检测结果。

American Diabetes Association. (2019). Standards of medical care in diabetes-2019：Classification and diagnosis of diabetes. *Diabetes Care*, *42*(Suppl.1)，S13-S28.

表 20.2　糖化血红蛋白与估计的葡萄糖平均水平的相关性

HbA$_{1c}$	估计葡萄糖平均水平	
	MG/dl	mmol/L
6	126	7.0
7	154	8.6
8	183	10.2
9	212	11.8
10	240	13.4
11	269	14.9
12	298	16.5

Mayo Clinic. (Reviewed 2018, December 18). *HbA1c test*. Retrieved June 1, 2019.

表 20.3　大多数成人糖尿病患者的血糖建议

参数	建议
糖化血红蛋白水平	<7.0%[a]
空腹血糖水平	80~130[a]mg/dl
	(3.9~7.2mmol/L)
餐后血糖水平峰值(餐后 1~2 小时)	<180[a]mg/dl
	(<10.0mmol/L)

[a] 较严格的血糖目标对于某些人可能更为适合,可以根据以下情况进行调整:

- 糖尿病持续时间
- 患者的年龄和预期寿命
- 合并症
- 已知的心血管疾病或晚期-微血管并发症
- 无意识低血糖
- 患者个体因素

From American Diabetes Association. (2019). *Standards of medical care in diabetes—2019: Glycemic targets. Diabetes Care, 42* (Suppl. 1), S61-S70.

糖尿病的代谢模式

能量供应与血糖控制

能量供应

细胞能量的主要来源是葡萄糖,而糖尿病对糖代谢的影响最为突出,同时,整个能量系统也产生了变化,包括每种产能营养素(即碳水化合物、脂肪和蛋白质)。正常葡萄糖代谢的 3 个基本阶段如下:

1. 与糖原最初的交换(糖原分解),并还原为更小的中心化合物(糖酵解途径)。

2. 与其他两种产生能量的营养素——脂肪和蛋白质——产生联系(丙酮酸链接)。

3. 最终共同产能(柠檬酸循环和电子传递链)。

血糖管理

由于葡萄糖是机体首选的供能物质,尤其是大脑和红细胞,只有将血糖水平控制在推荐范围内才能保证良好的健康状况,以确保足够的循环血糖来满足持续的能量需求(甚至是睡眠期间的基本代谢能量需求)。图 20.1 显示了不同血糖浓度水平下葡萄糖来源和利用的平衡状态。

血糖的来源　为确保持续为机体提供能量,以下是机体葡萄糖的两种来源:

- 膳食摄入:食物中产生能量的营养物质(即碳水化合物、脂肪和蛋白质的碳骨架;参见第 2 章到第 6 章)。
- 糖原:肝脏和肌肉中储存的糖原不断转换的备用来源(即糖原分解;见第 2 章、第 5 章和第 6 章)。

血糖的利用　机体根据需要在以下过程中利用葡萄糖:

- 在细胞氧化过程中燃烧,以获得即时的能量需要(即糖酵解)。
- 将其转换为糖原(即糖原生成),它会暂时储存在肌肉和肝脏中,然后释放转变成葡萄糖,以满足短期的能量需求。
- 将其转化为脂肪,在脂肪组织中储存较长的时间(即脂肪生成)。

图 20.2 总结了葡萄糖的代谢途径。

胰腺激素的调控

胰腺胰岛的特定细胞分泌的 3 种激素共同调节血糖水平,包括胰岛素、胰高血糖素和生长抑素。胰岛的 β 细胞产生胰岛素,约占每个胰岛腺体的 60%。图 20.3 为人类胰岛细胞的具体分布。

胰岛素　胰岛素是调控血糖水平的主要激素,通过以下作用来实现:

- 促进细胞对循环中的葡萄糖的摄取
- 促进糖原的合成
- 促进脂肪的合成
- 抑制脂肪和蛋白质的分解
- 促进骨骼肌对氨基酸的摄取,从而增加蛋白质的合成
- 使细胞根据需要燃烧葡萄糖以获得持续的能量

胰高血糖素　胰高血糖素是一种与胰岛素作用相反的激素,以达到血糖调控的整体平衡。**低血糖**会引发肝脏中糖原的快速分解(即糖原分解)。该作用会在睡眠或空腹时根据需要提高血糖浓度,以保护大脑和其他组织。胰高血糖素产生于胰岛的 α 细胞,这些细胞排列在每个腺体的外缘,约占胰腺体总细胞质量的 30%。护理人员可以使用胰高血糖素注射剂作为严重低血糖的速效药,尤其是针对反应迟钝的患者。

生长抑素　生长抑素是一种胰腺激素,可作为影响血糖水平的其他几种激素的裁判。生长抑素在胰岛的 δ 细胞中产生,分散在 α 和 β 细胞之间,约占每个胰岛的 10%。生长抑素抑制胰岛素、胰高血糖素和其他胃肠激素(例如、胃泌素、胆囊收缩素)的分泌。由于它在调节血糖水平方面具有更广泛的功能,身体的其他部位(例如下丘脑)也会产生生长抑素。

糖尿病高血糖的异常代谢

当胰岛素作用不足或缺乏时,3 种宏量营养素之间会出现失衡及代谢异常。

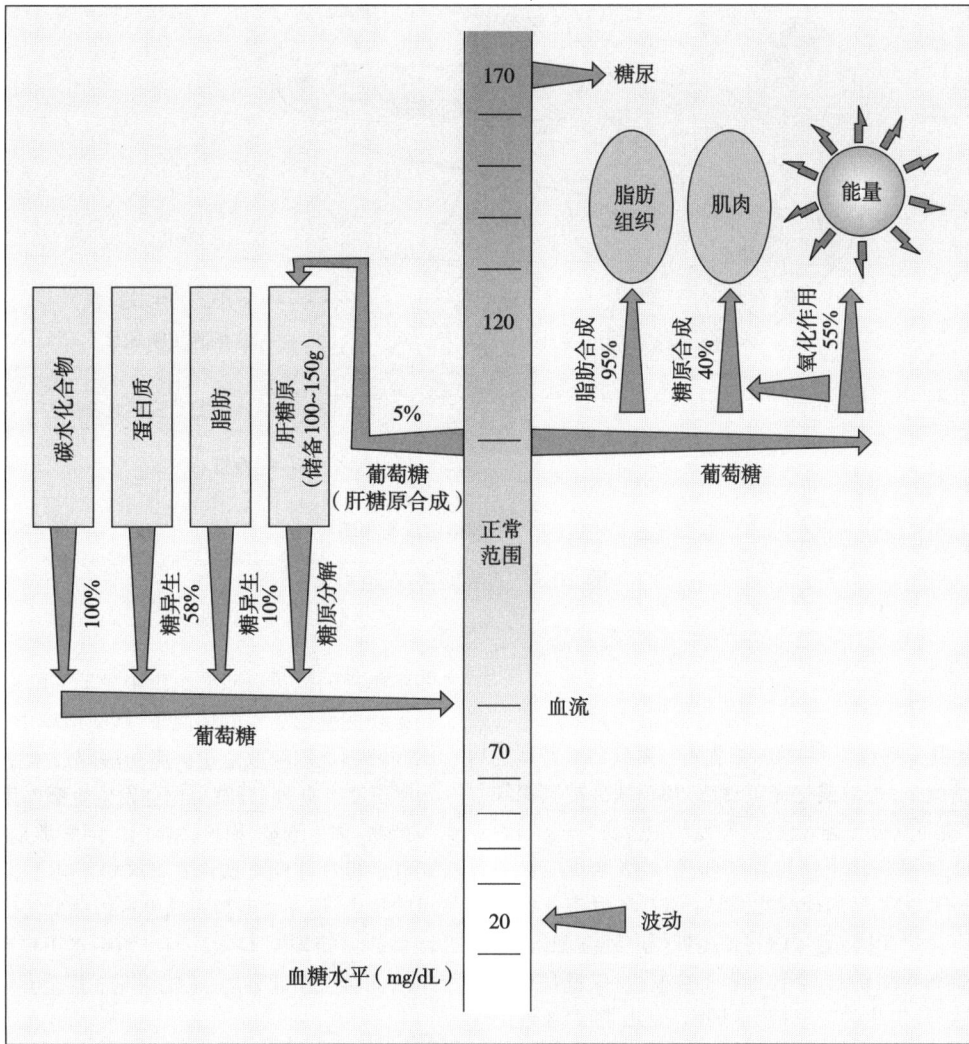

图 20.1　血糖来源（如食物、储存的糖原）和常规的调控途径

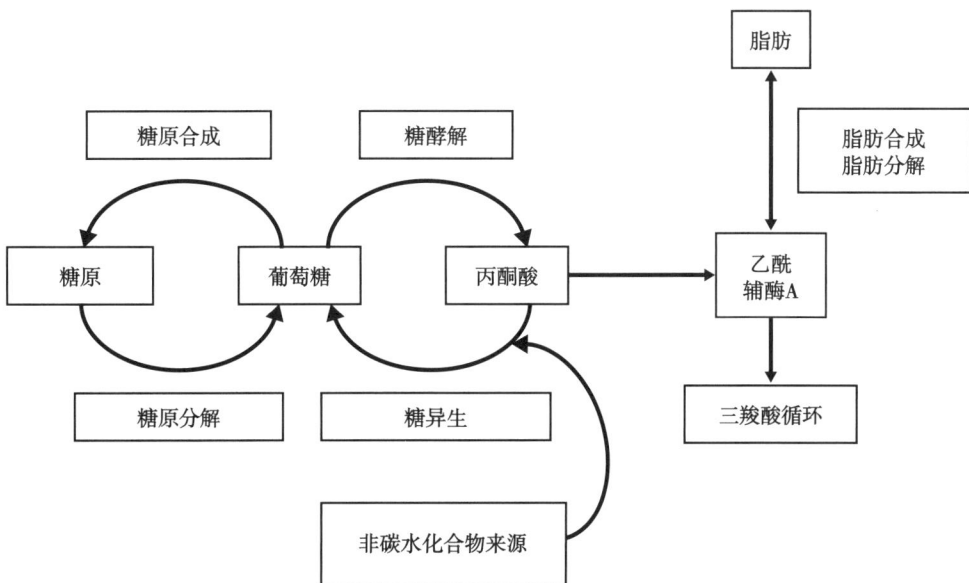

图 20.2　葡萄糖的代谢

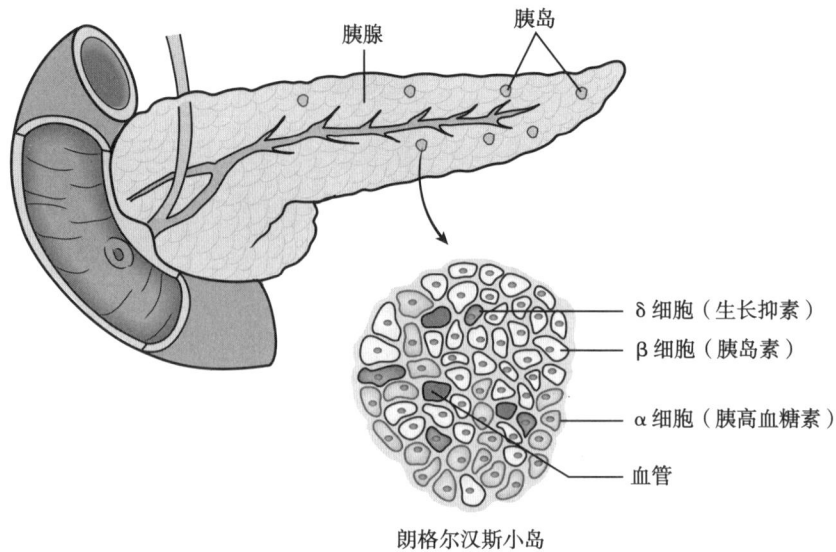

图 20.3　胰腺朗格汉斯胰岛

葡萄糖

与身体的其他部位不同,胰腺细胞不需要胰岛素转运葡萄糖。通常情况下,饭后或吃完零食后,葡萄糖会被胰腺细胞吸收,触发胰岛素分泌进入血液,并循环至全身,一旦与附着在细胞膜上的胰岛素受体位点结合,信号级联反应被启动,细胞内的 GLUT4 囊泡磷酸化,随后 GLUT4 囊泡迁移到细胞膜。最终,GLUT4 转运蛋白将葡萄糖摄取到细胞内(图 20.4)。如果胰岛素缺乏,这个过程就不会发生;或者存在胰岛素抵抗,该过程发生的效率就会降低。因此,随着血液中葡萄糖浓度的增加,细胞实质上存在葡萄糖的缺乏,从而导致高血糖症。

脂肪

胰岛素促进脂肪合成,并抑制脂肪分解。本质上,当血糖充足且胰岛素功能正常时,机体优先利用葡萄糖来供能,

并将额外的能量以脂肪组织中甘油三酯形式储存备用。在缺乏功能性胰岛素的情况下,脂肪组织中的脂肪分解增加,脂肪酸燃烧以获取能量。脂肪酸释放入血会导致甘油三酯水平升高。此外,肝脏中也会发生**生酮作用**。脂肪代谢的中间产物,称为**酮类**,积聚在体内。因酮类是酸性的,过量积累会导致糖尿病酮症酸中毒(DKA)。DKA 对 1 型糖尿病患者风险很大,但在 2 型糖尿病患者中很少发生。尿液中**丙酮**阳性是高血糖控制不佳及酮症酸中毒不良发展的指标之一。DKA 可能会引起昏迷,某些情况下甚至会导致死亡。

蛋白质

在胰岛素缺乏的情况下,蛋白质组织也会被分解为机体供能,从而导致体重减轻、肌肉无力和尿氮丢失。

长期并发症

慢性高血糖会导致糖尿病相关的长期并发症,主要与重

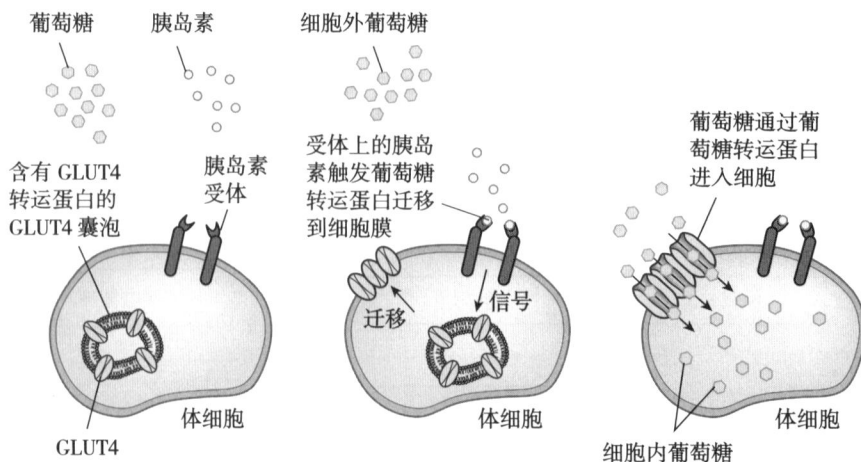

图 20.4　胰岛素通过葡萄糖通道使葡萄糖进入细胞

要器官的微血管和大血管功能障碍有关。控制血糖水平有助于将此类并发症的风险降至最低,或延迟其并发症的发生。表 20.3 列出了大多数成人糖尿病患者的血糖建议值。

视网膜病变

视网膜病变涉及视网膜小血管的损害,常导致视网膜小出血,包括黄色、蜡状分泌物或视网膜脱离。糖尿病视网膜病变是成人失明的主要原因,却很少有预警信号。随着高血糖的持续存在,视网膜病变的风险显著增加。到 2050 年,患有糖尿病视网膜病变的人数预计将从 2010 年的 770 万人增加到 1 460 万人,几乎翻了 1 倍[18]。诸如激光光凝治疗的一些治疗方式可以延缓或预防这种情况的发生。因此,持续的眼部评估是护理计划的重要组成部分。ADA 建议 1 型糖尿病患者在诊断后 5 年内进行首次眼部检查,而 2 型糖尿病患者应在诊断后不久进行首次眼部检查。检查后,对于没有视网膜病变的患者,应每 1~2 年进行一次复查;对于有视网膜病变的患者,应每年进行一次复查[19]。糖尿病早期阶段的严格血糖管理对长期健康至关重要。在一项关注早期和强化血糖管理的研究中,参与者维持视力、减少视网膜病变进展和严重糖尿病视网膜病变的同时,提高了生活质量,持久获益[19,20]。

不要将视网膜病变与视力模糊相混淆,视力模糊可作为糖尿病的早期症状之一。眼液中葡萄糖浓度的增加会导致眼睛弯曲的光折射表面发生短暂的变化,从而发生视力模糊。血糖管理通常会改善这种暂时性视力受损的症状。

肾病

与视网膜病变一样,高血糖也会损害肾脏的小血管。在美国,糖尿病是终末期肾脏疾病的主要原因之一。大约 36%的糖尿病患者会发展为慢性肾病(CKD),分期为 1~4 期[1]。糖尿病肾病的诊断依据为出现**蛋白尿**或估算的**肾小球滤过率(eGFR)**降低[19]。肾病和终末期肾病是无法治愈的,却可以通过血糖管理和抗高血压治疗而减缓疾病的进展[21,22]。筛查建议与视网膜病变相似,1 型糖尿病患者诊断后 5 年内进行,2 型糖尿病患者诊断时进行,随后对其进行年度随访[19]。

神经病变

糖尿病是引起神经病变最常见的原因之一。也有证据表明,许多 IGT 患者在血糖水平高到足以诊断糖尿病之前就会发生神经病变[23,24],表明全身小神经对慢性高血糖具有高度敏感性。

神经损伤最常见的是周围神经系统损伤,尤其是腿和脚。对于某些人来说,会导致刺痛感,疼痛增加,最终使受损神经失去感觉。多达一半的糖尿病性神经病变患者没有症状。神经感觉的丧失会进一步导致组织损伤和感染,如瘀伤、烧伤和更深的**蜂窝织炎**。无症状的患者发生并发症的风险特别高。截肢和足部溃疡是严重神经病变最常见的结果。每年有超过 10 万的糖尿病患者进行下肢截肢,即每 1 000 名糖尿病患者中就有 5 人进行下肢截肢[21]。自主神经病变也会导致重要的临床问题,如低血糖意识不足、胃轻瘫、直立性低血压、勃起功能障碍、便秘或腹泻和膀胱功能障碍[25]。神经病变最重要的治疗方式是强化血糖管理进行预防和保持健康的生活方式。筛查建议与其他微血管疾病相同:1 型糖尿病患者诊断后 5 年内进行和 2 型糖尿病患者诊断时进行,随后均每年随访一次[19]。

心脏病

CVD 是糖尿病患者死亡的主要原因,其死于心脏病或脑卒中的风险几乎是非糖尿病患者的两倍[26,27]。糖尿病患者的医疗护理标准包括预防和管理 CVD 的建议,尤其针对血脂水平、血压控制、阿司匹林使用、减重和戒烟的生活方式改变[26]。血糖控制与大血管并发症(如血脂异常和高血压)的相关性不如与糖尿病的其他长期微血管并发症(如视网膜病变、肾病、神经病变)相关性大。然而,高血糖和血脂异常的共病状态极大地增加了 CVD 的风险;因此,对 CVD 的评估和治疗必须成为糖尿病患者整体卫生保健计划的一部分。

血脂异常 甘油三酯水平升高和高密度脂蛋白(HDL)胆固醇水平降低是 2 型糖尿病患者血脂异常的特征。血脂异常的管理重点如下:①改变生活方式,重点是减少饱和脂肪酸和避免反式脂肪酸;增加 omega-3 脂肪酸、黏性纤维和植物甾醇/甾醇的摄入量;如果必要,需减轻体重;增加体力活动;②降低低密度脂蛋白胆固醇水平;③降低甘油三酯水平[26]。第 19 章讨论了改善成人血脂状况的饮食和生活方式建议;根据其他因素,糖尿病患者可能会采取更严格的建议。

低血糖:低血糖水平;糖尿病管理中的一种严重疾病,需要立即快速摄入葡萄糖以使血糖提高到安全水平。

GLUT4:一种胰岛素调节蛋白,负责将葡萄糖转运到细胞中。

生酮作用:一种代谢途径,可产生酮体作为身体的替代能源;当碳水化合物储存量显著减少时,身体会分解脂肪酸,这些脂肪酸会转化为丙酮、乙酰乙酸和 β-羟基丁酸酯。

酮类:一类有机化合物的化学名称,其中包括三种酮酸碱,它们是脂肪代谢的中间产物。

丙酮:缺乏管理的糖尿病患者分解脂肪供能而产生的一种主要的酮类化合物;糖尿病患者定期进行尿丙酮测试,可以监测酮体的产生。

蛋白尿:尿白蛋白高于正常水平;医疗保健团队将其作为诊断和监测肾脏疾病的临床指标。

肾小球滤过率(eGFR):用以评估肾脏的功能。

蜂窝织炎:指由损伤、擦伤或压疮引起感染的软组织或结缔组织的弥漫性炎症;护理不良可能导致溃疡、脓肿或坏疽。

血糖控制:个体化管理血糖水平。

高血压 73.6% 的成人糖尿病患者患有高血压,是微血管并发症的主要危险因素。糖尿病和高血压患者的 CVD 死亡率显著提高,因此血压评估和治疗成为卫生保健计划的重要组成部分。对于患 CVD 和糖尿病风险较高的成年人,目标血压应低于 130/80mmHg(如果可以安全实现)[26]。医疗保健小组应该鼓励糖尿病患者通过改变生活方式来降低血压,比如减少钠的摄入量;减重(如需要);增加水果、蔬菜和低脂乳制品的摄入(即遵循 DASH 饮食;见第 19 章);减少酒精摄入;增加身体活动水平。

糖尿病的综合管理

早期检测和监测

糖尿病管理的指导原则是早期发现和预防并发症。社区筛查和年度体检有助于识别血糖水平升高的人,空腹血糖或糖化血红蛋白检测和医学评估均有益。HbA$_{1c}$ 测定(正常值<5.7%)常作为评估糖尿病的长期管理和控制效果的有效指标。在红细胞的整个生命周期中,葡萄糖均会附着在血红蛋白分子上,因此 HbA$_1$ 可以反映前 3 个月的平均血糖水平。糖胺和糖化白蛋白检测有时也用于诊断[28]。然而,糖化血红蛋白是监测当前血糖管理和并发症风险的最常用的评估工具。

管理的基本目标

卫生保健团队包括医生、执业护士、医生助理、护士、营养师、药剂师和具有糖尿病专业知识的心理卫生专业人员。许多管理实践按照糖尿病自我管理教育(DSME)项目执行,本章稍后介绍。在管理糖尿病患者时,应达到以下目标。

血糖管理和药物治疗

目标旨在使患者避免血糖管理不佳出现的症状:高血糖、低血糖和糖尿。具体措施包括药物(如胰岛素注射、口服药物)、健康饮食、定期身体活动和血糖监测等。持续管理血糖达到目标有助于降低慢性并发症的风险。尽管本书没有介绍所有的药物,但简要总结如下。

外源性胰岛素 目前可以选择的药物包括几种不同作用时间的胰岛素(表 20.4)。医疗保健团队会根据患者的生活方式、日常生活习惯和财务预算来选择胰岛素治疗方案(参见扩展阅读"不同类型胰岛素的比较"),并教育患者外源性胰岛素如何在体内起作用,以及其作用与食物摄入量和身体活动的关系。培训科学的胰岛素注射技术、储存和注射时间同样重要。除了使用针头和注射器或胰岛素笔进行标准注射外,也可以应用胰岛素泵(图 20.5)。胰岛素泵疗法按照预先设定的速率,向机体持续输送胰岛素,更接近自然胰岛素的分泌。进餐时,患者可以根据碳水化合物的摄入量,

表 20.4 胰岛素类型

类型	例子	作用开始	作用峰值	作用时间
速效(推注胰岛素)	Fiasp(门冬胰岛素) NovoLog(门冬胰岛素) Apidra(赖谷胰岛素) Humalog(赖脯胰岛素),u100 Humalog(赖脯胰岛素),u200	15 分钟	30~90 分钟	3~5 小时
短效(常规)(推注胰岛素)	Humulin R Novolin R	30~60 分钟	2~4 小时	5~8 小时
中效(基础胰岛素)	Humulin N(NPH) Novolin N(NPH)	1~2 小时	8 小时	12~16 小时
长效(基础胰岛素)	Lantus(甘精胰岛素) Basaglar(甘精胰岛素) Levemir(地特胰岛素)	1~3 小时	无	20~26 小时
超长效(基础胰岛素)	Tresiba(德谷胰岛素),u100 Tresiba(德谷胰岛素),u200 Toujeo(甘精胰岛素),u300	1~6 小时	无	36~42 小时
预混(中效和普通短效)	Humulin 70/30 Novolin 70/30	30~60 分钟	变化	10~16 小时
预混赖脯胰岛素鱼精蛋白悬液(中效)和赖脯胰岛素(速效)	Humalog Mix 75/25 Humalog Mix50/50	10~15 分钟	变化	10~16 小时
预混门冬胰岛素鱼精蛋白悬液(中效)和门冬胰岛素(速效)	NovoLog Mix70/30	5~15 分钟	变化	10~16 小时

除非另有说明,所列的所有胰岛素均为 u100。

American Diabetes Association. (2019). *Insulin basics*. Retrieved May 30, 2019; Cleveland Clinic. (2018). *Injectable insulin medications*. Retrieved May 30, 2019; Novo Nordisk. (2018). *Fiasp* (PDF packet insert). Retrieved May 30, 2019, from www.novo-pi.com/fiasp.pdf; and NIDDK. (2016). *Insulin, medicines & other diabetes treatments*. Retrieved May 30, 2019.

扩展阅读

不同类型胰岛素的比较

　　患者日常用药可以灵活地使用速效胰岛素、常规胰岛素或长效类胰岛素。个人的特定需求决定胰岛素的用量。使用速效或常规胰岛素(即餐时胰岛素)时,根据饮食中碳水化合物的量,计算进餐时所需胰岛素的量。每天注射一次或两次长效胰岛素(即基础胰岛素),可以满足胰岛素的需求。各种类型胰岛素的起效、峰值和持续时间见表20.4。速效、常规、中效和长效胰岛素的活性时效见下图。

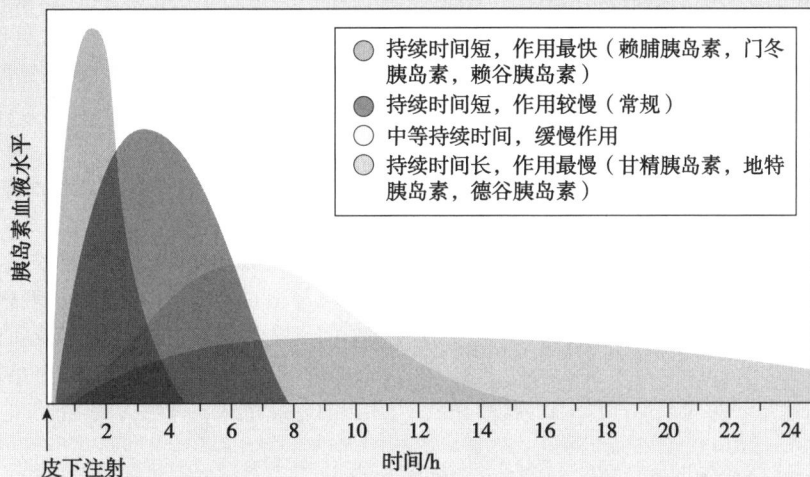

　　糖尿病患者可以使用刺破手指测量的血糖仪或者每5分钟报一次读数的连续血糖仪来监测血糖水平。一天当中,根据当前的血糖水平、碳水化合物摄入量、工作时间表和活动水平调整其胰岛素剂量。一些患者通过胰岛素泵将胰岛素持续输送到皮肤的皮下层(而不是每日多次注射)。

　　患者可以运用速效或常规胰岛素(餐时)和中效胰岛素(基础)组合的混合胰岛素方案来满足一天的胰岛素需求。该方案每天需要的注射次数更少,也更简便。如果考虑成本,选择混合胰岛素方案更便宜,但规律的时间表至关重要,以预防低血糖的发生。因胰岛素发挥作用持续一定时间,一旦患者注射了混合的胰岛素,必须每天固定时间吃饭,每餐进食碳水化合物的量相近,避免跳餐,并在每天同一时间注射胰岛素。

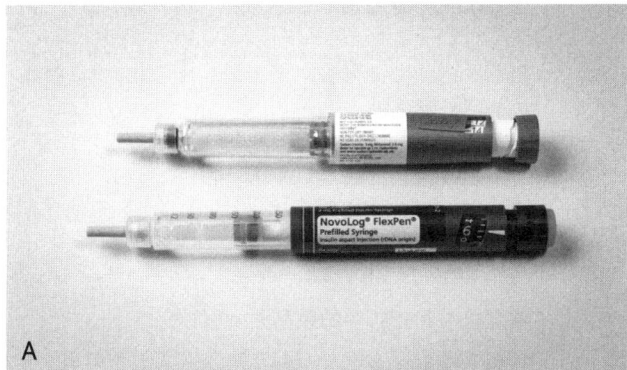

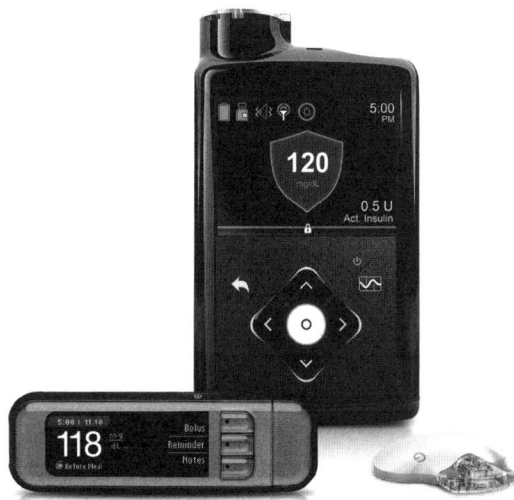

图 20.5 (A)用于胰岛素注射的预装胰岛素笔示例。(From Lilley, L. L., et al.［2020］. *Pharmacology and the nursing process*［9th ed.］. St. Louis：Elsevier.)(B)MiniMed 670G 和 Guardian3 连续血糖监测传感器

使用胰岛素泵来输注少量胰岛素。

口服和非胰岛素注射药物 几种非胰岛素药物通过不同的机制来控制 2 型糖尿病患者的血糖水平(表 20.5)。ADA、美国临床内分泌学家协会等多个组织制定标准,以协助医生决定使用哪种药物、何时添加另一种药物以及何时开始使用胰岛素等。患者的日常生活习惯、方式和个人偏好都是医疗团队开具药物时需要考虑的重要因素。低血糖风险、药物成本、药物剂量和用药时机等因素对于提高药物依从性和临床结局都很重要[29]。药物-营养素相互作用 "SGLT2 抑制剂和血糖控制" 描述了这样一类降糖药物的作用。

最佳营养

在保健的基本目标中,第二个目标是保持健康的饮食模式,以保证最佳的健康、充分的生长和发育和保持适宜的体重。MNT 是糖尿病管理和预防整个生命周期并发症的重要组成部分,将在本章后面详细讨论。

身体活动

目前建议成年糖尿病患者每周至少进行 150 分钟的中等强度有氧运动(即最大心率的 50%~70%)。理想情况下,每周至少锻炼 3 天,连续不超过 2 天不锻炼。此外,在没有禁忌证的情况下,鼓励糖尿病患者每周至少进行两次阻抗训练[30]。规律的中等强度运动可以帮助 1 型或 2 型糖尿病患者控制血糖水平,并降低 CVD、高脂血症、高血压和肥胖的风险。如果患者出现糖尿病的长期并发症,如视网膜病变、神经病变或 CVD,某些类型的运动可能是禁忌的。医疗保健人员可以为其制订个性化的计划,以最大获益。1 型糖尿病患者可能会经历高糖变异性,取决于运动的类型和持续时间。更多内容请参阅 "身体活动和血糖管理"。

糖尿病自我管理的教育与支持

血糖管理在预防或延缓慢性高血糖长期并发症方面发挥着重要作用,日常自我管理是一个关键因素。全面的糖尿病教育计划促进自我管理技能的发展,并使个人的日常管理获得更健康的结局[31]。糖尿病护理和教育专家应在四个关键时间点提供糖尿病自我管理教育和支持(DSME/S):①诊断时;②教育、营养和情感需求年度评估期间;③当新的复杂因素影响自我管理时;④保健发生改变时[32]。

表 20.5   口服和非胰岛素注射药物

药物类别	例子	作用
α-葡萄糖苷酶抑制剂	阿卡波糖 米格列醇	减缓了淀粉的分解和吸收,从而延缓了饭后血糖水平的上升
胰蛋白酶激动剂(可注射)	普兰林肽	抑制胰高血糖素的产生,防止餐后高血糖;减缓胃排空
双胍	二甲双胍 二甲双胍缓释	抑制肝葡萄糖的产生
二肽基肽酶-4 抑制剂	阿格列汀 利格列汀 沙格列汀 西他列汀	防止 GLP-1 化合物分解 降低葡萄糖,增加胰岛素分泌并抑制胰高血糖素的产生
胰高血糖素样肽-1 受体激动剂(可注射)	艾塞那肽 艾塞那肽缓释 杜拉鲁肽 利拉鲁肽 索马鲁肽	改善胰岛素的葡萄糖依赖性分泌;减少进食后胰高血糖素的分泌;减缓胃排空,增加饱腹感
美格列奈	那格列奈 瑞格列奈	增加了 β 细胞的胰岛素分泌
钠-葡萄糖转运蛋白抑制剂(SGLT2)	卡格列净 达格列净 恩格列净 埃格列净	阻断并因此减少肾脏对葡萄糖的重吸收;尿液中释放的额外葡萄糖
磺酰脲类(二代)	格列吡嗪 格列本脲 格列美脲	增加了 β 细胞的胰岛素分泌
噻唑烷二酮	吡格列酮 罗格列酮	增加肌肉和脂肪中的胰岛素敏感性

Data from American Diabetes Association.(2018). *Oral medication: What are my options?* Retrieved May 30, 2019; and Davies, M. J., et al. (2018). Management of hyperglycemia in type 2 diabetes, 2018; A consensus report by the American Diabetes Association (ADA) and the European Association for the Study of Diabetes (EASD). *Diabetes Care*, 41 (12), 2669-2701.

药物-营养素相互作用

SGLT2 抑制剂和血糖控制

在过去 10 年，2 型糖尿病患者的口服药物选择迅速扩大。钠-葡萄糖协同转运蛋白 2（SGLT2）抑制剂是降低血糖水平的最新药物之一。目前，有 4 种药物在美国获准使用。这些抑制剂抑制肾脏将葡萄糖重新吸收入血，并通过尿液排出，从而降低总体葡萄糖水平[1]。该药物发挥作用依赖于葡萄糖，不依赖于胰岛素，从而服药后发生低血糖的风险最低[1,2]。SGLT2 抑制剂也会引起体重减轻和血压降低。由于药物机理依赖于正常的肾功能，是否开始用药和持续取决于患者的肾脏状态[2]。

SGLT2 抑制剂除了降低血糖浓度外，还可能具有心血管益处。在同时患有 2 型糖尿病和动脉粥样硬化性心血管疾病（ASCVD）的人群中，该药物将主要不良心血管事件的风险降低了 14%。此外，对于糖尿病患者，无论基线时是否患有 ASCVD 或心力衰竭，SGLT2 抑制剂可将心血管死亡或心力衰竭继发住院的风险降低 23%[3]。

该药常见的副作用包括多尿、低血压、头晕、生殖器感染和尿路感染风险增加[2]。该类药物中的一种特定药物会增加下肢截肢和骨折的风险[2,4]。药物选择列表见表 20.5。

参考文献
1. Kalra, S. (2014). Sodium glucose co-transport-2 (SGLT2) inhibitors: A review of their basic and clinical pharmacology. *Diabetes Therapy, 5*(2), 355–366.
2. Davies, M. J., et al. (2018). Management of hyperglycemia in type 2 diabetes, 2018. A consensus report by the American diabetes association (ADA) and the European association for the study of diabetes (EASD). *Diabetes Care, 41*(12), 2669–2701.
3. Zelniker, T. A., et al. (2019). SGLT2 inhibitors for primary and secondary prevention of cardiovascular and renal outcomes in type 2 diabetes: A systematic review and meta-analysis of cardiovascular outcome trials. *Lancet, 393*(10166), 31–39.
4. MedlinePlus. (2019, January 15). *Canagliflozin*. Retrieved January 15, 2019, from medlineplus.gov/druginfo/meds/a613033.html.

DSME 的目标是通过支持知情决策、自我保健行为、解决问题和与卫生保健团队的积极协作，来改善临床结果、健康状况和生活质量[33]。获得认证的糖尿病护理和教育专家（CDCES）或拥有高级糖尿病管理委员会认证（BC-ADM）的卫生保健专业人员可提供 DSME/S 服务。其他专业人员可协助提供额外的教育和监督服务[33]。随着专家基于循证对新药物和新兴技术的调整，继续医学教育对于医疗保健团队中的所有专业人员都至关重要。个人和医疗保健人员可以在找到经过训练的糖尿病护理和教育专家。

许多医疗保险计划和医疗补助计划都包括年度 DSME/S 预约。DSME/S 服务的核心内容一般包括全面的培训主题清单[34]（本章后面列出），同时也有个性化内容，以满足个体的需求和健康素养[33]。

饮食和生活方式的管理　培养一种包括健康饮食模式的生活方式是糖尿病患者管理的重要组成部分，其中要考虑到营养需求、文化偏好和社会经济状况。健康的饮食和持续的身体活动对于血糖管理、体重管理和预防并发症至关重要。如果药物治疗方案包括增加低血糖风险的胰岛素或**胰岛素促分泌素**（一类口服药物），那么医疗保健团队应该与患者一起制订身体活动、饮食和药物治疗计划。

监测　监测血糖水平、尿丙酮水平、体重和血压是糖尿病管理和减轻长期并发症的基础，包括学习准确的监测流程、解读结果，并了解与饮食、药物或身体活动相关的行为。血糖仪是一种通过指尖采集的血液样本测量单个时间点的葡萄糖水平的医疗设备。供选择的仪表多种多样，几秒钟内给出读数。此外，还可使用连续血糖监测仪（CGM），每 5 分钟为患者提供实时血糖值（见图 20.5）。这些监测仪还为患者提供血糖水平变化趋势的数据，有助于作出治疗决策，并纠正低血糖或高血糖的发生。

药物　医疗保健团队的一个重要作用是帮助患者了解其治疗计划、药物如何发挥作用、何时服用以及如果错过或延迟用药应该怎么办。此外，教育内容还包括药物的详细信息，例如副作用、毒性、剂量和储存。医疗团队的各个成员都可以在此过程中提供帮助。教育者应该使用诸如回授法等工具，以确保患者理解，并创造一种欢迎提问的氛围。

解决问题　血糖管理要每天进行计划和准备。即使计划再完美也会出现问题，因此协助患者计划和解决低血糖等急性并发症是 DSME/S 的一部分。当意外发生低血糖或高血糖事件时，不应该推卸责任，而是与患者一起评估发生了什么，并采取预防措施以减少未来此类事件的发生。知道如何在短期和长期内解决这种问题是管理成功的关键。糖尿病护理和教育专家协会解决问题的课程包括 4 个步骤的循环：①行动；②分析和评估；③讨论解决方案；④从经验中学习[34]。需要具备解决问题技能的其他情况包括疾病、旅行、运动、压力、健康食物选择和药物治疗。

降低风险　DSME/S 的另一个目标是为患者提供预防、检测和了解急慢性糖尿病并发症治疗方案的全面知识。需要为患者提供的工具和清单通常包括监测血糖和血压水平、戒烟、足部护理，以及每年进行哪些保健检查以及就诊频率（如就诊初级保健人员、营养师、牙医、验光师等）。

> **胰岛素促分泌素**：是一种口服药物，刺激 β 细胞分泌胰岛素，以帮助整体血糖水平降低。副作用是增加了低血糖和大体重的风险。

社会心理评估和护理　健康的应对能力在患者糖尿病的日常管理中发挥重要作用，在许多 DSME/S 项目中均有涉及。医疗保健人员要定期筛查社会心理问题，如抑郁症、糖尿病相关压力、焦虑、饮食失调和认知障碍[30]。与患者协作，围绕健康的行为，制定个性化策略，可以改善其长期健康状况和生活质量。医疗保健团队可以帮助患者确定适当的应对机制和支持系统。

资源意识 许多组织为医疗保健团队和糖尿病患者提供了大量基于证据的工具,例如 ADA、营养与饮食学会(AND)和糖尿病护理教育专家协会。这些组织的网站上有针对糖尿病教育者、医院和门诊糖尿病项目、营养师和地方支持团体的教育讲义和项目定位。将这些资源与患者的文化和社会经济需求相匹配,对于长期的成功至关重要。ADA 的材料包括多种语言的众多主题(如糖尿病基础知识、健康饮食、年度健康访问)。为了支持的持续性,有许多针对糖尿病患者及其护理人员面对面或在线的支持小组。DSME/S 计划的一个关键要素帮助每个人找到一个可信的、基于证据的资源来源和一个长期的支持系统。

医学营养治疗

对于所有糖尿病患者来说,血糖管理是糖尿病管理的主要焦点。MNT 通过生活方式建议、能量平衡、营养分配、饮食和药物的时间安排、健康膳食模式和其他方面的问题,有助于改善血糖水平。

以患者为中心的疗法

许多人认为糖尿病的管理具有挑战性,因为他们不完全明白自己能吃什么,也不知道如何制订一个可行的健康饮食计划。没有一个"一刀切"的饮食方案,所有糖尿病患者都应该接受 MNT 会诊,与注册营养师(RDN)一起制订个性化的营养方案[30]。研究表明,MNT 由 RDN 实施时,HbA$_{1c}$ 水平显著降低(2 型糖尿病患者可降低 2%,1 型糖尿病患者可降低 1.0%~1.9%)[35]。持续由 RDN 进行保健有助于维持更理想的糖化血红蛋白水平。医疗保险和医疗补助在内的许多保险计划都会涵盖每年 2~3 次就诊于 RDN,进行 MNT。此外,医疗保健团队也会提供基于证据的营养治疗,满足个人需求,尊重其文化偏好,并提供健康的食物选择,以促进健康[36]。糖尿病前期或糖尿病患者 MNT 建议和干预措施如下。

糖尿病前期

糖尿病前期或有 2 型糖尿病风险的人可以通过选择健康的食物和增加身体活动,使体重减轻 5%~10%,从而降低患糖尿病和 CVD 的风险[11]。合理的饮食模式,如地中海饮食或 DASH 饮食(见第 19 章),有助于实现这一目标。特定营养素(如饱和脂肪酸、反式脂肪酸和含糖饮料摄入)的建议与 2 型糖尿病患的 MNT 指南一致。

糖尿病

RDN 为糖尿病患者提供个体化营养治疗需要考虑几个方面的因素。ADA 建议总结如下[30,36]。

1. RDN 工作的重点是提出基于证据的建议,帮助患者建立健康的饮食模式,摄入多样营养丰富的食物,并保证适当的份量。总体目标是改善糖尿病结局(如 HbA$_{1c}$、血压和血脂水平),维持或达到健康体重,预防或延缓糖尿病并发症的发生。

2. RDN 关注整体营养摄入量的同时,还要将其与患者的文化和个人偏好相匹配。RDN 沟通时应考虑到患者的健康素养和计算能力。

3. RDN 应提供实用的日常工具来帮助患者制订膳食计划,并考虑到患者选择健康食物的途径,同时具有食物选择积极、客观的信息。

其他情况

特定情况下 MNT 的目标包括:

- 对于 1 型糖尿病的青少年患者、2 型糖尿病的青少年患者和老年糖尿病患者,满足生命周期中这些独特时期的营养和心理需求。
- 当患有糖尿病的女性妊娠或妊娠期诱发 GDM 时,机体新陈代谢发生变化,以适应妊娠期生理需求的增加,并使糖尿病的临床表现不显著(见第 10 章)。仔细的团队应该监测糖尿病管理情况,以确保母亲和胎儿的健康。医疗保健团队应该计算能量和营养素目标摄入量,以取得最佳的临床结局。
- 为保障运动时的安全,提供自我管理方面的培训,包括预防和治疗低血糖和急性疾病期间的糖尿病治疗。

能量平衡

1 型糖尿病通常始发于儿童时期。卫生保健人员可以使用生长标准图表来监测儿童的生长和发育。在成年期,保持健康的体重仍然是基本目标之一。对于超重或肥胖的糖尿病前期患者,持续适度的减重有助于预防或延缓 2 型糖尿病的发生[11-13]。对于患有 2 型糖尿病的超重或肥胖个体,体重减轻 5% 或以上会在血糖控制、血压和血脂水平方面产生积极的临床结局[37]。逐渐减轻更大的体重(15%)可以有更多的临床获益。有些人仅通过减重和健康的生活方式就能使其糖尿病(2 型)得到缓解[38]。

糖尿病患者膳食总能量应满足个人正常生长发育、身体活动和维持健康体重的需要。身体活动能够提高细胞对葡萄糖的摄取,是血糖管理的基本组成部分。能量摄入应该与能量消耗相平衡,减重情况下,要保持负能量平衡。能量需要量可参考儿童和成人的膳食营养素参考摄入量(DRI)(见附录 B),超重成年人可在此基础上适当减少能量(见第 15 章)。

营养平衡

对于糖尿病患者,目前还没有特定的常量营养素分配建议[30,36]。ADA 建议糖尿病患者与专业进行糖尿病营养治疗的 RDN 面对面很重要,以便根据患者的需求确定膳食和宏量营养素目标摄入量[30,36,39]。所有糖尿病患者的健康饮食都应该满足个体正常的营养需求,包括考虑最佳健康状况、个人偏好、代谢目标、就餐时间和身体活动(参见"健康饮食模式"部分)[30,36,39]。对于超重或肥胖的个体,营养师进行

MNT 时要考虑总体能量摄入和减重目标[30,36]。框 20.3 列出的常量营养素、微量营养素和酒精摄入量推荐参考了 ADA 的医疗保健标准。

碳水化合物

糖尿病护理的重点是控制血糖,涉及调控机体的主要燃料葡萄糖。摄入碳水化合物食物的数量和质量会影响餐后的血糖反应。ADA 建议摄入包括水果、蔬菜、全谷物、豆类和乳制品等营养丰富的碳水化合物食物,以达到最佳的健康状态[30]。研究表明,大多数糖尿病患者摄入适量的碳水化合物,约占总能量摄入的45%,并努力改变个人的饮食习惯时,大多数人都会使常量营养素分配恢复到基准水平[39]。营养师和糖尿病教育工作者应与患者合作,以选择健康的碳水化合物和适当的份量为中心,制订可持续且科学的饮食计划。有关低碳水化合物和极低碳水化合物饮食模式的更多信息,请参见焦点关注"低碳水化合物和极低碳水化合物饮食"。

框 20.3　美国糖尿病协会医学营养治疗建议

题目	推荐	证据评级[a]
饮食模式和常量营养素分配	对于糖尿病患者,没有单一的、理想的碳水化合物、脂肪和蛋白质供能比分配;因此,在考虑总能量和代谢目标的同时,饮食计划应该是个性化的。	E
	管理 2 型糖尿病和糖尿病前期,可采用多种饮食模式。减少糖尿病患者总体的碳水化合物摄入量已证明是改善血糖的最有力途径,并且可以应用于各种饮食模式中,以满足个人需求和饮食偏好。对于血糖不达目标或要减少降糖药物的部分 2 型糖尿病成年患者,采用低或极低碳水化合物饮食计划来减少总体碳水化合物摄入量也是一种可行的方法。	B
碳水化合物	碳水化合物摄入应选择富含纤维营养丰富的碳水化合物来源,包括蔬菜、水果、豆类、全谷物以及乳制品。	B
	糖尿病患者和有糖尿病风险的人群,应避免饮用含糖饮料(包括果汁),以控制血糖和体重,降低患心血管疾病和脂肪肝的风险(B),减少含添加糖食物的摄入,用更健康、更营养的食物替代(A)。	B,A
蛋白质	对于 2 型糖尿病患者,蛋白质摄入会增加胰岛素反应,而不增加血浆葡萄糖浓度。因此,在进行低血糖症预防和治疗时,应避免使用蛋白质含量高的碳水化合物来源。	B
膳食脂肪	糖尿病患者理想膳食脂肪摄入的数据尚无定论,因此饮食方案更推荐地中海饮食中的富含单不饱和脂肪酸和多不饱和脂肪酸食物摄入,以改善葡萄糖代谢和降低心血管疾病风险,可以有效降低食物总脂肪,但碳水化合物相对较高。	B
	食用富含长链 n-3 脂肪酸的食物,例如脂肪丰富的鱼(EPA 和 DHA 含量高)、坚果和种子(ALA 含量高),以预防或治疗心血管疾病(B);然而,目前证据还不支持常规使用 n-3 膳食补充剂能够获益(A)。	B,A
微量营养素和草药	对于不存在潜在缺乏的糖尿病患者,没有明确的证据表明,使用维生素、矿物质(如铬和维生素 D)、草药或香料(如肉桂或芦荟)等膳食补充剂可以改善其临床结局,通常不被推荐用于血糖控制。	C
酒精	饮酒的糖尿病成年患者应适量(例如,成年女性每天不超过一杯,成年男性每天不超过两杯)。	C
	饮酒可能会增加糖尿病患者发生低血糖的风险,尤其是在服用胰岛素或胰岛素促分泌剂的情况下。需要对延迟性低血糖的识别和处理进行教育和提高认识。	B
钠	对于一般人群,糖尿病患者应将钠摄入量限制在 <2 300mg/d。	B
非营养性甜味剂	如果使用非营养性甜味剂替代高能量(糖)甜味剂,并且不通过从其他食物来源摄入额外的能量,可能会减少总能量和碳水化合物的摄入。对于那些经常喝含糖饮料的人来说,低能量或非营养性甜味剂饮料可以作为一种短期的替代策略,但总的来说,鼓励人们减少含糖和非营养性甜味剂饮料的摄入,并使用其他替代品,重点是水的摄入。	B

EPA,二十碳五烯酸;DHA,二十二碳六烯酸;ALA,亚麻酸。

[a] 美国糖尿病协会建立了一个基于科学证据质量的指南分级评价体系。ADA 将推荐建议的证据分为 4 个级别,分别为 A、B 或 C 级,以及单独的 E 级。如果临床试验不切实际、没有临床试验或证据相互矛盾,则评为 E 级。基于大型、精心设计的临床试验或荟萃分析提出的建议评为 A 级,并且最有可能改善特定人群的糖尿病结局。评为 B 或 C 级的建议在改善糖尿病结局方面仍可能发挥重要作用,但不具备与 A 级相同水平的科学证据。

From American Diabetes Association. (2019). Standards of medical care in diabetes-2019: Lifestyle management. *Diabetes Care*, 42 (Suppl. 1), S46-S60; and American Diabetes Association. (2019). Standards of medical care in diabetes-2019: Introduction. *Diabetes Care*, 42 (Suppl. 1), S1-S2.

🔍 焦点关注

低碳水化合物和极低碳水化合物饮食

近年来,低碳水化合物或极低碳水化合物的饮食是一种备受关注的饮食模式。当我们进一步了解这种饮食模式时,需要考虑几个因素。评估这种饮食的挑战之一是,在现有的研究中,低碳水化合物饮食的定义差异很大[1]。一些研究人员将低碳水化合物饮食定义为每天饮食碳水化合物摄入量少于50g,而另一些研究人员将低碳水化合物饮食定义为碳水化合物供能比高达40%。对于一个每天消耗2 000kcal的人来说,这两种定义每天碳水化合物摄入从50g(占总能量的10%)到200g(占总能量的40%)不等。此外,即使是在研究中,严格遵守低碳水化合物饮食,碳水化合物摄入也是很低的。碳水化合物的指导摄入量和实际摄入量之间存在巨大的差异,因此无法得出明确的结论。一项meta分析回顾了3项研究中碳水化合物的这种差异,研究中指导参与者每天摄入50克的极低碳水化合物。尽管进行指导,但在6个月的研究中,遵循极低碳水化合物饮食的参与者的平均每日碳水化合物摄入量从49g至154g不等。研究中进行1年调查参与者碳水化合物摄入量,每天在132g到162g之间(约为指导摄入量的3倍)[2],这让人们认识到维持这种饮食模式的难度。

糖尿病前期或糖尿病成人营养治疗的最新共识指出,低碳水化合物和极低碳水化合物饮食模式可降低HgA1c和对降糖药物的需求(针对2型糖尿病患者),因此这种饮食模式可能是改善血糖的可行的方法[3]。需要进一步的研究以获得更明确的建议,并且它并不适合所有患者,包括慢性肾病患者、孕妇和饮食模式紊乱的个体)。

一些严格遵守指导原则和明确低碳水化合物饮食定义的长期研究正在进行中。这些研究中,研究人员为参与者提供所有膳食,以解决不遵守指导的问题。未来几年发表的结果将会很有趣。任何想采用低碳水化合物或极低碳水化合物饮食的患者在开始饮食之前都应该与医生或护理团队密切合作,因为其用药可能会需要调整,以防止低血糖的发生。

参考文献

1. Snorgaard, O., et al. (2017). Systematic review and meta-analysis of dietary carbohydrate restriction in patients with type 2 diabetes. *BMJ Open Diabetes Research & Care, 5*(1), e000354.
2. van Wyk, H. J., et al. (2016). A critical review of low-carbohydrate diets in people with type 2 diabetes. *Diabetes Medicine, 33*(2), 148–157.
3. Evert, A. B., et al. (2019). Nutrition therapy for adults with diabetes or prediabetes: A consensus report. *Diabetes Care, 42*, 731–754.

淀粉和糖　富含碳水化合物的食物占食物摄入的很大一部分,经常包括面包、粮食、谷物和含糖糖果。水果和蔬菜提供的能量几乎都来源于碳水化合物。对于糖尿病患者,了解淀粉类蔬菜和非淀粉类蔬菜之间的区别对平衡碳水化合物摄入总量很重要。碳水化合物含量低的蔬菜,如绿叶蔬菜、洋葱和四季豆,都是非淀粉类蔬菜。碳水化合物含量较高的蔬菜,如土豆、玉米、豌豆和豆类,都是淀粉类蔬菜。糖尿病患者不需要避免富含碳水化合物的食物,因为它们是能量、维生素、矿物质和膳食纤维的重要来源。相反,对于糖尿病患者,监测份量并平衡碳水化合物与其他常量营养素的摄入更为重要。尽管没有必要完全不吃含蔗糖的食物,但医疗保健人员应强调小份和不经常食用的重要性。ADA建议患者尽量减少添加糖、精制谷物的摄入,并避免所有含糖饮料[30]。

血糖指数　糖尿病患者采用血糖指数可能对降低血糖有益;然而,其有效性好坏参半[30,36]。个人偏好决定是否使用血糖指数。有关血糖指数的更多详细信息,请参见第2章中的焦点关注"碳水化合物并发症"。

膳食纤维　医疗保健人员应鼓励所有糖尿病患者摄入膳食纤维,但没有必要比一般人群摄入更多的纤维。目前的建议是每1 000kcal摄入约14g纤维(女性约25g/d,男性约38g/d)[40]。

糖替代品和甜味剂　营养性和非营养性甜味剂适量食用是安全的,可以帮助糖尿病患者减少添加糖的摄入。如果一个人食用提供能量的营养性甜味剂(例如蔗糖、果糖、山梨糖醇),则需要将这部分能量计入总能量当中。在ADA的支持下,美国心脏协会最近发布了一项科学建议,鼓励普通人群减少人工甜味剂饮料的摄入,并用水替代[41]。

蛋白质

没有证据表明,糖尿病患者蛋白质摄入量不同于普通人群DRI推荐会改善血糖水平[30,39]。专家不建议糖尿病肾病(DKD)患者摄入过高的蛋白质,因为这会对肾脏造成不必要的压力。同样,摄入少于一般建议的0.8g/kg/d的蛋白质,对血糖水平、CVD风险或eGFR没有临床益处[30]。

脂肪

没有证据表明,糖尿病患者脂肪摄入量不同于一般人群的DRI推荐会改善临床结局。脂肪质量似乎比脂肪数量更重要;因此,与低脂肪、高碳水化合物的饮食模式相比,更推荐地中海饮食(单不饱和脂肪含量高)等饮食模式[30,36]。对于糖尿病患者,omega-3脂肪酸、饱和脂肪酸和反式脂肪酸的建议与普通人群相同。因糖尿病患者心血管疾病风险增加,健康饮食计划必须包括保护心脏的营养干预措施。

营养摄入、体力活动和药物治疗时间

糖尿病患者的进餐时间和碳水化合物摄入应该与其日常工作、家庭计划、体力活动和药物治疗相平衡,这些都是日常血糖管理的重要因素。

日常安排

对于使用胰岛素或胰岛素促分泌剂的患者,提前制订饮食计划和备用计划有助于预防或减少低血糖的发生。对于患有糖尿病的儿童和青少年,在生长高峰和青春期激素不断变化期间,精心分配食物和零食对平衡胰岛素和葡萄糖水平起着非常重要的作用,实际还要考虑学校和工作安排、身体活动、社交活动和压力情况。受伤、焦虑、恐惧、疼痛等引起高应激的事件都会导致肾上腺素激增。这种战斗或逃跑效应会抵抗胰岛素功能,并促进葡萄糖反应。

体力活动和血糖管理

对于使用胰岛素促分泌剂或胰岛素的患者,尤其是同时使用基础胰岛素和餐时胰岛素,必须平衡其身体活动与药物和碳水化合物摄入。尽管要求进行日常安排,但身体活动仍然是糖尿病自我保健和维持健康体重的重要组成部分。第16章讨论了运动时的能量需求,通过身体活动管理血糖的一般步骤如下。

　　1. 运动前以正常血糖水平为目标:
- 如果葡萄糖水平低于 100mg/dl,运动前摄入 10~20g 碳水化合物。
- 在出现≥250mg/dl 的高血糖时:
  - 1 型糖尿病患者需要检查酮体;酮体水平增高时避免中度至高度剧烈的身体活动[42]。
  - 在血糖水平升高的情况下,即使没有酮体,也要谨慎活动。
　　2. 在体力活动之前、之中和之后监测血糖水平。
- 确定何时需要改变胰岛素或食物摄入量。
- CGM 是帮助患者了解活动影响以及何时需要进行调整的有用工具。
- 与医疗保健团队合作,学习和了解葡萄糖对不同身体活动类型的反应。
　　3. 监测食物和液体摄入量。
- 根据需要补充碳水化合物,以减少或预防低血糖(表 20.6)。
- 携带体力活动期间和之后容易获得的速效碳水化合物。
- 确保摄入充足的液体。

药物和进餐时间

根据胰岛素或非胰岛素药物类型,药物治疗方案可能会影响进餐时间。使用基础胰岛素和餐时胰岛素的患者有两种方式(参见表 20.4 中胰岛素类型和示例)。第一种方式最灵活,使用不同类型的胰岛素:长效胰岛素(基础胰岛素)满足其基本需求,速效或常规胰岛素(餐时胰岛素)满足其膳食需求。如果患者正在使用速效胰岛素,在进食前 10~15 分钟注射,使胰岛素的作用与碳水化合物吸收时间相匹配。使用常规胰岛素的患者需要在进食前 30 分钟注射,以达到最佳效果。注射快速和常规的胰岛素,都需要将胰岛素的量与碳水化合物的摄入量相匹配,也称为胰岛素-碳水化合物比例。每个人的具体需求决定其比例(见下一节碳水化合物计数)。对于使用预混胰岛素、速效胰岛素或常规胰岛素与中效胰岛素混合的患者,进餐时间对于预防低血糖至关重要。使用预混胰岛素的患者每天的进餐时间应该相近,并且每餐的碳水化合物摄入量相似。与正常情况相比,跳过、延迟进食或吃较少的碳水化合物会增加低血糖的风险。

使用非胰岛素药物的患者不用根据碳水化合物的摄入调整药物剂量,但进餐时间依然发挥重要作用。理想的饮食模式应该在一天中摄入适量且相对稳定的碳水化合物。营养师和糖尿病教育者与使用非胰岛素药物的患者沟通时,应考虑以下指导原则:使用胰岛素促泌剂的患者需要每餐都有碳水化合物来源的食物;使用双胍类药物的患者必须随餐服药,以尽量减少胃肠道副作用;使用 α-葡萄糖苷酶抑制剂的患者必须饭前服药;对于服用肠促胰岛素模拟物的患者,进餐时间根据具体的药物而有所不同。成功的自我保健和糖尿病管理应该将药物与患者的医疗需求、个人偏好、预算和日常安排相匹配。

碳水化合物计数

对于用餐时使用速效或常规胰岛素的患者,碳水化合物计数能够平衡特定一餐碳水化合物的摄入和胰岛素需求,使饮食中碳水化合物摄入更灵活,因为胰岛素是与这一餐特定的碳水化合物数量相匹配。制订一餐碳水化合物摄入计划后,患者根据胰岛素与碳水化合物比例计算出胰岛素的需要量。营养标签对碳水化合物的计数很有帮助,尽管患者需要对摄入份量与标签上指定的大小进行比较。许多新鲜食品

表 20.6　1 型糖尿病患者耐力(有氧)运动对碳水化合物的需求

运动强度	碳水化合物需求	举例
中等强度		
30 分钟	通常不需要,除非血糖水平<100mg/dl	
1 小时	每小时 15g 碳水化合物	1 个小苹果,½ 中等大小的香蕉,½ 花生酱三明治,2 汤匙葡萄干,或 1 个能量凝胶
剧烈运动		
1~2 小时	每小时 30~60g 碳水化合物	花生酱和果冻三明治;1 个大香蕉;格兰诺拉麦片或能量棒(阅读标签);227~340g 的运动饮料(阅读标签)
>150 分钟(2.5 小时)	每小时 30~90g 碳水化合物;分布在活动期间;例如,每 20min 20g	使用不同肠道转运蛋白的碳水化合物来源(如葡萄糖和果糖)

From Riddell, M., et al. (2017). Exercise management in type 1 diabetes: A consensus statement. *Lancet Diabetes Endocrinol*, 5 (5), 377-390.

没有营养标签,但有一些工具可以帮助计算碳水化合物含量,并且可以通过各种方式(如智能手机应用程序、在线程序和书籍)获得。

使用胰岛素与碳水化合物比例较复杂,患者成功运用需要具备较高的健康素养和计算能力。ADA 和 AND 提供了基于碳水化合物计数技能制订饮食计划相关更多的信息和工具包。

交换份法是另一种用于胰岛素剂量与碳水化合物摄入量相匹配的方法,但不常用。通常营养师会计算患者的能量和营养需求,并制订饮食计划。基于大致相等的常量营养素,将常用食物分组到交换列表。交换清单根据碳水化合物、蛋白质、脂肪和酒精的营养素含量对每个交换的分量进行定义。然后,患者确定每餐中"交换份"具体的数量。对于制订膳食计划的糖尿病患者,碳水化合物计数法很大程度上可以取代交换份法。

健康饮食模式

许多糖尿病患者关心的主要问题是了解他们"可以吃什么,不能吃什么"。多年来,随着研究不断发展,糖尿病管理的饮食建议也发生了变化。为糖尿病患者制订具体饮食计划的观念已不复存在。以患者为中心的护理方法强调教育和整体的健康饮食模式。当今社会有许多来源且证据不明的关于患者吃什么的信息。大多数患者愿意去找,也很重视饮食指导建议。医疗保健团队在帮助患者从不明来源的消息中整理出合理证据方面发挥着至关重要的作用。

对于糖尿病前期和 2 型糖尿病患者,有几种饮食模式可供选择[30,36]。地中海饮食、DASH 饮食和植物性饮食模式被长期运用,在研究中也产生了积极的结果。RDN 在这些膳食模式的基础上,根据个人的健康状况、偏好和长期目标进行个性化定制[30,36]。新的证据表明,遵循低碳水化合物或极低碳水化合物饮食可以在 3~6 个月内改善 2 型糖尿病患者 HbA1c 水平,但该作用在 12 个月和 24 个月时会减弱[43-45]。详见焦点关注"低碳水化合物和极低碳水化合物饮食"。妊娠、哺乳期、有饮食紊乱风险或患有肾脏疾病的人不推荐使用低碳水化合物饮食[30,36]。

由于目前的证据并不能表明一种饮食模式优于另一种饮食模式,医疗保健团队可以向患者建议以下原则:①大多数餐时要摄入非淀粉类蔬菜;②尽量减少精制谷物和添加糖的摄入;③选择天然食品,避免高度加工食品[30,36]。此外,框 20.3 总结了 ADA 的营养建议。框 20.4 列出了基于这些原则的菜谱举例。

其他问题

日常生活还会出现其他的问题,也是 MNT 的重要组成部分。下面将对这些问题提出建议。

特殊食品 没有必要使用特殊的"糖尿病"食物。与一般人群类似,糖尿病患者遵循均衡、规律的健康的饮食方案,就能够促进其整体的健康,并最大限度地减少(或预防)慢性疾病。健康的饮食模式主要包括食用新鲜食品、天然食品和

框 20.4   健康饮食模式举例:2 250kcal

- 255g 碳水化合物(供能比 45%)
- 110g 蛋白质(供能比 20%)
- 88g 脂肪(供能比 35%)

早餐
- 1 杯整粒草莓
- 2 片全麦吐司(56.7g)
- 2 份菠菜西红柿炒鸡蛋
- ¼ 鳄梨
- 不含甜味剂的咖啡或茶

午餐
- 搭配黄瓜、小胡萝卜、樱桃、西红柿的蔬菜沙拉、1 汤匙帕尔马干酪和 1.5 汤匙香醋酱
- 2 片全麦面包的金枪鱼三明治
  - 金枪鱼(½ 杯,沥干)
  - 蛋黄酱(1 汤匙)
  - 切碎的泡菜
  - 切碎的芹菜
- 1 个中等大小的新鲜梨

晚餐
- 香煎猪排
- 1 杯烤土豆
- 1 杯烤磨菇、甜椒和西红柿
- 1 杯菠菜和莴苣沙拉、西红柿、甜椒、洋葱
- 香醋沙拉酱(1½ 汤匙)
- 一大杯水

下午加餐
- 1 个小全麦皮塔饼和 1 汤匙花生酱
- 2 个柑桔

晚上加餐
- 1 杯希腊原味酸奶
- 1 汤匙杏仁片
- 1 杯覆盆子

限制加工食品。这样适度和多样的简单原则指导患者确定食物的种类和数量。

酒精 糖尿病或糖尿病前期患者饮酒指导应遵循一般人群的饮酒推荐:成年女性每天喝一杯或更少,成年男性每天喝两杯或更少。使用胰岛素或胰岛素促分泌剂的患者必须严格监测血糖水平,因酒精会增加延迟性低血糖的发生风险。低血糖的体征、症状和治疗方面的宣教是糖尿病教育和生活方式管理的重要组成部分[30]。等量酒精的换算分量是 340g 啤酒、142g 葡萄酒、42.5g 80 度的威士忌。

在 1 型糖尿病患者的膳食计划中,不应该用酒精替代碳水化合物。当一个人的血糖水平开始下降时,通常肝脏会对胰高血糖素作出应答,并将葡萄糖释放到血液中以恢复正常的血糖水平。然而,随着酒精的摄入,肝脏会分解血液中的酒精,并暂停对即将发生的低血糖作出正常反应,直到酒精

清除。因此,当缓慢饮酒、并适度与食物一起摄入时,可以最大限度地降低低血糖的风险。烹饪中使用酒精引起的问题较少,因为酒精在烹饪过程中会挥发,仅会给菜品带来其风味。

低血糖　大脑的新陈代谢和正常功能依赖于持续摄入的葡萄糖;长期缺乏葡萄糖会导致脑损伤。在调整用药方案时,重点要考虑低血糖风险[46]。低血糖的三级定义如下:1级是血糖水平在 54~70mg/dl 之间;2 级低于 54mg/dl,3 级以需要他人帮助的严重事件为特征,与血糖水平无关[46]。

发生低血糖事件是因为相对于血糖水平而言,体内存在过多的胰岛素或口服降血糖药物。诱发低血糖的因素包括基于摄入食物的胰岛素剂量不正确、体力活动增加以及进餐延迟或不进餐。表 20.7 列出了高血糖和低血糖的一些症状。发生低血糖可能会被误认为醉酒,因其行为可能显得不理性或不协调。因此,识别出糖尿病的任何形式(如手镯、吊坠或其他物品)都有助于防止这种错误,并有助于低血糖的正确治疗,无论是速效葡萄糖源还是注射胰高血糖素。

糖尿病患者和使用胰岛素或胰岛素促分泌剂的人需要为意外发生的低血糖事件做好准备,并携带方便的速效葡萄糖来源。如果发生了,"15 条规则"会指导患者进行适当的治疗。"15 条规则"指出应摄入 15~20g 速效葡萄糖,15 分钟后检测血糖水平,如果血糖低于 70mg/dl,根据需要重复检测。低血糖事件发生时,糖尿病患者不应该使用含有膳食脂肪的食物来源,因其会减缓葡萄糖吸收入血。同样,也要避免摄入蛋白质,因其会增加胰岛素反应,某些个体的葡萄糖水平并不增加。因此,我们既不应该使用脂肪也不使用蛋白质来治疗低血糖(见案例研究"1 型糖尿病")[46]。一旦血糖水平恢复正常,个体应食用少量混合宏量营养素零食,并在接下来的 24 小时内密切监测低血糖是否复发。发生 3 级低血糖事件的患者可能需要帮助其注射胰高血糖素。有必要培训患者的朋友和家人(与易发低血糖事件的人关系密切)正确使用胰高血糖素试剂盒[46]。

疾病　疾病使健康的饮食模式和血糖水平变得更为复杂。因此,建议糖尿病患者每年接种流感疫苗和其他预防性疫苗(例如肺炎球菌多糖疫苗、乙型肝炎疫苗)[47]。一般疾病发生时,糖尿病患者会相应地调整饮食和胰岛素。改变食物的质地或使用流质可能有助于疾病期间碳水化合物的持续摄入。一般而言,糖尿病患者患有短期疾病(例如感冒、流感、呕吐、腹泻)时应该注意以下几点:

- 增加血糖监测的频次。发热、感染或应激会提高血糖水平。
- 可能根据医疗保健团队的建议调整胰岛素的剂量。

- 监测尿液中的酮体,是 DKA 的征兆。
- 保持食物和液体的摄入。补充丢失的液体、碳水化合物和电解质。如有必要,液体或软质食物可以代替固体碳水化合物食物。
- 如果疾病持续超过 24 小时,发热体温一直很高,或者葡萄糖水平为 250mg/dl 或更高且存在中高度的酮体水平,应及时就医。

旅行　患者计划旅行时,应该咨询营养师或糖尿病教育者,帮助其在新的环境中制订健康的饮食计划。一般而言,准备工作包括以下内容:

- 外出就餐时回顾如何选择更健康的食物,估计食物份量;将碳水化合物的摄入量与胰岛素剂量相匹配;并预估其最喜欢食物的大小和频率。
- 携带更健康、更便于旅行的零食;例如,28g 坚果、小块水果、28g 奶酪、8~10 块全麦饼干、1/4 杯鹰嘴豆泥和蔬菜。
- 携带速效葡萄糖,以防发生低血糖,并告知旅行同伴低血糖的体征、症状和治疗。
- 对药物、活动和膳食的时间变化做好计划。
- 佩戴识别糖尿病的手镯、项链或其他物品。
- 获取医疗保健人员的文书,说明需要的药物和其他医疗设备。

外出就餐　与一般人群类似,小部分预先计划将有助于糖尿病患者在外出就餐时选择更健康的食物。选择新鲜、少加工且份量合适的食物有助于遵循健康的饮食模式。使用餐时胰岛素的患者应了解各种食物的碳水化合物含量,有助于匹配正确的胰岛素剂量。另一个重要因素是用餐时间和胰岛素剂量,以避免低血糖或高血糖的发生。

压力　由于引起胰岛素拮抗的激素反应,生理或社会心理压力会影响糖尿病患者的血糖管理。此外,**糖尿病困扰**是很常见的,建议每次就诊时解决其潜在的困扰,特别是当患者的血糖没有达到目标或出现新的糖尿病并发症时。糖尿病特有的情绪压力与较高的 HbA_{1c} 水平和不健康的生活方式相关[30]。减压运动可以帮助糖尿病患者进行自我保健和血糖管理。首选的减压活动因人而异(如药物、跑步、瑜伽、写日记、演奏音乐)。医疗保健团队应帮助患者找到最适合的应对方法。

> **糖尿病困扰:**在管理严重而复杂的终身疾病糖尿病时,对日常管理中强烈的情绪负担和负面影响产生的心理反应。

表 20.7　高血糖和低血糖症状

要素	高血糖	低血糖
原因	食物摄入过多,胰岛素不足,疾病,一些药物或压力	食物摄入不足,胰岛素过多,运动过多,或空腹饮酒
症状	多饮,多尿,多食,皮肤干燥或瘙痒,视力模糊,困倦,恶心,疲劳,呼吸急促,虚弱,精神错乱,昏迷	突然颤抖,紧张,出汗,焦虑,易怒,头晕,视力受损,虚弱,头痛,饥饿,精神错乱,口腔周围刺痛感,癫痫发作

案例研究
1 型糖尿病

答案见附录 A。

患者,男性,21 岁,患有 1 型糖尿病。每天自己打四针胰岛素;注射长效(基础)胰岛素 1 次,进餐时注射速效胰岛素(餐时)3 次。每天检查血糖水平 4~5 次:起床时、餐前和睡前。该患者学习建筑,通常每周打几天篮球,与朋友共度时光,以减轻压力。

然而,在期末考试周,患者日程安排不规律,学习上花了很长时间,而且压力较大,活动的时间很少。在一场特别难的考试的前一天,患者正在家里复习学习资料,尽管在午餐前检查了血糖水平,并在午餐前注射了餐时胰岛素,但并没有吃完所有的食物(包括一些土豆),因为要早点去学校,在考试前找一个停车位。

不幸的是,患者不得不把车停在比平时远的地方,然后跑去教室参加考试。在考试期间,开始感到头晕、出汗。该患者意识到自己没有吃完所有的午餐,还进行了计划之外的活动,血糖水平太低了。

1. 选择所有可能导致患者血糖水平不规律的情况。
   a. 混合注射两种不同类型的胰岛素
   b. 碳水化合物摄入不规律
   c. 饭前服用胰岛素
   d. 不规律的身体活动
   e. 作息不规律
   f. 压力水平升高

2. 从提供的选项中为以下缺失的内容选择最可能的选项。

饮食和身体活动不规律会导致_____(即血液中的葡萄糖水平高)和_____(即血液中的葡萄糖水平低)。

选项	
低钠血症	高钠血症
巨大儿	低血糖
矮小症	低血容量
高血糖	

3. 从下列选项中,选出所有与患者体征和症状相关的说明。
   a. 针对碳水化合物的摄入量,注射过多的胰岛素,导致高血糖
   b. 针对碳水化合物的摄入量,注射过多的胰岛素,导致低血糖
   c. 计划之外的活动导致低血糖
   d. 计划之外的活动导致高血糖
   e. 吃一餐富含碳水化合物的食物导致低血容量
   f. 饭前检测血糖
   g. 计划之外的活动导致高钠血症

4. 对于每个治疗低血糖的干预措施选项,用"×"标注干预措施是有效(对达到预期结果有用)还是无效(对达到预期结果无用)。

干预措施	有效	无效
注射更多的胰岛素		
锻炼		
摄入速效碳水化合物		
食用速效和慢效碳水化合物与蛋白质的混合物		
食用蛋白质		
食用脂肪		

他记得在背包里放着零食,食用后检测血糖水平。

5. 从下列选项中,为患者在此情况下选出最佳的食物,以使其血糖尽快恢复到正常范围。
   a. 牛肉干   b. 杏仁
   c. 小胡萝卜   d. 软糖
   e. 苹果汁   f. 奶酪条

6. 选择所有在正常范围内的血糖测量值。
   a. 65mg/dl   b. 79mg/dl
   c. 50mg/dl   d. 55mg/dl
   e. 90mg/dl   f. 95mg/dl

章节回顾

总结

- 糖尿病是一种不同形式和不同程度的综合征,以高血糖为共同特征。潜在的代谢紊乱涉及 3 种产能营养素,并影响能量平衡。最具影响力的激素是胰岛素,糖尿病患者会存在胰岛素缺乏、胰岛素抵抗或胰岛素分泌不足。

- 1 型糖尿病约占所有糖尿病患者的 5%~10%,通常发生在儿童或青少年期,但可以发生在任何年龄。治疗包括外源

性胰岛素(通过注射或胰岛素泵)、健康的饮食模式和身体活动。

- 2 型糖尿病多见于成人,而儿童期的发病率正在增加。高体重与 2 型糖尿病之间存在高度相关性。治疗包括适度减重、健康饮食和体育锻炼。患者可能需要口服药物或外源性胰岛素。

- 糖尿病自我管理教育是糖尿病管理全面成功的基石。

- MNT 在整体血糖管理中发挥着重要作用。基本的健康饮

食模式包括富含复合碳水化合物和膳食纤维、低添加糖、低饱和脂肪酸和适量蛋白质的食物。健康膳食计划应考虑的其他重要因素包括文化偏好、进餐时间、食物可及性以及患者健康和数字素养等。

复习题

答案见附录 A。

1. 2 型糖尿病的危险因素是_____。
    a. BMI 为 20kg/m²
    b. BMI 为 28kg/m²
    c. 每天锻炼 60 分钟
    d. 血压为 125/85mmHg

2. 1 型糖尿病患者未经管理发生的一种代谢性酸中毒称为_____。
    a. 代谢综合征　　　b. 酮症酸中毒
    c. 酮碱中毒　　　　d. 低血糖

3. 促进骨骼肌吸收氨基酸的激素是_____。
    a. 胰岛素　　　　　b. 生长抑素
    c. 胰高血糖素　　　d. 瘦素

4. 可以帮助 2 型糖尿病患者的健康饮食计划包括_____。
    a. 用非高能量的甜味剂代替所有的糖
    b. 限制碳水化合物摄入量为每天 20g 或更少
    c. 关注健康食物的份量大小,增加非淀粉类蔬菜,并尽量减少加工食品
    d. 选择高血糖指数的食物

5. 帮助糖尿病患者遵循健康的饮食模式时,需要考虑的因素包括_____。
    a. 告诉患者可以吃什么,不能吃什么
    b. 限制对所有含蔗糖的食物的摄入
    c. 了解他们的个人偏好、文化需求和预算
    d. 建议他们不要出去吃饭,因为食物的选择大多是不健康的

案例分析题

答案见附录 A。

患者,男性,35 岁,身高 190.5cm,体重 127kg,患有 2 型糖尿病。就诊前,感到口渴,小便多于平常。有高血压和动脉粥样硬化病史。自述每周锻炼大约 1 小时。生化检查结果如下:

血压:127/90mmHg

甘油三酯:165mmol/L
高密度脂蛋白胆固醇:45mmol/L
低密度脂蛋白胆固醇:190mmol/L

1. 从下列选项中,选择所有与患者 2 型糖尿病相关的风险因素。
    a. BMI
    b. 每周锻炼 1 小时
    c. 血压
    d. 病史
    e. 高密度脂蛋白和低密度脂蛋白胆固醇水平
    f. 甘油三酯水平

2. 从提供的选项中为以下缺失的内容选择最可能的选项。

患者正在出现___1___(口渴加剧)和___1___(排尿增多)。这是机体试图清除胰岛素抵抗引起的血液中过多的___2___。

选项 1	选项 2
多饮	钠
吞咽困难	葡萄糖
多尿	磷
多食	钙
少尿	胆固醇

3. 从下列的选项中,选择所有与新诊断 2 型糖尿病相关的营养干预措施。
    a. 利尿剂　　　　b. 减重
    c. 健康饮食　　　d. 手术
    e. 他汀类药物　　f. 禁食
    g. 体力活动　　　h. 外源性胰岛素

4. 对于每个评估结果,用"×"标注干预措施是有效(对达到预期结果有用)还是无效(对达到预期结果无用)。

评估结果	有效	无效
1 个月后体重 113kg		
血压 120/85mmHg		
甘油三酯 145mmol/L		
每周参加 150min 中等强度的体育活动		
避免与家人和朋友一起在餐馆就餐		
用无糖汽水代替了含糖汽水		

(李雨泽 译,江波　李磐基 审校)

21 第21章 肾脏疾病

内容提要

- 肾脏疾病影响肾单位过滤代谢废物的正常功能。
- 短期肾脏疾病需要基本的营养支持才能康复。
- 慢性肾脏病进行性退化中需要根据个人疾病状况进行透

析治疗和营养调整。
- 目前对肾结石的治疗更多地依赖于医疗的基本营养和健康支持,而不是限制主要的食物和营养素。

每年有超过 12 万美国人被诊断为终末期肾病(end-stage renal disease,ESRD) [1]。还有更多的肾功能受损患者没有得到诊断和治疗。国家健康与营养调查显示,只有不到 15% 的慢性肾脏病(chronic kidney disease,CKD) 3 期或 4 期患者知晓自己的状况[2]。肾脏疾病对个人和社会而言代价高昂,因为他们会导致生产力、收入水平、休闲时间和整体生活质量的损失。

本章回顾各种类型肾脏疾病的医学营养治疗(medical nutrition therapy,MNT)。**透析**可以延长 CKD 患者的生命;然而,这是以情感、身体和经济上的代价来实现的。

肾脏的基本结构和功能

肾脏每分钟过滤大量(约 1.2L) 液体。肾脏将大部分液体重新吸收并回流到血管系统,以维持循环血容量。当血液在肾脏中循环时,这两个孪生器官会反复"清洗"血液,以监测和维持血液的容量和质量。事实上,各种体液的组成并不是由口腔摄入的东西所决定的,而是由肾脏保留的成分决定;它是内部环境的"化学大师"。

结构

肾脏的基本功能单位是**肾单位**。每个肾脏包含大约 100 万个肾单位,所有这些肾单位都能独立形成尿液。每个肾单位由两部分组成:①血管组成部分;②管状组成部分(表 21.1)

血管组织

肾小球是由**鲍曼囊**包裹的一个毛细血管团,从入球小动脉进入后分支再汇合到出球小动脉(见图 21.1)。血液经出球小动脉离开肾小球时,只有较大的血浆蛋白和细胞留在循环血液中。**肾小球滤过率**(glomerular filtration rate,GFR) 是肾小球滤过血液的速度。它是目前监测肾功能和确定肾脏疾病分期的指标。目前将慢性肾脏病定义为 GFR 低于 60ml/(min·1.73m²) 超过 3 个月或尿白蛋白/肌酐比超过 30mg/g[3]。

管状组成

小管将过滤后的液体从鲍曼囊通过其管道输送到肾髓

> **透析**:是指在溶液中通过半透膜的扩散速率差异来分离晶体(如晶体形式的物质)和胶体(如胶状物质)的过程;晶体(如血糖,其他简单代谢产物)很容易通过,而胶体(如血浆蛋白)则缓慢通过或根本不能通过。透析是当人体肾脏不能正常工作时,从血液中清除代谢废物和多余液体的过程。
>
> **肾单位**:是肾脏的基本功能单位,它过滤并重吸收血液中的必需成分,分泌氢离子以维持酸碱平衡,重吸收水分,形成并排出浓缩尿液以排除代谢废物。
>
> **肾小球**:是肾单位的第一段;是一簇夹在肾单位头部的毛细血管团,是最初的过滤器。
>
> **鲍曼囊**:是每个肾单位的头部包膜;这个囊状结构以英国医生 William Bowman 爵士的名字命名,他在 1843 年首先确立了血浆过滤的基本原理,鲍曼囊执行血液过滤的第一步形成尿液。肾小球血液中的液体由鲍曼囊收集。
>
> **肾小球滤过率**:是单位时间内从肾小球毛细血管滤入鲍曼囊的液体体积;在临床上用于测量肾功能。

质中心区域。管状组成的四个部分在整个过程中重吸收和分泌特定物质,如下所示:

- 近端小管刷状边缘膜含有成千上万的微绒毛大大增加了第一部分的表面积。这部分通常重新吸收葡萄糖和氨基酸以及约 80% 的水分。
- 剩余 20% 的过滤液进入亨利环。钠、氯和水在这里进行重要的交换。这种液体环境维持着必要的渗透压浓缩通过远端小管和输尿管的尿液到达膀胱排泄。
- 远端小管中,根据需要分泌氢离子来控制酸碱平衡。受肾上腺激素醛固酮的影响,根据需要,重吸收额外的钠(见第 9 章)。
- 集合小管中浓缩尿液的产生通过以下的水分吸收作用:①抗利尿激素的影响(见第 9 章);②肾脏中心区域周围密集液体的渗透压。经肾小球过滤后的浓缩尿液仅占原始液体和物质的 0.5%~1%。

肾小管吸收和分泌功能的详细信息见表 21.1。

表 21.1 肾单位各组成部分的重吸收和分泌

组成部分	功能	转运/分泌物质
近端小管	重吸收（主动转运）	钠、葡萄糖、氨基酸
	重吸收（被动转运）	氯化物、磷酸盐、尿素、水、其他溶质
髓袢		
降支	重吸收（被动转运）	水
	分泌（被动）	尿素
升支	重吸收（主动转运）	钠
	重吸收（被动转运）	氯化物
远端小管	重吸收（主动转运）	钠
	重吸收（被动转运）	氯离子、其他阴离子、水（在抗利尿激素存在的情况下）
	分泌（被动）	氨
	分泌（主动）	钾、氢、一些药物
集合管	重吸收（主动转运）	钠
	重吸收（被动转运）	尿素、水（在抗利尿激素存在的情况下）
	分泌（被动）	氨
	分泌（主动）	钾、氢、一些药物

From Thibodeau, G. A., & Patton, K. T. (2010). *Anatomy & physiology* (7th ed.). St. Louis: Mosby.

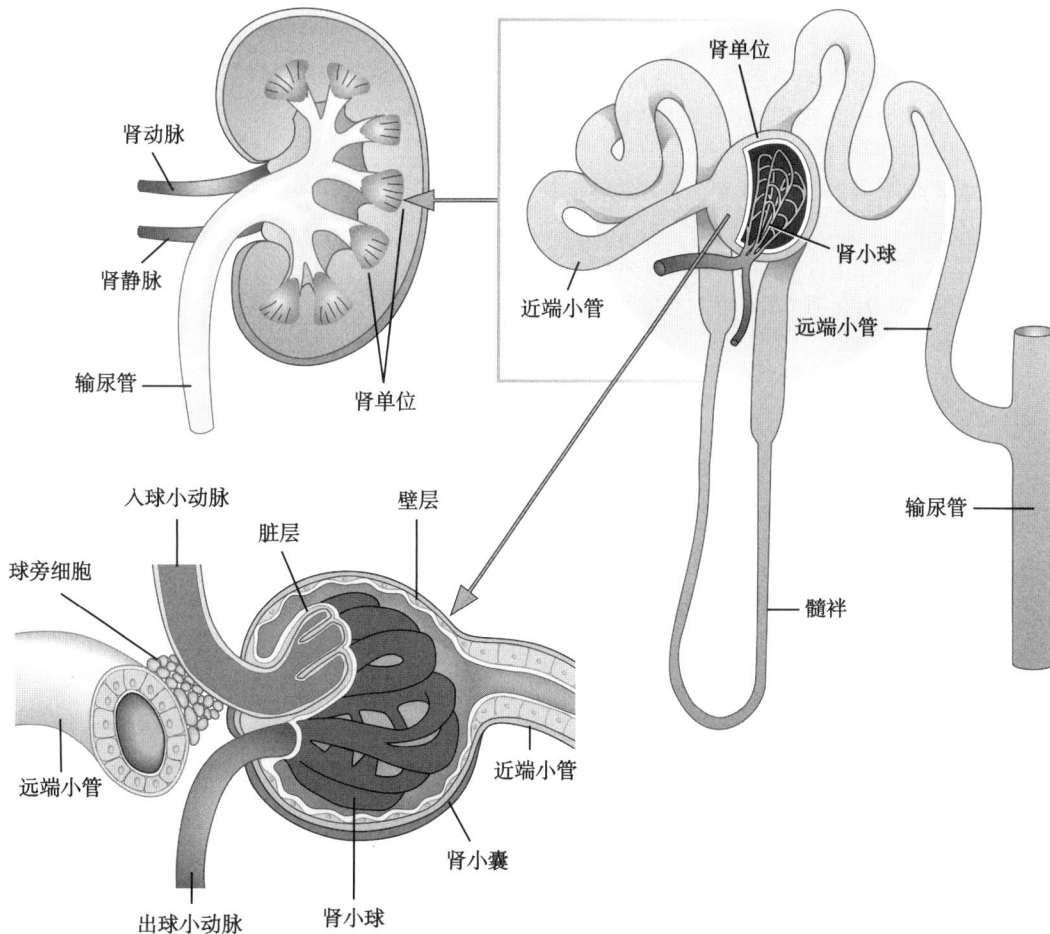

图 21.1 肾脏的解剖。（上图, Reprinted from Peckenpaugh, N. J. [2010]. *Nutrition essentials and diet therapy* [11th ed.]. St. Louis: Saunders. 下图, Reprinted from Thibodeau, G. A., & Patton, K. T. [2007]. *Anatomy & physiology* [6th ed.]. St. Louis: Mosby.)

功能

肾单位结构经过精细地调整,以平衡生命所必需的体液。在出生时,大多数人的肾单位远远超过身体所需,但随着年龄的增长肾单位的数量会减少。慢性高血糖(见第 20 章)和高血压(见第 19 章)加重肾小球的损伤,增加了肾单位功能损失的速度。

排泄和调节功能

当血液流经肾单位时,肾脏发挥以下排泄和调节功能。

- 滤过:肾脏过滤血液中大部分物质,除了较大的红细胞和蛋白质成分。
- 重吸收:弯曲的小管选择性地重吸收滤液中的物质,并将其返回血液以满足身体的需要。这个过程有助于维持电解质、酸碱和体液平衡。
- 分泌:肾小管根据需要分泌氢离子来维持酸碱平衡。
- 排泄:浓缩的尿液中含有排泄废物。

内分泌功能

肾脏除了调节和排泄功能外,还具有多种内分泌功能。内分泌系统由直接分泌激素到循环系统的腺体组成。这些激素在肾脏中有以下反应。

- 分泌肾素:当**小动脉**压力下降时,肾脏激活并分泌肾素,这是一种启动肾素-血管紧张素-醛固酮系统的酶,重吸收钠并维持控制人体水平衡的激素(见第 9 章)。
- 分泌**促红细胞生成素**:肾脏产生人体主要的**促红细胞生成素**(80%~90%)。
- 激活维生素 D:在肾脏近端小管中将无活性的维生素 D 最终转化为活化的维生素 D(见第 7 章)。甲状旁腺激素刺激这种作用。

疾病进展和饮食注意事项

肾脏病病因

很多疾病可能会干扰肾单位的正常功能,最终导致肾脏疾病。

- 感染(包括尿路感染)可能导致慢性疾病和肾结石的阻塞。
- 其他梗阻的原因,如前列腺肥大,会阻塞尿道引流,可能导致普通组织损伤和肾脏疾病。
- 各种环境因素、动物毒素、某些植物、重金属和药物(如非甾体抗炎药、氨基糖苷类抗生素和 X 射线造影剂)都具有**肾毒性**,会导致肾脏损害。

其他疾病造成的损害

在美国,糖尿病是 ESRD 的主要原因[1]。与糖尿病相关的高血糖和高血压会损害肾小动脉,从而导致肾小球硬化(即肾功能的丧失)和最终的 CKD。循环系统疾病如长期高血压且控制不佳,可引起肾内小动脉退化,最终干扰正常肾单位的功能。对剩余肾功能的需求增加可能会加重高血压并造成额外的损害。虽然糖尿病和高血压是引起 CKD 的常见病因,但报道发现患病人群对 CKD 诊断的知晓率非常低,约为 15%(图 21.2)[2]。其他主要病因是肾小球肾炎和囊性肾病。自身免疫性疾病如系统性红斑狼疮也可能导致肾功能受损或疾病。

小动脉:是连接毛细血管的动脉最小分支。

促红细胞生成素:是一种刺激骨髓中红细胞生成的激素。

肾毒性:是对肾脏的毒性。

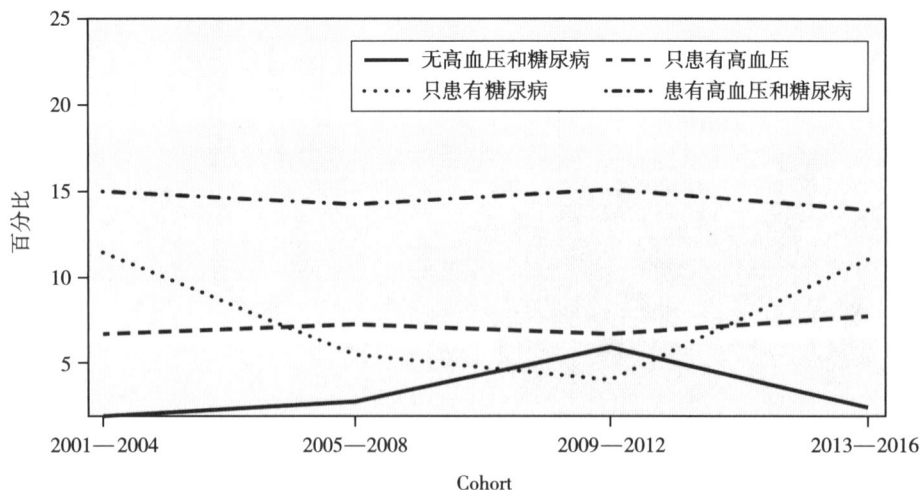

图 21.2 知道自己患有 CKD 的糖尿病和/或高血压患者的百分比。(U.S. Renal Data System. [2018]. *2018 Annual data report: CKD in the general population.* Bethesda, MD: National Institutes of Health, National Institute of Diabetes and Digestive and Kidney Diseases.)

遗传或先天缺陷

囊性疾病（如多囊肾、肾髓质囊性病）是遗传性肾病，可能会导致晚年的 ESRD。双肾的先天性异常导致肾脏病伴有肾脏结构的广泛变形。只要残余肾功能正常，单肾的人并不一定患有肾病或肾功能受损。

危险因素

CKD 高危人群是患有糖尿病、高血压或心血管疾病（cardiovascular disease，CVD）；年龄 60 岁以上；肥胖；有肾脏病家族史的人群[1]。营养不良可能加剧肾组织破坏率并增加感染的易感性。CKD 的患病率在一些种族和少数民族以及低收入的人群中较高。患病率增加的部分原因是可改变的，如吸烟、饮酒和医疗保健服务的不足[4]。框 21.1 概述了肾病的危险因素和常见病因。

肾脏病医学营养治疗

在肾脏病的治疗过程中，营养师会根据疾病的严重程度、是否存在代谢异常以及采用的治疗方式（如肾脏替代疗法、药物治疗）来确定合适的 MNT。

疾病病程

抗生素的药物治疗通常可以控制由细菌感染引起的短期急性疾病。营养治疗的目的是为疾病康复和正常生长提供最合理的营养支持。如果患者是儿童或疾病进展到慢性状态，营养师认为特殊的营养调整是必要的。

肾功能损害程度与临床症状

一般轻微急性肾脏病只涉及少数肾单位，对整体肾功能的影响较小。因为肾脏中有很多肾单位，未受影响的肾单位通常可以满足基本需要。但是在进行性慢性疾病过程中，累及越来越多的肾单位，最终导致 CKD。这部分患者需要全面地 MNT 来尽可能长时间地维持肾功能。随着疾病进展，有计划的营养调整有助于满足个人需求和解决临床症状。与一名被专业委员会认证的肾病营养师密切合作，对于那些晚期肾病患者的个性化 MNT 尤为重要。

本章主要讨论 CKD 严重的退行性过程。以下部分包括 MNT 和每种肾脏病的临床实践指南。

肾单位疾病

急性肾小球肾炎或肾病综合征

疾病过程

肾小球是肾单位起始部杯状膜上的小血管，受炎症反应影响。肾小球肾炎是 CKD5 期（也被称为 ESRD）的第三个主要原因[1]。

临床症状

典型症状是**血尿**和**蛋白尿**，也可能出现水肿和高血压。有些人晚期会出现厌食症，导致进食问题和营养不良。疾病进一步发展使得更多的肾单位受累，最终导致**少尿**或**无尿**。表 21.2 概述了五种肾小球疾病及其临床表现。

肾小球肾炎的医学营养治疗

肾病医生和营养师认为充足的蛋白质为生长提供全面合理的营养支持。对于大多数短期急性发病的患者来说，饮食调整并不重要。液体摄入量的建议取决于尿量和隐性损失量。

肾病综合征

疾病过程

肾病综合征或**肾病**是由于肾小球滤过膜的肾组织损伤，从而使蛋白质进入肾小管。这种高蛋白浓度导致小管进一步损伤。肾单位的过滤和重吸收功能随之损伤。肾病的常

框 21.1　肾脏疾病的危险因素和常见原因

社会人口因素
- 年龄大
- 慢性肾脏病家族史
- 影响肾脏的遗传性疾病（例如多囊肾病）

临床因素
- 慢性高血糖
- 高血压
- 肥胖
- 自身免疫性疾病
- 肾小球肾炎
- 全身感染
- 反复尿路感染或肾结石
- 下尿路梗阻
- 急性肾损伤史
- 减少肾脏质量或先天性畸形
- 接触某些肾毒性药物或环境条件

表 21.2　肾小球综合征

综合征	临床表现
急性肾病综合征	血尿、氮质血症、可变蛋白尿、少尿、水肿和高血压
急进性肾小球肾炎	急性肾炎、蛋白尿和急性肾衰竭
肾病综合征	>3.5g 尿蛋白、低白蛋白血症、高脂血症和脂尿
慢性肾衰竭	持续多年的氮质血症和尿毒症
无症状血尿或蛋白尿	肾小球血尿和肾病性蛋白尿

From Kumar, V., Fausto, N., & Abbas, A. *Robbins and Cotran pathologic basis of disease* (7th ed.). Philadelphia: Saunders.

见病因包括感染、药物、肿瘤、子痫前期、进行性肾小球肾炎或其他疾病如控制不良的糖尿病和系统性红斑狼疮。

临床症状

肾病引起大量尿蛋白丢失（如成人每天超过 3g 或更多）导致低蛋白血症、水肿和腹水。血液中蛋白质不足导致渗透压太低无法将液体拉回血液循环使液体积聚在腹腔（即腹水）。身体分解组织蛋白以弥补尿蛋白的损失，一般会导致营养不良。严重的水肿和腹水常常会掩盖身体组织消瘦的程度。其他临床表现包括高脂血症、**脂肪尿**、凝血异常和矿物质失衡（如铁、铜、锌、钙），这是由于运输或代谢所必需的蛋白质丢失所致。

肾病综合征的医学营养治疗

MNT 的目标是控制主要症状，补充尿液中丢失的营养物质，减少 CKD 进展，并降低动脉粥样硬化的风险。美国营养与食品学会（Academy of Nutrition and Dietetics，AND）推荐一下治疗原则[5]。

- 蛋白质：适量蛋白质饮食 [0.8~1.0g/(kg·d)]，以高生物价蛋白为主，包括大豆蛋白。根据**血液尿素氮**和 GFR 调整理想的总蛋白质摄入量。当患者出现血尿素氮水平升高和少尿时，需要限制饮食蛋白质的摄入。
- 能量：总能量摄入以满足营养支持为宜。能量需要量可能高达 35kcal/(kg·d)。充足的复合碳水化物提供充足的能量，并有助于抵抗组织蛋白质分解代谢和防止饥饿性酮症。
- 脂肪：脂肪摄入总量不应超过供能比的 30%，胆固醇摄入量不应超过 200mg/d。控制饮食中脂肪和胆固醇含量有助于缓解血脂异常和动脉粥样硬化风险。多不饱和脂肪酸（如鱼类）的摄入达到供能比的 10%。
- 钠和钾：为减轻水肿，患者应将钠的摄入量限制在 1~2g/d。钠超载很难治疗，其特点就是低蛋白尿和**低血压**；因此医疗团队必需仔细监测患者。少尿会损坏肾脏对钾的清除率。监测钾的摄入和吸收，根据个人需要进行调整。
- 钙和磷：钙可以和血液中的白蛋白结合。当白蛋白通过受损的小管丢失时，结合的钙也丢失。此外，低水平的血清

活性维生素 D 会减少钙的吸收。因此，AND 建议每人每天摄入 1~1.5g 钙，但不要超过 2g（包括补充剂和/或钙磷结合剂）。患者应将磷的摄入限制在 12g/(kg·d)。
- 液体：医疗团队可能会根据尿量限制液体摄入。否则，患者可以根据自己的需要补充液体。

肾衰竭

两种类型的肾衰竭：急性和慢性，存在很多干扰正常肾脏功能和营养代谢的症状。急性和慢性肾衰竭 MNT 相似，取决于肾组织损伤的程度和使用的治疗方法。

急性肾损伤

疾病过程

健康的肾脏可能会在代谢损伤或创伤性损伤后突然关闭，从而导致危及生命。发生急性肾损伤（acute kidney injury，AKI）（也称急性肾衰竭）的主要危险因素包括老年人、糖尿病和高血压[6]。这是一种需要营养师和护士发挥重要支持作用的医疗紧急情况。根据潜在病因将 AKI 分为以下 3 类[7]：

1. 肾前性损伤：肾前性损伤是 AKI 最常见的形式，大约占 60%~70%。表现为流向肾脏的血流不足和继发的 GFR 降低。常见的原因包括肾血管收缩或阻塞、肾药物毒性（如非甾体抗炎药、血管紧张素转化酶抑制剂、血管紧张素受体阻滞剂）、全身性血管舒张（如败血症、休克）、严重脱水和低血压。

2. 内源性：内源性 AKI 是由肾脏特定部位的损伤引起的。常见的原因包括肾小球肾炎、急性肾小管坏死、急性间质性肾炎、血管阻塞、感染、抗生素、抗菌药物、放射造影剂、化疗药物或其他肾毒性药物所致的肾毒性。

3. 肾后梗阻：肾后梗阻包括尿流阻塞。常见的病因包括前列腺肥大伴尿潴留、输尿管结石和其他阻塞（如肿瘤、血栓）。

每 6 名住院患者中就有 1 名会发生 AKI，并显著增加住院时间、住院费用和死亡率[8]。对于那些康复患者来说，AKI 发作可能持续数天至数周，一旦病因得到解决，肾功能可恢复正常。根据肾组织损伤的程度，完全恢复可能需要数月。然而，有部分患者不能恢复正常的肾功能，继而发展为 CKD。那些 GFR 显著降低、重复或长时间 AKI 发作、内皮损伤和持续性纤维化的人罹患 AKI 和发展为 CKD 风险很高[9-10]。

临床症状

RIFLE 是评估风险严重程度、损伤、衰竭或 ESRD 结局的分级系统，以及急性肾损伤网络（the Acute Kidney Injury Net-work，AKIN）标准对 AKI 的程度进行分类[7]。AKI 的诊断标准是当发生组织损伤的细胞碎片阻塞小管时，出现血清**肌酐**水平升高和少尿。蛋白尿或血尿可伴有尿量减少。其他症状包括恶心、呕吐、疲劳、肌肉无力、下肢肿胀、皮肤瘙痒、精神错乱、尿毒症和营养不良。体液平衡也是一个关键因素。**连续性肾脏替代疗法**是透析的一种，对于危重患者的肾功能有支持作用。

血尿：是尿液中不正常的出血。

蛋白尿：是尿液中异常过量的血清蛋白（如白蛋白）。

少尿：是与液体摄入量有关的尿液分泌减少（即每小时 0.5ml/kg 或更少）。

无尿：是不产生尿液；无尿表明肾功能衰竭。

肾病综合征：是肾小管退行性病变，尤其是支持毛细血管袢的肾小球基底膜的病变；以水肿、蛋白尿和血清白蛋白水平下降为特征。

脂肪尿：是在尿液中有胆固醇酯组成的脂滴。

血尿素氮：是一项肾功能测试，测量血液过滤尿素氮的能力，尿素氮是蛋白质代谢的产物。

酮症：是指血液中脂肪代谢的中间产物酮体的积聚。

急性肾衰竭的医学营养治疗

基本目标　AKI 期间主要问题是当患者出现明显的分解代谢时改善或维持营养状态。目前的标准表明需要个性化治疗，重点在以下方面：①治疗潜在病因；②预防因营养素缺乏导致的肾脏进一步损伤和并发症；③纠正任何液体、电解质或尿毒症异常[5]。食欲缺乏较为常见，通常需要肠内营养支持。如果存在肠内营养禁忌，则需要肠外营养支持(见第 22 章)。

原则　急性患者的营养支持有助于降低能量和蛋白质营养不良的风险。本部分提出 AKI 的一般建议。牢记肾功能和治疗方式可能有很大差异；因此，营养师会对 MNT 进行调整以满足患者需要。AND 针对 AKI 患者推荐如下[5]。

- 蛋白质：充足的蛋白质摄入对维持肾脏功能和肌肉组织至关重要。因此，AND 建议没有接受透析治疗和无分解代谢的患者每天摄入蛋白质 0.8~1.2g/kg。已经存在分解代谢或透析的患者每天可能需要蛋白质 1.2~1.5g/kg。这样既可以补充营养又可以弥补损伤。
- 能量：AND 建议能量摄入 25~35kcal/kg。营养师根据个人的代谢压力和营养状况来进行调整。假如患者正在进行**腹膜透析**，总能量摄入量应该包括从**透析液**中获得的能量。
- 钠和钾：利尿期患者可能丢失更多的电解质。在这个阶段饮食应该补充钠和钾的丢失(每天 2~3g)。血压水平和有无水肿的存在决定是否需要调整。少尿或无尿期，由于电解质在血液中积聚和高钾血症(一种潜在的致命疾病)的风险增加，医疗团队可能会限制患者的电解质(见第 8 章)。
- 磷和钙：营养师根据患者体重确定合适的膳食磷摄入量，每千克体重摄入 8~15mg 磷。无尿期的高磷血症导致骨钙吸收。随餐服用磷结合剂有助于防止磷的吸收。钙的 MNT 目标是维持正常的血钙水平，适时调整膳食摄入量。
- 维生素和矿物质：满足所有其他维生素和矿物质的膳食参考摄入量(Dietary Reference Intake，DRI)的平衡膳食有助

于预防营养缺乏。如果患者存在分解代谢或其他并发症，营养师必需调整他的营养摄入以满足特定需要。

- 液体：AKI 患者对液体的需求变化很大。在制订液体摄入计划时，医疗团队必须考虑个人的治疗方式、水合状态和液体流失情况。发热可能导致不明显地水分丢失增加，而患者明显地液体流失(如排尿、呕吐、腹泻)差异很大。一般的建议是每天液体摄入量为 500ml 加尿量。

慢性肾脏病

疾病过程

慢性肾脏病(CKD)是一种进行性肾组织衰竭，最终损害所有肾功能。功能正常的肾单位所剩无几，并逐渐退化。CKD 发展缓慢，不能治愈。大约 15% 的美国人患有 CKD；60 岁以上人群的患病率最高[1]。

CKD 通常由以下原因造成：

- 涉及肾脏的代谢性疾病(如糖尿病、高血压、CVD、代谢综合征、肥胖)。
- 原发性肾小球疾病。
- 遗传性肾病(如多囊肾)或先天性异常。
- 其他原因：免疫疾病如狼疮，梗阻如肾结石、慢性尿路感染以及长期使用肾毒性药物。

可改变的危险因素包括：控制血压、血糖和处理血脂异常；减少钠的摄入；对钾、磷和蛋白质摄入进行必要的饮食调整；增加体力活动；达到健康体重；戒烟[3]。根据肾小球滤过率(表 21.3)将慢性肾脏病分为 5 个时期。本节重点介绍 1~4 期，下一节介绍 5 期。

临床症状

根据肾脏病的潜在特征，慢性肾脏改变可能包括肾组织的广泛瘢痕使肾脏结构变形，引起血管损伤。肾脏逐渐失去维持代谢平衡的能力，肾功能下降。常见的长期并发症包括营养不良、骨和矿物质失调、贫血和 CVD(心血管疾病)。

低血压：是血压偏低。

肌酐：是正常组织蛋白分解的含氮产物；随尿液排泄，血清肌酐水平是肾功能的一项指标。

连续肾替代疗法(CRRT)：是一种连续(24h/d)的血液净化方法，用于重症监护的危重患者。CRRT 有几种形式，根据血管通路、是否有透析液、半透膜的类型和溶质去除机制而不同。

腹膜透析：是一种利用腹膜过滤废物、多余液体的透析形式。含 3 个基本步骤：①用透析液填满腹膜；②透析液停留；③排出含有代谢废物和多余液体的透析液。

透析液：是透析中使用的清洗液；含有葡萄糖和其他类似于体内化学物质。

表 21.3　慢性肾脏病分期 a

分期	特征	GFR/[ml/(min·1.73m²)]
1	肾损伤伴有 GFR 正常或升高	≥90
2	肾损伤伴有 GFR 轻度下降	60~89
3	GFR 轻度至中度下降	30~59
4	GFR 严重下降	15~29
5	肾衰竭或终末期肾病	<15(或透析)

注：GFR，肾小球滤过率。

a 慢性肾脏病被定义为肾脏损伤或肾小球滤过率低于 60ml/(min·1.73m²)，持续 3 个月或以上。肾脏损伤被定义为病理异常或出现损伤标志物，包括血液或尿液检查或影像学检查中的异常。

数据来自改善全球肾脏病预后组织(KDIGO)CKD 工作组。

KDIGO 2012 clinical practice guideline for the evaluation and management of chronic kidney disease. *Kidney Int*，*3*(Suppl.)，1-150.

水分平衡　慢性肾衰竭早期,肾脏无法正常重吸收水或浓缩尿液。因此,患者产生大量稀释尿液(即)多尿。此时,脱水是一个危险因素,而且可能会变得至关重要。随着病情的发展,患者的尿量会下降到少尿,最后到无尿。没有排出代谢废物的尿液,尿素在血液中积聚达到危险水平。

氮潴留　肾单位功能逐渐丧失导致含氮代谢废物如**尿素氮**水平升高。血尿素氮、肌酐和尿酸水平升高是**氮质血症**的实验室指标。蛋白质—能量营养不良是蛋白质分解代谢常见的并发症。

电解质和矿物质平衡　肾单位功能下降引起几种电解质间的不平衡。肾衰竭不能维持钠钾平衡来保持身体水分(见第9章)。营养物质的代谢产物积聚在矿物质中(如磷酸盐、硫酸盐、有机磷)。如果没有适当地过滤,这些物质会在血液中积聚,从而引起代谢性酸中毒。钙磷代谢紊乱、甲状旁腺激素水平异常、缺乏活性维生素D(肾脏生成),导致骨痛、骨代谢异常以及**慢性肾脏病-矿物质和骨骼紊乱**(chronic kidney disease-mineral and bone disorder,CKD-MBD)或**骨营养不良**。

贫血　受损的肾脏不能产生足够的促红细胞生成素来完成正常的红细胞生成。红细胞产生得越少,存活时间就越短。改善肾脏病全球成果工作组制订CKD患者监测和治疗贫血的临床实践指南[11]。

高血压　流入肾组织的血液异常增加,产生肾性高血压。高血压导致心血管损伤,并使肾单位进一步恶化。改善肾脏病全球成果工作组制订CKD患者监测和治疗高血压的临床实践指南[12]。

> **尿素**:是膳食蛋白质代谢的主要含氮产物;尿素出现在血液、淋巴和尿液中。
>
> **氮质血症**:是血液中尿素和其他含氮物质过量。
>
> **慢性肾脏病-矿物质和骨骼疾病**:是一种临床综合征,慢性肾脏病患者发展为全身矿物质和骨骼代谢紊乱;导致钙、磷、甲状旁腺激素或维生素D代谢异常;引起骨转化、矿化、体积、线性增长、强度和软组织钙化异常。
>
> **骨营养不良**:是慢性肾脏病患者中出现的骨骼形态改变。

一般症状和体征

加重的肾功能损失会导致进行性虚弱、气短、疲劳、贫血、四肢肿胀和皮肤瘙痒。厌食、恶心和呕吐较为常见,进一步加剧营养不良和体重下降。蛋白质—能量消耗(protein-energy wasting,PEW)综合征是CKD患者常见症状。PEW是多因素的,导致肌肉和内脏蛋白质储存的损失,和高发病率及死亡率相关[13-14]。营养不良降低了机体对感染的抵抗力,一些患者出现骨和关节疼痛。晚期不规则循环呼吸(即Kussmaul呼吸)提示酸中毒。酸中毒可能导致口腔溃疡、异味和口臭。神经系统受累可能包括肌肉抽动和周围神经病变。

慢性肾脏病的医学营养治疗

基本目标　必须个性化治疗并根据疾病的进展、治疗的类型和患者的反应进行调整。营养师定期监测患者的营养状况确定饮食危险因素,有助于预防营养不良[15]。

原则　没有进行透析的CKD患者营养治疗要基于个体的需要进行调整。CKD患者的MNT建议如下[5]。

- 蛋白质:提供充足的蛋白质以维持组织完整性,避免蛋白质过量。未患糖尿病、没有进行透析且GFR<30ml/(min·1.73m²)的患者,限制饮食蛋白质摄入为0.6~0.8g/(kg·d)。AND建议糖尿病肾病合并CKD时,蛋白质摄入量为0.8~0.9g/(kg·d)(蛋白质摄入低于0.8g/(kg·d)可能导致低蛋白血症)。为了鼓励植物性蛋白摄入,AND建议至少2/3蛋白摄入来源于高质量的植物蛋白或植物和动物蛋白组合[3]。确保提供完整的必需氨基酸结构以避免蛋白质缺乏。

- 能量:碳水化合物和脂肪必须提供足够的非蛋白热卡来供给能量和用于组织合成的备用蛋白质。推荐能量摄入23~35kcal/(kg·d)。对于患有CKD和糖尿病的超重患者来说,为了减轻体重,他们需要的能量更低。CKD患者会加速CVD进展,需要将剩余的能量以维持心血管健康为主(如用单不饱和脂肪酸和多不饱和脂肪酸替代饱和脂肪和反式脂肪,减少总胆固醇摄入量;见第19章)。对于糖尿病患者来说,血糖控制是营养干预的重要组成部分(见第20章)。建议HbA1c值约为7%[3]。

- 钠和钾:出现并发症之前,推荐一般人群钠(<2.3g/d)和钾摄入量同样适用。若有高血压和水肿,钠的摄入量限制在2g/d[3]。进入CKD3~4期后,血中清除钾越来越少。饮食摄入量通过评估实验室指标来确定。在排除其他非饮食因素后,若血钾水平升高,营养师指导患者进行限钾饮食(<2.4g/d)。

- 磷和钙:不正常的血磷和血钙水平对骨结构产生负面影响。随着肾功能的丧失,它们不能激活维生素D或控制血钙水平。血磷水平过高会加重这一问题,为了血液中的钙、磷平衡必须从骨骼中吸收钙。因此,适当地限制饮食磷摄入取决于实验室指标,当血磷水平≥4.6mg/dl或甲状旁腺激素水平升高时,一般限制磷800~1 000mg/d。CKD3期和CKD4期,限制钙的总摄入量(包括膳食、补充剂和钙磷结合剂)不超过2g/d。

- 维生素和矿物质:满足所有必需营养素一日需求量的个性化CKD饮食是一项挑战(参照病历研究框,"慢性肾脏病")。AND建议避免补充脂溶性维生素A和维生素E,因为它们可能会在肾衰竭患者体内积累到毒性水平。同样,患者应避免过量摄入维生素D和维生素K,因为肾脏无法将维生素D转化为活性形式,而过量的维生素K会对凝血时间产生不良影响。具体的MNT建议有助于个人满足对B族复合维生素和维生素C的DRI,并确定患者对维生素D和铁的特殊需求。

- 液体:充足的液体摄入以维持未透析患者足够的尿量。医疗团队根据水肿、血压控制和尿量变化等因素来确定液体限制。

案例研究
慢性肾脏病

答案见附录 A。

一名 49 岁的中年男性在一家大型制造厂工作。最近他开始容易疲倦，食欲缺乏，体重无意识下降了 5%，而且大部分时间都感觉不舒服。最近他注意到自己出现了脚踝肿胀和尿中带血。在伴侣的坚持下，最终决定去看医生。

经过全面检查，医生发现如下。

- 患者除了在军队海外服役期间患上流感伴咽部感染外，之前没有任何疾病。
- 实验室检查：尿液中存在白蛋白、红细胞和白细胞；高血钾、磷、肌酐和尿素水平。肾小球滤过率严重下降 20ml/(min·1.73m^2)。
- 其他症状：高血压、小腿水肿、头痛、偶尔视力模糊和低热。

1. 选择在患者评估中最能表明慢性肾病的所有临床症状：

a. 吞咽困难　　　　　b. 蛋白尿

c. 血尿　　　　　　　d. 呼吸困难

e. 氮质血症　　　　　f. 低 GFR

g. 痛觉消失　　　　　h. 电解质失衡

2. 请从下列选项中，为以下陈述中缺少的信息选出最可能的选项。

护士认识到患者的 __1__ 失衡导致 __2__。医疗团队在分析患者 __3__ 时需要考虑到这一点。

选项 1	选项 2	选项 3
酸碱	低钠血症	体重
激素	厌食症	身高
电解质	血尿	GFR
酶	水肿	BUN

医生向患者及其伴侣告知了诊断结果及 4 期慢性肾病的严重预后后。在肾脏病营养师建议下，一起商定了患者当下的医疗措施和营养需求。他们还讨论了最终是否有需求采用透析或移植疗法。医生开药来控制患者病情发展产生的症状和不适。

3. 请从下列选项中，为以下陈述中缺少的信息选出最可能的选项。

__1__ 功能的日益丧失需要靠外部调整来调节 __2__ 失衡。这确保了身体处于 __3__。

选项 1	选项 2	选项 3
皮质	肌肉	稳态
髓质	化学	均质
肾单位	机体	异质
肾小球	先天	渗透

4. 使用 × 标示对患者适用的（适当或必要）或禁忌（可能有害）的干预措施。

干预措施	适用	禁忌
摄入充足的蛋白质以保持瘦体重		
限制碳水化合物和脂肪		
限制钠的摄入以减轻液体潴留		
限钾		
限磷		
提倡增加钙的摄入		
补充维生素 A 和维生素 E		
补充维生素 D 和维生素 K		
提供足量液体以满足患者个体化需要		

在接下来的 10 个月里，患者的症状恶化。他的体重进一步下降，出现了贫血，并且骨骼和关节疼痛加剧。患者的恶心和疲劳感也加剧，他偶尔会出现肌肉抽搐和痉挛。小的口腔溃疡使进食变得痛苦。因此他与营养师预约学习如何增加在家的食物摄入量。

5. 从所给选项中选出适合患者在特定情况下进食的所有食物。

a. 炒鸡蛋　　　　　b. 全麦吐司

c. 苹果酱　　　　　d. 花椰菜饭

e. 烤三文鱼　　　　f. 罐头青豆

6. 选出表明护理和协作干预对患者有效（有助于达到预期结果）的评估措施。

a. GFR 35ml/min　　b. GFR 15ml/min

c. 四肢近端水肿　　d. 降低血压

e. 蛋白尿减少　　　f. 体重减轻

g. 瘦体重增长

终末期肾病

疾病过程

当 CKD 进展到终末期，患者、家属和医生面临着维持生命的选择。诊断 ESRD 是患者的 GFR 低于 15ml/(min·1.73m^2)。肾小球滤过率的下降表明肾脏的大部分肾单位受到了不可逆转的损伤。此时，患者有 3 种选择：长期肾透析、肾移植或保守治疗（如临终关怀）。在美国，每年透析和肾移植可延长约 72 万人的生命[1]。透析是 ESRD 的主要治疗方法。

有两种形式的透析：血液透析和腹膜透析。

终末期肾病的医学营养治疗

血液透析　血液透析是利用"人工肾机器"去除血液中

的有毒物质,并将营养物质和代谢物质恢复到正常血液水平(图21.3)。在开始血液透析前,外科医生必须在患者体内建立血管通路。这个过程最好在治疗开始前4~16周进行,以确保伤口充分愈合。血液透析血管通路的3种基本类型是动静脉瘘、动静脉移植物和中心静脉导管(图21.4)。动静脉瘘是长期透析最常用和首选的通道[1]。外科医生通常将手臂皮肤下动脉和静脉连接起来造动静脉瘘。一旦伤口愈合,透析技术人员将插入两个套管(即大口径针头)穿过组织进入血液,让血液通过管道流向透析机。

血液透析中心患者通常每周接受3次治疗,每次治疗持续3~4小时。在治疗过程中,他们的血液通过透析机循环,排除多余废物以保证血液中维持生命的物质到达正常

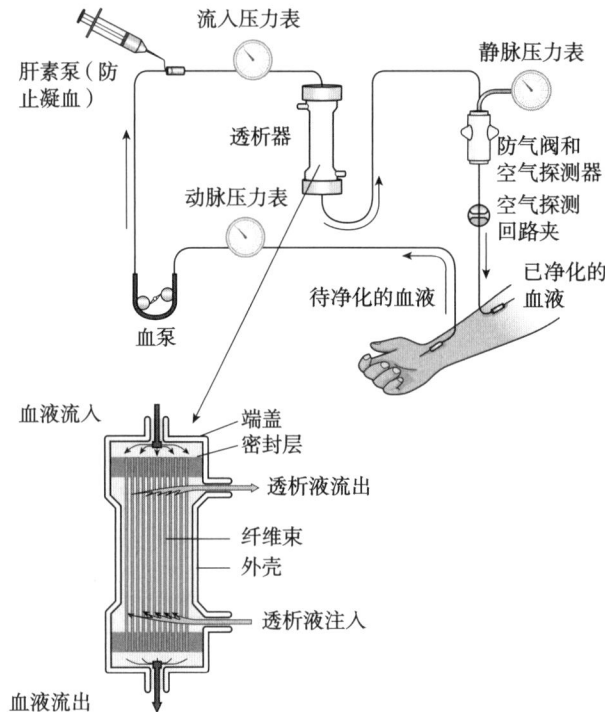

图21.3 血液透析使用一种称为透析器的特殊过滤器来清洁和过滤血液,该过滤器的功能类似于人工肾。血液通过管子进入透析器,透析器过滤废物和多余的水,然后清洁的血液通过另一组管子流回体内。(From National Institute of Diabetes and Digestive and Kidney Diseases.[2006]. *Treatment methods for hemodialysis*[NIH Publication No. 07-4666]. Bethesda, MD: National Institutes of Health.)

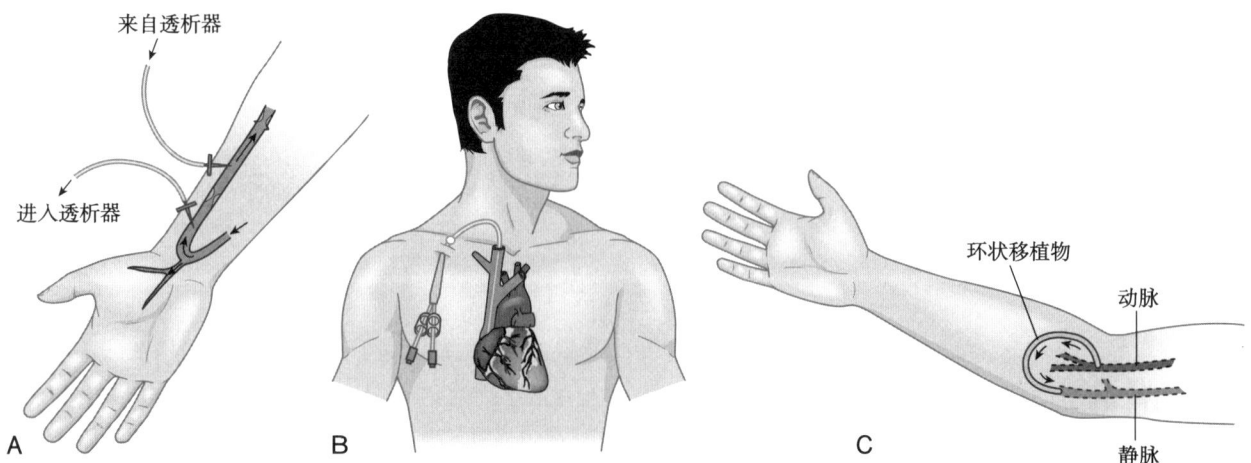

图21.4 血液透析的途径类型。(A)前臂动静脉瘘。(B)用于临时血液透析的静脉导管。(C)人工血管环移植。(From National Institute of Diabetes and Digestive and Kidney Diseases.[2007]. *Kidney failure: Choosing a treatment that's right for you*[NIH Publication No. 00-2412]. Bethesda, MD: National Institutes of Health.)

水平,这是患者自身肾脏无法完成的功能。一种选择性半透膜将机器中的两个隔间隔开;一个隔间包含患者的血液以及所有多余的液体和废物;另一个含有透析液,这是一种"清洁液"。在正常的毛细血管过滤过程中,血细胞太大不能通过膜上的毛孔。然而,血液中剩余的小分子通过膜,透析液将它们作为废物带走。透析液是根据患者需要量定制的。如果患者缺乏某种营养物质,医疗团队可以特定地将这些营养物质添加到透析液中。这些营养物质通过渗透或扩散穿过膜,以建立透析液和血液之间的平衡,有助于满足患者的营养需求。

研究表明,每周最多接受 6 次血液透析且疗程较短的患者获得健康益处,如改善整体健康和心理健康方面,没有生活质量下降的报告[16]。因此,一些人选择家庭透析,在伴侣或护理提供者的照顾下进行自己的透析治疗;通常每周 5~6 次治疗,每次治疗时间为 2~4 个小时。很多透析中心提供夜间或夜间家庭血液透析,每周 3 个或更多的晚上通常持续 6~8 个小时。

血液透析的医学营养治疗 接受血液透析的患者饮食是维持生化平衡的一个重要方面。PEW 综合征仍然是血液透析患者的一个关键问题。进行性蛋白分解代谢造成的肌肉质量丢失与死亡率相关[14]。专门从事肾脏护理的注册营养师负责膳食计划和饮食教育。血液透析的 MNT 目标是在治疗过程中维持最佳营养状态,同时预防过多的代谢废物积聚。在大多数情况下,与非透析患者相比,MNT 允许更自由的营养素供给,如下[5]。

• 蛋白质:饮食摄入量和蛋白质状态的生物标志物提示的蛋白质-能量营养不良是透析患者关注的一个主要问题,也是整体营养不良和不良结局的重要预测因子之一[17-19]。对于大多数透析患者来说,1.2g/kg 或更高的蛋白质摄入量是预防蛋白质营养不良的理想选择。这个量可以满足营养需要,保持正氮平衡,不产生过多的含氮废物,并补充每次透析治疗中丢失的氨基酸。每日蛋白质摄入量至少50% 为高生物价的蛋白质食物(如蛋、肉、鱼、家禽)。

• 能量:MNT 对 60 岁及以上老年人推荐的能量摄入量为 30~35kcal/(kg·d),以达到和维持理想体重为宜。对 60 岁以下人群的建议是 35kcal/(kg·d)。有趣的是,当身体质量指数超过正常范围(≥25kg/m²)时,死亡率下降,这可能是营养不良和临床结局之间复杂关联的结果[20-21]。不幸的是,当 GFR 低于 60ml/(min·1.73m²),食欲下降在 ESRD 中很常见。大量的碳水化合物和一部分脂肪提供所需的能量,以节省能量和蛋白质。

• 钠和钾:建议将钠摄入量限制在 2.4g/d 以内,以控制体液潴留和高血压。进一步限制钠有助于控制口渴,并帮助患者遵守液体限制。为了预防钾积累导致心脏问题,将钾摄入量限制在 2.4g/d 以内,并根据血钾水平进行调整。

• 磷和钙:通过仔细监测以控制合并的骨疾病,当血磷水平超过 5.5mg/dl 或甲状腺素水平升高时,建议膳食磷的摄入量低于 800~1 000mg/d 或每克蛋白质含磷 10~12mg。钙的摄入量不应超过 2g/d,包括通过食物、膳食补充剂和药物

(如钙磷结合剂)获得的钙。

• 维生素和矿物质:对水溶性维生素的一般建议是达到 DRI。个体的铁和维生素 D 摄入量建议遵循生物标记物允许量。其他特殊微量营养素如下。
  • 维生素 C:60~100mg/d
  • 维生素 B₆:2mg/d
  • 叶酸:1~5mg/d
  • 维生素 B₁₂:3μg/d
  • 维生素 E:15IU/d
  • 锌:15mg/d
• 液体:血透患者 MNT 的建议是将液体摄入量限制在 1 000ml/d 加尿量。

腹膜透析 另一种治疗方式是腹膜透析,它具有移动方便的特点。大约 10% 的 ESRD 患者采用这种形式的透析[1]。透析过程中,患者将透析液直接引入**腹膜腔**,腹膜作为过滤器,代谢废物通过腹膜进入透析液,排出体外。持续不卧床腹膜透析是体内持续性透析的一种形式。连续循环腹膜透析是一种使用自动化设备的透析形式,在睡眠状态下提供多次交换,在白天提供一次连续置换。

首先,外科医生将一根永久性导管置入患者腹膜腔。治疗步骤如下:①将装有透析液的一次性袋子装在腹膜腔导管上,导管进入腹腔;②将透析液排空至腹膜腔,进行 4~6 小时溶液交换,即停留时间;③利用重力将含废物的液体从腹膜腔拉回空袋;④重复上述过程(图 21.5)。腹膜透析患者可以在停留期进行正常的日常活动,但必须在透析液和腹液进出袋的过程中保持静止(通常为 20~30 分钟)。在家进行腹膜透析给患者一种可控性、独立性和改善护理满意度。

> **腹膜腔:**是一种排列在腹壁和盆腔壁以及隔膜下表面的浆液膜形成一个包住身体重要内脏器官的囊。

腹膜透析的医学营养治疗 腹膜透析的饮食更为宽松,如下所示[5]:
• 蛋白质和能量:AND 建议腹膜透析患者的蛋白质摄入量为 1.2~1.3g/kg。能量摄入量与血液透析相同。
• 钠和钾:根据患者体液平衡情况,将钠摄入量限制在 2g/d。钾的摄入量取决于血钾水平,建议是 3~4g/d。
• 磷、钙和液体入量:对磷、钙和液体摄入量的建议与血液透析相同。
• 维生素和矿物质:如前所述,所有的建议与血液透析相同,但以下例外:由于透析过程中维生素 B₁ 的流失,个体每天可能需要 1.5~2mg 维生素 B₁。当平均红细胞体积(mean corpuscular volume,MCV)大于 100ng/ml、血清维生素 B₁₂ 或叶酸水平较低时,提示需要额外补充。

移植 肾移植是另一种治疗方法,它可以提高生活质量和生存率,而且比维持性透析更具成本效益[1,22]。目前外科手术技术的进步、防止排斥反应的免疫抑制药物以及控制感染的抗生素都有助于确保成功的结局(见药物-营养素相互作用"肾移植后的免疫抑制疗法")。尽管需要持续使用免

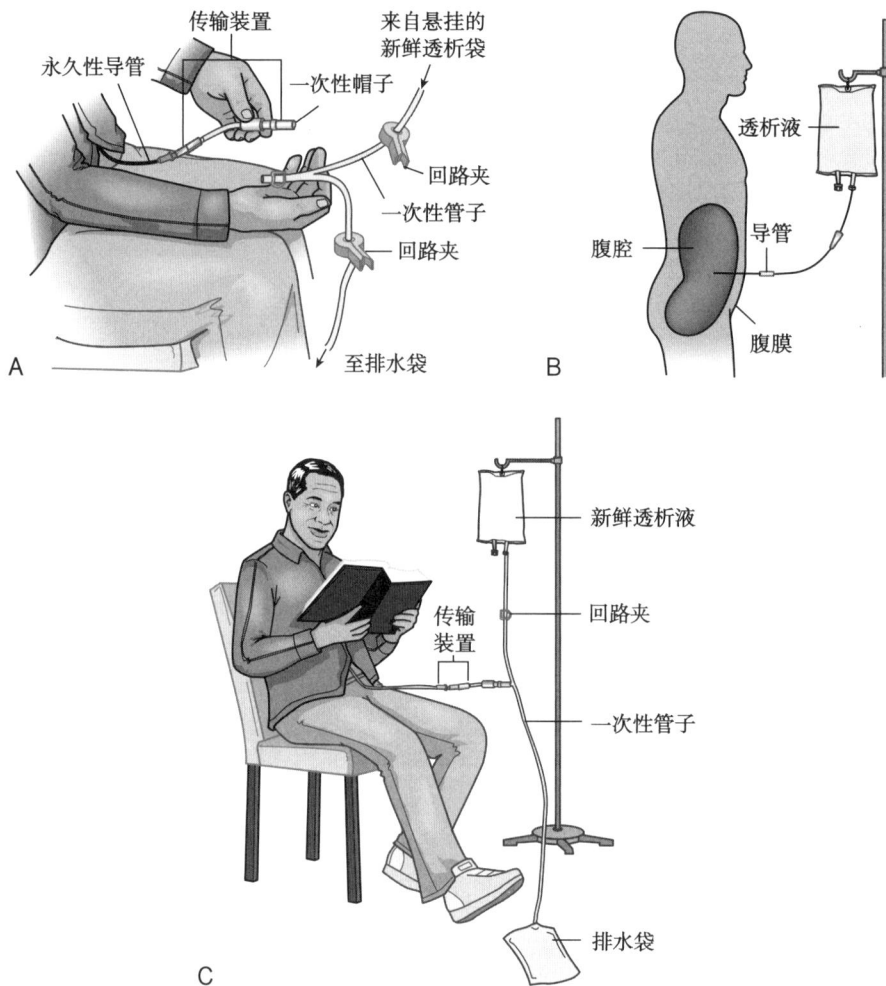

图 21.5 持续非卧床腹膜透析。(A)软管导管用清洁透析液填充腹部。(B)腹膜在腹腔壁形成一层内膜,使废物和多余的液体从血液进入透析液。(C)然后,在排出透析液的过程中,废物和液体离开身体。透析溶液在腹腔内的停留时间(即停留时间)为 4~6 小时,在此期间患者可以移动。一次交换大约需要 30~40 分钟,常规每天需要进行 4~5 次交换。(From National Institute of Diabetes and Digestive and Kidney Diseases.[2006]. *Treatment methods for kidney failure*:*Peritoneal dialysis*[NIH Publication No. 06-4688]. Bethesda,MD:National Institutes of Health.)

疫抑制治疗,但接受肾移植的患者 CVD 进展和 CVD 死亡率明显低于仍在透析治疗的患者[1]。

移植的困难在于等待的时间可能很长,而且很难找到匹配的捐献者。详见文化思考"个别民族和种族群体中肾移植有效性和成功的文化差异"。活体供体移植接受者的存活率高于已故供体[1]。

营养师充分考虑术后任何并发症和肾功能水平,为接受肾移植的患者制订个性化的 MNT。表 21.4 总结了针对不同类型肾病和治疗的营养指南。

并发症

ESRD 和透析患者的长期并发症包括骨骼疾病、营养不良、贫血、激素和血压失衡、抑郁以及持续依赖治疗而降低的生活质量。我们在本章前面已经讨论了其中几种情况。在 ERSD 患者中发现的 CKD 其他并发症如下。

肠内或肠外营养支持 对需要通过肠内或肠外营养获得营养支持的透析患者需要额外的考虑。营养支持的医疗必要性通常意味着患者有严重的营养不良、炎症反应和厌食症。在选择合适的营养支持方式时,需要考虑透析的类型和耐受性,还要考虑目前的 GFR、代谢状态、应激反应和氮平衡。美国肠外和肠内营养学会发布了专门针对 CKD 患者的营养支持管理和评估的临床指南[23]。

骨营养不良 骨骼疾病在 CKD 患者中普遍存在,是发病的主要原因。导致肾性骨营养不良和 CKD-MBD 的因素有很多。维生素 D 活性降低会产生连锁反应,导致甲状旁腺激素水平升高,胃肠道钙吸收减少,血钙水平降低。肾脏不能排泄磷,还有患者血磷水平升高。两者结合引起骨骼结构和功能异常。高磷血症和死亡风险增加有关;因此,磷酸盐结合剂是 CKD 治疗的一个重要方面。健康护理团队将评估 GFR 低于 45ml/(min·1.73m^2)的患者是否患有骨病和钙磷代

药物-营养素相互作用

肾移植后的免疫抑制疗法

肾脏是世界上最常见的实体移植器官,肾移植的需求在过去10年中不断增长。肾移植后的存活很大程度上取决于成功的免疫抑制方案中的抗排异药物。大多数肾移植患者接受包括皮质类固醇在内的多药物免疫抑制治疗,以降低急性排斥反应的风险[1]。随着时间的推移,患者可能停止服用类固醇,但会继续使用包括其他抗排斥药物在内的长期维持治疗。使用皮质类固醇会有以下副作用,这些副作用会改变营养状况:

- 胃肠道刺激:食管炎、消化不良、消化性溃疡
- 食欲旺盛和过度体重增加
- 高血糖
- 蛋白分解代谢和负氮平衡
- 液体潴留
- 生长迟缓(儿童)
- 骨疾病
- 心血管疾病和死亡事件

皮质类固醇还会增加一些营养素的排泄。因此,个体可能需要补充叶酸、钾、磷、镁、锌、蛋白质以及维生素A、维生素 B_6、维生素 B_{12} 和维生素C(从饮食或膳食补充剂中)。

MNT建议长期使用皮质类固醇的患者补充钙和维生素D。如果患者同时服用其他抗排斥药物与皮质类固醇,这些药物可能影响营养素生物利用度。例如,环孢素和他克莫司是钙磷酸酶抑制剂。这些免疫抑制剂会引起高钾血症;因此,当服用这些药物时,患者必须限制摄入高钾食物或补充剂。医疗团队监测患者的血药浓度和电解质水平,以调整药物剂量达到最佳的治疗效果。硫唑嘌呤和霉酚酸酯是另一些抗排异药物,它们没有显著的营养相互作用,但它们可以导致一些患者恶心、呕吐、腹痛和腹泻。尤其需要关注那些无法摄入足够营养素并有营养不良风险的患者。

持续研究探索避免或减少长期使用类固醇的免疫抑制疗法。在过去的20年中,无类固醇移植方案的普及率有所增加,但长期生存率并没有改善。专家们需要更多的循证研究才能探讨新的方案。

参考文献

1. Axelrod, D., Naik, A. S., Schnitzler, M. A., et al. (2016). National variation in use of immunosuppression for kidney transplantation: A call for evidence-based regimen selection. *American Journal of Transplantation*, 16(8), 2453–2462.

文化因素

个别民族和种族群体中肾移植有效性和成功的文化差异

肾移植是终末期肾病患者的最佳治疗方案。2018年美国外科医生进行了超过2.1万例肾移植手术,其中约1.45万例捐赠的肾脏来自已故捐赠者,6 000例来自活体捐赠者[1]。过去白种人接受已故供体肾脏的比例比少数族裔更高。自2016年以来,非洲裔美国人和美国印第安人/阿拉斯加原住民的已故供体移植率与白人相似[1]。肾移植分布的改善部分是由于肾脏分配系统(kidney allocation system, KAS)的近期变化(2014年激活)。另一个值得注意的变化是非洲裔和西班牙裔美国人死亡捐赠的增加,可能有助于匹配捐赠者和受体的免疫相容性[2]。在过去的几十年里,医疗技术和免疫抑制疗法的进步使所有种族群体移植接受者的寿命延长。尽管生存率有所提高,但接受肾移植的非洲裔美国人的5年生存率仍然低于白种人。西班牙裔和亚裔移植接受者的结局最好[1]。

移植成功率的种族差异与不同种族间免疫功能的差异有关。社会因素也会影响肾移植存活率。研究人员报道了非裔美国人移植失败与社会因素的相关性,如年龄小、低教育水平、BMI高于正常和缺乏医疗保险[3]。更为复杂的是,非裔美国人可能需要长期接受透析治疗,并患有高血压和糖尿病等并发症。透析治疗的患者等待移植的时间越长,移植的成功率就越低[3]。

肾移植成功率差异可能是多因素的,涉及上述很多已知影响成功率的因素。然而,为了减少这些差异,研究人员提出一些改进建议。有效的教育方法和材料必须具有文化敏感性,并考虑患者的信仰、价值观、语言、社会经济地位和社会背景。此外,负责透析的医护人员也应接受有关肾移植的教育。允许医护人员在透析治疗期间为潜在的移植患者和活体捐赠者提供优质的教育。同样,向ESRD患者家属提供关于活体肾移植的教育,可以改善供体库,从而简化供体和等待移植受体的匹配过程。研究表明,在治疗过程中尽早进行教育,并将教育贯穿整个治疗过程,会使所有族裔患者寻求移植的意愿增加[4]。

参考文献

1. Hart, A., et al. (2019). OPTN/SRTR 2017 Annual data report: Kidney. *American Journal of Transplantation*, 19(2), 19–123.
2. United States Renal Data System (2018). *2018 USRDS annual data report: Epidemiology of kidney disease in the United States*. Bethesda, MD: National Institutes of Health, National Institute of Diabetes and Digestive and Kidney Diseases.
3. Taber, D. J., Egede, L. E., & Baliga, P. K. (2017). Outcome disparities between African Americans and Caucasians in contemporary kidney transplant recipients. *The American Journal of Surgery*, 213(4), 666–672.
4. Jones, D., You, Z., & Kendrick, J. (2018). Racial/ethnic differences in barriers to kidney transplant evaluation among hemodialysis patients. *American Journal of Nephrology*, 47(1), 1–7.

表 21.4　成人慢性肾病推荐营养指南

营养素	未使用肾脏替代疗法的慢性肾病 3~5 期患者	使用肾脏替代疗法的慢性肾病 5 期患者（肾衰竭）	移植术后（根据肾病分期或肾功能分级）
蛋白质	0.6~0.8g/(kg·d)，至少 50% 的高生物价蛋白以减缓疾病进程（特别是合并有糖尿病患者）和达到/保持血清白蛋白水平	1.1~1.5g/(kg·d)（血透患者在摄入足够能量情况下保证至少 50% 的高生物价蛋白以达到/保持血清白蛋白水平）	0.8~1.0g/(kg·d)，50% 为高生物价蛋白
能量	25~35kcal/(kg·d) 以达到/保持目标体重	25~35kcal/(kg·d) 以达到/保持目标体重，包括从腹透液体中估计的能量吸收	25~35kcal/(kg·d) 以达到/保持目标体重
脂肪	一般人群：供能占比小于总能量的 30%，强调健康的脂肪来源	关注脂肪和碳水化合物的类型以控制血脂异常（如果存在）	关注脂肪和碳水化合物的类型以降低心血管风险或管理免疫抑制剂药物的副作用（例如血脂异常、葡萄糖耐受不良）
饱和脂肪酸	一般人群：小于总脂肪的 7%	减少饱和脂肪酸来源并用更健康的脂肪来源替代	减少饱和脂肪酸来源并用更健康的脂肪来源替代
钠	一般人群：≤2.3 g/d	血透患者：2~3g/d 以控制透析间期体液增加；腹透患者：2~4g/d 以维持血容量。	一般人群：≤2.3 g/d
钾	通常不受限制，如患者出现高钾血症，则个性化调整	血透患者：2~4g/d 或 40mg/(kg·d)；腹透患者个性化调整以维持正常血清水平	不受限制，如患者出现高钾血症，则个性化调整
钙	不限制	2g/d，包括药物和食物来源	根据肾功能个性化调整
磷	通常不受限制，如患者出现高磷血症，则通过饮食和(或)磷酸盐结合剂进行个体化调整以维持正常的血清水平	800~1 000mg/d 以达到目标血清水平 3.3~3.5mg/dl 或更低；同时口服磷酸盐结合剂药物	根据肾功能不同阶段个性化调整
纤维	同一般人群：25~38g/d	同一般人群：25~38g/d	同一般人群：25~38g/d
液体	不限制	血透患者如尿量增加则控制在 1 000ml/d，腹透患者可稍多；根据液体平衡个性化调整	不限制，可与尿量相匹配

From Beto, J. A., Ramirez, W. E., & Bansal, V. K. (2014). Medical nutrition therapy in adults with chronic kidney disease: Integrating evidence and consensus into practice for the generalist registered dietitian nutritionist. *J Acad Nutr Diet*, 114(7), 1077-1087.

谢紊乱。骨病的治疗策略需要高度个性化的管理计划，并根据新的研究不断发展[24]。

神经病　肾功能不全时，有毒物质积聚在血液导致尿毒症。有毒物质会损伤神经组织，导致大部分 ESRD 患者出现疼痛性神经病变。透析开始时可能会出现中枢和外周神经紊乱，尤其是糖尿病患者。当 GFR 低于 20ml/(min·1.73m²) 和血肌酐水平升高时，神经病变症状更常见。无论是否有症状，医疗团队定期评估患者的神经病变，因为有些病例是无症状的。治疗和管理疼痛是维持 ESRD 肾病患者生活质量的重要方面。

肾结石

在美国，大约有 9.4% 的女性和 10.9% 的男性在一生中的某个阶段会患有肾结石[25]。**肾结石**的病因尚不清楚，但很多尿液本身性质（如 pH、浓度）或尿道环境相关的因素都有助于**过饱和**并与结石的形成有关。肥胖、糖尿病、痛风和甲状旁腺功能亢进等并发症会增加结石形成的风险[26-28]。最常见的肾结石类型有钙、鸟粪石和尿酸。图 21.6 展示了各种类型的结石。框 21.2 列出了与肾结石发展相关的其他危险因素。

疾病过程

钙盐结石

最常见的类型是草酸钙和磷酸钙结石，约占所有肾结石的 80%。尿液中肾结石物质的过饱和可能是由以下原因造成的[28]：

- 血液中过量钙（高钙血症）或尿液中过量钙（高钙尿症）
- 草酸过多（高草酸尿症）或尿酸过多（高尿酸尿症）

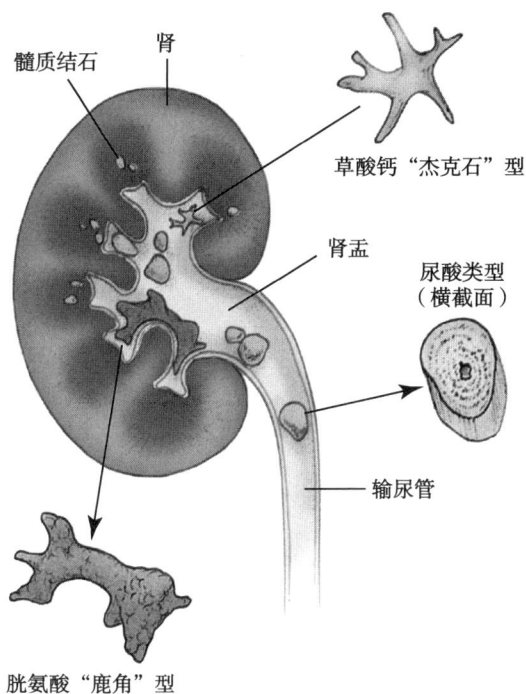

髓质结石　　肾

草酸钙"杰克石"型

肾盂

尿酸类型
（横截面）

输尿管

胱氨酸"鹿角"型

图 21.6　肾结石：肾、肾盂和输尿管中的结石

框 21.2　肾结石发展的危险因素

膳食
- 液体摄入量不足
- 钙摄入量低
- 动物蛋白摄入高
- 钠摄入量高
- 经常饮用含糖饮料

疾病或紊乱
- 饮食失调、多种食物限制、食物不耐受或过敏
- 吸收不良或肠道疾病引起的慢性腹泻
- 肥胖、2 型糖尿病、痛风、甲状旁腺功能亢进、代谢综合征
- 慢性尿路感染

遗传
- 尿石症个人史或家族史
- 结石形成的遗传倾向
- 先天性肾脏病

- 尿中枸橼酸水平低（低枸橼酸尿症）

尿液中草酸含量高会增加个体形成草酸钙结石的风险。人体内源性合成草酸（相对于瘦体重），并从饮食中摄入草酸。草酸含量高的食物包括深绿色叶类蔬菜（如菠菜、甘蓝、羽衣甘蓝）、豆类、甜菜、麸皮制品、可可、茶和坚果。一小部分人对草酸"吸收过多"，因此患结石的风险更高。草酸是抗坏血酸的代谢物。因此，长期补充维生素 C 超过可耐受量的上限（2 000mg/d）可能造成肾结石形成的潜在风险，尤其是女性[29-30]。

充足的膳食钙摄入有助于预防草酸钙结石[28,31]。饮食

钙摄入不足的人比那些达到钙 DRI 的人更容易发生草酸钙结石。膳食钙在肠道中结合草酸盐，防止草酸盐在尿液中吸收和积聚。过去草酸钙结石患者常常采用限制钙的饮食。现在看来，这种做法会加大结石形成的风险。

> **肾结石：**是在肾脏形成的矿物质结晶。
> **过饱和（与尿液有关）：**是溶质浓度过高。

鸟粪石

鸟粪石是由磷酸铵镁和碳酸磷灰组成，约占所有肾结石的 10%。我们经常将其称为感染性结石，因为它们主要由尿道感染引起，与任何特定的营养素无关。因此，鸟粪石没有特定的 MNT。鸟粪石通常是大的"鹿角状"结石，需要手术治疗。

尿酸结石

大约 10%~20% 的肾结石是尿酸结石。尿酸结石形成的主要危险因素是尿液过酸、尿酸排泄过多和尿量过少[28]。高尿酸尿症可能是嘌呤代谢受损所致。嘌呤是蛋白质代谢的含氮产物，可以形成尿酸。这种损伤伴随疾病发生，如痛风，它可以在消耗性疾病期间发生组织快速分解。与持续酸性尿和尿酸结石形成有关的其他疾病包括腹泻（如短肠综合征、炎性肠病）、2 型糖尿病、肥胖和代谢综合征[32-33]。

其他结石

其他罕见的肾结石通常是遗传疾病或药物并发症引起的。例如，胱氨酸结石涉肾脏对胱氨酸（胱氨酸氧化二聚体形式）的重吸收过程的遗传缺陷造成的。无法重吸收的胱氨酸在尿液中积聚（胱氨酸尿）。胱氨酸是不可溶的，因此高浓度的胱氨酸会导致结石的形成。

临床症状

肾结石的主要症状是剧烈的疼痛。很多其他泌尿系统症状可由结石引起，并伴有全身虚弱，有时还会发热。对尿液和排出结石进行实验室检查有助于确定治疗方案。

肾结石的医学营养治疗

一般目标

MNT 可能包含几个方面，它根据结石的类型不同有所变化。一般的 MNT 建议如下[5]。

- 能量：超重和肥胖会增加很多慢性疾病如肾结石的发病风险。营养师制订患者的总能量摄入，以达到理想体重。健康的饮食模式如 DASH 饮食或地中海饮食都是理想的（见第 19 章）。医护人员不建议有结石风险的人食用高蛋白、低钾饮食[34]。
- 蛋白质：过多的动物性蛋白摄入是肾结石的危险因素之一。因此，个人应该按照健康人群的标准建议 0.8~1.0g/(kg·d)。

- 钙:膳食钙摄入不足会增加草酸钙结石的风险。因此,营养师或医护人员应鼓励患者钙摄入量达到 DRI(1 000~1 200mg/d)并保持全天摄入平衡。
- 磷:如果患者磷摄入量高于 DRI(即>700mg/d),那么营养师会鼓励他们将摄入量限制在 DRI 范围之内。很多方便食品使用磷作为添加剂或防腐剂,因此磷含量很高。
- 钠和钾:高钠摄入会增加尿液中钙的排泄量,从而导致高钙尿症,与结石形成的风险增加有关。所有结石患者都应该低钠饮食(<2 300mg/d)。枸橼酸和钾有助于溶解钙盐和防止草酸钙结石形成。多吃水果(尤其是柑橘类水果)和蔬菜有助于每天摄入超过 4.7g 钾。
- 草酸:限制饮食中的草酸可以减少尿液中草酸排泄,降低草酸钙结石形成的风险[28]。易患草酸钙结石的人应避免不必要地进食草酸含量高的食物。
- 维生素和矿物质:维生素 C 摄入不应超过 DRI,所有其他维生素和矿物质的摄入应符合 DRI 标准。
- 液体:每天至少喝 2~3L 水,有助于稀释尿液,从而防止矿物质积聚形成结石。具体的液体摄入量因人而异,但是医护人员应该鼓励足够的液体——最好是每天喝的水至少产生 2~2.5L 的清澈尿液。对于喝软饮料的人来说,减少含糖饮料的摄入可以降低结石复发的风险[35]。

不同类型结石的具体目标

营养师针对不同的结石成分,进一步制订个性化的营养治疗计划。多种药物联合 MNT 是治疗肾结石的有效方法。明确结石成分有助于医生开出最有效的药物。但是收集和分析肾结石并不容易,这限制了部分患者的药物治疗。

表 21.5 总结了与特定类型结石相关的饮食建议。

钙盐结石 某些情况下,饮食中控制结石成分有助于减少此类结石的复发。如果是草酸钙结石,避免吃草酸含量高的食物可能是有益的。如果是磷酸钙结石,患者应尽量减少不必要的磷摄入(如含磷添加剂的食物、肉类、豆类)。

除了之前列出的建议,钙盐结石患者也能从添加的特殊类型的膳食纤维中受益。肠道中结合潜在结石成分的物质能够防止结石成分吸收,并通过排便将这些成分从体内清除。例如,植酸盐可以结合肠道中的钙,从而防止草酸钙盐的结晶。植酸盐广泛存在于高纤维植物性食物中如全麦、麸皮和大豆。

尿酸结石 改变尿液 pH 的碱性饮食嘌呤含量低有助于防止尿酸积聚和肾结石形成。酸性尿液有利于肾脏对尿酸的再摄取,而碱性尿液有利于尿酸的排泄[27]。枸橼酸钾提高尿液 pH,通过促进尿酸排泄,降低尿酸过饱和的可能性[36]。治疗的主要目标是通过素食和限制动物蛋白(包括红肉、鱼和家禽)达到和保持健康体重并碱化尿液[31,34]。

胱氨酸结石 以下饮食调整有助于减少胱氨酸结石的形成:通过减少摄入富含胱氨酸和甲硫氨酸的动物性食物来降低尿胱氨酸浓度;减少钠的摄入;多吃富含有机阴离子的蔬菜;稀释尿液[37]。稀释尿液需要每天摄入大量水,以排出 3~4L 的尿液[37]。

> **碱性饮食**:是动物蛋白含量低而富含水果和蔬菜的饮食。

表 21.5 肾结石饮食原则总结

结石类型	钙	草酸盐	钠	钾	动物蛋白	柠檬酸盐	果糖	液体
钙结石								
• 特发性草酸钙	1 000~1 200mg	禁忌含草酸盐丰富的食物	减少到小于 2 000mg	增加到大于 120mEq	减少到小于 0.8g/kg	增加	减少	增加
• 磷酸钙	800~1 200mg	—	减少到小于 2 300mg	?	减少到小于 1.2g/kg	?	—	增加
尿酸结石	—	—	—	增加	减少(包括嘌呤)	增加	—	增加
胱氨酸结石	—	—	减少到小于 2 300mg	增加	减少到小于 1.2g/kg	增加	—	增加
磷酸铵镁结石	1 000~1 200mg	—	减少到小于 2 300mg	—	—	—	—	增加

注:—,表明营养摄入不相关;?,表明目前尚不清楚饮食改变是有益还是有害。
2 300mg 钠相当于约 6g 氯化钠。
120mEq 钾相当于 4.7g 钾。
Data from Morgan, M. S. C., & Pearle, M. S. (2016). Medical management of renal stones. *Br Med J*, 352, i52; and Khan, S. R., Pearle, M. S., Robertson, W. G., et al. (2017). Kidney stones. *Nat Rev Dis Primers*, 2, 16008.

章节回顾

总结

- 肾单位是肾脏的功能单位。肾脏通过这些独特的结构维持生命和健康所需的物质平衡。肾单位完成的艰巨任务是通过不断地清洁血液,将必需的物质输送回血液,并通过浓缩尿液清除剩余物质。
- 影响肾单位重要功能的各种疾病可引起肾脏病。肾脏病的易患因素如糖尿病、反复尿路感染可导致肾结石,进行性肾小球肾炎可导致慢性肾病综合征和肾衰竭。
- 透析或肾移植是 CKD 终末期的两种治疗方法。进行透析的患者需要密切监测蛋白质、水、营养素和电解质平衡。
- 导致肾结石的物质有很多。对于一些人来说,改变饮食中某种物质的摄入(如钠、草酸、嘌呤)和增加液体摄入可以减少结石形成。

复习题

答案见附录 A。

1. 作用于远端肾小管以刺激钠重吸收的激素是
   - a. 醛固酮
   - b. 抗利尿激素
   - c. 胰岛素
   - d. 红细胞生成素
2. 肾脏可以将以下哪项从中间的非活性形式转变为活性形式?
   - a. 血红蛋白
   - b. 氮
   - c. 维生素 D
   - d. 维生素 E
3. 患有肾病综合征的女性很可能出现
   - a. 低血清白蛋白水平
   - b. 高血清白蛋白水平
   - c. 低血糖水平
   - d. 高血糖水平
4. 未接受透析治疗且不合并有糖尿病的 3 期 CKD 患者的医学营养治疗包括
   - a. 能量摄入限制在 20kcal/kg
   - b. 每天液体摄入量限制为 500ml
   - c. 蛋白质摄入量限制在 0.6~0.8g/kg
   - d. 钠摄入量限制在每天 4g
5. 具有高生物学价值的蛋白质来源是
   - a. 烤豆子
   - b. 烤鸡
   - c. 燕麦片
   - d. 菠菜

案例分析题

答案见附录 A。

一名 28 岁的女性(身高 170cm,体重 60kg)因肾结石而出现严重的疼痛、恶心和尿中带血。无既往史,也没有服用过任何药物。她提到她每天服用 3 000mg 维生素 C 以避免感染 COVID-19。膳食调查发现,她的钙摄入量约为 600mg/d,磷的摄入量为 3mg/d。血压测得为 127/85mmHg,空腹血糖水平为 90mg/dL。她说她通常每天喝大约 30 盎司(887ml)的液体。

1. 从下列选项中,选择所有与患者疾病相关的因素。
   - a. BMI
   - b. 维生素 C 摄入量
   - c. 钙摄入量
   - d. 磷摄入量
   - e. 血压
   - f. 空腹血糖水平
   - g. 液体摄入量
2. 请从下列选项中,为以下陈述中缺少的信息选出正确的选项。

在从患者那里收集到膳食调查信息后,营养师发现了大量草酸盐含量高的食物,例如_____和_____,这会增加患肾结石的风险。

选项	
菠菜	羽衣甘蓝
意大利面	鸡肉
米饭	牛肉

3. 从下列选项中,选出所有适合肾结石的营养干预措施。
   - a. 保持健康体重
   - b. 减少蛋白质需求
   - c. 减少钙的摄入
   - d. 磷摄入量≤DRI
   - e. 减少钠摄入量
   - f. 增加草酸盐摄入量
   - g. 减少维生素 C 的摄入
   - h. 增加液体摄入量
4. 对于每个评估结果,使用 × 表示护理和协作干预是有效的(有助于达到预期结果)还是无效的(无助于达到预期结果)。

评估结果	有效	无效
患者全天携带水壶,每天摄入 2~3L 液体		
血压:119/79mmHg		
患者食用更多的水果和蔬菜,例如橙子、葡萄柚和浆果		
增加动物瘦肉摄入		
患者食用低钠乳制品		
患者减少维生素 C 补充剂摄入量到每天 60mg		
患者已没有血尿		

(王宇 译,贾平平 审校)

第 22 章
外科手术与营养支持

内容提要

- 外科手术可能需要营养支持促进组织愈合和恢复。
- 如果手术改变了正常消化道结构,影响了食物的通过,可能需要饮食调整。
- 心血管疾病是美国人死亡的主要原因。
- 肠内或肠外营养支持可用于确保术后或危重患者获得最佳营养。

营养不良对患者来说是个很大的风险,因为它与疾病的发生率、死亡率、住院时间都有关系,并可大幅增加治疗费用[1-3]。有效的营养支持是经济并高效的,可以逆转营养不良,改善预后[4]。手术过程中患者的生理和心理压力,可能导致额外的营养需求,并增加临床并发症的风险[5]。

本章将围绕外科手术、烧伤患者的营养需求,以及提供营养支持的方法,包括肠内和肠外营养支持。精细的术前和术后营养支持可减少并发症并为术后伤口愈合和恢复健康提供必需营养物质。

一般手术患者的营养需求

正在接受手术的患者往往面临巨大的生理和心理压力。在此期间身体需要更多的营养,营养不足可能会发展为营养不良,并伴随临床并发。因此,医务人员准备手术时必须密切关注营养状况,以及手术后的个人营养需求,以促进伤口愈合和康复。营养不良和下列临床问题都有详细记录[2,6-8]。

- 伤口愈合受阻,感染风险增加
- **肠内**或**肠外**营养支持的必要性增加
- 住院时间延长,医疗费用增加
- 发病率和死亡率增加

- 生活质量下降

营养不良的诊断包括以下一些特征:能量摄入不足;体重减轻;肌肉质量丢失;皮下脂肪丢失;局部或全身性水肿;用握力测量的功能状态下降[9]。营养不良的诊断需要患者满足以上其中两个或两个以上标准。表 22.1 提供了营养不良的临床诊断标准。

术前营养治疗:营养储备

当患者择期手术(即非紧急手术)时,可提前进行营养储备,以应对手术后的营养需求增加以及食物摄取不足。

> **肠内**:一种通过消化道喂养的方式,一般通过口服或者管饲。
>
> **肠外**:一种不通过消化道喂养的方式,通过静脉输注营养制剂。

蛋白质

蛋白质缺乏在小儿和老年住院患者中常见,尤其是危重患者[10]。每位手术患者都应让身体储备充足的蛋白质,以对抗手术过程中的血液丢失,并预防术后出现的组织分解代谢(见临床应用"术后蛋白质-能量营养不良")。食物中充足

表 22.1　营养不良的临床诊断标准

特征	诊断重度营养不良的特征		
	急性疾病或创伤相关的营养不良	慢性疾病相关的营养不良	社会环境因素相关的营养不良
体重丢失	>2%/周	>5%/月	>5%/月
	>5%/月	>7.5%/3 月	>7.5%/3 月
	>7.5%/3 月	>10%/6 月	>10%/6 月
		>20%/年	>20%/年
能量摄入	≤50%,≥5 天	≤75%,≥1 个月	≤50%,≥1 个月
体脂肪	中度消耗	重度消耗	重度消耗
肌肉量	中度消耗	重度消耗	重度消耗
水肿	中度➜重度	重度	重度
握力	重症患者不推荐	降低(相对年龄或性别)	降低(相对年龄或性别)

续表

	诊断中度营养不良的特征		
特征	急性疾病或创伤相关的营养不良	慢性疾病相关的营养不良	社会环境因素相关的营养不良
体重丢失	1%~2%/周 5%/月 7.5%/3 月	5%/月 7.5%/3 月 10%/6 月 20%/年	5%/月 7.5%/3 月 10%/6 月 20%/年
能量摄入	<75%,>7 天	<75%,≥1 个月	<75%,≥3 个月
体脂肪	轻度消耗	轻度消耗	轻度消耗
肌肉量	轻度消耗	轻度消耗	轻度消耗
水肿	轻度	轻度	轻度
握力	不适用	不适用	不适用

From Malone, A., & Hamilton, C. (2013). The Academy of Nutrition and Dietetics/the American Society for Parenteral and Enteral Nutrition consensus malnutrition characteristics: Application in practice. *Nutr Clin Pract*, 28(6), 639-650.

临床应用

术后蛋白质-能量营养不良

营养不良会影响生活质量，以及手术和创伤后恢复的能力。随着年龄的增长，一般健康状况下降，行非计划手术的风险增加，营养不良的发病率也随之增加。评估家庭、医院或长期护理机构中老年人的营养状况，有助于找到那些可以通过改善术前营养摄入而受益的患者。术前对营养不良的患者使用口服补充剂或肠内营养可以改善临床效果，如减少感染和预防无意识地体重丢失。

医疗团队应识别出并监测患者营养不良，以防止与蛋白质-能量营养不良相关的无意识地体重减轻。无意识地体重丢失预示着营养不良以及生理压力过大。美国营养与饮食学会将**中度营养不良**定义为：1 个月内无意识地体重下降 5% 或 6 个月内体重下降 10%。超过这些无意识地体重丢失程度的可诊断为重度营养不良[1]。早期识别和治疗有营养不良风险的患者也可以防止创伤或急诊手术后带来的不良后果。

参考文献

1. Malone, A., & Hamilton, C. (2013). The Academy of Nutrition and Dietetics/the American Society for Parenteral and Enteral Nutrition consensus malnutrition characteristics: Application in practice. *Nutrition in Clinical Practice*, 28(6), 639–650.

的优质蛋白质摄入（即含有所有必需氨基酸的蛋白质）可以提高身体维持瘦组织的能力[11]。

能量

充足的能量摄入可使蛋白质发挥组织修复的功能。当能量不充足时，身体会动用蛋白质来获取能量。因此，当患者需要蛋白质来构建和修复组织时，需要给身体提供充足的碳水化合物和脂肪来提供足够的能量。手术前，通过额外增加能量摄入将体重提升到预期水平可以让低体重的患者获益。对于超重或肥胖者，择期手术前合理减重可能有助于减少手术并发症。

微量元素

当患者需要额外的蛋白质和能量时，对机体提供蛋白质和能量代谢所需的必需维生素和矿物质（例如复合维生素 B）也很重要。手术前，医疗团队必须识别并纠正任何营养素不足（例如缺铁性贫血）或水和电解质失衡。

术前阶段

通常的手术准备要求术前至少 8 小时禁食[12]。该方法确保胃在手术期间不会残留食物。食物的存在可能会导致并发症，例如在麻醉期间吸入食物颗粒或在麻醉恢复过程中呕吐。此外，胃中的任何食物都可能干扰手术过程，或增加术后胃潴留和扩张的风险。医疗团队通常建议在胃肠手术前几天低渣饮食，以清除手术部位的任何食物残渣（表 22.2）。不含残留物的**商业要素配方**是一种液体形式的完整饮食。患者可以在术前饮用或者管饲这些肠内营养制剂。在肠内营养制剂中添加调味品或通过吸管饮用可以改善口感。

急诊手术

当急诊手术时，患者没有时间最大限度地增加营养储备。营养良好的患者手术相关的风险较低，因为他们的储备可以满足他们在应急状态下的需求[13]。

术后营养治疗：伤口愈合需要的营养素

为了帮助患者从手术中恢复，患者需要营养支持来补充营养储备。术后一段时间内，患者可能会经历进食量减少或完全缺乏的情况。如果患者无法在几天内恢复足够的口服摄入，医疗团队可能会考虑其他形式的营养支持。在此期间有几种营养素需要注意，如以下所述。

蛋白质

与术前一样，患者在术后恢复期摄入适量的蛋白质非常重要。大手术后，身体组织可能立即发生大量分解代谢，这意味着组织分解和丢失超过了组织重建（即合成代谢）。体

表 22.2　限制纤维饮食

食物类型	允许食用的食物	不允许食用的食物
奶制品	酪乳和牛奶 无脂和低脂奶及代乳品(如豆奶、米奶、杏仁奶) 酸奶和淡味奶酪 不含乳糖的乳制品	全脂牛奶 半脂奶 奶油和酸奶油 含坚果或水果的乳制品
谷物	每份含脂肪少于 2g 的谷物 用白色或红褐色纤维制成的谷物产品	用全麦或全谷物制成的谷物 用种子或坚果制作的谷物 爆米花
水果	罐装、软质或煮熟的水果,无皮、无籽或无膜 不带果肉的果汁	未加工的水果 带皮水果 干果 带果肉的果汁 西梅汁
蔬菜	罐装、软质或煮熟的蔬菜,无皮、无籽或无壳 土豆泥 无皮蔬菜汁	生的或未煮熟的蔬菜 高脂肪蔬菜 产气蔬菜
油脂	每天少于 8 茶匙	椰子 牛油果

限制纤维饮食:这种饮食的纤维含量少于 13g,包括纤维、种子和果皮含量低且残渣极少的食物。这种饮食应含有充足的蛋白质和能量,但微量营养素可能不足。如果要长期坚持这种饮食,应考虑补充维生素和矿物质。

Academy of Nutrition and Dietetics.(2019). *Nutrition care manual*. Chicago:Academy of Nutrition and Dietetics.

重减轻和营养不良在经历分解代谢应激的患者中很常见。维持肌肉可以改善一些分解代谢旺盛患者的预后[14]。蛋白质的丢失除了因组织分解引起,还可能因其他原因丢失。包括出血、失血和各种体液或渗出液引起的血浆蛋白等丢失。医疗团队应监测患者因广泛组织破坏、炎症、感染和创伤而增加的血浆蛋白损失。如果之前存在任何程度的营养不良或慢性感染,蛋白质缺乏状态可能会导致严重的临床并发症。其中包括伤口愈合不良、缝合线断裂(即裂开)、骨折愈合延迟、心肺功能低下、贫血、胃肠道造口失败、感染抵抗力降低、肝损伤、进一步的体重丢失、肌肉丢失和死亡风险增加。

> **残渣**:消化后残留在结肠内的任何未消化或未被吸收的食物;包括纤维和刺激胃肠道收缩的物质。
> **商业要素配方**:营养支持配方由简单的营养成分组成,不需要进一步消化分解,因此易于吸收(例如葡萄糖、氨基酸、中链甘油三酯)。
> **渗出液**:一种含较高蛋白质和细胞碎片的液体,通常由炎症引起,从血管中逸出并沉积在组织或组织表面。

组织构建　伤口愈合的过程需要建立新的身体组织,这取决于足够数量的必需氨基酸。在伤口愈合过程中,患者的饮食蛋白质需求量超过正常,从而可以补充损失的蛋白质,并在伤口部位构建新组织。

蛋白质和矿物质对骨组织的构建以及正常的骨形成和愈合至关重要。蛋白质为骨骼所需的钙和磷提供基质。

控制水肿和休克　维持血容量需要足够的血浆白蛋白。当患者的白蛋白水平下降时,维持组织液在毛细血管和细胞之间循环的压力不足,毛细血管失水,导致水肿(见第 9 章)。水肿是指组织因多余的液体而肿胀,这些液体不会返回循环。全身水肿可能对心肺功能产生不利影响。伤口部位的局部水肿阻碍伤口的闭合,影响愈合过程。

当身体试图恢复等血容量时,血液循环过度失血(由于低白蛋白水平和随后的水肿)可能会导致休克症状。

抗感染　蛋白质是人体免疫系统的主要组成部分。免疫系统的防御因子包括称为淋巴细胞的特殊白细胞以及抗体和各种其他血细胞、激素和酶。强健的身体组织是抵抗感染的主要屏障。

运输脂质　脂肪是组织结构的另一个重要组成部分,形成细胞膜的脂质双层,并参与许多其他代谢活动。蛋白质通过循环系统将脂肪运输到所有组织和肝脏进行代谢(如脂蛋白)。

能量

当身体需要构建组织时,我们必须从碳水化合物和脂肪中为其提供足够的能量来节约蛋白质让其发挥重要功能。在急性代谢应激的情况下(如大手术或烧伤),能量需求可能比基础能量需求增加到 1.2~2kcal/(kg·d)。我们通过首先使用 Mifflin-St. Joer 公式(见第 6 章)来计算个体的基础代谢率(BMR)来估计能量需求,然后乘以损伤因子(1~2,取决于患者的状态),以满足代谢应激和脓毒血症的额外能量需求。

男性=[10×体重(kg)+6.25×身高(cm)-5×年龄(岁)+5]×损伤系数

女性=[10×体重(kg)+6.25×身高(cm)-5×年龄(岁)-161]×损伤系数

水分

手术可能会改变体内的液体分布。补液对于预防脱水、维持循环和减少并发症是必要的。每位患者都需要个性化的计划,以在手术期间和手术后实现液体治疗目标[15]。老年患者的口渴机制可能会受到抑制,他们需要特别注意总液体摄入和水化状态。在术后阶段,呕吐、出血、发热、感染或**利尿**可能会导致大量失水。根据患者的需要,可予不同溶液进行静脉输注。术后静脉输液提供了初始的补液需要,但患者应尽快过渡到口服补液。

维生素

一些维生素在伤口愈合中起着至关重要的作用。例如,维生素 C 在愈合过程中对建立结缔组织和毛细血管壁至关重要,但维生素 C 的水平,尤其是在营养不良的危重患者中,可能都比较低。在一些心脏手术后患者中,维生素 C 保护微血管功能,有助于缩短住院时间;此外,维生素 C 和硫胺素与某些药物联合使用可能对脓毒症危重患者特别有益[16-18]。

> **伤口裂开**:手术伤口的分离,它可能是部分的、浅表的或完全裂开需要二次缝合。
> **造口**:在肠道手术中切除无功能部分后,在腹壁上建立的与回肠或结肠相连的开口,用于术后清除肠道废物。
> **等血容量**:正常血容量。
> **脓毒血症**:一种对细菌感染的致命免疫反应。
> **利尿**:尿液排泄增加。

补充各种抗氧化剂和多不饱和脂肪酸的组合,有望预防术后并发症,如心律失常、氧化应激和炎症[19-20]。在患有压力性溃疡的营养不良患者中,补充抗氧化剂、精氨酸和锌能促进伤口愈合[21]。

当能量和蛋白质需求增加时,在蛋白质和能量代谢中具有重要辅酶作用的 B 族维生素(例如硫胺素、核黄素、烟酸)也应增加。其他 B 族维生素(例如叶酸、B_{12}、吡哆醇、泛酸)在构建血红蛋白中起着重要作用,因此必须提供足够的维生素以满足血供的增加和总体代谢应激的需要。

矿物质

矿物质也非常值得关注,补充矿物质可能有助于术后恢复。然而,对于术后或危重患者,并没有普遍认可的矿物质列表或剂量建议[18,22]。组织分解代谢导致细胞中钾和磷的丢失。钠和氯化物的电解质失衡也因液体失衡引起。铁的吸收不良或失血都可能导致缺铁性贫血。重症或脓毒血症患者的血清锌水平和硒水平较低,因为他们有更高的氧化应激和炎症的风险[23,24]。此外,血清锌和铜水平充足的危重患者的死亡率显著降低[25]。锌对伤口愈合也很重要;然而,即使患者摄入足够的锌,手术创伤和感染也可能导致血清锌水平降低以及需求量增加。

饮食管理

住院患者所需的营养支持各不相同。患者的医疗营养治疗(MNT)计划取决于他们入院后的营养状况、病情相关的代谢状况、进食能力以及他们的预立医疗指示和生存意愿。

初始静脉液体及电解质的补充

常规静脉补液可提供水分和电解质,但无法维持能量和营养平衡。例如,含有生理盐水的 5% 葡萄糖溶液(即 0.9% 氯化钠溶液)仅含有 5g 葡萄糖/dL,葡萄糖仅提供 3.4kcal/g,大约等于 170kcal/L。而且,一个人的总能量需求通常是这个数量的 10 倍以上。对于只接受静脉输液的患者,应尽快恢复正常饮食。术前准备和术后恢复的方法正在经历重大变革,医院正在寻找改善患者术前术后体验的方法(参阅扩展阅读"快速康复模式")。

营养支持的方式

住院期间营养不良是一种常见现象,营养不良的风险随着高龄、疾病状况和住院时间的延长而增加[1,2,26]。医生、营

🔍 **扩展阅读**

快速康复模式

> 快速康复(ERAS)模式对许多既往的手术观念和手术方法提出了质疑。ERAS 模式减少了手术的生理应激,提倡更快速和更容易的恢复。ERAS 模式考虑了手术前后治疗患者的许多方面,营养是其中重要组成部分之一。这些举措似乎非常有效[1];然而,医院的接纳速度却很慢。
>
> 要求病人在择期手术前一晚午夜后禁食是一种传统做法。然而,目前仍缺乏对这种做法的文献支持。ERAS 去除了午夜禁食,甚至建议在手术前喝高碳水化合物的饮料。患者在手术前一天晚上喝一杯清澈、富含碳水化合物的饮料,在手术当天手术前 2 小时喝另一杯高碳水化合物的饮料。这些含碳水化合物的饮料可以减少口渴和饥饿,并且似乎还有其他的代谢益处。允许人们在手术前进食(和饮水)会使他们处于合成代谢状态,而不是分解代谢状态。手术后,护理人员可能在 12 小时内开始给患者喂食,大多数人对喂食耐受良好[2]。
>
> ERAS 模式涉及患者管理的许多方面。通过采用这些举措,一些医院能够减少术后感染发生率、住院时间,提高患者满意度,降低医院成本[2,3]。

参考文献

1. Horosz, B. K., Nawrocka, K., & Malec-Milewska, M. (2016). Anaesthetic perioperative management according to the ERAS protocol. *Anaesthesiology Intensive Therapy*, 48(1), 49–54.
2. Liu, V. X., et al. (2017). Enhanced recovery after surgery program implementation in 2 surgical populations in an integrated health care delivery system. *JAMA Surgery*, 152(7), e171032.
3. Stone, A. B., et al. (2016). Implementation costs of an enhanced recovery after surgery program in the United States: A financial model and sensitivity analysis based on experiences at a quaternary academic medical center. *Journal of the American College of Surgeons*, 222(3), 219–225.

养师和护士共同协作,管理患者的饮食,必要时进行口服、肠内或肠外喂养。

- 口服:常规胃肠道营养,通过口服喂养;可能包括各种饮食计划和液体代餐制剂
- 肠内营养:准确地说,是指通过口服或管饲的常规胃肠道营养;然而,在医学营养治疗中,肠内喂养意味着管饲喂养

- 肠外营养:避开胃肠道,通过静脉(细小的外周静脉或粗大的中央静脉)进行营养支持

　　营养支持存在的意义在于为不能经口摄入充分能量的患者提供营养。表 22.3 列出了可能需要通过管饲或肠外营养提供营养支持的情况。框 22.1 列出了选择适宜营养支持方式的基本标准。此外,图 22.1 展示了确定营养支持途径的规则。

表 22.3　一般需要营养支持的状况

建议的喂养途径	指征	举例
肠内营养	营养摄入受损	神经系统疾病
		面部、口腔或食管创伤或手术
		先天性异常
		呼吸衰竭
		囊性纤维化
		创伤性脑损伤
		厌食和消瘦伴严重进食障碍
	无法口服充足营养	妊娠剧吐
		高代谢状态(例如烧伤)
		昏迷状态
		厌食伴充血性心力衰竭、癌症、慢性阻塞性肺病和饮食障碍
		先天性心脏病
		重度吞咽困难
		伴随早产的无吸吮反射
		脊髓损伤
	消化、吸收及代谢受损	严重胃轻瘫
		先天性代谢障碍
		克罗恩病
		上消化道梗阻
		任意长度的小肠切除导致的短肠综合征
	重度消瘦或生长发育滞后	囊性纤维化
		生长迟缓
		癌症、艾滋病毒/艾滋病
		脓毒血症
		脑瘫
		重症肌无力
肠外营养	胃肠道功能不全	手术前 7 天以上不能经口进食
		下消化道梗阻
		肠梗死
		短肠综合征或大部切除术
		重症急性胰腺炎
		重症炎症性肠病
		小肠缺血
		肠闭锁
		严重肝功能衰竭
		大型胃肠道手术
	肠道耐受性差或可及性差的危重症	多器官系统衰竭
		严重创伤或烧伤
		骨髓移植
		依赖呼吸机的急性呼吸衰竭和胃肠道功能不全
		严重消瘦伴肾衰竭和透析
		小肠移植术后

Modified from Mahan, L. K., & Escott-Stump, S. (2012). *Krause's food & nutrition therapy* (13th ed.). St. Louis: Saunders.

框 22.1　营养支持方式的选择标准

　　医生和注册营养师（RDN）将根据以下标准为患者选择最合适的医疗营养治疗方法。药剂师或 RDN 将对肠内配方或肠外营养液进行计算。当继续积极治疗不能保证预后或患者/照护者拒绝营养支持时，通常没有营养支持的指征。

肠内营养支持

适用于具有以下特征的患者：

- 有足够的功能性胃肠道来进行充分的消化和吸收。
- 经口摄食不足以满足营养需求。
- 如果没有营养支持，面临营养不良的风险。

肠外营养支持

适用于具有以下特征的患者：

- 胃肠道功能不足，需要长期营养支持。
- 7~10 天的肠内营养支持无法满足其营养需求。

- 肠道需要休息（如肠瘘、急性炎症性肠病）。
- 需要营养支持却无法放置喂养管。
- 反复拔出喂养管。

　　如果需要肠外营养支持，那么医疗团队必须决定实施营养支持的具体位置：

外周肠外营养

- 治疗时间 ≤10~14 天
- 非高代谢状态
- 无液体量限制

中心肠外营养

- 需要长期治疗
- 高代谢状态
- 外周静脉耐受差或已有中心静脉

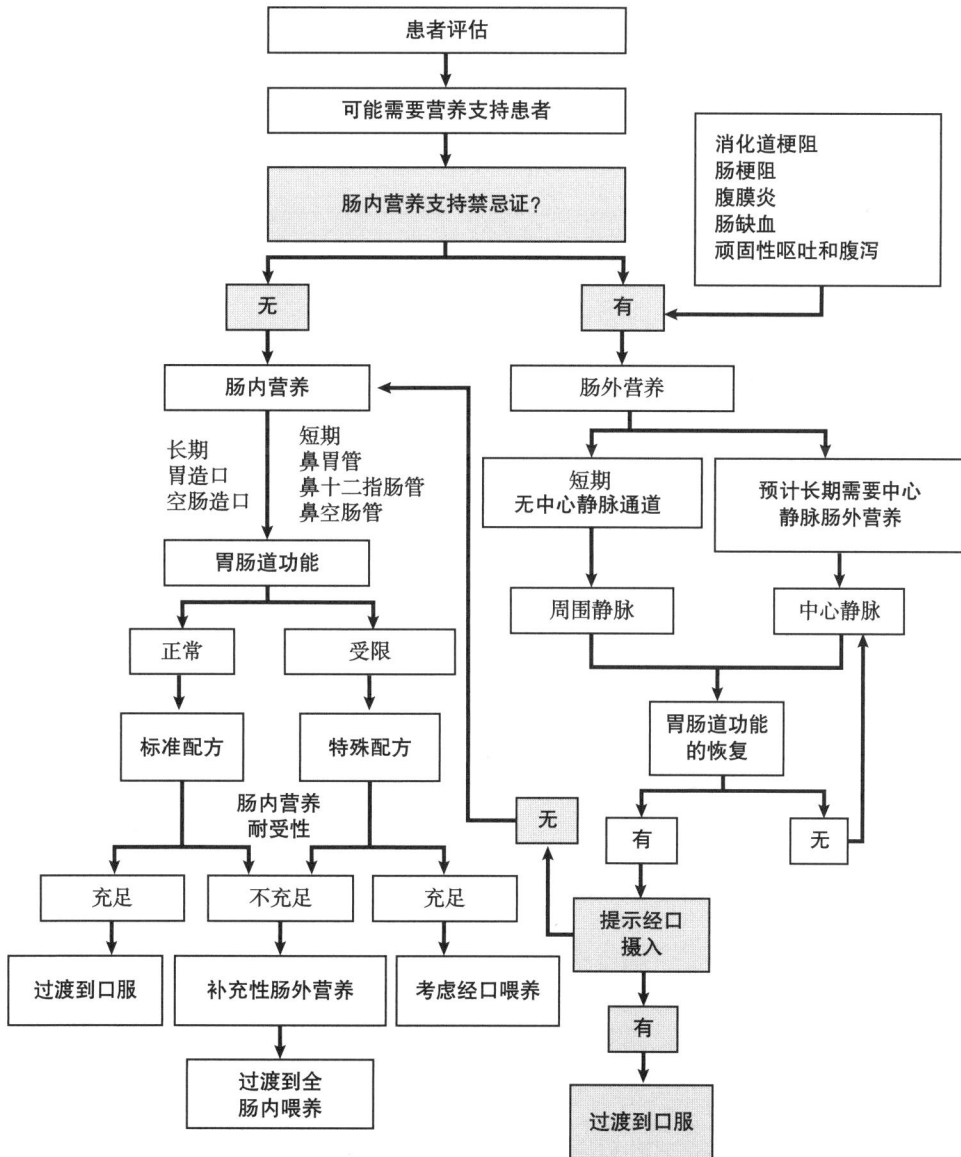

图 22.1　营养支持的输注途径及原则。（Reprinted from Ukleja, A., et al.［2010］. Standards for nutrition support: Adult hospitalized patients. *Nutr Clin Pract*, 25［4］, 403-414.）

经口喂养

如果胃肠道功能是正常的,它是首选的喂养途径:尽可能经口喂养,如果不允许,则可管饲喂养。大多数普外科患者尽早口服喂养,以提供充足的营养。早期开始口服喂养(即在受伤、手术或住院后 24 小时内)可减少并发症和感染,还可以减少住院时间[27]。当开始口服喂养时,患者可以喝清流质或全流质,然后过渡到软食或常规饮食。如果担心能量摄入不足,营养师可以通过增加酱汁、蛋白粉或调味品来增加日常饮食中食物的能量。护理人员可以在用餐时或餐间添加补充性营养饮料,以提高经口摄入量。部分患者从少量、频繁、能量密集的食物或零食中受益。

日常饮食。 大多数医院的食品服务部门按照常规"家庭"饮食菜单供餐。家庭饮食的质地包含清流质(透明)到全流质(包括牛奶、过滤奶油汤等)以及从软食品到全量常规饮食的质地种类。物理性状改变的软性饮食有益于吞咽困难的患者。照护人员可以在常规食物中添加少量液体,以达到适当稠度的泥状食物。根据患者的需要,物理性状改变的饮食可以是低钠、低脂、高脂肪或高蛋白质。治疗性软性饮食帮助患者从流质饮食过渡到常规饮食。表 22.4 总结了医院常规饮食的基本细节。

辅助口服喂养 根据患者的状况,可能需要进食帮助。医护人员应鼓励并帮助患者尽可能保持独立,在确实需要帮助的时候再予以帮助。护理人员可以提供盘子挡板或其他特殊餐具来鼓励患者独立进食。工作人员应尽量了解每位患者的需求和局限性,一些小的改变如将肉切好或将面包的黄油涂好再将餐盘拿到床旁可以增加患者的独立感。框 22.2 为患者用餐时的服务人员提供了指南。

在用餐时间为患者提供帮助是一个营养咨询和支持的机会。在此期间,细心的护理人员会进行相关的观察。例如,助理可以密切观察患者的食欲、表情和对所提供食物的耐受性。这些观察有助于护士和营养师调整患者的饮食以满足个人需求。帮助患者更多地了解自己的营养需求是个人护理的重要组成部分。这样做可以鼓励患者在出院后保持良好的饮食习惯,并改善他们的饮食习惯。

肠内喂养

当患者不能进食或饮水,但胃肠道的其余部分功能正

表 22.4 常规医院膳食

食物	清流质 a	全流质 b	软食 c	常规家庭膳食
汤	透明,无脂汤汁;肉汤	与清流质相同,加上过滤的或打碎的稀奶油汤	与流质和全流质相同,加上所有的奶油汤	全部
谷物	不包括	煮熟的,很细的精制谷物	煮熟的谷物、玉米片、米饭、面条、通心粉、意大利面	全部
面包	不包括	不包括	白面包、饼干、梅尔巴烤面包、面包干	全部
蛋白质食物	不包括	牛奶、奶油、乳饮料和酸奶	与全流质饮食相同,加上鸡蛋(非油炸),温和奶酪、农舍奶酪和奶酪奶油奶酪、家禽、鱼、嫩牛肉、小牛肉、羊肉和肝脏	全部
蔬菜	不包括	蔬菜汁或蔬菜泥	土豆:烘焙、捣碎、奶油的、蒸的;嫩的、熟的、完整的、清淡的蔬菜;新鲜生菜和西红柿	全部
水果和果汁	可耐受的过滤果汁以及调味果饮料	果汁	与全流质相同,加上熟的水果:桃子、梨、苹果酱,去皮的杏子和白樱桃;成熟的桃子、梨和香蕉;橙子和葡萄柚无膜果肉	全部
甜点和凝胶类	调味吉利丁,水果冰,冰棍	与清流质相同,加上冰激凌,布丁,奶油冻,还有冷冻酸奶	和全流质相同,加上普通松糕,普通饼干,普通蛋糕、由可食用的食物做成的布丁和派	全部
其他	可耐受的软饮料、咖啡、茶、糖、蜂蜜、盐、硬糖、多糖(雅培营养,哥伦布,俄亥俄)和无残留补充剂	与清流质相同,加上人造黄油和所有补充剂	和全流质饮食相同,加上温和的沙拉酱	全部

a 透明液体包括在体温下呈透明液体且需要最少消化的食物。限于 24~48 小时。
b 全流质饮食包括任何在室温下呈流质的食物。仅在恢复期间临时使用。
c 根据患者的情况,物理性状改变的饮食可能会有所不同。这种饮食包括容易吞咽的食物,因为它们被混合、切碎、磨碎或捣碎后易于咀嚼和吞咽。

框 22.2　辅助经口喂养指南

- 将托盘安全放置在患者视线内。
- 请坐在床边,并根据患者的情况进行简单对话或保持沉默。在此期间不要与其他患者或同事进行对话或以任何形式使用移动电话/设备,以避免冷落患者。
- 提供少量食物,并且不要催促患者进食。
- 为患者留出充足的时间咀嚼和吞咽,或在两口食物之间休息一下。
- 固体食物与液体食物分开,在固体食物之间提供液体,必要时使用吸管。
- 在每次用餐期间和之后,用餐巾帮患者擦拭嘴巴,或者如果他或她能够独立完成,则提供餐巾。
- 如果患者愿意,可以让他们自己拿面包。
- 当给视力受损的患者喂食时,可描述托盘上的食物在患者脑海里形成图像,这样有助于产生进食欲望。有时,时钟表盘的类比有助于患者可视化盘子上某些食物的位置(例如,指示肉在 12 点钟方向,土豆在 3 点钟方向,等等)。
- 提醒患者用吸管喝汤可能会被烫到。
- 询问患者是否需要更多食物后再决定是否继续喂食。
- 如果患者告诉或表现出他们已经吃饱了,停止给他们喂食。

常时,可以通过一种替代形式的肠内营养(EN)通过管道输送到胃肠道,提供营养支持。与肠外营养相比,肠内管饲喂养保留了肠道功能,创伤小,成本低。即使患者只能耐受少量的肠道喂养,通过胃肠道提供一部分营养需求也是对患者有益的。保留一定程度的肠道功能有助于防止胃肠道萎缩。

如果患者只需要短时间(少于 4 周)的肠道喂养,通常会通过鼻子(鼻胃管)将喂养管插入胃中。对于有误吸、反流或持续呕吐风险的患者,鼻十二指肠管或鼻空肠管可能更合适(图 22.2A)[28]。如果使用以上两种喂养方式,医生都会将一根喂养管穿过鼻子,然后沿着食管进入胃,通过胃肠蠕动、内镜或透视引导,放到小肠的适当位置。为了确保导管位置的正确放置,医护人员将使用以下方法之一进行验证:X 射线、**听诊**或胃内容物抽吸[28]。现代小口径鼻肠管由柔软的聚氨酯和硅树脂材料制成。这些喂养管对患者来说相对舒适,并可将 EN 配方顺利输注,为患者提供营养。

喂养管途径　决定最适合的肠内喂养的途径需要考虑多方面的因素,包括患者的疾病状态,预期的肠内喂养时间,肠道解剖结构及功能,以及是否能通过胃肠道喂养。在很多临床情况下,使用鼻肠途径进行 4~6 周或更短的短期治疗是有益的。对于需要长期肠内喂养的患者,胃肠造瘘(即在沿着胃肠道的渐进点处手术放置管)是一种更舒适的喂养途径,如下所示(图 22.2B)。

- 食管造瘘术:在头颈部手术或外伤后,外科医生将颈部食管造口手术放置在颈椎至颈部一侧的位置。这种放置方式消除了经鼻喂养的不适感,并可将喂养管隐藏在衣物下。
- 经皮内镜胃造口术:如果患者没有吸入风险,外科医生将通过腹壁将胃造口管置入胃内。

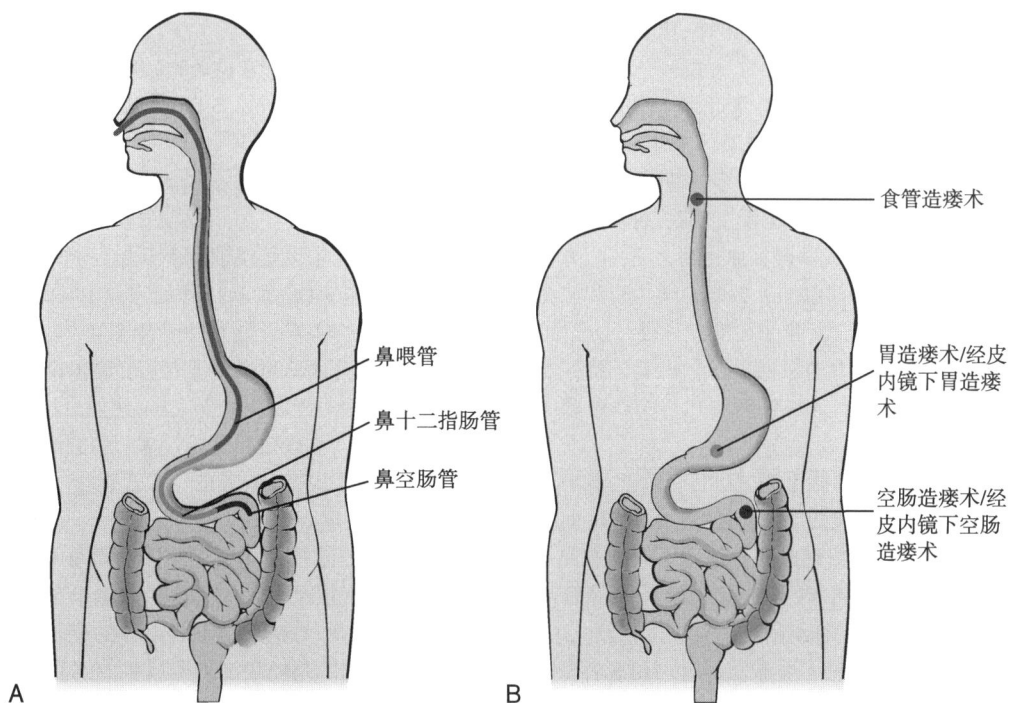

图 22.2　肠内喂养的类型。(A)通过鼻腔进入的非手术路径。(B)手术放置的喂食路径。(Copyright Rolin Graphics.)

- 经皮内镜空肠造瘘术:外科医生将空肠造瘘管穿过腹壁,通过十二指肠进入空肠。对于胃轻瘫、胃梗阻或有反流或误吸史的患者,或无法耐受胃喂养的患者,肠造口术可能是一个很好的选择。

听诊:通过听诊器听取胃肠道的声音

喂养配方/制剂　医生和临床营养师通常根据患者的营养需求和耐受性,开具 EN 配方。除了患者的特定和直接需求外,其他考虑因素还包括既往疾病、共病、食物过敏和食物不耐受。有许多种类的商业配方可满足不同患者的使用需求。整蛋白配方包含完整的营养成分,适用于胃肠道系统功能健全、具有正常消化和吸收功能的患者。也有一些易于吸收的水解蛋白或预消化的低渣配方。还有一些是蛋白质、碳水化合物和脂肪组件配方的混合物(由营养师计算),以满足患者的特定需求。

商业配方制剂具有营养全面,卫生及溶质质地均匀的特点,适用于小口径喂养管。随着商业配方及喂养设备的发展,匀浆喂养现在已经很少使用了。然而,越来越多的患者希望选择的配方是以植物为基础、有机种植的天然食品。这样的配方在市场上可以买到,是一种安全的肠内喂养方式[29]。患者和护理人员可能更喜欢使用自制的匀浆膳进行管饲;然而,这种自备的匀浆膳可能会出现以下问题[30]。

- 物理形态:食物不容易通过小口径的喂养管,因此需要使用不舒适的大口径管道。
- 安全性:匀浆膳存在细菌生长和感染问题,并且固体液体存在成分分离的情况,因此还存在营养成分不均匀的问题。
- 消化和吸收:匀浆膳需要一个功能齐全的胃肠道系统来消化食物并吸收。许多患者存在胃肠道缺陷,需要不同程度的水解配方和更小分子的营养素。

肠内喂养配方具有不同的能量密度(如 1kcal/ml、1.5kcal/ml、2kcal/ml),以满足需要限制液体患者的能量需求。这些配方的碳水化合物包括蔗糖、麦芽糊精或玉米糖浆;蛋白质来源于大豆、酪蛋白或乳清蛋白;脂肪通常来自大豆油、菜籽油、玉米油、红花油或中链甘油三酯。一些配方也添加了膳食纤维。所有配方都添加了必要的维生素和矿物质,以满足日常推荐摄入量[31]。除了标准配方外,还有"特殊配方",其销售目的是满足具有独特要求的患者。特殊配方包括为糖尿病、创伤、癌症、肾脏疾病和儿科疾病患者的配方[31,32]。

喂养方式　护士与营养师协作,监控和调整各类肠内营养的用量及速度。喂养方法包括以下几种:连续、循环、间歇和按顿喂养。医疗团队可以单独或联合使用不同的喂养方式来满足患者的营养需求[33]。参考临床应用"计算经管喂养",了解设置管饲喂养速度的详细信息。

持续喂养　是在营养泵辅助下,连续 24 小时给患者提供肠内营养。营养泵会将营养液按小时速率泵入。营养泵辅助喂养方式适用于危重患者,它可以将营养液缓慢且连续地泵入小肠。危重症或长时间未经肠道喂养的患者可能无法耐受

⬚ **临床应用**

计算经管喂养[a]

计算患者的营养需求肠内营养喂养计划需要以下信息。

1. 能量需求:
- 基础代谢率[b]×损伤因子(取决于患者的状况)

2. 适合患者并且能满足其营养需求的配方类型

3. 满足全天能量需求所需要的配方总体积[能量需求(kcal/d)÷配方能量密度(kcal/ml)]

4. 每次喂养量,根据喂养计划来指定(全天总量÷喂食次数或连续喂养的时间)

思考题

以下女性每次喂食需要多少毫升肠内营养配方?

- 她 37 岁,身高 170.2cm,体重 63.6kg。
- 她目前处于非常旺盛的分解代谢阶段,损伤系数为 1.5。
- 她的肠内营养液能量密度为 1.5kcal/ml。
- 她每天需要 6 次等量喂养。

步骤

1. 计算她的能量需求:
- BMR:$(10 \times 63.6\text{kg}) + (6.25 \times 170.2\text{cm}) - (5 \times 37) - 161 = 1\,353\text{kcal/d}$
- 总能量需求(BMR×伤害系数):$1\,353\text{kcal/d} \times 1.5$(损伤系数)$= 2\,029\text{kcal/d}$

2. 我们将使用提供能量密度为 1.5kcal/ml 肠内营养配方。因此,我们需要计算满足其能量需求所需的总公式:$2\,029\text{kcal/d} \div 1.5\text{kcal/ml} = 1\,352\text{ml/d}$

3. 喂食计划:$1\,352\text{ml/d} \div 6$ 次喂养/天 $= 225.4\text{ml/}$次喂养

[a] 这些方程式的重量单位是千克(kg),高度单位是厘米(cm),年龄单位是岁。

[b] 由 Mifflin-St 计算。Jeor 方程:女性基础代谢率=(10×体重)+(6.25×高度)-(5×年龄)-161;男性基础代谢率=(10×体重)+(6.25×身高)-(5×年龄)+5。

大剂量的营养,应以缓慢的速率开始(例如 10~40ml/h),逐渐增加至目标速率(如每 8~12 小时增加 10~20ml/h)[32]。

循环喂养时,护士将使用营养泵在 24 小内进行循环喂养。例如,医疗团队可以将喂养速度设置成能将营养液持续不断地在较短时间段内喂养完毕(例如,12 小时喂养或 8 小时夜间喂养)。要确定目标输注率,请将所需肠内营养体积除以喂养时间。循环喂养的一个优点是能使患者有一段不喂养的休息时间。

间歇喂养是指使用营养泵或重力每 4~6 小时喂养 20~60 分钟。一般情况下,间歇喂养可根据患者的需要提供 240~720ml 肠内营养。间歇喂养允许患者在喂养之间可自由活动。

推注喂养　是使用注射器或重力滴注在几分钟内给予 EN。护理人员或患者自己每天进行 3~6 次,每次大约 240ml 的推注喂养。在采用推注喂养之前,患者通常已经表现出能够耐受连续的胃部喂养。推注喂养易于操作,但可能会增加

患者的误吸风险[34]。

许多医院已经实施了基于容量的肠内管喂政策,这提高了完成肠内营养输注目标的成功率。这类方案能使护士提高喂养速度,以弥补 EN 中断时的液量损失(请参阅标题为"基于容量的肠内喂养"的重点框)[34]。

🔍 扩展阅读

基于容量的肠内营养

由于治疗过程中的检查或者操作,住院患者通常无法得到医生开具的全部肠内营养的喂养[1]。传统的连续速率法喂养容易导致类似的中断问题。

基于容量的肠内喂养方法允许护士调整喂养的速度,从而达到每日所需容量。当使用基于容量的肠内喂养方法时,护士:①计算患者在中断期间错过肠内营养液量;②重新计算满足患者一天营养需求所需的液体量;③在这一天除检查时间以外剩余的时间喂养。例如,如果患者在 24 小时内需要 1 200ml 的肠内营养,以每小时 50ml 的速度输注,并且他的喂养需要暂停 4 小时,则患者只能接受 20 小时(或 1 000ml)的肠内营养。基于容量的肠内喂养方法将允许护士添加病人在轮班的剩余时间内错过的 200ml。采用基于容量的肠内喂养方法的医院强调满足患者的营养需求,即使中断也不影响。

目前正在进行的研究将有助于确定这种基于容量的喂养方法是否能改善所有患者的治疗效果,或者是否存在弊大于利的情况[2,3]。接受基于容量的喂养患者的一个潜在问题是,可能难以计算糖尿病患者接受的碳水化合物,这可能会影响他们的胰岛素用量。

参考文献

1. McClave, S. A., et al. (2015). Volume-based feeding in the critically ill patient. *JPEN Journal of Parenteral and Enteral Nutrition*, 39(6), 707–712.
2. Kinikin, J., Phillipp, R., & Altamirano, C. (2020). Using volume-based tube feeding to increase nutrient delivery in patients on a rehabilitation unit. *Rehabilitation Nursing*, 45(4), 186–194.
3. Krebs, E. D., et al. (2018). Volume-based feeding improves nutritional adequacy in surgical patients. *American Journal of Surgery*, 216(6), 1155–1159.

连续喂养:通过泵在 24 小时内注入肠内营养的喂养计划。

推注喂养:由注射器在短时间内(通常为 10~15 分钟)给予的喂食量,每天喂养 3~6 次。

监测并发症 护士负责监测正在接受 EN 患者的喂养计划、耐受性和潜在并发症。腹泻是接受管喂营养患者中经常出现的胃肠道并发症。许多因素可能导致管喂患者的腹泻,包括药物、细菌过度生长、感染或喂养之前已出现的导致患者易腹泻的状况[32]。在改变喂养方案之前,医疗团队应排除常见的原因,如某些药物和艰难梭菌性肠炎。如果有持续性腹泻的证据,含纤维的商业配方可能有助于促进肠道规律性[34]。如果患者对纤维没有反应,以短肽为主的配方可

能是有效的替代品[34]。

尽管可以通过各种的喂养管和肠内营养配方满足了患者的生理需求,但这种喂养方法可能会造成他们的心理负担[35]。帮助患者维持生活质量是喂养计划的重要组成部分[35]。方框 22.3 提供了理想监测计划,表 22.5 提供了 EN 遇到的常见问题的解决建议。

肠外营养

如果患者无法耐受或吸收胃肠道中的食物或肠内营养配方,则需要其他营养支持方法。"肠外营养"一词是指任何不涉及胃肠道途径的喂养方法。在当前医学术语中,肠外营养(PN)具体指通过某些静脉(例如,手臂的外周静脉或锁骨下静脉)将营养素直接供给血液循环系统。与肠内营

框 22.3 使用肠内营养患者的监测

营养相关史
- 能量摄入
- 膳食医嘱
- 宏量和微量元素摄入
- 肠内肠外营养的摄入
- 使用的药物

人体学测量
- 体重:每天测量持续 3~4 天,直到稳定,然后每周至少测 3 次
- 高度或长度(仅用于婴儿)
- 体重变化

体格检查
- 水肿症状和体征(每日)
- 出入量平衡(每日)
- 肠内摄入量是否充足(每周数次)
- 胃肠动力(从喂养初期,每 2~4 小时,稳定期每 8 小时),如:
  - 腹胀和不适
  - 恶心和呕吐;误吸风险
  - 胃潴留
  - 大便量及性状
- 管道放置:确保喂养位于正确的位置(每天或有根据需要如有移位现象时)

生化测量
- 葡萄糖(每天 3 次直到稳定,然后每周 2~3 次)
- 血清电解质(每天测直到稳定,然后每周 2~3 次)
- 血尿素氮(每周 1~2 次)
- 血清钙、镁和磷(每周 1~2 次)
- 全血计数和转铁蛋白或前白蛋白(每周 1 次)

Modified from Academy of Nutrition and Dietetics. (2019). *Nutrition care manual.* Retrieved May 21, 2019; Bankhead, R., Boullata, J., Brantley, S., et al. (2009). A.S.P.E.N. Board of Directors. Enteral nutrition practice recommendations. JPEN J Parenter *Enteral Nutr*, 33(2), 122-167; and Moore, M. C. (2009). *Nutrition assessment and care* (6th ed.). St. Louis: Mosby.

表 22.5　使用肠内营养的相关问题解决技巧

问题	建议的解决方法
口渴口感	润滑唇部
	嚼无糖口香糖
	刷牙
	经常漱口
带管不适	将用温水和漱口水混合用于漱口
	轻轻地擤鼻涕
	定期用水或亲水性润滑剂清洁管道
	如果不适持续存在,则轻轻将管子拉出,清洁后重新插入
	更换更小的喂养管
腹壁张力大及腹胀	每次喂养后放松并深呼吸
反流或误吸	将头部抬高至床 30°~45°
	降低喂养速度
便秘	使用富含纤维的肠内营养配方
	评估液体量摄入是否充足
腹泻	如果没有细菌感染,服用止泻药
	避免过量的山梨醇和高渗溶液
	使用连续喂养代替推注
	评估乳糖不耐受和肠黏膜萎缩
	考虑使用益生菌
	考虑使用低脂肪或含有 MCT 油的配方
味觉不适 [a]	
对肠内营养的一般不满	热的或者凉的喂养
	注意:过凉的肠内营养可能导致腹泻
	将患者最爱的食物做成液体状给患者喂养
持续的饥饿感	嚼口香糖
	吃硬糖
不能饮水的烦恼	频繁地用水或其他溶液漱口

MCT,中链甘油三酯。

[a] 代表患者的味觉不能满足时的挫败感。

养相比,肠外营养更具侵入性,成本更高,风险更大。然而,对于消化道没有功能的个体,这是必要的。表 22.3 总结了 PN 的常见指征。根据营养支持的不同需求,有以下两种途径:

- 外周静脉营养:肠外营养的渗透压小于等于 900mOsm/L 就能足以满足营养需求时,以及当仅需要短期喂养(例如不超过 10~14 天)或作为肠内喂养的补充时。溶液的渗透压(即 mOsm/L)取决于其总体小分子的浓度,包括葡萄糖、蛋白质和电解质。小的外周静脉,通常位于手臂,输送浓度较低的溶液(图 22.3)。
- 中心静脉营养:适用于能量和营养需求较大或患者需要长期全肠外支持的情况。外科医生将导管插入一个大的中央静脉(通常是锁骨下静脉,该静脉直接通向上腔静脉快速流

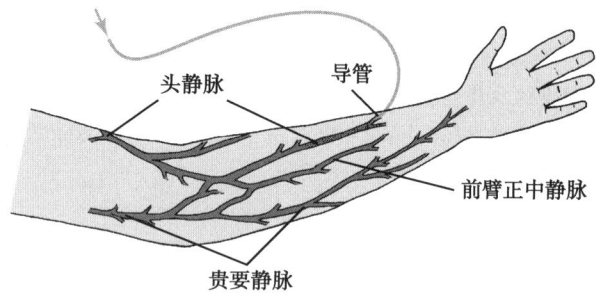

图 22.3　通过手臂小静脉输注的周围肠外营养

动到心脏)。该导管也可直接进入上腔静脉(图 22.4A);外周插入的中心导管(图 22.4B);或隧道导管(图 22.4C)。中心静脉可耐受高渗压的营养支持溶液。

我们在重大手术或有并发症的情况下常使用肠外营养(PN),特别是涉及胃肠道的手术或当患者无法通过肠道获得足够营养时。PN 含有葡萄糖、氨基酸、电解质、维生素和矿物质,由此给患者提供重要的营养支持。在脂肪乳溶液中的脂肪提供所需的能量和必需脂肪酸。脂肪乳剂中使用的油有多种来源,包括大豆油、红花油、橄榄油、鱼油和椰子油。碱性 PN 溶液可能含有 3%~20% 的晶体氨基酸、2.5%~70% 的葡萄糖和 10%~30% 的脂肪乳剂,并根据患者需求添加微量营养素。肠外溶液的每种成分都会影响总渗透压。在选择肠外营养的输液部位时,医疗团队必须考虑外周静脉是不能耐受高渗压溶液的。

包括医生、营养师、药剂师和护士在内的专家团队在 PN 管理期间应密切合作。首先由医生、药剂师和临床营养师将根据患者详细的营养评估和现有药物使用情况,为患者设计出最合适的配方(参见药物-营养素相互作用“营养支持中的丙泊酚和脂肪”)。然后是营养支持团队的药剂师按照处方配制 PN 溶液。最后由护理团队负责肠外营养的输注。

💊 药物-营养素相互作用

营养支持中的丙泊酚和脂肪

医护人员使用丙泊酚在手术期间进行镇静和麻醉,并在重症监护病房对机械通气患者保持镇静。丙泊酚一种脂溶性药物,在油和水溶液中乳化,然后静脉注射。在长期镇静期间,患者通常接受 EN 或 PN 形式的营养支持。营养支持团队需要特别注意的是丙泊酚药物的使用,因为用于丙泊酚乳化的脂质乳剂的能量密度是 1.1kcal/ml。因此,注册营养师应在肠内或肠外营养中,扣除泊酚脂肪乳剂提供的能量。

如果丙泊酚溶液的输注速率超过身体清除能力,可能导致血清甘油三酯水平升高。当合并其他风险因素(如高龄、心血管疾病、肾功能衰竭)或当提供的脂质总量超过患者需求时,长期使用丙泊酚更可能发生这种情况。医疗团队将在丙泊酚输注期间应监测血清甘油三酯水平,以预防高甘油三酯血症。

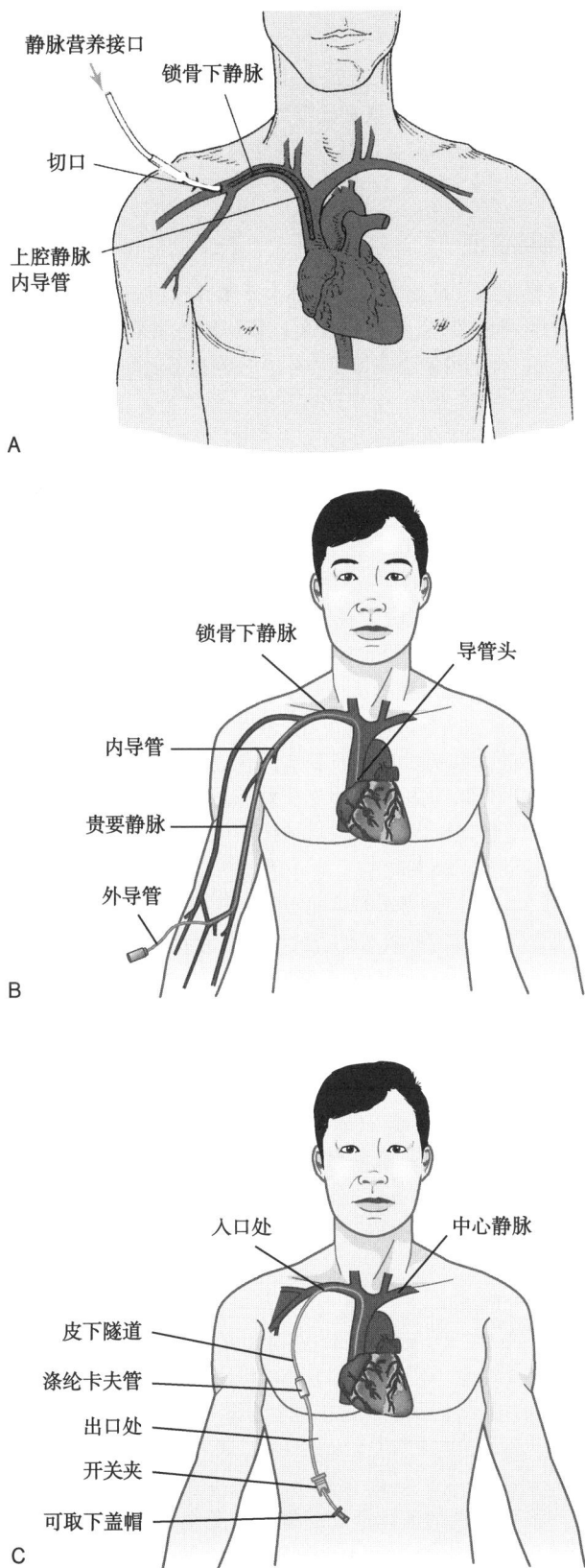

医疗团队应该与患者或法定监护人(如家人、朋友)沟通后确定 PN 或 EN 的使用。一些患者和/或家庭不接受使用辅助医疗技术进行喂养。由于道德、文化、宗教或个人原因,人工喂养可能违背他们的意愿。了解更多信息,请参阅题为"临终医疗计划的文化差异"的文化思考框。

🌐 文化思考

临终医疗计划的文化差异

临终医疗计划是指一个人在生命结束时想要的治疗类型。在美国,卫生保健机构认定生前预嘱及生存意愿为法律文件。1991 年的《患者自决法》促进了临终医疗程序的使用,并维护了做出临终医疗决定的个人权利。例如,如果患者无意识或无应答,临终医疗计划可确保医疗团队了解患者的治疗意愿。

人们有时将 EN 和 PN 支持称为人工营养和水合。患者并不总是接受这些可能被认为是维持生命的干预措施。对于接近生命终点的患者,人工营养不太可能延长生命,甚至可能导致医疗并发症和增加痛苦。

研究表明,不同种族和族裔群体及其照护者在临终医疗计划和临终决策方面存在显著差异。在进行人口统计值时,有几个因素会影响生前遗嘱的完成、拒绝抢救或拆除生命维持设备的指令。这些值包括以下[1]。

- 性别:女性比男性更有可能完成生前预嘱。
- 教育:高中及以上文化程度的个人更有可能完成生前遗嘱。
- 宗教:有宗教信仰的个人更有可能有临终意愿或生存意愿。
- 年龄:完成生前遗嘱的个人年龄相对较大,并且在过去有一些临终决策的个人经验。
- 种族:研究人员还发现,与非洲裔美国人相比,白种人不倾向于选择生命支持治疗。

通过认识到文化差异和可能存在的临终医疗计划,医护人员可以帮助个人提高意识和敏感性,并向他们及其家人提供文化上适当的教育,让他们了解生前遗嘱和适当的临终护理。即使患者向家人口头表达了他们的愿望,家人也可能会发现很难坚持到底。临终医疗计划确保护理人员和医疗团队了解并尊重患者本人的意愿。

参考文献

1. Hart, J. L., et al. (2018). Are demographic characteristics associated with advance directive completion? A secondary analysis of two randomized trials. *Journal of General Internal Medicine*, 33(2), 145–147.

图 22.4　用于肠外营养的导管放置。(A)经锁骨下静脉至上腔静脉的直接导管。(B)经外周静脉插入的中心导管线路。(C)隧道导管

胃肠道术后的特殊营养需求

胃肠道系统任何部分的外科手术都需要特别的饮食注意和潜在的营养需求改变。

口腔、咽部和颈部手术

涉及口腔、下颌、喉咙或颈部的手术可能需要改变进食方式。不能咀嚼或吞咽的患者通常需要住院解决限制饮食的问题。最终目标是促进愈合，防止营养不足，并尽量减少吸收不良、消化不良和吞咽困难等并发症[32]。

口服液体

全天给能够经口饮用和吞咽无障碍的患者提供营养丰富的液体配方，有助于确保充足的营养。接受过食管切除术且有倾倒综合征风险的患者可能难以耐受液体喂养。这些患者应遵循以下关于倾倒综合征的建议。

质地改变饮食

质地改变饮食有助于在全流质饮食和常规饮食之间过渡。这些饮食可能包括易于咀嚼和吞咽的天然食物（见表22.4）。由于质地改变饮食不包括高纤维食物，因此要注意提供一些功能性纤维补充剂。在开始恢复进食阶段就补充液体形式的多种维生素和矿物质能确保微量营养素摄入。

肠道喂养

接受过颈部或面部根治性手术的严重虚弱患者可能受益于管饲。若需长期使用，现在的肠内喂养设备和标准化的商业配方制剂使患者在家里可以继续使用肠内营养。鼻胃管是首选的喂养途径，除非有食管阻塞或其他并发症需要外科医生行胃造瘘术。为了维护患者胃肠道功能的完整性，一旦胃肠道有功能，就尽早开始喂养。换句话说，如果食管和胃功能正常，最好的做法是使用它。

胃部手术

营养问题

由于胃在消化中的重要作用，胃部手术后会造成营养方面的很多特殊的问题。其中一些问题可能在手术后立即出现，取决于手术的类型和患者的反应。之后当患者开始正常饮食时，生理上和吸收不良等并发症会出现。请参阅第5章，回顾胃中发生的消化过程。营养治疗的目的是促进愈合，防止倾倒综合征和营养素缺乏，并尽量减少吸收不良和消化不良等并发症。为了保持营养平衡，医疗团队可以考虑使用液体形式的多种维生素/矿物质补充剂、维生素 B_{12} 注射或功能性纤维补充剂[32]。

胃切除术

胃切除术后有时会出现严重的营养素缺乏。如果胃切除术还涉及**迷走神经**切断术，可能会导致胃胀和张力增加。因为它缺乏正常的神经刺激，胃变得**无力**和排空不良。若食物出现发酵，会导致不适、胀气和腹泻。胃部大手术后体重减轻是一个常见现象。

为了满足胃切除患者术后的营养需求，外科医生可以为患者建立空肠造口术来进行肠内营养的喂养。根据患者耐受程度，可以进行少量多次的经口喂养。术后可能需要经过数周的时间来进行一个饮食的过渡流程。在胃切除术后的最初阶段，饮食治疗的基本原则包括餐食的分量（应小而多次）和膳食的性质（通常简单、易于消化、清淡、体积小）。

倾倒综合征

倾倒综合征是常见的胃部大手术并发症。经过术后初步的恢复阶段，患者的身体感觉逐渐康复，并且开始正常饮食，此时他们可能会在饭后10~20分钟有不适的感觉。在早发性倾倒综合征中，会出现痉挛和一系列不适感，如脉搏变快，以及紧接着出现的无力感、冷汗和头晕，最终出现腹痛和腹泻后，所有症状消失。对于中度倾倒综合征患者，症状在进食后20~30分钟内开始；对于那些经历迟发型倾倒综合征的人，症状在饭后1~3小时开始出现。

这种多方面的症状实际上是一种休克综合征，在进食时由于大量的易吸收碳水化合物迅速进入或"倾倒"到小肠而发生。胃的缺失导致食物从食管快速进入小肠。这些高密度/高渗的食物将水从循环系统吸入胃肠道，以实现渗透压的平衡（即小肠内部和周围血液循环中的液体浓度相同）。这种体液的移动迅速地减少了血管内的容量，从而引起休克。血压下降后，出现一些症状来重建血容量，如心率加快；还包括脉搏过快、出汗、虚弱和颤抖。

如果患者就餐时吃的是一顿以简单碳水化合物为主的食物，则进食后约2小时可能会出现延迟倾倒的症状。快速吸收的高密度简单碳水化合物溶液会导致血糖迅速升高和胰岛素分泌过量。血糖水平最终下降到低于正常水平，导致低血糖症状（如虚弱、颤抖、出汗、思维混乱）。因此，有血糖问题的患者往往不愿意吃太多食物，这可能导致无意识的体重减轻和总体营养不良。

严格遵守术后饮食原则可以显著缓解这些痛苦症状。患者最终可能发现，选择血糖指数低的碳水化合物、缓慢进食、进餐时不饮水、减少膳食脂肪和进食后躺下15~30分钟都有助于减少倾倒综合征的发生（参见案例研究"胃切除术"）[36]。

减重手术

接受减重手术的患者在手术前往往营养不良，这可能会增加并发症的发生。这些患者有多种微量营养素缺乏症的高风险，需要特别关注（请参阅扩展阅读"减重手术后的营养素缺乏"）[37]。在胃旁路术后，患者在大约2个月的时间内从清淡的液体饮食缓慢过渡到正常的平衡固体饮食[38]。减重手术后，由于食物摄入大量减少以及（潜在的）吸收不良或倾倒综合征等两种因素显著降低了营养素的利用。

与其他形式的胃手术一样，坚持术后饮食可以缓解困难症状，并逐渐稳定体重。考虑到患者的饮食恢复过程存在很大差异，专家建议他们咨询减重营养师，以制订个性化的

案例研究
胃切除术

答案见附录 A。

一名 40 岁男性长期患有持续性消化性溃疡病,导致胃部组织体积增大。医生决定行手术治疗,患者住院接受全胃切除术。顺利地完成了手术,并通过医生在术中安置的经皮内镜下空肠造口(PEJ)管喂了一些基础肠内营养进行了初步营养支持,几天后,医生取出了管子。在接下来的 2 周内,患者逐渐能够耐受少量的软性食物,很快恢复到可以回家的程度,并逐渐感到自己恢复了体力。溃疡疼痛得到缓解,患者开始恢复更多的日常活动,包括以越来越多的量和种类吃有规律的饮食。

1. 从以下选项中,选择患者手术后可能遇到的所有可能的问题。

 a. 体重迅速增加
 b. 胆汁分泌不足
 c. 吸收不良
 d. 胰酶丢失
 e. 发生 1 型糖尿病
 f. 消化不良
 g. 感染
 h. 过境时间的变化
 i. 营养不良
 j. 身体并发症

2. 从以下选项中,为出院后的患者选择适当的营养需求。

 a. 每日 3 餐
 b. 不可溶性纤维含量高的食物
 c. 每日 5~6 顿小餐
 d. 避免辛辣和调味过多的食物
 e. 食用容易消化的食物
 f. 强调高质量蛋白质食品

胃切除术后几个月,患者恢复良好。然而,随着时间的推移,患者饭后开始感到越来越不舒服。患者感到一阵疼挛,心率加快,接着是一阵虚弱,出汗和头晕。他经常会恶心和腹泻。随着焦虑的加剧,他开始吃得越来越少,体重开始下降。患者很快就处于营养不良的状态。

3. 为以下陈述中缺失的信息选择最可能的选项。

患者最有可能出现__1__综合征。这可能发生在吃了含有大量易吸收__2__的食物后,迅速进入__3__。

选项 1	选项 2	选项 3
再喂养	蛋白质	小肠
短肠	碳水化合物	胃
倾倒	脂肪	肝
肠易激	纤维	大肠

4. 使用×标出有效的营养和生活方式干预策略,提倡的(适当的或必要的)或禁忌证(可能有害的)。

干预方案	提倡的	禁忌的
摄入低 GI 的碳水化合物		
在进餐期间饮入 450~600ml 水		
缓慢进食		
进餐后立即运动		
进餐后平躺 15~30 分钟		

患者约见了营养师,讨论如何通过饮食管理这些症状。营养师计划两周后进行一次随访,以了解他的情况。

5. 从下面的列表中,为患者选出最合适的餐食,以减轻患者的症状。

 a. 烤奶酪全麦面包配番茄汤
 b. 全麦面包火鸡三明治、纯酸奶、胡萝卜、中等大小的苹果
 c. 华夫饼、草莓酸奶、炒鸡蛋
 d. 糙米、豆类、鸡肉、罐装梨糖浆、奶油玉米、水
 e. 巧克力牛奶、椒盐卷饼、奶酪串、花生酱果酱三明治
 f. 汉堡配薯条、清蒸蔬菜、甜茶

6. 对于每个评估结果,使用×表示护理和团队干预是否有效(有助于达到预期结果),或无效(没有帮助达到预期结果)。

评估内容	有效	无效
体重尚未恢复到正常		
肌肉量增加		
进食后的不适感减少		
腹泻		
表达出对食物的恐惧		
避免蛋白质类的食物		
避免高 GI 的碳水化合物		
饮水和进食同时进行		

饮食计划[38]。第 15 章涵盖了各种形式的减重手术的相关内容。

胆囊手术

对于急性胆囊炎(即胆囊炎)或胆结石(即胆石症)(图 22.5)患者,治疗通常是行胆囊切除术(见第 18 章)。现代的胆囊切除术称为腹腔镜胆囊切除术,其只需要很小切口的小规模操作。通过这些小切口,外科医生可以插入所需的器械和装有微型摄像机和明亮光纤照明的腹腔镜。

手术后,减少饮食中的脂肪(例如,脂肪低于总能量摄入的 30%)有助于伤口愈合和舒适[32]。受激素的刺激,胆汁持续分泌,因此高脂肪食物摄入会引起疼痛。身体需要一段时

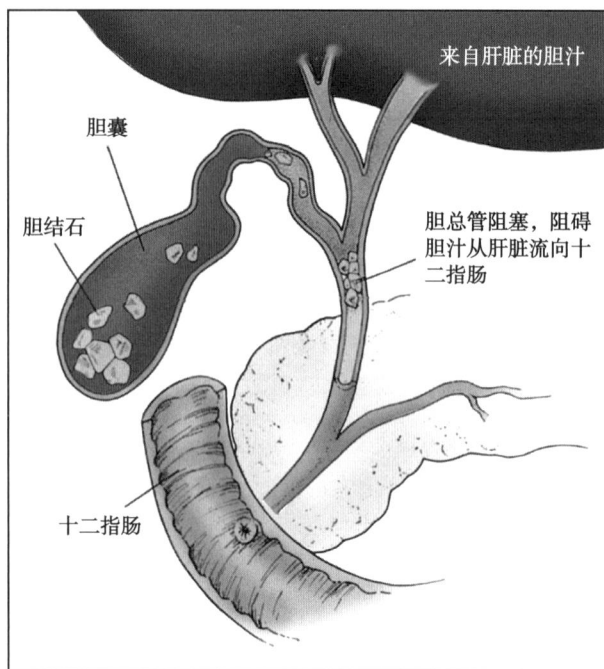

图 22.5　有结石的胆囊（即胆石症）

间来适应更稀的胆汁供应，以帮助脂肪直接从肝脏消化和吸收；参见第 18 章表 18.5 中针对胆囊疾病的低脂饮食指南。

迷走神经切断术：切断为胃分泌物提供主要刺激的迷走神经。

肌无力：没有正常的肌肉张力。

小肠手术

对于肿瘤、穿孔或阻塞的肠道疾病可能需要手术切除累及的肠道区域。对于需要切除大段小肠复杂病例，术后初期可能难以使用肠内支持。在这种情况下，医疗团队可能会使用 PN 支持，并允许少量的经口喂养。对于较轻的病例，在进行手术切除后初期，使用低膳食纤维膳食可能有利于愈合和减轻患者的不适感。

涉及胃肠道后半段的肠道手术有时需要为患者做一个造口（即腹壁开口），以清除粪便。回肠造口术是从回肠（小肠的最后一部分）到体外的开口（图 22.6A）。此时，粪便在肠道中仍然是液体状态，这可能会加大回肠造口管理的难度。结肠造口是大肠中通向体外的开口（图 22.6B）。大肠会重新吸收水，剩余的粪便更容易成为固体，因此结肠造口管理难度较小。接受造口术的患者在可术后立刻开始摄入清流质饮食。然后，根据他们的耐受情况，会逐渐过渡为少量多次的进食较低膳食纤维的食物[32]。鼓励患者在用餐时限制液体，而在两餐之间喝足够的液体，可能有助于减少腹泻。通过监测肠造口术患者是否有乳糖不耐受和脂肪吸收不良现象，营养师可以根据需要进行饮食调整。

患者需要支持和实际的帮助来学习造口术的自我护理。避免产生气体的食物、引起异味的食物和可能导致阻塞的食物将有助于造口的维护。我们的目标是根据患者的饮食习惯尽快制定一套适合他们的饮食方案。能过渡到普通饮食对于患者来说有着营养和情绪上的双重价值。

🔍 **扩展阅读**

减重手术后的营养素缺乏

针对于肥胖患者的减重手术在世界各地越来越普遍。减重手术对于减重和维持体重是有效的，但它并非没有缺点。限制性饮食模式、倾倒综合征和吸收不良引起的营养素缺乏是常见的并发症。手术后的生活质量与成本效益比难以评估。尽管肥胖增加了发病率和死亡率，但减重手术并发症可能会带来一些其他的风险。

Roux-en-Y 胃旁路手术（见第 15 章）减少了能够吸收营养的肠道面积，是美国肥胖患者的首选手术。肥胖患者在手术过程中可能会因肥胖伴随的其他疾病如心血管、内分泌、肾脏、肺、胃肠道和肌肉骨骼系统疾病出现并发症。因此，医疗团队必须特别注意这些伴随的疾病并为患者做好手术准备。

以减少吸收为机制的减重手术（如胃旁路、胆胰分流）会导致一些营养问题。蛋白质缺乏对许多患者来说是一个重大风险，可能导致住院治疗，严重情况下需要营养支持。此外，由于摄入有限和吸收不良导致的微量营养素缺乏，需要术后终生补充多种维生素、矿物质。营养素缺乏的风险很大程度上取决于所进行的减重手术的形式[1]。以下特定营养素需要密切关注[2]：

- 维生素：A、B₁、B₆、B₁₂、C、D、E、K 和叶酸
- 矿物质：钙、铜、铁、硒和锌

减重手术后患者应与注册营养师讨论营养摄入是否充足。注册营养师建议减重患者术后每天服用以下补充剂：两种含铁的复合维生素/矿物质补充剂；柠檬酸钙（600~1 200mg/d）；维生素 D（3 000IU/d）[3]。手术后的前几个月，这些补充剂应为咀嚼或液体形式。此外，患者应服用舌下维生素 B₁₂ 补充剂（250~350μg/d）或每月注射 1 000μg[3]。

参考文献
1. Lupoli, R., et al. (2017). Bariatric surgery and long-term nutritional issues. *World Journal of Diabetes*, 8(11), 464–474.
2. Torres-Landa, S., et al. (2018). Surgical management of obesity. *Minerva Chirurgica*, 73(1), 41–54.
3. Sherf Dagan, S., et al. (2017). Nutritional recommendations for adult bariatric surgery patients: Clinical practice. *Advances in Nutrition*, 8(2), 382–394.

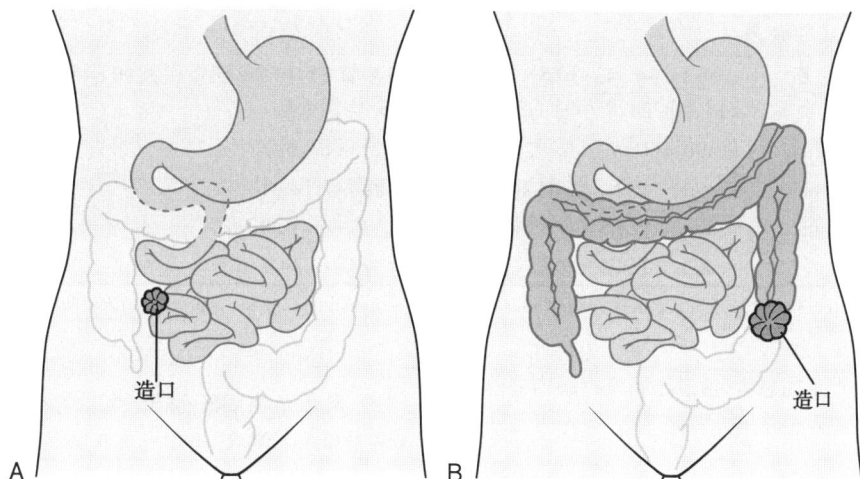

图 22.6 （A）回肠造口术。（B）结肠造口术

直肠手术

在直肠手术或痔疮切除术后的短时间内,清流质或限制纤维饮食(见表 22.2)有助于减少疼痛并促进愈合。无渣商业肠内配方有助于延迟排便,直到手术区域愈合。患者通常会很快恢复正常饮食。

烧伤患者的特殊营养需求

在美国,每年约有 486 000 人到急诊室就诊,3 300 人因烧伤死亡[39]。严重烧伤的治疗带来了巨大的营养挑战。烧伤的位置和严重程度将极大地影响预后和治疗计划。

烧伤的种类和程度

烧伤的深度影响其治疗和愈合过程(图 22.7)。浅层(即一级)烧伤是涉及表皮细胞的损伤。二度烧伤或是浅度部分皮层烧伤,涉及真皮细胞损伤,或是深度部分皮层灼伤,涉及第一层和第二层皮肤。全层(即三度)烧伤导致皮肤完全丧失,包括下面的脂肪层。皮下(即四度)烧伤会使骨骼和肌腱暴露。医疗团队将烧伤面积超过总体表面积(TBSA)10% 的患者转介至特定的烧伤护理单元,接受包括营养支持在内的专业烧伤团队治疗。

营养支持的步骤

大面积烧伤患者的营养护理是一个相当大的挑战,需要持续监测和调整。烧伤患者的能量消耗可能非常高,并且会根据愈合阶段和所涉及的体表面积的程度而波动。

烧伤休克期或抑制期

抑制期是指紧接着创伤事件(如烧伤)后的一段时间。在此期间,患者的新陈代谢和组织灌注减少。烧伤休克是一种由烧伤后的几个小时至大约第二天大量液体丢失引起的

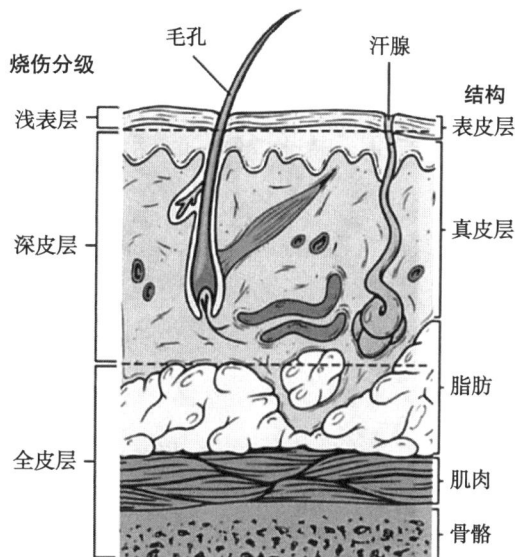

图 22.7 烧伤皮肤的区域及深度。(Reprinted from Lewis, S. M., Heitkemper, M. M., & Dirksen, S. R. [2007]. *Medical-surgical nursing : Assessment and management of clinical problems* [7th ed.]. St. Louis : Mosby.)

现象。休克破坏保护性皮肤,导致体温、水、电解质和蛋白质的损失。血容量和血压下降以及尿液输出减少以弥补从伤口丢失的液体;细胞内水分外溢。平衡液体损失时导致脱水;随着身体从细胞中吸收钾离子,血液中的钾离子含量增加。为了防止休克,医生给患者补充大量的静脉液体和电解质治疗,如**乳酸林格溶液**。大约 12 小时后,当血管通透性恢复正常,烧伤部位的液体损失开始减少时,输注白蛋白溶液或血浆有助于恢复血容量。

患者接受液体复苏后,营养师确定营养需求。通常,营养治疗在受伤后 24~48 小时内开始。当烧伤患者不能经口进食时,肠内喂养可满足其营养需求。肠道喂养有助于防止

表 22.6　烧伤患者的能量需求

	公式名称	公式
成人	多伦多	kcal/d = −4 343+10.5 × %TBSA+0.23 × 前 24 小时的能量摄入+0.84 × Harris-Benedict 方程+ 114 × 前 24 个小时的最高体温−4.5 × 烧伤天数
女童 3~10 岁	Schofield	kcal/d = (16.97 × 体重 kg) + (1.618 × 身高 cm) + 371.2
男童 3~10 岁	Schofield	kcal/d = (19.6 × 体重 kg) + (1.033 × 身高 cm) + 414.9
女童 10~18 岁	Schofield	kcal/d = (8.365 × 体重 kg) + (4.65 × 身高 cm) + 200
男童 10~18 岁	Schofield	kcal/d = (16.25 × 体重 kg) + (1.372 × 身高 cm) + 515.5

From Rousseau, A. F., et al. (2013). ESPEN endorsed recommendations: Nutritional therapy in major burns. *Clin Nutr*, 32 (4), 497-502.

黏膜萎缩。对于一些严重的患者,通过小肠进行肠内喂养有助于预防肠通透性改变和感染等并发症[34]。

急性期或亢进期

抑制期后,患者经历一段心输出量和代谢增加的时期,称为亢进期。在此期间,由于代谢压力、组织生长和修复,身体营养和能量需求增加。如果喂食不能满足营养需求,患者可能会丢失肌肉量,愈合伤口的能力下降。高代谢的急性阶段可能持续数周至数月。

在此阶段,患者的血流量和尿量开始恢复正常。有必要持续关注液体的摄入和排出,并评估是否有脱水或过度水合的迹象。

烧伤患者的医学营养治疗

大多数 TBSA 低于 20% 的烧伤患者可以经口进食摄入满足其营养需求的膳食方案,除非烧伤部位阻碍到进食通道。在喂养关键期,成功的营养治疗基于如下所示的大量蛋白质和能量摄入[32]。

- 充足的能量:营养师将用准确方法计算出患者能量需求。如果无法使用间接测热法(见第 6 章),营养师将根据表 22.6 中提供的公式计算能量需求。烧伤后能量消耗会波动,固定的肠内营养配方通常会导致在能量需求最高的时期的喂养不足,而且到后期平稳治疗过程后的过度喂养[40]。因此,营养师必须经常重新评估能量需求,以满足患者不断变化的需求。

- 充足的能量摄入为组织重建节省蛋白质,并满足整个身体增加的代谢需求。约 55%~60% 的能量应来自碳水化合物和适量脂肪(<35% 能量)。然而,过度喂养对患者也是有害的,因为会增加患者的代谢压力[40]。如果患者体重不断在变化,则可能需要多次重新计算能量需求。MNT 的一个重要目标就是避免患者在住院期间体重减轻 10% 以上[40]。

乳酸林格溶液:氯化钙、氯化钾、氯化钠和乳酸钠在水中的无菌溶液,用于补充液体和电解质;英国生理学家 Sidney Ringer(1835—1910 年)发明了这种溶液。

- 高蛋白:优质的蛋白质摄入对于促进早期伤口愈合和免疫功能的支持至关重要。根据烧伤的程度和对应的分解代谢丢失,成人的个体蛋白质需要量为 1.5~2g/(kg·d),儿童的个体蛋白质需求量为 2.5~4g/(kg·d)。该蛋白质水平将等于能量摄入的 20%~25%[40]。

- 高微量营养素需求:组织的重建需要增加氨基酸及对应的维生素 C(500mg/d)。补充维生素 A(10 000IU/d)和锌对于提高免疫功能非常重要。硫胺素、核黄素和烟酸的补充是高能量和蛋白质代谢所必备的。特别注意电解质水平有助于防止丢失增加导致的电解质紊乱。患者通常每天服用维生素矿物质补充剂。

饮食管理　通过任何方法,仔细的饮食摄入记录都可以衡量实现营养目标的进展。照护人员可以提供添加了蛋白质或氨基酸的营养密集型饮料或商业产品,如安素或 Boost,以补充患者的饮食。患者通常在第二周就能耐受固体食物;然而,高代谢状态、疼痛和食欲缺乏使得严重烧伤患者难以经口进食。

当口服摄入量低于目标摄入量的 75% 并持续 3 天以上时,医疗团队应实施肠内或肠外营养方案,以满足必需营养需求。当因某些原因或并发症而无法进行肠内喂养时,肠外喂养可提供必要的营养支持。在评估早期和延迟肠内营养支持的研究表明,烧伤后立即(如伤后 4~6 小时)开始营养支持是有效和安全的,还可以促进蛋白质保留,降低高代谢反应、应激激素、感染风险和住院时间[34]。

植皮随访　持续的营养支持对于皮肤移植或重建整形手术至关重要。患者不仅需要通过手术来重建身体的部分,还需要情感的支持来重建他们的意志和精神,因为他们可能面临着毁容和残疾。通过长远的支持性治疗,营养和护理,帮助患者一起应对并重建身体。

章节回顾

总结

- 手术前,营养目标是纠正任何现存的营养素缺乏,并建立营养储备以满足手术需求。手术后,营养目标是弥补丢失并促进康复。在患者康复期间,医护人员可能需要在鼓励进食方面付出更多的努力。
- 手术后,医护人员可以用多种方式对患者进行喂养,但患者应尽可能经口进食。然而,对于不能进食或肠道有损伤的患者可能需要肠内喂养或肠外营养支持。
- 对于接受胃肠道手术的患者,营养师根据外科手术流程来调整患者膳食。
- 对于严重烧伤患者,加强营养支持对于烧伤引起的损伤及后续持续的组织重建非常必要。

复习题

答案见附录 A。

1. 水肿可能提示_____的摄入不足。
   - a. 钠
   - b. 维生素 C
   - c. 膳食纤维
   - d. 蛋白质

2. 肠外营养支持最适合以下哪类患者_____。
   - a. 短肠综合征
   - b. 成长受阻
   - c. 面部创伤
   - d. 预后不明的昏迷状态

3. 消化道功能健全的管饲喂养的患者,当肠内营养配方_____,会有更好的排便功能及更少的腹泻情况。
   - a. 含有纤维
   - b. 蛋白质含量高
   - c. 深度水解
   - d. 预消化

4. 胃癌切除术后,如果患者进食_____,最有可能出现倾倒综合征。
   - a. 芝士棒
   - b. 花生
   - c. 纸杯蛋糕
   - d. 鸡肉

5. 在大面积烧伤后的急性期或亢进期,医学营养治疗包括以下喂养:
   - a. 高蛋白高能量
   - b. 高蛋白低碳水化合物
   - c. 高蛋白低能量
   - d. 低蛋白高能量

案例分析题

答案见附录 A。

一名有溃疡性结肠炎病史的 8 岁男性(身高 120cm,体重 121kg)接受了肠切除术。回肠和结肠都被切除了,并做了造口术。在 30 天前的最后一次门诊中,患者体重 128kg。现在体重 121kg。护士在对应的年龄和性别的生长图上绘制患者的人体测量,并注意到患者的体重在第 43 百分位,身高在第 8 百分位。患者目前经口进食,但由于缺乏食欲,在过去 3 天里,总共吃了 1 000kcal。患者没有任何吞咽困难或其他吞咽困难的症状。患者每天服用多种维生素的膳食补充剂。

1. 从下面的列表中,选择患者病史中的所有需要注意的因素
   - a. 体重史
   - b. 营养素吸收
   - c. 能量摄入
   - d. 身高
   - e. 吞咽困难
   - f. 膳食补充剂的使用

2. 从提供的选项列表中选择以下语句中缺少部分选择最可能的选项。

   患者的肠切除可能导致__1__。患者的体重史表明,这可能导致__2__及__2__受损,导致生长受到影响。

选项 1	选项 2
再喂养综合征	排便
小肠细菌过度生长	消化
短肠综合征	胃肠蠕动
肠应激综合征	吸收
Ryes 综合征	代谢

3. 从提供的选项列表中选择以下语句中缺少部分选出最可能的选项。

   患者的体重减轻和饮食摄入表明他可能没有摄取足够的_____和_____。

选项	
钙	蛋白质
维生素 D	液体
卡路里	胆固醇

4. 根据患者的情况及时间点,在以下列表中选出合适的营养干预方式。
   - a. 肠内营养支持
   - b. 外周静脉肠外营养支持
   - c. 中央静脉肠外营养支持
   - d. 口服
   - e. 禁食

5. 使用×标出有效的营养和生活方式干预策略是提倡的(适当的或必要的)还是禁忌的(可能有害的)。

干预方式	提倡	禁忌
鼻胃管		
胃肠管		
标准配方		
水解配方		
持续喂养		
推注		

6. 对于每个评估结果,使用×表示护理和团队干预是有效的(有助于达到预期结果),还是无效的(没有帮助达到预期结果)。

评估结果	有效	无效
患者在过去的 48 小时增重 200g		
患者有呕吐的症状		
患者在过去 46 小时内有 1 次排便		
腹部是膨胀的		
患者摄入了 50% 的推荐摄入量		
患者在使用复合维生素		
全天都在吃小零食		

(游倩 译,郑锦锋 审校)

第 23 章

癌症与获得性免疫缺陷综合征的营养支持

23

内容提要

- 癌症的发生与环境因素、遗传因素和免疫系统密切相关。
- 营养状态影响机体免疫力强弱。
- 营养的问题影响癌症患者和人类免疫缺陷病毒(human immunodeficiency virus, HIV)感染者的疾病进程及临床治疗。

- HIV 对获得性免疫缺陷综合征(immunodeficiency syndrome, AIDS)最后阶段的渐进性影响与许多营养因素相关,通常需要积极的医学营养疗法。

世界范围内,癌症是发病率和死亡率的最常见的原因。因为癌症通常与衰老相关,而预期寿命的延长进一步导致癌症发病率的增高。虽然癌症和 HIV 感染/AIDS 与人体免疫系统和基础营养需求有直接关系,但它们的过程和结局却有所不同。这两种疾病的预防和治疗,均与营养密切相关。

第一部分　癌症

癌症发生的过程

癌症的本质

癌症研究与治疗的一个难点就在于它不是单一的问题,而是具有高度的易变性,并且以多种形式表现出来。在美国,心血管疾病导致的死亡占 23%,癌症导致的死亡占 21%[1]。癌症成为第二大死亡原因。我们用"癌症"这个词来描述恶性的肿瘤或**新生物**。各种癌症在世界范围内的流行程度不同,并随着人口迁移至不同的环境而发生变化。文化思考"美国人群中癌症发病率"中概述了"在美国癌症流行与人种/种族的关系"。

细胞核中脱氧核糖核酸(deoxyribonucleic acid, DNA)包含的遗传密码调控着连续不断的细胞分裂过程。**基因突变**则会扰乱这一有序过程,尤其是突变发生在调控基因上时。当正常基因调控丧失时,基因突变细胞的增殖,就可能形成恶性肿瘤。因此,错误生长的细胞及其组成的肿瘤组织取代了正常的细胞。我们根据原发部位,肿瘤分期及肿瘤大小,有无**转移**及分级(即肿瘤生长的侵袭性)来定义一个恶性肿瘤。

癌变分为 3 个阶段:肿瘤启动、肿瘤促进和肿瘤进展。肿瘤启动于诱变因素对 DNA 造成的不可逆损伤。促使突变细胞生长和复制的因子启动了肿瘤促进期。肿瘤进展是指癌细胞进一步发展为具有转移性的恶性肿瘤的阶段。

癌细胞的发展

癌症发生的根本原因是细胞丧失了对正常繁殖的调控。

多种因素会导致这样的缺失,进而将正常细胞变成癌细胞。这些因素包括化学致癌物、辐射、饮食因素、致癌病毒、流行病学的因素(如种族、年龄、遗传、职业)。正如癌症的很多方

> 🌐 **文化思考**
>
> ### 美国人群中癌症的发病率
>
> 随着时间的变化,癌症的发病率也有很大不同。下图以种族、民族因素为例,描述了种族因素对癌症发病率的影响。影响癌症风险的混淆因素复杂而多变,远不止眼前这一个变量。然而,传统确实会影响一个人的饮食模式、生活行为方式和环境暴露等。*Healthy People 2030* 提出,以预防癌症为目的的医疗保健趋势是一项国家目标。随着研究的不断努力和推进,癌症的预防(而不是诊断后治疗)也将成为常态。确定高危人群和提倡定期体检成为常规卫生保健的重要方面,同时也是非常有价值的预防形式。
>
> **基于种族/民族因素的成人癌症发病率[a]**
>
> | | | | | | |
> |---|---|---|---|---|---|
> | 6.50% | 4.90% | 4.80% | 4.20% | 3.90% | 3.20% |
> | 白种人 | 美洲印第安人或阿拉斯加土著 | 黑人或非裔美国人 | 墨西哥人 | 西班牙裔或拉丁裔 | 亚洲人 |
>
> [a] 大于或等于 18 岁。癌症是基于对一个问题的自我报告,即受访者是否曾被医生或者其他健康专业人员告知他们患有癌症或任何其他类型的恶性肿瘤。鳞状细胞癌和基底细胞癌除外。
>
> (From National Center for Health Statistics. [2019]. *Health, United States*, 2018. Hyattsville, MD: National Center for Health Statistics.)

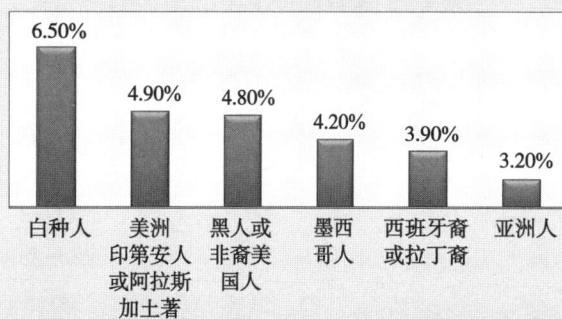

面超出本文的范围一样,我们也不再详尽描述。本章节关注于肿瘤领域与营养相关的进展与治疗。

饮食因素

饮食与癌症的关系繁杂,相关研究更是纷繁复杂[2]。食物天然含有致癌与抗癌化合物。研究人员已证明膳食模式与特定癌症之间的关联,例如富含加工肉类或者高温烹饪肉类的膳食模式与患结直肠癌和胃癌的风险之间存在相关性[3-5]。然而,其他许多膳食与癌症相关的问题尚未得到解答。普遍一致的观点认为肥胖及不合理膳食(即水果、蔬菜、全谷物奶制品摄入过少,而加工肉类、红肉、酒精、含糖饮料摄入过多)会增加癌症发病率[5-11]。因此,为了促进健康和预防癌症,建议平衡膳食(如地中海膳食模式、MyPlate 膳食模式)配合规律体力活动保持标准体重[12,13]。

机体防御系统

机体防御系统具有高效及复杂的特性。特殊细胞可保护身体免受细菌和病毒等外部入侵者以及内在异己的侵害,例如癌细胞。

防御细胞

两个主要的细胞群为免疫系统提供了主要的"搜索和破坏"防御,以发现和杀死传播潜在疾病的非自体结构。这两种淋巴细胞是白细胞的特殊类型,它们在生命早期由骨髓中的一个普通干细胞分化而来。这两种类型是 T 细胞和 B 细胞,它们分别起源于胸腺细胞和骨髓细胞(如图 23.2)。T 细胞的一个主要功能是激活吞噬细胞,吞噬细胞能够破坏入侵者和杀死携带疾病的**抗原**。B 细胞的一个主要功能是产生可以杀死抗原的抗体。

营养与免疫

免疫 均衡的营养对于维持人体免疫系统的完整性是必不可少的。严重的营养不良导致免疫相关器官和组织**萎缩**,从而损害免疫系统(如肝脏、肠壁、骨髓、脾脏、淋巴组织)的功能。营养更是机体与癌症等疾病相抗争的基石。内源性抗体是免疫系统的核心。营养之于免疫力的重要作用的一个简单例子就是:蛋白质-能量营养不良会导致免疫功能抑制。

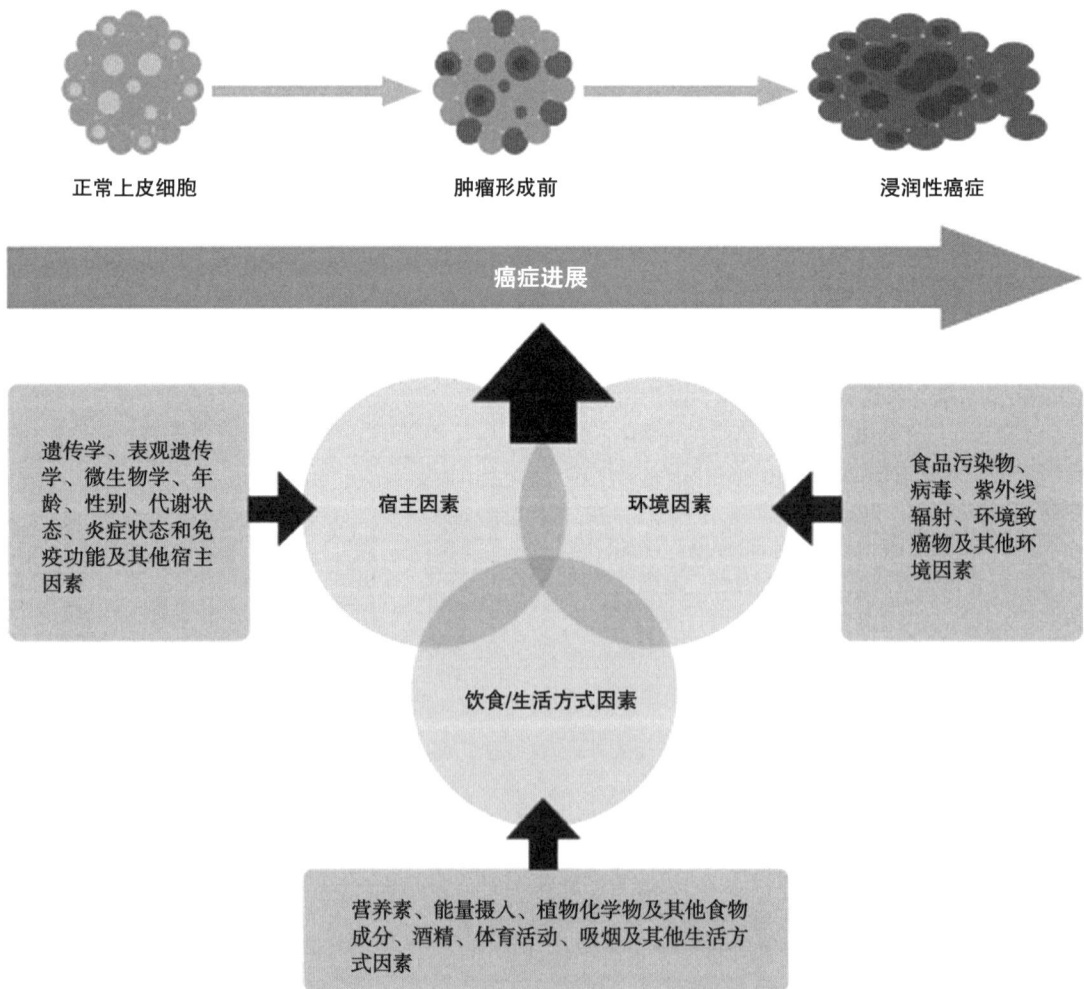

图 23.1 饮食、营养、体育运动、其他环境暴露因素和宿主因素相互作用来影响癌症的进展

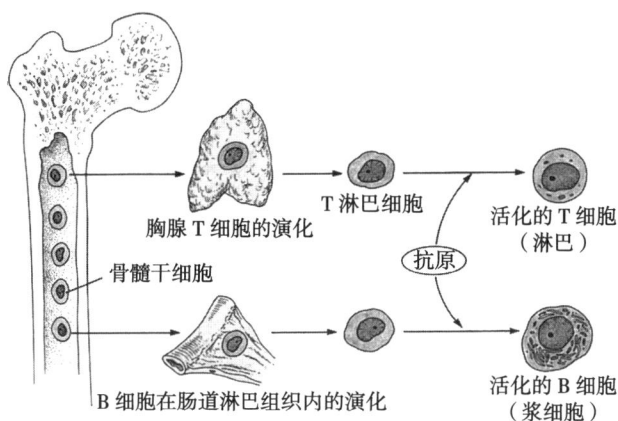

图 23.2　T 细胞和 B 细胞的发育，它们是人体免疫淋巴细胞的组成部分

新生物：任何新生的或不正常的细胞生长，尤其是不受控制的和具有侵袭性的。

突变：基因的永久性可遗传的改变。

转移：扩散到其他组织。

致癌作用：使正常细胞转化为癌细胞。

抗原：任何外来的或异己分子物质（如毒素、病毒、细菌、外源性蛋白质），这些物质能够触发与其产生特异性结合的抗体产生。

抗体：作为初级免疫防御而与特定抗原结合的大量蛋白质分子，由 B 细胞产生。

萎缩：组织消瘦。

愈合　组织蛋白持续不断的构建与重建维持着机体组织的强度。强健的组织是机体的第一道防线。这个构建与愈合的过程需要最佳的营养摄入。这种膳食必须持续提供特定的营养物质，包括蛋白质、必需脂肪酸、关键的维生素和矿物质。营养状态欠佳的情况下开展肿瘤相关治疗，往往会对患者预后产生不良影响（例如，更长的住院天数、感染或死亡）[14-16]。因此，维持良好的营养是降低癌症发病率和改善肿瘤患者预后的基石。

癌症治疗相关的营养并发症

肿瘤医生使用到的治疗方式主要有如下 3 种：外科手术、放射治疗和化学疗法。每一种治疗方式都需要营养支持。药物-营养素的相互作用也是任何一种治疗方式都可能发生的并发症。

外科手术

外科手术需要营养支持以促进康复，癌症患者更是这样。因为疾病过程及其对身体的消耗会加重病情。通过早期诊断和术前术后良好的营养支持，外科医生可以成功切除许多肿瘤，患者预后良好。根据手术部位和相关器官的功能不同，医学营养疗法（medical nutrition therapy，MNT）的饮食

结构或特定营养成分会有所不同。关于术后的营养支持疗法在第 22 章中有详细描述。

放射治疗

肿瘤医生可能单独使用放射治疗，或者联合其他治疗方法。这种类型的治疗包括使用高剂量放射线聚焦在肿瘤部位，以杀死癌细胞或缩小肿瘤组织。使用外照射放射治疗仪器（如图 23.3）或植入式放射材料进行放射治疗。虽然治疗的目的只是杀死癌细胞，但是靠近靶区的其他细胞和快速生长的细胞通常也会死亡。

放射治疗的定位和强度决定了患者可能会遇到的营养相关问题的性质。例如，头部、颈部及食管的放疗会造成口腔黏膜损伤、妨碍唾液分泌，从而影响患者味觉和对食物质地和温度的敏感性。注册营养师（registered dietitian nutritionist，RDN）可以通过改善食物外观、香气及质地来帮助患者寻找改善食欲的方法。同样的，腹部放疗会损害肠黏膜，导致肠绒毛脱落及营养吸收障碍。组织破坏可能导致溃疡、炎症、梗阻或**瘘管**，这些情况会影响相关组织的正常功能。

化学疗法

化疗药物能够摧毁快速生长的癌细胞。与放射治疗不同的是，化疗药物需要通过全身的血液循环进行治疗。因为化疗药物毒性很大，也会影响正常健康的细胞。这就解释了它们对快速生长的组织（如骨髓、胃肠道、毛囊）副作用和与营养治疗相关的并发症。一般并发症包括以下情况。

- **骨髓**：干扰特定血液因子的产生，会导致红细胞计数减少及贫血；降低白细胞计及机体抗感染的能力；降低血小板水平，进而导致凝血机制障碍。

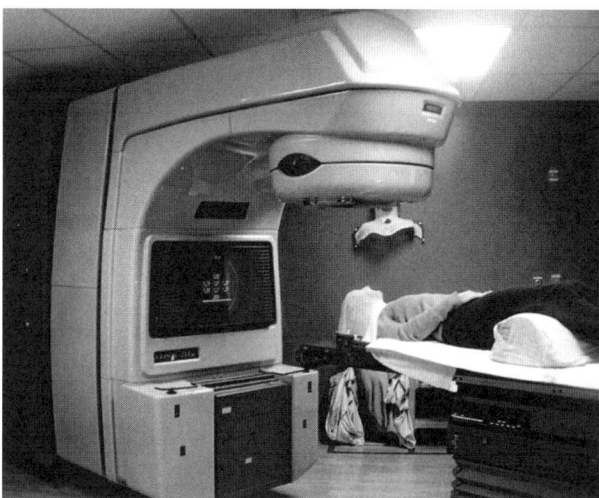

图 23.3　放射治疗仪。（Courtesy Jormain Cady，Virginia Mason Medical Center，Seattle，WA. In Lewis，S. M.，Heitkemper，M.M.，Dirksen，S.R.，et al.［Eds］.［2007］. *Medical-surgical nursing: Assessment and management of clinical problems*［7th ed.］. St. Louis：Mosby.）

- **胃肠道**：患者可能会出现一些影响食物耐受性的问题，如恶心、呕吐、味觉的丧失、神经性厌食、腹泻、溃疡、吸收障碍及**黏膜炎**。
- **毛囊**：影响头发的正常生长而导致脱发。

药物-营养素相互作用

抗癌治疗的许多药物都有潜在的药物-营养素相互作用的可能性。多种抗肿瘤药物被证实具有药物-营养素相互作用，医生需要对患者进行个体化的处理。另外，许多人会使用膳食补充剂及草药。他们认为这些会在癌症预防与治疗方面有保护作用。众所周知，一些比较常见的中药，具有药食两用性，这可能会对患者或者对他们的治疗产生负面影响（详见"补充和替代医学"）。患者与医疗团队的坦诚沟通有助于发现患者使用膳食补充剂和草药的情况，并且提供了讨论这些补充剂和草药治疗潜在影响的机会。

癌症的医学营养疗法

尽管治疗计划和 MNT 策略主要由营养师和医生负责，但在帮助患者满足他们的营养需求和管理其并发症方面，护理人员和其他保健相关人员在日常的支持和咨询方面也作出了巨大的贡献。

癌症与营养相关的并发症

癌症患者的全程护理过程中，患者的营养问题会不断变化。并不是所有的患者都需要 MNT。例如，基底细胞癌是最常见的皮肤癌类型。在多数情况下，切除病变部位是唯一的干预措施。在这种情况下，很少需要营养干预。然而，对于那些晚期癌症患者、术后或者放疗产生消化道反应的患者以及接受化疗的患者而言，一般的营养障碍就可能对患者构成挑战。这些问题与癌症对全身的影响和个体抗肿瘤治疗的效果都有关。

全身系统效应

癌症通常会造成以下与营养状况相关的系统性影响：

- **厌食**，或称为食欲减退，这会导致进食量减少。
- **高代谢状态**，这会导致营养与能量的需求增加。
- **负氮平衡**，这会导致肌肉分解、疲乏、机体功能损害。

不幸的是，这会造成"滚雪球"效应：癌症导致营养不良，而营养不良与住院率的上升和肿瘤患者不良预后相关[14-16]。这些影响的程度差别很大，从轻微反应到营养不良，抑或是衰弱的极端形式——恶病质。营养吸收或利用障碍会导致体重丢失、组织分解及疲乏。虽然恶病质在各种癌症中发生的程度不同，相当多的晚期癌症患者会发生不同程度的恶病质相关的体重丢失，老年患者尤为如此[17,18]。伴随骨骼肌质量持续下降（伴或不伴有脂肪质量下降）的无意识体重下降是恶病质的表现。临床体重减轻是指 6 个月内患者体重丢失大于 5%，或者身体质量指数（body mass index，BMI）小于 $20kg/m^2$ 的患者体重丢失大于 2%。恶病质会大大增加发

病率、死亡率、延长住院时长、增加医疗费用并导致患者生活质量下降和机体功能丧失[18-20]。治疗癌性恶病质的最佳方法是抑制肿瘤和与之相关的异常代谢。然而，这不是总能做到，而且对恶病质也没有权威有效的治疗方案，医生必须采取积极的 MNT 和药物治疗以缓解症状[18,21-23]。

癌症类型或治疗方式相关的特异效应

除了疾病进展过程中出现的营养问题，肿瘤性梗阻或消化道及其周围附属组织病变也会导致饮食或营养代谢的问题。这种情况限制了患者食物的摄入量、消化以及营养的吸收。接受激素或类固醇治疗的癌症患者（例如，乳腺癌和前列腺癌）面临体重显著增加的风险。他们的 MNT 需要专注于饮食和生活方式的改变，以有利于避免无意识的体重增加。营养师需要根据癌症的性质、部位以及治疗方式的不同，为患者制定个体化的 MNT 方案，从而有助于抗癌治疗。

> **瘘**：源自拉丁语，意为"管道"，身体内部或外部的不正常的开口或通道。
>
> **黏膜炎**：口腔或者身体其他孔周围组织发生的炎症。
>
> **恶病质**：一种以消瘦、食物摄入减少和全身性炎症为特征的严重的综合征。

食欲减退 厌食是癌症患者普遍存在的症状，它会在患者最需要进食的时候减少食物的摄入量。综上所述，厌食会形成恶性循环，导致癌性恶病质的严重营养不良。营养师、患者及其支持系统，必须制定一个强有力的不依赖于食欲的饮食计划。总的目标是提供尽可能高营养密度的食物，使每一口食物都更有价值。

口腔并发症 导致进食困难的许多问题，可能源自于口疮、黏膜炎、味觉和嗅觉敏锐度的改变。唾液分泌减少和黏膜炎通常由于头颈部放疗和化疗引起。向口腔喷洒人工唾液或一种口服麻醉剂可以缓解症状。良好的口腔护理习惯对避免感染及预防龋齿非常重要，因为这两种情况会进一步影响健康的饮食。口腔基础护理包括，定期清洁和保护牙齿、每天检查口腔是否有溃疡或疼痛、确保假牙佩戴贴合（如果适用的话）以及使用不含酒精的漱口水。这种治疗可能会导致味蕾发生变化，进而使味觉改变、味觉丧失、无法分辨甜味、酸味、咸味或苦味，进而加重厌食的症状。浓烈的食品调味料（对于那些能够耐受的人）和高蛋白饮料对此可能会有所帮助。放疗和化疗会改变唾液分泌物，液体含量高的食物就成为首选。搭配酱汁、肉汁、浓汤、酸奶或者沙拉酱，患者更容易吃下固体食物。一台食物料理机或者匀浆机可以将食物加工成半流质状态或者流质状态，这样更易于患者进食。

胃肠道症状 需要特别注意的是，化疗经常会引起恶心、呕吐的症状。那些香甜的、油腻的或者辛辣的食物会使恶心加重。有这些症状的患者，应该结合自身的情况尽量避免食用。少量多次的进食冷的或室温的软食或流质食物可以缓解不适。使用止吐药物（如丙氯哌嗪，昂丹司琼）有助

于提高食物耐受性。涉及胃肠道的手术治疗则需要相关的饮食调整,这在第 22 章有详细描述。化疗和放疗都会影响到能够分泌乳糖酶的黏膜细胞,进而导致乳糖不耐受。在这种情况下,以大豆为基础的乳制品替代品或营养补充剂(如 Ensure,Boost)是合适的替代品。表格 23.1 列举了针对营养相关副作用的膳食调整。

脂肪以外的组织丢失　含有鱼油的膳食补充剂能够帮助成年肿瘤患者维持或增加瘦体重,这些肿瘤患者可能正在经历无意识体重丢失。因此,对于有持续的体重下降和瘦体重丢失的患者,营养师可能会建议每天服用含有 1.2~2.2g 二十五碳烯酸鱼油的膳食补充剂或者特殊医学用途配方食品进行营养干预[24]。

表 23.1　针对癌症、人类免疫缺陷病毒和获得性免疫缺陷综合征营养相关副作用的饮食建议

症状	建议
厌食	少量、多次、高能量密度的正餐和加餐(无论是否有饥饿感) 膳食中强化蛋白质和能量的补充,让每一口饭营养价值更高 根据个人嗅觉的偏好选择食物 食物多样 准备小份喜爱的食物,方便随时拿取 参与采购及准备食物 经常进行口腔护理以去除口腔异味及缓解不适症状 适当运动,以改善食欲
恶心呕吐	尽量避免食用辛辣、油腻、甜食及带有浓烈气味的食物 当你因做饭而感到恶心时,需要有其他人为你准备食物 每天进食干的、清淡的、软食及易消化的食物,比如薄脆饼干、面包棒、烤面包片 进食低温或者室温状态下的食物耐受性更好 避免暴饮暴食 进食后 1 小时之内保持上半身直立 避免在油烟味过重或者温度太高的地方就餐 保证充足的饮水量,以补充丢失的水分 进食前后漱口 如果口腔有异味可以尝试含化硬糖(如薄荷糖,柠檬糖) 根据需要,合理使用止吐药及电解质补充液
味觉嗅觉改变	在状态最好的时候尝试新的食物 选择最喜欢的饭菜 在食物中添加香料、草药、调味料或者酱料等 如果红肉尝起来觉得苦,那么可以尝试以禽类肉、蛋类、鱼类或者其他高蛋白食物替代;腌制的甜味的肉类;或者搭配着甜酱,像蔓越莓酱、果酱或者苹果酱等 如果食物品尝起来有金属的味道,可以尝试把餐具换成塑料材质或者木制的。 如果嘴里觉得有苦味,可以尝试无糖柠檬汁、口香糖或者薄荷糖来缓解症状 确定没有缺锌
口干	多饮水,携带一瓶水以便随时饮用保持口腔湿润 选择湿润多汁的食物(如酱汁、肉汁) 每天至少进行 4 次口腔卫生,避免使用含有酒精的漱口水 选择酸味的食物和饮品,以刺激唾液分泌 避免饮用咖啡、茶及酒类 两餐之间可以选择咀嚼无糖口香糖、硬糖、冷冻甜点或者冰棍来湿润口腔
黏膜炎、口腔炎	进食软的且易于咀嚼吞咽的食物 将肉汁、清汤或调味汁淋在食物上 避免酒精及已知的刺激性食物,如酸的、辛辣的、咸的以及质地粗糙的食物 将食物煮至软烂或者切成小块儿 食物凉至室温后再食用 增加高能量高蛋白的奶昔或冰沙作为加餐 保持良好的口腔卫生 使用冰屑或者有滋味的冰棒使口腔麻木以缓解疼痛

续表

症状	建议
脱水	不管是否口渴,每天保证 8~12 杯水或者流食
	膳食中增加汤类、有滋味的冰棒或者其他流质食物
	限制咖啡因和酒精的摄入
	根据需要,合理使用止吐药和止泻药来缓解呕吐和腹泻
腹泻	避免食用油腻的食物、烫的或者冰的液体、咖啡因及糖醇含量高的食物(如山梨醇)
	排除乳糖不耐受
	勤喝水或者进食流质食物,尤其是在每次一排便后一定要喝一杯
	限制易产气的食物或者饮品(如含碳酸的饮料、十字花科类蔬菜、豆类、扁豆和口香糖之类)
	根据需要合理使用止泻药和电解质补充液
便秘	逐渐增加膳食纤维和液体的摄入
	保持适当的体育活动
	在肠道术后或出现肠梗阻时,及时就医咨询相关建议
中性粒细胞减少症 [a]	遵循食品采购及储存的安全规范,以预防食源性疾病的发生(详见第 13 章)
	外出就餐时避免去吃自助餐
	蔬菜水果要清洗干净或者去除外皮后再食用
	尽量避免人群聚集,避免接触已经感染的患者
	养成良好的卫生习惯

[a] 中性粒细胞减少症,是指白细胞数计数减少、感染风险增加。

疼痛及其他不适 良好的疼痛管理和舒适的进餐环境,有助于增加患者进食量。目前的医学共识认为,在与患者及其护理人员或者家人充分沟通的前提下,根据需要合理使用止痛药并密切观察患者反应情况。这一点对正在接受疼痛治疗的儿童来说尤为重要。便秘是多种止痛药的常见副作用。为了预防便秘产生更多的不适感,我们应当摄入足够的水分、可溶性膳食纤维、保持规律的体育运动(即使是短途散步也是有益的)。

营养护理计划

确定需求并根据这些需求规划护理的基本原则是所有合理护理的基础(详见第 17 章)。

营养筛查及评估

评估和监测每个患者的营养状况,是注册营养师的主要职责。健康护理小组的成员会参与人体测量、体成分分析、实验室检测及结果的解读、体检和临床观察、膳食分析等。就像有些人体重变化会比较快,因此保健人员需要获得准确的测量数据,而不是依靠患者所述或估计的数值。肿瘤医生和营养师应当评估所有肿瘤患者营养不良的情况。目前已有有效且可靠的评估工具用于筛查并发现营养不良的肿瘤患者,例如营养风险筛查工具、癌症患者营养不良筛查工具和营养不良通用筛查工具。营养不良或体重显著变化往往提示并发症的发生,这需要医生改变用药剂量、调整治疗方案或进行其他干预方式。

营养干预

肿瘤患者营养干预计划的基本目标如下[25,26]:

- 防止营养不良及无意识体重下降。
- 维持或增加去脂体重、力量、体能、功能、治疗耐受性、免疫力以及生活质量水平。
- 及时发现并处理与营养相关的肿瘤治疗的副作用。

营养师需要具体了解每个患者的生活状况、个人及社会的需求,才能制定出个体化的 MNT 方案,以达到满足患者各方面需求的目的。如果患者可以耐受,那么经口饮食是最理想的喂养方式。然而,对患者及营养支持小组而言,面对频繁的食物不耐受、厌食或者根本无法进食的现实情况,想达到这样的营养目标无疑是个巨大的挑战。因肿瘤部位、疾病阶段、治疗方式以及患者当前的营养状况各有不同,以患者为中心的 MNT 自然也因人而异。营养师需要就食物的软硬程度、温度并根据不耐受的情况选择适当的替代食物等方面与患者充分沟通后,才能制定出适合患者的个体化的饮食方案。如果一般的经口膳食摄入,不能满足患者的营养需求,营养师可能会建议患者在正餐之外时,增加一些高能量密度的口服营养补充剂(如 Ensure,Boost)当做加餐。如果营养状况持续下降,那么医生应该考虑启动肠内或肠外营养支持(详见第 22 章)[26]。

预防分解代谢 营养照护计划应当竭尽全力满足疾病过程中代谢需求的增加,以努力防止广泛的分解代谢效应和组织分解。尽早关注营养,及时给予营养支持,更胜于机体严重消耗后的亡羊补牢。对于癌性恶病质患者,我们建议尽可能多的摄入高营养密度的食物,不需要过多的忌口,鼓励少食多餐。富含二十五碳烯酸和高营养密度的营养补充剂(如 Ensure,Boost,Carnation Breakfast Essentials)可能对患者有益,满足他们的营养需求[24]。

目前多种干预措施已经启用或正在研究中,用以增加食欲、防止蛋白质分解、提高能量摄入、减少恶心症状和炎症的发生。有些干预措施具有一定的局限性，像孕酮衍生物、胃饥饿素、抗炎药、合成代谢剂、各种营养补充剂和大麻素等[22,23]。请参阅临床应用"大麻治疗厌食症"来了解有关应用大麻来控制癌症相关恶病质患者无意识体重下降的相关信息。表 23.1 提供了改善癌症或获得性免疫缺陷综合征患者食物摄入量的建议。

临床应用

大麻治疗厌食症

目前，医用大麻在加拿大、一些欧洲国家以及美国的一些州都是合法的。在许多地区，关于大麻合法化一直争论不休，双方都各执观点。支持者认为，大麻在诸多方面的有效性，包括缓解抗癌治疗引起的恶心症状、HIV 感染的消耗效应、慢性疼痛、青光眼疼痛等方面。批判者反对大麻合法化，原因如下：有其他的药物可以替换使用；使用大麻可能会带来依赖；如果在怀孕期间使用；可能会影响儿童发育；使用大麻可能会导致心血管和呼吸系统相关的不良反应。要阐明大麻对各种疾病患者的益处和风险，还需要更多的临床研究来证实。

屈大麻酚（Marinol 和 Syndros）作为大麻的一种胶囊剂型，已经美国食品药品管理局批准用于医疗。它含有人工合成的 δ-9-四氢大麻酚，这是在大麻植物中提取的活性组分；因此该药物具有与大麻相似的副作用如下：

焦虑	梦魇
头晕	胃痛
妄想症	恶心/呕吐
认知障碍	镇静状态
健忘	晕厥
视觉障碍	心悸

屈大麻酚主要用于厌食、恶心和呕吐的治疗。例如，与 HIV 感染患者无意识体重丢失相关的厌食；与肿瘤患者化疗相关的恶心和呕吐，尤其是经常规止吐治疗不能缓解的更适用。因为这个药物具有成瘾性，所以使用指南建议以最小的用药剂量达到最好的治疗效果。因为该药物的副作用因人而异，所以患者在使用屈大麻酚的时候，应该与他们的主管医生充分了解相关的不良反应。

能量　一位健康成年人每天大约需要的能量为 25~30kcal/kg。由于预测方法（如 Harris Benedict 方程、Mifflin-St. Jeor 方程）在肿瘤患者中有很大的局限性，往往不能达到维持体重的目的[27]。这个时候，我们就需要间接能量测定法才能给出更加精确的能量需求量。依据代谢应激程度、当下的合成代谢水平、体力活动水平，患者可能需要更多的能量。营养不良的患者可能需要更多的能量，这取决于营养不良的程度。然而，这些营养不良的患者也会有发生再喂养综合征的风险[27]。因此，逐渐增加能量摄入非常关键，这可以避免致命性并发症的发生。癌症患者的症状和抗癌治疗的副作用，对患者的能量需求和经口摄入量有着重要的影响。这些影响包括：厌食、腹泻、恶病质、恶心、吸收障碍、发热、口干、疼痛、感染和早饱等。与每日 3 顿饱餐的患者相比，少量多次的摄入高营养密度食物的患者更容易达到营养需要量。

蛋白质　充足膳食蛋白质的摄入对于组织合成、修复，以及弥补疾病或治疗导致的组织消耗是十分必要的。最佳的蛋白质能量比，可以使蛋白质得到充分的利用来防止分解代谢。在非应激状态下，营养状态良好的成年癌症患者需要 1.0~1.5g/(kg·d) 的蛋白质来满足需求，尤其强调优质蛋白质的摄入。营养不良的肿瘤患者需要额外的蛋白质补充来弥补机体的消耗和恢复正氮平衡。对肾功能正常的患者而言，2.0g/(kg·d) 的膳食蛋白质摄入是安全的。相关指南鼓励患者从食物中获取充足的蛋白质，反对以氨基酸的形式补充。因为目前的研究表明，这种补充剂对患者营养状态的改善和瘦体重增加的作用尚不明确[26]。

维生素和矿物质　关键的维生素和矿物质通过在特定的细胞酶通路中发挥辅酶作用，协助调控蛋白质和能量代谢。它们在建立和维持强有力的机体组织中发挥重要作用（详见第 7 章和第 8 章）。因此，最好是能保证维生素和矿物质的最佳摄入量（至少达到膳食营养素参考摄入量的要求）。有些患者可能需要维生素和矿物质补充剂来确保膳食摄入。然而，大剂量使用膳食补充剂或者静脉注射特定维生素（特别是具有抗氧化功能的维生素）的有效性和安全性仍存在争议（详见药物-营养素相互作用"抗氧化剂与化疗"）。

肿瘤专科注册营养师能够帮助患者整理对于不同癌症和不同治疗形式膳食补充剂的建议量。在特定情况下，有循证学建议[24,25]。以患者为中心的全方位护理要求与医疗团队一起协作，这包括将确定膳食补充剂的使用作为护理计划的一部分。

补液　维持足够的体液平衡是十分必要的。这可以及时补充因胃肠道损伤、发热、感染、呕吐以及腹泻导致的体液丢失。鼓励患者在每一次腹泻后及时喝一杯水。在持续性脱水的情况下，医生可以给予患者静脉补液。肾脏通过过滤血液来处理被破坏的癌细胞产生的代谢废物和化疗药物产生的毒素。大量排尿有利于清除毒素。

肠内和肠外营养支持　对于不能进食但是胃肠道功能正常的患者，可以通过管饲的方式来进行营养支持，以达到基本的营养目标。对于胃肠道功能不全或者不能耐受肠内营养的患者，可以采取肠外营养的方式来进行营养支持。我们把这种形式的营养支持称为人工营养。指南建议，当患者超过 1 周没有进食或者 1~2 周只能摄入其所需营养素的 60% 或者更少的时候，应考虑人工营养[26]。肠内、肠外营养支持的适应证详见第 22 章框 22.1。第 22 章详细介绍了肠内和肠外营养支持。

营养监测与评估

与所有的 MNT 方案一样，营养师将定期与患者和护理人员一起评估营养护理计划的有效性。同样的，营养师也会根据患者的营养需求，以及患者个人的意愿和耐受性来调整营养支持方案。

药物-营养素相互作用

抗氧化剂与化疗

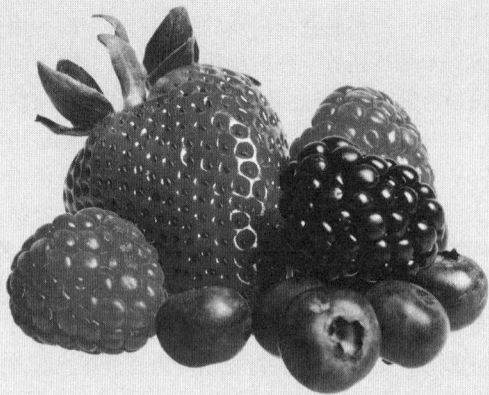

补充和替代医学(complementary and alternative medicine, CAM)是一组不同的医疗保健系统、产品和实践,通常不被视为传统西方医学的一部分。具体治疗方式包括营养补充剂的使用、针灸、推拿、中药以及心身疗法。在 CAM 的使用中,尤其是营养补充剂的使用,在肿瘤患者中最为普遍。

肿瘤细胞的特点是快速的分裂。抗肿瘤药物的工作原理是产生自由基,使这些快速分裂的肿瘤细胞产生氧化性损伤或细胞死亡。然而,正常健康的细胞,像皮肤细胞、毛囊,以及消化道上层细胞也分裂的很快。这也就解释了为什么化疗这样系统性抗癌治疗,会对身体这些部位的健康细胞有很大的影响。早在 1969 年,患者就已经开始使用抗氧化剂,尤其是大剂量的维生素 C。在进行抗癌治疗的过程中,抑或是单纯依靠这样的方式来提高身体免疫力。历史上,由于缺乏高质量的临床试验来支撑它的安全性和有效性,这种治疗方式饱受争议。因为维生素 C 是一种抗氧化剂,而一些化疗药物正是通过氧化应激反应来杀死癌细胞,因此医学专业人士推测,同时使用维生素 C 的治疗方式会降低抗肿瘤治疗的疗效。一项研究发现,即使是每天口服 500mg 的经典补充量,维生素 C 也可以阻止抗肿瘤药

对肿瘤细胞的细胞毒性作用,而不仅仅是健康细胞[1]。也就是说,维生素 C 保护了癌细胞[2]。然而,最近的研究表明,经静脉注射维生素 C 也许是安全的,并且有可能减轻由于肿瘤本身和抗癌治疗带来的不良反应(如疲劳、疼痛、沮丧)[3,4]。然而,需要高质量的临床研究来验证经静脉大剂量给予维生素 C 对肿瘤患者的作用[5]。

白藜芦醇是在浆果类或其他具有抗癌和抗氧化活性的水果中发现的一种植物化学物。患者通常以膳食补充剂的形式口服补充,把它当作癌症预防的方法和癌症治疗的辅助。体外研究表明白藜芦醇可以增加癌细胞对化疗药物的敏感性,促进乳腺癌细胞的凋亡[6,7]。研究仍处于初级阶段,在完成高质量的体内研究之前,专家还不能就癌症治疗期间膳食补充白藜芦醇提出一般性建议。为了确保化疗期间的安全性,患者应该与主管医生充分沟通仔细讨论,慎重考虑膳食补充剂维生素 C 以及其他强效抗氧化膳食补充剂的使用,且使用剂量不建议超过可耐受最高摄入量。

参考文献

1. Heaney, M. L., et al. (2008). Vitamin C antagonizes the cytotoxic effects of antineoplastic drugs. *Cancer Research*, *68*(19), 8031–8038.
2. Subramani, T., et al. (2014). Vitamin C suppresses cell death in MCF-7 human breast cancer cells induced by tamoxifen. *Journal of Cellular and Molecular Medicine*, *18*(2), 305–313.
3. Bazzan, A. J., et al. (2018). Retrospective evaluation of clinical experience with intravenous ascorbic acid in patients with cancer. *Integrative Cancer Therapies*, *17*(3), 912–920.
4. Fritz, H., et al. (2014). Intravenous vitamin C and cancer: A systematic review. *Integrative Cancer Therapies*, *13*(4), 280–300.
5. van Gorkom, G. N. Y., et al. (2019). The effect of Vitamin C (ascorbic acid) in the treatment of patients with cancer: A systematic review. *Nutrients*, *11*(5), 977.
6. Dewangan, J., et al. (2017). Novel combination of salinomycin and resveratrol synergistically enhances the anti-proliferative and pro-apoptotic effects on human breast cancer cells. *Apoptosis*, *22*(10), 1246–1259.
7. Venkatadri, R., et al. (2017). A novel resveratrol-salinomycin combination sensitizes ER-positive breast cancer cells to apoptosis. *Pharmacological Reports*, *69*(4), 788–797.
8. Bartolacci, C., et al. (2018). Walking a tightrope: A perspective of resveratrol effects on breast cancer. *Current Protein & Peptide Science*, *19*(3), 311–322.

癌症预防

据专家估计,约有 42% 的成年癌症患者可以归因于其生活方式的选择(如饮食、运动、饮酒、吸烟/二手烟、紫外线辐射、肥胖等)。因此,美国癌症协会、美国癌症研究所和世界癌症研究基金会在其癌症预防指南中强调合理饮食和适量运动的重要性[12,13]。此外,美国食品药品管理局(U.S. Food and Drug Administration, FDA)发布了特定食品标签指南,证实了某些食物和营养素确实可以降低癌症的发病风险。本章接下来的一节整合了这些组织提出的综合建议。

癌症预防指南

近期,专家团队发表论文,推荐了以下生活方式方面的建议来降低罹患癌症的风险[12,13]:

1. 在正常体重范围内尽可能地保持终身苗条
- 均衡的能量摄入辅以体育活动。
- 各年龄阶段都要避免体重的过度增加。对于超重或肥胖的人而言,即使少量的减重也是有好处的。

2. 选择积极的生活方式
- 儿童和青少年:每天参加至少 60 分钟的中等强度到高强度的体育活动,且高强度活动每周不少于 3 天。

- 成年人：每周至少有 150 分钟的中等强度或 75 分钟高强度的体育活动，且最好分散在一周内完成。
- 避免久坐

　　3. 植物性食物为主的健康饮食
- 熟悉食物标准分量并且会看食物标签，这样可以更加准确的了解实际的食物摄入量。选择能够帮助达到并保持健康体重的食物。
- 限制高盐和腌制食品
- 限制高能量密度食物的摄入，尤其是更多添加糖、低纤维或者高脂肪的加工食品。避免含糖饮料。
- 选择不同种类的蔬菜和水果。每天至少吃 2.5 杯的蔬菜和水果。
- 以全谷物替代精米白面和糖。避免食用发霉的谷物和豆类。
- 以鱼类、禽类和豆类替代红肉。选择瘦肉和小块肉，通过烘焙、烧烤或者蒸煮等烹饪方式，而不是油炸。避免加工肉类。

　　4. 如果选择饮酒，那么一定要限制饮酒量。男性 2 杯/天，女性 1 杯/天。一杯酒的定义为约 360ml 啤酒、150ml 葡萄酒或者 45ml 的 80 度蒸馏酒。

　　5. 通过食物来满足我们的营养需求，非必要不依赖膳食补充剂。

　　6. 建议纯母乳喂养 6 个月后可添加辅食，继续母乳喂养至少 1 年。

　　在预防癌症的风险因素中，饮食和运动是最容易改变的。大规模的流行病学研究表明，遵循癌症预防指南（尤其是饮食和运动方面）的人，全因和癌症特异性死亡的风险较低[29-32]。一项对 476 000 名参与者进行的 10 年以上的跟踪调查报告称，遵循以上建议降低了男性和女性的癌症发病率和死亡率[33]，风险降低的程度从 15%（男性肺癌）到 65%（男性和女性胆囊癌），因性别和癌症类型而不同。采取健康的生活方式和避免吸烟对健康大有益处，同时还可以降低患多种慢性疾病的风险。

健康声明

　　美国食品药品管理局对食品标签上的健康声明进行监管（详见第 13 章）。在美国，有关降低癌症风险的规范健康声明包括下列营养素[28]：
- 膳食脂类（脂肪）与癌症。一个批准使用的声明示例：肿瘤的进展取决于多种因素。低脂饮食可以降低患某些癌症风险。
- 富含膳食纤维的谷物产品、水果、蔬菜与癌症。一个批准使用的声明示例：富含膳食纤维的谷物产品、水果、蔬菜的低脂饮食，可以降低患某些癌症的风险。癌症的发病与多种因素相关。
- 水果、蔬菜与癌症。一个批准使用于橙子的声明示例：癌症的进展取决于多种因素。低脂肪饮食，增加蔬菜和水果的摄入。蔬菜水果中脂肪含量低，可能含有维生素 A、维生素 C 和膳食纤维。这些营养素可以降低患某些癌症的风险。橙子就是一种低脂食物，也是膳食纤维和维生素 C 的良好来源。

　　基于以上的分析，美国疾病预防控制中心（Centers for Disease Control and Prevention，CDC）和 *Healthy People 2030* 鼓励美国民众每天多吃一些水果和蔬菜[34]。大多数人每天至少需要 5 份蔬菜和水果。

癌症研究

　　关于饮食中特定因素与癌症风险之间的研究很难开展，分析起来也很复杂。如前所述，一些研究表明，与癌症预防指南相吻合的膳食模式，可以降低各种癌症的发病率和死亡率。这样的膳食模式可以预防癌症的确切机制尚在研究中。近期研究有如下发现：
- 乳腺癌：过多的体脂肪（与 BMI 无关）通过代谢和炎症反应等各种途径增加了乳腺癌的发病风险[35-37]。遵循世界癌症研究基金会和美国癌症研究所给出的建议，女性罹患乳腺癌的风险明显降低。遵循以下具体建议，可以预防乳腺癌的进展：避免红肉、加工肉类、饱和脂肪酸、含糖饮料、膳食补充剂（作为主要营养素的来源）；推荐以植物性食物为主的膳食模式；规律的体育活动[38,39]。
- 结肠癌：超过三分之一的结直肠癌发病率仅归因于饮食因素（36.7%）和缺乏身体活动（16.3%）。富含全谷物、纤维和钙的饮食似乎可以预防结直肠癌。增加结直肠癌风险的生活方式因素包括大量摄入红肉和加工肉类、体内脂肪过多和饮酒[36]。
- 胃癌：与富含盐、甜食、加工肉类和脂肪的典型的西方饮食相比，富含水果和蔬菜的膳食模式，如地中海饮食，似乎可以预防胃癌[40]。具体来说，白色蔬菜、完整的水果和富含维生素 C 的柑橘类水果的摄入，具有保护作用[41]。体重超重、大量的加工肉类的摄入、高盐食品和酒精是危险因素[9,41]。

　　科学家们就其他有争议的关联也进行了研究。Lslami 及其同事[9]发表的论文中提供了与降低特定癌症风险相关的饮食和生活方式选择的详细情况（参见本书后面列出的第 23 章参考文献）。

　　美国疾病预防控制中心主办的许多项目，旨在预防和控制癌症以及探究因果效应。这些项目包括，国家癌症综合控制计划、国家乳腺癌和宫颈癌早期检测计划、国家癌症登记计划和大肠癌控制计划等。除此之外，还有几项举措侧重于针对肺癌、皮肤癌、前列腺癌和妇科癌症以及癌症存活的教育和宣传活动以及研究活动[42]，其中许多项目都有与营养相关的目标。

饮食和膳食补充剂

　　能够促进癌症治愈能力的饮食和膳食补充剂已经存在了几十年，其中绝大多数都是无效的，一些根本就是危险的，还有一些目前正在进行临床试验。营养与饮食学会营养护理手册发表了以下与癌症相关的饮食和膳食补充剂的报告，这些报告基于非循证医学：Gerson 饮食、Gonzalez 饮食、酸/碱饮食、长寿饮食、大剂量维生素 C 补充剂、硫酸肼、苦杏仁苷、鲨鱼软骨、榨汁疗法[25]。这些所谓的"癌症疗法"，有的已经通过了临床试验,但并没有产生任何积极的或者能够预防癌症的结论,对癌症患者来说并不安全。尽管长寿饮食很受欢迎,但因为这种饮食模式的限制性和多种营养素缺乏的风险,专家并不鼓励通过长寿饮食来预防癌症。

许多癌症患者会用到补充和替代医学(CAM)[43-45],但是平均少于一半的患者会告知他们的肿瘤医生[46,47]。医疗保健工作者应该始终充分了解患者的需求并尊重他们的意愿。最重要的是确保患者能够与医生充分讨论沟通所用的替代疗法,以明确任何潜在的相互作用、危险或风险。可能具有营养素或药物-营养素相互作用潜力的替代疗法包括:特定膳食、补充剂、草药、输液、注射和灌肠。作为医务工作者,必须充分了解这些疗法的使用情况。一些膳食补充剂可能会与化疗药物或者其他治疗方案产生危险的相互作用(详见药物-营养素相互作用表格,"抗氧化剂和化疗")。如果患者对与他们的医疗保健提供者讨论他们的 CAM 实践感到不舒服,他们就不太可能披露 CAM 的使用,并可能导致严重后果。

第二部分　人体免疫缺陷病毒

人类免疫缺陷病毒研究进展

本节讲述人类免疫缺陷病毒(HIV),并将其与免疫系统的关系和疾病进展的情况与癌症相比较。根据美国疾病预防控制中心(Centers for Disease Control and Prevention,CDC)提供的数据,仅在美国,每年就有 38 700 人感染 HIV,其中约 81% 为男性[48]。详见文化思考"美国人群中 HIV 感染和 AIDS 的发病率",了解更多关于美国 HIV 感染发病率的情况。

人类免疫缺陷病毒的演化

科学家在 1959 年采集的一名班图族男性的血液样本中确定了已知的最早的 AIDS 病例。该男子就居住在目前被认为是 AIDS 起源地的刚果民主共和国[49]。早在 20 世纪 60 年代初期,非洲国家乌干达就开始出现一些奇怪的死亡事件,原因是简单常见的感染,如对抗生素不敏感的肺炎。到了 20 世纪 70 年代末 80 年代初,欧洲和美国也发生了同样的离奇死亡事件。这种症状相似原因不明的免疫系统障碍的病例报道数迅速增加,HIV 也就开始在世界范围内大规模流行了。这些早期病例,具有不同的社会和医学背景,包括异性恋和男性同性恋、静脉注射吸毒者、输血和血液制品使用者(如血友病患者、内科和外科患者)等。经过紧锣密鼓的研究,在 1983 年 5 月,科学家发现了该病的潜在传染源。AIDS 研究的先驱者之一——法国科学家 Luc Montagnier 声称,他和他的团队在巴黎巴斯德研究所分离出了致病病毒,也就是现在广为人知的 HIV。

病毒的寄生性质

病毒无法靠自己完成生命周期。病毒结构和繁殖的特

🌐 文化思考

美国人群中 HIV 感染/AIDS 的发病率

目前,美国有超过 110 万人感染了 HIV,而其中约有 14% 的人并不知道自己已经被感染了。每年的新增病例中,因男-男性接触而感染的患者占比最高。

预计每年诊断出的HIV感染人数[1,2]

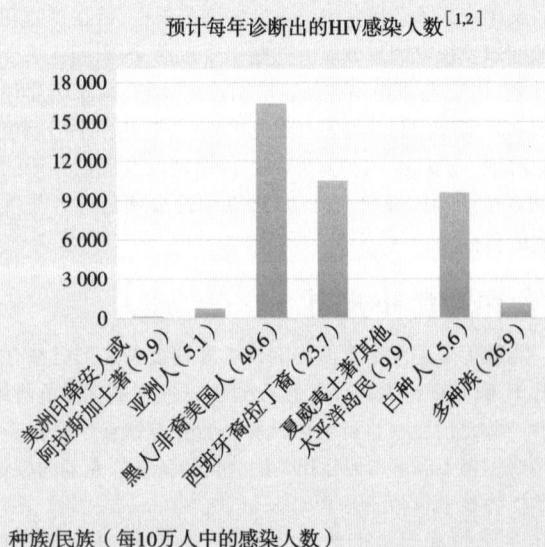

种族/民族(每10万人中的感染人数)

而高危的异性接触和毒品注射成为第二主要的感染原因。获得性免疫缺陷综合征(acquired immunodeficiency syndrome,AIDS)成为美国 25~44 岁人群的第九大死因。因种族/民族的不同,新感染 HIV 的人口比例高低也不同。例如,每 10 万名非裔美国人中,每年经医疗机构确诊的 HIV 感染者约为 49.6 人。同样,西班牙裔/拉丁裔的发病率也很高,每 10 万人中,约有 23.7 人感染(相比之下,亚洲人和白种人为每 10 万人中分别有 5.1 人和 5.6 人感染)。因此,对易感人群而言,加强防范至关重要。

如图所示为 2016 年不同种族/民族被确诊为 HIV 感染/AIDS 的患者人数。无论是何种种族或性别的人,HIV 感染尚无治愈手段,也没有可及的疫苗,预防也就成为唯一的保护方式。

参考文献

1. Centers for Disease Control and Prevention. (2019). Estimated HIV incidence and prevalence in the United States, 2010–2016. *HIV Surveillance Suppl Report, 24*(1).
2. National Center for Health Statistics. (2019). *Health, United States*, 2018. Hyattsville, MD: National Center for Health Statistics (U.S.).

性,决定了它是顶级的**寄生生物**。它们仅仅是遗传物质的碎片,是包裹在蛋白质外壳中的一小段基因信息。病毒只有一个很小的核酸染色体(RNA 或 DNA),基因数量通常少于 5 个。它们只能通过入侵和感染的宿主生存,它们劫持宿主的细胞器,制造大量的自身复制品。科学家们一致认为,HIV 与在非洲灵长类动物身上发现的一种病毒(猿类免疫缺陷病毒)在基因上是同源的。HIV 可能是猎人在捕食猎物时不小心割伤自己而感染的。HIV 的致命性在于它在越来越多的宿主体内的急速增长。全球已有 3 800 万人感染了 HIV/AIDS,其中大多数生活在非洲东部和南部[50]。

> **大流行**:某传染病在一个地区、一个洲或世界范围广泛传播流行。
>
> **寄生生物**:是指某生物体依附于在另一种被称为宿主的生物体内或者表面,以获取维持其生存的所有营养供给。

疾病的传播和发展阶段

感染者可通过性接触、共用针头或注射器及母婴传播的途径传染他人。现在大多数国家对所有捐献的血液、组织和器官都进行严格筛查,以便及时发现 HIV 抗体,从而减少这种形式的传播。HIV 最主要的传播途径是性接触,这也成为 HIV 新发病例的主要来源(如图 23.4)。

感染 HIV 的临床进程因个体差异很大,但是大致经历以下 3 个阶段:

- HIV 感染急性期
- 临床潜伏期(HIV 休眠期)
- AIDS

HIV 感染的临床分期有两种体系:一种是 CDC 分类体系、一种是世界卫生组织临床分期和疾病分类体系。CDC 分类体系根据最低 T 细胞计数(即 CD4 细胞计数,0、1、2、3 期和不明确)和存在特定的 HIV 相关机会性疾病来评估 HIV 分期[51]。临床医生通常在无法做 CD4 细胞计数检测的地区使用世界卫生组织分期体系。该体系主要依据临床症状来判断 HIV 感染的严重程度。美国使用的 CDC 分类体系,我们在本章中也以此体系为主。

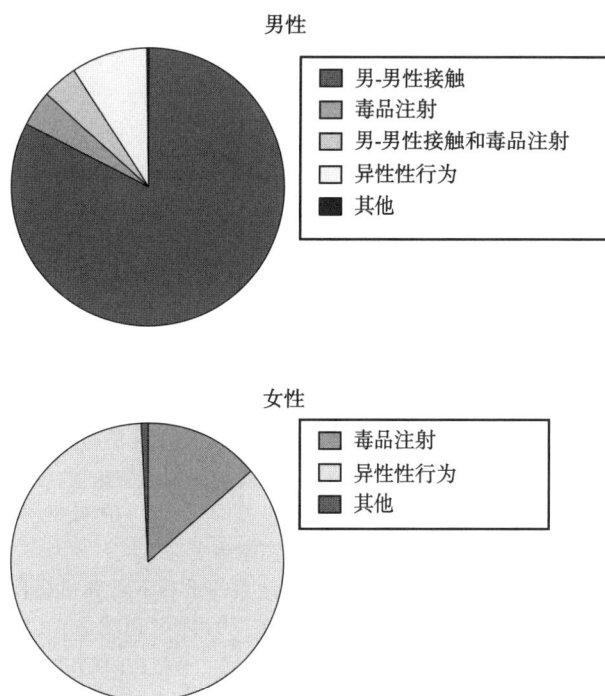

图 23.4　男性和女性 HIV 感染的传播方式

HIV 感染的 CDC 分类系统

表 23.2 为依据 CDC 分类系统,成人和 6 岁及以上青少年感染 HIV 的情况。除了 1 期、2 期、3 期,还有 0 期和不明确,如下所示。

- 0 期:HIV 感染早期,由 HIV 检测阴性或疑似转为 HIV 阳性确诊病例后 6 个月以内
- 分期不明确:HIV 检测阳性,但没有 CD4[+] T 淋巴细胞数据

在医生确定患者分期后(依据 CD4[+] T 淋巴细胞计数),医疗团队就会结合患者症状,评估患者的临床类别。

A 类:HIV 无症状期或急性期　初次接触或感染 2~4 周后,可能会出现轻度流感样的症状。这种短暂(几天或几周)且温和的应答提示抗体已经在感染 HIV 后初步形成。之后 HIV 检测均为阳性。多年后,患者可能都不会有临床症状。然而,这个漫长的潜伏期具有一定的欺骗性。因为,这恰恰是病毒复制的关键时期。作为寄生生命周期的一部分,HIV

表 23.2　HIV 感染的 CDC 经典分类系统

CD4[+] T 淋巴细胞计数	临床分型		
	A HIV 无症状期或急性期, 或 PGL	B 症状期	C[a] AIDS 确诊期
1 期:≥500 个/μl	A1	B1	C1
2 期:200~499 个/mcl	A2	B2	C2
3 期:<200 个/μl[a]	A3	B3	C3

PGL,持久性全身淋巴结腺病。

[a] 任何 CD4[+]淋巴细胞计数符合 3 期标准或临床 C 期患者均认为患有 AIDS(在表格中用灰色阴影表示)。

会藏匿于淋巴组织(如淋巴结、脾脏、肾上腺、扁桃体)中,在宿主体内迅速繁殖。占领越来越多的宿主 CD4⁺细胞并蓄积力量。研究人员特别强调了这一潜伏期的关键性,以及 HIV 检测呈阳性后,早期干预治疗的重要性。早期治疗可以减缓病毒复制的速度,同时科学家们也在研发药物和疫苗来对抗HIV 感染的进展。

B 类:症状期 在 HIV 阳性无症状期之后,相关感染性疾病也就接踵而至。这一时期之所以称为机会性感染,是因为在这个时期,HIV 已经杀死了足够多的保护的宿主 T 淋巴细胞,免疫系统受到了严重的破坏,机体抵抗力下降,以至于最常见的病原体也会有机会感染机体(如框 23.1)。这一时期常见的症状有疲劳、腹泻、发热、鹅口疮引起的口腔溃疡(即口腔白念珠菌)、盗汗、无意识体重减轻、明显的头痛、带状疱疹、宫颈非典型增生或宫颈癌、新发的或不寻常的咳嗽、异常的瘀伤或皮肤变色以及周围神经性病变等。

C 类:AIDS 期 T 淋巴细胞计数的迅速下降和机会性感染疾病的出现标志着 HIV 感染末期的到来,也就是 AIDS。卡波西肉瘤是最常见的 AIDS 相关癌症。卡波西肉瘤以快速生长的皮肤、胃肠道和呼吸道黏膜恶性肿瘤为主。医疗团队可能会使用低剂量放疗或抗癌药物来减缓肿瘤的扩散。在严重免疫缺陷状态下,寄生性原生虫(即原始单细胞生物)出现并造成机体多个器官感染。当淋巴细胞计数低于 50 个/mm³时,巨细胞病毒(即一种引起机体器官黏膜损伤的疱疹病毒)和淋巴瘤(即任何淋巴组织的癌症)就会大量繁殖。HIV 对机体的这一系列影响,导致男性和女性的体重均发生了显著变

框 23.1 HIV 感染患者常见的机会性感染类型

- 支气管、气管、食道或肺的念珠菌病 ª
- 宫颈非典型增生(侵袭性)
- 球孢子菌病
- 隐球菌病
- 慢性肠道隐孢子虫病(大于 1 个月)
- 巨细胞病毒疾病(尤其是视网膜炎)
- 脑病(HIV 相关)
- 单纯疱疹(慢性);或支气管炎、肺炎或食道炎 ª
- 网状内皮细胞真菌病
- 等孢球虫病(大于 1 个月)
- 卡波西肉瘤
- 淋巴瘤
- 肺结核
- 鸟分枝杆菌复合体或堪萨斯分枝杆菌
- 卡氏肺囊虫肺炎
- 复发性肺炎
- 进行性多灶性脑白质病
- 复发性沙门败血症 ª
- 脑弓形虫病 ª
- 消耗综合征(HIV 相关)

ª 美国 HIV 感染者最常见的机会性感染。

化(即消耗综合征),其中女性会不成比例的丢失更多的脂肪。

如果病毒的入侵导致更多的白细胞死亡,本就虚弱不堪的对抗并发症的免疫系统被彻底压垮,死亡就来临了。

HIV/AIDS 的医学管理

随着医学研究的不断深入,HIV 感染的医学管理也在不断发展。基本目标是实现以下几点:
- 早期诊断和治疗
- 延缓感染的进程并增强免疫系统抵抗力
- 预防机会性感染疾病

初步评估和治疗目标

对新诊断的 HIV 感染者进行初步医学评估,是 HIV/AIDS 医疗团队提供持续全面护理的指导至关重要的前提条件。这一专业团队应当包括医疗、营养、护理、心理社会保健专家以及其他根据个体化情况需要的专家。目前 HIV 筛查指南建议,对所有 15~65 岁的人、所有孕妇、其他高风险人群以及有检测要求的人进行 HIV 检测[52]。早期发现和治疗,对于减少传播、HIV 相关并发症以及 HIV 相关死亡的风险至关重要。

药物治疗

由于 HIV 具有高度进化的特性,使得特效药物的研制非常困难。HIV 药物研究的最早发现之一,是一组名为核苷/核苷酸逆转录酶抑制剂(nucleotide reveres transcriptase inhibitor,NRTI)的化合物。它通过抑制病毒复制所必需的酶的活性,有效的阻断病毒复制。有报道显示,这种药物有多种毒副作用,其中一些不良反应(如恶心、腹泻、味觉改变、高血糖、胃肠道不耐受等)可以通过饮食调整、止呕或止泻药物治疗得到改善。目前经 FDA 批准在美国使用的其他类型抗逆转录病毒药物包括非核苷酸逆转录酶抑制剂(non-nucleotide reveres transcriptase inhibitor,NNRTI)、蛋白酶抑制剂、融合抑制剂、进入抑制剂、潜伏期逆转剂、附着和附着后抑制剂以及 HIV 整合酶抑制剂[53]。NNRTI 通过抑制逆转录酶来阻止病毒的复制。蛋白酶抑制剂通过抑制对 HIV 进展至关重要的碱性蛋白酶来抑制 HIV。不幸的是,HIV 能够针对一些药物(特别是蛋白酶抑制剂)作用产生耐药性突变,导致治疗耐药。融合抑制剂通过与 HIV 结合来保护正常细胞不被感染。抗逆转录病毒疗法(antiretroviral therapy,ART),即联合应用以上药物,是医生用来延缓 HIV 进展的主要药物治疗方案。除了这些抗逆转录病毒药物,FDA 还批准了其他许多药物来预防和治疗 AIDS 相关疾病。FDA 官网和AIDSinfo 网站可查询到更全面的信息,包括美国目前已批准的治疗方式,以及尚处于研究阶段的用于治疗 HIV/AIDS 并发症的药物。

疫苗研发

美国 CDC 和国家卫生研究院参与协调美国的疫苗研究工作。他们与世界各地的其他机构加强合作,以加快更有效

疫苗的研发。成功的疫苗应该能够增强人体免疫系统识别并杀死这种病毒的能力。疫苗的研发和测试需要长达数年的时间。在确定一种潜在疫苗之后,需要经过以下 3 个阶段的测试,确定它的安全性和有效性之后,FDA 才会批准其用于公众[54]:

- 第 1 阶段:将该疫苗在健康、低风险的小样本人群中进行测试
- 第 2 阶段:将该疫苗在数百名高风险和低风险参与者中进行测试
- 第 3 阶段:将该疫苗在数千名高危参与者中进行安全性、有效性和副作用测试

由富马酸替诺福韦酯和恩曲他滨组成的联合药物治疗可用于暴露前有效的预防,FDA 已批准在美国使用。对于能够保持良好用药依从性(即>70%)的高危个体而言,这一联合用药可将其感染 HIV 的风险降低 75%[55]。因此,美国预防服务工作组目前推荐以药物作为预防 HIV 感染的一种方式,尤其对于高危人群更是这样[56]。

HIV 感染者的营养治疗

HIV 感染的营养相关并发症

与癌症一样,在对 HIV 感染患者的连续护理过程中,营养问题方面个体差异很大。HIV 和药物诱导的代谢紊乱在很大程度上改变了患者的营养需求。此外,合并症、机会性疾病和治疗方案进一步影响患者营养相关并发症的严重程度。常见的合并症包括心血管疾病、肥胖、骨质疏松、糖尿病、癌症、肝病和营养不良。

消耗效应

晚期 HIV 感染者通常会出现食欲下降、能量摄入不足以及代谢失调等症状。有些能量失衡是疾病性质的原因,而有些则应归因于药物的副作用。随着体重的显著下降,最终导致类似癌性恶病质的状态。营养不良使细胞免疫功能下降,从而导致机会性感染不断发生。这也是 AIDS 患者死亡的根本原因。这一消耗过程是患者虚弱疲劳、生活质量下降和疾病进展的主要原因。典型 HIV 感染的机体消耗,是由以下一个或多个因素共同作用的结果:

- 食物摄入不足:厌食症是导致 HIV/AIDS 患者体重大幅度下降的主要原因。患者生活状态的改变以及身体对疾病本身和药物-营养素相互作用的生理反应可能会加重这一症状。除了厌食症之外,粮食不安全使得 HIV 感染者的生活变得更加混乱,尤其是在发展中国家更是这样。临床医生和研究人员已经认识到将营养支持和粮食援助项目纳入全球 HIV 感染者治疗方案的重要性[57-59]。
- 营养吸收障碍:药物-饮食相互作用和 HIV 感染的递进效应,通常表现为腹泻和吸收障碍。此外,病毒和抗逆转录病毒疗法都会使肠道菌群发生改变,从而进一步损害肠道和免疫功能[60,61]。在 AIDS 的后期,机会性生物会侵入肠

道组织,导致虚弱的腹泻和吸收障碍。对于一部分患者而言,益生菌和益生元可能有利于保护肠道功能和减少炎症的发生,但这还需要更多的循证医学证据[62,63]。
- 代谢紊乱:有些 HIV 感染者会出现静息能量消耗升高和宏量营养素代谢异常[64]。尽管静息能量消耗增加,但如果患者不再像患病之前那样正常的运动,那么这两部分能量相互抵消,患者总能量需求可能就不会发生变化。
- 瘦组织丢失:如果绝症患者正在接受有诸多副作用的大量药物治疗时,就不太可能再定期参加体育活动或者锻炼了。失用症和全身性炎症加剧了肌肉萎缩,导致死亡率增高。在某些肌肉萎缩情况下,抗阻训练、增加蛋白质摄入和激素治疗可以有效防止瘦组织丢失[63]。

脂肪代谢障碍

脂肪代谢障碍是指面部、臀部、手臂和腿部的脂肪减少,而颈部和腹部脂肪不成比例的增加。伴随着脂肪量的不平衡变化,脂肪代谢障碍的患者还面临持续的非脂肪组织丢失。这些作用加剧了 AIDS 患者的体成分变化,并促进了慢性肾病和心脏代谢合并症(如高血压、血脂异常和胰岛素抵抗)的进展[65-68]。

脂肪代谢障碍最广为人知的致病因素就是抗逆转录病毒疗法(详见扩展阅读"高效抗逆转录病毒疗法和脂肪代谢障碍")。其他可能的危险因素包括年龄、性别、体重指数、种族、遗传因素、CD4 计数、病毒载量、抗逆转录病毒疗法和 HIV 感染的时间[69]。科学家们还在继续探索有效的干预措施,以减轻接受 ART 治疗的患者的脂肪代谢障碍负担。饮食建议是遵循一种有利于心脏健康的均衡饮食[63],正如第 19 章中讨论的饮食模式(如 DASH 饮食、地中海饮食)。

营养保健计划

RDN 的工作是根据 HIV 感染者病情的需要,通过宣教和营养支持等方式,帮助维持 HIV 感染者的健康状况。

评估

有 HIV 感染者专用的营养状况筛查工具,如 HIV 全球主观评估[63]。这一筛查工具可以快速有效地确定有营养不良风险的患者,使他们得以更快地得到营养专科人员的帮助。多学科团队中的营养师会对患者进行全面的营养评估,以获取开始及后续营养护理所必须的基础信息。评估应包括经典的 ABCD 营养评估:人体测量、生化、临床和饮食参数(详见第 17 章)。HIV 感染者可能需要进一步的个体化的营养护理,如临床应用"HIV/AIDS 患者的 ABCDEFs 营养评估"中所述。

干预

这一部分的营养护理步骤都包括计划、实施以及详细记录对患者合理的具体干预措施。MNT 的主要目标是减少或消除营养不良,并纠正营养师在营养评估中发现的营养相关问题。营养师需要通过合理的饮食干预或营养补充来应对

🔍 **扩展阅读**

高效抗逆转录病毒疗法和脂肪代谢障碍

HIV 感染者的脂肪代谢障碍包括四肢和面部脂肪萎缩(即体脂减少)及腹部和颈部周围脂肪肥大(即脂肪量增加)。这种脂肪的再分配与代谢性疾病和慢性疾病,如血脂异常、心血管疾病和胰岛素抵抗的风险增加相关。抗逆转录病毒药物的使用是治疗 HIV 感染的一个重要进展。自使用以来,HIV 感染的发病率和死亡率显著下降。虽然自然衰老的过程和 HIV 感染都会导致脂肪代谢障碍,但是其他机体脂肪的变化应归因于抗逆转录病毒药物的使用。核苷抗逆转录酶抑制剂和蛋白酶抑制剂与脂肪萎缩相关,蛋白酶抑制剂可能还与脂肪肥大有关。

由于脂肪代谢障碍无法自愈,因此饮食和运动也就成为控制与 HIV 相关的脂肪代谢相关疾病(高脂血症、胰岛素抵抗、向心性肥胖)的关键性干预措施。饮食管理类似于那些没有感染 HIV 的有心血管危险因素的患者。饮食中限制饱和脂肪酸和反式脂肪酸的摄入;增加水果、蔬菜和全谷物、充足的蛋白质;结合规律的日常锻炼,可以降低心血管疾病发生的风险。

🏠 **临床应用**

HIV/AIDS 患者的 ABCDEFs 营养评估

对感染 HIV 的患者进行初步的营养评估是获取患者信息并建立联系的重要环节。初步的营养评估为制定可行的个体化的营养干预方案提供了必要的基础信息。然而更重要的是,初次就诊建立起来的基本的医患关系,是后期营养师为患者提供营养护理和支持的人文关怀。基本的 ABCDs 营养评估(anthropometry, biochemical tests, clinical observations, and dietary evaluations,人体测量学、生化检测、临床观察和饮食评估)提供了实用的指导。对于 HIV 感染者还应增加如下另外 2 项评估。

环境、行为和心理评估(environmental, behavioral, and psychologic assessment):

* 生活状况、个人支持
* 粮食安全、摄入营养均衡的食物
* 饮食环境、膳食模式、饮食相关的需求

财务评估(financial assessment):

* 医疗保险
* 收入或家人(照护人)给予的经济支持
* 可以负担得起食物、肠内营养补充剂以及维生素矿物质补充剂

能量需求变化和微量元素缺乏的问题。另外,还有许多问题是营养保健计划需要解决的,包括药物-营养素相互作用、合并症、粮食安全以及免疫系统支持方案等[63]。表 23.1 提供了营养相关症状管理的建议。

营养师可以帮助制定个性化的饮食方案,在兼顾用药时间的前提下,满足患者的营养需求。食物和饮水的安全对所有免疫力差的患者,尤其是 HIV 感染者来说非常重要。因此,在营养咨询期间,营养师应该提醒患者注意预防食源性传染病,比如通过适当的烹饪方式及储藏食物等方式来预防。医疗团队还应针对药物的副作用、补充和替代药物的使用以及患者的合并症进行充分的探讨。

营养咨询、宣教和支持治疗

宣教和咨询是 MNT 重要的组成部分,应注意以下几个方面[63]:

* 摄入足够的食物以维持体成分和营养状况。
* 综述营养方案和临床症状的对症治疗,以减少疾病进展、合并症和药物不耐受的影响
* 食品安全和食物保障
* 潜在的药物-营养素相互作用(处方药、补充剂、酒精和其他药物)

营养咨询的基本目标是对一个人的生活方式和膳食模式做出最少的必要的调整,以达到最佳的营养状态,同时保障最大限度的舒适度和生活质量。在这个以患者为中心的护理过程中,以下咨询原则尤其重要。

* 动机:任何行为改变都离不开动机、欲望和实现目标的能力。HIV/AIDS 也是一样的。直到患者可以主动选择将膳食模式和行为当作既定目标,等待一个好的时机,并且制造良好的氛围。在这样的氛围下营养师和患者可以一起为既定目标共同努力。患者可能会有各种各样的顾虑,例如时间、自身的限制、经济水平、焦虑、获取途径。营养师可以结合相关建议综合考虑,同时也要尊重患者的担忧。
* 原理:营养师需要将给出的饮食和行为建议的好处和风险充分的告知患者。HIV/AIDS 尤其容易受到那些未经证实的疗法的诱惑。
* 实施步骤:所有的信息和行动都应当遵循由简到繁、循序渐进的原则。优先解决简单容易的事情。信息量过大会让人望而却步。请记住有关患者的任何认知和中枢神经系统的衰退。这种能力的衰退可能会导致患者记忆力差进而无法遵循给出的营养建议。包括来自患者支持小组

的个人进行咨询并给出书面的指导建议。

个人食品管理技能 营养师必须考虑到患者的生活状况以及关于计划、购买和准备食物的实际技能。在提高这些技能和查找学习资料的同时，充分讨论患者对培训指导的实际需求非常重要。营养师还负责制订针对患者个人的饮食计划，以支持患者能够配合完成药物治疗方案。这个计划可能会包括对患者具体用餐时间、宏量营养素和微量营养素的调整以及临床症状的管理。

社区计划 患者可能需要了解现有社区食品项目的信息（例如，当患者因病无法购买或准备食物时需要送餐上门服务）。低收入的患者可能符合食品援助计划的要求［例如，补充营养援助项目（Supplemental Nutrition Assistance Program，SNAP）］或获得食品商品（见第 13 章）。如前所述，营养支持是护理计划普遍认可的重要组成部分。医护人员应该确保患者在经济上、身体上、精神上都有能力满足自己日常饮食的需求；或者在社会工作者的帮助下，在社区内找到实际的解决方案。

社会心理支持 医疗团队应当以一种真正的社会心理支持的方式和态度，为患者提供各个方面的健康护理服务。所有与 HIV/AIDS 相关的医护人员，必须对他们的患者所面临的心理和社会问题保持高度的敏感。压力主要来自以下诸多方面：独立和依赖相关的问题，不确定感和对未知的恐惧、悲伤，面对变化和失去，对症状和被遗弃的恐惧，精神和生活质量等。医疗服务者必须始终了解患者及其陪护家属在疾病方面的关系，并根据需要利用社会工作者和临床心理学家的帮助。压力缓解小组和活动——包括运动训练——是有帮助的，就像它们对其他慢性病有帮助是一样的。

医护人员也必须要觉察他们自己的压力、价值观和对性取向、生活方式、静脉注射毒品以及 HIV 传播的恐惧。患者很容易先入为主，这会影响到医患关系。在对患者进行有效治疗之前，所有医护人员必须首先处理好自己的恐惧和偏见，并学会避免武断的行为，支持患者的需求。

章节回顾

总结

- 癌细胞是失去对自身生长和繁殖控制的正常细胞。癌细胞的进展是由调控基因的突变造成的。其他与癌症风险增加相关的生活方式因素包括不合理膳食、过度饮酒和吸烟。
- 人体免疫系统保证细胞的完整性，主要是通过两种类型的白细胞：一种是杀死入侵体内引起疾病的病原体的 T 细胞，一种是产生特定抗体攻击这些病原体的 B 细胞。
- 癌症治疗主要包括手术、放疗和化疗。支持性营养护理必须根据患者对疾病及其治疗的反应做出高度个体化方案。
- HIV 感染的总体疾病进展分 3 个不同的阶段：①感染 HIV；②症状性疾病，并伴有机会性感染和相关疾病；③有症状的 AIDS 并发病导致死亡。
- HIV 感染的医学管理包括对相关疾病的支持性治疗。在 AIDS 晚期，病毒最终会摧毁宿主的免疫系统。
- 营养管理的核心是提供个体化的营养支持，以应对因感染 HIV 导致的身体消瘦和营养不良。营养护理的过程，包括全面的营养评估、患者个人需求评估，与患者和陪护人员一起规划护理，以及满足患者饮食上的需求。

复习题

答案见附录 A。

1. 激活吞噬细胞的细胞称为_____。
   a. 抗原　　　　　　　b. 抗体
   c. B细胞　　　　　　d. T细胞
2. 合理规划的医学营养疗法有利于帮助肿瘤患者减轻广泛的_____。
   a. 合成代谢　　　　　b. 分解代谢

   c. 抑郁　　　　　　　d. 炎症
3. 因黏膜炎而进食困难的患者，最可能耐受下列哪种食物？
   a. 奶酪和饼干　　　　b. 薯条和辣调味汁
   c. 调味酸奶　　　　　d. 豆角辣椒
4. ART 治疗中常见的不成比例的脂肪量增加被称为_____。
   a. 脂肪团　　　　　　b. 蜂窝组织炎
   c. 高脂血症　　　　　d. 脂肪代谢障碍
5. 以下哪一项循证策略有助于预防癌症进展？
   a. 避免引用任何含酒精饮料
   b. 以植物性食物为主的膳食模式
   c. 注重高能量的正餐和零食
   d. 口服维生素和矿物质补充剂，以保证摄入充足

案例分析题

答案见附录 A。

65 岁男性（身高约 183cm，体重约 53kg），确诊舌癌 1 个月。体重记录示患者正常体重为 59kg。患者自述感冒 6 周，食欲欠佳，进食量少。由于口干，出现了吞咽困难。时有食物卡在喉咙里，难以下咽。自化疗以来，进食时有恶心。大便 1 周 1 次。对患者进行详细膳食调查得知，早餐为燕麦粥 1/4 杯，午餐为饼干 5 块，午餐肉约 28g，晚餐为汤 1/4 杯、半片面包。由于自觉口干，每日饮水约 2 000ml。如果体力允许，患者会像往常一样每天出去散步。

1. 下列选项中，选出患者病史信息所涉及的因素。
   a. 身体质量指数　　　b. 饮食情况
   c. 口腔干燥　　　　　d. 吞咽困难
   e. 便秘　　　　　　　f. 饮水量

2. 以下选项中,最可能导致患者体重变化的为_____。
   a. 代谢增强
   b. 口服摄入不足
   c. 营养和能量需求增加
   d. 进食困难
   e. 体液潴留
   f. 过多的体育活动

3. 根据患者的问题,选择最佳护理应对方案。

患者的问题	护士对患者每一个问题的恰当回答
我怎样才能在没有饥饿感的情况下,保证足够的能量摄入呢?	
可以通过什么样的方式来缓解口干?	
有没有什么食物是易于吞咽的?	
我能做些什么来缓解就餐时的恶心症状呢?	
我能做些什么来缓解便秘?	

护士回答选项
   a. 多进食水分含量大的食物、流质饮食,使用调味料调味会有所帮助
   b. 进食能量密度高的食物有利于增加摄入量
   c. 加入酱汁、肉汁等,多吃水分含量大的、柔软的食物会有所帮助
   d. 少食多餐,进食冷的或室温的食物
   e. 增加膳食纤维和水分的摄入,并适当增加体育运动
   f. 少食多餐,增加辛辣食物摄入
   g. 增加膳食纤维摄入,减少饮水量,多运动
   h. 进食能量密度低的食物有利于增加摄入量

4. 对医学营养治疗指南中建议的每一类营养素,匹配相对应的最佳食物或摄入量。

医学营养疗法	答案	推荐建议
能量需求(静息状态下)		a. 黄油、奶油、全脂牛奶、花生酱、蛋白质饮料
蛋白质需求		b. 草莓、蓝莓、树莓
抗氧化剂		c. 芹菜、黄瓜、花椰菜
高能量食物		d. 低脂牛奶、咖啡、爆米花
		e. 960~1 125kcal/d
		f. 1 125~1 350kcal/d
		g. 1 350~1 680kcal/d
		h. 38~45g/d
		i. 45~68g/d
		j. 68~96g/d

(孙燕佩 译,江波 向菲 审校)

参 考 文 献

第 1 章

1. U.S. Department of Health and Human Services. *Healthy People 2030*. health.gov/healthypeople. Published 2020. [Accessed 18 February, 2021].

2. U.S. Department of Health and Human Services. *Midcourse review: Progress made toward targets for leading health indicators*. www.healthypeople.gov/2020/data-search/midcourse-review/lhi. Published 2014. [Accessed 30 August 2018].

3. U.S. Department of Health and Human Services. *The secretary's advisory committee for 2030: Committee reports and meetings*. www.healthypeople.gov/2020/about-healthy-people/development-healthy-people-2030/committee-meetings. Published 2019. [Accessed 22 October 2019].

4. Kochanek KD, M. S., Xu, J., & Arias, E. (2019). *Deaths: Final data for 2017, National Vital Statistics Reports*. Hyattsville, MD: National Center for Health Statistics.

5. U.S. Department of Agriculture and Agricultural Research Service. (2018). *Nutrient intakes per 1000 kcal from food and beverages: Mean energy and mean nutrient amounts per 1000 kcal consumed per individual, by gender and age, What We Eat in America, NHANES 2015–2016*.

6. Shlisky, J., et al. (2017). Nutritional considerations for healthy aging and reduction in age-related chronic disease. *Advances in Nutrition, 8*(1), 17–26.

7. Sudfeld, C. R., et al. (2015). Malnutrition and its determinants are associated with suboptimal cognitive, communication, and motor development in Tanzanian children. *Journal of Nutrition, 145*(12), 2705–2714.

8. Allard, J. P., et al. (2016). Decline in nutritional status is associated with prolonged length of stay in hospitalized patients admitted for 7 days or more: A prospective cohort study. *Clinical Nutrition, 35*(1), 144–152.

9. Kang, M. C., et al. (2018). Prevalence of malnutrition in hospitalized patients: A multicenter cross-sectional study. *Journal of Korean Medical Science, 33*(2), e10.

10. Allard, J. P., et al. (2016). Malnutrition at hospital admission-contributors and effect on length of stay: A prospective cohort study from the Canadian malnutrition task force. *JPEN Journal of Parenteral and Enteral Nutrition, 40*(4), 487–497.

11. Food and Nutrition Board and Institute of Medicine. (1997). *Dietary reference intakes for calcium, phosphorus, magnesium, vitamin D, and fluoride*. Washington, DC: National Academies Press.

12. Food and Nutrition Board and Institute of Medicine. (1998). *Dietary reference intakes for thiamin, riboflavin, niacin, vitamin B6, folate, vitamin B12, pantothenic acid, biotin, and choline*. Washington, DC: National Academies Press.

13. Food and Nutrition Board and Institute of Medicine. (2000). *Dietary reference intakes for vitamin C, vitamin E, selenium, and carotenoids*. Washington, DC: National Academies Press.

14. Food and Nutrition Board and Institute of Medicine. (2001). *Dietary reference intakes for vitamin A, vitamin K, arsenic, boron, chromium, copper, iodine, iron, manganese, molybdenum, nickel, silicon, vanadium, and zinc*. Washington, DC: National Academies Press.

15. Food and Nutrition Board and Institute of Medicine. (2002). *Dietary reference intakes for energy, carbohydrate, fiber, fat, fatty acids, cholesterol, protein, and amino acids*. Washington, DC: National Academies Press.

16. Food and Nutrition Board and Institute of Medicine. (2005). *Dietary reference intakes for water, potassium, sodium, chloride, and sulfate*. Washington, DC: National Academies Press.

17. Stallings, V. A., et al. (2019). The National Academies collection: Reports funded by National Institutes of Health. In *Dietary reference intakes for sodium and potassium*. Washington, DC: National Academies Press (U.S.), National Academy of Sciences.

18. U.S. Department of Agriculture. *USDA's MyPlate*. www.choosemyplate.gov. [Accessed 10 October 2018].

19. U.S. Department of Agriculture and U.S. Department of Health and Human Services. (December 2020). *Dietary Guidelines for Americans, 2020-2025* (9th ed.). Available at. www.dietaryguidelines.gov.

第 2 章

1. Papanikolaou, Y., & Fulgoni, V. L. (2017). Certain grain foods can be meaningful contributors to nutrient density in the diets of U.S. children and adolescents: Data from the National Health and Nutrition Examination Survey, 2009–2012. *Nutrients, 9*(2).

2. Papanikolaou, Y., & Fulgoni, V. L. (2017). Grain foods are contributors of nutrient density for American adults and help close nutrient recommendation gaps: Data from the National Health and Nutrition Examination Survey, 2009–2012. *Nutrients, 9*(8).

3. Zong, G., et al. (2016). Whole grain intake and mortality from all causes, cardiovascular disease, and cancer: A meta-analysis of prospective cohort studies. *Circulation, 133*(24), 2370–2380.

4. U.S. Department of Health and Human Services. *Healthy People 2030*. health.gov/healthypeople. Published 2020. [Accessed 5 September, 2020].

5. U.S. Department of Agriculture and U.S. Department of Health and Human Services. (December 2020). *Dietary Guidelines for Americans, 2020-2025* (9th ed.). Available at: www.dietaryguidelines.gov.

6. U.S. Department of Agriculture and Agricultural Research Service. (2018). *Nutrient intakes from food and beverages: Mean amounts consumed per individual, by gender and age, What We Eat in America, NHANES 2015–2016*.

7. U.S. Department of Agriculture and Economic Research Service. *Caloric sweeteners: Per capita availability adjusted for loss*. www.ers.usda.gov/data-products/food-availability-per-capita-data-system/. Published 2017.

8. Food and Nutrition Board and Institute of Medicine. (2002). *Dietary reference intakes for energy, carbohydrate, fiber, fat, fatty acids, cholesterol, protein, and amino acids*. Washington, DC: National Academies Press.

9. Dahl, W. J., & Stewart, M. L. (2015). Position of the Academy of Nutrition and Dietetics: Health implications of dietary fiber. *Journal of the Academy of Nutrition and Dietetics, 115*(11), 1861–1870.

10. Ye, E. Q., et al. (2012). Greater whole-grain intake is associated with lower risk of type 2 diabetes, cardiovascular disease, and weight gain. *Journal of Nutrition, 142*(7), 1304–1313.

11. Veronese, N., et al. (2018). Dietary fiber and health outcomes: An umbrella review of systematic reviews and meta-analyses. *American Journal of Clinical Nutrition, 107*(3), 436–444.

12. Hollaender, P. L., Ross, A. B., & Kristensen, M. (2015). Whole-grain and blood lipid changes in apparently healthy adults: A systematic review and meta-analysis of randomized controlled studies. *Journal of Nutrition*, 102(3), 556–572.

13. Ho, H. V., et al. (2016). The effect of oat beta-glucan on LDL-cholesterol, non-HDL-cholesterol and apob for CVD risk reduction: A systematic review and meta-analysis of randomised-controlled trials. *British Journal of Nutrition*, 116(8), 1369–1382.

14. McRorie, J. W., Jr., & McKeown, N. M. (2017). Understanding the physics of functional fibers in the gastrointestinal tract: An evidence-based approach to resolving enduring misconceptions about insoluble and soluble fiber. *Journal of the Academy of Nutrition and Dietetics*, 117(2), 251–264.

15. Pilar, B., et al. (2017). Protective role of flaxseed oil and flaxseed lignan secoisolariciresinol diglucoside against oxidative stress in rats with metabolic syndrome. *Journal of Food Science*, 82(12), 3029–3036.

16. Damsgaard, C. T., et al. (2017). Whole-grain intake, reflected by dietary records and biomarkers, is inversely associated with circulating insulin and other cardiometabolic markers in 8- to 11-year-old children. *Journal of Nutrition*, 147(5), 816–824.

17. Li, X., et al. (2016). Short- and long-term effects of wholegrain oat intake on weight management and glucolipid metabolism in overweight type-2 diabetics: A randomized control led trial. *Nutrients*, 8(9).

18. Kirwan, J. P., et al. (2016). A whole-grain diet reduces cardiovascular risk factors in overweight and obese adults: A randomized controlled trial. *Journal of Nutrition*, 146(11), 2244–2251.

19. Moore, L. V., & Thompson, F. E. (2015). Adults meeting fruit and vegetable intake recommendations—United States, 2013. *MMWR Morbidity and Mortality Weekly Report*, 64(26), 709–713.

20. Albertson, A. M., et al. (2016). Whole grain consumption trends and associations with body weight measures in the United States: Results from the cross sectional National Health and Nutrition Examination Survey 2001–2012. *Nutrition Journal*, 15, 8.

21. U.S. Food and Drug Administration. *Additional information about high-intensity sweeteners permitted for use in food in the United States*. www.fda.gov/Food/IngredientsPackagingLabeling/FoodAdditivesIngredients/ucm397725.htm. Published 2018. [Accessed 30 September 2018].

22. National Institutes of Health and U.S. *Department of health and human services. Lactose intolerance*. ghr.nlm.nih.gov/condition/lactose-intolerance#statistics. Published 2018. [Accessed 22 September 2018].

23. U.S. Department of Agriculture. *USDA's MyPlate*. www.choosemyplate.gov.

第 3 章

1. Food and Nutrition Board and Institute of Medicine. (2002). *Dietary reference intakes for energy, carbohydrate, fiber, fat, fatty acids, cholesterol, protein, and amino acids*. Washington, DC: National Academies Press.

2. de Souza, R. J., et al. (2015). Intake of saturated and trans unsaturated fatty acids and risk of all cause mortality, cardiovascular disease, and type 2 diabetes: Systematic review and meta-analysis of observational studies. *British Medical Journal*, 351, h3978.

3. Guasch-Ferre, M., et al. (2015). Dietary fat intake and risk of cardiovascular disease and all-cause mortality in a population at high risk of cardiovascular disease. *American Journal of Clinical Nutrition*, 102(6), 1563–1573.

4. Hooper, L., & Mann, J. (2016). Observational studies are compatible with an association between saturated and trans fats and cardiovascular disease. *Evidence Based Medicine*, 21(1), 37.

5. Food and Drug Administration. (2018). Final determination regarding partially hydrogenated oils. notification; declaratory order; extension of compliance date. *Federal Register*, 83(98), 23358–23359.

6. U.S. Department of Agriculture. *USDA's MyPlate*. www.choosemyplate.gov.

7. U.S. Department of Health and Human Services. *Healthy People 2020*. Published 2010. Updated 2019.

8. U.S. Department of Agriculture and U.S. Department of Health and Human Services. (December 2020). *Dietary Guidelines for Americans, 2020-2025* (9th ed.). Available at: www.dietaryguidelines.gov.

9. Xu, Z., McClure, S. T., & Appel, L. J. (2018). Dietary cholesterol intake and sources among U.S adults: Results from National Health and Nutrition Examination Surveys (NHANES), 2001–2014. *Nutrients*, 10(6).

10. Grundy, S. M. (2016). Does dietary cholesterol matter? *Current Atherosclerosis Reports*, 18(11), 68.

11. Baigent, C., et al. (2010). Efficacy and safety of more intensive lowering of ldl cholesterol: A meta-analysis of data from 170,000 participants in 26 randomised trials. *Lancet*, 376(9753), 1670–1681.

12. Ference, B. A., et al. (2012). Effect of long-term exposure to lower low-density lipoprotein cholesterol beginning early in life on the risk of coronary heart disease: A Mendelian randomization analysis. *Journal of the American College of Cardiology*, 60(25), 2631–2639.

13. United States Department of Agriculture and Agricultural Research Service. *USDA Food Composition Databases*. ndb.nal.usda.gov. Published 2018. [Accessed 15 May 2019].

14. U.S. Department of Agriculture and Center for Nutrition Policy and Promotion. Nutrient Content of the U.S. Food Supply. www.fns.usda.gov/resource/nutrient-content-us-food-supply-reports. Published 2014. [Accessed 15 May 2019].

15. Micha, R., et al. (2017). Association between dietary factors and mortality from heart disease, stroke, and type 2 diabetes in the United States. *Journal of the American Medical Association*, 317(9), 912–924.

16. Schwingshackl, L., et al. (2017). Food groups and risk of all-cause mortality: A systematic review and meta-analysis of prospective studies. *American Journal of Clinical Nutrition*, 105(6), 1462–1473.

17. Schwingshackl, L., et al. (2017). Food groups and risk of type 2 diabetes mellitus: A systematic review and meta-analysis of prospective studies. *European Journal of Epidemiology*, 32(5), 363–375.

18. Bernstein, A. M., et al. (2010). Major dietary protein sources and risk of coronary heart disease in women. *Circulation*, 122(9), 876–883.

19. Yu, E., Malik, V. S., & Hu, F. B. (2018). Cardiovascular disease prevention by diet modification: JACC health promotion series. *Journal of the American College of Cardiology*, 72(8), 914–926.

20. Petersen, K. S., et al. (2017). Healthy dietary patterns for preventing cardiometabolic disease: The role of plant-based foods and animal products. *Current Developments in Nutrition*, 1(12).

21. U.S. Food and Drug Administration. (2018). *Authorized health claims that meet the Significant Scientific Agreement (SSA) standard*. Silver Spring, MD: U.S. Department of Health and Human Services.

22. U.S. Department of Agriculture and Agricultural Research Service. (2018). *Nutrient intakes from food and beverages: Mean amounts consumed per individual, by gender and age, What We Eat in America, NHANES 2015–2016*.

23. Piche, M. E., et al. (2018). Overview of epidemiology and contribution of obesity and body fat distribution to cardiovascular disease: An update. *Progress in Cardiovascular Diseases*, 61(2), 103–113.

24. Global BMI Mortality Collaboration, et al. (2016). Body-mass index and all-cause mortality: Individual-participant-data meta-analysis of 239 prospective studies in four continents. *Lancet*, 388(10046), 776–786.

25. Aune, D., et al. (2016). BMI and all cause mortality: Systematic review and non-linear dose-response meta-analysis of 230 cohort studies with 3.74 million deaths among 30.3 million participants. *British Medical Journal, 353*, i2156.

26. Hamley, S. (2017). The effect of replacing saturated fat with mostly n-6 polyunsaturated fat on coronary heart disease: A meta-analysis of randomised controlled trials. *Nutrition Journal, 16*(1), 30.

27. Ramsden, C. E., et al. (2010). N-6 fatty acid-specific and mixed polyunsaturate dietary interventions have different effects on CHD risk: A meta-analysis of randomised controlled trials. *British Journal of Nutrition, 104*(11), 1586–1600.

28. Hooper, L., et al. (2018). Omega-6 fats for the primary and secondary prevention of cardiovascular disease. *Cochrane Database of Systematic Reviews, 7*, Cd011094.

29. Mozaffarian, D., & Wu, J. H. (2011). Omega-3 fatty acids and cardiovascular disease: Effects on risk factors, molecular pathways, and clinical events. *Journal of the American College of Cardiology, 58*(20), 2047–2067.

30. Abdelhamid, A. S., et al. (2018). Omega-3 fatty acids for the primary and secondary prevention of cardiovascular disease. *Cochrane Database of Systematic Reviews, 7*, Cd003177.

31. Sacks, F. M., et al. (2017). Dietary fats and cardiovascular disease: A presidential advisory from the American Heart Association. *Circulation, 136*(3), e1–e23.

32. Mozaffarian, D., Aro, A., & Willett, W. C. (2009). Health effects of trans-fatty acids: Experimental and observational evidence. *European Journal of Clinical Nutrition, 63*(Suppl. 2), S5–S21.

33. Centers for Disease Control and Prevention. (2016). Quickstats: Prevalence of abnormal cholesterol levels among young persons aged 6-19 years, by sex and weight status—National Health and Nutrition Examination Survey, United States, 2011–2014. *MMWR Morbidity and Mortality Weekly Report, 65*(24), 637.

第 4 章

1. Food and Nutrition Board and Institute of Medicine. (2002). *Dietary reference intakes for energy, carbohydrate, fiber, fat, fatty acids, cholesterol, protein, and amino acids.* Washington, DC: National Academies Press.

2. Melina, V., Craig, W., & Levin, S. (2016). Position of the Academy of Nutrition and Dietetics: Vegetarian diets. *Journal of the Academy of Nutrition and Dietetics, 116*(12), 1970–1980.

3. Stahler, C. *How often do Americans eat vegetarian meals? And how many adults in the U.S. are vegetarian?* www.vrg.org/nutshell/Polls/2016_adults_veg.htm. Published 2016. [Accessed 17 May 2019].

4. Dinu, M., et al. (2017). Vegetarian, vegan diets and multiple health outcomes: A systematic review with meta-analysis of observational studies. *Critical Reviews in Food Science and Nutrition, 57*(17), 3640–3649.

5. Barnard, N. D., Levin, S. M., & Yokoyama, Y. (2015). A systematic review and meta-analysis of changes in body weight in clinical trials of vegetarian diets. *Journal of the Academy of Nutrition and Dietetics, 115*(6), 954–969.

6. Kahleova, H., & Pelikanova, T. (2015). Vegetarian diets in the prevention and treatment of type 2 diabetes. *Journal of the American College of Nutrition, 34*(5), 448–458.

7. Orlich, M. J., et al. (2015). Vegetarian dietary patterns and the risk of colorectal cancers. *JAMA Internal Medicine, 175*(5), 767–776.

8. Appleby, P. N., & Key, T. J. (2016). The long-term health of vegetarians and vegans. *Proceedings of the Nutrition Society, 75*(3), 287–293.

9. Turney, B. W., et al. (2014). Diet and risk of kidney stones in the Oxford cohort of the European Prospective Investigation into Cancer and Nutrition (EPIC). *European Journal of Epidemiology, 29*(5), 363–369.

10. Sabate, J., & Wien, W. (2015). A perspective on vegetarian dietary patterns and risk of metabolic syndrome. *British Journal of Nutrition, 113*(Suppl. 2), S136–S143.

11. Wang, F., et al. (2015). Effects of vegetarian diets on blood lipids: A systematic review and meta-analysis of randomized controlled trials. *Journal of the American Heart Association, 4*(10), e002408.

12. Satija, A., & Hu, F. B. (2018). Plant-based diets and cardiovascular health. *Trends in Cardiovascular Medicine, 28*(7), 437–441.

13. Clarys, P., et al. (2014). Comparison of nutritional quality of the vegan, vegetarian, semi-vegetarian, pesco-vegetarian and omnivorous diet. *Nutrients, 6*(3), 1318–1332.

14. Yokoyama, Y., et al. (2014). Vegetarian diets and blood pressure: A meta-analysis. *JAMA Internal Medicine, 174*(4), 577–587.

15. Chiu, Y. F., et al. (2015). Cross-sectional and longitudinal comparisons of metabolic profiles between vegetarian and non-vegetarian subjects: A matched cohort study. *British Journal of Nutrition, 114*(8), 1313–1320.

16. Tonstad, S., et al. (2013). Vegetarian diets and incidence of diabetes in the Adventist Health Study-2. *Nutrition Metabolism and Cardiovascular Diseases, 23*(4), 292–299.

17. Lee, Y., & Park, K. (2017). Adherence to a vegetarian diet and diabetes risk: A systematic review and meta-analysis of observational studies. *Nutrients, 9*(6).

18. Wallace, T. C., Reider, C., & Fulgoni, 3rd V. L., (2013). Calcium and vitamin D disparities are related to gender, age, race, household income level, and weight classification but not vegetarian status in the United States: Analysis of the NHANES 2001–2008 data set. *Journal of the American College of Nutrition, 32*(5), 321–330.

19. Hoffer, L. J. (2016). Human protein and amino acid requirements. *Journal of Parenteral and Enteral Nutrition, 40*(4), 460–474.

20. Food and Agriculture Organization of the United Nations (2013). Dietary protein quality evaluation in human nutrition. Report of an FAO Expert Consultation. *FAO Food & Nutrition Paper, 92*, 1–66.

21. Mathai, J. K., Liu, Y., & Stein, H. H. (2017). Values for digestible indispensable amino acid scores (DIAAS) for some dairy and plant proteins may better describe protein quality than values calculated using the concept for protein digestibility-corrected amino acid scores (PDCAAS). *British Journal of Nutrition, 117*(4), 490–499.

22. Rafii, M., et al. (2015). Dietary protein requirement of female adults >65 years determined by the indicator amino acid oxidation technique is higher than current recommendations. *Journal of Nutrition, 145*(1), 18–24.

23. Marinangeli, C. P. F., & House, J. D. (2017). Potential impact of the digestible indispensable amino acid score as a measure of protein quality on dietary regulations and health. *Nutrition Reviews, 75*(8), 658–667.

24. Crichton, M., et al. (2019). A systematic review, meta-analysis and meta-regression of the prevalence of protein-energy malnutrition: Associations with geographical region and sex. *Age and Ageing, 48*(1), 38–48.

25. Benjamin, O., & Lappin, S. L. (2018). Kwashiorkor. In *StatPearls*. Treasure Island, FL: StatPearls Publishing.

26. Asghari, G., et al. (2018). High dietary intake of branched-chain amino acids is associated with an increased risk of insulin resistance in adults. *Journal of Diabetes, 10*(5), 357–364.

27. Nie, C., et al. (2018). Branched chain amino acids: Beyond nutrition metabolism. *International Journal of Molecular Sciences, 19*(4).

28. Yoon, M. S. (2016). The emerging role of branched-chain amino acids in insulin resistance and metabolism. *Nutrients, 8*(7).

29. U.S. Department of Agriculture and U.S. Department of Health and Human Services. (December 2020). *Dietary Guidelines for Americans, 2020-2025* (9th ed.). Available at:

www.dietaryguidelines.gov.

30. U.S. Department of Agriculture. *USDA's MyPlate*. www.cho osemyplate.gov.

第 5 章

1. U.S. Department of Health and Human Services. *Phenylketonuria*. ghr.nlm.nih.gov/condition/phenylketonuria. Published 2018. [Accessed 17 May 2019].

2. Jurecki, E. R., et al. (2017). Adherence to clinic recommendations among patients with phenylketonuria in the United States. *Molecular Genetics and Metabolism*, 120(3), 190–197.

3. Camp, K. M., et al. (2014). Phenylketonuria scientific review conference: State of the science and future research needs. *Molecular Genetics and Metabolism*, 112(2), 87–122.

4. Strisciuglio, P., & Concolino, D. (2014). New strategies for the treatment of phenylketonuria (PKU). *Metabolites*, 4(4), 1007–1017.

5. Manta-Vogli, P. D., et al. (2018). The phenylketonuria patient: A recent dietetic therapeutic approach. *Nutritional Neuroscience*, 1–12.

6. Sumaily, K. M., & Mujamammi, A. H. (2017). Phenylketonuria: A new look at an old topic, advances in laboratory diagnosis, and therapeutic strategies. *International Journal of Health Sciences (Qassim)*, 11(5), 63–70.

7. Thomas, J., et al. (2018). Pegvaliase for the treatment of phenylketonuria: Results of a long-term phase 3 clinical trial program (PRISM). *Molecular Genetics and Metabolism*, 124(1), 27–38.

8. U.S. Department of Health and Human Services. *Galactosemia*. ghr.nlm.nih.gov/condition/galactosemia. Published 2018. [Accessed 17 May 2019].

9. Yuzyuk, T., et al. (2018). Biochemical changes and clinical outcomes in 34 patients with classic galactosemia. *Journal of Inherited Metabolic Disease*, 41(2), 197–208.

10. Welling, L., et al. (2017). International clinical guideline for the management of classical galactosemia: Diagnosis, treatment, and follow-up. *Journal of Inherited Metabolic Disease*, 40(2), 171–176.

11. U.S. Department of Health and Human Services. *Glycogen storage disease type I*. ghr.nlm.nih.gov/condition/glycogen-storage-disease-type-i. Published 2018. [Accessed 17 May 2019].

第 6 章

1. U.S. Department of Agriculture. *USDA's MyPlate*. www.cho osemyplate.gov.

2. U.S. Department of Agriculture and U.S. Department of Health and Human Services. (December 2020). *Dietary Guidelines for Americans, 2020-2025* (9th ed.). Available at: www.dietaryguidelines.gov.

3. Rangan, A. M., et al. (2016). Electronic dietary intake assessment (e-DIA): Relative validity of a mobile phone application to measure intake of food groups. *British Journal of Nutrition*, 115(12), 2219–2226.

4. Pendergast, F. J., et al. (2017). Evaluation of a smartphone food diary application using objectively measured energy expenditure. *International Journal of Behavioral Nutrition and Physical Activity*, 14(1), 30.

5. Boushey, C. J., et al. (2017). New mobile methods for dietary assessment: Review of image-assisted and image-based dietary assessment methods. *Proceedings of the Nutrition Society*, 76(3), 283–294.

6. Food and Nutrition Board and Institute of Medicine. (2002). *Dietary reference intakes for energy, carbohydrate, fiber, fat, fatty acids, cholesterol, protein, and amino acids*. Washington, DC: National Academies Press.

7. Fullmer, S., et al. (2015). Evidence analysis library review of best practices for performing indirect calorimetry in healthy and non-critically ill individuals. *Journal of the Academy of Nutrition and Dietetics*, 115(9), 1417–1446.e2.

8. Academy of Nutrition and Dietetics. (2018). Why and how is resting metabolic rate measured? And determination of energy needs in hospitalized patient. In *Nutrition Care Manual*. Chicago, IL: Academy of Nutrition and Dietetics.

9. Heymsfield, S. B., et al. (2019). The anatomy of resting energy expenditure: Body composition mechanisms. *European Journal of Clinical Nutrition*, 73(2), 166–171.

10. Heymsfield, S. B., et al. (2018). Human energy expenditure: Advances in organ-tissue prediction models. *Obesity Reviews*, 19(9), 1177–1188.

11. Geisler, C., et al. (2016). Age-dependent changes in resting energy expenditure (REE): Insights from detailed body composition analysis in normal and overweight healthy caucasians. *Nutrients*, 8(6).

12. Muller, M. J., et al. (2013). Advances in the understanding of specific metabolic rates of major organs and tissues in humans. *Current Opinion in Clinical Nutrition and Metabolic Care*, 16(5), 501–508.

13. Schoffelen, P. F. M., & Plasqui, G. (2018). Classical experiments in whole-body metabolism: Open-circuit respirometry-diluted flow chamber, hood, or facemask systems. *European Journal of Applied Physiology*, 118(1), 33–49.

14. Hipskind, P., et al. (2011). Do handheld calorimeters have a role in assessment of nutrition needs in hospitalized patients? A systematic review of literature. *Nutrition in Clinical Practice*, 26(4), 426–433.

15. Zhao, D., et al. (2014). A pocket-sized metabolic analyzer for assessment of resting energy expenditure. *Clinical Nutrition*, 33(2), 341–347.

16. Woo, P., et al. (2017). Assessing resting energy expenditure in overweight and obese adolescents in a clinical setting: Validity of a handheld indirect calorimeter. *Pediatric Research*, 81(1-1), 51–56.

17. Madden, A. M., Parker, L. J., & Amirabdollahian, F. (2013). Accuracy and preference of measuring resting energy expenditure using a handheld calorimeter in healthy adults. *Journal of Human Nutrition and Dietetics*, 26(6), 587–595.

18. Anderson, E. J., et al. (2014). Comparison of energy assessment methods in overweight individuals. *Journal of the Academy of Nutrition and Dietetics*, 114(2), 273–278.

19. Fares, S., et al. (2008). Measuring energy expenditure in community-dwelling older adults: Are portable methods valid and acceptable? *Journal of the American Dietetic Association*, 108(3), 544–548.

20. Ringwald-Smith, K., et al. (2018). Comparison of resting energy expenditure assessment in pediatric oncology patients. *Nutrition in Clinical Practice*, 33(2), 224–231.

21. Academy of Nutrition and Dietetics. (2018). How is resting metabolic rate best estimated in healthy people? In *Nutrition Care Manual*. Chicago, IL: Academy of Nutrition and Dietetics.

22. Schlein, K. M., & Coulter, S. P. (2014). Best practices for determining resting energy expenditure in critically ill adults. *Nutrition in Clinical Practice*, 29(1), 44–55.

23. Ladd, A. K., et al. (2018). Preventing underfeeding and overfeeding: A clinician's guide to the acquisition and implementation of indirect calorimetry. *Nutrition in Clinical Practice*, 33(2), 198–205.

24. Oshima, T., et al. (2017). Indirect calorimetry in nutritional therapy. A position paper by the ICALIC Study Group. *Clinical Nutrition*, 36(3), 651–662.

25. Jotterand Chaparro, C., et al. (2017). Performance of predictive equations specifically developed to estimate resting energy expenditure in ventilated critically ill children. *The Journal of Pediatrics*, 184, 220–226.e5.

26. Mifflin, M. D., et al. (1990). A new predictive equation for resting energy expenditure in healthy individuals. *American Journal of Clinical Nutrition*, 51(2), 241–247.

27. Butte, N. F., & King, J. C. (2005). Energy requirements during pregnancy and lactation. *Public Health Nutrition*, 8(7a), 1010–1027.

28. Arija, V., et al. (2018). Physical activity, cardiovascular health, quality of life and blood pressure control in hyper-

tensive subjects: Randomized clinical trial. *Health and Quality of Life Outcomes, 16*(1), 184.

29. Wu, X. Y., et al. (2017). The influence of physical activity, sedentary behavior on health-related quality of life among the general population of children and adolescents: A systematic review. *PLoS One, 12*(11), e0187668.

30. Sanchez-Aguadero, N., et al. (2016). Diet and physical activity in people with intermediate cardiovascular risk and their relationship with the health-related quality of life: Results from the MARK study. *Health and Quality of Life Outcomes, 14*(1), 169.

31. Muros, J. J., et al. (2017). The association between healthy lifestyle behaviors and health-related quality of life among adolescents. *The Journal of Pediatrics (Rio J), 93*(4), 406–412.

32. Keys, A., Taylor, H. L., & Grande, F. (1973). Basal metabolism and age of adult man. *Metabolism, 22*(4), 579–587.

33. Henry, C. J. (2000). Mechanisms of changes in basal metabolism during ageing. *European Journal of Clinical Nutrition, 54*(Suppl. 3), S77–S791.

34. Schrack, J. A., et al. (2014). "IDEAL" aging is associated with lower resting metabolic rate: The Baltimore Longitudinal Study of Aging. *Journal of the American Geriatrics Society, 62*(4), 667–672.

35. Fabbri, E., et al. (2015). Energy metabolism and the burden of multimorbidity in older adults: Results from the BaltiMore Longitudinal Study of Aging. *The Journals of Gerontology Series A Biological Sciences and Medical Sciences, 70*(11), 1297–1303.

36. Nagel, A., et al. (2017). The impact of multimorbidity on resting metabolic rate in community-dwelling women over a ten-year period: A cross-sectional and longitudinal study. *The Journal of Nutrition, Health & Aging, 21*(7), 781–786.

37. Sowers, M., et al. (2007). Changes in body composition in women over six years at midlife: Ovarian and chronological aging. *The Journal of Clinical Endocrinology and Metabolism, 92*(3), 895–901.

38. Zaidi, M., et al. (2018). FSH, bone mass, body fat, and biological aging. *Endocrinology, 159*(10), 3503–3514.

第 7 章

1. Mares, J. (2016). Lutein and zeaxanthin isomers in eye health and disease. *Annual Review of Nutrition, 36*, 571–602.

2. Bernstein, P. S., et al. (2016). Lutein, zeaxanthin, and meso-zeaxanthin: The basic and clinical science underlying carotenoid-based nutritional interventions against ocular disease. *Progress in Retinal and Eye Research, 50*, 34–66.

3. Wiseman, E. M., Bar-El Dadon, S., & Reifen, R. (2017). The vicious cycle of vitamin A deficiency: A review. *Critical Reviews in Food Science and Nutrition, 57*(17), 3703–3714.

4. Stevens, G. A., et al. (2015). Trends and mortality effects of vitamin A deficiency in children in 138 low-income and middle-income countries between 1991 and 2013: A pooled analysis of population-based surveys. *The Lancet Global Health, 3*(9), e528–e536.

5. Food and Nutrition Board and Institute of Medicine. (2001). *Dietary reference intakes for vitamin A, vitamin K, arsenic, boron, chromium, copper, iodine, iron, manganese, molybdenum, nickel, silicon, vanadium, and zinc*. Washington, DC: National Academies Press.

6. Moran, N. E., et al. (2018). Intrinsic and extrinsic factors impacting absorption, metabolism, and health effects of dietary carotenoids. *Advances in Nutrition, 9*(4), 465–492.

7. McCollum, E., et al. (1922). Studies on experimental rickets. XXI. An experimental demonstration of the existence of a vitamin which promotes calcium deposition. *Journal of Biological Chemistry, 53*, 293–312.

8. Cianferotti, L., et al. (2015). The clinical use of vitamin D metabolites and their potential developments: A position statement from the European Society for Clinical and Economic Aspects of Osteoporosis and Osteoarthritis (ESCEO) and the International Osteoporosis Foundation (IOF). *Endocrine, 50*(1), 12–26.

9. U.S. Department of Agriculture and Agricultural Research Service. (2018). *Nutrient intakes from food and beverages: Mean amounts consumed per individual, by gender and age, What We Eat in America, NHANES 2015–2016*.

10. Bendik, I., et al. (2014). Vitamin D: A critical and essential micronutrient for human health. *Frontiers in Physiology, 5*, 248.

11. Pfotenhauer, K. M., & Shubrook, J. H. (2017). Vitamin D deficiency, its role in health and disease, and current supplementation recommendations. *Journal of the American Osteopathic Association, 117*(5), 301–305.

12. Munns, C. F., et al. (2016). Global consensus recommendations on prevention and management of nutritional rickets. *The Journal of Clinical Endocrinology and Metabolism, 101*(2), 394–415.

13. Cashman, K. D., et al. (2017). Improved dietary guidelines for vitamin D: Application of Individual Participant Data (IPD)-level meta-regression analyses. *Nutrients, 9*(5).

14. Food and Nutrition Board and Institute of Medicine. (2011). *Dietary reference intakes for calcium and vitamin D*. Washington, DC: National Academies Press.

15. Evans, H. M., & Bishop, K. S. (1922). On the existence of a hitherto unrecognized dietary factor essential for reproduction. *Science, 56*(1458), 650–651.

16. Food and Nutrition Board and Institute of Medicine. (2000). *Dietary reference intakes for vitamin C, vitamin E, selenium, and carotenoids*. Washington, DC: National Academies Press.

17. Galli, F., et al. (2017). Vitamin E: Emerging aspects and new directions. *Free Radical Biology and Medicine, 102*, 16–36.

18. Traber, M. G. (2008). Vitamin E and K interactions—a 50-year-old problem. *Nutrition Reviews, 66*(11), 624–629.

19. Dam, H. (1935). The antihaemorrhagic vitamin of the chick. *The Biochemical Journal, 29*(6), 1273–1285.

20. Bollet, A. J. (1992). Politics and pellagra: The epidemic of pellagra in the U.S. in the early twentieth century. *Yale Journal of Biology and Medicine, 65*(3), 211–221.

21. Food and Nutrition Board and Institute of Medicine. (1988). *Dietary reference intakes for thiamin, riboflavin, niacin, vitamin B6, folate, vitamin B12, pantothenic acid, biotin, and choline*. Washington, DC: National Academies Press.

22. Marti-Carvajal, A. J., et al. (2017). Homocysteine-lowering interventions for preventing cardiovascular events. *Cochrane Database of Systematic Reviews, 8*, Cd006612.

23. Williams, J., et al. (2015). Updated estimates of neural tube defects prevented by mandatory folic acid fortification—United States, 1995–2011. *MMWR Morbidity and Mortality Weekly Report, 64*(1), 1–5.

24. Molloy, A. M., Pangilinan, F., & Brody, L. C. (2017). Genetic risk factors for folate-responsive neural tube defects. *Annual Review of Nutrition, 37*, 269–291.

25. Gong, R., et al. (2016). Effects of folic acid supplementation during different pregnancy periods and relationship with the other primary prevention measures to neural tube defects. *J Matern Fetal Neonatal Med, 29*(23), 3894–3901.

26. Buchman, A. L., et al. (2001). Choline deficiency causes reversible hepatic abnormalities in patients receiving parenteral nutrition: Proof of a human choline requirement: A placebo-controlled trial. *Journal of Parenteral and Enteral Nutrition, 25*(5), 260–268.

27. Biswas, S., & Giri, S. (2015). Importance of choline as essential nutrient and its role in prevention of various toxicities. *Prague Medical Report, 116*(1), 5–15.

28. Alissa, E. M., & Ferns, G. A. (2017). Dietary fruits and vegetables and cardiovascular diseases risk. *Critical Reviews in Food Science and Nutrition, 57*(9), 1950–1962.

29. Patel, H., et al. (2017). Plant-based nutrition: An essential component of cardiovascular disease prevention and management. *Current Cardiology Reports, 19*(10), 104.

30. Buil-Cosiales, P., et al. (2016). Association between dietary fibre intake and fruit, vegetable or whole-grain consumption and the risk of CVD: Results from the PREvencion con

DIeta MEDiterrania (PREDIMED) trial. *British Journal of Nutrition*, 116(3), 534–546.

31. Aune, D., et al. (2017). Fruit and vegetable intake and the risk of cardiovascular disease, total cancer and all-cause mortality. A systematic review and dose-response meta-analysis of prospective studies. *International Journal of Epidemiology*, 46(3), 1029–1056.

32. U.S. Department of Agriculture. *USDA's MyPlate*. www.choosemyplate.gov.

33. Lee-Kwan, S. H., et al. (2017). Disparities in state-specific adult fruit and vegetable consumption - United States, 2015. *Morbidity and Mortality Weekly Report*, 66(45), 1241–1247.

34. Office of Dietary Supplements. *Mission statement*. ods.od.nih.gov/About/MissionOriginMandate.aspx. Published 2018. [Accessed 22 May 2019].

35. Kantor, E. D., et al. (2016). Trends in dietary supplement use among U.S. adults from 1999–2012. *Journal of the American Medical Association*, 316(14), 1464–1474.

36. Marra, M. V., & Bailey, R. L. (2018). Position of the Academy of Nutrition and Dietetics: Micronutrient supplementation. *Journal of the Academy of Nutrition and Dietetics*, 118(11), 2162–2173.

37. Melina, V., Craig, W., & Levin, S. (2016). Position of the Academy of Nutrition and Dietetics: Vegetarian diets. *Journal of the Academy of Nutrition and Dietetics*, 116(12), 1970–1980.

38. Karademirci, M., Kutlu, R., & Kilinc, I. (2018). Relationship between smoking and total antioxidant status, total oxidant status, oxidative stress index, vit C, vit E. *Clinical Respiratory Journal*, 12(6), 2006–2012.

39. Baineni, R., Gulati, R., & Delhi, C. K. (2017). Vitamin A toxicity presenting as bone pain. *Archives of Disease in Childhood*, 102(6), 556–558.

40. Hayman, R. M., & Dalziel, S. R. (2012). Acute vitamin A toxicity: A report of three paediatric cases. *Journal of Paediatrics and Child Health*, 48(3), E98–E100.

41. Cheruvattath, R., et al. (2006). Vitamin A toxicity: When one a day doesn't keep the doctor away. *Liver Transplantation*, 12(12), 1888–1891.

42. Garcia-Cortes, M., et al. (2016). Hepatotoxicity by dietary supplements: A tabular listing and clinical characteristics. *International Journal of Molecular Sciences*, 17(4), 537.

43. Brown, A. C. (2017). An overview of herb and dietary supplement efficacy, safety and government regulations in the United States with suggested improvements. Part 1 of 5 series. *Food and Chemical Toxicology*, 107(Pt A), 449–471.

44. Brown, A. C. (2017). Liver toxicity related to herbs and dietary supplements: Online table of case reports. Part 2 of 5 series. *Food and Chemical Toxicology*, 107(Pt A), 472–501.

45. Brown, A. C. (2017). Kidney toxicity related to herbs and dietary supplements: Online table of case reports. Part 3 of 5 series. *Food and Chemical Toxicology*, 107(Pt A), 502–519.

46. Brown, A. C. (2018). Heart toxicity related to herbs and dietary supplements: Online table of case reports. Part 4 of 5. *Journal of Dietary Supplements*, 15(4), 516–555.

47. Brown, A. C. (2018). Cancer related to herbs and dietary supplements: Online table of case reports. Part 5 of 5. *Journal of Dietary Supplements*, 15(4), 556–581.

48. Crowe, K. M., & Francis, C. (2013). Position of the Academy of Nutrition and Dietetics: Functional foods. *Journal of the Academy of Nutrition and Dietetics*, 113(8), 1096–1103.

第 8 章

1. Adler, R. A. (2018). Update on osteoporosis in men. *Best Practice & Research Clinical Endocrinology & Metabolism*, 32(5), 759–772.

2. Alejandro, P., & Constantinescu, F. (2018). A review of osteoporosis in the older adult: An update. *Rheumatic Diseases Clinics of North America*, 44(3), 437–451.

3. Wright, N. C., et al. (2017). The impact of the new National Bone Health Alliance (NBHA) diagnostic criteria on the prevalence of osteoporosis in the USA. *Osteoporosis International*, 28(4), 1225–1232.

4. Williamson, S., et al. (2017). Costs of fragility hip fractures globally: A systematic review and meta-regression analysis. *Osteoporosis International*, 28(10), 2791–2800.

5. Cauley, J. A., et al. (2016). Risk factors for hip fracture in older men: The osteoporotic fractures in men study (MrOS). *Journal of Bone and Mineral Research*, 31(10), 1810–1819.

6. Cauley, J. A. (2017). Osteoporosis: Fracture epidemiology update 2016. *Current Opinion in Rheumatology*, 29(2), 150–156.

7. Modi, A., et al. (2017). Frequency of discontinuation of injectable osteoporosis therapies in U.S. patients over 2 years. *Osteoporosis International*, 28(4), 1355–1363.

8. Durden, E., et al. (2017). Two-year persistence and compliance with osteoporosis therapies among postmenopausal women in a commercially insured population in the United States. *Archives of Osteoporosis*, 12(1), 22.

9. U.S. Department of Agriculture and U.S. Department of Health and Human Services. (December 2020). *Dietary Guidelines for Americans, 2020-2025* (9th ed.). Available at: www.dietaryguidelines.gov.

10. Rizzoli, R. (2014). Nutritional aspects of bone health. *Best Practice & Research Clinical Endocrinology & Metabolism*, 28(6), 795–808.

11. Viljakainen, H. T. (2016). Factors influencing bone mass accrual: Focus on nutritional aspects. *Proceedings of the Nutrition Society*, 75(3), 415–419.

12. Kantor, E. D., et al. (2016). Trends in dietary supplement use among U.S. adults from 1999–2012. *Journal of the American Medical Association*, 316(14), 464–1474.

13. Pivnick, E. K., et al. (1995). Rickets secondary to phosphate depletion. A sequela of antacid use in infancy. *Clinical Pediatrics (Phila)*, 34(2), 73–78.

14. Chines, A., & Pacifici, R. (1990). Antacid and sucralfate-induced hypophosphatemic osteomalacia: A case report and review of the literature. *Calcified Tissue International*, 47(5), 291–295.

15. Food and Nutrition Board and Institute of Medicine. (1997). *Dietary reference intakes for calcium, phosphorus, magnesium, vitamin D, and fluoride*. Washington, DC: National Academies Press.

16. Juraschek, S. P., et al. (2017). Effects of sodium reduction and the DASH diet in relation to baseline blood pressure. *Journal of the American College of Cardiology*, 70(23), 2841–2848.

17. Cook, N. R., Appel, L. J., & Whelton, P. K. (2016). Sodium intake and all-cause mortality over 20 years in the trials of hypertension prevention. *Journal of the American College of Cardiology*, 68(15), 1609–1617.

18. Rust, P., & Ekmekcioglu, C. (2017). Impact of salt intake on the pathogenesis and treatment of hypertension. *Advances in Experimental Medicine & Biology*, 956, 61–84.

19. Stallings, V. A., et al. (2019). *The National Academies Collection: Reports funded by National Institutes of Health, Dietary Reference Intakes for sodium and potassium*. Washington, DC: National Academies Press (U.S.), National Academy of Sciences.

20. U.S. Department of Agriculture and U.S. Department of Health and Human Services. (December 2020). *Dietary Guidelines for Americans, 2020-2025* (9th ed.). Available at: www.dietaryguidelines.gov.

21. Agus, Z. S. (2016). Mechanisms and causes of hypomagnesemia. *Current Opinion in Nephrology and Hypertension*, 25(4), 301–307.

22. Mawri, S., et al. (2017). Cardiac dysrhythmias and neurological dysregulation: Manifestations of profound hypomagnesemia. *Case Reports in Cardiology*, 6250312.

23. Food and Nutrition Board and Institute of Medicine. (2001). *Dietary reference intakes for vitamin A, vitamin K, arsenic, boron, chromium, copper, iodine, iron, manganese, molybdenum, nickel, silicon, vanadium, and zinc*. Washington, DC: National Academies Press.

24. Melina, V., Craig, W., & Levin, S. (2016). Position of the Academy of Nutrition and Dietetics: Vegetarian diets. *Journal of the Academy of Nutrition and Dietetics*, 116(12), 1970–

1980.

25. Kassebaum, N. J., et al. (2014). A systematic analysis of global anemia burden from 1990 to 2010. *Blood*, *123*(5), 615–624.

26. Global Burden of Disease Study 2013 Collaborators. (2015). Global, regional, and national incidence, prevalence, and years lived with disability for 301 acute and chronic diseases and injuries in 188 countries, 1990-2013: A systematic analysis for the global burden of disease study 2013. *Lancet*, *386*(9995), 743–800.

27. World Health Organization. (2015). *The global prevalence of anaemia in 2011*. Geneva: World Health Organization.

28. Chang, T. P., & Rangan, C. (2011). Iron poisoning: A literature-based review of epidemiology, diagnosis, and management. *Pediatric Emergency Care*, *27*(10), 978–985.

29. Crownover, B. K., & Covey, C. J. (2013). Hereditary hemochromatosis. *American Family Physician*, *87*(3), 183–190.

30. Kawabata, H. (2018). The mechanisms of systemic iron homeostasis and etiology, diagnosis, and treatment of hereditary hemochromatosis. *International Journal of Hematology*, *107*(1), 31–43.

31. U.S. Department of Agriculture and Agricultural Research Service. (2018). *Nutrient intakes per 1000 kcal from food and beverages: Mean energy and mean nutrient amounts per 1000 kcal consumed per individual, by gender and age, What We Eat in America, NHANES 2015–2016*.

32. Redman, K., et al. (2016). Iodine deficiency and the brain: Effects and mechanisms. *Critical Reviews in Food Science and Nutrition*, *56*(16), 2695–2713.

33. Pearce, E. N., Andersson, M., & Zimmermann, M. B. (2013). Global iodine nutrition: Where do we stand in 2013? *Thyroid*, *23*(5), 523–528.

34. Niwattisaiwong, S., Burman, K. D., & Li-Ng, M. (2017). Iodine deficiency: Clinical implications. *Cleveland Clinic Journal of Medicine*, *84*(3), 236–244.

35. Hynes, K. L., et al. (2017). Reduced educational outcomes persist into adolescence following mild iodine deficiency in utero, despite adequacy in childhood: 15-year follow-up of the gestational iodine cohort investigating auditory processing speed and working memory. *Nutrients*, *9*(12).

36. Markou, K. B., et al. (2008). Treating iodine deficiency: Long-term effects of iodine repletion on growth and pubertal development in school-age children. *Thyroid*, *18*(4), 449–454.

37. Yakoob, M. Y., & Lo, C. W. (2017). Nutrition (micronutrients) in child growth and development: A systematic review on current evidence, recommendations and opportunities for further research. *Journal of Developmental and Behavioral Pediatrics*, *38*(8), 665–679.

38. Zimmermann, M. B., & Boelaert, K. (2015). Iodine deficiency and thyroid disorders. *The Lancet Diabetes & Endocrinology*, *3*(4), 286–295.

39. Dubbs, S. B., & Spangler, R. (2014). Hypothyroidism: Causes, killers, and life-saving treatments. *Emergency Medicine Clinics of North America*, *32*(2), 303–317.

40. Wessels, I., Maywald, M., & Rink, L. (2017). Zinc as a gatekeeper of immune function. *Nutrients*, *9*(12).

41. Bailey, R. L., West, K. P., Jr., & Black, R. E. (2015). The epidemiology of global micronutrient deficiencies. *Annals of Nutrition & Metabolism*, *66*(Suppl. 2), 22–33.

42. Moghimi, M., et al. (2017). Maternal zinc deficiency and congenital anomalies in newborns. *Pediatrics International*, *59*(4), 443–446.

43. Gammoh, N. Z., & Rink, L. (2017). Zinc in infection and inflammation. *Nutrients*, *9*(6).

44. Food and Nutrition Board and Institute of Medicine. (2000). *Dietary reference intakes for vitamin C, vitamin E, selenium, and carotenoids*. Washington, DC: National Academies Press.

45. United States Department of Agriculture and Agricultural Research Service. *USDA Food Composition Databases*. ndb.nal.usda.gov. Published 2018. [Accessed 15 January 2019].

46. O'Connell, J., et al. (2016). Costs and savings associated with

47. Vairo, F. P. E., et al. (2019). A systematic review and evidence-based guideline for diagnosis and treatment of Menkes disease. *Molecular Genetics and Metabolism*, *126*(1), 6–13.

48. Kathawala, M., & Hirschfield, G. M. (2017). Insights into the management of Wilson's disease. *Therapeutic Advances in Gastroenterology*, *10*(11), 889–905.

49. Livingstone, C. (2018). Manganese provision in parenteral nutrition: An update. *Nutrition in Clinical Practice*, *33*(3), 404–418.

50. European Food Safety Authority. (2014). Scientific opinion on dietary reference values for chromium. *The EFSA Journal*, *12*, 38–45.

51. Vincent, J. B. (2017). New evidence against chromium as an essential trace element. *Journal of Nutrition*, *147*(12), 2212–2219.

52. Cowan, A. E., et al. (2018). Dietary supplement use differs by socioeconomic and health-related characteristics among U.S. adults, NHANES 2011–2014. *Nutrients*, *10*(8).

53. Food and Nutrition Board and Institute of Medicine. (2011). *Dietary reference intakes for calcium and vitamin D*. Washington, DC: National Academies Press.

community water fluoridation in the United States. *Health Affairs (Millwood)*, *35*(12), 2224–2232.

第 9 章

1. Cannon, W. B. (1932). *The wisdom of the body*. New York: W.W. Norton & Company.

2. Food and Nutrition Board and Institute of Medicine. (2005). *Dietary reference intakes for water, potassium, sodium, chloride, and sulfate*. Washington, DC: National Academies Press.

3. Thomas, D. T., Erdman, K. A., & Burke, L. M. (2016). Position of the Academy of Nutrition and Dietetics, Dietitians of Canada, and the American College of Sports Medicine: Nutrition and athletic performance. *Journal of the Academy of Nutrition and Dietetics*, *116*(3), 501–528.

4. Zhang, Y., et al. (2015). Caffeine and diuresis during rest and exercise: A meta-analysis. *Journal of Science and Medicine in Sport*, *18*(5), 569–574.

5. Seal, A. D., et al. (2017). Coffee with high but not low caffeine content augments fluid and electrolyte excretion at rest. *Frontiers in Nutrition*, *4*, 40.

6. El-Sharkawy, A. M., Sahota, O., & Lobo, D. N. (2015). Acute and chronic effects of hydration status on health. *Nutrition Reviews*, *2*(Suppl. 73), 97–109.

7. Liska, D., et al. (2019). Narrative review of hydration and selected health outcomes in the general population. *Nutrients*, *11*(1).

8. Begg, D. P. (2017). Disturbances of thirst and fluid balance associated with aging. *Physiology & Behavior*, *178*, 28–34.

9. Metheny, N. A., & Meert, K. L. (2018). Water intoxication and child abuse. *Journal of Emergency Nursing*, *44*(1), 13–18.

10. Nagasawa, S., et al. (2014). Fatal water intoxication during olanzapine treatment: A case report. *Legal Medicine (Tokyo)*, *16*(2), 89–91.

11. Anil, S., et al. (2016). Xerostomia in geriatric patients: A burgeoning global concern. *Journal of Investigative and Clinical Dentistry*, *7*(1), 5–12.

12. World Health Organization. *Diarrhoeal disease*. www.who.int/en/news-room/fact-sheets/detail/diarrhoeal-disease. Published 2019. [Accessed 17 May 2019].

第 10 章

1. Simpson, J. W., Lawless, R. W., & Mitchell, A. C. (1975). Responsibility of the obstetrician to the fetus. II. Influence of prepregnancy weight and pregnancy weight gain on birthweight. *Obstetrics & Gynecology*, *45*(5), 481–487.

2. Food and Nutrition Board and Institute of Medicine. (2011). *Dietary reference intakes for calcium and vitamin D*. Washington, DC: National Academies Press.

3. Food and Nutrition Board and Institute of Medicine. (1998). *Dietary reference intakes for thiamin, riboflavin, niacin, vitamin B6, folate, vitamin B12, pantothenic acid, biotin, and choline*.

Washington, DC: National Academies Press.

4. Food and Nutrition Board and Institute of Medicine. (2000). *Dietary reference intakes for vitamin C, vitamin E, selenium, and carotenoids*. Washington, DC: National Academies Press.

5. Food and Nutrition Board and Institute of Medicine. (2001). *Dietary reference intakes for vitamin A, vitamin K, arsenic, boron, chromium, copper, iodine, iron, manganese, molybdenum, nickel, silicon, vanadium, and zinc*. Washington, DC: National Academies Press.

6. Food and Nutrition Board and Institute of Medicine. (2002). *Dietary reference intakes for energy, carbohydrate, fiber, fat, fatty acids, cholesterol, protein, and amino acids*. Washington, DC: National Academies Press.

7. Food and Nutrition Board and Institute of Medicine. (2004). *Dietary reference intakes for water, potassium, sodium, chloride, and sulfate*. Washington, DC: National Academies Press.

8. U.S. Department of Agriculture and U.S. Department of Health and Human Services. (December 2020). *Dietary Guidelines for Americans, 2020-2025* (9th ed.). Available at: www.dietaryguidelines.gov.

9. Kapral, N., et al. (2018). Associations between birthweight and overweight and obesity in school-age children. *Pediatric Obesity*, 13(6), 333–341.

10. Goldstein, R. F., et al. (2017). Association of gestational weight gain with maternal and infant outcomes: A systematic review and meta-analysis. *Journal of the American Medical Association*, 317(21), 2207–2225.

11. U.S. Department of Agriculture and Agricultural Research Service. (2018). *Nutrient intakes from food and beverages: Mean amounts consumed per individual, by gender and age, What We Eat in America, NHANES 2015–2016*.

12. Martínez-Galiano, J. M., et al. (2018). Maternal dietary consumption of legumes, vegetables and fruit during pregnancy, does it protect against small for gestational age? *BMC Pregnancy Childbirth*, 18(1), 486.

13. Amezcua-Prieto, C., et al. (2019). Types of carbohydrates intake during pregnancy and frequency of a small for gestational age newborn: A case-control study. *Nutrients*, 11(3).

14. Vannice, G., & Rasmussen, H. (2014). Position of the Academy of Nutrition and Dietetics: Dietary fatty acids for healthy adults. *Journal of the Academy of Nutrition and Dietetics*, 114(1), 136–153.

15. Zhang, Z., Fulgoni, V. L., Kris-Etherton, P. M., & Mitmesser, S. H. (2018). Dietary intakes of EPA and DHA omega-3 fatty acids among U.S. childbearing-age and pregnant women: An analysis of NHANES 2001–2014. *Nutrients*, 10(4).

16. Shulkin, M., et al. (2018). N-3 fatty acid supplementation in mothers, preterm infants, and term infants and childhood psychomotor and visual development: A systematic review and meta-analysis. *Journal of Nutrition*, 148(3), 409–418.

17. Mulder, K. A., Elango, R., & Innis, S. M. (2018). Fetal DHA inadequacy and the impact on child neurodevelopment: A follow-up of a randomised trial of maternal DHA supplementation in pregnancy. *British Journal of Nutrition*, 119(3), 271–279.

18. Calder, P. C. (2016). Docosahexaenoic acid. *Annals of Nutrition & Metabolism*, 69(Suppl. 1), 7–21.

19. Procter, S. B., & Campbell, C. G. (2014). Position of the Academy of Nutrition and Dietetics: Nutrition and lifestyle for a healthy pregnancy outcome. *Journal of the Academy of Nutrition and Dietetics*, 114(7), 1099–1103.

20. Rasmussen, K. M., & Yaktine, A. L. (Eds.). (2009). *Weight gain during pregnancy: Reexamining the guidelines*. Washington, DC: National Academies Press.

21. Siu, A. L., & U.S. Preventive Services Task Force. (2015). Screening for iron deficiency anemia and iron supplementation in pregnant women to improve maternal health and birth outcomes: U.S. preventive services task force recommendation statement. *Annals of Internal Medicine*, 163(7), 529–536.

22. Gupta, P. M., et al. (2017). Iron status of toddlers, nonpregnant females, and pregnant females in the United States. *American Journal of Clinical Nutrition*, 106(Suppl. 6), 1640S–1646S.

23. Blumberg, J. B., et al. (2017). Contribution of dietary supplements to nutritional adequacy by socioeconomic subgroups in adults of the United States. *Nutrients*, 10(1).

24. Toivonen, K. I., et al. (2018). Folic acid supplementation during the preconception period: A systematic review and meta-analysis. *Preventive Medicine*, 114, 1–17.

25. Kancherla, V., & Black, R. E. (2018). Historical perspective on folic acid and challenges in estimating global prevalence of neural tube defects. *Annals of the New York Academy*, 1414(1), 20–30.

26. Crider, K. S., et al. (2018). Modeling the impact of folic acid fortification and supplementation on red blood cell folate concentrations and predicted neural tube defect risk in the United States: Have we reached optimal prevention? *American Journal of Clinical Nutrition*, 107(6), 1027–1034.

27. Hollis, B. W., & Wagner, C. L. (2017). Vitamin D supplementation during pregnancy: Improvements in birth outcomes and complications through direct genomic alteration. *Molecular and Cellular Endocrinology*, 453, 113–130.

28. Wiedeman, A. M., et al. (2018). Dietary choline intake: Current state of knowledge across the life cycle. *Nutrients*, 10(10).

29. Wallace, T. C., et al. (2018). Choline: The underconsumed and underappreciated essential nutrient. *Nutrition Today*, 53(6), 240–253.

30. Matthews, A., et al. (2015). Interventions for nausea and vomiting in early pregnancy. *Cochrane Database of Systematic Reviews*, 3, CD007575.

31. Erick, M., Cox, J. T., & Mogensen, K. M. (2018). ACOG Practice Bulletin 189: Nausea and vomiting of pregnancy. *Obstetrics & Gynecology*, 131(5), 935.

32. McParlin, C., O'Donnell, A., Robson, S. C., et al. (2016). Treatments for HYPEREMESIS gravidarum and nausea and vomiting in pregnancy: A systematic review. *Journal of the American Medical Association*, 316(13), 1392–1401.

33. Austin, K., Wilson, K., & Saha, S. (2019). Hyperemesis gravidarum. *Nutrition in Clinical Practice*, 34(2), 226–241.

34. Centers for Disease Control and Prevention. *Pregnancy mortality surveillance system. Trends in pregnancy-related deaths 1987–2014*. www.cdc.gov/reproductivehealth/maternalinfanthealth/pregnancy-mortality-surveillance-system.htm. [Accessed 4 April 2019].

35. Hamilton, B. E., & Mathews, T. J. (2016). Continued declines in teen births in the United States, 2015. *NCHS Data Brief*, 259, 1–8.

36. Leftwich, H. K., & Alves, M. V. (2017). Adolescent pregnancy. *Pediatric Clinics of North America*, 64(2), 381–388.

37. Martin, J. A., et al. (2018). Births: Final data for 2016. *National Vital Statistics Reports*, 1, 67.

38. Pinheiro, R. L., Areia, A. L., Mota Pinto, A., & Donato, H. (2019). Advanced maternal age: Adverse outcomes of pregnancy, a meta-analysis. *Acta Médica Portuguesa*, 32(3), 219–226.

39. Class, Q. A., et al. (2017). Within-family analysis of interpregnancy interval and adverse birth outcomes. *Obstetrics & Gynecology*, 130(6), 1304–1311.

40. Leonard, S. A., Rasmussen, K. M., King, J. C., & Abrams, B. (2017). Trajectories of maternal weight from before pregnancy through postpartum and associations with childhood obesity. *American Journal of Clinical Nutrition*, 106(5), 1295–1301.

41. Popova, S., et al. (2017). Prevalence of alcohol consumption during pregnancy and fetal alcohol spectrum disorders among the general and aboriginal populations in Canada and the United States. *European Journal of Medical Genetics*, 60(1), 32–48.

42. Pregnancy Risk Assessment Monitoring System. (2018). *Prevalence of selected maternal and child health indicators for all PRAMS sites, Pregnancy Risk Assessment Monitoring System (PRAMS), 2012–2015*.

43. Shobeiri, F., & Jenabi, E. (2017). Smoking and placenta previa: A meta-analysis. *Journal of Maternal-Fetal and Neonatal*

Medicine, 30(24), 2985–2990.

44. Dessì, A., Corona, L., Pintus, R., & Fanos, L. (2018). Exposure to tobacco smoke and low birth weight: From epidemiology to metabolomics. *Expert Rev Proteomics*, 15(8), 647–656.

45. Pereira, P. P., et al. (2017). Maternal active smoking during pregnancy and low birth weight in the Americas: A systematic review and meta-analysis. *Nicotine & Tobacco Research*, 19(5), 497–505.

46. Chatterton, Z., et al. (2017). In utero exposure to maternal smoking is associated with DNA methylation alterations and reduced neuronal content in the developing fetal brain. *Epigenetics & Chromatin*, 10, 4.

47. Ekblad, M., Lehtonen, L., Korkeila, J., & Gissler, M. (2017). Maternal smoking during pregnancy and the risk of psychiatric morbidity in singleton sibling pairs. *Nicotine & Tobacco Research*, 19, 597–604.

48. Friedmann, I., et al. (2017). Maternal and obstetrical predictors of sudden infant death syndrome (SIDS). *Journal of Maternal-Fetal and Neonatal Medicine*, 30(19), 2315–2323.

49. Kim, H. H., Monteiro, K., Larson, E., & Derisier, D. M. (2017). Effects of smoking and smoking cessation during pregnancy on adverse birth outcomes in Rhode Island, 2012–2014. *Rhode Island Medical Journal*, 100(6), 50–52.

50. Wouldes, T. A., & Lester, B. M. (2019). Stimulants: How big is the problem and what are the effects of prenatal exposure? *Seminars in Fetal and Neonatal Medicine*, 24(2), 155–160.

51. Grossman, M., & Berkwitt, A. (2019). Neonatal abstinence syndrome. *Seminars in Perinatology*. S0146-0005(19):30007-2.

52. Khiali, S., Gharekhani, A., & Entezari-Maleki, T. (2018). Isotretinoin: A review on the utilization pattern in pregnancy. *Advanced Pharmaceutical Bulletin*, 8(3), 377–382.

53. Wikoff, D., et al. (2017). Systematic review of the potential adverse effects of caffeine consumption in healthy adults, pregnant women, adolescents, and children. *Food and Chemical Toxicology*, 109(Pt 1), 585–648.

54. Miao, D., Young, S. L., & Golden, C. D. (2015). A meta-analysis of pica and micronutrient status. *American Journal of Human Biology*, 27(1), 84–93.

55. Leung, A. K. C., & Hon, K. L. (2019). Pica: A common condition that is commonly missed—an update review. *Current Pediatric Reviews*, 15(3), 164–169.

56. Roy, A., Fuentes-Afflick, E., Fernald, L. C. H., & Young, S. L. (2018). Pica is prevalent and strongly associated with iron deficiency among Hispanic pregnant women living in the United States. *Appetite*, 120, 163–170.

57. Beckert, R. H., et al. (2019). Maternal anemia and pregnancy outcomes: A population-based study. *Journal of Perinatology*, 39(7), 911–919.

58. Menon, K. C., et al. (2016). Effects of anemia at different stages of gestation on infant outcomes. *Nutrition*, 32(1), 61–65.

59. Dai, A. I., et al. (2015). Maternal iron deficiency anemia as a risk factor for the development of retinopathy of prematurity. *Pediatric Neurology*, 53, 146–150.

60. World Health Organization. (2015). *The global prevalence of anaemia in 2011*. Geneva: World Health Organization.

61. WHO guidelines approved by the Guidelines Review Committee. (2016). *Guideline: Daily iron supplementation in adult women and adolescent girls*. Geneva: World Health Organization.

62. WHO guidelines approved by the Guidelines Review Committee. (2012). *Guideline: Intermittent iron and folic acid supplementation in non-anaemic pregnant women*. Geneva: World Health Organization.

63. Lee, A. C., et al. (2017). Estimates of burden and consequences of infants born small for gestational age in low and middle income countries with INTERGROWTH-21(st) standard: Analysis of CHERG datasets. *British Medical Journal*, 358, j3677.

64. Fleiss, B., et al. (2019). Knowledge gaps and emerging research areas in intrauterine growth restriction-associated brain injury. *Frontiers in Endocrinology (Lausanne)*, 10, 188.

65. Whelton, P. K., et al. (2018). 2017 ACC/AHA/AAPA/ABC/ ACPM/AGS/APHA/ASH/ASPC/NMA/PCNA guideline for the prevention, detection, evaluation, and management of high blood pressure in adults: Executive summary: A report of the American College of Cardiology/American Heart Association task force on clinical practice guidelines. *Circulation*, 138(17).

66. Wilkerson, R. G., & Ogunbodede, A. C. (2019). Hypertensive disorders of pregnancy. *Emergency Medicine Clinics of North America*, 37(2), 301–316.

67. Magee, L. A., et al. (2014). Diagnosis, evaluation, and management of the hypertensive disorders of pregnancy: Executive summary. *Journal of Obstetrics and Gynaecology Canada*, 36(5), 416–441.

68. American Diabetes Association. (2019). *Classification and diagnosis of diabetes: Standards of medical care in diabetes*. *Diabetes Care*, 42(Suppl. 1), S13–s28.

69. Daly, B., et al. (2018). Increased risk of ischemic heart disease, hypertension, and type 2 diabetes in women with previous gestational diabetes mellitus, a target group in general practice for preventive interventions: A population-based cohort study. *PLoS Med*, 15(1), e1002488.

70. American Academy of Pediatrics Committee on Nutrition. (2012). Breastfeeding and the use of human milk. *Pediatrics*, 129(3), e827–e841.

71. Global Breastfeeding Collective. (2017). *Tracking breastfeeding policies and programmes. Global breastfeeding scorecard, 2017*. New York: United Nations Children Fund (UNICEF), World Health Organization.

72. Centers for Disease Control and Prevention, National Center for Chronic Disease Prevention and Health Promotion, Division of Nutrition, Physical Activity, and Obesity. (2020). Data, trend and maps. Available at: www.cdc.gov/nccdphp/ dnpao/data-trends-maps/index.html. [Accessed 19 February 2021].

73. U.S. Department of Health and Human Services. *Healthy People 2030*. health.gov/healthypeople. Published 2020. [Accessed 18 February, 2021].

74. Schliep, K. C., et al. (2019). Factors in the hospital experience associated with postpartum breastfeeding success. *Breastfeeding Medicine*, 14(5), 334–341.

75. Biggs, K. V., et al. (2018). Formula milk supplementation on the postnatal ward: A cross-sectional analytical study. *Nutrients*, 10(5).

76. Preusting, I., et al. (2017). Obesity as a predictor of delayed lactogenesis II. *Journal of Human Lactation*, 33(4), 684–691.

77. Lind, J. N., Perrine, C. G., & Li, R. (2014). Relationship between use of labor pain medications and delayed onset of lactation. *Journal of Human Lactation*, 30(2), 167–173.

78. van Veldhuizen-Staas, C. G. (2007). Overabundant milk supply: An alternative way to intervene by full drainage and block feeding. *International Breastfeeding Journal*, 2, 11.

79. Sriraman, N. K., & Kellams, A. (2016). Breastfeeding: What are the barriers? Why women struggle to achieve their goals. *Journal of Women's Health (Larchmt)*, 25(7), 714–722.

80. Coffman, L. (2019). The NP'S role in promoting and supporting breastfeeding. *Nurse Practitioner*, 44(3), 38–42.

81. Sayres, S., & Visentin, L. (2018). Breastfeeding: Uncovering barriers and offering solutions. *Current Opinion in Pediatrics*, 30(4), 591–596.

82. Horta, B. L., de Sousa, B. A., & de Mola, C. L. (2018). Breastfeeding and neurodevelopmental outcomes. *Current Opinion in Clinical Nutrition and Metabolic Care*, 21(3), 174–178.

83. Lessen, R., & Kavanagh, K. (2015). Position of the academy of nutrition and dietetics: Promoting and supporting breastfeeding. *Journal of the Academy of Nutrition and Dietetics*, 115(3), 444–449.

第 11 章

1. Grummer-Strawn, L. M., et al. (2010). Use of World Health Organization and CDC growth charts for children aged 0-59 months in the United States. *MMWR Recommendations and*

Reports, 59(RR-9), 1–15.

2. Food and Nutrition Board and Institute of Medicine. (2002). *Dietary reference intakes for energy, carbohydrate, fiber, fat, fatty acids, cholesterol, protein, and amino acids*. Washington, DC: National Academies Press.

3. Brennan, A. M., Murphy, B. P., & Kiely, M. E. (2016). Optimising preterm nutrition: Present and future. *Proceedings of the Nutrition Society, 75*(2), 154.

4. U.S. Department of Agriculture and Agricultural Research Service. (2018). *Nutrient intakes per 1000 kcal from food and beverages: Mean energy and mean nutrient amounts per 1000 kcal consumed per individual, by gender and age, What We Eat in America, NHANES 2015–2016.*

5. Sheppard, K. W., & Cheatham, C. L. (2018). Omega-6/Omega-3 fatty acid intake of children and older adults in the U.S.: Dietary intake in comparison to current dietary recommendations and the healthy eating index. *Lipids in Health and Disease, 17*(1), 43.

6. Thompson, M., et al. (2019). Omega-3 fatty acid intake by age, gender, and pregnancy status in the United States: National health and nutrition examination survey 2003–2014. *Nutrients, 11*(1).

7. Cardoso, C., Afonso, C., & Bandarra, N. M. (2018). Dietary DHA, bioaccessibility, and neurobehavioral development in children. *Critical Reviews in Food Science and Nutrition, 58*(15), 2617–2631.

8. Weaver, C. M., et al. (2016). The National Osteoporosis Foundation's position statement on peak bone mass development and lifestyle factors: A systematic review and implementation recommendations. *Osteoporosis International, 27*, 1281–1386.

9. Bailey, D. A., et al. (2000). Calcium accretion in girls and boys during puberty: A longitudinal analysis. *Journal of Bone and Mineral Research, 15*(11), 2245–2250.

10. van den Hooven, E. H., et al. (2015). Infant dietary patterns and bone mass in childhood: The generation R study. *Osteoporosis International, 26*, 1595–1604.

11. Bowman, S. A., et al. (2018). *Food patterns equivalents intakes by Americans: What We Eat in America, NHANES 2003–2004 and 2015–2016. Food surveys research group. Dietary data brief no. 20.*

12. U.S. Department of Agriculture and U.S. Department of Health and Human Services. (December 2020). *Dietary Guidelines for Americans, 2020-2025* (9th ed.). Available at: www.dietaryguidelines.gov.

13. Winzenberg, T., Shaw, K., Fryer, J., & Jones, G. (2006). Effects of calcium supplementation on bone density in healthy children: Meta-analysis of randomised controlled trials. *British Medical Journal, 333*, 775.

14. Georgieff, M. K., Ramel, S. E., & Cusick, S. E. (2018 Aug). Nutritional influences on brain development. *Acta Paediatrica, 107*(8), 1310–1321.

15. Food and Nutrition Board and Institute of Medicine. (2001). *Dietary reference intakes for vitamin A, vitamin K, arsenic, boron, chromium, copper, iodine, iron, manganese, molybdenum, nickel, silicon, vanadium, and zinc*. Washington, DC: National Academies Press.

16. Gupta, P. M., et al. (2017). Iron status of toddlers, nonpregnant females, and pregnant females in the United States. *American Journal of Clinical Nutrition, 106*(Suppl. 6), 1640S–1646S.

17. Brannon, P. M., Stover, P. J., & Taylor, C. L. (2017). Integrating themes, evidence gaps, and research needs identified by workshop on iron screening and supplementation in iron-replete pregnant women and young children. *American Journal of Clinical Nutrition, 106*(Suppl. 6), 1703S–1712S.

18. Jun, S., et al. (2018). Dietary supplement use among U.S. children by family income, food security level, and nutrition assistance program participation status in 2011–2014. *Nutrients, 10*(9).

19. American Academy of Pediatrics Committee on Nutrition.

(2012). Breastfeeding and the use of human milk. *Pediatrics, 129*(3), e827–e841.

20. við Streym, S., et al. (2016). Vitamin D content in human breast milk: A 9-mo follow-up study. *American Journal of Clinical Nutrition, 103*(1), 107–114.

21. Wall, C. R., et al. (2016). Vitamin D activity of breast milk in women randomly assigned to vitamin D3 supplementation during pregnancy. *American Journal of Clinical Nutrition, 103*(2), 382–388.

22. March, K. M., et al. (2015). Maternal vitamin D_3 supplementation at 50 µg/d protects against low serum 25-hydroxyvitamin D in infants at 8 wk of age: A randomized controlled trial of 3 doses of vitamin D beginning in gestation and continued in lactation. *American Journal of Clinical Nutrition, 102*(2), 402–410.

23. Trend, S., et al. (2016). Levels of innate immune factors in preterm and term mothers' breast milk during the 1st month postpartum. *British Journal of Nutrition, 115*(7), 1178–1193.

24. Mimouni, F. B., Lubetzky, R., Yochpaz, S., & Mandel, D. (2017). Preterm human milk macronutrient and energy composition: A systematic review and meta-analysis. *Clinics in Perinatology, 44*(1), 165–172.

25. Ikonen, R., Paavilainen, E., & Kaunonen, M. (2015). Preterm infants' mothers' experiences with milk expression and breastfeeding: An integrative review. *Advances in Neonatal Care, 15*(6), 394–406.

26. Lessen, R., & Kavanagh, K. (2015). Position of the Academy of Nutrition and Dietetics: Promoting and supporting breastfeeding. *Journal of the Academy of Nutrition and Dietetics, 115*(3), 444–449.

27. Boué, G., et al. (2018). Public health risks and benefits associated with breast milk and infant formula consumption. *Critical Reviews in Food Science and Nutrition, 58*(1), 126–145.

28. Ellison, R. G., et al. (2017). Observations and conversations: Home preparation of infant formula among a sample of low-income mothers in the Southeastern U.S. *Journal of Nutrition Education and Behavior, 49*(7), 579–587.

29. American Academy of Pediatric Dentistry and American Academy of Pediatrics. (2016). Policy on early childhood caries (ECC): Classifications, consequences, and preventative strategies. Chicago: Oral health policies. *Pediatric Dentistry, 38*(6), 52–54.

30. Pluymen, L. P. M., et al. (2018). Early introduction of complementary foods and childhood overweight in breastfed and formula-fed infants in the Netherlands: The PIAMA birth cohort study. *European Journal of Nutrition, 57*(5), 1985–1993.

31. Heine, R. G. (2018). Food allergy prevention and treatment by targeted nutrition. *Annals of Nutrition & Metabolism, 72*(Suppl. 3), 33–45.

32. Moyer, V. A., & U.S. Preventive Services Task Force. (2014). Prevention of dental caries in children from birth through age 5 years: U.S. Preventive Services Task force recommendation statement. *Pediatrics, 133*(6), 1102–1111.

33. Vaughn, A. E., et al. (2016). Fundamental constructs in food parenting practices: A content map to guide future research. *Nutrition Reviews, 74*(2), 98–117.

34. Watts, A. W., et al. (2017). No time for family meals? Parenting practices associated with adolescent fruit and vegetable intake when family meals are not an option. *Journal of the Academy of Nutrition and Dietetics, 117*, 707–714.

35. Vaughn, A. E., Martin, C. L., & Ward, D. S. (2018). What matters most—what parents model or what parents eat? *Appetite, 126*, 102–107.

36. Verhage, C. L., Gillebaart, M., van der Veek, S. M. C., & Vereijken, C. M. J. L. (2018). The relation between family meals and health of infants and toddlers: A review. *Appetite, 127*, 97–109.

37. Jones, B. L. (2018). Making time for family meals: Parental influences, home eating environments, barriers and protec-

tive factors. *Physiology & Behavior*, *193*(Pt B), 248–251.

38. Centers for Disease Control. *Screen time vs. Lean time infographic*. www.cdc.gov/nccdphp/dch/multimedia/infographics/getmoving.htm. [Accessed 14 April 2019].

39. Domingues-Montanari, S. (2017). Clinical and psychological effects of excessive screen time on children. *Journal of Paediatrics and Child Health*, *53*(4), 333–338.

40. Nightingale, C. M., et al. (2017). Screen time is associated with adiposity and insulin resistance in children. *Archives of Disease in Childhood*, *102*(7), 612–616.

41. Boyland, E. J., et al. (2016). Advertising as a cue to consume: A systematic review and meta–analysis of the effects of acute exposure to unhealthy food and nonalcoholic beverage advertising on intake in children and adults. *American Journal of Clinical Nutrition*, *103*, 519–533.

42. Falbe, J., et al. (2014). Longitudinal relations of television, electronic games, and digital versatile discs with changes in diet in adolescents. *American Journal of Clinical Nutrition*, *100*(4), 1173–1181.

43. American Academy of Pediatrics. (2013). Policy statement: Children, adolescents, and the media. *Pediatrics*, *132*, 958–961.

44. American Academy of Pediatrics. (2016). Policy statement: Media use in school-aged children and adolescents. *Pediatrics*, *138*(5).

45. Lopez, A., Cacoub, P., Macdougall, I. C., & Peyrin-Biroulet, L. (2016). Iron deficiency anaemia. *Lancet*, *387*(10021), 907–916.

46. Hales, C. M., Carroll, M. D., Fryar, C. D., & Ogden, C. L. (2017). Prevalence of obesity among adults and youth: United States, 2015–2016. *NCHS Data Brief*, 288.

47. Gibson, L. Y., et al. (2017). The psychosocial burden of childhood overweight and obesity: Evidence for persisting difficulties in boys and girls. *European Journal of Pediatrics*, *176*(7), 925–933.

48. Gurnani, M., Birken, C., & Hamilton, J. (2015). Childhood obesity: Causes, consequences, and management. *Pediatric Clinics of North America*, *62*(4), 821–840.

49. U.S. Department of Health and Human Services. (2018). *Physical activity guidelines for Americans* (2nd ed.). Washington, DC: U.S. Department of Health and Human Services.

50. Li, W., et al. (2017). Association between obesity and puberty timing: A systematic review and meta-analysis. *International Journal of Environmental Research and Public Health*, *24*(10), 14.

51. Luijken, J., van der Schouw, Y. T., Mensink, D., & Onland-Moret, N. C. (2017). Association between age at menarche and cardiovascular disease: A systematic review on risk and potential mechanisms. *Maturitas*, *104*, 96–116.

52. Yee, A. Z., Lwin, M. O., & Ho, S. S. (2017). The influence of parental practices on child promotive and preventive food consumption behaviors: A systematic review and meta-analysis. *International Journal of Behavioral Nutrition and Physical Activity*, *14*(1), 47.

第 12 章

1. U.S. Department of Health and Human Services. *Healthy People 2030*. health.gov/healthypeople. Published 2020. [Accessed 28 April, 2021].

2. U.S. Census Bureau. (2018). *Projected age groups and sex composition of the population: Main projections series for the United States, 2017-2060*. Washington, DC: U.S. Government Printing Office.

3. Licher, S., et al. (2019). Lifetime risk and multimorbidity of non-communicable diseases and disease-free life expectancy in the general population: A population-based cohort study. *PLoS Med*, *16*(2), e1002741.

4. Khan, S. S., et al. (2018). Association of body mass index with lifetime risk of cardiovascular disease and compression of morbidity. *JAMA Cardiology*, *3*(4), 280–287.

5. U.S. Census Bureau. (2014). *Projected life expectancy at birth by sex, race, and hispanic origin for the United States: 2015 to 2060*. Washington, DC: U.S. Government Printing Office.

6. Singh, G. K., et al. (2017). Social determinants of health in the United States: Addressing major health inequality trends for the nation, 1935-2016. *The International Journal of Maternal and Child Health and AIDS*, *6*(2), 139–164.

7. Davis, M. A., et al. (2017). Trends and disparities in the number of self-reported healthy older adults in the United States, 2000 to 2014. *JAMA Internal Medicine*, *177*(11), 1683–1684.

8. Colman, I., et al. (2018). Depressive and anxious symptoms and 20-year mortality: Evidence from the stirling county study. *Depress Anxiety*, *35*(7), 638–647.

9. Lasserre, A. M., et al. (2016). Clinical and course characteristics of depression and all-cause mortality: A prospective population-based study. *Journal of Affective Disorders*, *189*, 17–24.

10. Borg, C., Hallberg, I. R., & Blomqvist, K. (2006). Life satisfaction among older people (65+) with reduced self-care capacity: The relationship to social, health and financial aspects. *Journal of Clinical Nursing*, *15*(5), 607–618.

11. Hajek, A., Bock, J. O., & Konig, H. H. (2017). Psychosocial correlates of unintentional weight loss in the second half of life in the German general population. *PLoS One*, *12*(10), e0185749.

12. McMinn, J., Steel, C., & Bowman, A. (2011). Investigation and management of unintentional weight loss in older adults. *British Medical Journal*, *342*, d1732.

13. Gaddey, H. L., & Holder, K. (2014). Unintentional weight loss in older adults. *American Family Physician*, *89*(9), 718–722.

14. Robertson, R. G., & Montagnini, M. (2004). Geriatric failure to thrive. *American Family Physician*, *70*(2), 343–350.

15. Tan, M. E., et al. (2017). Employment status among the Singapore elderly and its correlates. *Psychogeriatrics*, *17*(3), 155–163.

16. Lee, J., & Kim, M. H. (2017). The effect of employment transitions on physical health among the elderly in South Korea: A longitudinal analysis of the Korean retirement and income study. *Social Science & Medicine*, *181*, 122–130.

17. Geisler, C., et al. (2016). Age-dependent changes in resting energy expenditure (REE): Insights from detailed body composition analysis in normal and overweight healthy Caucasians. *Nutrients*, *8*(6).

18. Amdanee, N., et al. (2018). Age-associated changes of resting energy expenditure, body composition and fat distribution in Chinese Han Males. *Physiological Reports*, *6*(23), e13940.

19. Yamada, M., et al. (2019). Synergistic effect of bodyweight resistance exercise and protein supplementation on skeletal muscle in sarcopenic or dynapenic older adults. *Geriatrics and Gerontology International*, 1–9.

20. Cruz-Jentoft, A. J., & Woo, J. (2019). Nutritional interventions to prevent and treat frailty. *Current Opinion in Clinical Nutrition and Metabolic Care*, 1–5.

21. Centers for Disease Control and Prevention, Division of Nutrition, Physical Activity and Obesity, National Center for Chronic Disease Prevention Health Promotion. (2018). *Adults need more physical activity*. Atlanta: U.S. Department of Health and Human Services.

22. U.S. Department of Health and Human Services. (2018). *Physical activity guidelines for Americans*. Washington, DC: U.S. Department of Health and Human Services.

23. Food and Nutrition Board and Institute of Medicine. (2002). *Dietary reference intakes for energy, carbohydrate, fiber, fat, fatty acids, cholesterol, protein, and amino acids*. Washington, DC: National Academies Press.

24. Hirani, V., et al. (2017). Longitudinal associations between body composition, sarcopenic obesity and outcomes of frailty, disability, institutionalisation and mortality in community-dwelling older men: The concord health and ageing

in men project. *Age Ageing*, 46(3), 413–420.

25. Wannamethee, S. G., & Atkins, J. L. (2015). Muscle loss and obesity: The health implications of sarcopenia and sarcopenic obesity. *Proceedings of the Nutrition Society*, 74(4), 405–412.

26. U.S. Department of Agriculture and Agricultural Research Service. (2018). *Nutrient intakes from food and beverages: Mean amounts consumed per individual, by gender and age, What We Eat in America, NHANES 2015–2016.*

27. Deutz, N. E., et al. (2014). Protein intake and exercise for optimal muscle function with aging: Recommendations from the ESPEN expert group. *Clinical Nutrition*, 33(6), 929–936.

28. Franzke, B., et al. (2018). Dietary protein, muscle and physical function in the very old. *Nutrients*, 10(7).

29. Looker, A. C., et al. (2017). FRAX-based estimates of 10-year probability of hip and major osteoporotic fracture among adults aged 40 and over: United States, 2013 and 2014. *National Health Statistics Reports* (103), 1–16.

30. Food and Nutrition Board and Institute of Medicine. (1998). *Dietary reference intakes for thiamin, riboflavin, niacin, vitamin B6, folate, vitamin B12, pantothenic acid, biotin, and choline.* Washington, DC: National Academies Press.

31. Prentice, A. (2008). Vitamin D deficiency: A global perspective. *Nutrition Reviews*, 66(10 Suppl. 2), S153–S164.

32. Holick, M. F., & Chen, T. C. (2008). Vitamin D deficiency: A worldwide problem with health consequences. *American Journal of Clinical Nutrition*, 87(4), 1080s–1086s.

33. Norman, A. W., & Bouillon, R. (2010). Vitamin D nutritional policy needs a vision for the future. *Experimental Biology and Medicine*, 235(9), 1034–1045.

34. Manson, J. E., et al. (2016). Vitamin D deficiency—is there really a pandemic? *New England Journal of Medicine*, 375(19), 1817–1820.

35. Pfotenhauer, K. M., & Shubrook, J. H. (2017). Vitamin D deficiency, its role in health and disease, and current supplementation recommendations. *Journal of the American Osteopathic Association*, 117(5), 301–305.

36. LeFevre, M. L. (2015). Screening for vitamin D deficiency in adults: U.S. Preventive Services Task Force recommendation statement. *Annals of Internal Medicine*, 162(2), 133–140.

37. Food and Nutrition Board and Institute of Medicine. (2011). *Dietary reference intakes for calcium and vitamin D.* Washington, DC: National Academies Press.

38. Grossman, D. C., et al. (2018). Vitamin D, calcium, or combined supplementation for the primary prevention of fractures in community-dwelling adults: U.S. Preventive Services Task Force recommendation statement. *Journal of the American Medical Association*, 319(15), 1592–1599.

39. LeBlanc, E. S., et al. (2015). Screening for vitamin D deficiency: A systematic review for the U.S. Preventive Services Task Force. *Annals of Internal Medicine*, 162(2), 109–122.

40. Blumberg, J. B., et al. (2017). Contribution of dietary supplements to nutritional adequacy by socioeconomic subgroups in adults of the United States. *Nutrients*, 10(1).

41. Wallace, T. C., McBurney, M., & Fulgoni, V. L., 3rd. (2014). Multivitamin/mineral supplement contribution to micronutrient intakes in the United States, 2007-2010. *Journal of the American College of Nutrition*, 33(2), 94–102.

42. Donini, L. M., et al. (2016). Mini-nutritional assessment, malnutrition universal screening tool, and nutrition risk screening tool for the nutritional evaluation of older nursing home residents. *Journal of the American Medical Directors Association*, 17(10), 959. e11-e18.

43. Inoue, T., et al. (2019). Acute phase nutritional screening tool associated with functional outcomes of hip fracture patients: A longitudinal study to compare MNA-SF, MUST, NRS-2002 and GNRI. *Clinical Nutrition*, 38(1), 220–226.

44. Hoeksema, A. R., et al. (2018). Health and quality of life differ between community living older people with and without remaining teeth who recently received formal home care: A cross

sectional study. *Clinical Oral Investigations*, 22(7), 2615–2622.

45. Wu, L. L., et al. (2018). Oral health indicators for risk of malnutrition in elders. *The Journal of Nutrition, Health & Aging*, 22(2), 254–261.

46. Begg, D. P. (2017). Disturbances of thirst and fluid balance associated with aging. *Physiology & Behavior*, 178, 28–34.

47. Koch, C. A., & Fulop, T. (2017). Clinical aspects of changes in water and sodium homeostasis in the elderly. *Reviews in Endocrine & Metabolic Disorders*, 18(1), 49–66.

48. Hales, C. M., et al. (2018). Trends in obesity and severe obesity prevalence in U.S. youth and adults by sex and age, 2007–2008 to 2015–2016. *Journal of the American Medical Association*, 319(16), 1723–1725.

49. Koolhaas, C. M., et al. (2018). Physical activity types and health-related quality of life among middle-aged and elderly adults: The Rotterdam study. *The Journal of Nutrition, Health & Aging*, 22(2), 246–253.

50. Cohen, A., Baker, J., & Ardern, C. I. (2016). Association between body mass index, physical activity, and health-related quality of life in Canadian adults. *Journal of Aging and Physical Activity*, 24(1), 32–38.

51. Liu, Z., et al. (2018). Effect of 24-month physical activity on cognitive frailty and the role of inflammation: The life randomized clinical trial. *BMC Medicine*, 16(1), 185.

52. U.S. Department of Agriculture and U.S. Department of Health and Human Services. (December 2020). *Dietary Guidelines for Americans, 2020-2025* (9th ed.). Available at: www.dietaryguidelines.gov.

53. Aguiar, E. J., et al. (2014). Efficacy of interventions that include diet, aerobic and resistance training components for type 2 diabetes prevention: A systematic review with meta-analysis. *International Journal of Behavioral Nutrition and Physical Activity*, 11, 2.

54. National Center for Chronic Disease Prevention and Health Promotion. *About chronic diseases*. www.cdc.gov/chronicdisease/about/index.htm. Published 2019. [Accessed 24 March 2019].

55. National Center for Health Statistics. (2018). *Health, United States, 2017: With special feature on mortality*. Hyattsville, MD.

56. Administration for Community Living. (2019). *National survey of OAA participants, aging integrated database*. Department of Health and Human Services.

57. United States Department of Agriculture. (2018). *Trends in supplemental nutrition assistance program participation rates: Fiscal year 2010 to fiscal year 2016*. Food and Nutrition Service and Office of Policy Support. Washington, DC: United States Department of Agriculture.

58. Dorner, B., & Friedrich, E. K. (2018). Position of the Academy of Nutrition and Dietetics: Individualized nutrition approaches for older adults: Long-term care, post-acute care, and other settings. *Journal of the Academy of Nutrition and Dietetics*, 118(4), 724–735.

59. Keller, H. H., et al. (2017). Prevalence and determinants of poor food intake of residents living in long-term care. *Journal of the American Medical Directors Association*, 18(11), 941–947.

第 13 章

1. U.S. Food and Drug Administration. (2004). *Food allergen labeling and consumer protection act of 2004*. Silver Spring, MD.

2. Cavaliere, A., De Marchi, E., & Banterle, A. (2017). Investigation on the role of consumer health orientation in the use of food labels. *Public Health*, 147, 119–127.

3. Miller, L. M., & Cassady, D. L. (2015). The effects of nutrition knowledge on food label use. A review of the literature. *Appetite*, 92, 207–216.

4. Haidar, A., et al. (2017). Self-reported use of nutrition labels to make food choices is associated with healthier dietary behaviours in adolescents. *Public Health Nutrition*, 20(13), 2329–2339.

5. Buyuktuncer, Z., et al. (2018). Promoting a healthy diet

in young adults: The role of nutrition labeling. *Nutrients*, *10*(10).

6. Christoph, M. J., et al. (2018). Nutrition facts panels: Who uses them, what do they use, and how does use relate to dietary intake? *Journal of the Academy of Nutrition and Dietetics*, *118*(2), 217–228.

7. Jackey, B. A., Cotugna, N., & Orsega-Smith, E. (2017). Food label knowledge, usage and attitudes of older adults. *Journal of Nutrition in Gerontology and Geriatrics*, *36*(1), 31–47.

8. Institute of Medicine (U.S.) Committee on the Nutrition Components of Food Labeling. (1990). *Nutrition labeling: Issues and directions for the 1990s*. Washington, DC: National Academies Press (U.S.).

9. Department of Health and Human Services. (2016). *Food labeling: REVISION of the nutrition and supplement facts labels*. U.S. Food and Drug Administration.

10. Gorski Findling, M. T., et al. (2018). Comparing five front-of-pack nutrition labels' influence on consumers' perceptions and purchase intentions. *Preventive Medicine*, *106*, 114–121.

11. Egnell, M., et al. (2018). Objective understanding of Nutri-score front-of-package nutrition label according to individual characteristics of subjects: Comparisons with other format labels. *PLoS One*, *13*(8), e0202095.

12. Egnell, M., et al. (2018). Objective understanding of front-of-package nutrition labels: An international comparative experimental study across 12 countries. *Nutrients*, *10*(10).

13. Ducrot, P., et al. (2016). Impact of different front-of-pack nutrition labels on consumer purchasing intentions: A randomized controlled trial. *American Journal of Preventive Medicine*, *50*(5), 627–636.

14. Fern, E. B., et al. (2015). The Nutrient Balance Concept: A new quality metric for composite meals and diets. *PLoS One*, *10*(7), e0130491.

15. Lehmann, U., et al. (2017). Nutrient profiling for product reformulation: Public health impact and benefits for the consumer. *Proceedings of the Nutrition Society*, *76*(3), 255–264.

16. Drewnowski, A. (2017). Uses of nutrient profiling to address public health needs: From regulation to reformulation. *Proceedings of the Nutrition Society*, *76*(3), 220–229.

17. U.S. Department of Health and Human Services. (2013). *A food labeling guide: Guidance for industry*. College Park, MD: Center for Food Safety and Applied Nutrition, FDA.

18. U.S. Department of Agriculture. *National organic program*. www.ams.usda.gov/rules-regulations/organic. Published 2019. [Accessed 7 May 2019].

19. Brantsaeter, A. L., et al. (2017). Organic food in the diet: Exposure and health implications. *Annual Review of Public Health*, *38*, 295–313.

20. Hurtado-Barroso, S., et al. (2019). Organic food and the impact on human health. *Critical Reviews in Food Science and Nutrition*, *59*(4), 704–714.

21. Mie, A., et al. (2017). Human health implications of organic food and organic agriculture: A comprehensive review. *Environmental Health*, *16*(1), 111.

22. U.S. Department of Agriculture and Economic Research Service. (2018). *Adoption of genetically engineered crops in the U.S.*. Washington, DC: National Agricultural Statistics Service, U.S. Department of Agriculture.

23. Edge, M. S., et al. (2018). 2015 evidence analysis library systematic review on advanced technology in food production. *Journal of the Academy of Nutrition and Dietetics*, *118*(6), 1106–1127. e9.

24. U.S. Food and Drug Administration. *Food irradiation: What you need to know*. www.fda.gov/food/resourcesforyou/consumers/ucm261680.htm. Published 2018. [Accessed 22 April 2019].

25. Marder, E. P., et al. (2018). Preliminary incidence and trends of infections with pathogens transmitted commonly through food—foodborne diseases active surveillance network, 10 U.S. sites, 2006–2017. *Morbidity and Mortality Weekly Report*, *67*(11), 324–328.

26. U.S. Department of Health and Human Services. *Healthy People 2030*. health.gov/healthypeople. Published 2020. [Accessed 28 April, 2021].

27. Dewey-Mattia, D., et al. (2018). Surveillance for foodborne disease outbreaks—United States, 2009–2015. *MMWR Surveillance Summaries*, *67*(10), 1–11.

28. Centers for Disease Control and Prevention. (2018). *National salmonella surveillance annual report, 2016*. Atlanta: U.S. Department of Health and Human Services, CDC.

29. Centers for Disease Control and Prevention. (2018). *National shigella surveillance annual report, 2016*. Atlanta: U.S. Department of Health and Human Services, CDC.

30. Madjunkov, M., Chaudhry, S., & Ito, S. (2017). Listeriosis during pregnancy. *Archives of Gynecology and Obstetrics*, *296*(2), 143–152.

31. Centers for Disease Control and Prevention. (2018). *National Shiga toxin-producing Escherichia coli (STEC) Surveillance Annual Report, 2016*. Atlanta: U.S. Department of Health and Human Services, CDC.

32. Jacobs Slifka, K. M., Newton, A. E., & Mahon, B. E. (2017). Vibrio alginolyticus infections in the USA, 1988–2012. *Epidemiology and Infection*, *145*(7), 1491–1499.

33. Centers for Disease Control and Prevention. (2018). *Surveillance for foodborne disease outbreaks, United States, 2016, annual report*. Atlanta: U.S. Department of Health and Human Services, CDC.

34. Lanphear, B. P., et al. (2018). Low-level lead exposure and mortality in U.S. adults: A population-based cohort study. *Lancet Public Health*, *3*(4), e177–e184.

35. Alvarez-Ortega, N., Caballero-Gallardo, K., & Olivero-Verbel, J. (2017). Low blood lead levels impair intellectual and hematological function in children from Cartagena, Caribbean coast of Colombia. *Journal of Trace Elements in Medicine & Biology*, *44*, 233–240.

36. Wu, Y., et al. (2018). The relationship of children's intelligence quotient and blood lead and zinc levels: A meta-analysis and system review. *Biological Trace Element Research*, *182*(2), 185–195.

37. Huang, S., et al. (2016). Childhood blood lead levels and symptoms of Attention Deficit Hyperactivity Disorder (ADHD): A cross-sectional study of Mexican children. *Environmental Health Perspectives*, *124*(6), 868–874.

38. Barg, G., et al. (2018). Association of low lead levels with behavioral problems and executive function deficits in schoolers from Montevideo, Uruguay. *International Journal of Environmental Research and Public Health*, *15*(12).

39. Gump, B. B., et al. (2017). Background lead and mercury exposures: Psychological and behavioral problems in children. *Environmental Research*, *158*, 576–582.

40. O'Connor, D., et al. (2018). Lead-based paint remains a major public health concern: A critical review of global production, trade, use, exposure, health risk, and implications. *Environment International*, *121*(Pt 1), 85–101.

41. Shen, Z., et al. (2018). Lead-based paint in children's toys sold on China's major online shopping platforms. *Environmental Pollution*, *241*, 311–318.

42. Rocha, A., & Trujillo, K. A. (2019). Neurotoxicity of low-level lead exposure: History, mechanisms of action, and behavioral effects in humans and preclinical models. *Neurotoxicology*, *73*, 58–80.

43. Reuben, A., et al. (2017). Association of childhood blood lead levels with cognitive function and socioeconomic status at age 38 years and with IQ change and socioeconomic mobility between childhood and adulthood. *Journal of the American Medical Association*, *317*(12), 1244–1251.

44. Shah-Kulkarni, S., et al. (2016). Neurodevelopment in early childhood affected by prenatal lead exposure and iron intake. *Medicine (Baltimore)*, *95*(4), e2508.

45. Food and Agricultural Organization of the United Nations. (2018). *The state of food security and nutrition in the world 2018: Building climate resilience for food security and nutrition*. Rome,

Italy: Food and Agricultural Organization of the United Nations.

46. Committee on World Food Security. (2017). *Global Strategic Framework for Food Security and Nutrition (GSF)*. Rome, Italy: Food and Agriculture Organization of the United Nations.

47. Coleman-Jensen, A., et al. (2019). *Household food security in the United States in 2018, ERR-270*. U.S. Department of Agriculture, Economic Research Service.

48. United States Department of Agriculture. (2018). *Food and Nutrition Service Nutrition Program fact sheet; Commodity Supplemental Food Program*. Washington, DC: United States Department of Agriculture.

49. Food and Nutrition Services. (2019). *Supplemental Nutrition Assistance Program participation and costs*. Washington, DC: U.S. Department of Agriculture.

50. Food and Nutrition Services. (2019). *WIC program participation and costs*. Washington, DC: U.S. Department of Agriculture.

51. Food and Nutrition Services. (2019). *Monthly data–state level participation by category and program costs*. Washington, DC: U.S. Department of Agriculture.

52. U.S. Department of Agriculture. (2012). *Nutrition standards in the National School Lunch and School Breakfast Programs; final rule*. Washington, DC: Food and Nutrition Service, Federal Register.

53. Center for Nutrition Policy and Promotion. (2019). *USDA food plans: Cost of food at home at four levels U.S. average, February 2019*. Washington, DC: U.S. Food and Nutrition Service, U.S. Department of Agriculture.

第 14 章

1. Emilien, C., & Hollis, J. H. (2017). A brief review of salient factors influencing adult eating behaviour. *Nutrition Research Reviews*, 30(2), 233–246.

2. Russell, C. G., & Russell, A. (2018). Biological and psychosocial processes in the development of children's appetitive traits: Insights from developmental theory and research. *Nutrients*, 10(6).

3. Tarragon, E., & Moreno, J. J. (2017). Role of endocannabinoids on sweet taste perception, food preference, and obesity-related disorders. *Chemical Senses*, 43(1), 3–16.

4. Garg, S., Nurgali, K., & Mishra, V. K. (2016). Food proteins as source of opioid peptides—a review. *Current Medicinal Chemistry*, 23(9), 893–910.

5. Ogle, A. D., et al. (2017). Influence of cartoon media characters on children's attention to and preference for food and beverage products. *Journal of the Academy of Nutrition and Dietetics*, 117(2), 265–270.e2.

6. Harris, J. L., & Kalnova, S. S. (2018). Food and beverage TV advertising to young children: Measuring exposure and potential impact. *Appetite*, 123, 49–55.

7. Coleman-Jensen, A., Rabbitt, M. P., Gregory, C. A., & Singh, A. (2018). *Household food security in the United States in 2017, ERR-256*. U.S. Department of Agriculture, Economic Research Service.

8. Fulgoni, V., III, & Drewnowski, A. (2019). An economic gap between the recommended healthy food patterns and existing diets of minority groups in the U.S. National Health and Nutrition Examination Survey 2013–14. *Frontiers in Nutrition*, 6, 37.

9. Berkowitz, S. A., et al. (2018). Food insecurity and health care expenditures in the United States, 2011-2013. *Health Services Research*, 53(3), 1600–1620.

10. Holben, D. H., & Marshall, M. B. (2017). Position of the Academy of Nutrition and Dietetics: Food insecurity in the United States. *Journal of the Academy of Nutrition and Dietetics*, 117(12), 1991–2002.

11. Wright, A., Smith, K. E., & Hellowell, M. (2017). Policy lessons from health taxes: A systematic review of empirical studies. *BMC Public Health*, 17(1), 583.

12. Setiloane, K. T. (2016). Beyond the melting pot and salad bowl views of cultural diversity: Advancing cultural diversity education of nutrition educators. *Journal of Nutrition Education and Behavior*, 48(9), 664–668.e1.

13. United States Census Bureau. (2017). *Profile America facts for features: CB17-FF.17*. Hispanic heritage month 2017. United States Department of Commerce Economics and Statistics Administration.

14. United States Census Bureau. (2018). *Profile America facts for features: CB18-FF.09 American Indian and Alaska native heritage month: November 2018*. United States Department of Commerce Economics and Statistics Administration.

15. Centers for Disease Control and Prevention. (2017). *National diabetes statistics report, 2017*. Atlanta: Centers for Disease Control and Prevention.

16. United States Census Bureau. *Quick facts United States*. www.census.gov/quickfacts/fact/table/US/RHI225217#RHI225217. Published 2019. [Accessed 18 June 2019].

17. Mintz, S. *The Gilder Lehrman Institute of American History. Facts about the slave trade and slavery*. www.gilderlehrman.org/content/historical-context-facts-about-slave-trade-and-slavery. Published 2019. [Accessed 18 June 2019].

18. Bhupathiraju, S. N., et al. (2018). Dietary patterns among Asian Indians living in the United States have distinct metabolomic profiles that are associated with cardiometabolic risk. *Journal of Nutrition*, 148(7), 1150–1159.

19. Dinu, M., et al. (2018). Mediterranean diet and multiple health outcomes: An umbrella review of meta-analyses of observational studies and randomised trials. *European Journal of Clinical Nutrition*, 72(1), 30–43.

20. United States Department of Labor Blog. *Women of working age*. www.dol.gov/wb/stats/NEWSTATS/latest/demographics.htm#wwcivilian. Published 2019. [Accessed 18 June 2019].

21. United States Department of Labor Blog. *12 stats about working women*. blog.dol.gov/2017/03/01/12-stats-about-working-women. Published 2019. [Accessed 18 June 2019].

22. Todd, J. E. (2017). Changes in consumption of food away from home and intakes of energy and other nutrients among U.S. working-age adults, 2005–2014. *Public Health Nutrition*, 20(18), 3238–3246.

23. Jones, B. L. (2018). Making time for family meals: Parental influences, home eating environments, barriers and protective factors. *Physiology & Behavior*, 193(Pt B), 248–251.

24. Kant, A. K. (2018). Eating patterns of U.S. adults: Meals, snacks, and time of eating. *Physiology & Behavior*, 193(Pt B), 270–278.

25. Kant, A. K., & Graubard, B. I. (2015). 40-year trends in meal and snack eating behaviors of American adults. *Journal of the Academy of Nutrition and Dietetics*, 115(1), 50–63.

26. Young, L. R., & Nestle, M. (2003). Expanding portion sizes in the U.S. marketplace: Implications for nutrition counseling. *Journal of the American Dietetic Association*, 103(2), 231–234.

27. McCrory, M. A., et al. (2019). Fast-food offerings in the United States in 1986, 1991, and 2016 show large increases in food variety, portion size, dietary energy, and selected micronutrients. *Journal of the Academy of Nutrition and Dietetics*, 119(6), 923–933.

28. Steenhuis, I., & Poelman, M. (2017). Portion size: Latest developments and interventions. *Current Obesity Reports*, 6(1), 10–17.

29. Zuraikat, F. M., et al. (2018). Comparing the portion size effect in women with and without extended training in portion control: A follow-up to the portion-control strategies trial. *Appetite*, 123, 334–342.

30. Stern, D., Ng, S. W., & Popkin, B. M. (2016). The nutrient content of U.S. household food purchases by store type. *American Journal of Preventive Medicine*, 50(2), 180–190.

第 15 章

1. Hales, C. M., et al. (2018). Trends in obesity and severe obesity prevalence in us youth and adults by sex and age, 2007–2008 to 2015–2016. *Journal of the American Medical Association*, 319(16), 1723–1725.

2. National Center for Health Statistics. (2018). *Prevalence of*

overweight, obesity, and severe obesity among adults aged 20 and over: United States, 1960–1962 through 2015–2016. Hyattsville, MD: U.S. Government Printing Office.

3. Loos, R. J. F., & Janssens, A. (2017). Predicting polygenic obesity using genetic information. *Cell Metabolism*, 25(3), 535–543.

4. Rost, S., et al. (2018). New indexes of body fat distribution and sex-specific risk of total and cause-specific mortality: A prospective cohort study. *BMC Public Health*, 18(1), 427.

5. Teigen, L. M., et al. (2017). The use of technology for estimating body composition: Strengths and weaknesses of common modalities in a clinical setting. *Nutrition in Clinical Practice*, 32(1), 20–29.

6. Haverkort, E. B., et al. (2015). Bioelectrical impedance analysis to estimate body composition in surgical and oncological patients: A systematic review. *European Journal of Clinical Nutrition*, 69(1), 3–13.

7. Mundi, M. S., Patel, J. J., & Martindale, R. (2019). Body composition technology: Implications for the ICU. *Nutrition in Clinical Practice*, 34(1), 48–58.

8. Bosy-Westphal, A., et al. (2017). Quantification of whole-body and segmental skeletal muscle mass using phase-sensitive 8-electrode medical bioelectrical impedance devices. *European Journal of Clinical Nutrition*, 71(9), 1061–1067.

9. Lowry, D. W., & Tomiyama, A. J. (2015). Air displacement plethysmography versus dual-energy x-ray absorptiometry in underweight, normal-weight, and overweight/obese individuals. *PLoS One*, 10(1), e0115086.

10. Delisle Nystrom, C., et al. (2018). The paediatric option for BodPod to assess body composition in preschool children: What fat-free mass density values should be used? *British Journal of Nutrition*, 120(7), 797–802.

11. Heymsfield, S. B., et al. (2016). Why are there race/ethnic differences in adult body mass index-adiposity relationships? A quantitative critical review. *Obesity Reviews*, 17(3), 262–275.

12. Santoro, A., et al. (2018). A cross-sectional analysis of body composition among healthy elderly from the European NU-AGE study: Sex and country specific features. *Frontiers in Physiology*, 9, 1693.

13. The Global BMI Mortality Collaboration. (2016). Body-mass index and all-cause mortality: Individual-participant-data meta-analysis of 239 prospective studies in four continents. *Lancet*, 388(10046), 776–786.

14. Baskaran, C., Misra, M., & Klibanski, A. (2017). Effects of anorexia nervosa on the endocrine system. *Pediatr Endocrinol Rev*, 14(3), 302–311.

15. Grigsby, M. R., et al. (2019). Low body mass index is associated with higher odds of COPD and lower lung function in low- and middle-income countries. *Journal of Chronic Obstructive Pulmonary Disease*, 16, 1–8.

16. Hruby, A., & Hu, F. B. (2015). The epidemiology of obesity: A big picture. *Pharmacoeconomics*, 33(7), 673–689.

17. Global Burden of Disease 2015 Obesity Collaborators. (2017). Health effects of overweight and obesity in 195 countries over 25 years. *New England Journal of Medicine*, 377(1), 13–27.

18. Bischoff, S. C., et al. (2017). Towards a multidisciplinary approach to understand and manage obesity and related diseases. *Clinical Nutrition*, 36(4), 917–938.

19. Beaulac, J., & Sandre, D. (2017). Critical review of bariatric surgery, medically supervised diets, and behavioural interventions for weight management in adults. *Perspectives in Public Health*, 137(3), 162–172.

20. Carter, S., Clifton, P. M., & Keogh, J. B. (2018). Effect of intermittent compared with continuous energy restricted diet on glycemic control in patients with type 2 diabetes: A randomized noninferiority trial. *JAMA Network Open*, 1(3), e180756.

21. Chin, S. H., Kahathuduwa, C. N., & Binks, M. (2016). Physical activity and obesity: What we know and what we need to know. *Obesity Reviews*, 17(12), 1226–1244.

22. Zhang, Y., et al. (1994). Positional cloning of the mouse obese gene and its human homologue. *Nature*, 372(6505), 425–432.

23. Cui, H., Lopez, M., & Rahmouni, K. (2017). The cellular and molecular bases of leptin and ghrelin resistance in obesity. *Nature Reviews Endocrinology*, 13(6), 338–351.

24. Farooqi, I. S., & O'Rahilly, S. (2014). 20 years of leptin: Human disorders of leptin action. *Journal of Endocrinology*, 223(1), T63–T70.

25. Wabitsch, M., et al. (2015). Biologically inactive leptin and early-onset extreme obesity. *New England Journal of Medicine*, 372(1), 48–54.

26. Ozsu, E., Ceylaner, S., & Onay, H. (2017). Early-onset severe obesity due to complete deletion of the leptin gene in a boy. *Journal of Pediatric Endocrinology & Metabolism*, 30(11), 1227–1230.

27. Lv, Y., et al. (2018). Ghrelin, a gastrointestinal hormone, regulates energy balance and lipid metabolism. *Bioscience Reports*, 38(5).

28. Thaker, V. V. (2017). Genetic and epigenetic causes of obesity. *Pediatricians Adolescent Medicine State of the Art Reviews*, 28(2), 379–405.

29. Lin, X., et al. (2017). Developmental pathways to adiposity begin before birth and are influenced by genotype, prenatal environment and epigenome. *BMC Medicine*, 15(1), 50.

30. van Dijk, S. J., et al. (2015). Recent developments on the role of epigenetics in obesity and metabolic disease. *Clinical Epigenetics*, 7, 66.

31. Vogelezang, S., et al. (2015). Adult adiposity susceptibility loci, early growth and general and abdominal fatness in childhood. The generation R study. *International Journal of Obesity (Lond)*, 39, 1001–1009.

32. Ogata, B. N., & Hayes, D. (2014). Position of the Academy of Nutrition and Dietetics: Nutrition guidance for healthy children ages 2 to 11 years. *Journal of the Academy of Nutrition and Dietetics*, 114(8), 1257–1276.

33. Calonne, J., et al. (2019). Reduced skeletal muscle protein turnover and thyroid hormone metabolism in adaptive thermogenesis that facilitates body fat recovery during weight regain. *Frontiers in Endocrinology (Lausanne)*, 10, 119.

34. Sachdev, M., et al. (2002). Effect of fenfluramine-derivative diet pills on cardiac valves: A meta-analysis of observational studies. *American Heart Journal*, 144(6), 1065–1073.

35. Rosa-Goncalves, P., & Majerowicz, D. (2019). Pharmacotherapy of obesity: Limits and perspectives. *American Journal of Cardiovascular Drugs*, 19(4), 349–364.

36. Raynor, H. A., & Champagne, C. M. (2016). Position of the Academy of Nutrition and Dietetics: Interventions for the treatment of overweight and obesity in adults. *Journal of the Academy of Nutrition and Dietetics*, 116(1), 129–147.

37. Fox, W., et al. (2019). Long-term micronutrient surveillance after gastric bypass surgery in an integrated healthcare system. *Surgery for Obesity and Related Diseases*, 15(3), 389–395.

38. Jensen, M. D., et al. (2014). 2013 AHA/ACC/TOS guideline for the management of overweight and obesity in adults: A report of the American College of Cardiology/American Heart Association Task Force on Practice Guidelines and The Obesity Society. *Circulation*, 129(25 Suppl. 2), S102–S138.

39. Yannakoulia, M., et al. (2019). Dietary modifications for weight loss and weight loss maintenance. *Metabolism*, 92, 153–162.

40. U.S. Department of Agriculture and U.S. Department of Health and Human Services. (December 2020). *Dietary Guidelines for Americans, 2020-2025* (9th ed.). Available at: www.dietaryguidelines.gov.

41. Academy of Nutrition and Dietetics. (2019). *Nutrition Care Manual*. Chicago, IL: Academy of Nutrition and Dietetics.

42. Kask, J., et al. (2016). Mortality in women with anorexia nervosa: The role of comorbid psychiatric disorders. *Psychoso-*

matic Medicine, 78(8), 910–919.

43. Kask, J., et al. (2017). Anorexia nervosa in males: Excess mortality and psychiatric co-morbidity in 609 Swedish inpatients. *Psychological Medicine, 47*(8), 1489–1499.

44. Lavender, J. M., Brown, T. A., & Murray, S. B. (2017). Men, muscles, and eating disorders: An overview of traditional and muscularity-oriented disordered eating. *Current Psychiatry Reports, 19*(6), 32.

45. Stice, E., et al. (2017). Risk factors that predict future onset of each DSM-5 eating disorder: Predictive specificity in high-risk adolescent females. *Journal of Abnormal Psychology, 126*(1), 38–51.

46. Racine, S. E., et al. (2017). Eating disorder-specific risk factors moderate the relationship between negative urgency and binge eating: A behavioral genetic investigation. *Journal of Abnormal Psychology, 126*(5), 481–494.

47. Smith, K. E., et al. (2018). A systematic review of reviews of neurocognitive functioning in eating disorders: The state-of-the-literature and future directions. *International Journal of Eating Disorders, 51*(8), 798–821.

48. Chojnacki, C., et al. (2016). Serotonin and melatonin secretion in postmenopausal women with eating disorders. *Endokrynologia Polska, 67*(3), 299–304.

49. Afifi, T. O., et al. (2017). Child maltreatment and eating disorders among men and women in adulthood: Results from a nationally representative United States sample. *International Journal of Eating Disorders, 50*(11), 1281–1296.

50. Udo, T., & Grilo, C. M. (2018). Prevalence and correlates of DSM-5-defined eating disorders in a nationally representative sample of U.S. adults. *Biological Psychiatry, 84*(5), 345–354.

51. Erzegovesi, S., & Bellodi, L. (2016). Eating disorders. *CNS Spectrums, 21*(4), 304–309.

52. Rowe, E. (2017). Early detection of eating disorders in general practice. *Australian Family Physician, 46*(11), 833–838.

53. Castillo, M., & Weiselberg, E. (2017). Bulimia nervosa/purging disorder. *Current Problems in Pediatric and Adolescent Health Care, 47*(4), 85–94.

54. Udo, T., & Grilo, C. M. (2019). Psychiatric and medical correlates of DSM-5 eating disorders in a nationally representative sample of adults in the United States. *International Journal of Eating Disorders, 52*(1), 42–50.

55. Hilbert, A. (2019). Binge-eating disorder. *The Psychiatric Clinics of North America, 42*(1), 33–43.

第 16 章

1. Clarke, T. C., Norris, T., & Schiller, J. S. (2017). *Early release of selected estimates based on data from January–June 2017 National Health Interview Survey*. National Center for Health Statistics.

2. U.S. Department of Health and Human Services. *Healthy People 2030*. health.gov/healthypeople. Published 2020. [Accessed 18 February, 2021].

3. U.S. Department of Health and Human Services. (2018). *Physical activity guidelines for Americans* (2nd ed.). Washington, DC: U.S. Department of Health and Human Services.

4. Riebe, D., et al. (2015). Updating ACSM's recommendations for exercise preparticipation health screening. *Medicine & Science in Sports & Exercise, 47*(11), 2473–2479.

5. Gordon, B., Chen, S., & Durstine, J. L. (2014). The effects of exercise training on the traditional lipid profile and beyond. *Current Sports Medicine Reports, 13*(4), 253–259.

6. Mann, S., Beedie, C., & Jimenez, A. (2014). Differential effects of aerobic exercise, resistance training and combined exercise modalities on cholesterol and the lipid profile: Review, synthesis and recommendations. *Sports Medicine, 44*(2), 211–221.

7. Benjamin, E. J., et al. (2018). Heart disease and stroke statistics-2018 update: A report from the American Heart Association. *Circulation, 137*(12), e67–e492.

8. Wasfy, M. M., & Baggish, A. L. (2016). Exercise dose in clinical practice. *Circulation, 133*(23), 2297–2313.

9. Whelton, P. K., et al. (2018). 2017 ACC/AHA/AAPA/ABC/ACPM/AGS/APHA/ASH/ASPC/NMA/PCNA guideline for the prevention, detection, evaluation, and management of high blood pressure in adults: A report of the American College of Cardiology/American Heart Association Task Force on clinical practice guidelines. *Journal of the American College of Cardiology, 71*(19), e127–e248.

10. Colberg, S. R., et al. (2016). Physical activity/exercise and diabetes: A position statement of the American Diabetes Association. *Diabetes Care, 39*(11), 2065–2079.

11. Hansen, D., et al. (2018). Exercise prescription in patients with different combinations of cardiovascular disease risk factors: A consensus statement from the EXPERT Working Group. *Sports Medicine, 48*(8), 1781–1797.

12. Mikkelsen, K., et al. (2017). Exercise and mental health. *Maturitas, 106*, 48–56.

13. American College of Sports Medicine. (2009). American College of Sports Medicine position stand. Progression models in resistance training for healthy adults. *Medicine & Science in Sports & Exercise, 41*(3), 687–708.

14. Schuna, J. M., Jr., Johnson, W. D., & Tudor-Locke, C. (2013). Adult self-reported and objectively monitored physical activity and sedentary behavior: NHANES 2005–2006. *International Journal of Behavioral Nutrition and Physical Activity, 10*, 126.

15. Patterson, R., et al. (2018). Sedentary behaviour and risk of all-cause, cardiovascular and cancer mortality, and incident type 2 diabetes: A systematic review and dose response meta-analysis. *European Journal of Epidemiology, 33*(9), 811–829.

16. Horowitz, J. F., & Klein, S. (2000). Lipid metabolism during endurance exercise. *American Journal of Clinical Nutrition, 72*(Suppl. 2), 558S–563S.

17. Thomas, D. T., Erdman, K. A., & Burke, L. M. (2016). Position of the Academy of Nutrition and Dietetics, Dietitians of Canada, and the American College of Sports Medicine: Nutrition and athletic performance. *Journal of the Academy of Nutrition and Dietetics, 116*(3), 501–528.

18. Mountjoy, M., et al. (2018). International Olympic Committee (IOC) consensus statement on relative energy deficiency in sport (RED-S): 2018 update. *International Journal of Sport Nutrition and Exercise Metabolism, 28*(4), 316–331.

19. Close, G. L., et al. (2019). Nutrition for the prevention and treatment of injuries in track and field athletes. *International Journal of Sport Nutrition and Exercise Metabolism*, 1–26.

20. McDermott, B. P., et al. (2017). National Athletic Trainers' Association position statement: Fluid replacement for the physically active. *Journal of Athletic Training, 52*(9), 877–895.

21. Burke, L. M., et al. (2011). Carbohydrates for training and competition. *Journal of Sports Science, 29*(Suppl. 1), S17–S27.

22. Jager, R., et al. (2017). International Society of Sports Nutrition position stand: Protein and exercise. *Journal of Sports Science, 14*, 20.

23. U.S. Department of Agriculture and Agricultural Research Service. (2016). *Nutrient intakes from food and beverages: Mean amounts consumed per individual, by gender and age, What We Eat in America, NHANES 2013–2014*.

24. Ormsbee, M. J., Bach, C. W., & Baur, D. A. (2014). Pre-exercise nutrition: The role of macronutrients, modified starches and supplements on metabolism and endurance performance. *Nutrients, 6*(5), 1782–1808.

25. Burke, L. M., et al. (2018). Toward a common understanding of diet-exercise strategies to manipulate fuel availability for training and competition preparation in endurance sport. *International Journal of Sport Nutrition and Exercise Metabolism, 28*(5), 451–463.

26. Phillips, S. M. (2014). A brief review of critical processes in exercise-induced muscular hypertrophy. *Sports Medicine, 44*(Suppl. 1), S71–S77.

27. Kanayama, G., & Pope, H. G., Jr. (2018). History and epide-

miology of anabolic androgens in athletes and non-athletes. *Molecular and Cellular Endocrinology, 464*, 4–13.

第 17 章

1. Herdman, T., & Kamitsuru, S. (2018). *NANDA International, nursing diagnoses: Definitions and classification 2018–2020* (11th ed.). New York: Thieme Publishers.
2. Swan, W. I., et al. (2017). Nutrition care process and model update: Toward realizing people-centered care and outcomes management. *Journal of the Academy of Nutrition and Dietetics, 117*(12), 2003–2014.
3. Murakami, K., & Livingstone, M. B. (2016). Prevalence and characteristics of misreporting of energy intake in U.S. children and adolescents: National Health and Nutrition Examination Survey (NHANES) 2003–2012. *British Journal of Nutrition, 115*(2), 294–304.
4. Murakami, K., & Livingstone, M. B. (2015). Prevalence and characteristics of misreporting of energy intake in U.S. adults: NHANES 2003–2012. *British Journal of Nutrition, 114*(8), 1294–1303.
5. Tyrovolas, S., et al. (2016). Weight perception, satisfaction, control, and low energy dietary reporting in the U.S. adult population: Results from the National Health and Nutrition Examination Survey 2007–2012. *Journal of the Academy of Nutrition and Dietetics, 116*(4), 579–589.
6. Garriguet, D. (2018). Accounting for misreporting when comparing energy intake across time in Canada. *Health Reports, 29*(5), 3–12.
7. Leech, R. M., et al. (2018). The role of energy intake and energy misreporting in the associations between eating patterns and adiposity. *European Journal of Clinical Nutrition, 72*(1), 142–147.
8. Shaw, P. A., et al. (2019). Calibration of activity-related energy expenditure in the Hispanic Community Health Study/Study of Latinos (HCHS/SOL). *Journal of Science and Medicine in Sport, 22*(3), 300–306.
9. Matthews, C. E., et al. (2018). Measurement of active and sedentary behavior in context of large epidemiologic studies. *Medicine & Science in Sports & Exercise, 50*(2), 266–276.
10. Sardinha, L. B., & Judice, P. B. (2017). Usefulness of motion sensors to estimate energy expenditure in children and adults: A narrative review of studies using DLW. *European Journal of Clinical Nutrition, 71*(3), 331–339.
11. Correa, J. B., et al. (2016). Evaluation of the ability of three physical activity monitors to predict weight change and estimate energy expenditure. *Applied Physiology Nutrition and Metabolism, 41*(7), 758–766.
12. Jeran, S., Steinbrecher, A., & Pischon, T. (2016). Prediction of activity-related energy expenditure using accelerometer-derived physical activity under free-living conditions: A systematic review. *International Journal of Obesity (Lond), 40*(8), 1187–1197.
13. Mogensen, K. M., et al. (2019). Academy of Nutrition and Dietetics/American Society for Parenteral and Enteral Nutrition consensus malnutrition characteristics: Usability and association with outcomes. *Nutrition in Clinical Practice, 34*(5), 657–665.
14. Garvey, W. T., et al. (2016). American Association of Clinical Endocrinologists and American College of Endocrinology comprehensive clinical practice guidelines for medical care of patients with obesity executive summary. *Endocrine Practice, 22*(7), 842–884. (Complete guidelines available at www.aace.com/publications/guidelines).
15. Park, Y. M., et al. (2017). The association between metabolic health, obesity phenotype and the risk of breast cancer. *International Journal of Cancer, 140*(12), 2657–2666.
16. Eckel, N., et al. (2015). Characterization of metabolically unhealthy normal-weight individuals: Risk factors and their associations with type 2 diabetes. *Metabolism, 64*(8), 862–871.
17. Tunstall-Pedoe, H., et al. (2017). Twenty-year predictors of peripheral arterial disease compared with coronary heart disease in the Scottish Heart Health Extended Cohort (SHHEC). *Journal of the American Heart Association, 6*(9).
18. Kazempour-Ardebili, S., et al. (2017). Metabolic mediators of the impact of general and central adiposity measures on cardiovascular disease and mortality risks in older adults: Tehran Lipid and Glucose Study. *Geriatrics and Gerontology International, 17*(11), 2017–2024.
19. Sobiczewski, W., et al. (2015). Superiority of waist circumference and body mass index in cardiovascular risk assessment in hypertensive patients with coronary heart disease. *Blood Press, 24*(2), 90–95.
20. Song, X., et al. (2015). Cardiovascular and all-cause mortality in relation to various anthropometric measures of obesity in Europeans. *Nutrition Metabolism and Cardiovascular Diseases, 25*(3), 295–304.
21. Bell, C. L., Lee, A. S., & Tamura, B. K. (2015). Malnutrition in the nursing home. *Current Opinion in Clinical Nutrition and Metabolic Care, 18*(1), 17–23.
22. Li, I. C., Kuo, H. T., & Lin, Y. C. (2013). The mediating effects of depressive symptoms on nutritional status of older adults in long-term care facilities. *The Journal of Nutrition, Health & Aging, 17*(7), 633–636.
23. van Nie-Visser, N. C., et al. (2014). Which characteristics of nursing home residents influence differences in malnutrition prevalence? An international comparison of the Netherlands, Germany and Austria. *British Journal of Nutrition, 111*(6), 1129–1136.
24. Little, M. O. (2018). Updates in nutrition and polypharmacy. *Current Opinion in Clinical Nutrition and Metabolic Care, 21*(1), 4–9.
25. Peter, S., et al. (2017). Public health relevance of drug-nutrition interactions. *European Journal of Nutrition, 56*(Suppl. 2), 23–36.
26. Mohn, E. S., et al. (2018). Evidence of drug-nutrient interactions with chronic use of commonly prescribed medications: An update. *Pharmaceutics, 10*(1).
27. National Center for Health Statistics. (2018). *Health, United States, 2017: With special feature on mortality.* Hyattsville, MD.
28. Boullata, J. I., & Hudson, L. M. (2012). Drug-nutrient interactions: A broad view with implications for practice. *Journal of the Academy of Nutrition and Dietetics, 112*(4), 506–517.
29. Paine, M. F., et al. (2006). A furanocoumarin-free grapefruit juice establishes furanocoumarins as the mediators of the grapefruit juice-felodipine interaction. *American Journal of Clinical Nutrition, 83*(5), 1097–1105.
30. Choi, J. G., et al. (2016). A comprehensive review of recent studies on herb-drug interaction: A focus on pharmacodynamic interaction. *The Journal of Alternative and Complementary Medicine, 22*(4), 262–279.
31. Chrubasik-Hausmann, S., Vlachojannis, J., & McLachlan, A. J. (2019). Understanding drug interactions with St John's wort (*Hypericum perforatum*): Impact of hyperforin content. *The Journal of Pharmacy and Pharmacology, 71*(1), 129–138.
32. Asher, G. N., Corbett, A. H., & Hawke, R. L. (2017). Common herbal dietary supplement-drug interactions. *American Family Physician, 96*(2), 101–107.
33. Soleymani, S., et al. (2017). Clinical risks of St John's wort (*Hypericum perforatum*) co-administration. *Expert Opinion on Drug Metabolism & Toxicology, 13*(10), 1047–1062.
34. Russo, E., et al. (2014). *Hypericum perforatum:* Pharmacokinetic, mechanism of action, tolerability, and clinical drug-drug interactions. *Phytotherapy Research, 28*(5), 643–655.
35. Agbabiaka, T. B., et al. (2017). Concurrent use of prescription drugs and herbal medicinal products in older adults: A systematic review. *Drugs Aging, 34*(12), 891–905.

第 18 章

1. Walsh, T., et al. (2019). Fluoride toothpastes of different concentrations for preventing dental caries. *Cochrane Database of*

Systematic Reviews, 3, Cd007868.

2. National Center for Health Statistics. (2018). *Health, United States, 2017: With special feature on mortality.* Hyattsville, MD.

3. Kossioni, A. E. (2018). The association of poor oral health parameters with malnutrition in older adults: A review considering the potential implications for cognitive impairment. *Nutrients, 10*(11).

4. Zelig, R., et al. (2019). Associations between dental occlusion and nutritional status in community-dwelling older adults (P01-017-19). *Current Developments in Nutrition, 3*(Suppl. 1).

5. Watson, S., et al. (2019). The impact of dental status on perceived ability to eat certain foods and nutrient intakes in older adults: Cross-sectional analysis of the UK National Diet and Nutrition Survey 2008–2014. *International Journal of Behavioral Nutrition and Physical Activity, 16*(1), 43.

6. Dye, B. A., Weatherspoon, D. J., & Lopez Mitnik, G. (2019). Tooth loss among older adults according to poverty status in the United States from 1999 through 2004 and 2009 through 2014. *The Journal of the American Dental Association, 150*(1), 9–23. e3.

7. Nawaz, S., & Tulunay-Ugur, O. E. (2018). Dysphagia in the older patient. *Otolaryngologic Clinics of North America, 51*(4), 769–777.

8. Patel, D. A., et al. (2018). Economic and survival burden of dysphagia among inpatients in the United States. *Diseases of the Esophagus, 31*(1), 1–7.

9. Tagliaferri, S., et al. (2019). The risk of dysphagia is associated with malnutrition and poor functional outcomes in a large population of outpatient older individuals. *Clinical Nutrition, 38*(6), 2684–2689.

10. Beck, A. M., et al. (2018). Systematic review and evidence based recommendations on texture modified foods and thickened liquids for adults (above 17 years) with oropharyngeal dysphagia—an updated clinical guideline. *Clinical Nutrition, 37*(6 Pt A), 1980–1991.

11. O'Keeffe, S. T. (2018). Use of modified diets to prevent aspiration in oropharyngeal dysphagia: Is current practice justified? *BMC Geriatrics, 18*(1), 167.

12. Kaneoka, A., et al. (2017). A systematic review and meta-analysis of pneumonia associated with thin liquid vs. thickened liquid intake in patients who aspirate. *Clinical Rehabilitation, 31*(8), 1116–1125.

13. Chen, J., & Brady, P. (2019). Gastroesophageal reflux disease: Pathophysiology, diagnosis, and treatment. *Gastroenterology Nursing, 42*(1), 20–28.

14. Academy of Nutrition and Dietetics. (2019). *Nutrition Care Manual.* Chicago, IL: Academy of Nutrition and Dietetics.

15. de Bortoli, N., et al. (2016). Voluntary and controlled weight loss can reduce symptoms and proton pump inhibitor use and dosage in patients with gastroesophageal reflux disease: A comparative study. *Diseases of the Esophagus, 29*(2), 197–204.

16. Park, S. K., et al. (2017). Weight loss and waist reduction is associated with improvement in gastroesophageal disease reflux symptoms: A longitudinal study of 15,295 subjects undergoing health checkups. *Neuro-Gastroenterology and Motility, 29*(5).

17. Kroch, D. A., & Madanick, R. D. (2017). Medical treatment of gastroesophageal reflux disease. *World Journal of Surgery, 41*(7), 1678–1684.

18. Oor, J. E., et al. (2017). Seventeen-year outcome of a randomized clinical trial comparing laparoscopic and conventional nissen fundoplication: A plea for patient counseling and clarification. *Annals of Surgery, 266*(1), 23–28.

19. Hooi, J. K. Y., et al. (2017). Global prevalence of *Helicobacter pylori* infection: Systematic review and meta-analysis. *Gastroenterology, 153*(2), 420–429.

20. Leow, A. H., et al. (2016). Time trends in upper gastrointestinal diseases and *Helicobacter pylori* infection in a multiracial Asian population—a 20-year experience over three time periods. *Alimentary Pharmacology & Therapeutics, 43*(7), 831–837.

21. Malmi, H., et al. (2014). Incidence and complications of peptic ulcer disease requiring hospitalisation have markedly decreased in Finland. *Alimentary Pharmacology & Therapeutics, 39*(5), 496–506.

22. Lanas, A., & Chan, F. K. L. (2017). Peptic ulcer disease. *Lancet, 390*(10094), 613–624.

23. Levenstein, S., et al. (2015). Psychological stress increases risk for peptic ulcer, regardless of *Helicobacter pylori* infection or use of nonsteroidal anti-inflammatory drugs. *Clinical Gastroenterology and Hepatology, 13*(3), 498–506.e1.

24. Levenstein, S., et al. (2017). Mental vulnerability, *Helicobacter pylori,* and incidence of hospital-diagnosed peptic ulcer over 28 years in a population-based cohort. *Scandinavian Journal of Gastroenterology, 52*(9), 954–961.

25. Deding, U., et al. (2016). Perceived stress as a risk factor for peptic ulcers: A register-based cohort study. *BMC Gastroenterology, 16*(1), 140.

26. Panduro, A., et al. (2017). Genes, emotions and gut microbiota: The next frontier for the gastroenterologist. *World Journal of Gastroenterology, 23*(17), 3030–3042.

27. Kim, N., et al. (2018). Mind-altering with the gut: Modulation of the gut-brain axis with probiotics. *Journal of Microbiology, 56*(3), 172–182.

28. Proctor, C., et al. (2017). Diet, gut microbiota and cognition. *Metabolic Brain Disease, 32*(1), 1–17.

29. Kim, Y. K., & Shin, C. (2018). The microbiota-gut-brain axis in neuropsychiatric disorders: Pathophysiological mechanisms and novel treatments. *Current Neuropharmacology, 16*(5), 559–573.

30. Bruce-Keller, A. J., Salbaum, J. M., & Berthoud, H. R. (2018). Harnessing gut microbes for mental health: Getting from here to there. *Biological Psychiatry, 83*(3), 214–223.

31. Strandwitz, P. (2018). Neurotransmitter modulation by the gut microbiota. *Brain Research, 1693*(Pt B), 128–133.

32. Min, J. Y., & Min, K. B. (2018). Cumulative exposure to nighttime environmental noise and the incidence of peptic ulcer. *Environment International, 121*(Pt 2), 1172–1178.

33. Konturek, P. C., Brzozowski, T., & Konturek, S. J. (2011). Stress and the gut: Pathophysiology, clinical consequences, diagnostic approach and treatment options. *Journal of Physiology & Pharmacology, 62*(6), 591–599.

34. Kempenich, J. W., & Sirinek, K. R. (2018). Acid peptic disease. *The Surgical Clinics of North America, 98*(5), 933–944.

35. Satoh, K., et al. (2016). Evidence-based clinical practice guidelines for peptic ulcer disease 2015. *Journal of Gastroenterology, 51*(3), 177–194.

36. Perez, S., et al. (2017). Redox signaling in the gastrointestinal tract. *Free Radical Biology and Medicine, 104*, 75–103.

37. Farzaei, M. H., Abdollahi, M., & Rahimi, R. (2015). Role of dietary polyphenols in the management of peptic ulcer. *World Journal of Gastroenterology, 21*(21), 6499–6517.

38. Shanahan, E. R., et al. (2018). Influence of cigarette smoking on the human duodenal mucosa-associated microbiota. *Microbiome, 6*(1), 150.

39. Li, L. F., et al. (2014). Cigarette smoking and gastrointestinal diseases: The causal relationship and underlying molecular mechanisms (review). *International Journal of Molecular Medicine, 34*(2), 372–380.

40. National Institute of Health. *Cystic fibrosis.* ghr.nlm.nih.gov/condition/cystic-fibrosis. Published 2019. [Accessed 25 June 2019].

41. Kelsey, R., et al. (2019). Cystic fibrosis-related diabetes: Pathophysiology and therapeutic challenges. *Clinical Medicine Insights: Endocrinology and Metabolism, 12*, 1179551419851770.

42. Turck, D., et al. (2016). ESPEN-ESPGHAN-ECFS guidelines on nutrition care for infants, children, and adults with cystic fibrosis. *Clinical Nutrition, 35*(3), 557–577.

43. Lima, C. A., et al. (2017). Bone mineral density and inflammatory bowel disease severity. *Brazilian Journal of Medical and Biological Research, 50*(12), e6374.

44. Weisshof, R., & Chermesh, I. (2015). Micronutrient deficiencies in inflammatory bowel disease. *Current Opinion in Clinical Nutrition and Metabolic Care*, 18(6), 576–581.

45. Portela, F., et al. (2016). Anaemia in patients with inflammatory bowel disease—a nationwide cross-sectional study. *Digestion*, 93(3), 214–220.

46. van der Sloot, K. W. J., et al. (2017). Inflammatory bowel diseases: Review of known environmental protective and risk factors involved. *Inflammatory Bowel Diseases*, 23(9), 1499–1509.

47. Gungor, D., et al. (2019). Infant milk-feeding practices and diagnosed celiac disease and inflammatory bowel disease in offspring: A systematic review. *American Journal of Clinical Nutrition*, 109(Suppl. 7), 838s–851s.

48. Castro, F., & de Souza, H. S. P. (2019). Dietary composition and effects in inflammatory bowel disease. *Nutrients*, 11(6).

49. Nishida, A., et al. (2018). Gut microbiota in the pathogenesis of inflammatory bowel disease. *Clinical Journal of Gastroenterology*, 11(1), 1–10.

50. Ng, S. C., et al. (2018). Worldwide incidence and prevalence of inflammatory bowel disease in the 21st century: A systematic review of population-based studies. *Lancet*, 390(10114), 2769–2778.

51. Ruemmele, F. M., et al. (2014). Consensus guidelines of ECCO/ESPGHAN on the medical management of pediatric Crohn's disease. *The Journal of Crohn's and Colitis*, 8(10), 1179–1207.

52. Leung, A. K. C., et al. (2019). Travelers' diarrhea: A clinical review. *Recent Patents on Inflammation & Allergy Drug Discovery*.

53. GBD 2017 Causes of Death Collaborators. (2018). Global, regional, and national age-sex-specific mortality for 282 causes of death in 195 countries and territories, 1980–2017: A systematic analysis for the Global Burden of Disease Study 2017. *Lancet*, 392(10159), 1736–1788.

54. Peery, A. F., et al. (2019). Burden and cost of gastrointestinal, liver, and pancreatic diseases in the United States: Update 2018. *Gastroenterology*, 156(1), 254–272.e11.

55. Schafmayer, C., et al. (2019). Genome-wide association analysis of diverticular disease points towards neuromuscular, connective tissue and epithelial pathomechanisms. *Gut*, 68(5), 854–865.

56. Maguire, L. H., et al. (2018). Genome-wide association analyses identify 39 new susceptibility loci for diverticular disease. *Nature Genetics*, 50(10), 1359–1365.

57. Tursi, A. (2019). Current and evolving concepts on the pathogenesis of diverticular disease. *Journal of Gastrointestinal and Liver Diseases*, 28, 225–235.

58. Sperber, A. D., et al. (2017). The global prevalence of IBS in adults remains elusive due to the heterogeneity of studies: A Rome Foundation working team literature review. *Gut*, 66(6), 1075–1082.

59. Quigley, E. M., et al. (2016). World Gastroenterology Organisation Global guidelines irritable bowel syndrome: A global perspective update September 2015. *Journal of Clinical Gastroenterology*, 50(9), 704–713.

60. Simren, M., Palsson, O. S., & Whitehead, W. E. (2017). Update on Rome IV Criteria for colorectal disorders: Implications for clinical practice. *Current Gastroenterology Reports*, 19(4), 15.

61. Holtmann, G. J., Ford, A. C., & Talley, N. J. (2016). Pathophysiology of irritable bowel syndrome. *Lancet Gastroenterol Hepatol*, 1(2), 133–146.

62. Wald, A. (2016). Constipation: Advances in diagnosis and treatment. *Journal of the American Medical Association*, 315(2), 185–191.

63. Sicherer, S. H., et al. (2017). Critical issues in food allergy: A National Academies consensus report. *Pediatrics*, 140(2).

64. Dunlop, J. H., & Keet, C. A. (2018). Epidemiology of food allergy. *Immunology and Allergy Clinics of North America*, 38(1), 13–25.

65. National Academies of Sciences, Engineering, and Medicine. (2017). *Finding a path to safety in food allergy: Assessment of the global burden, causes, prevention, management, and public policy*. Washington, DC: National Academies Press.

66. Stukus, D. R., et al. (2016). Use of food allergy panels by pediatric care providers compared with allergists. *Pediatrics*, 138(6).

67. Gupta, R. S., et al. (2010). Food allergy knowledge, attitudes, and beliefs of primary care physicians. *Pediatrics*, 125(1), 126–132.

68. Muraro, A., et al. (2014). EAACI food allergy and anaphylaxis guidelines: Diagnosis and management of food allergy. *Allergy*, 69(8), 1008–1025.

69. Lessen, R., & Kavanagh, K. (2015). Position of the Academy of Nutrition and Dietetics: Promoting and supporting breastfeeding. *Journal of the Academy of Nutrition and Dietetics*, 115(3), 444–449.

70. Leonard, M. M., et al. (2017). Celiac disease and nonceliac gluten sensitivity: A review. *Journal of the American Medical Association*, 318(7), 647–656.

71. Choung, R. S., et al. (2015). Trends and racial/ethnic disparities in gluten-sensitive problems in the United States: Findings from the National Health and Nutrition Examination Surveys from 1988 to 2012. *American Journal of Gastroenterology*, 110(3), 455–461.

72. Leonard, M. M., et al. (2015). Genetics and celiac disease: The importance of screening. *Expert Review of Gastroenterology & Hepatology*, 9(2), 209–215.

73. Husby, S., Murray, J. A., & Katzka, D. A. (2019). AGA clinical practice update on diagnosis and monitoring of celiac disease-changing utility of serology and histologic measures: Expert review. *Gastroenterology*, 156(4), 885–889.

74. Dennis, M., Lee, A. R., & McCarthy, T. (2019). Nutritional considerations of the gluten-free diet. *Gastroenterology Clinics of North America*, 48(1), 53–72.

75. Ibis, C., et al. (2017). Factors affecting liver regeneration in living donors after hepatectomy. *Medical Science Monitor*, 23, 5986–5993.

76. Tsang, L. L., et al. (2016). Impact of graft type in living donor liver transplantation: Remnant liver regeneration and outcome in donors. *Transplantation Proceedings*, 48(4), 1015–1017.

77. Neuman, M. G., et al. (2016). Non-alcoholic steatohepatitis: Clinical and translational research. *Journal of Pharmacy and Pharmaceutical Sciences*, 19(1), 8–24.

78. Neuman, M. G., et al. (2017). Alcohol, microbiome, life style influence alcohol and non-alcoholic organ damage. *Experimental and Molecular Pathology*, 102(1), 162–180.

79. Valenti, L., et al. (2016). Nonalcoholic fatty liver disease: Cause or consequence of type 2 diabetes? *Liver International*, 36(11), 1563–1579.

80. Bemeur, C., & Butterworth, R. F. (2015). Reprint of: Nutrition in the management of cirrhosis and its neurological complications. *Journal of Clinical and Experimental Hepatology*, 5(Suppl. 1), S131–S140.

81. Chiu, E., et al. (2019). Malnutrition impacts health-related quality of life in cirrhosis: A cross-sectional study. *Nutrition in Clinical Practice*.

82. Weber, S. N., et al. (2019). Genetics of gallstone disease revisited: Updated inventory of human lithogenic genes. *Current Opinion in Gastroenterology*, 35(2), 82–87.

83. Di Ciaula, A., et al. (2017). The role of diet in the pathogenesis of cholesterol gallstones. *Current Medicinal Chemistry*, 24, 1–17.

84. Rebholz, C., Krawczyk, M., & Lammert, F. (2018). Genetics of gallstone disease. *European Journal of Clinical Investigation*, 48(2), e12935.

85. Talseth, A., et al. (2016). Risk factors for requiring cholecystectomy for gallstone disease in a prospective population-based cohort study. *British Journal of Surgery*, 103(10), 1350–1357.

86. Khoo, A. K., et al. (2014). Cholecystectomy in English children: Evidence of an epidemic (1997-2012). *Journal of Pediatric Surgery, 49*(2), 284–248;discussion 288.

87. Murphy, P. B., et al. (2016). The increasing incidence of gallbladder disease in children: A 20 year perspective. *Journal of Pediatric Surgery, 51*(5), 748–752.

88. Walker, S. K., et al. (2013). Etiology and incidence of pediatric gallbladder disease. *Surgery, 154*(4), 927–931; discussion 931-933.

89. Greer, D., et al. (2018). Is 14 the new 40: Trends in gallstone disease and cholecystectomy in Australian children. *Pediatric Surgery International, 34*(8), 845–849.

90. Chilimuri, S., et al. (2017). Symptomatic gallstones in the young: Changing trends of the gallstone disease-related hospitalization in the state of New York: 1996–2010. *Journal of Clinical Medicine Research, 9*(2), 117–123.

91. Mayerle, J., et al. (2019). Genetics, cell biology, and pathophysiology of pancreatitis. *Gastroenterology, 156*(7), 1951–1968.e1.

92. Crockett, S. D., et al. (2018). American Gastroenterological Association Institute guideline on initial management of acute pancreatitis. *Gastroenterology, 154*(4), 1096–1101.

第 19 章

1. National Center for Health Statistics. (2018). *Health, United States, 2017: With special feature on mortality*. Hyattsville, MD.

2. Wilson, P. W. F., et al. (2019). Systematic review for the 2018 AHA/ACC/AACVPR/AAPA/ABC/ACPM/ADA/AGS/APHA/ASPC/NLA/PCNA guideline on the management of blood cholesterol: A report of the American College of Cardiology/American Heart Association Task Force on clinical practice guidelines. *Circulation, 139*(25), e1144–e1161.

3. Jellinger, P. S., et al. (2017). American Association of Clinical Endocrinologists and American College of Endocrinology guidelines for management of dyslipidemia and prevention of cardiovascular disease. *Endocrine Practice, 23*(Suppl. 2), 1–87.

4. Grundy, S. M., et al. (2019). 2018 AHA/ACC/AACVPR/AAPA/ABC/ACPM/ADA/AGS/APHA/ASPC/NLA/PCNA guideline on the management of blood cholesterol: A report of the American College of Cardiology/American Heart Association Task Force on clinical practice guidelines. *Journal of the American College of Cardiology, 73*(24), e285–e350.

5. Nassef, Y., et al. (2019). Association between aerobic exercise and high-density lipoprotein cholesterol levels across various ranges of body mass index and waist-hip ratio and the modulating role of the hepatic lipase rs1800588 variant. *Genes (Basel), 10*(6).

6. Arnett, D. K., et al. (2019). 2019 ACC/AHA guideline on the primary prevention of cardiovascular disease. *Circulation,* Cir0000000000000678.

7. Micha, R., et al. (2017). Association between dietary factors and mortality from heart disease, stroke, and type 2 diabetes in the United States. *Journal of the American Medical Association, 317*(9), 912–924.

8. Benjamin, E. J., et al. (2018). Heart disease and stroke statistics-2018 update: A report from the American Heart Association. *Circulation, 137*(12), e67–e492.

9. Gac, P., et al. (2017). Exposure to cigarette smoke and the morphology of atherosclerotic plaques in the extracranial arteries assessed by computed tomography angiography in patients with essential hypertension. *Cardiovasc Toxicol, 17*(1), 67–78.

10. Mokdad, A. H., et al. (2018). The state of U.S. health, 1990–2016: Burden of diseases, injuries, and risk factors among U.S. states. *Journal of the American Medical Association, 319*(14), 1444–1472.

11. Academy of Nutrition and Dietetics. (2019). *Nutrition Care Manual*. Chicago, IL: Academy of Nutrition and Dietetics.

12. Dinu, M., et al. (2018). Mediterranean diet and multiple health outcomes: An umbrella review of meta-analyses of observational studies and randomised trials. *European Journal of Clinical Nutrition, 72*(1), 30–43.

13. Panagiotakos, D. B., et al. (2009). Mediterranean diet and inflammatory response in myocardial infarction survivors. *International Journal of Epidemiology, 38*(3), 856–866.

14. Schwingshackl, L., & Hoffmann, G. (2014). Mediterranean dietary pattern, inflammation and endothelial function: A systematic review and meta-analysis of intervention trials. *Nutrition Metabolism and Cardiovascular Diseases, 24*(9), 929–939.

15. Stallings, V. A., et al. (2019). The National Academies Collection: Reports funded by National Institutes of Health. *Dietary reference intakes for sodium and potassium*. Washington, DC: National Academies Press (U.S.), National Academy of Sciences.

16. U.S. Department of Agriculture and Agricultural Research Service. (2018). *Nutrient intakes from food and beverages: Mean amounts consumed per individual, by gender and age, What We Eat in America, NHANES 2015–2016.*

17. Whelton, P. K., et al. (2018). 2017 ACC/AHA/AAPA/ABC/ACPM/AGS/APHA/ASH/ASPC/NMA/PCNA guideline for the prevention, detection, evaluation, and management of high blood pressure in adults: A report of the American College of Cardiology/American Heart Association Task Force on clinical practice guidelines. *Hypertension, 71*(6), e13–e115.

18. Miliku, K., et al. (2016). Associations of maternal and paternal blood pressure patterns and hypertensive disorders during pregnancy with childhood blood pressure. *Journal of the American Heart Association, 5*(10).

19. Urbina, E. M., et al. (2019). Relation of blood pressure in childhood to self-reported hypertension in adulthood. *Hypertension, 73*(6), 1224–1230.

20. Susic, D., & Varagic, J. (2017). Obesity: A perspective from hypertension. *The Medical Clinics of North America, 101*(1), 139–157.

21. Seravalle, G., & Grassi, G. (2017). Obesity and hypertension. *Pharmacological Research, 122,* 1–7.

22. Appel, L. J., et al. (1997). A clinical trial of the effects of dietary patterns on blood pressure. DASH Collaborative Research Group. *New England Journal of Medicine, 336*(16), 1117–1124.

23. Chiavaroli, L., et al. (2019). DASH dietary pattern and cardiometabolic outcomes: An umbrella review of systematic reviews and meta-analyses. *Nutrients, 11*(2).

24. Siervo, M., et al. (2015). Effects of the Dietary Approach to Stop Hypertension (DASH) diet on cardiovascular risk factors: A systematic review and meta-analysis. *British Journal of Nutrition, 113*(1), 1–15.

25. Juraschek, S. P., et al. (2017). Effects of sodium reduction and the DASH diet in relation to baseline blood pressure. *Journal of the American College of Cardiology, 70*(23), 2841–2848.

26. Graudal, N. A., Hubeck-Graudal, T., & Jurgens, G. (2017). Effects of low sodium diet versus high sodium diet on blood pressure, renin, aldosterone, catecholamines, cholesterol, and triglyceride. *Cochrane Database of Systematic Reviews, 4,* Cd004022.

27. Yang, G. H., et al. (2018). Effects of a low salt diet on isolated systolic hypertension: A community-based population study. *Medicine (Baltimore), 97*(14), e0342.

28. Pimenta, E., et al. (2009). Effects of dietary sodium reduction on blood pressure in subjects with resistant hypertension: Results from a randomized trial. *Hypertension, 54*(3), 475–481.

29. Overwyk, K. J., et al. (2019). Trends in blood pressure and usual dietary sodium intake among children and adolescents, National Health and Nutrition Examination Survey 2003 to 2016. *Hypertension, 74*(2), 260–266.

30. Newberry, S. J., et al. (2018). AHRQ comparative effec-

tiveness reviews. In *Sodium and potassium intake: Effects on chronic disease outcomes and risks*. Rockville, MD: Agency for Healthcare Research and Quality (U.S.).

31. Luzardo, L., Noboa, O., & Boggia, J. (2015). Mechanisms of salt-sensitive hypertension. *Current Hypertension Reviews*, 11(1), 14–21.

32. Armando, I., Villar, V. A., & Jose, P. A. (2015). Genomics and pharmacogenomics of salt-sensitive hypertension. *Current Hypertension Reviews*, 11(1), 49–56.

33. Pilic, L., Pedlar, C. R., & Mavrommatis, Y. (2016). Salt-sensitive hypertension: Mechanisms and effects of dietary and other lifestyle factors. *Nutrition Reviews*, 74(10), 645–658.

34. U.S. Department of Agriculture and U.S. Department of Health and Human Services. (December 2020). *Dietary Guidelines for Americans, 2020-2025* (9th ed.). Available at: www.dietaryguidelines.gov.

35. Aburto, N. J., et al. (2013). Effect of increased potassium intake on cardiovascular risk factors and disease: Systematic review and meta-analyses. *British Medical Journal*, 346, f1378.

36. Yang, Y., et al. (2017). Association of husband smoking with wife's hypertension status in over 5 million Chinese females aged 20 to 49 years. *Journal of the American Heart Association*, 6(3).

37. Liu, M. Y., et al. (2017). Association between psychosocial stress and hypertension: A systematic review and meta-analysis. *Neurological Research*, 39(6), 573–580.

38. Blom, K., et al. (2014). Hypertension analysis of stress reduction using mindfulness meditation and yoga: Results from the harmony randomized controlled trial. *American Journal of Hypertension*, 27(1), 122–129.

39. Nagele, E., et al. (2014). Clinical effectiveness of stress-reduction techniques in patients with hypertension: Systematic review and meta-analysis. *Journal of Hypertension*, 32(10), 1936–1944; discussion 1944.

40. Kit, B. K., et al. (2015). Prevalence of and trends in dyslipidemia and blood pressure among U.S. children and adolescents, 1999–2012. *JAMA Pediatrics*, 169(3), 272–279.

41. Perak, A. M., et al. (2019). Trends in levels of lipids and apolipoprotein B in U.S. youths aged 6 to 19 years, 1999-2016. *Journal of the American Medical Association*, 321(19), 1895–1905.

42. Interator, H., et al. (2017). Distinct lipoprotein curves in normal weight, overweight, and obese children and adolescents. *Journal of Pediatric Gastroenterology and Nutrition*, 65(6), 673–680.

第 20 章

1. Centers for Disease Control and Prevention. (2017). *National diabetes statistics report: Estimates of diabetes and its burden in the United States, 2017*. Atlanta: U.S. Department of Health and Human Services.

2. American Diabetes Association. (2019). Standards of medical care in diabetes–2019: Classification and diagnosis of diabetes. *Diabetes Care*, 42(Suppl. 1), S13–S28.

3. Skyler, J. S., et al. (2017). Differentiation of diabetes by pathophysiology, natural history, and prognosis. *Diabetes*, 66, 241–255.

4. Mayer-Davis, E. J., et al. (2017). Incidence trends of type 1 and type 2 diabetes among youth, 2002–2012. *The New England Journal of Medicine*, 376, 1419–1429.

5. Casegrande, S. S., et al. (2018). Prevalence of gestation diabetes and subsequent type 2 diabetes among U.S. women. *Diabetes Research and Clinical Practice*, 141, 200–208.

6. ACOG Practice Bulletin No. 190. (2018). Gestational diabetes mellitus. *Obstetrics & Gynecology*, 131, e49–e64.

7. American Diabetes Association. (2019). Standards of medical care in diabetes–2019: Management of diabetes in pregnancy. *Diabetes Care*, 42(Suppl. 1), S165–S172.

8. Butalia, S., et al. (2017). Short- and long-term outcomes of metformin compared with insulin alone in pregnancy: A systematic review and meta-analysis. *Diabetic Medicine*, 34(1), 27–36.

9. Song, R., et al. (2017). Comparison of glyburide and insulin in the management of gestational diabetes: A meta-analysis. *PLoS One*, 12, e0182488.

10. Aroda, V. R., et al. (2015). Diabetes Prevention Program Research Group. The effect of lifestyle intervention and metformin on preventing or delaying diabetes among women with and without gestational diabetes: The Diabetes Prevention Program Outcomes Study 10-year follow-up. *The Journal of Clinical Endocrinology and Metabolism*, 100(4), 1646–1653.

11. Knowler, W. C., et al. (2002). Reduction in incidence of type diabetes with lifestyle intervention or metformin. *New England Journal of Medicine*, 346(6), 393–403.

12. Diabetes Prevention Program Research Group., et al. (2009). 10-year follow-up of diabetes incidence and weight loss in the Diabetes Prevention Program Outcomes Study. *Lancet*, 374, 1677–1686.

13. Diabetes Prevention Program Research Group. (2015). Long-term effects of lifestyle intervention or metformin on diabetes development and microvascular complications over 15-year follow up. *The Lancet Diabetes & Endocrinology*, 3. 886-875.

14. Bird, S. R., et al. (2017). Update on the effects of physical activity on insulin sensitivity in humans. *BMJ Open Sport and Exercise Medicine*, 2(1), e000143.

15. Liu, Y., et al. (2019). Resistance exercise intensity is correlated with attenuation of HbA1c and insulin in patients with type 2 diabetes: A systematic review and meta-analysis. *International Journal of Environmental Research and Public Health*, 16(1), 140.

16. Rockette-Wagner, B., et al. (2017). Activity and sedentary time 10 years after a successful lifestyle intervention: The Diabetes Prevention Program. *American Journal of Preventive Medicine*, 52(3), 292–299.

17. Wilding, J. P. (2014). The role of the kidneys in glucose homeostasis in type 2 diabetes: Clinical implications and therapeutic significance through sodium glucose co-transporter 2 inhibitors. *Metabolism*, 63(10), 1228–1237.

18. Centers for Disease Control and Prevention. *Watch out for diabetic retinopathy.* www.cdc.gov/features/diabetic-retinopathy/. Published 2018. [Accessed 24 May 2019].

19. American Diabetes Association. (2019). Standards of medical care in diabetes–2019: Microvasular complications and foot care. *Diabetes Care*, 42(Suppl. 1), S124–S138.

20. Gubitosi-Klug, R. A., et al. (2016). Effects of prior intensive insulin therapy and risk factors on patient-reported visual function outcomes in the DCCT/EDIC. *JAMA Ophthalmology*, 134(2), 137–145.

21. Herman, W. H., et al. (2018). What are the clinical, quality-of-life, and cost consequences of 30 years of excellent vs. poor glycemic control in type 1 diabetes? *Journal of Diabetes and Its Complications*, 32(10), 911–915.

22. Ruospo, M., et al. (2017). Glucose targets for preventing diabetic kidney disease and its progression. *Cochrane Database of Systematic Reviews*, 6, CD010137.

23. Tiftikcioglu, B. I., et al. (2016). Autonomic neuropathy and endothelial dysfunction in patients with impaired glucose tolerance or type 2 diabetes mellitus. *Medicine (Baltimore)*, 95(14), e3340.

24. Zilliox, L. A., et al. (2015). Clinical neuropathy scales in neuropathy associated with impaired glucose tolerance. *Journal of Diabetes and Its Complications*, 29(3), 372–377.

25. Pop-Busui, R., et al. (2016). Diabetic neuropathy: A position statement by the American Diabetes Association. *Diabetes Care*, 40(1), 136–154.

26. American Diabetes Association. (2019). Standards of medical care in diabetes–2019: Cardiovascular disease and risk management. *Diabetes Care*, 42(Suppl. 1), S103–S123.

27. Huo, X., et al. (2016). Risk of non-fatal cardiovascular diseases in early-onset versus late-onset type 2 diabetes in

china: A cross-sectional study. *The Lancet Diabetes & Endocrinology, 4*(2), 115–124.

28. Danese, E., et al. (2015). Advantages and pitfalls of fructosamine and glycated albumin in the diagnosis and treatment of diabetes. *Journal of Diabetes Science and Technology, 9*(2), 169–175.

29. McGovern, A., et al. (2018). Comparison of medication adherence and persistence in type 2 diabetes: A systematic review and meta-analysis. *Diabetes Obesity & Metabolism, 20*(4), 1040–1043.

30. American Diabetes Association. (2019). Standards of medical care in diabetes–2019: Lifestyle management. *Diabetes Care, 42*(Suppl. 1), S46–S60.

31. Davies., et al. (2018). Management of hyperglycemia in type 2 diabetes, 2018. A consensus report by the American Diabetes Association (ADA) and the European Association for the Study of Diabetes (EASD). *Diabetes Care, 41*(12), 2669–2701.

32. Powers., et al. (2015). Diabetes self-management education and support in type 2 diabetes: A joint position statement of the American Diabetes Association, the American Association of Diabetes Educators, and the Academy of Nutrition and Dietetics. *Diabetes Care, 38*(7), 1372–1382.

33. Beck, J., et al. (2017). National standards for diabetes self-management education and support. *Diabetes Care, 40*(10), 1409–1419.

34. American Association of Diabetes Educators. *AADE7 self-care behaviors*. www.diabeteseducator.org/living-with-diabetes/aade7-self-care-behaviors. Published 2019. [Accessed 9 May 2019].

35. Franz, M. J., et al. (2017). Academy of Nutrition and Dietetics nutrition practice guideline for type 1 and type 2 diabetes in adults: Systematic review of evidence for medical nutrition therapy effectiveness and recommendations for integration into the nutrition care process. *Journal of the Academy of Nutrition and Dietetics, 117*(10), 1637–1658.

36. Evert, A. B., et al. (2019). Nutrition therapy for adults with diabetes or prediabetes: A consensus report. *Diabetes Care, 42*(5), 731–754.

37. Franz, M. J., et al. (2015). Lifestyle weight-loss intervention outcomes in overweight and obese adults with type 2 diabetes: A systematic review and meta-analysis of randomized clinical trials. *Journal of the Academy of Nutrition and Dietetics, 115*(9), 1447–1463.

38. Lean, M. E., et al. (2018). Primary care-led weight management for remission of type 2 diabetes (DiRECT). *Lancet, 391*(10120), 541–551.

39. MacLeod, J., et al. (2017). Academy of Nutrition and Dietetics nutrition practice guideline for type 1 and type 2 diabetes in adults; nutrition intervention evidence reviews and recommendations. *Journal of the Academy of Nutrition and Dietetics, 117*(10), 1637–1658.

40. Food and Nutrition Board and Institute of Medicine. (2002). *Dietary reference intakes for energy, carbohydrate, fiber, fat, fatty acids, cholesterol, protein, and amino acids.* Washington, DC: National Academies Press.

41. Johnson, R. K., et al. American Heart Association Nutrition Committee of the Council of Lifestyle and Cardiometabolic Health; Council on the Cardiovascular and Stroke Nursing; Council on the Clinical Cardiology; Council on Quality of Care and Outcomes Research, Stroke Council. (2018). Low-calorie sweetened beverages and cardiometabolic health: A science advisory from the American heart association. *Circulation, 138*(9), e126–e140.

42. Riddell, M., et al. (2017). Exercise management in type 1 diabetes: A consensus statement. *The Lancet Diabetes & Endocrinology, 5*(5), 377–390.

43. Snorgaard, O., et al. (2017). Systematic review and meta-analysis of dietary carbohydrate restriction in patients with type 2 diabetes. *BMJ Open Diabetes Research & Care, 5*(1), e000354.

44. van Zuuren, E. J., et al. (2018). Effects of low-carbohydrate compared with low-fat-diet interventions on metabolic control in people with type 2 diabetes: A systematic review including GRADE assessments. *American Journal of Clinical Nutrition, 108*(2), 330–331.

45. Sainsbury, E., et al. (2018). Effect of dietary carbohydrate restriction on glycemic control in adults with diabetes: A systematic review and meta-analysis. *Diabetes Research and Clinical Practice, 139,* 239–252.

46. American Diabetes Association. (2019). Standards of medical care in diabetes–2019: Glycemic targets. *Diabetes Care, 42*(Suppl. 1), S61–70.

47. American Diabetes Association. (2019). Standards of medical care in diabetes–2019: Comprehensive medical evaluation and assessment of comorbidities. *Diabetes Care, 42*(Suppl. 1), S34–S45.

第 21 章

1. U.S. Renal Data System. (2018). *2018 Annual Data Report: Epidemiology of Kidney Disease in the United States.* Bethesda, MD: National Institutes of Health, National Institute of Diabetes and Digestive and Kidney Diseases.

2. Centers for Disease Control and Prevention, National Center for Health Statistics. *National health and nutrition examination survey questionnaire.* wwwn.cdc.gov/nchs/nhanes/continuousnhanes/overview.aspx?BeginYear=2015. Published 2015–2016. [Accessed 22 April 2019].

3. Kidney Disease: Improving Global Outcomes (KDIGO) CKD Work Group. (2013). KDIGO 2012 clinical practice guideline for the evaluation and management of chronic kidney disease. *Kidney International Supplements, 3,* 1–150.

4. Vart, P., et al. (2015). Mediators of the association between low socioeconomic status and chronic kidney disease in the United States. *American Journal of Epidemiology, 181*(6), 385–396.

5. Academy of Nutrition and Dietetics. (2019). *Nutrition Care Manual.* Chicago, IL: Academy of Nutrition and Dietetics.

6. Pavkov, M. E., Harding, J. L., & Burrows, N. R. (2018). Trends in hospitalizations for acute kidney injury– United States, 2000–2014. *Morbidity and Mortality Weekly Report, 67,* 289–293.

7. Moore, P. K., et al. (2018). Management of acute kidney injury: Core curriculum. *American Journal of Kidney Diseases, 72*(1), 136–148.

8. Zeng, X., et al. (2014). Incidence, outcomes, and comparisons across definitions of AKI in hospitalized individuals. *Clinical Journal of the American Society of Nephrology, 9,* 12–20.

9. Chawla, L. S., et al. (2017). Acute kidney disease and renal recovery: Consensus report of the Acute Disease Quality Initiative (ADQI) 16 workgroup. *Nature Reviews Nephrology, 13,* 241–257.

10. Basile, D. P., et al. (2016). Progression after AKI: Understanding maladaptive repair processes to predict and identify therapeutic treatments. *Journal of the American Society of Nephrology, 27,* 687–697.

11. Kidney Disease: Improving Global Outcomes (KDIGO) Anemia Work Group. (2012). KDIGO clinical practice guideline for anemia in chronic kidney disease. *Kidney International Supplements, 2,* 279–335.

12. Kidney Disease: Improving Global Outcomes (KDIGO) Blood Pressure Work Group. (2012). KDIGO clinical practice guideline for the management of blood pressure in chronic kidney disease. *Kidney International Supplements, 2,* 337–414.

13. Sung, W. L., et al. (2019). Dietary protein intake, protein energy wasting, and the progression of chronic kidney disease: Analysis from the KNOW-CKD study. *Nutrients, 8*(1), 11. pii:E121.

14. Koppe, L., Fouque, D., & Kalantar-Zadeh, K. (2019). Kidney cachexia or protein-energy wasting in chronic kidney disease: Facts and numbers. *The Journal of Cachexia Sarcopenia and Muscle, 10*(3), 479–484.

15. Sum, S. S., et al. (2017). Comparison of subjective global assessment and protein energy wasting score to nutrition evaluations conducted by registered dietitian nutritionists in identifying protein energy wasting risk in maintenance hemodialysis patients. *Journal of Renal Nutrition, 27*(5), 325–332.

16. Garg, A. X., et al. (2017). Patients receiving frequent hemodialysis have better health related quality of life compared to patients receiving conventional hemodialysis. *Kidney International, 91*(3), 746–754.

17. Lodebo, B. T., Shah, A., & Kopple, J. D. (2018). Is it important to prevent and treat protein-energy wasting in chronic kidney disease and chronic dialysis patients? *Journal of Renal Nutrition, 28*(6), 369–379.

18. Toyoda, K., et al. (2019). Effect of progression in malnutrition and inflammatory conditions on the adverse events and mortality in patients on maintenance hemodialysis. *Blood Purification, 47*(Suppl. 2), 3–11.

19. Zha, Y., & Qian, Q. (2017). Protein nutrition and malnutrition in CKD and ESRD. *Nutrients, 9*(3), 208.

20. Naderi, N., et al. (2018). Obesity paradox in advanced kidney disease: From bedside to the bench. *Progress in Cardiovascular Diseases, 61*, 168–181.

21. Kalantar-Zadeh, K., et al. (2017). The obesity paradox in kidney disease: How to reconcile it with obesity management. *Kidney International Reports, 2*, 271–281.

22. Held, P. J., McCormick, F., Ojo, J., & Roberts, J. P. (2016). A cost-benefit analysis of government compensation of kidney donors. *American Journal of Transplantation, 16*, 877–885.

23. Brown, R. O., & Compher, C. (2010). ASPEN clinical guidelines: Nutrition support in adult acute and chronic renal failure. *Journal of Parenteral and Enteral Nutrition, 34*(4), 366–377.

24. Chronic Kidney Disease-Mineral and Bone Disorder Work Group. (2017). Kidney Disease: Improving Global Outcomes (KDIGO). 2017 clinical practice guideline update for the diagnosis, evaluation, prevention, and treatment of chronic kidney disease-mineral and bone disorder (CKD-MBD). *Kidney International Supplements, 7*, 1–59.

25. Chen, Z., Prosperi, M., & Bird, V. Y. (2018). Prevalence of kidney stones in the USA: The National Health and Nutrition Evaluation Survey. *Journal of Clinical Urology, 12*(4), 296–302.

26. Assadi, F., & Moghtaderi, M. (2017). Preventative kidney stones: Continue medical education. *International Journal of Preventive Medicine, 8*, 67.

27. Khan, S. R., et al. (2017). Kidney stones. *Nature Reviews Disease Primers, 2*, 16008.

28. Antonelli J, Maalour N. Nephrolithiasis. *BMJ Best Practice.* bestpractice.bmj.com/topics/en-us/225. Published September 2018. [Accessed 20 May, 2019].

29. Ferraro, P. M., Curhan, G. C., Gambro, G., & Taylor, E. N. (2016). Total, dietary, and supplemental vitamin C intake and risk of incident kidney stones. *American Journal of Kidney Diseases, 67*(3), 400–407.

30. Jiang, K., et al. (2019). Ascorbic acid supplements and kidney stones incidence among men and women: A systematic review and meta-analysis. *The Journal of Urology, 16*(2), 115–120.

31. Jung, H., et al. (2017). Urolithiasis evaluation, dietary factors and medical management: An update of the 2014 SIU-ICUD international consultation on stone disease. *World Journal of Urology, 35*(9), 1331–1340.

32. Morgan, M. S. C., & Pearle, M. S. (2016). Medical management of renal stones. *British Medical Journal, 352*, i52.

33. Trinchieri, A., & Montanari, E. (2017). Prevalence of renal uric acid stones in the adult. *Urolithiasis, 45*, 553–562.

34. Ferraro, P. M., Mandel, E. I., & Curhan, G. C. (2016). Dietary protein and potassium, diet-dependent net acid load, and risk of incident kidney stones. *Clinical Journal of the American Society of Nephrology, 11*(10), 1834–1844.

35. Ferraro, P. M., Taylor, E. N., Gambro, G., & Curhan, G. C. (2017). Dietary and lifestyle risk factors associated with incident kidney stones in men and women. *The Journal Of Urology, 198*(4), 858–863.

36. Krieger, N. S., et al. (2016). Effect of potassium citrate on calcium phosphate stones in a model of hypercalciuria. *Journal of the American Society of Nephrology, 25*(12), 3001–3008.

37. Andreassen, K. H., Pedersen, K. V., Osther, S. S., et al. (2016). How should patients with cystine stone disease be evaluated and treated in the twenty-first century? *Urolithiasis, 44*, 65–76.

第 22 章

1. Hiura, G., Lebwohl, B., & Seres, D. S. (2020). Malnutrition diagnosis in critically ill patients using 2012 Academy of Nutrition and Dietetics/American Society for Parenteral and Enteral Nutrition standardized diagnostic characteristics is associated with longer hospital and intensive care unit length of stay and increased in-hospital mortality. *Journal of Parenteral and Enteral Nutrition, 44*(2), 256–264.

2. Ihle, C., et al. (2017). Malnutrition-an underestimated factor in the inpatient treatment of traumatology and orthopedic patients: A prospective evaluation of 1055 patients. *Injury, 48*(3), 628–636.

3. Curtis, L. J., et al. (2017). Costs of hospital malnutrition. *Clinical Nutrition, 36*(5), 1391–1396.

4. Zhang, H., et al. (2017). Impact of nutrition support on clinical outcome and cost-effectiveness analysis in patients at nutritional risk: A prospective cohort study with propensity score matching. *Nutrition, 37*, 53–59.

5. Puvanesarajah, V., et al. (2017). Poor nutrition status and lumbar spine fusion surgery in the elderly: Readmissions, complications, and mortality. *Spine (Phila Pa 1976), 42*(13), 979–983.

6. Moran Lopez, J. M., et al. (2017). Benefits of early specialized nutritional support in malnourished patients. *Medical Clinics (Barc), 148*(7), 303–307.

7. Cano-Torres, E. A., et al. (2017). Impact of nutritional intervention on length of hospital stay and mortality among hospitalized patients with malnutrition: A clinical randomized controlled trial. *Journal of the American College of Nutrition, 36*(4), 235–239.

8. Wischmeyer, P. E., et al. (2017). A randomized trial of supplemental parenteral nutrition in underweight and overweight critically ill patients: The TOP-UP pilot trial. *Critical Care, 21*(1), 142.

9. White, J. V., et al. (2012). Consensus statement: Academy of Nutrition and Dietetics and American Society for Parenteral and Enteral Nutrition: Characteristics recommended for the identification and documentation of adult malnutrition (undernutrition). *Journal of Parenteral and Enteral Nutrition, 36*(3), 275–283.

10. Coss-Bu, J. A., et al. (2017). Protein requirements of the critically ill pediatric patient. *Nutrition in Clinical Practice, 32*(1S), 128S–141S.

11. Genaro Pde, S., et al. (2015). Dietary protein intake in elderly women: Association with muscle and bone mass. *Nutrition in Clinical Practice, 30*(2), 283–289.

12. Horosz, B., Nawrocka, K., & Malec-Milewska, M. (2016). Anaesthetic perioperative management according to the ERAS protocol. *Anaesthesiology Intensive Therapy, 48*(1), 49–54.

13. Yeh, D. D., et al. (2017). Implementation of an aggressive enteral nutrition protocol and the effect on clinical outcomes. *Nutrition in Clinical Practice, 32*(2), 175–181.

14. Elliott, J. A., et al. (2017). Sarcopenia: Prevalence, and impact on operative and oncologic outcomes in the multimodal management of locally advanced esophageal cancer. *Annals of Surgery, 266*(5), 822–830.

15. Myles, P. S., et al. (2017). Contemporary approaches to perioperative IV fluid therapy. *World Journal of Surgery, 41*(10), 2457–2463.

16. Badeaux, J. E., & Martin, J. B. (2018). Emerging adjunctive

approach for the treatment of sepsis: Vitamin C and thiamine. *Critical Care Nursing Clinics of North America, 30*(3), 343–351.

17. Marik, P. E., et al. (2017). Hydrocortisone, vitamin C, and thiamine for the treatment of severe sepsis and septic shock: A retrospective before-after study. *Chest, 151*(6), 1229–1238.

18. Sadeghpour, A., et al. (2015). Impact of vitamin C supplementation on post-cardiac surgery ICU and hospital length of stay. *Anesthesiology and Pain Medicine, 5*(1), e25337.

19. Rodrigo, R., et al. (2013). A randomized controlled trial to prevent post-operative atrial fibrillation by antioxidant reinforcement. *Journal of the American College of Cardiology, 62*(16), 1457–1465.

20. Petersen, F., et al. (2017). The effects of polyunsaturated fatty acids and antioxidant vitamins on atrial oxidative stress, nitrotyrosine residues, and connexins following extracorporeal circulation in patients undergoing cardiac surgery. *Molecular and Cellular Biochemistry, 433*(1-2), 27–40.

21. Cereda, E., et al. (2015). A nutritional formula enriched with arginine, zinc, and antioxidants for the healing of pressure ulcers: A randomized trial. *Annals of Internal Medicine, 162*(3), 167–174.

22. Rech, M., et al. (2014). Heavy metal in the intensive care unit: A review of current literature on trace element supplementation in critically ill patients. *Nutrition in Clinical Practice, 29*(1), 78–89.

23. Mertens, K., et al. (2015). Low zinc and selenium concentrations in sepsis are associated with oxidative damage and inflammation. *British Journal of Anaesthesia, 114*(6), 990–999.

24. Stefanowicz, F., et al. (2014). Assessment of plasma and red cell trace element concentrations, disease severity, and outcome in patients with critical illness. *Journal of Critical Care, 29*(2), 214–218.

25. Lee, Y. H., et al. (2019). Serum concentrations of trace elements zinc, copper, selenium, and manganese in critically ill patients. *Biological Trace Element Research, 188*(2), 316–325.

26. Bonetti, L., et al. (2017). Prevalence of malnutrition among older people in medical and surgical wards in hospital and quality of nutritional care: A multicenter, cross-sectional study. *Journal of Clinical Nursing, 26*(23-24), 5082–5092.

27. Martos-Benitez, F. D., et al. (2018). Program of gastrointestinal rehabilitation and early postoperative enteral nutrition: A prospective study. *Updates in Surgery, 70*(1), 105–112.

28. Boullata, J. I., et al. (2017). ASPEN safe practices for enteral nutrition therapy. *Journal of Parenteral and Enteral Nutrition, 41*(1), 15–103.

29. McClanahan, D., et al. (2019). Pilot study of the effect of plant-based enteral nutrition on the gut microbiota in chronically ill tube-fed children. *Journal of Parenteral and Enteral Nutrition, 43*(7), 899–911.

30. Bobo, E. (2016). Reemergence of blenderized tube feedings: Exploring the evidence. *Nutrition in Clinical Practice, 31*(6), 730–735.

31. Savino, P. (2017). Knowledge of constituent ingredients in enteral nutrition formulas can make a difference in patient response to enteral feeding. *Nutrition in Clinical Practice*, 0884533617724759.

32. Academy of Nutrition and Dietetics. (2019). *Nutrition Care Manual*. Chicago, IL: Academy of Nutrition and Dietetics.

33. Ichimaru, S. (2018). Methods of enteral nutrition administration in critically ill patients: Continuous, cyclic, intermittent, and bolus feeding. *Nutrition in Clinical Practice, 33*(6), 790–795.

34. McClave, S. A., et al. (2016). Guidelines for the provision and assessment of nutrition support therapy in the adult critically ill patient. *Journal of Parenteral and Enteral Nutrition, 40*(2), 159–211.

35. Alberda, C., et al. (2017). Nutrition care in patients with head and neck or esophageal cancer: The patient perspective. *Nutrition in Clinical Practice, 32*(5), 664–674.

36. Laurenius, A., et al. (2017). Dumping symptoms is triggered by fat as well as carbohydrates in patients operated with Roux-en-Y gastric bypass. *Surgery for Obesity and Related Diseases, 13*(7), 1159–1164.

37. Frame-Peterson, L. A., et al. (2017). Nutrient deficiencies are common prior to bariatric surgery. *Nutrition in Clinical Practice, 32*(4), 463–469.

38. Sherf Dagan, S., et al. (2017). Nutritional recommendations for adult bariatric surgery patients: Clinical practice. *Advances in Nutrition, 8*(2), 382–394.

39. American Burn Association. *Burn incidence and treatment in the United States*. ameriburn.org/who-we-are/media/burn-incidence-fact-sheet/. Published 2016. [Accessed 15 May 2019].

40. Clark, A., et al. (2017). Nutrition and metabolism in burn patients. *Burns Trauma, 5*(1), 11.

第 23 章

1. National Center for Health Statistics. (2019). *Health, United States, 2018*. Hyattsville, MD.

2. Sapienza, C., & Issa, J. P. (2016). Diet, nutrition, and cancer epigenetics. *Annual Review of Nutrition, 36*, 665–681.

3. International Agency for Research on Cancer. (2018). *Red meat and processed meat: IARC monographs on the evaluation of carcinogenic risks to humans* (Vol. 114). Lyon, France: International Agency for Research on Cancer, World Health Organization.

4. Chiavarini, M., et al. (2017). Dietary intake of meat cooking-related mutagens (HCAs) and risk of colorectal adenoma and cancer: A systematic review and meta-analysis. *Nutrients, 9*(5).

5. Nagle, C. M., et al. (2015). Cancers in Australia in 2010 attributable to the consumption of red and processed meat. *The Australian and New Zealand Journal of Public Health, 39*(5), 429–433.

6. Zhang, F. F., et al. (2019). Preventable cancer burden associated with poor diet in the United States. *JNCI Cancer Spectrum, 3*(2), pkz034.

7. Nagle, C. M., et al. (2015). Cancers in Australia in 2010 attributable to inadequate consumption of fruit, non-starchy vegetables and dietary fibre. *The Australian and New Zealand Journal of Public Health, 39*(5), 422–428.

8. Wu, S., et al. (2019). Fruit and vegetable intake is inversely associated with cancer risk in Mexican-Americans. *Nutrition and Cancer, 71*(8), 1254–1262.

9. Islami, F., et al. (2018). Proportion and number of cancer cases and deaths attributable to potentially modifiable risk factors in the United States. *CA Cancer Journal for Clinicians, 68*(1), 31–54.

10. Whiteman, D. C., & Wilson, L. F. (2016). The fractions of cancer attributable to modifiable factors: A global review. *Cancer Epidemiol, 44*, 203–221.

11. Brown, K. F., et al. (2018). The fraction of cancer attributable to modifiable risk factors in England, Wales, Scotland, Northern Ireland, and the United Kingdom in 2015. *British Journal of Cancer, 118*(8), 1130–1141.

12. World Cancer Research Fund/American Institute for Cancer Research, Diet, Nutrition, Physical Activity and Cancer: a Global Perspective. *Continuous Update Project Expert Report*. dietandcancerreport.org. Published 2018.

13. American Cancer Society. (2019). *Cancer prevention & early detection facts & figures 2019–2020*. Atlanta: American Cancer Society.

14. Vashi, P. G., et al. (2013). The relationship between baseline nutritional status with subsequent parenteral nutrition and clinical outcomes in cancer patients undergoing hyperthermic intraperitoneal chemotherapy. *Nutrition Journal, 12*, 118.

15. Reece, L., et al. (2019). Preoperative nutrition status and postoperative outcomes in patients undergoing cytoreductive surgery and hyperthermic intraperitoneal chemotherapy. *Annals of Surgical Oncology, 26*(8), 2622–2630.

16. Cardi, M., et al. (2019). Prognostic factors influencing infectious complications after cytoreductive surgery and HIPEC: Results from a tertiary referral center. *Gastroenterol Res Pract*, 2824073.

17. Vagnildhaug, O. M., et al. (2018). A cross-sectional study examining the prevalence of cachexia and areas of unmet need in

patients with cancer. *Support Care Cancer*, 26(6), 1871–1880.

18. Arends, J., et al. (2017). ESPEN expert group recommendations for action against cancer-related malnutrition. *Clinical Nutrition*, 36(5), 1187–1196.

19. Arthur, S. T., et al. (2014). One-year prevalence, comorbidities and cost of cachexia-related inpatient admissions in the USA. *Drugs Context*, 3, 212265.

20. von Haehling, S., Anker, M. S., & Anker, S. D. (2016). Prevalence and clinical impact of cachexia in chronic illness in Europe, USA, and Japan: Facts and numbers update 2016. *The Journal of Cachexia Sarcopenia and Muscle*, 7(5), 507–509.

21. Aoyagi, T., et al. (2015). Cancer cachexia, mechanism and treatment. *World Journal of Gastrointestinal Oncology*, 7(4), 17–29.

22. Anderson, L. J., Albrecht, E. D., & Garcia, J. M. (2017). Update on management of cancer-related cachexia. *Current Oncology Reports*, 19(1), 3.

23. Mattox, T. W. (2017). Cancer cachexia: Cause, diagnosis, and treatment. *Nutrition in Clinical Practice*, 32(5), 599–606.

24. Thompson, K. L., et al. (2017). Oncology evidence-based nutrition practice guideline for adults. *Journal of the Academy of Nutrition and Dietetics*, 117(2), 297–310.e47.

25. Academy of Nutrition and Dietetics. (2019). *Nutrition Care Manual*. Chicago, IL: Academy of Nutrition and Dietetics.

26. Arends, J., et al. (2017). ESPEN guidelines on nutrition in cancer patients. *Clinical Nutrition*, 36(1), 11–48.

27. Purcell, S. A., et al. (2016). Key determinants of energy expenditure in cancer and implications for clinical practice. *European Journal of Clinical Nutrition*, 70(11), 1230–1238.

28. U.S. Food and Drug Administration. *Authorized health claims that meet the Significant Scientific Agreement (SSA) standard.* www.fda.gov/food/food-labeling-nutrition/authorized-health-claims-meet-significant-scientific-agreement-ssa-standard. Published 2018. [Accessed 17 August 2019].

29. Lohse, T., et al. (2016). Adherence to the cancer prevention recommendations of the World Cancer Research Fund/American Institute for Cancer Research and mortality: A census-linked cohort. *American Journal of Clinical Nutrition*, 104(3), 678–685.

30. Turati, F., et al. (2017). Adherence to the World Cancer Research Fund/American Institute for Cancer Research recommendations and colorectal cancer risk. *European Journal of Cancer*, 85, 86–94.

31. Vergnaud, A. C., et al. (2013). Adherence to the World Cancer Research Fund/American Institute for Cancer Research guidelines and risk of death in Europe: Results from the European Prospective Investigation into Nutrition and Cancer cohort study 1,4. *American Journal of Clinical Nutrition*, 97(5), 1107–1120.

32. Jankovic, N., et al. (2017). Adherence to the WCRF/AICR dietary recommendations for cancer prevention and risk of cancer in elderly from Europe and the United States: A meta-analysis within the CHANCES Project. *Cancer Epidemiol Biomarkers Prev*, 26(1), 136–144.

33. Kabat, G. C., et al. (2015). Adherence to cancer prevention guidelines and cancer incidence, cancer mortality, and total mortality: A prospective cohort study. *American Journal of Clinical Nutrition*, 101(3), 558–569.

34. U.S. Department of Health and Human Services. *Healthy People 2030.* health.gov/healthypeople. Published 2020. [Accessed 18 February, 2021].

35. Neuhouser, M. L., et al. (2015). Overweight, obesity, and postmenopausal invasive breast cancer risk: A secondary analysis of the Women's Health Initiative randomized clinical trials. *JAMA Oncology*, 1(5), 611–621.

36. World Cancer Research Fund/American Institute for Cancer Research. *Diet, Nutrition, Physical Activity and Cancer: a Global Perspective.* Continuous Update Project Expert Report. dietandcancerreport.org. Published 2018.

37. Iyengar, N. M., et al. (2019). Association of body fat and risk of breast cancer in postmenopausal women with normal body mass index: A secondary analysis of a randomized clinical trial and observational study. *JAMA Oncology*, 5(2),

155–163.

38. Dandamudi, A., et al. (2018). Dietary patterns and breast cancer risk: A systematic review. *Anticancer Research*, 38(6), 3209–3222.

39. Harris, H. R., Bergkvist, L., & Wolk, A. (2016). Adherence to the World Cancer Research Fund/American Institute for Cancer Research recommendations and breast cancer risk. *International Journal of Cancer*, 138(11), 2657–2664.

40. Bertuccio, P., et al. (2013). Dietary patterns and gastric cancer risk: A systematic review and meta-analysis. *Annals of Oncology*, 24(6), 1450–1458.

41. Fang, X., et al. (2015). Landscape of dietary factors associated with risk of gastric cancer: A systematic review and dose-response meta-analysis of prospective cohort studies. *European Journal of Cance*, 51(18), 2820–2832.

42. Centers for Disease Control and Prevention. *Cancer.* www.cdc.gov/cancer/. Published 2019. [Accessed 18 August 2019].

43. Luo, Q., & Asher, G. N. (2017). Complementary and alternative medicine use at a comprehensive cancer center. *Integrative Cancer Therapies*, 16(1), 104–109.

44. Judson, P. L., et al. (2017). Complementary and alternative medicine use in individuals presenting for care at a comprehensive cancer center. *Integrative Cancer Therapies*, 16(1), 96–103.

45. Greenlee, H., et al. (2016). Association between complementary and alternative medicine use and breast cancer chemotherapy initiation: The Breast Cancer Quality of Care (BQUAL) study. *JAMA Oncology*, 2(9), 1170–1176.

46. Wortmann, J. K., et al. (2016). Use of complementary and alternative medicine by patients with cancer: A cross-sectional study at different points of cancer care. *Medical Oncology*, 33(7), 78.

47. Sullivan, A., Gilbar, P., & Curtain, C. (2015). Complementary and alternative medicine use in cancer patients in rural Australia. *Integrative Cancer Therapies*, 14(4), 350–358.

48. Centers for Disease Control and Prevention. (2019). Estimated HIV incidence and prevalence in the United States, 2010–2016. *HIV Surveillance Suppl Report*, 24(1). Available at: www.cdc.gov/hiv/library/reports/hiv-surveillance.html.

49. Zhu, T., et al. (1998). An African HIV-1 sequence from 1959 and implications for the origin of the epidemic. *Nature*, 391(6667), 594–597.

50. UNAIDS. *Fact sheet—global aids update 2019.* www.unaids.org/sites/default/files/media_asset/UNAIDS_FactSheet_en.pdf. Published 2019. [Accessed 18 August 2019].

51. Centers for Disease Control and Prevention (2014). Revised surveillance case definition for HIV infection—United States, 2014. *MMWR Recommendations and Reports*, 63(Rr-03), 1–10.

52. Owens, D. K., et al. (2019). Screening for HIV infection: U.S. Preventive Services Task Force recommendation statement. *Journal of the American Medical Association*, 321(23), 2326–2336.

53. U.S. Department of Health and Human Services. *AIDSinfo: Drugs.* aidsinfo.nih.gov/drugs. Published 2019. [Accessed 18 August 2019].

54. U.S. Food and Drug Administration. *Vaccine product approval process.* www.fda.gov/vaccines-blood-biologics/development-approval-process-cber/vaccine-product-approval-process. Published 2018. [Accessed 18 August 2019].

55. Chou, R., et al. (2019). Preexposure prophylaxis for the prevention of HIV infection: Evidence report and systematic review for the U.S. Preventive Services Task Force. *Journal of the American Medical Association*, 321(22), 2214–2230.

56. Owens, D. K., et al. (2019). Preexposure prophylaxis for the prevention of HIV infection: U.S. Preventive Services Task Force recommendation statement. *Journal of the American Medical Association*, 321(22), 2203–2213.

57. Maluccio, J. A., et al. (2015). Improving health-related quality of life among people living with HIV: Results from an impact evaluation of a food assistance program in Uganda. *PLoS One*, 10(8), e0135879.

58. Derose, K. P., et al. (2018). Developing pilot interventions to address food insecurity and nutritional needs of people living with HIV in Latin America and the Caribbean: An interinstitutional approach using formative research. *Food and Nutrition Bulletin*, *39*(4), 549–563.

59. Aberman, N. L., et al. (2014). Food security and nutrition interventions in response to the AIDS epidemic: Assessing global action and evidence. *AIDS and Behavior*, *18*(Suppl. 5), S554–S565.

60. Bandera, A., et al. (2018). Altered gut microbiome composition in HIV infection: Causes, effects and potential intervention. *Current Opinion in HIV and AIDS*, *13*(1), 73–80.

61. Pinto-Cardoso, S., Klatt, N. R., & Reyes-Teran, G. (2018). Impact of antiretroviral drugs on the microbiome: Unknown answers to important questions. *Current Opinion in HIV and AIDS*, *13*(1), 53–60.

62. d'Ettorre, G., et al. (2017). Probiotic supplementation promotes a reduction in T-cell activation, an increase in Th17 frequencies, and a recovery of intestinal epithelium integrity and mitochondrial morphology in ART-treated HIV-1-positive patients. *Immunity Inflammation and Disease*, *5*(3), 244–260.

63. Willig, A., Wright, L., & Galvin, T. A. (2018). Practice paper of the Academy of Nutrition and Dietetics: Nutrition intervention and human immunodeficiency virus infection. *Journal of the Academy of Nutrition and Dietetics*, *118*(3), 486–498.

64. Vassimon, H. S., et al. (2012). Hypermetabolism and altered substrate oxidation in HIV-infected patients with lipodystrophy. *Nutrition*, *28*(9), 912–916.

65. Bouatou, Y., et al. (2018). Lipodystrophy increases the risk of CKD development in HIV-positive patients in Switzerland: The LIPOKID study. *Kidney International Reports*, *3*(5), 1089–1099.

66. Kingery, J. R., et al. (2016). Short-term and long-term cardiovascular risk, metabolic syndrome and HIV in Tanzania. *Heart*, *102*(15), 1200–1205.

67. Benjamin, L. A., et al. (2016). HIV, antiretroviral treatment, hypertension, and stroke in Malawian adults: A case-control study. *Neurology*, *86*(4), 324–333.

68. Pinto, D. S. M., & da Silva, M. (2018). Cardiovascular disease in the setting of human immunodeficiency virus infection. *Current Cardiology Reviews*, *14*(1), 25–41.

69. Bhagwat, P., et al. (2018). Changes in waist circumference in HIV-infected individuals initiating a raltegravir or protease inhibitor regimen: Effects of sex and race. *Open Forum Infectious Diseases*, *5*(11), ofy201.

答案与解析

第 1 章

复习题

1. a 2. a 3. b 4. d 5. a

案例分析题

1. a,c,d,e

解析:营养不良有很多不同的表现形式,比如经常受伤、容易生病和经常感到疲劳。我们可以通过头发、皮肤和眼睛的状态观测营养不良。限制某些食物摄入或不吃全谷物等行为会使人们面临更大的营养不良风险。食用水果和蔬菜可以提供多种营养素,并有助于保持良好的营养状态。对于食欲较差的个体,在满足充足能量摄入的基础上,鼓励少食多餐。

2. 患者食物中缺乏足够的谷物摄入,她的饮食可能无法提供足够的 <u>B 族维生素</u>。这可能会导致她感到疲劳,因为这些营养素在<u>能量代谢</u>中发挥作用。

解析:谷物是许多 B 族维生素的丰富来源。虽然 B 族维生素本身不提供能量。但是,它们有助于辅酶(促进产生能量)的正常功能的发挥。偏食会导致疲劳,B 族维生素摄入不足可能是其中之一。

3. c,d

解析:膳食参考摄入量包括 RDA、EAR、AI 和 UL。这些参考标准针对不同性别和年龄的人群。个体的营养需求使用 RDA 来确定。因为它可以满足约 97.5% 特定人群营养需求值。当没有足够的数据可用于 RDA 评估时,使用 AI 来估计营养需求。相反,由于 EAR 仅满足约 50% 人口的需求,因此在群体中使用更合适。《美国居民膳食指南》、MyPlate 和每日摄入量不是 DRI 的一部分,而是概述了健康的饮食模式,并不是特定的营养建议。

4. a,b

解析:MyPlate 和《美国居民膳食指南》概述了促进健康饮食模式的基本营养行为。其他资源,如 DRI,提供了更具体的营养素的确切数量,但没有概述健康的饮食模式。*Healthy People 2030* 提供了美国希望民众为之奋斗的目标,但没有概述健康的饮食模式。

5.

选项	碳水化合物	蛋白质	脂肪
45~78g			×
225~325g	×		

续表

选项	碳水化合物	蛋白质	脂肪
50~175g		×	
900~1 300g			
200~700g			
400~700g			

解析:各种营养素供能比的可接受范围:碳水化合物占 45%~65%,蛋白质占 10%~35%,脂肪占 20%~35%。确定卡路里后,每种宏量营养素克数就可以通过使用 g/kcal 来计算。

6.

膳食改变	有效	无效
调整 1/2 的谷物为全谷物	×	
调整 1/4 的餐盘为水果和蔬菜		×
喝全脂牛奶		×
用水代替甜茶	×	
用大盘子进餐		×
在餐桌上进餐,以减少干扰	×	
选择含钠的蔬菜罐头		×

解析:MyPlate 有简单的指导方针,比如把 1/2 的谷物做成全谷物,用水果和蔬菜填满餐盘,选择低脂肪替代物,用水代替含糖饮料,选择低钠食物,用小盘子减少分量,专心吃饭不分心。查看图 1.4 以获得更多示例。

第 2 章

复习题

1. a 2. c 3. b 4. d 5. b

案例研究题

1. 早餐:甜麦片(2 杯),脱脂牛奶(1.25 杯),香蕉(1 个中等大小),黑咖啡(8 盎司)。午餐:火鸡三明治(2 片白面包,3 盎司火鸡,番茄,生菜);椒盐脆饼(1 杯);胡萝卜(0.5 杯);甜茶(16 盎司)。晚餐:鸡胸肉(4 盎司),土豆泥加黄油(0.75 杯),青豆(0.5 杯),晚餐卷,苏打水(12 盎司)。

解析:碳水化合物会使血糖升高,其来源包括谷物、奶制品、水果和蔬菜。

2. 根据膳食指南,从碳水化合物中获得的能量在总能量的百分比<u>内</u>,需要增加膳食中总纤维的克数,以满足建议。

解析:DRI 建议男性每天从碳水化合物和 38g 纤维中摄入 45%~65% 的能量。

3. 在分析患者的饮食后,护士发现大量摄入含有<u>单一</u>糖的精制碳水化合物很可能导致高血糖。

解析:精制碳水化合物经过加工,可能会去除纤维和其他营养物质。精制碳水化合物含有更少的多糖,被身体吸收得更快。这会导致血糖快速升高。

4.

食物类型	适当的	禁忌的	无关紧要的
奶油面包	×		
鸡胸肉	×		
苏打		×	
麦片	×		
椒盐脆饼	×		
脱脂牛奶	×		
黄油土豆泥		×	
香蕉	×		
黑咖啡			×

解析:单糖食物是指含有单糖和双糖的食物,如精制谷物、玉米糖浆、水果、蜂蜜和乳制品。<u>这些</u>糖类被身体迅速消化吸收。复合糖食物是含有多糖的食物,如全谷物、豆类和蔬菜。这些食物被身体消化和吸收的速度比单糖要慢。

5. 一听到这些症状,护士就告诉患者,大量的<u>纤维</u>可能导致胃肠不适,但也可能是该患者的<u>胆固醇</u>水平过高,因为它能形成凝胶并吸收胆汁盐。

解析:摄入太多纤维会导致腹胀和便秘。可溶性纤维可以形成凝胶并结合胆盐,胆汁盐在消化过程中被释放到胃肠。

6.

评估结果	有效的	无效的	不相关的
血糖 87mg/dl	×		
总胆固醇 159mg/dl	×		
肠道蠕动减少		×	
每天胃痛		×	
每天走 1.6km	×		
衣服不再合身	×		
皮肤上的痤疮减少			×

解析:食用富含膳食纤维和粗细加工的碳水化合物均衡饮食可以使血糖水平更可控,降低胆固醇,减少能量,并控制体重。均衡饮食中的全谷物、水果和蔬菜营养丰富,含有膳食纤维和水。这有助于增加饱腹感,减少总能量摄入,这可能会帮助他们感觉更有活力和减重。然而,摄入过多的纤维或突然大量增加纤维摄入量可能会导致胃痛、腹胀和便秘。

案例分析题

1. a,d,e

解析:调查者膳食回忆表明,她缺乏富含碳水化合物的食物,如水果、全谷物和豆类。她吃高蛋白质和高脂肪的食物,如奶制品、鸡蛋和肉类。偏食会增加营养缺乏的风险。

2. 患者可能没有维持<u>正常血糖</u>。不能为<u>糖原储存</u>提供能量,会导致疲劳和肌肉分解代谢。

解析:患者低碳水化合物摄入导致她感到疲劳。正常血糖指的是血液中正常的葡萄糖水平。当摄入足够的碳水化合物时就会维持正常血糖水平。碳水化合物摄入不足无法补充肌肉和肝脏中储存的糖原。肌糖原负责在运动中为肌肉提供能量,而肝糖原则在血糖调节中起作用。当糖原耗尽时,人就会开始感到疲劳。如果不能使用糖原,则身体会通过分解肌肉来获取能量,这是一种低效的燃料来源。

3. e

解析:碳水化合物的 AMDR 是总能量的 45%~65%。根据调查者每天 2 400cal 的需求,每天由碳水化合物提供 1 080~1 560cal 的能量。因为碳水化合物每克提供 4cal,她每天需要 270~390g 碳水化合物。

4. c,e

解析:碳水化合物为身体提供活动所需的能量。燕麦片、吐司等食物提供了必要的碳水化合物。虽然肉桂卷提供碳水化合物,但它并不是最好的选择,因为它含有多种的添加糖。在参加体育活动之前,摄入含碳水化合物的均衡膳食是很重要的,以提供必要的能量。然而,含大量糖的食物,如糖衣肉桂卷,含有大量添加糖,可能对健康产生负面影响。

5.

评估结果	有效	无效
全天感觉精力充沛	×	
通过减少计划外的休息来完成锻炼	×	
恐惧食物,如面条和米饭		×
餐后感觉满意	×	
排便不规律		×
每天摄入 200g 碳水化合物		×

解析:摄入碳水化合物可以为调查者提供全天和锻炼期间的能量。谷物等碳水化合物也是很好的膳食纤维来源,容易有饱腹感。拒绝面食和米饭等食物是不正常均衡的饮食模式。摄入 200g 碳水化合物低于她建议的 270~390g 碳水化合物。排便不规律可能表明她没有满足日常膳食纤维需求,或者是纤维突然增加而没有摄入足够的液体导致便秘。

第 3 章

复习题

1. a　2. b　3. b　4. b　5. c

案例分析题

1. b,c,f

解析:饱和脂肪主要来源于肉、奶等动物性食物,是导致高胆固醇血症的主要原因。不饱和脂肪通常存在于橄榄油和坚果等植物性食物中,有助于降低胆固醇水平。ω-3 脂肪酸主要来源于海产品,有助于降低胆固醇水平。从饮食可以看出,该患者饱和脂肪摄入较多,而不饱和脂肪和 ω-3 脂肪酸摄入较少。

2. 患者的**饱**和脂肪摄入量很高,会升高胆固醇水平。这些脂肪一般在室温下是**固态**。

解析:饱和脂肪在室温下呈固态,会导致胆固醇水平升高。不饱和脂肪在室温下呈液态,有助于降低胆固醇水平。单不饱和脂肪和多不饱和脂肪都是不饱和脂肪。两种必需脂肪酸都是多不饱和脂肪。

3. 病人皮肤干燥和视力模糊的症状可能是饮食和药物所致。考来烯胺与**胆**汁结合,抑制其在结肠的重吸收,从而增加了血液循环中胆固醇的使用(在肝脏中产生更多的胆汁),但也会减少脂溶性维生素的吸收。

解析:患者出现脂溶性维生素缺乏的症状,可能与其服用的药物有关。考来烯胺与胆汁结合形成复合物随粪便排出体外,抑制了胆汁在结肠的重吸收,因而使机体能够从血液中利用更多的胆固醇,从而降低血胆固醇水平。然而,胆汁重吸收减少也会减少脂溶性维生素的吸收,从而导致维生素缺乏。

4. a,b,e,f

解析:对于该患者来说,了解不同类型的脂肪及其对身体的影响以便更好地选择食物是十分重要的。他所表现出的脂溶性维生素缺乏的迹象将有助于其了解富含维生素 A、D、E、K 的食物,并将把它们融入自己的饮食当中。向患者提供关于膳食脂肪的膳食指南和 MyPlate 指南,也将帮助他合理安排膳食,创建健康的饮食模式。生酮饮食是一种高脂肪饮食,不适合该患者,但也没有必要杜绝所有类型脂肪的摄入,因为脂肪对身体有重要作用。

5.

选项	脂肪	饱和脂肪
450~788		
25		×
32		
50~88	×	
38		
225		

解析:DRI 建议从脂肪的供能比例为 20%~35%,饱和脂肪功能比例小于 10% 以下。由于脂肪的能量系数为 9kcal/g,据此可以计算每天需要脂肪的总克数。

6.

膳食变化	有效	无效
35% 的能量来源于饱和脂肪		×
选择脱脂奶和奶制品	×	×
食用瘦鸡肉而不是红肉	×	
用黄油代替橄榄油		×

	续表
膳食变化	**有效**	**无效**
增加水果和蔬菜的摄入量	×	
食用所有种类的食物	×	

解析:《美国居民膳食指南》建议饱和脂肪供能比例小于 10%,选择瘦肉、脱脂奶和奶制品,选择不饱和脂肪而非饱和脂肪,并遵循健康的饮食模式。

第 4 章

复习题

1. d 2. b 3. c 4. a 5. b

案例分析题

1. a,c,d,f

解析:如果使用得当,纯素饮食在生命各个阶段都可以健康应用。然而,由于素食中一些类型食物的缺失,使得挑食的素食者难以满足所有营养需求。植物性食物中必需氨基酸含量不足,如果膳食计划不够仔细,很容易出现蛋白质缺乏或氨基酸失衡。

2. 从该患者的饮食记录来看,他们并没有将不同**植物性食物的适当组合**以确保补充蛋白质的摄入。这种做法很重要,因为大多数素食食品本身就缺乏 9 种**必需氨基酸**中的一种或多种。

解析:植物性食物中含有不完全蛋白,即 9 种必需氨基酸种类不全。机体不能合成必需氨基酸,必须由食物供给。动物性食物中含有完全蛋白,即 9 种必需氨基酸种类齐全。不同氨基酸构成的植物性食物可以相互补充,以满足所有膳食蛋白质的需求。

3. 患者可能处于**分解代谢**状态,因为他没有得到所有需要的氨基酸。他可以将不同氨基酸的植物性食物混合食用,以帮助实现**正氮平衡**,促进生长。

解析:当能量或蛋白质体摄入不足时,机体就会进入分解代谢状态。分解代谢是指肌肉被分解,生成氨基酸以供给能量,机体排出的氮较多,患者处于负氮平衡状态。

4. a,b,e

解析:植物性食物中氨基酸水平差异较大,氨基酸构成不同的植物性食物可以组合形成完全蛋白质。随着能量和植物蛋白食物种类的增加,可利用的氨基酸总量增加。乳清蛋白是一种牛奶产品,不适合素食者。大豆是唯一完全蛋白质来源的植物蛋白,摄入更多的大豆制品和大豆蛋白有益健康。

5. b,c,e

解析:以下食物组合经常用于形成蛋白质互补作用:谷物和豌豆、豆类或扁豆;豆类和种子;谷物和乳制品。谷物中苏氨酸含量低,甲硫氨酸含量高,而豆类和乳制品中苏氨酸含量高,甲硫氨酸含量低。与乳制品相关的组合不适合该素食患者。

第 5 章

复习题

1. c 2. a 3. b 4. a 5. c

案例分析题

1. c

解析:患者在食用牛奶、奶酪和冰激凌等乳制品后,会出现乳糖不耐受的胃肠道症状。乳糖不耐症患者无法消化乳制品中的乳糖。相反,大肠中的细菌会发酵乳糖,产生气体,导致腹部痉挛、气胀和腹胀。内腔中未被吸收的二糖也会增加胃肠内容物的渗透压,导致水进入内腔。渗透压的变化也会导致腹部痉挛和腹泻。疲劳和头痛不一定与乳糖不耐受有关,但可能是由于频繁腹泻和不吃饭导致的低血糖引起的脱水。

2. 患者没有产生足够量的肠道乳糖酶,使乳糖进入结肠,而不是进行消化和吸收。

解析:乳糖酶是与乳糖不耐受相关的酶。用于将二糖乳糖分解为葡萄糖和半乳糖。在没有乳糖酶的情况下,乳糖通过小肠,未经消化和吸收进入结肠。随后由结肠中的细菌发酵,导致胃气、腹胀和腹部痉挛等症状。

3. a,b,c,f

解析:乳糖不耐症患者应限制或避免乳制品。他们可以食用不含乳糖的产品或添加乳糖酶分解乳糖的产品。通过记录食物和症状的系统过程,他们可能能确定他们能够忍受的无症状上限量。目标是完全缓解症状。无脂乳制品不一定含有较少的乳糖。乳糖是牛奶中的二糖。去除脂肪不会改变乳糖的存在。

4.

食物	有效	无效
无乳糖牛奶	×	
杏仁奶	×	
鸡蛋	×	
奶酪		×
牛奶		×
酸奶		×
豆浆	×	

解析:牛奶、奶酪和酸奶等乳制品中含有乳糖。植物奶制品,如大豆和杏仁奶,不含乳糖,食用安全。无乳糖牛奶是含有乳糖酶的牛奶,因此饮用后不会引起乳糖不耐受患者的症状。鸡蛋不是乳制品,因此不含乳糖。

第 6 章

复习题

1. d 2. c 3. b 4. b 5. c

案例研究题

1. 早餐:肉桂卷、苹果汁、酸奶

午餐:烤鸡肉卷(含生菜、西红柿、菠菜)、土豆片、甜茶、杏仁

晚餐:炸鸡排、烤马铃薯、黄油(配马铃薯)、芦笋、饼干

解析:对于同等体积的食物,高能量食物含有大量的卡路里。营养丰富的食物含有大量的营养素。一种食物可以既有高能量又含有高营养。

2. 12~48 小时内的整晚禁食,导致糖原被身体消耗而感到能量不足。这些储备的物质负责在睡眠期间保持血糖水平。

解析:在禁食期间,身体依靠储存在体内的糖原来提供能量和维持血糖水平,以试图保持去脂体重。

3. a,c,d,g,h

解析:有多种因素可以降低一个人的基础代谢率,如瘦体重减少、禁食、激素失衡和身体活动减少。

4. 这位女士的甲状腺功能减退症导致甲状腺素分泌减少,这会减慢代谢。这将要求患者有更大卡路里的亏损,以促进减重。

解析:甲状腺功能减退症是指体内甲状腺素分泌不足。甲状腺功能减退可降低基础代谢率,因此增加了减重所需的卡路里赤字。

5. 考虑到该患者的新锻炼方案,护士发现该患者的 BEE (kcal/kg/h) 和 TEE (kcal/d) 分别为 1 570kcal/d 和 2 187kcal/d。

解析:基础能量消耗可通过公式 0.9kcal × 体重 kg × 24h 得出,按体重女性以 0.9kcal/kg,男性 1kcal/kg。总能量消耗可以通过使用某项活动的活动系数,并将其乘以千克为单位的重量,再乘以进行该活动所花费的小时数而得到。

6. a,b,c,e,g,h

解析:减重需要能量的负平衡。选择营养密度高的食物,如水果和蔬菜,而不是能量密度高的食物,可以使人摄入所有的微量营养素,同时又不会过度消耗总能量。通过体育活动和锻炼增加能量消耗,有助于创造能量负平衡,而不必通过大幅度减少食物摄入或迅速减少能量摄入。

案例分析题

1. b,c,f,g,h

解析:老年人维持生命所需的能量更少。这与许多不同的因素有关,如去脂体重的减少和身体活动水平的降低。其他荷尔蒙因素,如绝经期,可以降低老年女性所需的能量。

2. 该患者很可能摄入的能量多于她消耗的能量;这就产生了正能量平衡,导致她体重增加。

解析:患者的体重增加表明她处于正能量平衡状态,这意味着她摄入的能量多于她所消耗的。如果患者的总能量消耗因年龄增加、运动受限和更年期到来而减少,而她摄入的卡路里数量不变,那么这将导致她体重增加。

3. 使用"×"来确定有效和无效的干预措施,以帮助患者减重。

干预措施	有效	无效
减少体力活动		×
增加营养丰富的食物	×	
减少能量密集的食物	×	
不吃饭		×

续表

干预措施	有效	无效
定期体育活动增加肌肉量	×	
创造正能量平衡		×
创造负能量平衡	×	

解析:为了减少能量摄入,患者可以吃能量低而营养高的食物,并限制高能量食物的摄入。通过体育活动锻炼肌肉,她也可以从中获得受益,因为肌肉作为高能量利用组织有助于保持能量平衡。这些行为结合起来会创造一种负能量平衡,帮助她减重。人们应该与食物建立健康的关系,而尽量避免任何限制性饮食行为,比如不吃饭等。而老年人对营养的需求可能很难满足。

4. c

解析:带有活动系数的 Mifflin St. Jeor 方程可用于计算个人的总能量需求。该患者久坐不动,因此她的活动系数应为(10×95kg+6.25×163cm-5×70-161)×1.0=1 459kcal/d。

第 7 章

复习题

1. b　2. a　3. a　4. d　5. d

案例分析题

1. a,b,d,f,g

解析:患者有深静脉血栓的病史,故正在服用华法林。任何与出血变化有关的病史或评估,如鼻出血和瘀伤,都需要进行随访。医护人员应继续对服用任何药物如华法林和抗生素的患者进行随访,以评估其依从性和潜在的相互作用。医疗保健人员应随访饮食史,以评估药物-营养素的相互作用和营养素的缺乏。其他在正常范围内的评估结果通常不需要随访。

2. 患者的抗凝血药物拮抗了维生素 K 的功能,帮助形成血凝块。

解析:华法林是一种抗凝血剂,可稀释血液并防止血液凝固。维生素 K 的功能是凝固血液,因此,监测这两种成分的作用以确保它们处于平衡并保持最佳的作用是很重要的。

3. 肠道中含有合成维生素 K 的细菌。患者最近使用的抗生素很可能抵消了细菌合成维生素 K 的作用,并可能加强华法林的功能,使血液的黏稠度降低。

解析:健康的肠道细菌会合成维生素 K。然而,抗生素会抑制肠道中的细菌,从而减少维生素 K 的产生。这可能对体内的维生素 K 水平产生影响,并能增强华法林的抗凝血效果。

4.

建议	有效	无效
停止服用华法林		×
以后避免再次服用抗生素		×
每天摄入等量的维生素 K	×	
尽量避免摄入维生素 K		×
坚持服用维生素和矿物质补充剂	×	

解析:目前对服用华法林或抗生素患者的建议是大同小异。服用这些药物和富含维生素 K 的食物是安全的。因此,没有理由停止服用富含维生素 K 的食物或药物。相反,患者应该摄入等量的含有维生素 K 的食物,以维持体内的维生素 K 水平。这使得给药更容易,并且可获得相同的效果。服用抗凝血药物的病人不应该通过补充剂获得维生素 K,通过食物摄入的维生素 K 应该每天保持一致。避免食用富含维生素 K 的食物并无益处,因为富含维生素 K 的食物也提供其他必需的营养物质。

5. b,c,e

解析:了解哪些食物是维生素 K 的丰富来源是很重要的,这样患者就能知道她每天摄入了多少。维生素 K 的常见食物来源包括绿叶蔬菜,如菠菜、油菜和甘蓝。大多数肉类、奶类和豆类维生素 K 含量很低。

6.

结果	有效	无效
患者血液凝集速度加快	×	
她不知道自己每天服用多少维生素 K		×
她的胳膊和腿上继续出现瘀伤		×
她停止流鼻血了	×	
她感到更加精力充沛	×	
她能识别含有维生素 K 的食物,并将其纳入自己的饮食中	×	

解析:患者更清楚什么类型的食物含有维生素 K,这些类型的食物也将在她的饮食中出现。她感觉更有精神,凝血时间恢复正常,频繁的鼻出血也停止了,这些都表明她的凝血功能已恢复正常,维生素 K 水平与抗凝药物再次达到平衡。然而,因为她不确定每天摄入多少维生素 K,所以很难知道她是否保持一致。这也许可以解释为什么她的胳膊和腿上仍然有瘀伤。需要进行更多的健康教育和自我监督,以更好地控制患者的饮食和症状。

第 8 章

复习题

1. a　2. c　3. b　4. d　5. a

案例分析题

1. a,b,c,f,g

解析:老年人,尤其是女性,更容易患骨质疏松症。甲状腺功能亢进症等其他疾病也会引起骨骼钙质吸收,使骨质脆弱易折。如果不进行抗阻训练使骨骼受力,骨质疏松症的发病风险也会增加。膳食摄入不足时患者营养素摄入减少,钙和维生素 D 等有助于增强骨骼强度的营养素摄入也会不足;膳食摄入不足还能减轻体重。身材矮小者患骨质疏松症的风险较高。虽然家族史和饮酒都可能是骨质疏松症的发病因素,但该患者没有骨质疏松症家族史,并且她很少饮酒。

2. a,c,d

解析:在患者 24 小时膳食调查中,食物体积小,总量也相对较少,所以整体能量摄入低,不能提供该患者需要的所有营养素。患者每日水果的摄入较为充足,但需要增加蔬菜的摄入;钙含量高的食物(如奶制品)摄入也不多。菠菜虽然含钙,但同时还含有草酸(茶中也含有),因此会抑制钙的吸收。患者摄入较多含磷少但铁含量高的食物。

3. 除膳食因素外,患者的甲状腺功能亢进控制情况不好,这会导致骨骼中的钙重吸收,最终使骨骼变脆易折。

解析:患者患有甲状腺功能亢进但经常忘记服药。甲状腺素过高会导致骨钙重吸收后入血,以维持血钙水平。如果不进行干预,激素失衡会使骨骼变脆易折。

4.

干预措施	有效	无效
摄入奶制品	×	
摄入钙强化食品	×	
摄入草酸含量极低的植物性食物	×	
摄入含草酸的植物性食物		×
服用维生素 D 补充剂	×	
增加低强度运动量		×
参加抗阻训练	×	
坚持服用甲状腺药物	×	

解析:增加骨骼强度和骨密度的干预措施包括平衡饮食、抗阻训练和服用药物。推荐摄入富含钙和维生素 D 的食物。奶制品是钙最好的食物来源;有些植物性食物含钙量也较高,但能否吸收还取决于其中的草酸含量,草酸会抑制钙的吸收。与菠菜和西蓝花等相比,白菜、羽衣甘蓝、钙强化豆制品等钙的生物利用度较高。如果患者膳食摄入不足,那么服用钙和维生素 D 的补充剂可能对她有益。与其他运动相比,抗阻训练能对骨骼施压,是提高骨密度最有效的训练方式;同时,应合理用药,避免营养失衡的发生。

5. a,c,d,e,g,i

解析:为改善患者的钙营养状况,保健团队应该鼓励她食用奶制品或强化钙的奶制品替代品,如牛奶、奶酪和酸奶。带骨鱼(如沙丁鱼罐头)、钙强化大豆食品及钙强化果汁也是钙的良好来源。不含草酸的植物性食物(如白菜)是钙的良好来源,其钙的生物利用度比其他植物性食物(如菠菜)更高。

第 9 章

复习题

1. c 2. d 3. a 4. b 5. a

案例分析题

1. a,c,d,e

解析:利尿剂和抗抑郁药会加剧体液丢失。

运动后患者体重下降,代表着体液丢失。

运动后,体重减少超过 1%~2% 存在脱水的风险。

患者在比赛前水摄入不足。

与患者的年龄、运动强度与营养因素关联不大。

2. 利尿剂和抗抑郁药使患者对液体的需求增加,而在运动过程中水摄入不足会导致脱水。

解析:利尿剂和抗抑郁药会增加液体丢失量,服用此类药物时需要摄入足够水分以维持水平衡,避免脱水。运动也会导致体液丢失,因此运动时需要保证水分的摄入以维持水平衡。

3.

患者问题	护士的相应回答
我可以从哪些饮食中获得水分?	e
如果我不经常上厕所,我就不会失水,对吗?	f
如果我服用利尿剂和抗抑郁药,我还能运动吗?	g
我应该多久喝一次水?	d
运动前两小时,我应该喝多少水?	a
运动后,我应该喝多少水?	b
如果我在运动后体重下降,我会脱水吗?	c

解析:水的来源有饮水、食物含水、代谢水。

机体排出水分的途径有消化道、肾脏、皮肤、肺脏。

人体需要补充水分,特别是在进行体育活动的时候。

运动前 2 小时至少摄入 5~10ml/kg 的液体,并根据运动期间丢失的体重量,建议运动后至少摄入 250~300ml/kg 液体。

运动期间体重下降是正常的,因为身体会通过流汗和呼吸而丢失液体。然而,运动目标应该是减掉不超过 1%~2% 的体重。

对于服用利尿剂和抗抑郁药的人来说,体育活动是安全的,但是服用这些药物期间,需要增加液体摄入来维持水平衡。

4.

健康教育	必要的	禁忌的	无效的
运动前 2 小时,摄入 5~10ml/kg 的液体;根据运动期间丢失的体重量,建议运动后至少摄入 250~300ml/kg 液体	×		
运动时间<60 分钟,可以摄入含葡萄糖和电解质的运动饮料			×
运动时,饮用含有牛磺酸、瓜拉那和银杏的能量饮料		×	
饮用至少每日推荐量 5 倍的维生素和矿物质运动饮料,且它们的种类越多越好		×	
当运动时间超过 90 分钟,运动员饮用运动饮料更有益	×		
运动时,在 30 分钟内要喝 3~4L 水			×

解析:在运动前后要注意维持体内水平衡。

大多数的运动可以通过饮用白开水补充水分,但持续时间超过 60~90 分钟的活动,饮用运动饮料是更有益的。

运动饮料中的电解质可以让机体保持更多的液体。

虽然平时可以购买到能量饮料,但它们在运动中的有效性有待研究。

含有大量维生素和矿物质的运动饮料,很容易导致个体摄入过量营养素。

短时间内摄入过多的水可能会出现水中毒,并引起低钠血症,如果不及时治疗可致昏迷或死亡。

机体应该避免在长时间的体育活动中只补充水分而不补充电解质。

5.

评估结果	有效的	无效的	不相关的
运动后体重减轻≤1%	×		
尿频	×		
尿液呈淡黄色	×		
皮肤湿润有弹性	×		
运动后肌肉酸痛		×	
足部疼痛			×
运动前后要饮水	×		
60 分钟以下的运动不需要补充电解质运动饮料		×	

解析:运动后丢失≤1% 的体重表明运动前已充分补水。

尿频和浅黄色的尿液都表明水分摄入充足。

皮肤湿润、有弹性是水分充足的表现。

运动持续时间与电解质运动饮料的补充,需要更具体的健康指导方案。

肌肉酸痛可能与脱水和高强度运动有关。

足部疼痛与补水不相关,很可能是由于运动本身导致的。

第 10 章

复习题

1. a　2. a　3. c　4. b　5. c

案例分析题

1. a,b,c

解析:许多行为和因素可能导致缺铁性贫血。妊娠期间血容量增加,导致孕妇对铁的需求增加。医生通常会建议孕妇在整个妊娠期间补充铁,作为产前营养强化的一部分。吃素会增加缺铁的风险。虽然一些植物性食物(如菠菜)含有较丰富的铁,但它们也含有其他一些可以与铁结合并抑制其吸收的化合物,如草酸。此外,随餐服用铁补充剂会使食物中的某些成分与铁结合,从而抑制其吸收。妊娠期间摄入产前铁补充剂非常重要,在缺铁性贫血孕妇中尤应使用。补充剂形式的铁和天然铁一样有效。最后,膳食指南建议植物性食物和动物性食物的摄入应保持平衡。

2. 虽然饮食中含有植物来源的铁,但与动物来源相比,

铁的生物利用度较低。补充剂与食物一起服用也可能导致在体内产生潜在的药物-营养素相互作用。

解析:含铁的植物源性食物也含有植酸和草酸等化合物,它们会与铁结合并抑制其吸收。因此,在服用补充剂的同时,食用富含此类化合物的食物,铁的吸收也会受到影响。

3. 患者食用的高纤维食物含有植酸,会与铁等矿物质结合,从而导致矿物质不能被吸收。

解析:植酸是一种在高纤维、全谷物食物中发现的化合物,它能与营养物质结合并抑制其吸收。

4.

方法	有效	无效
摄入更多植物蛋白质		×
摄入强化的谷物	×	
摄入更多动物蛋白质	×	
使用铁补充剂的同时食用少量食物	×	
同时使用铁和钙补充剂		×
使用补充剂同时食用低植酸食物	×	

解析:强化添加铁等营养物质的谷物,有助于增加铁的摄入。与植物蛋白相比(某些植物蛋白除外如豆类),食用生物利用度较高的动物蛋白有助于增加铁吸收。空腹服用铁补充剂可以提高吸收水平,因为受某些化合物(如植酸等)干扰吸收的概率较低。钙补充剂可抑制铁的吸收,因此应分开服用。

5. a,c,d,e

解析:铁强化食品通常是早餐食品,如意大利面、面包、大米以及其他谷物制品。橙汁中主要强化添加维生素 D 和钙,而不是铁。但是,橙汁中的维生素 C 可促进铁的吸收。菠菜和碎牛肉中富含铁,但不是强化铁。

第 11 章

复习题

1. d　2. b　3. b　4. b　5. c

案例分析题

1. a,b,e,f,g

解析:追踪婴儿的生长情况是很重要的,因为他出生时体重很低。他的体重比例小于胎龄,因为它低于第 10 个百分位数,但他的身长和头围在正常范围内。美国儿科学会和营养与饮食学会建议在婴儿 1 岁之前不要喝牛奶。含有常见食物过敏原的食物,如炒鸡蛋,不应该作为婴儿的第一个固体食物。虽然腹泻可能发生在婴儿中,但频繁和长久的腹泻应随访,以明确潜在的根本的医疗状况。喂养的姿势和补充剂的使用是适合这名男婴的。

2. 牛奶中的能量和必需脂肪酸不足,这可能会阻碍婴儿的正常生长。

解析:牛奶中的能量和必需脂肪酸不足,特别是亚油酸,它会导致生长不良。婴儿出生时的消化系统不成熟,可能

无法消化牛奶的成分,这可能解释腹泻和挑食,并导致生长不良。

3.

患者问题	对每个患者问题护士做出最合适的回答
母乳喂养多久?	e
如果我不想母乳喂养,可以用什么来喂养 7 个月大的婴儿?	a
可以给 7 个月大的婴儿喂水和果汁吗?	d
婴儿什么时候可以喝牛奶?	c

解析:婴儿至少在前 6 个月母乳喂养,直到引入固体食物。如果婴儿没有接受母乳,那么父母可以使用铁强化母乳替代品。水和果汁适用于 6 个月以上的婴儿。父母不应该在婴儿出生后的第一年结束前给婴儿提供牛奶。

4. c,f,g

解析:当第一次向婴儿引入固体食物时,父母应该避免食用常见的含过敏原的食物,如柑橘类汁、坚果、鸡蛋和小麦。更好的选择包括软质水果、蔬菜、酸奶和其他软性食物。含过敏原的食物可以在一些固体食物耐受性良好后引入。

5.

评估结果	有效	无效
婴儿很快乐,哭得更少了	×	
每天正常排便 1~2 次	×	
体重增加 2 个百分位数	×	
父母喂养婴儿花生和热狗		×
如果母亲没有进行母乳喂养,可以使用铁强化母乳替代品	×	
父母把一瓶果汁塞进婴儿的嘴里进行喂养		×

解析:母亲开始喂养婴儿铁强化母乳替代品,帮助调节婴儿的肠道蠕动、情绪和生长。花生和热狗是难以吞咽的食物,应该在孩子长大之前避免食用。将奶瓶放在婴儿嘴里会让果汁聚集,导致蛀牙和其他并发症。父母需要对这些话题进行更多的学习。

第 12 章

复习题

1. b　2. d　3. b　4. c　5. c

案例分析题

1. a,f

解析:该病人正在服用 5 种不同的药物,称为复方疗法,这使他面临药物-营养素相互作用的风险。在隔离期间,他对食品店的安全问题感到担忧,但他获得食物的机会有限。他的烹饪方法、吞咽能力和食欲都处于良好状态,因此这些都不会产生影响。他没有呼吸困难。

2. a,b

解析:由于患者正在服用多种药物,且其女儿目前无法协助照顾他,因此对其进行潜在药物-食物和药物-营养素相互作用的教育非常重要。同时,解决他的食物获取问题以及找寻他可能有资格获得的援助计划也同样重要。送餐上门服务对他来说是最好的选择,因为他无法离开家,且将被隔离一段未知的时间,符合送餐标准。该计划将为他提供送到家中的食物,并为他提供一些社会支持。由于该患者的财务状况稳定,SNAP、商品补充食品计划和高级农贸市场营养计划都是针对贫困线以下的人群的。他可能没有资格参加这些项目。另外其中一些项目要求外出采购。

3.

药物类别	适当的推荐
抗高血压药	c
抗组胺药	e
降血脂药	b
非甾体抗炎药	d
抗抑郁药	a

解析:每种药物类别都有关于避免或含有哪些食物和维生素的建议,以此避免潜在危险的相互作用。更多相关知识,请参见药物-营养素相互作用"成人用药"。

第 13 章

复习题

1. d　2. a　3. a　4. c　5. b

案例研究题

1. a,d,e,f,g,h

解析:食物中毒的症状包括进食后 1~6 小时内出现不适,以及严重腹痛、腹部痉挛、恶心、呕吐、腹泻、出汗、发热、头痛和虚弱。如果奶油泡芙储存得当,就不会引起食物中毒,因此吃多个奶油泡芙不会有问题。年龄不是导致食物中毒风险的因素。

2. 该夫妇的食源性疾病最有可能是由于摄入细菌、病毒或寄生虫引起的。

解析:食物中毒是由摄入细菌、病毒和寄生虫引起的。

3. 导致这对夫妇生病的最可能病原体是食物中毒,即金黄色葡萄球菌感染。

解析:金黄色葡萄球菌可存在于布丁或奶油馅的烘焙食品及其他食物中。该细菌会导致食用受污染食物的人发生食物中毒。

4. a,c,d,e

解析:应制订程序确保食品从生产到服务环节的安全。工作人员应在每次新任务前洗手并更换新手套。离开厨房或食品准备区域时,需脱下围裙以避免污染。即食食品(无需进一步烹饪)应与需控制时间和温度的食品(如生肉)分开存放,以避免交叉污染。食品在储存和准备过程中应保持适当温度,以确保细菌无法生长繁殖并引发食源性疾病。

5.

主题	适合	禁忌
储存前将食物冷却至室温		×
食用后 2 小时内冷藏食物	×	
将剩菜加热		×
将剩菜储存在开口容器中		×
妥善处理垃圾	×	
食用 2 小时后冷藏食物		×
根据食物的不同,将剩菜重新加热至特定温度	×	

解析:剩菜应立即冷藏,并在食用后 2 小时内完成,以避免细菌滋生的温度。热食不应在放入冰箱前冷却至室温,因为这会导致细菌滋生。任何剩菜都应根据食物类型加热至适当温度,以确保病原体在食用前被杀死。垃圾和剩菜应妥善处理,以减少交叉污染和食物变质。

6. a,b,f

解析:如果工人手指有伤口,应佩戴创可贴和手套以保持适当的卫生。如果卡车发生故障,应执行适当程序以维持食物的适当温度,确保质量。如果卡车或餐桌上的食物温度超出范围时间过长,则应丢弃该食物。

案例分析题

1. a,b,d,f

这个家庭由于没有食物保障,无法为他们的孩子提供足够的营养。婴儿的人体测量结果显示其生长不良,便秘表明其营养不良,膳食纤维和水摄入量不足。在这种情况下,住房和喂养方式目前还不是一个问题。

2. 婴儿的<u>发育不良</u>和<u>便秘</u>表明她没有通过喂养获得足够的营养。

解析:婴儿可能没有通过喂养获得足够的能量或营养素,因此她表现为发育不良和便秘。

3. a,b

解析:一个家庭是否有资格参加美国妇幼营养补助计划(WIC)和美国补充营养协助计划(SNAP)取决于该家庭的收入以及是否有一个 5 岁以下的婴儿。由于孩子只有 1 岁,她还没有上学。因此无法得到国家学校午餐和早餐计划的食物。家庭成员也没有资格参加上门送餐服务(为老弱病残者提供的),因为他们能够自己准备食物并获得食物。

4.

健康教育	处理得当	处理不当
在报纸和网上查找销售情况	×	
去杂货店之前列一张食物和用品清单	×	
阅读食品标签	×	
将干燥的食物储存在封闭的容器中,并将食物冷却到适当的温度		×
将食物烹饪到适当的温度,即食食品应使用单独的砧板	×	

续表

健康教育	处理得当	处理不当
逛遍商店的每条通道		×
烹饪前先在柜台上解冻生鸡肉		×

解析:接受关于省钱技巧和正确使用代金券的教育对消费者可能会有帮助。掌握消费技能对家庭也有帮助,如计划、列清单、阅读标签和控制食物浪费等。缺乏计划的做法都是不恰当的,比如逛遍商店的每条通道并随机购买食材。不适当地储存剩菜会使家庭面临罹患食源性疾病的风险,并增加食物浪费的可能性。

5.

评估发现	有效	无效	效果不明确
父母使用 WIC 代金券购买水果、蔬菜和全谷物	×		
婴儿的身高和体重在第 15 百分位数,并持续增加	×		
婴儿始终每隔一天排便一次		×	
父母能够购买足够的食物来满足他们的需要	×		
婴儿对固体食物挑剔			×

解析:当家庭适当地使用 WIC 代金券购买高营养的食物,如水果、蔬菜和全谷物时,营养干预是有效的。这些代金券不仅为父母提供了更多的食物,也为婴儿提供了更多的食物以帮助他们健康成长。这可以从婴儿的身高和体重增加到第 15 百分位上看出。婴儿可能每天需要摄入更多的膳食纤维和水,因为她的排便情况表明她仍在便秘。婴儿对固体食物挑剔与关注食品安全和发展的营养干预无关。

第 14 章

复习题

1. a　2. d　3. c　4. c

案例分析题

1. a,c,d

解析:该孕妇一整天都在吃大份的高能量零食;每周大约吃一次快餐,这个量不算多。膳食中缺乏营养丰富的食物,如水果、蔬菜、全谷物和低脂奶制品等。

2. b,e,g

解析:该孕妇选择的食物中,如冷冻食品、预包装零食和苏打水,通常都含有较高的钠、饱和脂肪和添加糖。她可能摄入不足的营养素包括维生素 A、维生素 K、钙、钾和膳食纤维,这些营养素主要存在于植物性食物中。

3. 该孕妇的零食会增加整体能量的摄入,而食用<u>能量密集</u>的零食会增加超重和肥胖的风险。此外,该患者<u>钠</u>摄入量的增加可能会导致<u>高血压</u>。

解析:经常吃零食,特别是高能量零食,会导致超重和肥胖的发病率增加。高钠摄入会导致血压升高,而大多数加工食品中含钠较高。

4. a,b,d,e

解析:对这位孕妇来说,选择加工食品更健康的食物对她有帮助。她将从增加的水果、蔬菜、全谷物和低脂乳制品中受益。因为她整天频繁吃东西,所以减少零食的频率可能会减少她的能量摄入并建立固定的进餐时间,同时减少食物的份量也可以为其他营养更高的食物腾出空间。最后,提前制订好一天的饮食计划,可以让她在白天食用零食之前更容易考虑到她整体的食物选择。严苛的饮食计划可能会给孕期的生活增加更多压力,并无健康获益。我们希望她与食物建立健康的关系,这就是为什么我们不建议禁止摄入某类食物如碳水化合物或脂肪等的原因。完全避免食用某类食物,会限制甚至消除某些日常饮食的必需营养素的摄入。

5. 在下面的健康教育中使用"×"标示合适的(适当或必要)或不合适(可能有害)。

健康教育	合适	不合适
培养每日 3 次正餐和 2 次零食加餐的饮食习惯	×	
每餐都吃水果和蔬菜,以增加水果和蔬菜的总摄入量	×	
食用低脂乳制品和全谷物食品比加工食品能够获得更多的营养素	×	
通过食品标签来确定个人适宜的食用份量	×	
食用餐馆提供的食物量,因为它们可能更合适		×
多饮用果汁来增加膳食纤维和营养素摄入		×
工作时如果忘带午餐,就跳过这一餐		×

解析:培养一个健康的饮食模式,如每天 3 顿正餐和 2 顿小吃,可能有利于孕妇减少能量摄入和改善食物选择。每餐一份水果和蔬菜会增加她的营养摄入,减少能量摄入。低脂乳制品和全谷物产品也会增加营养素供给,减少能量摄入。阅读营养标签上的营养素含量有助于减少食用份量和充分了解餐馆中食物的大份是有益的。虽然果汁确实含有多种营养成分,但不应该大量饮用,因为它们通常含有大量的添加糖,类似于苏打水。不吃饭会导致血糖水平不稳定,并会让孕妇感到饥饿和注意力不集中。

6. 对于评估结果,用"×"表示护理和协作干预有效(有助于达到预期结果)还是无效(没有帮助达到预期结果)。

评估结果	有效	无效
血压从 130/90mmHg 降低至 120/80mmHg	×	
两周减重 3.3kg	×	
每周有 2 天不吃早餐和午餐		×
全天少吃零食	×	
每周食用 3 次快餐		×
每天至少食用 2 份水果和蔬菜	×	

解析:血压下降和体重减轻是她饮食和健康方面积极变化的标志。白天少吃零食,多吃水果和蔬菜是有益的。然而,不吃饭和每周吃 3 次快餐仍然是后续通过继续教育来改善的方面。

第 15 章

复习题

1. c　2. b　3. a　4. b　5. c

案例研究题

1. a

解析:使用 Mifflin-St. Jeor 方程与客户的体重(kg)、身高(cm)和年龄(岁)可以得到客户的基础代谢率。然后将身体活动因子应用于基础代谢率将得出客户当天的总能量消耗。

2. 将客户的估计能量需求与她当前的能量需求进行比较,她目前处于<u>正</u>的能量平衡状态。这将导致体重增加。

解析:摄入的能量大于个人需求会使他们处于正能量平衡状态,这意味着他们摄入的能量多于消耗的能量,导致体重增加。

3. c

解析:减少 3 500kcal 会导致大约减少 0.454kg 脂肪。因此,为了达到每周减掉 1 磅,每天需要减少 500kcal。相比于更高的能量限制,这种减重方法对客户来说更可持续。更高的能量限制可能使他们感到饥饿、易怒,并且不太可能实现他们的目标。

4.

做法	有效	无效
增加体力活动	×	
减少能量 >500kcal/d		×
遵循健康的饮食模式,食用多样化的食物	×	
在电视机前吃饭		×
增加久坐时间		×
选择适度的能量限制 ≤500kcal/d	×	
食用能量密集的食物		×
摄入更少的能量然后消耗掉	×	
增加运动	×	

解析:有很多方式可以建立能量负平衡,摄入能量密集但能量低的食物可以帮助人们全天摄入较少的能量,而不会出现饥饿感。能量债对减重很重要,但大于 500kcal/d 的能量债可能对客户来说是不可持续的或令人不愉快的。另一种可以帮助一个人达到能量负平衡的策略是增加运动和身体活动,以增加消耗的总能量。还应避免久坐不动或像在电视前吃饭一样允许无意识进食的行为,以帮助控制能量摄入。

5. 基于患者的担忧,她应该考虑更长时间的<u>有氧</u>运动,以增加脂肪作为燃料的使用,而不是肌肉。

解析:有氧运动包括足够时长的活动,以利用身体的脂肪储备作为燃料。在有氧气的情况下,瘦体组织会燃烧脂肪,使有氧运动成为体内高瘦体重和低脂肪组织的最佳活动。

6. a

解析:BMI 本身不足以提供有关身体成分的足够信息,而身体成分也不能提供有关脂肪分布的足够信息。因此,如果可能,结合 BMI、身体成分和腰围是衡量整体体重和脂肪减少的最佳方法。

案例分析题

1. a,b,d,e,g,h

解析:根据客户的体重,以及小份量食物和低能量摄入,可能出现营养风险。能量摄入不足和低体重可引起闭经。损伤,如应力性骨折,常见于能量摄入受限或进食障碍的人群。人格特质,如追求美主义者,会使个体面临进食障碍的风险。尽管客户确实经常运动,这些模式并不被认为是过度的,但当与能量摄入不足相匹配时,则可能是有害的。她与朋友正常社交,她的整体食物选择是健康的。然而,她吃的量不够,没有与食物形成一种健康的关系。

2. c

解析:神经性厌食症是一种对食物的极端心理生理的厌恶,导致危及生命的体重减轻。它是一种精神性进食障碍,因对肥胖病态的恐惧所导致的,人们扭曲的身体形象在身体营养不良时也反映为肥胖,由于自我饥饿而极度消瘦。患者对食物的回避和对体重增加的恐惧,表明她正在与神经性厌食症作斗争。

3.

卫生专业人员	必要	非必要
医师	×	
体能教练		×
健康教练		×
注册营养师	×	
心理学家	×	
神经科医生		×
营养师		×

解析:建议与进食障碍斗争的个体与跨学科团队合作,该团队由医生、注册营养师营养学家和心理学家参与。其他职业可能有帮助,但不被认为是必要的,如果他们不能胜任患有这种复杂疾病的患者的治疗工作,甚至可能是有害的。

4.

健康教育	有益	有害
食用富含能量和营养的饮食,以实现健康的体重	×	
食用鸡蛋、瘦肉、豆类和大豆等食物来重建组织	×	
多吃你一直避免的食物		×
多喝液体补充剂,这样您就不必勉强进食		×
选择面食、米饭和谷物等食物,以快速提供能量	×	

健康教育	有益	有害
应该吃脂肪含量高的饮食,以提供必需脂肪酸并增加能量摄入量		×
吃多样化的食物,并确保包括你最喜欢的食物	×	
应该避免食用任何富含饱和脂肪和添加糖的食物,如薯片和饼干		×
应该限制碳水化合物,如米饭、面包和意大利面		×

解析:建议患有进食障碍的患者尽量恢复健康的体重,与食物建立健康的关系,管理他们的生理和心理健康,维持社会关系。为了恢复到健康的体重,强调由多种食物组成的富含能量和营养素的饮食。鼓励高蛋白食物重建身体组织和肌肉。需要碳水化合物食物来为身体提供快速消化的能量。食用最喜欢的食物有助于增加整体食物摄入量,并与食物建立健康的关系。最好的方法是慢慢地加入那些带来恐惧和焦虑的食物,而不只关注这些食物。补充饮料,如 Ensure,可以帮助患者满足他们的能量和蛋白质需求,但使用它们不应滥用或代替食物。我们希望患者养成健康的饮食习惯,建立健康的饮食关系。建议采用中性脂肪饮食,以促进对较高容量的耐受性。不鼓励限制和避免任何类型的食物。

5.

评估结果	有效	无效
治疗两周后体重增加了 2.27kg	×	
每天吃 3 顿饭	×	
食用各种水果和蔬菜	×	
大量进食后感到苦恼		×
每天称 2 次体重		×
食用类似甜点的食物后催吐		×
避免酸奶、油、鳄梨和奶酪这样的食物		×
每天去健身房 2 次,每周去 7 次		×
开始在笔记本上记录情绪	×	
与家人和朋友一起吃饭	×	

解析:患者正在增加体重并建立富含多种营养素的更健康的膳食模式。她通过写日记来认识自己的感受和情绪。与家人和朋友一起吃饭可以提供鼓励健康饮食所需的支持系统。然而,如果她在用餐后仍然感到痛苦、避免食物、通过诱发呕吐或运动以减少能量、过度称重,这些迹象表明她可能正在复发,可能需要进一步的教育和治疗。

第 16 章

复习题

1. c　2. b　3. b　4. c　5. d

案例分析题

1. b,c,d,g

解析:肌肉酸痛、精神不振、受伤和感染表明此运动员现行的营养方案可能有所不足。因为其运动频率并无不妥,每日摄入 3 餐以及每餐后补充适量小零食,且每天保持 7~8 小时的推荐睡眠量。

2. 此运动员的膳食摄入表明其碳水化合物摄入量不足,而这是运动员进行耐力运动时首选的能量来源。

解析:此运动员的膳食回顾清单中少有面包、米饭和意面之类的良好复合碳水化合物来源。碳水化合物在耐力运动中十分重要,它有助于补充肌肉和肝脏中的糖原储备,是耐力运动期间的主要能量来源。

3. 在三项全能比赛前几天,此运动员可能从碳水化合物补充中受益,以确保最大限度的糖原储备。

解析:碳水化合物可以补充机体的糖原储备。因此耐力运动员在比赛前常补充碳水化合物,以确保比赛时有着充足的糖原储备。这种做法有助于增强运动员耐力,延后肌肉疲惫的出现。

4.

健康教育	适宜	禁忌
运动前 2~4 小时,食用含碳水化合物食物	×	
运动前 1~4 小时,食用含有大量脂肪、膳食纤维和蛋白质的食物		×
在超过 1 小时的运动过程中,摄入碳水化合物	×	
运动后避免食用含碳水化合物食物		×
运动中食用含脂肪、蛋白质和膳食纤维的食物		×

解析:在运动前 2~4 小时,运动员应多摄入富含碳水化合物的食物(如意面、面包和米饭)。这是因为脂肪、膳食纤维、蛋白质的消化速度较慢,在运动过程中如仍存在于胃中,会引起不适。而上述提到的食物中脂肪和膳食纤维含量低,蛋白质含量适中。只有当运动时间超过 1 小时时,才有必要在运动中补充碳水化合物,且补充的碳水化合物食品应尽量简单,以含有少量脂肪、蛋白质和膳食纤维的运动饮料、咀嚼片和水果为宜。运动后,也应及时摄入碳水化合物(不超过 2 小时)以补充糖原储备。

5.

干预	有效	无效
运动前 3 小时,食用加脱脂牛奶的麦片	×	
在 45 分钟的运动过程中,饮用运动饮料		×
在 2 小时的运动过程中,食用水果	×	
运动后 2.5 小时,食用鸡肉和西蓝花		×
能够以更少的休息时间完成训练	×	

解析:在运动前 2~4 小时,运动员应多摄入富含碳水化合物的食物(如意面、面包和米饭)。这是因为脂肪、膳食纤维、蛋白质的消化速度较慢,在运动过程中如仍存在于胃中,会引起不适。而上述提到的食物中脂肪和膳食纤维含量低,蛋白质含量适中。只有当运动时间超过 1 小时时,才有必要在运动中补充碳水化合物,且补充的碳水化合物食品应尽量简

单,以含有少量脂肪、蛋白质和膳食纤维的运动饮料、咀嚼片和水果为宜。运动后,也应及时摄入碳水化合物(不超过 2 小时)以补充糖原储备。

第 17 章

复习题

1. a 2. c 3. c 4. a 5. b

案例研究题

1. 注册营养师(RDN)确定患者的症状最有可能是由超过可耐受最高摄入量(UL)引起的,引起维生素中毒。

解析:可耐受最高摄入量是不会导致不良健康影响的最高水平的摄入量。因此,摄入超过 UL 的营养素会增加毒性和不良健康影响风险。

2. e

解析:患者的身体检查结果与维生素 A 中毒表现一致。参见表 17.2。

3. 患者的维生素中毒与她的肝脏损伤有关,因为肝脏是这种维生素储存和代谢主要场所。

解析:肝脏是维生素激活、储存和新陈代谢的主要部位。因此,摄入高水平的维生素会对肝脏造成负担,从而导致肝脏损伤。

4.

项目	安全	禁忌
西蓝花	×	
酒精		×
红薯	×	
多种维生素		×
维生素 A 补充剂		×
胡萝卜	×	
抗氧化补充剂		×

解析:虽然不必建议所有含有维生素 A 的食物都应该避免,但是补充剂和药物一起服用时可能会引起中毒,酒精应避免与药物一起服用,防止进一步损伤肝脏。

5. c,d,f

解析:计划怀孕的女性不能服用异维 A 酸。关于她的其他情况,如果患者告诉医生她应该做什么以及进一步讨论药物-营养素相互作用,对她有好处。因为她已经出现了维生素 A 中毒的症状,她不应该服用任何其他含有维生素 A 的膳食补充剂。

6. d,e

解析:肝酶如 ALT、AST 有助于判断肝功能。血液中这些酶的水平升高提示肝脏受损。

病例分析题

1. b,c,d,e

解析:在评估期间,随访患者可能出现的任何症状以及获得更多关于药物、补充剂和膳食史的信息非常重要。人体学测量对评估很重要。他的 BMI 是 22.6kg/m^2,无关紧要。

2. b

解析:由于患者难以记住过去发生的事情和信息,最好的收集膳食信息的方式是食物记录法。这是唯一不需要记忆的方法。DEXA 和 BOD POD 不是用于收集膳食摄入信息的方法。DEXA 和 BOD POD 是用来测定人体成分的。

3.

干预	适宜	禁忌
膳食补充剂在进餐时间服用	×	
教育患者关于膳食补充剂的效果和应用	×	
教育患者关于膳食补充剂的服用时间和合适的剂量	×	
尽可能避免与其他的卫生保健专业人员协调		×
教育患者严格执行一天的膳食计划,避免药物-营养素相互作用		×
在考虑患者的生活方式之前,优先安排膳食和进食		×

解析:在食物-药物相互作用的情况下,患者计划何时服用与膳食相关的补充剂很重要。教育患者关于膳食补充剂的功能以及了解它是如何与其他的补充剂相互作用也很重要。在这一过程中,与药剂师和医生等其他卫生专业人员进行协调可能会有所帮助,必要时,这些患者可以转诊给他们。了解患者的整体生活方式和他们喜欢吃的不同食物很重要,这样可让患者在家妥善管理自己的药物。严格计划一天的饮食计划可能帮助患者当天,但是在随后的日子里,当吃其他的食物时,他可能不知道该怎么做。

第 18 章

复习题

1. b　2. b　3. c　4. d　5. a

案例研究题:囊性纤维病

1. a,b,c,f

解析:囊性纤维病患者因呼吸急促,且同时伴有食物消化和吸收能力下降,故能量需求增高。厚重的黏液影响胰腺分泌淀粉酶、蛋白酶和脂肪酶,导致营养素的消化和吸收异常。宏量营养素中的脂肪需要额外关注,为防止脂溶性维生素缺乏需定期监测其水平。无论是摄入不足还是吸收能力降低,均可使患者的营养不能满足自身需求,出现营养不良。

2.

患者存在的问题	对应的原因选项
能量需求增加	d
粪便中含有未消化物质	b
能量摄入不足	c
低体重	a

解析:囊性纤维病患者因能量摄入不足常常表现为低体重。因呼吸困难所以对能量的需求是升高的。呼吸困难和能量需求得不到满足均会导致患者容易出现疲劳。胰腺功能不全导致消化和吸收不良,表现为大便内可见未消化食物。

3. 病人虽提高了营养摄入量,但由于胰腺功能缺乏,体重仍未增长。患者最有可能受益于酶替代治疗。

解析:纤维囊性病时,如存在胰酶分泌不足,采用胰酶替代疗法可改善消化和吸收不良。胰酶替代物常以胶囊的形式饭前服用。

4. a,c,d,f

解析:囊性纤维病患者的营养素水平需要严格监测,尤其是脂溶性维生素(维生素 A、D、E、K),因患者脂肪吸收往往不佳,会影响脂溶性维生素的吸收。

5.

措施	有效	无效
每日 3 餐	×	
2~3 次加餐		
高脂肪食物	×	
限制高脂肪食物		×
限制高钠食物		×
食物多样	×	
必要时使用口服营养补充剂	×	
不鼓励使用高能量密度食物		×

解析:囊性纤维病者营养治疗的目标是满足其营养需求。因此,只要能提高其能量摄入水平尽量避免限制某些食物摄入。鼓励患者进食高脂肪和高钠食物以提高能量供给并补充经汗液丢失的盐分。鼓励膳食多样以保证全面的维生素和矿物质摄入,鼓励少食多餐缓解患者进食时的疲倦感。

6.

评估结果	有效	无效	不相关
BMI 升至 18.9kg/m²	×		
规律肠蠕动	×		
粪便中出现脂肪微粒		×	
每餐至少进食 75%	×		
呼吸困难			×
营养需求量增多			×

解析:患者 BMI 增长到健康值范围,体重增长说明治疗有效。规律的肠蠕动说明消化功能有改善,但粪便中出现脂肪说明仍然存在消化不良。患者能进食大部分餐食,满足其能量需求可能性更大。呼吸困难及营养需求增高是该疾病本身的特点而非营养干预的结果。

案例研究题:肝炎

1. a,c,d

解析:肝炎的主要症状和体征包括厌食、黄疸和营养不良。患者会出现食欲减退、皮肤黄染、恶心、呕吐和腹泻。液体丢失和进食减少均增加其患营养不良的风险,但不会导致便秘、出现瘘管和吞咽困难。

2. 患者最有可能患有甲肝,一种与污染的食物和水有关的**病毒感染**。

解析:甲肝为一类经粪口途径传播的病毒感染。该病毒可来自污染的水和食物。患者主诉中提到其饮用的水亦用来洗衣服和洗澡,故推测病因来自污染的水源。

3. 食欲缺乏使患者营养不良风险性增加。充足的能量及蛋白质摄入利于患者肝细胞**再生**。

解析:食欲缺乏及膳食摄入不足使患者患营养不良风险提高。肝炎引起机体炎症及肝脏损害,为促进肝组织再生需要较高的能量及蛋白质,如能量、碳水化合物和蛋白质供给不足,机体将动用自身组织蛋白以供能,将影响肝细胞再生。

4. b,e,f,g,h

解析:肝炎患者需要充足的休息及充足的能量供给。为鼓励大量进食一般不限制膳食内容。高蛋白膳食有利于肝细胞再生,但同时必须供给充足的能量和碳水化合物防止蛋白质供能。建议脂肪摄入不超过供能比 30%,以免增加肝脏负担同时避免或减轻脂肪泻。限制钠摄入(<2 000mg)防止液体潴留。

5.

宏量营养素	答案
碳水化合物	b
蛋白质	f
脂肪	e

解析:医学营养治疗中对宏量营养素的供给建议为:蛋白质每公斤体重每天 1~1.2g,碳水化合物供能占 50%,脂肪供能小于 30%。根据患者日能量需求量不同计算每种宏量营养素具体供给量(g/d)

6.

评估结果	有效	无效
食欲改善	×	
体重丢失		×
皮肤轻微发黄		×
能量摄入增多	×	
大便成形	×	
无恶心感	×	
体温 37℃	×	

解析:进食量增加提示治疗有效。体重下降则提示治疗无效,至少提示营养摄入不能满足需求。正常的肠蠕动提示腹泻治愈,体温正常则提示病情在好转。轻度皮肤黄=提示病情好转但肝功能仍未完全恢复,因此断定治疗措施并不是100% 有效。

案例分析题

1. a,d,e,f

解析:患者肥胖、运动量不足且工作压力大。膳食有很多方面需要改进,可多摄入蔬菜和水果,减少膳食脂肪、钠和糖类。未服用任何药物,服用的膳食补充剂与现有疾病无关。

2. 营养评估结果显示,患者体型肥胖,膳食类型为高脂肪高钠膳食。

解析:根据患者身高、体重情况计算患者 BMI 为 $33kg/m^2$,

体型肥胖,膳食调查显示患者高脂肪高钠膳食。

3. b

解析:当胃内酸性内容物反复反流至食管下部时,会出现胃食管反流病,该病的特征是食管黏膜受到刺激和腐蚀。胃食管反流病患者进食后会出现烧心及胸部疼痛感,伴有频繁打嗝和胃内容物反流。该病的危险因素很多,如肥胖、进食高脂肪食物及饮酒。

4.

患者的问题	护士如何回答患者的问题最合适
我可以服用什么药物来改善现在的情况吗?	c
我可以继续饮酒吗?	e
我可以减重吗?	b
每天需要多少运动量?	g

解析:调整生活方式有助于控制病情,如调整膳食、控制体重及积极地进行体育锻炼等,减重可减轻腹部压力进而减少酸性胃内容物反流入食管。酒精会加重对食管黏膜的刺激,故建议戒酒或限制饮酒。建议每周的绝大部分时间坚持每天至少 30 分钟的体育锻炼。如调整上述生活及饮食习惯,效果仍不明显可服用抗酸药和质子泵抑制剂。抗酸药可减轻胃酸的酸度,质子泵抑制剂可减少胃酸分泌。

5.

健康教育内容	推荐	不推荐
直立位进食	×	
进食后,建议食物未消化完便平卧		×
穿紧身衣,尤其是进食后这点更重要		×
减少每餐进食量	×	
进食的同时饮用大量液体		×
避免刺激性食物,如酒精、咖啡因、巧克力、碳酸饮料、番茄和辛辣食物	×	
进食低脂肪高纤维食物	×	

解析:患者进食时建议身体直立位且进食后不要立即平卧,否则会增加胃酸性内容物反流入食管风险。胃食管反流病患者需避免衣物过紧,尤其是餐后,否则腹部压力升高会增加反流可能性。建议少食多餐,减少单次胃内容物的量同时减少单次胃酸的分泌量。同样的道理,进餐时可小口少量进水,大部分进水量最好选择两餐之间以减少进食后胃内容物量。避免具有刺激性的食物,如酒精、咖啡因、巧克力、碳酸饮料、番茄和辛辣食物。推荐低脂肪高纤维膳食。

6.

评估结果	有效	无效
1 个月减重 3.6kg	×	
全天均食用蔬菜和水果	×	
用苏打水代替含酒精饮料		×
进食后胸痛减少	×	
不吃早餐以减少全天能量摄入		×

解析:控制体重可减少患胃食管反流病风险,患病者减重可减少复发。提高蔬菜和水果进食量、规律进食及避免刺激性食物均可减少患胃食管反流病风险。因苏打水含有碳酸故不建议用苏打水替代含酒精饮料。进食后胸痛减少提示疾病缓解。

第19章

复习题

1. a 2. a 3. a 4. a 5. b

案例研究题

1. a,c,d,e,f,g,i,l

解析:冠状动脉性心脏病的危险因素包括高龄、遗传、血液胆固醇水平升高、饮食质量差、缺乏运动、吸烟以及高血压和超重等合并症。

2.

危险因素	答案
年龄增高	b
血胆固醇水平增高	c
饮食质量差	a
缺乏锻炼	e
吸烟	d
高血压/肥胖	f

解析:动脉粥样硬化是一种进行性疾病,除非改变生活方式,否则会随着年龄的增长而加重。因为胆固醇是斑块的主要成分,所以,胆固醇水平升高有助于斑块的形成。低质量的饮食,包括高钠和饱和脂肪的摄入,有助于斑块的形成。吸烟与血管收缩和血压升高有关,从而促进斑块的形成。久坐不动的生活方式,以及高血压和肥胖等其他合并症,都会增加动脉粥样硬化的严重程度。

3. 过量摄入饱和脂肪会导致动脉粥样硬化,其中斑块引起动脉狭窄,而斑块主要由胆固醇组成。

解析:饱和脂肪的摄入比不饱和脂肪酸摄入更能增加斑块形成的风险。斑块主要由胆固醇组成,而饱和脂肪酸的饮食来源也含有较高的胆固醇。

4. a,c,e

解析:调整该患者的饮食,使脂肪供能比≤25%,用不饱和脂肪来源的食物替代饱和脂肪的食物。因为与不饱和脂肪相比,饱和脂肪能促进斑块的形成和升高血液胆固醇的水平。而不饱和脂肪有助于降低胆固醇水平和抵抗炎症。

5.

干预措施	有效	无效
遵循地中海饮食模式	×	
遵循终止高血压饮食模式	×	
遵循生酮饮食		×
限制钠至2 400mg/d		×
每周摄入两次鱼	×	

续表

干预措施	有效	无效
增加精制谷物的摄入		×
增加蔬菜和水果的摄入	×	
体重增加		×
增加身体活动	×	

解析:有效的生活方式调整包括采用地中海饮食和DASH饮食等膳食模式。这些膳食模式通常是蔬菜、水果、不饱和脂肪酸和鱼摄入多,而钠和饱和脂肪酸摄入较少。建议每周吃两次鱼,并定期进行身体活动。

6. a,b,c

解析:BMI、血压、胆固醇水平、甘油三酯水平和腰围等指标对于评估心血管疾病的风险都很重要。如果这些指标的数值下降或在正常范围内,可以认为干预措施对患者的病情改善有效。

案例分析题

1. 患者肾血流量减少可使肾上腺分泌醛固酮,导致水和钠潴留,很可能是她水肿的原因。

解析:充血性心力衰竭导致肾脏的血流量减少。正常情况下,低肾血流量提示低血容量。机体对低血容量的反应表现为通过血管加压素和肾素-血管紧张素-醛固酮系统来增加血容量。但在充血性心力衰竭的情况下,肾血流量并不能表示低血容量。肾脏因继续增加血容量,而稀释血液,水肿随之产生。

2. a,b,c,d,h

解析:对充血性心力衰竭的饮食建议包括限制液体量和钠,以恢复液体平衡。利尿剂有助于改善液体潴留,但应监测钾水平,有必要时进行补钾。充血性心力衰竭患者可服用叶酸、维生素 B_{12} 和镁等补充剂。最后,充血性心力衰竭会导致患者呼吸急促,进食困难。对于进食劳累的患者,医学营养治疗指南建议食用消化不需要耗能太多的软食。少食多餐也可以帮助患者在一天中摄入更多的能量。

3.

健康教育内容	可用	禁忌
使用香草为食物调味	×	
避免含盐的加工食品,如薯片、泡菜、橄榄和火腿	×	
如果服用利尿剂,补充硫胺素和钾	×	
不必限制饮酒		×
如果难以摄入足够的能量,就把餐次限制在2或3餐		×

解析:为限制钠的摄入,可以在烹饪过程中使用不含钠的香草和香料。应避免食用含盐的加工食品,并补充硫胺素和钾,因为频繁使用利尿剂可能会使钾流失。应避免饮酒或限制每天饮酒1杯。少食多餐,如每天5~6餐,可有助于患者摄入目标能量。

4.

评估内容	有效	无效
减少下肢水肿	×	
每天摄入 2 300mg 钠		×
每天液体量限制在 2L	×	
进食困难时,可以吃土豆泥、苹果酱和豌豆泥等食物	×	
低钾饮食		×
用不含钠的香料如胡椒和蒜粉来调味鸡肉	×	

解析:缓解水肿是恢复液体平衡的标志,说明干预措施有效。该患者按照指南的要求每日液体量限制在 2L,而钠摄入为 2 300mg,超过了每天 2 000mg 的建议摄入量。患者正在食用软食,并使用不含钠的香草和香料来调味,如胡椒和大蒜粉。然而,患者钾水平低,提示其需要补钾,以恢复正常水平。

第 20 章

复习题

1. b　2. b　3. a　4. c　5. c

案例研究题

1. b,d,e,f

解析:对于使用外源性胰岛素的人来说,规律的进餐和体育活动非常重要。患者应该对应碳水化合物摄入量和身体活动的时间和强度,准确计算胰岛素的剂量。碳水化合物摄入会升高血糖水平,而体力活动会降低血糖水平。胰岛素剂量与餐前或运动前所需的剂量不匹配会导致血糖水平异常。因此,有效的胰岛素治疗方案应考虑这些因素。压力也会升高血糖水平,这也是患者必须明白的。

2. 饮食和身体活动不规律会导致高血糖(即血液中的葡萄糖高)和低血糖(即血液中葡萄糖水平低)。

解析:高血糖指血糖水平升高,而低血糖指血糖水平降低。血糖水平随着碳水化合物的摄入而增加,并随着身体活动的增加而降低。保持一致的时间表可以让患者更好地掌握需要多少胰岛素或摄入多少食物才能充分地控制血糖。

3. b,c

解析:饭前使用过多的胰岛素会导致低血糖,正如运动前后摄入的碳水化合物不足会导致低血糖一样。

4.

干预措施	有效的	无效的
注射更多的胰岛素		×
锻炼		×
摄入速效碳水化合物	×	
食用速效和慢效碳水化合物与蛋白质的混合物	×	
食用蛋白质		×
食用脂肪		×

解析:低血糖发生时,最佳的措施是摄入快速作用的碳水化合物来源。单糖形式的碳水化合物,可迅速消化并吸收入血。虽然缓慢作用的碳水化合物(如复合碳水化合物)确实也可以提高血糖水平,但其吸收速度并不快,不是紧急治疗的最佳选择。

5. d,e

解析:单糖和/或双糖的简单碳水化合物能迅速吸收入血,提高血糖水平。这些食物包括水果、糖果、果汁等。

6. b,e,f

解析:低血糖症定义为血糖低于 70mg/dl。因此,低血糖发作期间预计通过摄入少量快速碳水化合物,使血糖升至 70~100mg/dl 之间。然而,进食后,血糖水平可能会略高于 100mg/dl,具体取决于摄入了多少碳水化合物。有必要在食用碳水化合物不久后检测血糖水平。

案例分析题

1. a,b,c,d,f

解析:2 型糖尿病相关的危险因素包括 BMI≥25kg/m²、久坐不动、高血压、心血管疾病或卒中病史、低 HDL 胆固醇水平和高甘油三酯水平。请参阅教科书中的框 20.1。患者除了 HDL 胆固醇和 LDL 胆固醇水平在正常范围内外,其他危险因素均具备。

2. 患者正在出现多饮(口渴加剧)和多尿(排尿增多)。这是机体试图清除由胰岛素抵抗引起的血液中过多的葡萄糖。

解析:多饮(口渴加剧)和多尿(排尿增多)是 2 型糖尿病的主要症状。胰岛素抵抗导致血液葡萄糖水平升高时,机体会尝试通过增加液体摄入量尿液排泄来调节。

3. b,c,g

解析:2 型糖尿病的医学营养治疗包括减重、健康饮食和身体活动,以减轻胰岛素抵抗。如果这种方法不起作用,可以实施其他它干预措施,如服用二甲双胍。

4.

评估结果	有效	无效
1 个月后体重 113kg	×	
血压 120/85mmHg	×	
甘油三酯 145mmol/L	×	
每周参加 150min 中等强度的体育活动	×	
避免与家人和朋友一起在餐馆就餐		×
用无糖汽水代替了含糖汽水	×	

解析:体重减轻大于或等于 5% 就足以改善胰岛素抵抗。降低血压、降低甘油三酯水平和增加体力活动都是有效的干预措施。对于糖尿病患者来说,用无糖汽水代替含糖汽水是一个合适的选择,因为非营养性甜味剂的摄入不影响血糖水平。然而,避免与家人和朋友聚餐并不推荐,这意味着并不能合理选择食物来保障健康。患者应该在各种环境中都有能力选择健康的食物,并且仍然能够享受社会生活。

第 21 章

复习题

1. a　2. c　3. a　4. c　5. b

案例研究题

1. b,c,e,f,h

解析:肾脏的功能是过滤血液中的颗粒和化合物,以维持电解质平衡、酸碱平衡和体液平衡。患者尿液中有蛋白质和血液,血液中尿素和肌酐水平高,肾小球滤过率低。这些临床症状中的每一个都表明肾功能下降。

2. 护士认识到患者的电解质失衡导致水肿。医疗团队在分析患者体重时需要考虑到这一点。

解析:肾功能下降可能导致低钠血症、高血容量和低白蛋白血症,从而导致下肢水肿。当患者有水肿迹象时,重要的是要注意,由于液体潴留增加,他们的体重可能不准确。护士或许能够排除潜在液体潴留的影响发现患者的真实体重。

3. 肾单位功能的日益丧失需要靠外部调整来调节化学失衡。这确保了身体处于稳态。

解析:肾单位是肾脏的基本功能单位。它调节与蛋白质、酸碱以及电解质相关的化学失衡,以确保身体处于稳态。受损的肾单位无法在体内维持这些平衡。因此,患者必须通过体外调整来调节这些化合物的水平,例如营养和药物干预。

4.

干预措施	适用	禁忌
摄入充足的蛋白质以保持瘦体重	×	
限制碳水化合物和脂肪		×
限制钠的摄入以减轻液体潴留	×	
限钾	×	
限磷	×	
提倡增加钙的摄入		×
补充维生素 A 和维生素 E		×
补充维生素 D 和维生素 K		×
提供足量液体以满足患者个体化需要	×	

解析:CKD 患者可能会出现营养不良的迹象,例如食欲下降、水肿和体重意外减轻。对于这些患者,蛋白质摄入非常重要,能够确保他们保持瘦体重并且不会进一步降低。碳水化合物和脂肪的摄入量应足以确保满足患者的能量需求,以避免蛋白质分解供能。为治疗高钠血症和高血容量可能需要限制钠的摄入,但仍应提供液体以满足个人的需要。由于肾脏正常过滤和排泄这些矿物质的能力下降,患者血液中的电解质(如 K、P 和 Ca)会升高。因此,这些矿物质通常需要限制,但仍应根据患者的实验室检验结果高度个性化。不提倡补充维生素 A 和 E,因为这些维生素的积累会导致毒性。患者还应避免维生素 D 和 K,因为肾脏无法将维生素 D 转化为活性形式,并且过量的维生素 K 会对血液凝固产生影响。

5. a,c,d,e

解析:患者体重仍在下降,并且缺乏许多营养素。他的恶心、疲劳和口腔疼痛感表明他可能没有摄入足够的卡路里、蛋白质或营养物质。因此,医学营养治疗指南建议使用口感较好的软食和高蛋白食物。患者仍应避免其他富含钠、钾和磷等矿物质的食物。炒鸡蛋蛋白质含量高,质地柔软。苹果酱和花椰菜饭经过加工质地改善,且钠、钾、磷的含量均较低。烤三文鱼是一个不错的选择,因为它易于咀嚼、湿润并能提供足够的蛋白质。患者应禁用或限用钠含量高的食物如罐头食品,不过,"无钠"和"低钠"罐头食品却可能比较适合这些患者。全麦吐司是干的,可能会导致该患者口腔溃疡疼痛。全谷物也往往富含钾和磷。因此,MNK 指南建议 CKD 患者使用白面包和精制谷物。

6. a,d,e,g

解析:在评估 CKD 患者时,重要的是要定期监测他们的体重、电解质、矿物质和蛋白质水平。评估体重和去脂体重以确定充足的摄入量和营养状况也很重要。医务人员根据肾小球滤过率(GFR)对 CKD 进行分级。因此,GFR 增加表明患者的状况正在改善而不是恶化。

案例分析题

1. b,c,e,g

解析:患者的身高体重、磷摄入量和葡萄糖水平均在正常范围内。然而,维生素 C 的摄入量超过了 DRI,这会增加患肾结石的风险,并且可能是一个促成因素。钙和液体摄入量的减少也可能导致肾结石的发展。需要进一步监测这些因素以做出适当调整,来确保治疗的进行和未来预防。患有肾结石的客户患高血压的风险更高,而高血压本身也会导致结石形成,因此将她的血压控制在正常水平也是有益的。

2. 在从患者那里收集到膳食调查信息后,营养师发现了大量草酸盐含量高的食物,例如菠菜和羽衣甘蓝,这会增加患肾结石的风险。

解析:草酸盐含量高的食物有绿叶蔬菜、豆类甜菜、土豆、麸皮制品、可可、茶和一些坚果。谷物和动物蛋白等食物的草酸盐含量通常较低。大量摄入草酸盐会增加某些人群患肾结石的风险。

3. a,d,e,g,h

解析:为了解决和防止肾结石的进一步发展,患者应该保持她目前的健康体重。肾结石患者不需要限制蛋白质,过多地限制蛋白质会增加患结石的风险。相反,每天摄入推荐的 0.8~1.0g/kg 蛋白质是合适的。不应当减少钙摄入量,患者应该摄入足够的钙达到 DRI 的推荐。磷摄入量不应超过 DRI。应减少钠和草酸盐的摄入量,因为这些化合物的大量摄入会导致易感个体的结石形成。最后,患者的液体摄入量应增加到每天 2~3L,以降低结石形成的风险。

4.

评估结果	有效	无效
患者全天携带水壶,每天摄入 2~3L 液体	×	

续表

评估结果	有效	无效
血压:119/79mmHg	×	
患者食用更多的水果和蔬菜,例如橙子、葡萄柚和浆果	×	
增加动物瘦肉摄入		×
患者食用低钠乳制品	×	
患者减少维生素 C 补充剂摄入量到每天 60mg	×	
患者已没有血尿	×	

解析:对于肾结石患者,液体摄入量增加 2~3L/d 有助于避免肾结石的形成。血压下降预示着身体应激反应趋于正常。多食用柠檬酸盐含量高的水果和蔬菜,如橙子、葡萄柚和浆果,有助于防止沉淀物结晶。食用低钠乳制品有利于满足钙和维生素 D 的需求,同时也限制钠的摄入。建议患者减少维生素 C 补充剂摄入量到可耐受最高摄入量 2 000mg 以下,以预防肾结石。摄入大量动物来源的蛋白质会增加结石形成的风险,因此不建议这样做。血尿(尿中带血)消退预示着患者的病情缓解。

第 22 章

复习题

1. d　2. a　3. a　4. c　5. a

案例研究题

1. c,f,g,h,i,j

解析:全胃切除术涉及摘除整个胃部。胃是消化食物的关键器官之一,消化后的食物才能被吸收。胃被切除后,患者有消化不良、吸收不良和营养不良的风险。胃的切除会缩短胃肠道的长度,这也会增加食物在体内运送的速度。如果食物以更快的速度通过身体,那么消化和吸收食物的时间就更少。此手术对胆汁或胰酶分泌量没有影响。它也不会影响胰腺分泌胰岛素的能力。胃切除术会增加患者感染的风险,他们可能还会面临一些并发症,如瘘管和阻塞。

2. c,e,f

解析:胃切除术后,医学营养指南建议患者少吃多餐,以限制一次通过消化道的食物量。这可以提高消化和吸收速率,并增加食物总的转运时间。鼓励患者选用容易消化的食物来减轻胃肠道的压力,并减少由纤维食物导致的梗阻和狭窄相关的并发症。清淡的食物也是推荐食用的,不推荐含有大量调味品和香料的食物,因为这些食物会刺激胃肠道。高质量的蛋白质食品对于促进组织愈合和在愈合过程中保持瘦组织非常重要。

3. 患者很可能出现倾倒综合征。这可能发生在吃了含有大量易吸收碳水化合物的食物后,迅速进入小肠。

解析:倾倒综合征通常发生在大段胃肠道(如胃)被切除后。导致食物迅速进入小肠。容易吸收的碳水化合物(如二糖和单糖)特别需要注意的,因为它们迅速形成浓缩的

食物团,将水从胃肠道壁拉入管腔。这种从血管系统中吸取水分以降低渗透压的过程,会导致休克症状,如心率加快、虚弱、出汗、头晕、抽筋等。

4.

干预方案	提倡	禁忌
摄入低 GI 的碳水化合物	×	
在进餐期间饮入 450~600ml 水		×
缓慢进食	×	
进餐后立即运动	×	
进餐后平躺 15~30 分钟		×

5. b

解析:倾倒综合征患者应避免食用含单糖的食物,如加糖酸奶、烘焙食品、罐装水果、果冻和含糖饮料。还应避免与固体食物一起食用液体食物如汤。鼓励选用面包、肉类、无糖酸奶、水果和蔬菜。

6.

评估内容	有效	无效
体重尚未恢复到正常		×
肌肉量增加	×	
进食后的不适感减少	×	
腹泻		×
表达出对食物的恐惧		×
避免蛋白质类的食物		×
避免高 GI 的碳水化合物	×	
饮水和进食同时进行		×

解析:有许多迹象可提示干预无效(例如,患者体重尚未恢复正常)。这可能是因为他对食物有恐惧感,也是他为什么不选用蛋白质食物的原因。他吃饭时也摄入液体,而且有腹泻。这些都明显表明患者可能需要更多的宣教,以强调蛋白质食物的重要性,并告诉他可能不理解的膳食改变。这些改变可能包括吃饭时不喝水,以降低腹泻风险。然而,他的肌肉质量确实有所改善,这可能是与总摄入量的增加有关。

案例分析题

1. a,b,c,d

解析:患者在 1 个月内体重减轻了 5%,这是营养不良的表现。第 8 百分位的身高是发育迟缓的标志。他的肠道切除术和溃疡性结肠炎使他面临吸收不良的风险,尤其是他的回肠被切除。这些手术会对营养的吸收产生负面影响。他的总能量摄入很低。他的病史表明,他没有表现出吞咽困难的迹象,并且能够经口进食。

2. 患者的肠切除可能导致短肠综合征。患者的体重史表明,这可能引起消化及吸收受损,导致生长受到影响。

解析:肠切除可导致短肠综合征。回肠的丧失会降低身体消化食物和吸收营养的能力。

3. 这个患者的体重减轻和饮食摄入表明他可能没有摄取足够的能量和蛋白质。

解析:能量和蛋白质对儿童的成长至关重要,当他们经

口摄入量较低时,可能无法满足他们的生长需求。虽然他从食物中摄取的钙和维生素 D 可能很低,但他会服用多种维生素来提供这些营养。没有足够的信息来确定他的液体或胆固醇摄入量。

4. a,d

解析:患者具备一个相对有功能的胃肠道,因此最好使用肠内营养来维持肠道的完整性和功能。PPN(周围静脉营养)和 CPN(中心静脉营养)是不必要的,除非患者不能耐受 EN 喂养。如果安全可行,也应鼓励他经口进食,因为食物始终是首选。没有证据表明他应该禁食。

5.

干预方式	提倡的	禁忌的
鼻胃管	×	
胃肠管		×
标准配方		×
水解配方	×	
持续喂养	×	
推注		×

解析:与胃肠管相比,鼻胃管将是首选方法。鼻胃管放置更舒适,使用时间更短,直到可以恢复正常饮食。如果患者长时间不能进食,则可能需要使用胃肠管。该患者在消化和吸收食物方面已经存在问题,因此,与标准配方奶粉相比,最好从基本配方奶粉开始。对于以前未经肠道喂养的个体,建议连续喂养。一旦患者变得更加稳定和耐受,推注可能是合适的。

6.

评估结果	有效	无效
患者在过去的 48 小时增重 200g	×	
患者有呕吐的症状		×
患者在过去 46 小时内有 1 次排便		×
腹部是膨胀的		×
患者摄入了 50% 的推荐摄入量		×
患者在使用复合维生素	×	
全天都在吃小零食	×	

解析:患者体重正在增加,这表明他目前摄入的营养充足。然而,他目前呕吐,没有产生足够的大便,腹部肿胀。这些都是不耐受的表现。目前应该做的是检查肠内营养配方和喂养速率以进行调整。患者只摄入了 50% 的推荐摄入量,这意味着他可能无法满足营养和能量需求。他正在服用复合维生素,全天吃小零食,这有助于维持他的经口进食习惯和帮助他达到目标能量需求。

第 23 章

复习题

1. d　2. b　3. c　4. d　5. b

案例分析题

1. a,b,c,d,e

解析:患者 2 个月内体重下降了 10%,这是严重营养不良的表现。他的饮食情况也说明了该患者蛋白质能量摄入不足。患者口干和吞咽困难的症状直接影响进食量。每周只有 1 次排便,表明该患者便秘。这可能与他进食量少有关。患者饮水量正常,应当给予鼓励以有助于缓解口干症状。

2. a,b,c,d

解析:癌症和抗癌治疗提高了患者新陈代谢、增加了能量需求。当患者进食困难或食欲欠佳而进食量减少时,可能会出现体重减轻。该患者没有体液潴留,因为没有水肿或者静脉补液过多的情况,患者的体育活动也是适当的。

3.

患者的问题	护士对病人每一个问题的恰当回答
我怎样才能在没有饥饿感的情况下,保证足够的能量摄入呢?	b
可以通过什么样的方式来缓解口干?	a
有没有什么食物是易于吞咽的?	c
我能做些什么来缓解就餐时的恶心症状呢?	d
我能做些什么来缓解便秘?	e

解析:对于高代谢状态的患者而言,非常有必要鼓励其多进食能量密度高的食物。这可以帮助他在摄入量不足的情况下获取更多的能量。对于口干症,水分含量高的食物、调味料和流质饮食可以促进唾液的分泌,湿润口腔。适当使用酱汁、肉汁和软的、湿的食物更有利于食物吞咽。如果患者在就餐的时候有恶心的症状,最好是少食多餐,进食冷的或常温的食物。对于便秘的患者,应鼓励其增加膳食纤维和水分的摄入,并适当增加体育运动。这样有助于肠道蠕动,促进排便。

4.

医学营养疗法	答案
能量需求(静息状态下)	f
蛋白质需求	i
抗氧化剂	b
高能量食物	a

解析:癌症患者的能量需求约为 2~30kcal/(kg·d),因此该患者的需求应为 112~1 350kcal/d。癌症患者的蛋白质需求量应为 1~1.5g/kg,即 45~68g/d。草莓、蓝莓和覆盆子中富含抗氧化剂,有助于减少氧化应激造成的损害。最后,高能量的食物有助于提高患者摄入量,所以在食物中加入黄油、奶油、全脂牛奶和花生酱可以增加必需的能量和蛋白质的摄入。如有必要,可以使用蛋白质饮料来辅助提高蛋白质摄入量。

膳食营养素参考摄入量

膳食营养素参考摄入量(DRI):推荐的膳食摄入量和适宜摄入量——维生素
美国国家科学院医学研究所食品和营养委员会

生命阶段分组	维生素A/(μg/d)[a]	维生素C/(mg/d)	维生素D/(IU/d)[b,c]	维生素E/(mg/d)[d]	维生素K/(μg/d)	硫胺素/(mg/d)	核黄素/(mg/d)	烟酸/(mg/d)[e]	维生素B$_6$/(mg/d)	叶酸/(μg/d)[f]	维生素B$_{12}$/(μg/d)	泛酸/(mg/d)	生物素/(μg/d)	胆碱/(mg/d)[g]
婴儿														
0~6 月	400*	40*	400	4*	2.0*	0.2*	0.3*	2*	0.1*	65*	0.4*	1.7*	5*	125*
6~12 月	500*	50*	400	5*	2.5*	0.3*	0.4*	4*	0.3*	80*	0.5*	1.8*	6*	150*
儿童														
1~3 岁	300	15	600	6	30*	0.5	0.5	6	0.5	150	0.9	2*	8*	200*
4~8 岁	400	25	600	7	55*	0.6	0.6	8	0.6	200	1.2	3*	12*	250*
男性														
9~13 岁	600	45	600	11	60*	0.9	0.9	12	1.0	300	1.8	4*	20*	375*
14~18 岁	900	75	600	15	75*	1.2	1.3	16	1.3	400	2.4	5*	25*	550*
19~30 岁	900	90	600	15	120*	1.2	1.3	16	1.3	400	2.4	5*	30*	550*
31~50 岁	900	90	600	15	120*	1.2	1.3	16	1.3	400	2.4	5*	30*	550*
51~70 岁	900	90	600	15	120*	1.2	1.3	16	1.7	400	2.4[h]	5*	30*	550*
大于 70 岁	900	90	800	15	120*	1.2	1.3	16	1.7	400	2.4[h]	5*	30*	550*
女性														
9~13 岁	600	45	600	11	60*	0.9	0.9	12	1.0	300	1.8	4*	20*	375*
14~18 岁	700	65	600	15	75*	1.0	1.0	14	1.2	400[i]	2.4	5*	25*	400*
19~30 岁	700	75	600	15	90*	1.0	1.1	14	1.3	400[i]	2.4	5*	30*	425*
31~50 岁	700	75	600	15	90*	1.1	1.1	14	1.3	400[i]	2.4	5*	30*	425*
51~70 岁	700	75	600	15	90*	1.1	1.1	14	1.5	400	2.4[h]	5*	30*	425*
大于 70 岁	700	75	800	15	90*	1.1	1.1	14	1.5	400	2.4[h]	5*	30*	425*
孕期														
14~18 岁	750	80	600	15	75*	1.4	1.4	18	1.9	600[j]	2.6	6*	30*	450*
19~30 岁	770	85	600	15	90*	1.4	1.4	18	1.9	600[j]	2.6	6*	30*	450*
31~50 岁	770	85	600	15	90*	1.4	1.4	18	1.9	600[j]	2.6	6*	30*	450*

续表

生命阶段分组	维生素 A/(μg/d)[a]	维生素 C/(mg/d)	维生素 D/(IU/d)[b,c]	维生素 E/(mg/d)[d]	维生素 K/(μg/d)	硫胺素/(mg/d)	核黄素/(mg/d)	烟酸/(mg/d)[e]	维生素 B₆/(mg/d)	叶酸/(μg/d)[f]	维生素 B₁₂/(μg/d)	泛酸/(mg/d)	生物素/(μg/d)	胆碱/(mg/d)[g]
哺乳期														
14~18 岁	1 200	115	600	19	75*	1.6	1.6	17	2.0	500	2.8	7*	35*	550*
19~30 岁	1 200	120	600	19	90*	1.6	1.6	17	2.0	500	2.8	7*	35*	550*
31~50 岁	1 200	120	600	19	90*	1.6	1.6	17	2.0	500	2.8	7*	35*	550*

Sources：Dietary Reference Intakes for Calcium, Phosphorus, Magnesium, Vitamin D, and Fluoride (1997); Dietary Reference Intakes for Thiamin, Riboflavin, Niacin, Vitamin B₆, Folate, Vitamin B₁₂, Pantothenic Acid, Biotin, and Choline (1998); Dietary Reference Intakes for Vitamin C, Vitamin E, Selenium, and Carotenoids (2000); Dietary Reference Intakes for Vitamin A, Vitamin K, Arsenic, Boron, Chromium, Copper, Iodine, Iron, Manganese, Molybdenum, Nickel, Silicon, Vanadium, and Zinc (2001); Dietary Reference Intakes for Water, Potassium, Sodium, Chloride, and Sulfate (2005); and Dietary Reference Intakes for Calcium and Vitamin D (2011).

注：本表（摘自 DRI 报告）以粗体字表示推荐膳食摄入量（RDA），以浅体字，后面加星号（*）表示适宜摄入量（AI）。RDA 是指可以满足某一健康群体中绝大多数个体（97%~98%）需要量的某种营养素摄入水平。根据平均需要量（EAR）计算。如果没有足够的科学证据来建立 EAR，从而计算 RDA，则通常会开发 AI。对于健康的母乳喂养婴儿，AI 是平均摄入量。其他生命阶段和性别组的 AI 被认为涵盖了该组中所有健康个体的需求，但由于数据或数据中的不确定性，无法确定该摄入量所涵盖的个体百分比。

a 为视黄醇活性当量（RAE）。1 RAE=1μg 视黄醇，12μg β-胡萝卜素，24μg α-胡萝卜素或 24μg β-隐黄质。膳食维生素 A 和类胡萝卜素 A 的 RAE 是视黄醇当量（RE）的两倍，而预制维生素 A 的 RAE 与视生素 A 的 RE 相同。

b 为胆钙化醇。1μg 胆钙化醇=40IU 维生素 D。

c 在最少阳光的假设下。

d 为 α-生育酚。α-生育酚包括 RRR-α-生育酚，这是唯一一种天然存在于食物中的 α-生育酚，以及在强化食品和补充剂中出现的 2R 立体异构体（RRR-、RSR-、RRS-和 RSS-α-生育酚）。它不包括 α-生育酚的 2S 立体异构体（SRR-、SSR-、SRS-和 SSS-α-生育酚），也存在于强化食品和补充剂中。

e 表示为烟酸当量（NEs）。1mg 烟酸=60mg 色氨酸；0~6 个月 未自烟酸的 NE。

f 为膳食叶酸当量（DFE）。1 DFE=1μg 食物叶酸=0.6μg 食物中强化食品的叶酸，或作为与食物一起食用的补充剂=0.5μg 空腹服用的补充剂。

g 虽然已经建立了胆碱的 AI，但很少有数据来评估在生命周期期间所有阶段是否需要食用胆碱中膳食的供应。可能在这些阶段中的某些需要通过内源性合成来满足胆碱的需求。

h 由于 10%~30% 的老年人可能对食物结合的维生素 B₁₂ 吸收不良，建议 50 岁以上的人主要通过食用强化食品中维生素 B₁₂ 的食物或含有维生素 B₁₂ 的补充剂来满足其 RDA。

i 鉴于叶酸摄入与胎儿神经管缺陷相关的证据，建议所有能够怀孕的妇女从饮食中摄入充剂或强化食品中摄入 400μg 叶酸。

j 假设妇女将继续从补充剂或强化食品中摄入 400μg，直到确认怀孕并进入产前护理，这通常发生在围产期结束后，即神经管形成的关键时期。

膳食营养素参考摄入量(DRI):推荐的膳食摄入量和适宜摄入量——矿物质
美国国家科学院医学研究所食品和营养委员会

生命阶段分组	钙/(mg/d)	铬/(μg/d)	铜/(μg/d)	氟/(mg/d)	碘/(μg/d)	铁/(mg/d)	镁/(mg/d)	锰/(μg/d)	钼/(μg/d)	磷/(mg/d)	硒/(μg/d)	锌/(mg/d)	钾/(mg/d)	钠/(mg/d)	氯/(g/d)
婴儿															
0~6 月	200*	0.2*	200*	0.01*	110*	0.27*	30*	0.003*	2*	100*	15*	2*	400*	110*	0.18*
6~12 月	260*	5.5*	220*	0.5*	130*	11	75*	0.6*	3*	275*	20*	3	860*	370*	0.57*
儿童															
1~3 岁	700	1.1*	340	0.7*	90	7	80	1.2*	17	460	20	3	2 000*	800*	1.5*
4~8 岁	1 000	15*	440	1*	90	10	130	1.5*	22	600	30	5	2 300*	1 000*	1.9*
男性															
9~13 岁	1 300	25*	700	2*	120	8	240	2.2*	34	1 250	40	8	2 500*	1 200*	2.3*
14~18 岁	1 300	35*	890	3*	150	11	410	2.3*	43	1 250	55	11	3 000*	1 500*	2.3*
19~30 岁	1 000	35*	900	4*	150	8	400	2.3*	45	700	55	11	3 400*	1 500*	2.3*
31~50 岁	1 000	35*	900	4*	150	8	420	2.3*	45	700	55	11	3 400*	1 500*	2.3*
51~70 岁	1 200	30*	900	4*	150	8	420	2.3*	45	700	55	11	3 400*	1 500*	2.0*
大于 70 岁	1 200	30*	900	4*	150	8	420	2.3*	45	700	55	11	3 400*	1 500*	1.8*
女性															
9~13 岁	1 300	21*	700	2*	150	8	240	1.6*	34	1 250	40	8	2 300*	1 200*	2.3*
14~18 岁	1 300	24*	890	3*	150	15	360	1.6*	43	1 250	55	9	2 300*	1 500*	2.3*
19~30 岁	1 000	25*	900	3*	150	18	310	1.6*	45	700	55	8	2 600*	1 500*	2.3*
31~50 岁	1 000	25*	900	3*	150	18	320	1.8*	45	700	55	8	2 600*	1 500*	2.3*
51~70 岁	1 200	20*	900	3*	150	8	320	1.8*	45	700	55	8	2 600*	1 500*	2.0*
大于 70 岁	1 200	20*	900	3*	150	8	320	1.8*	45	700	55	8	2 600*	1 500*	1.8*
孕期															
14~18 岁	1 300	29*	1 000	3*	220	27	400	2.0*	50	1 250	60	12	2 600*	1 500*	2.3*
19~30 岁	1 000	30*	1 000	3*	220	27	350	2.0*	50	700	60	11	2 900*	1 500*	2.3*
31~50 岁	1 000	30*	1 000	3*	220	27	360	2.0*	50	700	60	11	2 900*	1 500*	2.3*

续表

生命阶段分组	钙/(mg/d)	铬/(μg/d)	铜/(μg/d)	氟/(mg/d)	碘/(μg/d)	铁/(mg/d)	镁/(mg/d)	锰/(μg/d)	钼/(μg/d)	磷/(mg/d)	硒/(μg/d)	锌/(mg/d)	钾/(mg/d)	钠/(mg/d)	氯/(g/d)
哺乳期															
14~18 岁	1 300	44*	1 300	3*	290	10	360	2.6*	50	1 250	70	13	2 500*	1 500*	2.3*
19~30 岁	1 000	45*	1 300	3*	290	9	310	2.6*	50	700	70	12	2 800*	1 500*	2.3*
31~50 岁	1 000	45*	1 300	3*	290	9	320	2.6*	50	700	70	12	2 800*	1 500*	2.3*

Sources：Dietary Reference Intakes for Calcium, Phosphorus, Magnesium, Vitamin D, and Fluoride (1997)；Dietary Reference Intakes for Thiamin, Riboflavin, Niacin, Vitamin B₆, Folate, Vitamin B₁₂, Pantothenic Acid, Biotin, and Choline (1998)；Dietary Reference Intakes for Vitamin C, Vitamin E, Selenium, and Carotenoids (2000)；Dietary Reference Intakes for Vitamin A, Vitamin K, Arsenic, Boron, Chromium, Copper, Iodine, Iron, Manganese, Molybdenum, Nickel, Silicon, Vanadium, and Zinc (2001)；Dietary Reference Intakes for Water, Potassium, Sodium, Chloride, and Sulfate (2005)；and Dietary Reference Intakes for Calcium and Vitamin D (2011).

注：本表（摘自 DRI 报告）以粗体字表示推荐膳食摄入量（RDAs），以浅体字、后面加星号（*）表示适宜摄入量（AI）。RDA 是指可以满足某一健康群体中绝大多数个体（97%~98%）需要量的某种营养素摄入水平。根据平均需要量（EAR）计算。如果没有足够的科学证据来建立 EAR，从而计算 RDA，则通常会开发 AI。对于健康的母乳喂养婴儿，AI 是平均摄入量。其他生命阶段和性别组的 AI 被认为涵盖了该组中所有健康个体的需求，但由于缺乏数据或数据中的不确定性，无法确定该摄入量所涵盖的个体百分比。

0~18 岁每天的膳食参考能量摄入量

美国国家科学院医学研究所食品和营养委员会

	年龄	估计能量需求
婴儿	0~3 个月	$[89 \times 体重(kg) - 100] + 175kcal$
	4~6 个月	$[89 \times 体重(kg) - 100] + 56kcal$
	7~12 个月	$[89 \times 体重(kg) - 100] + 22kcal$
	13~36 个月	$[89 \times 体重(kg) - 100] + 20kcal$
男孩	3~8 岁	$88.5 - [61.9 \times 年龄(岁)] + PA \times [26.7 \times 体重(kg) + 903 \times 身高(m)] + 20kcal$
	9~18 岁	$88.5 - [61.9 \times 年龄(岁)] + PA \times [26.7 \times 体重(kg) + 903 \times 身高(m)] + 25kcal$
女孩	3~8 岁	$135.3 - [30.8 \times 年龄(岁)] + PA \times [10.0 \times 体重(kg) + 934 \times 身高(m)] + 20kcal$
	9~18 岁	$135.3 - [30.8 \times 年龄(岁)] + PA \times [10.0 \times 体重(kg) + 934 \times 身高(m)] + 25kcal$

PA，体力活动水平。

Data from Food and Nutrition Board. (2002). *Dietary Reference Intakes for energy, carbohydrate, fiber, fat, fatty acids, cholesterol, protein, and amino acids (macronutrients)*. Institute of Medicine. Washington, DC: National Academies Press.

膳食参考摄入量(DRI)：推荐的膳食摄入量和适宜摄入量——水、纤维、必需脂肪酸和蛋白质

美国国家科学院医学研究所食品和营养委员会

生命阶段分组	总液体 [a]/(L/d)	总纤维/(g/d)	亚油酸/(g/d)	α-亚麻酸/(g/d)	蛋白质 [b]/(g/d)
婴儿					
0~6 月	0.7*	无法确定	4.4*	0.5*	9.1*
6~12 月	0.8*	无法确定	4.6*	0.5*	11.0
儿童					
1~3 岁	1.3*	19*	7*	0.7*	13
4~8 岁	1.7*	25*	10*	0.7*	19
男性					
9~13 岁	2.4*	31*	12*	1.2*	34
14~18 岁	3.3*	38*	16*	1.6*	52
19~30 岁	3.7*	38*	17*	1.6*	56
31~50 岁	3.7*	38*	17*	1.6*	56
51~70 岁	3.7*	30*	14*	1.6*	56
大于 70 岁	3.7*	30*	14*	1.6*	56
女性					
9~13 岁	2.1*	26*	10*	1.0*	34
14~18 岁	2.3*	26*	11*	1.1*	46
19~30 岁	2.7*	25*	12*	1.1*	46
31~50 岁	2.7*	25*	12*	1.1*	46
51~70 岁	2.7*	21*	11*	1.1*	46
大于 70 岁	2.7*	21*	11*	1.1*	46
孕期					
14~18 岁	3.0*	28*	13*	1.4*	71
19~30 岁	3.0*	28*	13*	1.4*	71
31~50 岁	3.0*	28*	13*	1.4*	71

续表

生命阶段分组	总液体 [a]/(L/d)	总纤维/(g/d)	亚油酸/(g/d)	α-亚麻酸/(g/d)	蛋白质 [b]/(g/d)
哺乳期					
14~18 岁	3.8*	29*	13*	1.3*	71
19~30 岁	3.8*	29*	13*	1.3*	71
31~50 岁	3.8*	29*	13*	1.3*	71

Source: Dietary Reference Intakes for Energy, Carbohydrate, Fiber, Fat, Fatty Acids, Cholesterol, Protein, and Amino Acids (2002/2005) and Dietary Reference Intakes for Water, Potassium, Sodium, Chloride, and Sulfate (2005).

注:本表(摘自 DRI 报告)以粗体字表示推荐膳食摄入量(RDA),以浅体字、后面加星号(*)表示适宜摄入量(AI)。RDA 是指可以满足某一健康群体中绝大多数个体(97%~98%)需要量的某种营养素摄入水平。根据平均需要量(EAR)计算。如果没有足够的科学证据来建立 EAR,从而计算 RDA,则通常会开发 AI。对于健康的母乳喂养婴儿,AI 是平均摄入量。其他生命阶段和性别组的 AI 被认为涵盖了该组中所有健康个体的需求,但由于缺乏数据或数据中的不确定性,无法确定该摄入量所涵盖的个体百分比。

[a] 总液体包括食品、饮料和饮用水中的所有水。

[b] 基于参考体重每千克体重的蛋白质克数(例如,对于成人,参考体重为 0.8g/kg 体重)。

膳食参考摄入量(DRI):宏量营养素可接受范围
美国国家科学院医学研究所食品和营养委员会

宏量营养素	范围(能量百分比)		
	儿童,1~3 岁	儿童,4~18 岁	成人
脂肪	30~40	25~35	20~25
n-6 多不饱和脂肪酸 [a](亚油酸)	5~10	5~10	5~10
n-3 多不饱和脂肪酸 [a](α-亚麻酸)	0.6~1.2	0.6~1.2	0.6~1.2
碳水化合物	45~65	45~65	45~65
蛋白质	5~20	10~30	10~35
需要限制的膳食成分	**建议**		
膳食胆固醇	尽可能低,同时摄入营养充足的饮食		
反式脂肪酸	尽可能低,同时摄入营养充足的饮食		
饱和脂肪酸	尽可能低,同时摄入营养充足的饮食		
添加糖 [b]	限制不超过总能量的 25%		

[a] 总脂肪酸的大约 10% 来自长链 n-3 或 n-6 脂肪酸。

[b] 不是推荐的摄入量。没有设定个人为实现健康饮食而应达到的每日添加糖摄入量。

Source: Dietary Reference Intakes for Energy, Carbohydrate, Fiber, Fat, Fatty Acids, Cholesterol, Protein, and Amino Acids (2002/2005).

膳食参考摄入量(DRI):可耐受最高摄入量——维生素
美国国家科学院医学研究所食品和营养委员会

生命阶段分组	维生素 A/(mg/d) [a]	维生素 C/(mg/d)	维生素 D/(IU/d)	维生素 E/(mg/d) [b,c]	烟酸/(mg/d) [c]	维生素 B₆/(mg/d)	叶酸/(μg/d) [c]	胆碱/(g/d)	类胡萝卜素 [d]
婴儿									
0~6 月	600	ND	1 000	ND	ND	ND	ND	ND	ND
6~12 月	600	ND	1 500	ND	ND	ND	ND	ND	ND
儿童									
1~3 岁	600	400	2 500	200	10	30	300	1.0	ND
4~8 岁	900	650	3 000	300	15	40	400	1.0	ND
男性									
9~13 岁	1 700	1 200	4 000	600	20	60	600	2.0	ND
14~18 岁	2 800	1 800	4 000	800	30	80	1 000	3.0	ND

续表

生命阶段分组	维生素 A/(mg/d)[a]	维生素 C/(mg/d)	维生素 D/(IU/d)	维生素 E/(mg/d)[b,c]	烟酸/(mg/d)[c]	维生素 B₆/(mg/d)	叶酸/(μg/d)[c]	胆碱/(g/d)	类胡萝卜素[d]
19~30 岁	3 000	2 000	4 000	1 000	35	100	1 000	3.5	ND
31~50 岁	3 000	2 000	4 000	1 000	35	100	1 000	3.5	ND
51~70 岁	3 000	2 000	4 000	1 000	35	100	1 000	3.5	ND
大于 70 岁	3 000	2 000	4 000	1 000	35	100	1 000	3.5	ND
女性									
9~13 岁	1 700	1 200	4 000	600	20	60	600	2.0	ND
14~18 岁	2 800	1 800	4 000	800	30	80	1 000	3.0	ND
19~30 岁	3 000	2 000	4 000	1 000	35	100	1 000	3.5	ND
31~50 岁	3 000	2 000	4 000	1 000	35	100	1 000	3.5	ND
51~70 岁	3 000	2 000	4 000	1 000	35	100	1 000	3.5	ND
大于 70 岁	3 000	2 000	4 000	1 000	35	100	1 000	3.5	ND
孕期									
14~18 岁	2 800	1 800	4 000	800	30	80	800	3.0	ND
19~30 岁	3 000	2 000	4 000	1 000	35	100	1 000	3.5	ND
31~50 岁	3 000	2 000	4 000	1 000	35	100	1 000	3.5	ND
哺乳期									
14~18 岁	2 800	1 800	4 000	800	30	80	800	3.0	ND
19~30 岁	3 000	2 000	4 000	1 000	35	100	1 000	3.5	ND
31~50 岁	3 000	2 000	4 000	1 000	35	100	1 000	3.5	ND

注:可耐受最高摄入量(UL)是营养素或食物成分的每日摄入量的安全上限,是一个健康人群中几乎所有个体都不会产生毒副作用的最高摄入水平。除非另有规定,UL 代表食物、水和补充剂的总摄入量。由于缺乏合适的数据,无法确定维生素 K、硫胺素、核黄素、维生素 B₁₂、泛酸、生物素和类胡萝卜素的 UL。在没有 UL 的情况下,在摄入高于推荐摄入量的水平时,可能需要格外小心。应建议普通人群不要经常超过 UL。UL 不适用于在医疗监护下接受营养素治疗的个人,也不适用于具有改变其对营养素敏感性的易感条件的个人。

[a] 仅作为预成型维生素 A。

[b] 为 α-生育酚;适用于任何形式的补充 α-生育酚。

[c] 维生素 E、烟酸和叶酸的 UL 适用于从补充剂、强化食品或两者的组合中获得的合成形式。

[d] 建议 β-胡萝卜素补充剂仅作为维生素 A 缺乏风险个体的维生素 A 来源。

ND=由于缺乏该年龄组的不良影响数据以及缺乏处理过量的能力,因此无法确定。应仅从食物中摄取,以防止摄入过多。

Sources:Dietary Reference Intakes for Calcium,Phosphorus,Magnesium,Vitamin D,and Fluoride(1997);Dietary Reference Intakes for Thiamin,Riboflavin,Niacin,Vitamin B₆,Folate,Vitamin B₁₂,Pantothenic Acid,Biotin,and Choline(1998);Dietary Reference Intakes for Vitamin C,Vitamin E,Selenium,and Carotenoids(2000);Dietary Reference Intakes for Vitamin A,Vitamin K,Arsenic,Boron,Chromium,Copper,Iodine,Iron,Manganese,Molybdenum,Nickel,Silicon,Vanadium,and Zinc(2001);and Dietary Reference Intakes for Calcium and Vitamin D(2011)。

膳食参考摄入量(DRI):可耐受最高摄入量——矿物质

生命阶段分组	砷 [a]	硼/(mg/d)	钙/(mg/d)	铜/(μg/d)	氟/(mg/d)	碘/(μg/d)	铁/(mg/d)	镁/(mg/d) [b]	锰/(mg/d)
婴儿									
0~6 月	ND	ND	1 000	ND	0.7	ND	40	ND	ND
6~12 月	ND	ND	1 500	ND	0.9	ND	40	ND	ND
儿童									
1~3 岁	ND	3	2 500	1 000	1.3	200	40	65	2
4~8 岁	ND	6	2 500	3 000	2.2	300	40	110	3
男性									
9~13 岁	ND	11	3 000	5 000	10	600	40	350	6
14~18 岁	ND	17	3 000	8 000	10	900	45	350	9
19~30 岁	ND	20	2 500	10 000	10	1 100	45	350	11
31~50 岁	ND	20	2 500	10 000	10	1 100	45	350	11
51~70 岁	ND	20	2 500	10 000	10	1 100	45	350	11
大于 70 岁	ND	20	2 500	10 000	10	1 100	45	350	11
女性									
9~13 岁	ND	11	3 000	5 000	10	600	40	350	6
14~18 岁	ND	17	3 000	8 000	10	900	45	350	9
19~30 岁	ND	20	2 500	10 000	10	1 100	45	350	11
31~50 岁	ND	20	2 500	10 000	10	1 100	45	350	11
51~70 岁	ND	20	2 000	10 000	10	1 100	45	350	11
大于 70 岁	ND	20	2 000	10 000	10	1 100	45	350	11
孕期									
14~18 岁	ND	17	3 000	8 000	10	900	45	350	9
19~30 岁	ND	20	2 500	10 000	10	1 100	45	350	11
31~50 岁	ND	20	2 500	10 000	10	1 100	45	350	11
哺乳期									
14~18 岁	ND	17	3 000	8 000	10	900	45	350	9
19~30 岁	ND	20	2 500	10 000	10	1 100	45	350	11
31~50 岁	ND	20	2 500	10 000	10	1 100	45	350	11

Sources:Dietary Reference Intakes for Calcium,Phosphorus,Magnesium,Vitamin D,and Fluoride (1997);Dietary Reference Intakes for Thiamin, Riboflavin,Niacin,Vitamin B[6],Folate,Vitamin B[12],Pantothenic Acid,Biotin,and Choline (1998);Dietary Reference Intakes for Vitamin C,Vitamin E, Selenium,and Carotenoids (2000);Dietary Reference Intakes for Vitamin A,Vitamin K,Arsenic,Boron,Chromium,Copper,Iodine,Iron,Manganese, Molybdenum,Nickel,Silicon,Vanadium,and Zinc (2001);Dietary Reference Intakes for Calcium and Vitamin D (2011);and Dietary Reference Intakes for Sodium and Potassium (2019).

注:可耐受最高摄入量(UL)是营养素或食物成分的每日摄入量的安全上限,是一个健康人群中几乎所有个体都不会产生毒副作用的最高摄入水平。除非另有规定,UL代表食物、水和补充剂的总摄入量。由于缺乏合适的数据,无法为所有矿物建立 UL。在没有 UL 的情况下,在摄入高于推荐摄入量的水平时,可能需要格外小心。应建议普通人群不要经常超过 UL。UL 不适用于在医疗监护下接受营养素治疗的个人,也不适用于具有改变其对营养素敏感性的易感条件的个人。

[a] 虽然 UL 没有确定砷含量,但没有理由在食品或补充剂中添加砷。

[b] 镁的 UL 仅代表药理学试剂的摄入量,不包括食物和水的摄入量。

[c] 尽管硅没有被证明会对人体产生不良影响,但没有理由在补充剂中添加硅。

[d] 虽然食物中的钒尚未被证明对人体产生不良影响,但没有理由在食物中添加钒,应谨慎使用钒补充剂。UL 基于实验室动物的不良影响,这些数据可用于为成人而非儿童和青少年设定 UL。

[e] 尚未建立钠的 UL。然而,每个性别和年龄组都有特定的慢性病风险降低摄入水平,如下:1~3 岁儿童,如果超过 1 200mg/d,则减少摄入;对于 4~8 岁儿童,如果超过 1 500mg/d,则减少摄入;9~13 岁的男性和女性,如果超过 1 800mg/d,则减少摄入;14 岁以上的男性和女性(包括孕妇或哺乳期妇女)如果超过 2 300mg/d,则减少摄入。

ND=由于缺乏该年龄组的不良影响数据以及缺乏处理过量的能力,因此无法确定。应仅从食物中摄取,以防止摄入过多。

钼/(μg/d)	镍/(mg/d)	磷/(g/d)	硒/(μg/d)	硅/(μg/d)[c]	矾/(mg/d)[d]	锌/(mg/d)	钠/(g/d)[e]	氯/(g/d)
ND	ND	ND	45	ND	ND	4	ND	ND
ND	ND	ND	60	ND	ND	5	ND	ND
300	0.2	3	90	ND	ND	7	ND[e]	2.3
600	0.3	3	150	ND	ND	12	ND[e]	2.9
1 100	0.6	4	280	ND	ND	23	ND[e]	3.6
1 700	1.0	4	400	ND	ND	34	ND[e]	3.6
2 000	1.0	4	400	ND	1.8	40	ND[e]	3.6
2 000	1.0	4	400	ND	1.8	40	ND[e]	3.6
2 000	1.0	4	400	ND	1.8	40	ND[e]	3.6
2 000	1.0	4	400	ND	1.8	40	ND[e]	3.6
1 100	0.6	4	280	ND	ND	23	ND[e]	3.6
1 700	1.0	4	400	ND	ND	34	ND[e]	3.6
2 000	1.0	4	400	ND	ND	40	ND[e]	3.6
2 000	1.0	4	400	ND	ND	40	ND[e]	3.6
2 000	1.0	4	400	ND	ND	40	ND[e]	3.6
2 000	1.0	4	400	ND	ND	40	ND[e]	3.6
1 700	1.0	3.5	400	ND	ND	34	ND[e]	3.6
2 000	1.0	3.5	400	ND	ND	40	ND[e]	3.6
2 000	1.0	3.5	400	ND	ND	40	ND[e]	3.6
1 700	1.0	4	400	ND	ND	34	ND[e]	3.6
2 000	1.0	4	400	ND	ND	40	ND[e]	3.6
2 000	1.0	4	400	ND	ND	40	ND[e]	3.6

（游倩 译，郑锦锋 审校）

附录

C 每 100g 食物(可食用部分)中钠钾含量

食物和描述	钠/mg	钾/mg
面包,谷物和面团		
饼干,纯牛奶或脱脂牛奶,冷冻,烘焙	942	224
饼干,混合谷物,冷藏面食	670	456
麸麦片	356	661
麸片,麦片	590	564
麸皮,葡萄干和麸皮麦片	356	661
面包屑,干燥,碎,原味	732	196
面包,干混合物,精制的	479	67
面包		
小麦粉面包	538	177
法式或维式强化面包	602	117
意式强化面包	618	124
葡萄干面包	347	227
黑麦面包	603	166
由脱脂干牛奶制成的白面包	336	111
市售全麦面包	455	254
碾碎的干小麦,煮熟的	5	68
强化白色玉米粉,不加盐	2	27
主要用于即食早餐的玉米制品		
加糖玉米片	463	73
不加糖玉米片	571	107
玉米,泡芙	267	—
面包,玉米面包,含有鸡蛋,2% 牛奶,80% 黄油,干混物	599	133
玉米粉,黄色,除菌,浓缩,干燥	7	142
咸饼干		
黄油	882	119
未加工的全麦面粉	659	177
撒盐饼干	1 133	100
三明治式,花生酱式	801	215
淀粉,谷物,用水和盐加热浓缩	126	23
通心粉,不加盐不浓缩	1	44
松饼		
蓝莓	417	83
市售玉米	385	69

续表

食物和描述	钠/mg	钾/mg
英式小麦	353	186
面条,鸡蛋,强化食品,煮熟	5	38
燕麦,麦片,常规和速溶型,水煮,不加盐不浓缩	4	70
未加工的干煎饼,原味,精制,干混物	628	175
爆米花		
空气炸,原味	8	329
加油加盐炸	764	240
加盐卷饼,脆饼干,硬	1 240	223
米饭,不加盐煮		
糙米	4	61
强化的普通白色长米	1	35
野生型	3	101
大米,膨化食品,即食麦片,强化的	3	113
市售卷面包		
硬卷,强化的	544	108
平卷,强化食品,原味	467	139
甜卷	253	149
未加工的黑麦片	557	495
不加盐烹煮的强化意大利面	1	44
干木薯片	1	11
华夫饼,冷冻,加热,原味	467	144
烤干面包片	227	305
水果和果汁		
苹果汁,罐装或瓶装,不加糖	4	101
苹果,生食,带皮	1	107
苹果酱,罐装,加糖,不加盐	2	75
杏花蜜,罐装	8	67
杏子		
罐装,糖浆包装,轻	4	138
干燥,含硫,未烹煮	10	1 162
生食	1	259
鳄梨,生食,市售所有品种	7	485
香蕉,生食	1	358
黑莓		
罐装,糖浆包装,重	3	99
生食	1	162
蓝莓		
冷冻,不加糖	1	54
生食	1	77
博伊森莓,冷冻,不加糖	1	139
樱桃		
罐装		
酸的,红色,固态和液态,清水罐头	7	98

食物和描述	钠/mg	钾/mg
甜的,固态和液态,清水罐头,轻	1	131
冷冻,不解冻,加糖	2	130
生食,甜的	0	222
蔓越莓		
果汁混合物,瓶装	2	14
生食	2	80
果酱,加糖,罐装	5	28
枣子,椰枣	2	656
无花果,生食	1	232
水果,混合果汁,罐装,固态和液态,果汁包装	4	95
醋栗,罐装的,固态和液态,糖浆包装,轻装	2	77
葡萄柚		
罐头,果汁,加糖	2	162
生食,果肉,粉红色的,红色的,白色的,各种品种	0	135
葡萄,生食,红色的或绿色的	2	191
葡萄汁,罐装或瓶装,不加糖	5	104
番石榴,整个,生食,普通的	2	417
柠檬汁,生食	1	103
酸橙汁,生食	2	117
罗甘莓,冷冻	1	145
甜瓜,哈密瓜生食	16	267
蜜桃,生食	0	201
橄榄,腌制的,罐装或瓶装		
青的	1 556	42
成熟,特大的	735	9
橙子,生食,市售所有品种	0	181
橙汁		
罐装,不加糖	4	184
冷冻浓缩,不加糖,按原体积三倍加水稀释	4	158
生食,市售所有品种	1	200
桃子		
罐装,固态和液态,清水罐头	3	99
冷冻,切片,加糖	6	124
生食	0	190
梨		
罐装,固态和液态,清水罐头,轻	2	53
生食	1	116
菠萝		
冷冻块状,加糖,未解冻	2	100
生食,所有品种	1	109
李子		
罐装,紫色的,固态和液态,果汁包装	1	154
生食	0	157

续表

食物和描述	钠/mg	钾/mg
西梅干,未烹煮	2	732
葡萄干,深色的,无籽	26	744
山莓		
冷冻,红色的,加糖,未解冻	1	114
生食	1	151
草莓		
冷冻,加糖,切片	3	98
生食	1	153
橘子,蜜橘,生食	2	166
西瓜,生食	1	112
蔬菜和蔬菜汁		
芦笋		
罐装,不加盐,固态和液态	26	172
煮熟,沥干	14	224
冷冻,煮熟,沥干,不加盐	3	172
甜菜,煮熟,煮熟,沥干,不加盐	241	909
西蓝花		
煮熟,煮熟,沥干,不加盐	41	293
冷冻,切碎,煮熟,沥干,加盐	260	142
球芽甘蓝,冷冻,煮熟,沥干,不加盐	21	317
卷心菜		
中国小白菜,煮熟,沥干,不加盐	34	371
煮熟,沥干,不加盐	8	196
生食	18	170
红色的,生食	27	243
萝卜		
煮熟,沥干,不加盐	58	235
生食	69	320
花椰菜		
煮熟,沥干,不加盐	15	142
生食	30	299
芹菜		
煮熟,沥干,不加盐	91	284
生食	80	260
甜菜,煮熟,沥干,不加盐	179	549
菊苣,威特洛夫(也称为法国或比利时菊苣),生食	2	211
羽衣甘蓝,煮熟,沥干,不加盐	15	117
甜玉米		
罐装,奶油式,常规包装	261	134
罐头,整粒,沥干,固态	205	132
煮熟,沥干,不加盐	1	218
冷冻,去籽粒,煮熟,沥干,不加盐	1	233
水芹,生食	14	606

续表

食物和描述	钠/mg	钾/mg
黄瓜,带皮,生食	2	147
茄子,煮熟,沥干,不加盐	1	123
莴苣,生食	22	314
大蒜,生食	17	401
姜根,生食	13	415
羽衣甘蓝,煮熟,沥干,不加盐	16	144
生菜		
芝麻菜,生食	27	369
黄油头品种,如波士顿和比伯,生食	5	238
脆头品种,如冰山,生食	10	144
蘑菇		
罐装,沥干,固态	425	129
白色的,生食	5	318
芥菜,煮熟,沥干,不加盐	9	162
秋葵		
煮熟,沥干,不加盐	6	135
生食	7	299
洋葱		
生食	4	146
小葱或葱花(包括顶部和鳞茎),生食	16	276
防风草,煮熟,沥干,不加盐	10	367
胡椒		
热的,辣的,红的,生食	9	322
甜的,绿的,生食	3	175
泡菜,黄瓜,莳萝	809	117
土豆		
甜的,煮的,带皮,新鲜,不加盐	4	379
甜的,罐装的,捣碎的	75	210
白色,煮熟,带皮煮,不加盐	4	379
白色,脱水,捣碎,薄片,不加牛奶制备	164	164
南瓜		
罐装	241	206
煮熟,沥干,不加盐	1	230
萝卜,生食	39	233
食用大黄,冷冻,加糖煮熟	1	96
芜菁甘蓝,煮熟,沥干,不加盐	5	216
酸菜,罐头,固态和液态	661	170
菠菜		
罐装,普通包装,沥干,固态	322	346
煮熟,沥干,不加盐	70	466
冷冻,切碎,煮熟,沥干,不加盐	97	302
南瓜		
夏季,所有品种,煮熟,沥干,不加盐	1	192

续表

食物和描述	钠/mg	钾/mg
冬季,橡子,煮熟,烘烤,不加盐	4	437
冬季,意大利面,煮熟,烘烤,沥干,不加盐	18	117
番茄汁,罐装或瓶装,加盐	253	217
番茄泥,罐装		
加盐	202	439
不加盐	28	439
成熟番茄		
红色的,罐装,固态和液态,果汁包装	115	191
红色的,未加工	5	237
萝卜,煮熟,沥干,不加盐	16	177
萝卜叶,煮熟,沥干,不加盐	29	203
豆瓣菜,生食	41	330
坚果,种子,豌豆和其他豆类		
杏仁		
加盐干烤	234	713
不加盐干烤	4	363
豆类,成熟的种子		
红色的,熟的,煮的,不加盐	2	403
白色的,罐装	340	454
白色的,熟的,煮的,不加盐	2	463
豆类,利马豆,未成熟的种子		
罐头,固态和液态	252	285
煮熟,沥干,不加盐	17	570
冷冻,煮熟,沥干,不加盐	69	304
豆,绿豆,发芽的种子,煮熟,加盐	238	266
豆子,零食/薄脆饼干		
绿色,罐装,普通包装,固态和液态	192	92
绿色,煮熟,沥干,不加盐	1	146
绿色,冷冻,煮熟,沥干,不加盐	1	159
绿色,未加工	6	211
黄豆,罐装,普通包装,固态和液态		
黄色,冷冻,煮熟,沥干,不加盐	9	126
黄色或蜡状,煮熟,煮沸,沥干,不加盐	3	299
巴西坚果,干燥,未漂白	3	659
腰果,干烤,不加盐	16	565
椰子肉,生食	20	356
豇豆,包括黑眼豌豆		
普通成熟种子,罐装,原味	293	172
未成熟的种子,煮熟,沥干,不加盐	4	418
澳洲坚果,生食	5	368
含盐花生酱	426	558
花生		
无盐干烤	6	634

食物和描述	钠/mg	钾/mg
加盐干烤	320	726
绿豌豆		
煮熟,沥干,不加盐	3	271
冷冻,煮熟,沥干,加盐	323	110
生食	5	244
豌豆和胡萝卜,冷冻,煮熟,沥干,加盐	304	158
山核桃	0	410
葵花籽,不加盐干烤	3	850
核桃		
黑色,干燥	2	523
波斯核桃,英国核桃	2	441
乳制品和乳制品替代品		
酪乳,液态,全脂	105	135
奶酪		
天然奶酪		
切达干酪	653	76
松软干酪(大或小凝乳)	315	104
奶油	314	132
切碎的帕尔马干酪	1 696	97
瑞士奶酪	187	72
巴氏杀菌加工奶酪,美式	1 671	132
巴氏杀菌加工奶酪酱,美式	1 625	242
奶油,液态,轻,咖啡	72	136
奶油替代品	124	669
牛奶		
罐装,脱水	106	303
干燥,全脂	371	1 330
液态(巴氏杀菌)		
脱脂	52	166
全脂,3.7% 脂肪	43	132
酸奶,纯牛奶,全奶	46	155
牛肉,羊肉,猪肉和肉制品		
牛肉		
腌制,咸牛肉,牛肉罐头	897	136
汉堡,普通碎牛肉,煮熟	85	353
肝脏,煮熟,煎	77	351
肋眼牛排,肥肉切到 ⅛ 英寸,烤熟	59	296
圆形牛排,后腿肉,肥肉切到 ⅛ 英寸,蒸炖	45	319
羊肉		
磨碎,煮熟,烤	81	339
新西兰羊肉,颈排,煮熟,焖煮	91	276
猪肉		
培根		

续表

食物和描述	钠/mg	钾/mg
加拿大猪肉,熟,煎	993	999
腌制,煮熟,烘烤	2 193	539
火腿,腌制,整条,烤制	1 327	316
里脊肉,熟的,烤的	55	344
咸猪肉,腌制,生食	2 684	66
香肠,冷盘和午餐肉		
博洛尼亚香肠,牛肉和猪肉	960	315
法兰克福香肠,肉,加热	1 013	141
午餐肉,猪肉火腿,切碎,罐头	1 411	409
猪肉香肠,肉饼,煮熟,煎炸	814	342
小牛肉,里脊肉,煮熟,炖焖	80	280
家禽		
鸡		
烤焙锅或油炸锅,黑肉,带皮,煮熟,烤的	87	220
烤焙锅或油炸锅,白肉,带皮,煮熟,烤的	75	227
烤焙锅或油炸锅,腿,包括皮,打碎,煮熟,油炸	279	189
鸡胗,鸡,各类,熟,炖	56	179
鸭子,家养,纯肉,煮熟,烤	65	252
鸡蛋,鸡肉		
整个,煮熟,炒	145	132
白的,新鲜,生食	166	163
蛋黄,新鲜,生食	48	109
鹅,驯化,只吃肉,煮熟,烤	76	388
火鸡		
全肉,白肉,包括皮,煮熟,烤熟	101	248
整只,浅色和深色的肉,包括皮,煮熟,烤熟	116	242
鱼和海鲜		
巴斯鱼,条纹,熟,干热	88	328
蓝鱼,煮熟,干热	77	477
鲤鱼,煮熟,干热	63	427
鲶鱼,野生,煮熟,干热	50	419
鱼子酱,黑色和红色,颗粒状	1 500	181
蛤蜊,混合品种		
罐装,沥干固状	112	628
煮熟,裹面包屑油炸	364	326
生食	601	46
鳕鱼,太平洋,煮熟	134	372
螃蟹		
阿拉斯加螃蟹,煮熟,湿热	1 072	262
蓝蟹,煮熟,干热	395	259
黄花鱼,大西洋产,煮熟,裹面包屑油炸	348	340
比目鱼(比目鱼和鳎鱼),煮熟,干热	363	197
黑线鳕鱼,煮熟,干热	261	351

续表

食物和描述	钠/mg	钾/mg
大比目鱼,大西洋和太平洋产,煮熟,干热	82	528
鲱鱼,太平洋,煮熟,干热	95	542
龙虾		
北方虾,煮熟,湿热	486	230
大鳌虾,混合品种,煮熟,湿热	227	208
贻贝,蓝色,煮熟,湿热	369	268
海洋鲈鱼,大西洋,熟,干热	347	226
蛤蜊		
东方蛤蜊,野生,煮熟,湿热	166	139
东方蛤蜊,野生,未加工	85	156
鲈鱼,混种,煮熟,干热	79	344
梭子鱼,明太鱼,煮熟,干热	65	499
岩鱼,太平洋产,混合物种,煮熟,干热	89	467
鱼籽,混合种,生食	91	221
三文鱼		
奇努克鱼,烟熏	672	175
银大马哈鱼,野生,煮熟,湿热	53	455
红眼鱼,煮熟,干热	92	436
沙丁鱼		
大西洋产,油装罐,沥干固态	307	397
太平洋产,番茄酱装罐,沥干固态	414	341
扇贝,海湾和海产,煮熟,清蒸	667	314
鲈鱼,混合品种,煮熟,干热	87	328
鲟鱼,混合品种,煮熟,干热	69	364
金枪鱼		
清淡,油浸罐头,沥干固态	416	207
清淡,水罐头,沥干固态	247	179
黄鳍,煮熟,干热	54	527
脂肪和油		
黄油		
盐渍	643	24
不加盐	11	24
人造黄油,普通,大豆	943	42
油(菜籽油,椰子油,橄榄油)	0	0
调料,酱汁,肉汁和调味料		
肉汤,牛肉,肉末,肉干	26 000	446
辣根酱,沙司	420	246
蛋黄酱,普通的	635	20
美式芥末,黄色	1 104	152
市售沙拉酱		
Bleu 或 Roquefort 奶酪,常规的	642	88
凯撒,常规的	1 209	29
法式,常规的	661	108

食物和描述	钠/mg	钾/mg
意式,常规的	993	84
千岛式	962	107
酱油,由大豆和小麦制成,常规的	5 493	435
鞑靼酱,常规的	667	68
番茄酱,常规的	907	281
醋,苹果酒	5	73
糖果,甜饮料,甜点		
市售蛋糕		
白蛋糕	749	93
波士顿奶油派	254	39
乳酪蛋糕	438	90
咖啡蛋糕,巧克力糖霜奶油夹心	323	78
姜饼	327	439
点心蛋糕,巧克力糖霜奶油夹心	332	176
白色的,未加糖霜	327	95
糖果		
焦糖	245	214
巧克力,甜	6	2 901
巧克力软糖	45	134
橡皮糖,淀粉果冻片	44	5
硬糖	38	5
棉花糖	80	5
花生棒	156	407
巧克力		
饮料,液态,牛奶和大豆	63	245
热可可混合物	850	0
糖浆,软糖型	346	284
不加糖的方块	24	830
椰子奶油(由磨碎的椰子肉制成的液态)	4	325
饼干		
黄油,商业制备	282	111
巧克力片,冷冻面团,烘焙	232	200
幸运饼干	31	41
姜饼	555	346
糖蜜,糖浆	459	346
葡萄干燕麦片	322	230
花生酱,商业制备	336	107
香草威化饼,低脂	388	97
奶油泡芙,泡芙,加奶油或奶油馅	265	68
奶油蛋羹,鸡蛋,烘焙	61	148
甜甜圈,蛋糕型,原味,加糖或上釉	402	102
蜂蜜	4	52
冰淇淋		

食物和描述	钠/mg	钾/mg
巧克力	76	249
香草	80	199
冰淇淋蛋筒,蛋糕或威化型	256	112
果酱和蜜饯	32	77
糖蜜,糖浆	37	1 464
馅饼皮,用浓缩面粉制成,烘烤	467	114
馅饼,烘烤的,用未强化面粉制成的馅饼皮		
苹果馅饼	201	65
樱桃馅饼	246	81
胡桃馅饼	275	99
南瓜	239	167
布丁混合物和由混合物制成的布丁		
香蕉布丁,用 2% 牛奶制备	296	131
木薯布丁	120	131
香草布丁,用全脂牛奶准备	286	128
糖		
甘蔗	58	63
棕糖	28	133
茶,黑茶,加糖	3	14
混合菜肴,快餐,汤		
豆类和法兰克福香肠,罐装,用等量的水制备	437	191
市售牛肉馅饼,冷冻的	365	115
炖牛肉,罐装菜	388	163
饼干和香肠,快餐	814	153
墨西哥卷饼		
豆子和奶酪,冷冻菜	351	210
牛肉和豆类,冷冻菜	587	221
快餐,豆类,奶酪和牛肉	451	204
芝士汉堡,快餐,双份,大馅饼,配调味品,生菜和番茄	405	202
市售鸡肉馅饼,冷冻	393	110
鸡肉三明治,快餐,烤,培根,番茄,生菜,奶酪和蛋黄酱	630	226
辣椒,没有豆子,罐装菜	411	185
辣椒,有豆子,罐装菜	449	264
羊角面包,快餐,鸡蛋,奶酪和火腿	711	179
鱼三明治,快餐,鞑靼酱和奶酪	434	220
配肉和酱汁的烤宽面条,冷冻菜	347	184
通心粉和奶酪,盒装	460	80
玉米片,快餐,有奶酪	313	362
比萨		
快餐比萨连锁店,香肠浇头,厚皮	637	190
冷冻的,芝士浇头,普通的外皮,煮熟	447	152
馄饨,奶酪和番茄酱,冷冻	280	233
米饭配鸡肉、冷冻菜(油炸、红烧、甜和酸的)	333	123

续表

食物和描述	钠/mg	钾/mg
市售汤,罐头		
牛肉汤,肉汤和清汤,用等量的水制备	264	64
鸡肉面条,用等量的水制成	335	24
番茄,用等体积的水制备	186	275
蔬菜牛肉,用等量的水制备	349	69
意大利面,配番茄酱肉丸,罐装	280	217
潜艇三明治,快餐,冷盘,生菜和白面包上的番茄	575	282
塔可		
快餐,配牛肉,奶酪和生菜,硬壳	397	209
快餐,配鸡肉,奶酪和生菜,软壳	613	217
火鸡和肉汁,冷冻菜	554	61

Source：United States Department of Agriculture and Agricultural Research Service(2019). *USDA Food Composition Databases.*

(郭欣 译,陈伟 审校)